高级医学统计学

Advanced Medical Statistics

主　　编　万崇华　罗家洪
主　　审　孟　群　丁元林
副 主 编　王心旺　施学忠　王乐三　王　玖
参加编著人员(以姓氏笔画为序)

万崇华(广东医学院)
马　菲(美国 Rochester 大学)
王心旺(广州医科大学)
王乐三(中南大学)
王立芹(河北医科大学)
王　玖(滨州医学院)
王济川(美国 George Washington 大学)
冯常勇(美国 Rochester 大学)
闫宇翔(首都医科大学)
安胜利(南方医科大学)
孙红卫(滨州医学院)
杨永利(郑州大学)
李运明(成都军区总医院)
李晓梅(昆明医科大学)
李晓翠(昆明医科大学)
何利平(昆明医科大学)
张岩波(山西医科大学)

武淑琴(山西医科大学)
罗家洪(昆明医科大学)
周　旋(济宁医学院)
郎建英(广州中医药大学)
孟　琼(昆明医科大学)
赵　倩(广州医科大学)
胡利人(广东医学院)
柳　青(中山大学)
郜艳晖(广东药学院)
施学忠(郑州大学)
夏英林(美国 Rochester 大学)
郭秀花(首都医科大学)
屠心铭(美国 Rochester 大学)
韩　煜(美国 Rochester 大学)
谢海义(美国 Dartmouth 医学院)
潘海燕(广东医学院)

学术秘书　孟琼　于磊

科 学 出 版 社
北　京

· 版权所有　侵权必究 ·

举报电话:010-64030229;010-64034315;13501151303(打假办)

内 容 简 介

本书由中、美两国中青年统计学专家共同撰写,主要介绍高级统计学知识,包含常用的多元统计方法和统计模型以及一些实用的专题统计。全书共22章,包括多变量方差分析、多重线性回归分析进阶、Logistic回归分析进阶、主成份分析与因子分析、聚类分析、判别分析、典型相关分析、对应分析、多维尺度分析、结构方程模型、多水平模型、线性混合效应模型、对数线性模型、广义线性模型、纵向(重复测量)资料分析、生存分析、Meta分析、多元分析的样本含量估计、量表测评常用统计方法、医学中的特殊实验设计及其分析、现场(市场)调查常用统计方法等内容。各章均按目的要求、内容概要、实例分析、思考练习、延伸阅读等安排。对一些易混淆的问题多以表格的方式进行对比和归纳,以图形的方式突出直观性;实例分析同时使用了SPSS和SAS两个软件包,给出分析思路、操作、结果、解释并适当引申推广。

本书可作为医学类研究生(硕士、博士)及统计或对统计要求高的本科专业(如卫生统计、生物统计、生物信息专业)参考书,也可以作为"多元统计分析"、"高级医学统计方法"等课程的教材或辅导用书。

图书在版编目(CIP)数据

高级医学统计学/万崇华,罗家洪主编.—北京:科学出版社,2014.4
ISBN 978-7-03-039754-6

Ⅰ.高… Ⅱ.①万… ②罗… Ⅲ.医学统计-医学院校-教材 Ⅳ.R195-1

中国版本图书馆CIP数据核字(2014)第025966号

责任编辑:李国红　朱　华 / 责任校对:李　影　桂伟利
责任印制:赵　博 / 封面设计:范璧合

版权所有,违者必究。未经本社许可,数字图书馆不得使用

科学出版社 出版
北京东黄城根北街16号
邮政编码:100717
http://www.sciencep.com

北京凌奇印刷有限责任公司印刷
科学出版社发行　各地新华书店经销

*

2014年4月第　一　版　开本:787×1092 1/16
2026年1月第十一次印刷　印张:32 1/2
字数:765 000

定价:168.00元
(如有印装质量问题,我社负责调换)

主编副主编介绍

万崇华,1964年生,医学博士,医学/管理学双硕士,博士/博士后导师,1999年破格教授。曾任昆明医学院公共卫生学院副院长、云南省中青年学术技术带头人和云南省高等学校教学科研带头人、云南省政协委员和民进云南省委员会常务委员。现任广东医学院生命质量与应用心理研究中心主任、人文与管理学院院长。

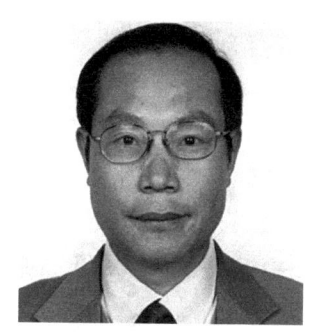

国际生命质量研究会(ISOQOL)委员及亚洲华人分会副会长,中国信息学会医院统计专业委员会副主任委员、医学统计教育专业委员会常委、中华医学会临床流行病学会委员、广东省卫生经济学会卫生经济政策专委会及卫生资源配置与绩效评价专委会副主任委员、广东省医学会行为与心身医学分会委员。国家自然科学基金评审专家。《中国卫生统计》《中国医院统计》等多个杂志编委。

主要从事流行病与卫生统计学、社会医学与卫生管理两个学科的教学科研工作,研究方向是生命质量与现代心理测评、卫生改革与医疗保险、生物信息挖掘与疾病诊疗。主持国家自然科学基金课题4项,国家973和科技支撑计划子课题各1项,省部级课题多项。以第一作者或通讯作者发表论文近200篇,其中英文SCI刊物20多篇。主持"癌症患者生命质量测定量表体系"和"慢性病患者生命质量测定量表体系"的研制,主著《生命质量测定与评价方法》《癌症患者生命质量测定与应用》《健康测量》和《卫生资源配置与区域卫生规划的理论与实践》等多部专著,主编(副主编)《卫生统计学学习辅导》《医学统计学学习辅导》《当代大学生心理健康教育》《中国医学统计百科全书——单变量推断统计分册》等多部教材或教学参考书。主持完成卫生统计学计算机辅助教学系统HSCAIS98的研制、考卷分析与教学评估系统EQATES的研制。获国家级教学成果二等奖1项,省教学成果一等奖和二等奖各1项,省科技进步奖三等奖2项。获国家版权证书(相当于专利)6项。

先后到澳大利亚和美国留学并到法国、意大利等二十多国访问考察。

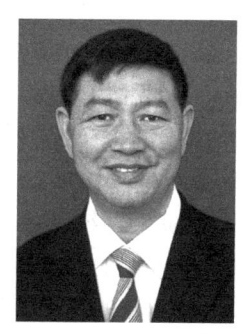

罗家洪,男,佤族,1958年10月生,教授,硕士研究生导师,昆明医科大学公共卫生学院流行病学与卫生统计学系主任,骨干教师,云南省民进昆医支部副主任。中国卫生信息学会医学统计教育专业委员会常委,云南省预防医学会流行病学分会副主任委员,云南新型农村合作医疗专家组成员,中国卫生质量管理杂志编委,昆明医科大学学报统计审读员,卫生软科学特邀审稿专家,昆明市西山区政府西山区第一届应急管理专家组公共卫生事件类专家。

借鉴国外先进经验创新性主编了一系列案例式教材,为全国医学统计学和流行病学案例式教学提供了教学模式和教材。主持云南省卫生统计学精品课程建设、昆明医科大学卫生统计学精品课程建设。主编副主编主审教材专著17部,参编参译教材专著8部。近几年主持参与各种科研项目16项。获得云南省科学技术进步三等奖3个,获得中国卫生经济学会三等奖一个。获得云南省教学成果奖二等奖2个,云南省优秀教材1

部,自编优秀教材1部;获昆明伍达观奖教金二等奖和三等奖各一个,昆明医科大学教学成果一等奖2个、二等奖1个,优秀教材二等奖2个,优秀教材2部。总计撰写公开发表科研论文200多篇(其中SCI收录8篇,第一作者80多篇,通讯作者30多篇)。2005~2013年公开发表科研论文132篇(其中SCI 8篇;非SCI论文:第一作者37多篇;通讯作者34篇;第二及以后作者53篇)。

研究方向:新型农村合作医疗、生命质量、艾滋病、公共卫生服务。

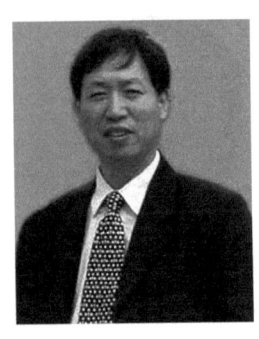

王心旺,男,博士,教授,1958年3月出生。2001级中山大学公共卫生学院流行病与卫生统计学专业博士研究生。现为广州医科大学流行病与卫生统计学教授、硕士生导师、广州医科大学公共卫生学院应用统计学专业学术带头人,中国卫生信息学会医学统计专业委员会常委,《中华医学研究杂志》《中华医学教育杂志》《中华医学教育探索》和《西北医学教育》杂志编委。现任广州医科大学继续教育学院副院长、广东省全科医学教育培训中心副主任、广州市慢性病防控与管理学会副会长、广州市医学会全科医学专委会主任委员。

主要研究方向为疾病负担测量与人群健康效应研究、医疗保险精算方案研究,先后主持多项省市医学科研课题,现今主持广东省自然科学研究基金项目"COPD经济负担测量及对人群健康总体效应的量化研究"和广东省科技厅科技计划研究项目"广州市新农合医疗基金风险管理研究"。

近年来在 *Medical Care*《中华医学杂志(英文版)》《中国卫生统计》《中国自然医学》《中国全科医学》和《中华医学教育杂志》等医学杂志发表论文50多篇,作为副主编参与编写出版《卫生事业管理》和《医学科研设计》教学用书,参编《卫生统计学(第7版)》《医疗保险学》《中国卫生统计方法研究进展》等教材与专著。

施学忠,博士,教授,郑州大学卫生统计学教研室主任,郑州大学学报(医学版)编辑部主任,*Asia Pacific Journal of Clinical Nutrition* 编辑部主任,中国高校科技期刊研究会理事、医学期刊专业委员会副主任委员,中国卫生信息学会医学统计教育专业委员会委员。近15年来主持国家"十五""十一五"和"十二五"科技重大专项及河南省自然科学基金与科技攻关项目等共16项。获河南省科技进步二等奖2项,编写著作15部,发表论文120余篇。研究方向:卫生服务统计方法与应用。

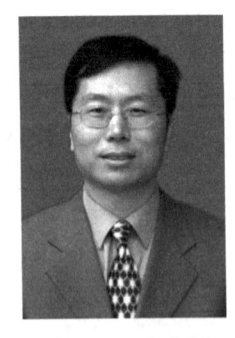

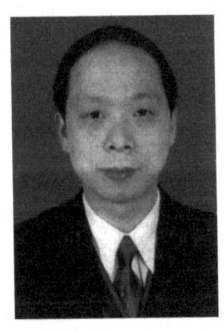

王乐三,男,1963年10月生于湖南省邵阳市。博士,副教授,硕士生导师。现任中南大学公共卫生学院流行病与卫生统计系副主任。国家精品课程《医学(卫生)统计学》和国家精品资源共享课《医学(卫生)统计学》主讲教师,美国华盛顿大学公共卫生学院生物统计系访问学者。从事教学工作至今近30年,主要研究领域为流行病与卫生统计学方法及其医学应用,综合评价方法及其医学应用。先后参与多项国家级研究项目,获省部级教学科研成果奖3项,参加国家规划教材编写10余部。主要社会兼职:湖南省卫生统计专业委员会副主任委员,中国卫生信息学会统计理论与方法专业委员会委员,中国卫生信息学会卫生统计学教育专业委员会委员。

王玖,男,1971年8月生,山东高青县人,博士,滨州医学院卫生统计学教研室主任,滨州医学院学科带头人与学术骨干。中国卫生信息学会卫生统计教育委员会理事、统计理论与方法专业委员会理事,中国现场统计研究会统计综合评价研究分会理事,山东省应用统计学会常务理事。主讲统计学本科专业《卫生统计学》《统计软件》等,研究生及其他专业《医学统计学》等。

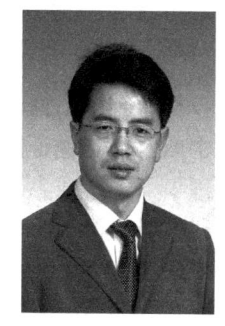

研究方向为临床数据分析、卫生管理统计,主持完成省、厅局级课题5项,主持在研省部级课题3项、厅级1项,发表论文20余篇;获第六届滨州市青年科技奖,山东软科学优秀成果奖多项,烟台市、滨州市社会科学优秀成果奖多项,第四届调研山东大学生社会调查省优秀指导教师。

其他作者简介(按姓氏笔画排列)

马菲,女,于2009获上海财经大学统计学学士学位,现在美国罗切斯特大学攻读统计学博士学位。毕业论文主攻高维混合模型的参数估计,以及其在流式细胞仪中的应用。她的研究领域广泛,涉及半参数估计,生存分析,纵向数据分析,聚类分析以及各种统计方法在临床医学的应用。

王立芹,女,汉族,1966年8月出生,河北省吴桥县人,博士,河北医科大学公共卫生学院流行病学与卫生统计学教授,硕士研究生导师。1985年就读天津医科大学卫生系,1990年获学士学位,2004年获河北医科大学流行病学与卫生统计学硕士学位,2010年河北医科大学流行病学与卫生统计学博士毕业。长期从事医学统计学与卫生统计学的教学与科研工作。承担参与多项国家级省级课题。近几年发表的论文40余篇,参编多部统计学教材。

王济川,男,1947年出生,1982年四川大学经济系毕业,1986年获美国康奈尔大学社会学硕士学位,1990年获该校社会学博士学位,1989年9至1990年8月于美国密西根大学人口中心作博士后研究。1991年9月任职美国俄亥俄州莱特州立大学医学院社区卫生系。2000年7月至2008年5月任该系教授。2008年6月至今任乔治·华盛顿大学医学院流行病及生物统计系教授。主要研究领域为社会科学定量分析方法、多层统计分析模型、结构方程模型及公共卫生和疾病预防研究。

冯常勇,男,1991年获中国科学技术大学运筹学学士学位,2002年获美国罗切斯特大学(University of Rochester)数理统计学博士学位。现为罗切斯特大学医学中心(University of Rochester Medical Center)生物统计与计算生物学系(Department of Biostatistics and Computational Biology)副教授。主要研究方向为生存分析(Survival Analysis)和统计方法在流行病学与临床实验中的应用。现已发表论文94篇(统计理论文章28篇,医学文章66篇)。指导统计学博士生(在读)一名。

孙红卫,女,1980年7月生,山东莱州人,2006年7月毕业于四川大学,获得概率论与数理统计专业硕士学位,2006年于滨州医学院卫生统计学教研室工作至今。担任《多元统计方法》《概率论》《数理统计》《医学统计学》的教学工作。主要研究领域为"综合评价理论及应用""多元统计方法原理及应用",主持山东省统计科研重点课题3项,校级课题1项。参与多项省部级、厅局级课题多项。发表论文10余篇,其中核心期刊5篇,英文文章2篇。

安胜利,男,副教授。第一军医大学卫生统计学硕士,南方医科大学卫生统计学博士。

2001年至今在南方医科大学公共卫生与热带医学学院生物统计学系任教。副主编教材3部,参编教材6部,发表科研论文40余篇。

杨永利,女,博士,郑州大学公共卫生学院卫生统计学教研室副教授,硕士生导师。河南省中西医结合循证医学专业委员会副主任委员,河南省应用统计学会理事,郑州市预防医学会理事。主持或参与国家"十二五"科技重大专项、国家"十一五"科技重大专项以及国家自然科学基金等项目。获国家发明专利5项,厅级科研成果10项,编写著作6部,发表论文50篇。研究方向:卫生服务统计方法与应用。

李运明,男,1982年生,江苏徐州人,第四军医大学流行病与卫生统计学专业生物统计方向硕士、卫生信息管理方向博士,成都军区总医院博士后工作站临床医学专业(在站)博士后,医务部助理员,主管技师。主要研究方向:创伤性颅脑外伤流行病学调查、健康风险评估模型、重复测量资料统计分析方法、混合效应模型理论及应用、微阵列数据分析、医院信息管理。承担中国博士后基金项目1项、四川省卫生厅科研项目1项,参与多项国家自然科学基金项目研究;参编专著3部;发表中文学术论文90余篇其中第一作者中文学术论文20篇,SCI论文28篇(含第一及共同第一作者7篇);2012年被成都军区总医院遴选为首批研究型人才,荣立三等功一次。

李晓梅,女,1984年毕业于华西医科大学卫生专业,2000年获泰国Mahidol大学健康社会学硕士学位。现昆明医科大学公共卫生学院流行病学与卫生统计学系教授,硕士生导师。2000年以来,主持及参与国家自然科学基金项目3项、国家软科学项目1项、云南省自然科学基金3项、其他项目10余项,发表论文50余篇,参编书籍5部。参加人民卫生出版社规划教材《卫生统计学》第6、第7版编撰,参编科学出版社《医学统计学》(案例版)第1、第2版及云南民族出版社《卫生统计学学习辅导》和《医学统计学学习辅导》等多部教材及教辅书籍。

闫宇翔,女,1973年9月生,首都医科大学公共卫生学院流行病与卫生统计学系副教授。先后获得"北京市中青年骨干教师培养计划"与"北京市属高等学校青年拔尖人才培育计划"资助。目前主持国家自然科学基金和北京市自然科学基金课题各1项,发表科研论文20余篇,参编教材6部。

何利平,女,汉族,1976年11月生,博士,副教授,籍贯云南宣威。从本科到博士专业都是概率论与数理统计,1997年获云南大学经济学学士学位;2000年获云南大学理学硕士学位;2007年获云南大学概率论与数理统计专业理学博士学位。2000年至今在昆明医科大学公共卫生学院流行病与卫生统计学系任教,学生层次包括留学生、博士、硕士和本科生,教学课程包括多元统计分析与SPSS软件包、医学统计学、概率论与数理统计等。主要研究方向:卫生服务公平性研究,艾滋病研究。发表学术论文43篇,其中第1作者10篇。参与3部教材和1部医学统计百科全书的分册的编写工作,参与1部专著的译编工作。

张岩波,男,流行病与卫生统计学博士,教授,博士生导师。研究方向为生物信息与健康评价方法研究。先后主持承担国家自然科学基金4项,山西省科技创新平台项目1项,山西省自然科学基金2项,国际合作项目1项,参加其他多项省部项目。主编《潜变量分析》(高等教育出版社,2009)与《医学与人文》(当代中国出版社,2004);副主编《生物医学研究中的统计方法》(高等教育出版社,2007),并参加了多部教材的编写;发表论文50余篇。

郎建英,女,流行病与卫生统计学硕士,针灸推拿学博士。广州中医药大学基础医学院预防医学教研室副教授。从事医学统计学和流行病学教学和科研工作31年。主持或参与科研课题21项,发表或参与发表教学或科研论文33篇。

孟琼,女,医学硕士,副教授,1978年出生,现就职于昆明医科大学公共卫生学院。

主要研究方向为生命质量研究、概化理论的应用、区域卫生规划。近五年来主持昆明医科大学教研教改课题2项,云南省教育厅项目1项,参加国家自然科学基金资助项目1项,国家软科学基金资助项目1项,云南省自然科学基金资助项目1项,云南省卫生厅资助项目1项。共参加撰写专著4部,共发表文章52篇,其中第一作者8篇(1篇为SCI收录的共享作者),参与5本教材编写(其中1本为副主编)。获昆明医科大学青年教师讲课比赛三等奖2次,云南省多媒体软件大赛一等奖1项(排名第四),获云南省科技进步奖三等奖1项(排名第七),获国家版权证书1个(排名第六)。

柳青,男,肿瘤流行病学教授、博士研究生导师,1982年毕业于广东医药学院预防医学专业,获医学学士学位。1985年毕业于中山医科大学卫生统计学专业,获硕士学位。1996年于中山医科大学在职攻读博士学位毕业,获卫生统计专业医学博士。1990年至1991年在法国里昂国际癌症研究中心分析流行病学部门进修一年。自工作以来,一直从事肿瘤流行病学及有关统计分析方法的研究。承担过多项新药临床试验的统计咨询和统计分析报告工作。参加编写了教育部和卫生部的预防专业本科生"卫生统计学"、8年制医学生"医学统计学"、医学硕士研究生"医学统计学"和"医学统计学和电脑实验"等推荐教材和规划教材的编写,参与和主持了美国NIH的R01鼻咽癌病因研究项目、国家"八五""九五""十五"和"十一五"鼻咽癌病因筛查方案和效果评价的重大攻关项目,广东省SARS防治重点项目和广州市卫生局社区肿瘤防治重大项目,在国内外专业杂志发表论文多篇,曾获得广东省教育成果一等奖,广东省科技进步二等奖、三等奖。

胡利人,副教授、硕士生导师,广东医学院流行病与卫生统计学教研室副主任。先后主持完成中国成人教育协会"十二五"成人教育科研规划课题、广东省成人教育协会"十二五"成人教育科研规划课题重点课题1项,湛江市科技攻关项目1项。目前主持广东省教育科研"十二五"规划课题1项,湛江市科技攻关项目2项,主要参与国家自然科学基金项目1项(第3)、中华医学会研究项目1项(第2)。第一作者或通讯作者发表专业学术论文50多篇。全国高等院校医学实验教学规划教材《卫生统计学实习指导》副主编(2010),全国高等院校医学实验教学规划教材《流行病学学习指导》副主编(2011),全国高等医药院校规划教材案例版《卫生统计学》编委(2008)。

赵倩,女,博士,毕业于中山大学流行病与卫生统计学专业,现为广州医科大学公共卫生学院统计系教师。2007年获国家留学基金委奖学金资助,赴美国加州大学旧金山分校(UCSF)进行博士联合培养,主持国家自然科学基金和广东省自然科学基金各一项,目前的研究方向为脑肿瘤影像分析的统计学方法。

郜艳晖,女,1973年9月出生,山西长治人,广东药学院公共卫生学院流行病与卫生统计学系教授,硕士研究生导师。先后获得山西医科大学卫生统计学硕士学位和复旦大学流行病与卫生统计学博士学位,曾在加拿大渥太华大学社会医学与流行病学系进行博士后研究。研究方向为遗传流行病学统计方法,主持国家自然科学基金、广东省自然科学基金等项目,发表论文30余篇,作为副主编及编委参与编写教材10余部。

夏英林，于1999年获中山大学哲学博士学位，2006获美国德保罗大学统计与应用数学硕士学位，2011获罗切斯特大学医学统计学硕士学位。现为美国罗切斯特大学生物统计系研究助理教授，科研经验丰富，尤其擅长于多级建模、结构方程建模、潜在成长曲线模型、增长混合模型、中值分析、零膨胀计数建模、因子分析、聚类分析、主成份分析、心理理论、保真度研究、方程反应理论、非劣效性试验。他在各类学术期刊发表统计方法和应用研究论文60余篇。研究领域涉及产后抑郁症、抑郁症、家庭暴力、酗酒、青少年暴力、艾滋病毒的风险预防干预、睡眠障碍、疼痛、癌症、剂量反应关系、炎症和感染。

郭秀花，首都医科大学公共卫生学院副院长、流行病与卫生统计学系主任、教授、博士生导师，首都医科大学循证医学联合教研室副主任。目前主持国家科技部重大传染病"十二五"专项课题2项、国家科技部"十二五"支撑项目课题1项、"973"分课题2项、国家自然科学基金2项、北京市自然科学基金课题2项、北京市科委重大项目1项；已发表科研论文100多篇，其中SCI论文近20篇；主编教材9部，其中1部为北京市精品教材；获批国家专利3项；获批省部级科技进步三等奖7项；荣获北京市学术创新团队带头人；兼任中国现场统计生物统计专业委员会副理事长、中国卫生信息学会卫生统计理论与方法专业委员会常务委员；被聘为国际杂志 *Global Health Promotion* 编委、《中国预防医学杂志》等刊物编委，并为 *Plos One*、*International Journal for Quality in Health Care*、*International Journal of Infectious Diseases*、《北京大学学报（医学版）》等近10种杂志审稿。

屠心铭，于1982年获得复旦大学数学学士学位，后赴美攻读博士学位，于1989获杜克大学统计学与应用数学博士学位。现为罗切斯特大学生物统计系教授、副系主任，心理健康统计部主任和生物统计系咨询中心主任。有20多年的生物统计学和心理学的研究经验。除参与众多书籍章节撰写和在各类学术期刊发表170多篇统计方法等科学论文外，撰写专著2本，主编书籍2部，其中 *Applied Categorical and Count Data Analysis*、*Modern Applied U-statistics* 深受同行好评。研究兴趣广泛，其中在纵向数据分析、结构方程模型、因果关系分析、自由分布模型、潜在成长混合模型、方程反应模型以及它们在一系列的观察性研究和随机对照中的应用颇有建树。

韩煜，毕业于南京大学数学系，现为美国罗切斯特大学（University of Rochester）生物统计与计算生物系（Department of Biostatistics and Computational Biology）在读统计学博士研究生。研究领域包括生存分析和统计临床试验分析，现已发表论文4篇。

谢海义，1982年兰州大学经济系毕业，1986年获美国乔治·华盛顿大学统计学硕士学位，1994年获美国犹他大学社会学博士学位（主修定量方法）。曾供职中国国家统计局。1994年起供职美国达特茅斯学院（Dartmouth College）医学院，现为该院家庭及社区卫生系副教授。主要研究领域为纵向统计分析方法及其在医学、公共卫生学及卫生经济学中的应用。

潘海燕，女，山东青岛人，1982年2月出生。广东医学院流行病与卫生统计学教研室副教授，博士。从事"慢性病患者生存质量量表、生存质量影响因素及流行病统计方法学"的研究工作。近五年来，参与编写教材2部，主持获得5项市厅级科研项目和4项校级科研项目的资助。发表学术论文20余篇，其中第一作者发表12篇，参与发表SCI论文5篇。2010年和2011年有两篇论文分别获东莞市预防医学会优秀论文一等奖。因教学、科研工作认真扎实，2012年被评为"广东省千百十工程"校级学术培养人。

前　　言

统计学是研究数据的收集、整理、分析、解释和表达的原理和方法的一门综合学科,目前已经形成许多分支学科,如生物统计学、社会统计学、医学统计学等。《管子》中曾有过这样的阐述"不明数欲举大事,如船之无橹而欲行于大海也"。意思是说在不清楚相关数据的情况下,想做大事,无疑像没有橹的船航行于汪洋大海之中一样。可见,古代先贤早已知道了统计的重要性。无论是"结绳记事",还是土地丈量、国势描述等无不体现着统计的存在。而如今什么都能"数字化"的时代更是如此,统计"无处不在,无时不有"。我们每天看新闻、读报纸会看到大量的统计数据,如全球到2020年将会有100亿人口、道琼斯指数又涨了30点、我国人均GDP比去年同期增长了7.7%,等等。

随着计算机网络的发展,人类在各个领域所涉猎的深度和广度都已今非昔比,需要处理的问题千头万绪,筹划决策、科学管理等理论和方法备受瞩目。这些理论和方法的基础就在于正确地分析各种信息和数据,为充分合理地利用各种资源提供科学依据。作为卫生信息处理与分析的理论和技艺的医学统计学也就成为不可或缺的重要工具。其作用与地位与日俱增,先后被列为医科院校本专科生和硕士甚至博士研究生的必修课程。对于医学类研究生或对统计要求高的一些本科专业的学生而言,在学习了一些基本统计学知识和原理后,必须有一些高级统计学知识来帮助进行科学研究。为此,不少院校在研究生中纷纷开设了"多元统计分析""高级医学统计学"等课程。为便于广大科技工作者进一步学习统计学,我们集多年的教学经验编著了这本《高级医学统计学》。可作为医学类研究生(硕士/博士)及统计或对统计要求高的本科专业(如卫生统计/生物统计/生物信息专业)参考书,也可以作为"多元统计分析""高级医学统计方法""现场调查研究分析方法"等课程的教材或辅导用书。

本书力图体现以下特色:

1. 兼顾专著与教材性质。 本书具有一定的深度和广度,知识性强,体现了认知与学术水平等专著的性质;同时也具备教材的特点,突出"深入浅出、循序渐进",将案例式教学及参与式教学融入了本书中,是编著者多年来教学经验的总结及教学改革的成果体现。

2. 内容丰富,实用性强。 本书主要介绍高级统计学知识,包含了常用的多元统计方法和统计模型,还介绍了一些实用的专题统计。各章均按目的要求、内容概要、实例分析、思考练习、延伸阅读等安排。目的要求指明了学习的方向和重点;内容概要则简要地概括了应掌握的基本知识,尤其对一些易混淆的问题多以表格的方式进行对比和归纳,以图形的方式突出直观性;实例分析给出分析思路、操作、结果、解释并适当引申推广,便于学生举一反三的学习;思考练习部分,给出少量思考题和一定数量的应用分析题,供学生上机练习用,通过练习帮助学生掌握基本概念和方法。延伸阅读给出了大量被引用或相关的文献,供学生进一步查阅和学习。

3. 核心与特异模块结合。 本书的编撰思路采用的是核心与特异模块结合的方式,核心模块包括了常用的多元统计方法和常用统计模型如结构方程模型、多水平模型、广义线性模型等。特异模块主要是一些专题统计,各高校结合自己科研采用的一些特色高级统计方法,如量表测评中的统计方法。

4. 操作以菜单点菜式为主,并兼顾常用的统计软件包。 本书另一特色就是对实例分析同时使用了SPSS和SAS两个软件包,每个方法均以其中一个软件的菜单操作为主,同时简单介绍另一个软件的不同之处。不能通过菜单实现的方法,也给出了相应的程序(如SAS程序),读者可以根据自己的喜好及自己已经具备的基础来进行选择。

本书编撰者是中、美两国从事医学统计工作多年的中青年学者,全部是统计学博士或高级职称。本书既是其教学经验的总结,也是其相关科研的反映。尽管如此,限于水平,不足之处敬请同行专家读者不吝赐教!

在本书编撰和出版过程中,我国著名的统计学专家方积乾教授、金水高教授、孙振球教授等给予了诸多的帮助指导。广东医学院江文富书记、郑学宝院长、杨云滨副院长,昆明医科大学姜润生校长、李燕副校长,东莞市石龙博爱医院黄新萍以及本书的责任编辑给予了大力的支持和帮助。卫生部信息统计中心主任孟群教授和广东医学院副院长丁元林教授在百忙中审阅了全书并提出了许多宝贵的修改意见。在此一并致谢!

万崇华　于广东医学院
罗家洪　于昆明医科大学
2013年12月

目 录

前言

第1章 绪论 Introduction ……………………………………………………… (1)
1.1 多元统计学概况 Overview of Multivariate Statistics ………………… (1)
1.2 多元统计方法分类与选择 Classification and Selection of Multivariate Analysis
……………………………………………………………………………… (3)
1.3 多元数据描述 Description of Multivariate Data ……………………… (7)
1.4 专题统计概述 Outlines of Specific Statistical Methods ……………… (11)
  思考练习 Exercises ……………………………………………………… (14)
  延伸阅读 Further Readings ……………………………………………… (14)

第2章 多变量方差分析 Multivariate Analysis of Variance ……………… (16)
2.1 多变量方差分析概况 Overview of Multivariate Analysis of Variance ……… (16)
2.2 单样本多变量方差分析 One Sample Multivariate Analysis of Variance ……… (18)
2.3 单因素多变量方差分析 One-way Multivariate Analysis of Variance ……… (18)
2.4 多因素多变量方差分析 Multi-factor Multivariate Analysis of Variance ……… (19)
2.5 含协变量的多变量方差分析 Multivariate Analysis of Variance with Covariates
……………………………………………………………………………… (20)
2.6 实例分析 Examples Analysis …………………………………………… (21)
  思考练习 Exercises ……………………………………………………… (39)
  延伸阅读 Further Readings ……………………………………………… (42)

第3章 多重线性回归分析进阶 Advanced Multiple Linear Regression Analysis
……………………………………………………………………………… (44)
3.1 多重线性回归回顾 Review of Multiple Linear Regression …………… (44)
3.2 加权最小二乘法——方差不齐的处理 Weighted Least Squares-Treatment for
  Heterogeneity of Variance ………………………………………………… (45)
3.3 岭回归——共线性的处理 Ridge Regression-Treatment for Collinearity ……… (47)
3.4 最优尺度回归——分类变量的数值化 Optimal Scaling Regression-Quantifying
  Category Variables ………………………………………………………… (50)
3.5 两阶段最小二乘回归——因果模型构建 Two-stage Least Squares Regression-
  Construction of Causal Model …………………………………………… (51)
3.6 实例分析 Examples Analysis …………………………………………… (52)
  思考练习 Exercises ……………………………………………………… (65)
  延伸阅读 Further Readings ……………………………………………… (66)

第4章 Logistic 回归分析进阶 Advanced Logistic Regression ……………… (68)
4.1 Logistic 回归回顾 Logistic Regression Review ………………………… (68)
4.2 Logistic 回归诊断 Logistic Regression Diagnosis ……………………… (71)
4.3 无序多分类 Logistic 回归 Multinomial Logistic Regression …………… (74)

4.4 有序多分类 Logistic 回归　Ordinal Logistic Regression ……………………（75）
4.5 条件 Logistic 回归　Conditional Logistic Regression ……………………（76）
4.6 实例分析　Examples Analysis ……………………………………………（79）
思考练习　Exercises …………………………………………………………（88）
延伸阅读　Further Readings ………………………………………………（90）

第 5 章　主成份分析与因子分析　Principal Component Analysis and Factor Analysis ………………………………………………………………………………（91）
5.1 主成份分析　Principal Component Analysis ……………………………（91）
5.2 因子分析　Factor Analysis ………………………………………………（96）
5.3 主成份分析与因子分析的关系　The Relationship between Principal Component Analysis and Factor Analysis ……………………………………………（101）
5.4 实例分析　Examples Analysis ……………………………………………（103）
思考练习　Exercises …………………………………………………………（114）
延伸阅读　Further Readings ………………………………………………（116）

第 6 章　聚类分析　Cluster Analysis …………………………………………（119）
6.1 聚类分析概况　Overview of Cluster Analysis …………………………（119）
6.2 系统聚类法　Hierarchical Clustering Method …………………………（122）
6.3 快速聚类法　Faster Clustering …………………………………………（123）
6.4 其他聚类方法　Other Clustering Methods ………………………………（124）
6.5 聚类方法的选择　Sections of Clustering Methods ………………………（125）
6.6 聚类分析注意事项　Some Notes of Cluster Analysis ……………………（126）
6.7 实例分析　Examples Analysis ……………………………………………（127）
思考练习　Exercises …………………………………………………………（134）
延伸阅读　Further Readings ………………………………………………（136）

第 7 章　判别分析　Discriminant Analysis …………………………………（138）
7.1 判别分析概况　Overview of Discriminant Analysis ……………………（138）
7.2 距离判别分析　Distance Discriminant Analysis …………………………（140）
7.3 Fisher 判别分析　Fisher Discriminant Analysis ………………………（141）
7.4 Bayes 判别分析　Bayes Discriminant Analysis …………………………（142）
7.5 分类资料判别分析（Bayes 公式法）　Discriminant Analysis for Qualitative Data （Bayes Formula Method） ………………………………………………（143）
7.6 逐步判别分析　Stepwise Discriminant Analysis …………………………（144）
7.7 聚类分析与判别分析的关系　The Relationship between Cluster Analysis and Discriminant Analysis ……………………………………………………（145）
7.8 实例分析　Examples Analysis ……………………………………………（145）
思考练习　Exercises …………………………………………………………（164）
延伸阅读　Further Readings ………………………………………………（168）

第 8 章　典型相关分析　Canonical Correlation Analysis ……………………（170）
8.1 典型相关分析概况　Overview of Canonical Correlation Analysis ………（170）
8.2 典型相关分析的统计思想　Statistical ideology of Canonical Correlation Analysis

　　　　……………………………………………………………………………………………………（170）
　8.3　典型相关分析的基本理论及模型假定　The Basics and Model Assumption of Canonical Correlation Analysis ……………………………………………………（171）
　8.4　典型相关分析的基本步骤　Basic Steps in Canonical Correlation Analysis ……（172）
　8.5　典型变量的性质及其意义解释　The Nature and Meaning of Canonical Variables
　　　　……………………………………………………………………………………………………（173）
　8.6　实例分析　Examples Analysis ……………………………………………………（174）
　思考练习　Exercises ……………………………………………………………………（184）
　延伸阅读　Further Readings …………………………………………………………（186）

第9章　对应分析　Correspondence Analysis ……………………………………………（187）
　9.1　概念与计算　The Concept and Calculation ………………………………………（187）
　9.2　对应分析中的假设检验问题　Hypothesis Testing Problems in Correspondence Analysis ……………………………………………………………………………………（189）
　9.3　多重对应分析　Multiple Correspondence Analysis ………………………………（189）
　9.4　对应分析用于定量变量的情况　Correspondence Analysis for Quantitative Variables ……………………………………………………………………………………（190）
　9.5　需要注意的问题　Some Notes on Correspondence Analysis ……………………（190）
　9.6　实例分析　Examples Analysis ……………………………………………………（190）
　思考练习　Exercises ……………………………………………………………………（196）
　延伸阅读　Further Readings …………………………………………………………（198）

第10章　多维尺度分析　Multi-Dimensional Scaling ……………………………………（199）
　10.1　多维尺度分析概述　Overview of Multidimensional Scaling ……………………（199）
　10.2　多维尺度分析原理　The Principle of Multidimensional Scaling ………………（201）
　10.3　多维尺度分析步骤　Steps in Multidimensional Scaling ………………………（205）
　10.4　实例分析　Examples Analysis …………………………………………………（207）
　思考练习　Exercises ……………………………………………………………………（216）
　延伸阅读　Further Readings …………………………………………………………（217）

第11章　结构方程模型　Structural Equation Modeling ………………………………（218）
　11.1　结构方程模型概况　Overview of Structural Equation Modeling ………………（218）
　11.2　结构方程模型思想　The Basic Ideas of Structural Equation Modeling ………（221）
　11.3　结构方程模型分析步骤　Steps of the Structural Equation Modeling …………（223）
　11.4　均值结构模型　The Mean Structure Model ……………………………………（227）
　11.5　实例分析　Examples Analysis …………………………………………………（230）
　思考练习　Exercises ……………………………………………………………………（232）
　延伸阅读　Further Readings …………………………………………………………（233）

第12章　多水平模型　Multilevel Models …………………………………………………（235）
　12.1　多水平模型的优点　Advantages of Multievel Models …………………………（235）
　12.2　多水平模型的基本公式表述、参数估计、模型的评估及假设检验　Basic Multiple Level Model Formulation, Parameter Estimation, Model Fit Evaluation and Hypothesis Testing ……………………………………………………………（238）

12.3　多水平模型的构建步骤　Steps in Building Multilevel Model ……………（243）
12.4　实例分析　Examples Analysis ……………………………………………（246）
思考练习　Exercises ………………………………………………………………（262）
延伸阅读　Further Readings ………………………………………………………（262）

第13章　线性混合效应模型　Linear Mixed Effects Model ……………………（265）
13.1　线性混合效应模型的数据类型及应用条件　Data Types and Conditions of Linear Mixed Effects Model ……………………………………………………（265）
13.2　线性混合效应模型结构　The Structure of Linear Mixed Effects Model ……（267）
13.3　参数估计和假设检验　Parameter Estimation and Hypothesis Testing ………（268）
13.4　实例分析　Examples Analysis ……………………………………………（270）
思考练习　Exercises ………………………………………………………………（278）
延伸阅读　Further Readings ………………………………………………………（279）

第14章　对数线性模型　Log-linear Model …………………………………………（281）
14.1　对数线性模型概况　Overview of Log-linear Model ………………………（281）
14.2　一般对数线性模型　General Log-linear Model ……………………………（282）
14.3　Logit 对数线性模型　Logit Log-linear Model ………………………………（284）
14.4　实例分析　Examples Analysis ……………………………………………（286）
思考练习　Exercises ………………………………………………………………（300）
延伸阅读　Further Readings ………………………………………………………（301）

第15章　广义线性模型　Generalized Linear Models ………………………………（302）
15.1　广义线性模型概况　Overview of Generalized Linear Models ……………（302）
15.2　二分类数据的广义线性模型　Generalized Linear Models for Binary Data …（305）
15.3　多分类数据的广义线性模型　Generalized Linear Models for Polytomous Data ………………………………………………………………………………（306）
15.4　Poisson 回归模型　Poisson Regression Models ……………………………（308）
15.5　实例分析　Examples Analysis ……………………………………………（309）
思考练习　Exercises ………………………………………………………………（317）
延伸阅读　Further Readings ………………………………………………………（318）

第16章　纵向(重复测量)资料分析　Longitudinal(repeated measure) Data Analysis ……………………………………………………………………………（319）
16.1　纵向(重复测量)资料概况　Overview of Longitudinal(repeated measure) Data Analysis ……………………………………………………………………（319）
16.2　纵向(重复测量)资料的方差分析　Longitudinal(repeated measure) Data Analysis of Variance ……………………………………………………………（323）
16.3　广义估计方程模型　Generalized Estimating Equations ……………………（327）
16.4　潜变量增长曲线模型　Latent Grouth Curve Model ………………………（329）
16.5　时间序列分析简介　Introduction to Time Series Analysis …………………（331）
16.6　实例分析　Example Analysis ………………………………………………（334）
思考练习　Exercises ………………………………………………………………（368）
延伸阅读　Further Readings ………………………………………………………（369）

第17章 生存分析 Survival Analysis ······ (372)
- 17.1 生存分析概况 Survival Analysis Overview ······ (372)
- 17.2 生存分析的一些基本概念 Basic Concepts of Survival Analysis ······ (373)
- 17.3 尼尔森-阿兰（Nelson-Aalen）累积危险率估计 Nelson-Aalen Estimator of Cumulative Hazard Function ······ (375)
- 17.4 生存函数的 Kaplan-Meier 估计 Kaplan-Meier Estimation of Survival Function ······ (378)
- 17.5 Log-rank 检验 Log-rank test ······ (379)
- 17.6 Cox 比例危险率模型 Cox Proportional Hazards Model ······ (380)
- 17.7 实例分析 Example Analysis ······ (383)
- 思考练习 Exercises ······ (388)
- 延伸阅读 Further Readings ······ (390)

第18章 Meta 分析 Meta Analysis ······ (391)
- 18.1 Meta 分析概况 Overview of Meta Analysis ······ (391)
- 18.2 定量资料的 Meta 分析 Meta Analysis for Quantitative Data ······ (398)
- 18.3 定性资料的 Meta 分析 Meta Analysis for Qualitative Data ······ (400)
- 18.4 Meta 分析的偏倚 The Bias of Meta Analysis ······ (403)
- 18.5 实例分析与 RevMan 软件 Examples Analysis and RevMan Software ······ (405)
- 思考练习 Exercises ······ (410)
- 延伸阅读 Further Readings ······ (410)

第19章 多元分析的样本含量估计 Sample Size Estimation of Multivariate Analysis ······ (412)
- 19.1 样本量估计的主要参数和其他影响因素 Main Parameters and Other Influence Factors of Sample Size Estimation ······ (412)
- 19.2 基本的样本量估计 Basic Sample Size Estimation ······ (413)
- 19.3 方差膨胀因子的基本校正 The Corrections on Variance Inflation Factor ······ (415)
- 19.4 多因素回归分析的方差膨胀因子校正 The Variance Inflation Factor in Multiple Regression Analysis ······ (418)
- 19.5 实例分析 Examples Analysis ······ (421)
- 思考练习 Exercises ······ (423)
- 延伸阅读 Further Readings ······ (423)

第20章 量表测评常用统计方法 Statistical Methods Used in Measurements and Assessments of Scales ······ (425)
- 20.1 量表研制概况 Overview of the Scale Development ······ (425)
- 20.2 信度分析常用方法 Methods Commonly Used in Reliability Analysis ······ (427)
- 20.3 效度分析常用方法 Methods Commonly Used in Validity Analysis ······ (429)
- 20.4 反应度分析常用方法 Methods Commonly Used in Responsiveness Analysis ······ (430)
- 20.5 量表资料的统计分析 Statistical Analysis for Scale Data ······ (431)
- 20.6 实例分析 Examples Analysis ······ (432)

思考练习　Exercises ……………………………………………………………………（434）
　　延伸阅读　Further Readings …………………………………………………………（435）
**第21章　医学中的特殊实验设计及其分析　Special Experiment Designs and
　　　　　Analysis in Medicine** ………………………………………………………（436）
　21.1　不完全区组设计　Incomplete Block Design ………………………………………（436）
　21.2　嵌套设计　Nested Design …………………………………………………………（441）
　21.3　序贯设计　Sequential Design ……………………………………………………（443）
　21.4　响应曲面设计　Response Surface Design …………………………………………（452）
　21.5　实例分析　Example analysis ………………………………………………………（456）
　　思考练习　Exercises ……………………………………………………………………（459）
　　延伸阅读　Further Readings …………………………………………………………（460）
**第22章　现场(市场)调查常用统计方法　The Methods Commonly Used in
　　　　　Field(Market) Survey** ……………………………………………………（461）
　22.1　特殊的调查设计　Special Survey Designs …………………………………………（461）
　22.2　现场(市场)调查中的轮廓分析　The Profile Analysis in Field(Market)
　　　　Survey ……………………………………………………………………………（473）
　22.3　现场(市场)调查中的多维列联表分析　Multidimensional Contingency
　　　　Table Analysis in Field(Market) Survey ……………………………………（477）
　　思考练习　Exercises ……………………………………………………………………（479）
　　延伸阅读　Further Readings …………………………………………………………（480）
附录1　基础统计学方法概要 ……………………………………………………………（482）
　1.1　基础统计学方法概要 …………………………………………………………………（482）
　1.2　常用基础统计方法选择 ………………………………………………………………（485）
附录2　SAS统计软件包简介 ……………………………………………………………（488）
　2.1　概述 ……………………………………………………………………………………（488）
　2.2　SAS的安装与启动 ……………………………………………………………………（489）
　2.3　SAS数据管理 …………………………………………………………………………（490）
　2.4　常用统计分析 …………………………………………………………………………（491）
附录3　SPSS统计软件包简介 …………………………………………………………（494）
　3.1　SPSS概述 ………………………………………………………………………………（494）
　3.2　SPSS的安装与启动 ……………………………………………………………………（494）
　3.3　SPSS的菜单 ……………………………………………………………………………（495）
　3.4　SPSS的数据输入与保存(数据准备) ………………………………………………（501）
　3.5　t检验 …………………………………………………………………………………（502）
　3.6　其他检验 ………………………………………………………………………………（503）

第 1 章 绪　　论
Chapter 1　Introduction

> **目的要求 Purposes and Requirements**
> 了解:高级医学统计学的概念、发展、特点等.
> 掌握:高级医学统计学中的几个主要概念:变量、因素、水平、自变量、因变量、解释变量、应变量等以及多元统计方法分类与选择、多元数据描述.
> 重点:多元统计方法的分类、选择和一些基本概念.

在基础的卫生统计学或医学统计学中已经学习了一些基本统计方法,如 t 检验、方差分析、卡方检验、秩转换的非参数检验、双变量相关及回归等(见附录1).《高级医学统计学》(*Advanced Medical Statistics*)是将高级统计方法(advanced statistical methods)用于解决医学领域的问题而产生的一门应用学科,其概念与内涵均处于发展中. 所谓"高级统计"是相对于基础统计而言的,一般指涉及多个变量的多元统计分析方法以及某些专门的统计方法,包括高级的控制图技术、回归分析、试验设计、多指标综合评价方法、数据挖掘分析、数据包罗分析、先进的问题解决技术等.

国内外已经出版了一些名为《高级医学统计学》或《现代医学统计学》(*Advanced Medical Statistics*)的书籍. 如方积乾教授和陆盈教授主编的《现代医学统计学》(人民卫生出版社,2002)详细介绍了医药卫生领域中的统计新方法和新进展,是内容非常全面和丰富的一部专著;Brian S. Everitt 等的 *Modern Medical Statistics: A Practical Guide*(John Wiley & Sons, 2003)既包含了基础统计知识也包含了高级统计知识,既可作为医学研究者的实用手册,也可以作为医学统计学高级课程的教材;*Advanced Health Care Statistics* 详细介绍了多变量的统计方法,包括多变量方差分析及协方差分析、多重线性回归、Logistic 回归、探索性因子分析、信度评价等. 但是这些书籍多偏专著性质,或者侧重理论介绍,或者侧重新方法新进展介绍,有的甚至没有介绍统计软件包的操作,不太适合实际工作者,也不太适合作为教材.

为此,我们编著的《高级医学统计学》拟兼顾专著和教材两方面的性质,内容上主要是常用的多元统计方法和一些常用的专题统计分析.

1.1　多元统计学概况　Overview of Multivariate Statistics

传统的医学统计学一般仅涉及单变量和双变量的分析方法,例如对数据做单变量的描述性分析、参数估计以及假设检验等. 但是随着疾病谱的改变和医学的发展,医学领域的疾病和健康问题通常都涉及多个因素的综合作用,因素之间的作用关系也相当复杂. 随着计算机技术的发展和普及,多元统计分析(multivariate statistical analysis)在医学领域内得到了飞速的发展.

多元统计分析是针对客观事物中多种指标间的相互依赖、相互影响的统计规律进行研究,它是数理统计的一个分支. 相较于单变量的统计分析,多元统计分析让我们能更加深刻、全面的认识所要研究的问题.

1. 为什么要使用多元统计分析

在实际问题中,很多随机现象涉及的变量不止一个,经常是多个变量,且这些变量间又存在一定的联系. 我们常常需要处理多个变量的观测数据,如果用基础的一元统计方法,势必要把多个变量分开分析,这样处理,就忽视了变量之间可能存在的相关性,一般说来丢失信息太多,分析的结果不能客观全面地反映变量间的真实情况;可能的一种情况是两组(或多组)观察对象的多个观察指标的联合分布之间有差别,而单独对每个观察指标进行统计学检验却没有统计学意义,造成检验效率也会降低,犯一类错误的概率增大;一元分析结果不一致的时候,难以下一个综合性的结论. 而利用高级统计中的多元统计分析对这些变量之间的相互关系、相互依赖性等都能提供有用的信息,就不存在上述提到的问题.

由于大量实际问题都涉及多个变量,这些变量又是随机变化,所以要讨论多维随机向量的统计规律性. 多元统计分析就是讨论多维随机向量的理论和统计方法的总称. 多元统计分析研究的对象就是多维随机向量,研究的内容既包括一元统计学中某些方法的直接推广,也包括多个随机变量特有的一些问题.

多元统计分析具有两个优点:一是它能够从总体上分析结果,得到多个变量共同作用的结果;二是能够进一步分析各变量间的关系. 其主要作用是能够简化数据的结构(降维:主成份分析、因子分析),对数据进行分类和组合(聚类分析、判别分析等),它可以研究多指标之间的依存关系(多元回归分析),还可以进行预测和比较(多元回归分析、多元方差分析等).

2. 多元统计学中的几个基本概念

在学习多元统计分析方法之前,首先必须掌握一些基本概念.

(1) 变量(variable):变量是统计学研究中对象的特征. 它可以是定性的也可以是定量的,例如某药物治疗的效果、全国一年级小学生的身高、体重等,都可以看作是变量,其中前者是定性的,后两者则是定量的. 定量变量按变量值是否连续可分为连续变量与离散变量两种. 在一定区间内可以任意取值的变量叫连续变量,其数值是连续不断的,相邻两个数值可作无限分割,即可取无限个数值. 例如,生产零件的规格尺寸、人体测量的身高、体重、胸围等为连续变量,其数值只能用测量或计量的方法取得. 反之,其数值只能用自然数或整数单位计算的则为离散变量.

(2) 因素(factor):又称因子,指实验中影响实验结果的要素或原因,是实验因素或处理因素的简称,常指根据研究目的施加于研究对象的措施. 例如在大鼠体重研究实验中,大鼠的喂养方式和喂养剂量等都可以称之为影响大鼠体重的处理因素. 混杂因素是指影响实验效应并与处理因素同时存在的非处理因素.

(3) 水平(level):水平是指同一处理因素在数量上或强度上的不同程度. 例如不同的药物剂量就是不同的水平. 一个实验因素可划分为具体的、可操作的不同等级或状态,如不同的品种、不同的密度、不同的施肥量等. 实验因素设定了几种状态或划为几个数量等级就说明该因素有几个水平. 每个因素至少有2个水平,只有一个水平的称之为实验条件.

(4) 自变量(independent variable)与因变量(dependent variable):在医学科学中研究变量的关系,根据研究目的确定因变量和自变量. 如果变量间存在依存变化,则依赖于其他变量变化而变化的变量即因变量(dependent variable),引起因变量变化的变量为自变量(inde-

pendent variable). 如果没有一个变量依赖于其他变量变化的关系时,一般把测量比较简单的变量作为自变量,测量比较复杂的变量作为因变量. 自变量也称为解释变量或预测变量, 因变量也称为应变量(响应变量)(response variable)或被预测变量.

(5) 解释变量(explanatory)与控制变量(control variables):解释变量与控制变量都是自变量,为了突出研究的问题进行了区分. 解释变量是指着重研究的自变量,是研究者重点考查对因变量有何影响的变量. 而控制变量是指与特定研究目标无关的非研究变量,即除了研究者重点研究的解释变量和需要测定的因变量之外的变量,是研究者不想研究,但会影响研究结果的需要加以考虑的变量.

1.2 多元统计方法分类与选择
Classification and Selection of Multivariate Analysis

1. 按变量(因变量)分类

(1) 一个因变量

1) 多重线性回归(multiple linear regression):是简单线性回归(simple linear regression)的推广. 当因变量只有一个(y),且这个 y 是数值变量,而自变量有多个(两个及以上)时,则 y 与 $(x_1, x_2, \cdots, x_m)$ 之间的线性回归称为多重线性回归. 如因变量也有多个时,则称 $(y_1, y_2, \cdots, y_k)$ 与 $(x_1, x_2, \cdots, x_m)$ 之间的相互依赖关系为多重多元回归(multivariate regression). 多重线性回归是目前数据变量分析应用较为广泛的一种统计分析方法,为很多实验及调查研究解决了问题.

2) COX 回归(COX regression):COX 回归是生存分析中用得非常多的一种多元统计方法. 生存分析(survival analysis)是研究生存现象和响应时间数据及其统计规律的一类统计方法,在生物学、医学、保险学、可靠性工程学、人口学、社会学、经济学等方面都有重要应用. 它是根据试验或调查得到的数据对生物或人的生存时间进行分析和推断,研究生存时间和结局与众多影响因素间关系及其程度大小的方法,因此其研究的结局是生存结局(广义),即生存或死亡、治愈或未治愈等,其主要研究内容是描述生存过程和对生存过程的影响因素分析. 生存分析与其他多因素分析的主要区别在于其考虑了每个观测点出现某一结局的时间的长短.

3) Logisitic 回归(Logistic regression):Logisitic 回归与多重线性回归实际上有较多的相同之处,最大的区别体现在他们的因变量不同. 多重线性回归的因变量是数值变量,而 Logisitic 回归的因变量是分类变量. Logisitic 回归在流行病学中应用较多,常用来探索某疾病的危险因素,根据危险因素预测某疾病发生的概率等. 根据因变量的情况可以分为二分类的 Logisitic 回归、多分类的 Logisitic 回归(又可细分为有序多分类和无序多分类 Logisitic 回归). 实际中最为常用的是二分类的 Logistic 回归.

4) 判别分析(discriminant analysis):是在已知明确分类的条件下,根据某一研究对象的各种特征值判别其类型归属问题的一种多变量统计分析方法. 其特点是根据已掌握的、历史上每个类别的若干样本的数据信息,总结出客观事物分类的规律性,建立判别公式和判别准则. 目前判别分析在自然科学、社会学及经济管理学科中都有广泛的应用,根据不同的分类方法可以将其分为不同的种类. 比如按照资料的性质,分为定性资料的判别分析和定量资料的判别分析;按照判别中的组数,可以分为两组判别分析和多组判别分析;按照判别函数的形式,可以分为线性判别和非线性判别;按照判别式处理变量的方法不同,可以分为逐步判别、序贯判别等;按照判别标准不同,可以分为距离判别、Fisher 判别、Bayes 判别法等.

(2) 多个因变量

1) 多元方差分析(multivariate analysis of variance, MANOVA):把总变异按照其来源(或实验设计)分为多个部分,从而检验各个因素对因变量的影响以及各因素间交互作用的统计方法,其因变量是多个的,各因变量都要服从多元正态分布.与单变量的方差分析类似,都是将反应变量的变异进行分解:一是组间变异(组间因素或处理因素的效应)、另一个是组内变异(随机误差),再对这两部分的变异进行比较,但多元方差分析不是对组间均方与组内均方进行比较,而是对组间方差-协方差矩阵与组内方差-协方差矩阵进行比较.多元方差分析可以在一次研究中同时检验具有多个水平的多个因素各自对因变量的影响以及各因素间的交互作用,其应用条件与单变量的方差分析类似,各个因素每一水平的样本必须是独立的随机样本,其重复观测的数据服从正态分布,且各总体方差相等.

2) 多元回归分析(multivariate linear regression):是多重线性回归的推广,其因应变量是多个,且均为计量资料,服从正态分布.

3) 路径分析(path analysis):也称通径分析,是分析因果模型的一种方法和技术,由美国遗传学家 S.赖特 1921 年首创,后被引入社会学的研究中,并发展成为社会学、医学等的主要分析方法之一.它是指通过分析变量之间假设的因果效应,来测试研究人员提出的关于一套观察或者呈现变量之间因果关系的理论,主要目的是检验一个假想的因果模型的准确性和可靠程度,测量变量间因果关系的强弱.

4) 结构方程模型分析(structural equation model):是 20 世纪 60~70 年代新兴的统计分析手段,在 20 世纪 80 年代以来得到迅速发展,弥补了传统统计方法的不足,成为多元数据分析的重要工具.它是一种建立、估计和检验因果关系模型的方法.模型中既包含有可观测的显在变量,也可能包含无法直接观测的潜在变量,它同时处理多个因变量、容许自变量和因变量含测量误差、同时估计因子结构和因子关系、容许更大弹性的测量模型、估计整个模型的拟合程度.结构方程模型可以替代多重回归、通径分析、因子分析、协方差分析等方法,清晰分析单项指标对总体的作用和单项指标间的相互关系.

2. 按研究目的分类

(1) 分类

1) 聚类分析(cluster analysis):也称作分类分析(classification analysis)或数值分类(numerical taxonomy),是将样本个体或指标变量按其具有的特性进行分类的一种统计分析方法,其基本原则是使同类的内部差别较小,而类别间的差别较大.聚类分析是通过数据建模简化数据的一种方法.传统的聚类分析方法包括系统聚类法、分解法、加入法、动态聚类法、有序样品聚类、有重叠聚类和模糊聚类等,其中最常用的有两种:系统聚类方法和逐步聚类或称动态聚类方法.

2) 判别分析(discriminant analysis):它与聚类分析的区别主要在于判别分析的类别是已知的,而聚类分析的类别是未知的,当类别本身未定时,先用聚类分析,然后再进行判别分析.判别分析不仅用于连续变量,而且借助于数量化理论亦可用于定性资料.

(2) 降维(信息浓缩)

主成份分析(principle component analysis):是利用降维的思想把原来多个指标简化为少数几个互不相关的综合指标的一种统计方法,又称主分量分析.是一种简化数据集的技术,本质上是一个线性变换. 在统计分析过程中, 为了全面了解分析问题, 往往需要收集多方面的数据、指标等, 但是这些指标(变量)所表达的信息经常会有重叠, 且变量太多会增加计算量和分析问题的复杂性, 因此主成份分析就应运而生了. 主成份分析能降低所研究的数据空间的维数, 可通过因子负荷弄清变量间的某些关系, 可以筛选回归变量等.

(3) 探索变量间关系和结构

1) 因子分析 (factor analysis): 最早由英国心理学家 C. E. 斯皮尔曼提出. 是指研究从变量群中提取共性因子的统计技术, 目的是用来描述隐藏在一组测量到的变量中的一些更基本, 但又无法直接测量到的隐性变量 (latent variable, latent factor). 一般可以分为探索性因子分析和验证性因子分析.

2) 典型相关分析 (canonical correlation): 最早源于荷泰林 (H. Hotelling) 于 1936 年在《生物统计》期刊上发表的一篇论文《两组变式之间的关系》. 它是一种先将较多变量转化为少数几个典型变量, 再通过其间的典型相关系数来综合描述两组多元随机变量之间关系的统计方法. 典型相关分析可以综合地描述两组变量之间的典型相关关系, 但是两组变量都必须是连续变量, 其资料都必须服从多元正态分布.

3) 结构方程模型 (structural equation model): 见多个因变量部分.

4) 多维尺度分析 (multi-scaling analysis): 是一种将多维空间的研究对象 (样本或变量) 简化到低维空间进行定位、分析和归类, 同时又保留对象间原始关系的数据分析方法. 一般常用于市场营销调研中.

5) 对应分析 (correspondence analysis): 也称关联分析、R-Q 型因子分析, 是近年新发展起来的一种多元相依变量统计分析技术, 通过分析由定性变量构成的交互汇总表来揭示变量间的联系, 揭示同一变量的各个类别之间的差异, 以及不同变量各个类别之间的对应关系.

探讨变量间关系和结构的多元统计分析方法, 可概括于图 1-1.

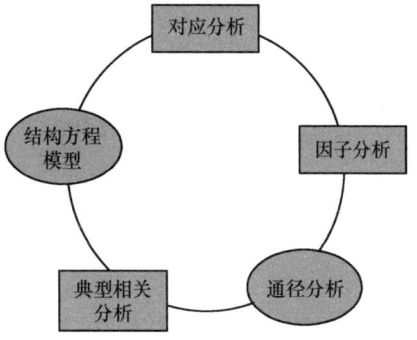

图 1-1 探讨变量间关系和结构的多元统计分析方法

(4) 比较

用于比较目的的方法有多元方差分析 (MANOVA)、轮廓分析 (profile analysis) 等. 其中多元方差分析在前部分有介绍, 轮廓分析是指比较两组或者多组多变量均数的轮廓是否相等的分析方法.

3. 多元统计方法选择

对研究者而言, 在使用多变量分析时, 最重要的一件事是必须能够根据研究问题或研究假设的性质选择正确的多变量统计方法. 在一般的多元分析著作中, 很多学者都有一套个人的方法将多元分析的方法加以分类. 本书推荐如图 1-2 的分类选择. 该分类图仅为方便初学者学习提供, 不代表严格的方法学分类, 事实上许多方法可以被归入多个分支. 而表 1-1 是根据 Tabachnick 和 Fidell 的分类设计以及对自变量与因变量的个数和测量水平、研究问题或假设中是否包含协变量或干扰变量等问题的考虑而列出的多元分析方法选择表格.

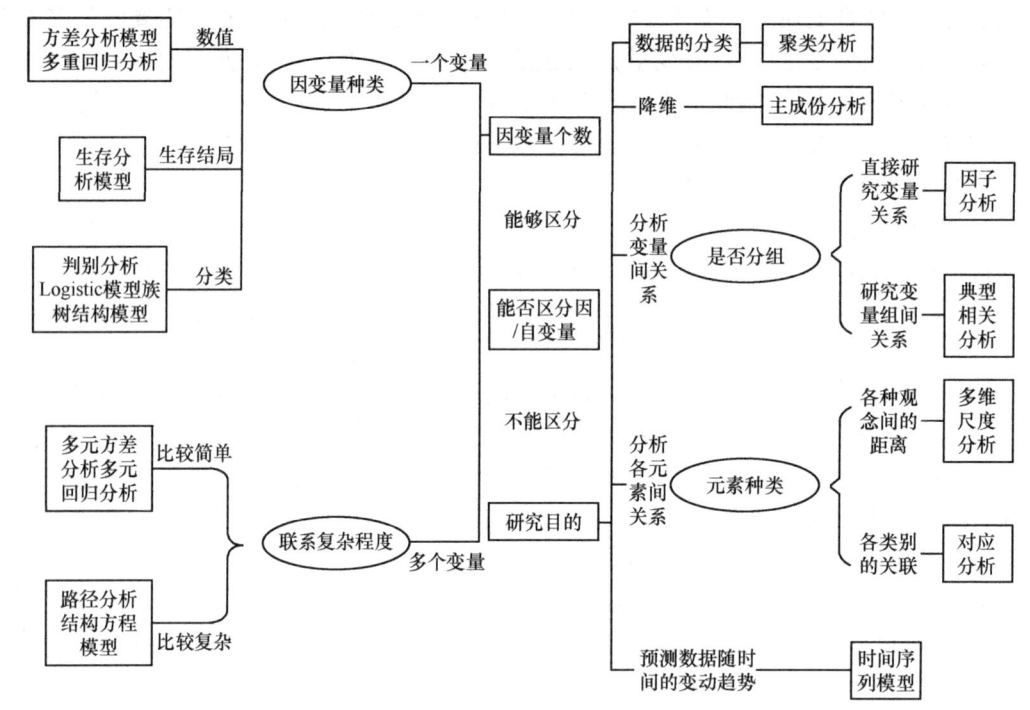

图 1-2 常见多元分析方法分类图

表 1-1 多元分析方法研究的性质及选择

研究问题性质	因变量		自变量		有无协变量	适用统计方法
	个数	数据类型	个数	数据类型		
变量间的关系	1	metric[a]	1	Metric	N[c]	积差相关系数
	1	metric	多	Metric	N	多元相关系数、偏相关
	多	metric	多	Metric	N	典型相关
	N		多	nometric	N	对数线性模型
比较平均数差异	1	metric	1	nometric	N	t 检验、单因子方差分析
					Y	单因子协方差分析
			多	nometric	N	多因子方差分析
					Y	多因子协方差分析
	多	metric	1	nometric	N	单因子多变量方差分析
					Y	单因子多变量协方差分析
			多	nometric	N	多因子多变量方差分析
					Y	多因子多变量方差分析
预测	1	metric	多	Metric	N,Y	多元回归分析
	1	nometric[b]	多	Metric	N	判别分析、Logistic 回归分析
			多	nometric	N	Logit 对数线性回归
			多	metric,nometric	N	Logistic 回归分析

续表

研究问题性质	因变量		自变量		有无协变量	适用统计方法
	个数	数据类型	个数	数据类型		
变量的结构	多	metric	N		N	因子分析(潜在结构)、主成份分析(总体性指标)
			N		N	LISREL
观测值	多	metric	N		N	聚类分析、多维量表分析
		nometric	N		N	多维量表分析
事件的时间系列	1	metric	N		N	ARIMA[d]、生存分析
			1or 多	Metric	N	Vector ARIMA
				nometric	N	Intervention ARIMA

注：a. metric：表示用等距或等比量表所测量的连续数据；b. nometric：表示用称名或顺序量表所测量的离散数据；c. N 代表未具备，Y 代表具备；d. ARIMA：autoregressive integrated moving average

参考图 1-2 和表 1-1，研究者在确定研究问题或假设后，只要根据问题性质以及变量个数和测量尺度，应该可以正确地选择适当的多变量分析方法．

1.3 多元数据描述　Description of Multivariate Data

多元数据常用向量、矩阵、多元概率分布、多元统计图等来描述．

1. 向量(vector)

向量在数学与物理中是指既有大小又有方向的量，在线性代数中的向量是指 n 个实数组成的有序数组，在统计学中比较接近于其在线性代数中的定义．在线性代数中，行向量是一个 $1 \times n$ 的矩阵，即矩阵由一个含有 n 个元素的行所组成，列向量是一个 $n \times 1$ 的矩阵，即矩阵由一个含有 n 个元素的列所组成．

2. 矩阵(matrix)

由 19 世纪英国数学家凯利首先提出此概念，1848 年詹姆斯·约瑟夫·西尔维斯特首先创造出 matrix 一词，它是指纵横排列的可以计算的二维数据表格，最早来自于方程组的系数及常数所构成的方阵．在矩阵中有几个特殊的：单位阵，指的是主对角线上都是 1，其余元素皆为 0 的矩阵；对角阵则是指在矩阵的某一条对角线上的数字不全为 0，而其余部分为 0 的矩阵；方阵就是行数与列数一样多的矩阵．

3. 多元概率分布

研究随机变量，不只是要看它能够取哪些值，更重要的是取各种值的概率如何．认识随机变量的取值规律，也就是要研究随机变量取值的概率分布．随机变量取值及其概率分布是通过概率分布函数(简称分布函数)和概率密度函数(简称密度函数)来刻画的．设 $X = (X_1, X_2, \cdots, X_p)'$ 是一随机向量，它的多元分布函数定义为(公式 1-1)：

$$F(x) = F(x_1, x_2, \cdots, x_p) = P(X_1 \leq x_1, \cdots, X_p \leq x_p) \tag{1-1}$$

式中 $x = (x_1, x_2, \cdots, x_p) \in R^p$（$R^p$ 表示 p 维欧氏空间），并记为 $X \sim F(x)$．多维随机向量的统计特性可用它的分布函数来完整地描述．

对于多元密度函数，则需根据资料的连续与否，其表示有所不同．对于离散型的多维随机向量,设 $X = (X_1, X_2, \cdots, X_p)'$ 是 p 维随机向量,若存在有限个 p 维向量 $x_1, x_2, \cdots$,记 $P(X = x_k) = p_k (k = 1, 2, \cdots)$ 且满足 $p_1 + p_2 + \cdots = 1$,则称 X 为离散型随机向量,称 $P(X = x_k) = p_k (k = 1, 2, \cdots)$ 为 X 的概率分布。对于连续型的多维随机向量,设 $X \sim F(x) = F(x_1, x_2, \cdots, x_p)$,且存在一个非负函数 $f(x_1, x_2, \cdots, x_p)$ 对一切 $x = (x_1, x_2, \cdots, x_p) \in R^p$ 有(公式1-2)

$$F(x) = F(x_1, x_2, \cdots, x_p) = \int_{-\infty}^{x_1} \cdots \int_{-\infty}^{x_p} f(t_1, t_2, \cdots, t_p) dt_1, \cdots, dt_2 \quad (1-2)$$

则称 X 为连续型随机向量,称 $f(x_1, x_2, \cdots, x_p)$ 为 $X = (X_1, X_2, \cdots, X_p)'$ 的联合分布密度函数,简称联合分布密度。

当且仅当满足:① $f(x) \geq 0, \forall x \in R^p$;② $\int_{R^p} f(x) dx = 1$ 时。

一个 p 维变量的函数 $f(x_1, x_2, \cdots, x_p)$ 能作为 R^p 中某个随机向量的分布密度,离散型随机向量的统计特性可由它的概率分布完全确定,连续性随机向量的统计特性可由它的分布密度完全确定。

多元统计分析方法主要是建立在多元正态分布的假设之上的,多元正态分布是多元分布中应用最广泛的一种。

(1)多元正态分布:若 p 维随机向量 $X = (X_1, X_2, \cdots, X_p)'$ 的概率密度函数为(公式1-3)

$$f(x_1, \cdots, x_p) = \frac{1}{(\sqrt{2\pi})^p |\Sigma|^{\frac{1}{2}}} \exp\left\{-\frac{1}{2}(X - \mu)' \Sigma^{-1} (X - \mu)\right\} \quad (1-3)$$

其中 μ 是 p 维向量,Σ 是 p 阶正定矩阵,则称 $X = (X_1, X_2, \cdots, X_p)'$ 服从 p 维正态分布,简记为 $X \sim N_p(\mu, \Sigma)$。

对于多元正态分布,若 $X \sim N_p(\mu, \Sigma)$,其协差阵 Σ 是对角阵,则 $X = (X_1, X_2, \cdots, X_p)'$ 的各分量是相互独立的随机变量;多元正态分布随机向量的任何一个分量子集的分布仍然服从正态分布;多元正态分布随机向量 $X = (X_1, X_2, \cdots, X_p)'$ 的任意线性变换仍然服从多元正态分布。若 $X \sim N_p(\mu, \Sigma)$,令 $Y = AX$,A 为 p 阶方阵,则 $Y \sim N_p(A\mu, A\Sigma A')$。

(2)Wishart 分布:Wishart 分布是多元样本离差平方和矩阵的分布,是 χ^2 分布在多维变量情况下的推广。设 $X_1, X_2, X_3, \cdots, X_n$ 为相互独立且同服从于 $N_p(0, \Sigma)$ 分布,记作 $X_{p \times n} = (X_1, X_2, X_3, \cdots, X_n)$,则随机矩阵(公式1-4)

$$W_{p \times p} = XX' = \sum_{i=1}^{n} X_i X'_i \quad (1-4)$$

所服从的分布叫做自由度为 p 维的 Wishart 分布,记作 $W \sim W(n, \Sigma)$。当 $p = 1$ 时,X 为一维正态分布,W_p 则为 χ^2 分布。

对多元正态总体均值向量和协差阵进行假设检验时常用的还有(Hotelling)分布(t 分布在多维变量情况下的推广)和威尔克斯(Wilks)分布。

4. 多维统计图

图形是对资料进行探索性研究的重要工具和手段,它可以更为直观地反映出资料的分布情况和变量间的关系等。

常用的多维统计图包括雷达图(radar chart)、聚类图(clustering dendrogram)、碎石图(scree plot)、轮廓图(profile)、散点图(scatter plot)等,其中雷达图又可称为戴布拉图、蜘蛛网图,是财务分析报表的一种. 雷达图是应用较广的一个多元资料分析图,也可以称为星图,最初主要应用于企业经营状况——收益性、生产性、流动性、安全性和成长性的评价(图1-3),一些关于天气分布等也应用雷达图来显示.

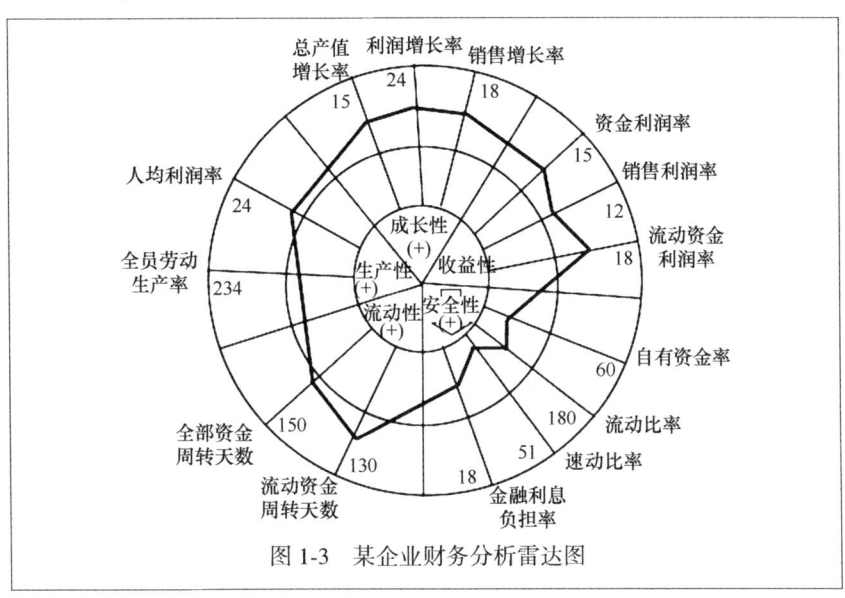

图1-3 某企业财务分析雷达图

引自:http://baike.baidu.com/view/1722492.htm

聚类图:表示聚类分析过程和结果的图. 聚类分析也称群分析、点群分析,是研究分类的一种多元统计方法. 聚类图能让需要者很清楚地看清楚事物的分类情况,图1-4就是一个谱系聚类图.

碎石图:顾名思义,使用一些像小石子的点来绘制指标对这对象的分布制图(参见图1-5).主要用于因子分析和聚类分析中,帮助决定类数或因子数的多少.

轮廓图:常用于轮廓分析中比较边际均值的变化. 轮廓图是一个线图,其中每个点表示因子的一个水平上的估计因变量边际均值(已针对任何协变量进行调整). 第二个因子的水平可用来绘制分离线. 第三个因子中的每个水平可用来创建分离图. 所有固定和随机因子

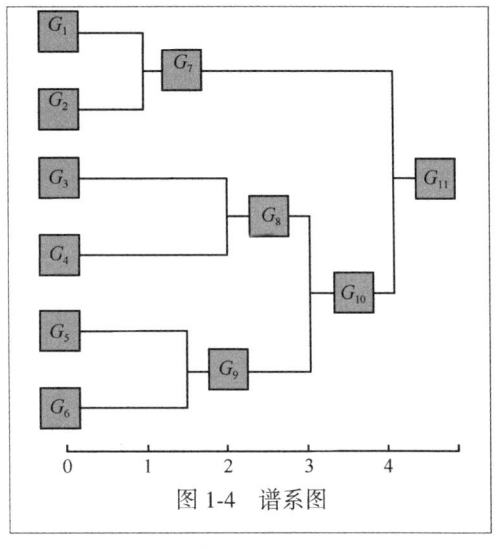

图1-4 谱系图

引自:百度图片

(如果存在)可用于图. 对于多变量分析,将为每个因变量创建轮廓图.

单因子的轮廓图显示估计边际均值是沿水平增加还是减小. 对于两个或更多因子,平行线表示因子之间没有交互作用,不平行线则表示有交互作用. 图1-6显示的是比较丈夫对妻子以及妻子对丈夫两组人群的回答有无差异性的轮廓图.

散点图:简单散点图用于描述两个变量的变化趋势;散点图矩阵是基于两变量散点图的作图方法,是一个大的图形方阵,每一个非主对角元素位置上是对应行的变量与对应列变量的散点图. 借助于散点图矩阵可以清楚地了解所研究的多个变量间两两相关关系(图1-7). 如第1行第2、3列的图形分别是身高与体重和年龄的散点图.

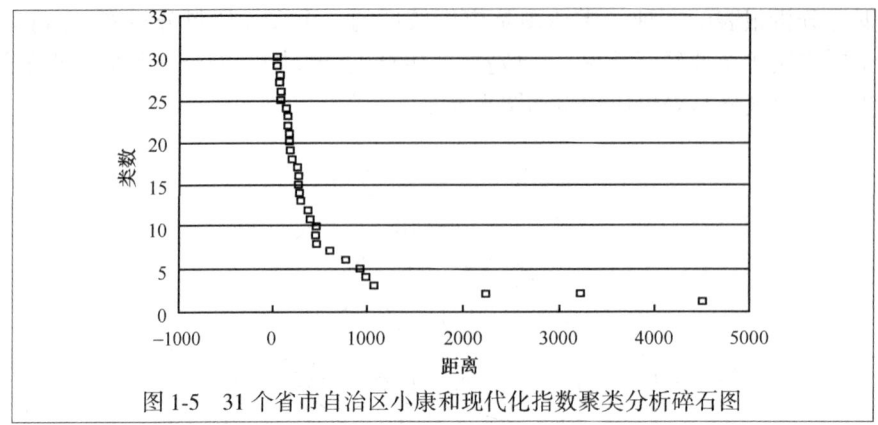

图 1-5　31 个省市自治区小康和现代化指数聚类分析碎石图

引自：blog.163.com.shyang_li@126.com

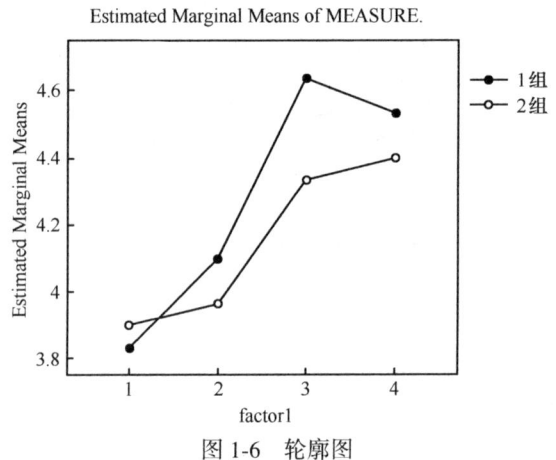

图 1-6　轮廓图
(1 组丈夫对妻子,2 组妻子对丈夫)

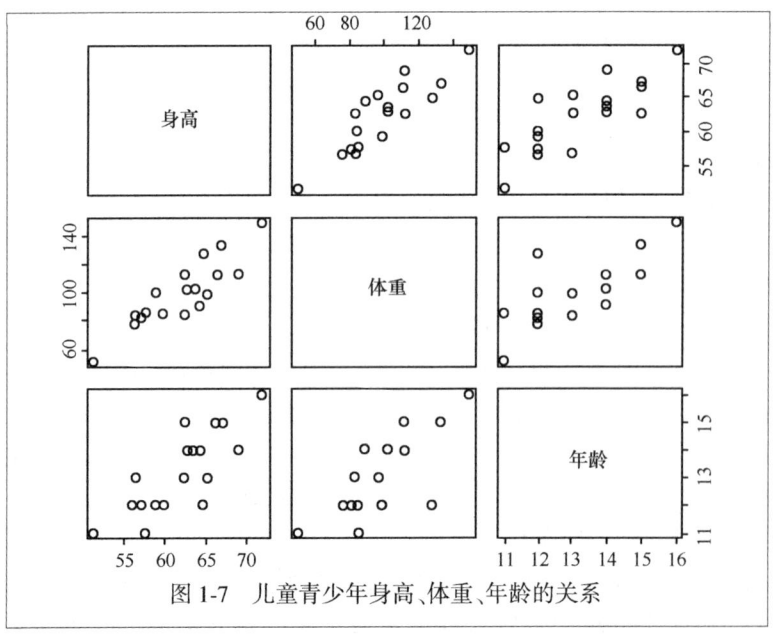

图 1-7　儿童青少年身高、体重、年龄的关系

引自：http://www.zszx.info/imagematerial/view.asp? id=20657

1.4 专题统计概述 Outlines of Specific Statistical Methods

专题统计是针对某些特定目的或在某些特殊领域应用的统计方法. 常用的有 Meta 分析、量表研制与测评中的分析方法（如项目反应理论、概化理论），遗传统计方法，神经网络分析，树形结构分析，数据挖掘方法等. 本书将一些特殊的实验设计和调查设计及其分析方法也纳入专题统计方法中，如不完全区组设计（incomplete block design）、序贯设计（sequential design）、响应曲面设计（response surface design）、现场（市场）调查中的轮廓分析 [profile analysis in field (market) survey] 等.

1. Meta 分析

Meta 分析源于 Fisher 1920 年"合并 P 值"的思想，1955 年由 Beecher 首次提出初步的概念，到 1976 年心理学家 Glass 进一步按照其思想发展为"合并统计量"，称之为 Meta 分析. Meta 分析定义是"The statistical analysis of large collection of analysis results from individual studies for the purpose of integrating the findings."（对具备特定条件的、同课题的诸多研究结果进行综合的一类统计方法）. Meta 分析是指用统计学方法对收集的多个研究资料进行分析和概括，以提供量化的平均效果来回答研究的问题. 在国内，Meta 翻译为"荟萃分析"，它可以通过增大样本含量来增加结论的可信度，解决研究结果的不一致性，是文献的量化综述，以同一课题的多项独立研究的结果为研究对象，运用适当的统计学方法对多个研究结果进行系统、客观、定量的综合分析，因此，Meta 分析不仅能够对同一课题的多项研究结果的一致性进行评价、系统性评价和总结，而且还可以提出一些新的研究问题，为进一步研究指明方向. 更重要的是，对小样本的临床试验研究，Meta 分析可以提高统计效能和效应值估计的精确度.

2. 量表测评

量表是社会科学研究以及心理学领域中广泛应用的一种测量工具，它试图确定主观的、有时是抽象概念的定量化测量程序，对事物的特性变量可以用不同的规则分配数字，因此形成了不同测量水平的测量量表，又称为测量尺度. 在社会学及心理学研究中，量表可以分为顺序量表（既没有相等单位也没有绝对零点）、等距量表（只有相等单位而没有绝对零点）和比率量表（既有相等单位又有绝对零点）3 类. 一个研究是否合理、信息可否有效可靠，很大一部分依赖于量表本身的质量，因此对于量表的特性测评是一项十分重要的工作. 对于量表的评价一般要考虑：信度（reliability）、效度（validity）和反应度（responsiveness）.

传统的量表测评是在经典测量理论指导下进行的，随着时代的发展和相关研究的不断进步，对于量表的测评已经开始走向经典测量理论与现代测量理论结合的时代阶段，现在测量理论中的概化理论、项目反应理论以及结构方程模型都可用于量表研制与评价.

3. 遗传统计

由于人类某些性状和部分疾病与人体遗传因素有着很大的关联性，所以阐明遗传因素与人体健康或者疾病的关系式具有十分重要的意义. 统计方法在遗传学的发展过程中一直起着极为重要的作用. 遗传学创始于 Mendel（1866 年）提出的三定律，直到 1900 年才由 Correns 等人重新发现并证明了 Mendel 定律的正确性. 现代遗传学包括遗传统计学和经典实验遗传学. 双生子研究是确定复杂疾病和性状遗传学基础的重要方法之一. 随着遗传统计学、计算机以及分子生物学技术的发展，不仅使经典的双生子研究方法得到了拓展，而且还开展了如基于结构化模型方法的应用、多变量设计、双生子对内病例对照研究、利用双生子及其家系资料进行遗传流行病学和分子遗传学研究等. 遗传统计分析所需数据可以大致分 4 种,即群体资料、家系资料、DNA 等分子序列资料和种系发生结构图分析资料. 对于不同的资料,可以采用的方法是不同的,对于群体性资料一般需要进行 Hard-Weinberg 平衡检验;对于家系资料可以采用的是定量(定性)性状的连锁研究、关联分析等;对于 DNA 等分子序列资料则可以采用,多个位点的连锁分析和基因的定位分析等.

4. 生物信息挖掘

生物信息(bioinformation)指生物体中包含的全部信息,如基因组信息、蛋白质、核酸、糖类等生物大分子的结构等,一般可分为遗传信息、神经和感觉信息及化学信息. 生物信息学(bioinformatics)是指综合计算机科学、信息技术和数学的理论和方法来研究生物信息的交叉学科,生物信息学包括 3 个主要部分:①新算法和统计学方法研究;②各类数据的分析和解释;③研制有效利用和管理数据新工具. 随着人类进入以生物信息学为中心的后基因组时代,结合生物信息学的新药创新工程是这一阶段的典型应用,对于生物信息的挖掘在现代研究中越来越为重要.

数据挖掘是从大量的、不完全的、模糊的、随机的数据中挖掘出隐含在其中的、人们事先不知道的、但又是潜在有用的知识和规则的过程. 这些规则中蕴涵了数据库中一组对象之间的特定关系、揭示出一些有用的信息,可以为科学研究、经营决策、市场策划和金融预测等方面提供依据. 数据挖掘的任务基本分为关联分析、分类、预测、聚类分析、孤立点分析和数据演变分析. 可粗略地分为:机器学习方法、统计方法、神经网络方法、决策树、可视化、最近邻技术等. 数据挖掘方法在机器学习中可细分为归纳学习方法(决策树、规则归纳等),基于范例学习、遗传算法等;在统计方法中可细分为:回归分析(多元回归、自回归等),判别分析(贝叶斯判别、费歇尔判别、非参数判别等),聚类分析(系统聚类、动态聚类等),探索性分析(主元分析法、相关分析法等).

应用于基因表达谱聚类与分类的数据挖掘方法常见的有:基于类间距离的聚类算法、分层聚类、K-均值聚类、K-近邻分类方法及其改进方法、决策树、放射传播聚类等,分类器有支持向量机、人工神经网络、自组织特征映射、贝叶斯分类器等. 应用于基因表达谱特征提取的数据挖掘方法常见的有:主分量分析(principle component analysis,PCA)、因子分析(factor analysis,FA)、独立分量分析(independent component analysis,ICA)、线性判别分析(linear discriminant analysis,LDA)、局部线性嵌入(locally linear embedding,LLE)和偏最小二乘(partial least squares,PLS)方法.

5. 树形法(tree-based methods)

树形结构分析起源于迭代划分(recursive partitioning)技术,该技术是将属性不同的观察样本分成若干小组,使得在每个小组内我们感兴趣的变量尽量相似. Breiman 等的《分类与回归树》(CARTTM)一书大大推动了树形法的发展. CART 是最常用的分类树方法. 所有树形法的共同特点是将预报因素的"特征空间"连续地分成若干子集,以学习样本(learning sample)为起点进行分类,有时亦可采用检验样本(test sample)进行验证. 树形法在医学研究中越来越受欢迎,在人工智能、市场、金融等方面也十分有用. 树形法能产生直观易解释的树形结构,而且省去了带约束性的参数假设. 树形法将成为通用的统计方法之一,可以补充经典的 Logistic 回归模型和 Cox 比例风险模型等方法.

6. 神经网络分析

"人工神经网络"(artificial neural network,ANN)是在对人脑组织和运行机制的认识理解基础上模拟其机构和智能行为的一种工程系统。人工神经网络的研究中,有两种随机优化算法很常用,它们分别是 Metropolis 提出的模拟退火算法(simulated annealing,SA)和 Holland 提出的遗传算法(genetic algorithm,GA)。

7. 特殊的实验设计与分析

(1) 不完全区组设计(incomplete block design):不完全区组设计在现实中常常遇到。当处理的数目太大时,要将全部处理安排在一个区组内是有困难的,因为区组的规模太大,就不能保证区组内的均匀性。由此,费希尔的合作者 F. 耶茨提出:将全部处理分成若干组,每组形成一个区组,使区组的"体积"缩小以保证区组内的均匀性。由于各个区组不包含全部处理,这种设计叫不完全区组设计。

(2) 嵌套设计或分级设计(nested design):实验中涉及两个或多个实验因素,且依据专业知识可以认为各实验因素对观测指标的影响有主次之分,主要因素各水平下嵌套着次要因素,次要因素各水平下又嵌套着更次要的因素,这样的实验设计称为嵌套设计。此类设计有两种情形:第一种情形是,受试对象本身具有分组再分组的各种分组因素,处理(即最终的实验条件)是各因素各水平的全面组合,且因素之间在专业上有主次之分(如年龄与性别对心室射血时间的影响,性别的影响大于年龄)。第二种情形是,受试对象本身并非具有分组再分组的各种分组因素,处理不是各因素各水平的全面组合,而是各因素按其隶属关系系统分组,且因素之间在专业上有主次之分(如研究不同代次不同家庭成年男性的身高资料,不同家庭之间的差别大于同一个家庭内部不同代次之间的差别)。

(3) 序贯设计(sequential design):序贯试验是一种边试验边统计的方法,按照观察对象进入试验的次序,每得到一例或一个阶段的观察结果就进行一次统计分析,一旦得出拒绝 H_0 的结论,就可停止试验,否则,根据具体情况作出继续或停止试验的决定。

序贯设计的分类:1975 年,英国统计学专家 Peter Armitage 系统地描述了临床试验中不同类型的序贯设计。序贯设计按其开放与否,可分为开放性序贯设计和闭锁性序贯设计;按其单双向,可分为单向序贯设计和双向序贯设计;按其分析资料的类型,可分为质反应型序贯设计(定性资料)和量反应型序贯设计(定量资料)。

序贯试验设计的基本步骤:①规定试验标准:试验的灵敏度、有效及无效的水平、第一、第二类错误的概率 α 和 β。②利用公式或工具绘出序贯试验图,即试验的边界线。③逐一将试验结果在序贯图上绘出试验线。④根据试验线触及不同边界做出结论,试验线触及有效线认为试验有效,触及无效线认为试验无效。

(4) 响应曲面设计(response surface design):响应曲面方法(response surface methodology,RSM)最早于 1957 年由统计学家 Box 和 Wilson 提出,是一种利用合理的试验设计、采用多元二次回归方程拟合因素与响应值之间的函数关系,通过对回归方程的分析来寻求最优工艺参数、解决多变量问题的统计方法。

8. 特殊的调查设计与分析

(1) 巢式病例对照研究(nested case-control study):是将病例对照研究与队列研究的设计思路重新组合杂交后形成的一种新的设计思路,一般可以分为前瞻性巢式病例对照研究(prospective nested case-control study)和回顾性巢式病例对照研究(retrospective nested case-

control study). 如果前瞻性队列研究的随访开始后又出现了一种新的病因假设,但是这种因素未被测量或者测量队列中每个成员的暴露水平太昂贵时,采用巢式病例对照研究就很有好处. 在对某些生物学前体(biologic precursors)与某些疾病的联系进行研究时,如血清胆固醇与癌症危险性的关系,巢式病例对照研究特别有用. 一般采用 Logistic 回归等分析数据.

(2) 病例队列研究(case-cohort study):又称病例参比式研究,是队列研究与病例对照研究结合的一种设计形式. 基本方法是队列研究开始时,从队列中按一定比例随机抽样选出一个有代表性的样本作为对照组,观察结束时,队列中出现的所研究疾病的全部病例作为病例组,与上述随机对照组进行比较. 一般需要 Cox 回归结合加权技术分析数据.

(3) 病例交叉研究(case crossover study):由 Maclure 于 1991 年首次提出,主要针对的是急性病的瞬间影响,基本原理是假设暴露与某急性时间有关,则在事件发生前较短的一段时间(危险期)内,暴露的发生就应该比时间发生前较远的一段时间(对照期)内更频繁,它是通过比较相同研究对象在急性事件发生前一段时间的暴露情况和未发生事件的某段时间内的暴露情况,以此来判断急性事件与暴露危险因子有无关联及其关联大小,一般在心脏病、伤害、车祸、药物流行病学中应用比较多,例如精神药物安全性研究. 一般可以采用条件 Logistic 回归分析数据.

思考练习　Exercises

(一) 名词解释
1. 因素与水平　2. 因变量与自变量　3. 信度与效度　4. 解释变量与控制变量

(二) 是非题(正确记"+",错误记"−")
1. 多元统计分析是数理统计的一个分支. （　）
2. 判别分析、路径分析和生存分析都是一个因变量的分析. （　）
3. 聚类分析适用于事先没有分类的情况,即如何将样品和指标进行分类的问题. （　）
4. 路径分析是分析相关模型的一种方法和技术. （　）
5. 结构方程模型分析是一种建立、估计和检验因果关系模型的方法. （　）
6. 典型相关分析的两组资料可以是连续的,也可以是非连续的. （　）
7. Wishart 分布是 χ^2 分布的推广. （　）
8. 响应变量就是因变量. （　）
9. 多元方差分析是将组间均方与组内均方进行比较. （　）
10. 主成份分析又称主分量分析,是一种简化数据集的技术,是一个线性变换. （　）

(三) 简答题
1. 相较于一元统计分析,多元统计分析有哪些优点?
2. 对于多元统计方法,可以如何进行分类,做统计分析时应该如何进行选择?
3. 量表测评要考虑哪些方面的内容?
4. 描述多变量数据常用的图形有哪些? 各自的用途和特点是什么?

延伸阅读　Further Readings

延读1-1　曹昧,马伯艳. 2008. 多元统计分析方法在中医证候研究中的应用[J]. 中医药信息,03:76~78
延读1-2　方积乾,陆盈. 2002. 现代医学统计学[M]. 北京:人民卫生出版社

延读 1-3　方积乾. 2012. 卫生统计学(第 7 版)[M]. 北京:人民卫生出版社
延读 1-4　冯启明. 2006. 多元统计分析方法在医学科研中的应用[J]. 广西医学,02:298~302
延读 1-5　傅悦,傅金芝. 2004. 多元统计方法在心理学研究中的应用——以基诺、哈尼、布朗族学生心理特征的研究为例[J]. 学术探索,03:77~81
延读 1-6　葛虹,朱洪文,王淑杰. 2010. 高级统计学的教学实践与思考[J]. 大学数学,01:6~9
延读 1-7　郭秀花. 2005. 实用医学调查分析技术[M]. 北京:人民军医出版社
延读 1-8　郭秀花. 2009. 医学现场调查技术与统计分析[M]. 北京:人民卫生出版社
延读 1-9　何晓群. 1991. 浅谈多元统计分析方法[J]. 中国统计,09:43~44
延读 1-10　胡良平. 2010. SAS 统计分析教程[M]. 北京:电子工业出版社
延读 1-11　胡以松. 2001. 病例交叉研究[J]. 疾病控制杂志,5(4):341~342
延读 1-12　华琳,闫岩. 2012. 论医药专业学生的《多元统计学》课程教学[J]. 数理医药学杂志,04:489~490
延读 1-13　黄爱群,胡永华. 2006. 双生子方法在遗传流行病学研究中的应用及进展[J]. 国际遗传学杂志,29(5):346~350
延读 1-14　黄德双. 2009. 基因表达谱数据挖掘方法研究[M]. 北京:科学出版社
延读 1-15　贾秀芹,习丽. 2007. 综合评价的多元统计分析方法[J]. 青海大学学报(自然科学版),04:41~43
延读 1-16　柯惠新,丁立宏. 2000. 市场调查与分析[M]. 北京:中国统计出版社
延读 1-17　梁万年. 2002. 医学科研方法学[M]. 北京:人民卫生出版社
延读 1-18　林震岩. 2007. 多变量分析——SPSS 的操作与应用[M]. 北京:北京大学出版社
延读 1-19　刘慧慧,曾光. 2009. 病例交叉设计在药物流行病学中的应用[J]. 国际流行病学传染病学杂志,36(6):174~176
延读 1-20　刘伟,林汉生. 2008. SPSS 在轮廓分析中的应用[J]. 现代预防医学,35(23):124~125
延读 1-21　刘伟,林汉生. 2008. SPSS 在轮廓分析中的应用[J]. 现在预防医学,35(27):4566~4567
延读 1-22　平卫伟,谭红专. 2003. Delphi 法的研究进展及其在医学中的应用[J]. 疾病控制杂志,7(3):243-245
延读 1-23　秦娟. 2011. 应用心理学专业多元统计学课程教学探索[J]. 广西教育,36:35~36
延读 1-24　王保进. 2007. 多变量分析——统计软件与数据分析[M]. 北京:北京大学出版社
延读 1-25　王金甲. 2008. 着装脸谱图的分类新算法[J]. 燕山大学学报,32(5):429~434
延读 1-26　王雪华,夏春明,颜建军,等. 2008. 中医证候分类中常用多元统计分析方法及应用评析[J]. 世界科学技术-中医药现代化,03:15~20
延读 1-27　谢国梁,王冬梅,贾立维. 2012. 医药类多元统计学教学方法的改革研究与实践[J]. 黑龙江医药,04:568~569
延读 1-28　杨泽. 2004. 遗传统计学及其在糖尿病研究中需注意和避免的问题[J]. 中华糖尿病杂志,12(6):386
延读 1-29　叶冬青. 2001. 巢式病例对照研究的设计及分析[J]. 疾病控制杂志,5(1):65~68
延读 1-30　张文彤. 2004. SPSS 统计分析高级教程[M]. 北京:高等教育出版社
延读 1-31　Beech B. 1999. Go the extra mile-use the Delphi technique[J]. J Nurs Manag. 7(5):281~288
延读 1-32　Chocholik JK, Bouchard SE, Tan JK, et al. 1999. The determination of relevant goals and criteria used to select an automated patient care information system: a Delphi approach[J]. Jam Med Inform Assoc,6(3):219
延读 1-33　Hassan TB, Barnett DB. 2002. Delphi type methodology to develop consensus on the future design of EMS systems in the United Kingdom[J]. Emerg Med, 19:155~159
延读 1-34　Pham T. 2003. Initiation of biological agents in patients with ankylosing spondylitis: results of a Delphi study by the ASAS Group[J]. Ann Rheum Dis, 62:812~816

(万崇华)

第 2 章 多变量方差分析
Chapter 2　Multivariate Analysis of Variance

> **目的要求 Purposes and Requirements**
> 掌握:多变量方差分析的基本思想,掌握单样本多变量方差分析、单因素多变量方差分析、多因素多变量方差分析、协方差分析步骤及结果解释.
> 熟悉:多变量方差分析概况.
> 了解:几个基本概念:均数向量、离差矩阵、协方差矩阵、相关矩阵.
> 重点:多变量方差分析步骤及程序分析结果解释.
> 难点:根据资料的类别选择适当的多变量方差分析方法.

2.1　多变量方差分析概况
Overview of Multivariate Analysis of Variance

【例 2-1】　某医师为了解甲、乙、丙三地 2012 年 8 岁男童的身体发育情况,在三地分别随机调查了 30 名 8 岁男童的身高,体重,胸围,数据如下表.问三地 2012 年 8 岁男童的身体发育情况是否相同?

表 2-1　2012 年甲、乙、丙三地各 30 名 8 岁男童的身体发育情况

	甲地				乙地				丙地		
编号	身高(cm)	体重(kg)	胸围(cm)	编号	身高(cm)	体重(kg)	胸围(cm)	编号	身高(cm)	体重(kg)	胸围(cm)
1	130.2	22.6	55.3	31	139.7	29.0	57.7	61	134.4	26.9	54.0
2	135.8	22.8	55.4	32	137.6	28.6	56.4	62	136.2	28.4	58.0
3	142.1	28.5	65.1	33	133.4	23.0	52.3	63	137.0	33.7	65.0
4	136.2	27.6	54.2	34	135.8	24.8	54.6	64	128.4	32.4	62.0
5	134.5	27.5	57.3	35	129.5	25.5	55.3	65	140.1	30.4	61.0
6	135.6	28.4	58.4	36	128.6	26.8	54.2	66	129.3	29.7	57.0
7	134.7	20.0	50.2	37	137.8	24.3	52.4	67	122.5	24.5	53.0
8	138.9	26.4	54.3	38	140.7	22.1	53.1	68	128.7	26.5	54.0
9	137.6	25.3	57.6	39	142.6	23.4	54.8	69	126.5	27.8	51.5
10	134.2	28.7	65.4	40	132.0	25.9	55.6	70	138.0	33.4	56.0
11	132.1	31.1	67.1	41	134.9	24.7	57.2	71	139.4	35.6	57.6
12	133.6	30.8	64.2	42	137.8	26.6	59.7	72	136.1	36.7	55.0
13	140.2	34.5	65.2	43	127.3	28.9	60.1	73	133.2	34.5	54.0
14	148.9	36.8	62.8	44	124.5	30.1	63.5	74	126.7	27.6	51.0
15	147.4	36.5	62.8	45	121.0	30.5	65.5	75	134.5	28.6	53.4
16	145.7	37.6	64.1	46	123.8	27.4	61.0	76	124.8	24.3	55.4

续表

甲地				乙地				丙地			
编号	身高(cm)	体重(kg)	胸围(cm)	编号	身高(cm)	体重(kg)	胸围(cm)	编号	身高(cm)	体重(kg)	胸围(cm)
17	147.9	36.6	69.9	47	123.7	28.4	57.4	77	124.9	22.1	51.9
18	138.7	25.7	54.7	48	124.5	22.3	52.1	78	127.3	21.6	51.3
19	136.9	34.4	59.8	49	126.7	20.1	51.2	79	120.1	21.7	54.6
20	141.1	32.1	67.4	50	125.4	20.3	54.2	80	137.7	29.4	58.4
21	167.9	35.6	65.7	51	136.7	24.7	56.0	81	120.5	22.2	50.5
22	128.6	24.3	54.6	52	138.9	24.6	54.3	82	121.2	21.9	50.3
23	134.6	27.1	58.7	53	141.8	22.5	51.4	83	123.5	22.2	50.6
24	137.5	25.3	54.9	54	140.0	28.9	57.6	84	126.3	22.5	50.9
25	138.0	34.6	61.3	55	142.3	27.4	57.4	85	127.6	22.9	51.1
26	143.4	39.4	63.7	56	135.7	27.6	54.9	86	131.2	25.6	51.6
27	144.5	38.7	59.4	57	134.4	21.0	53.1	87	123.5	24.6	50.3
28	136.7	33.5	56.6	58	128.7	24.5	52.4	88	129.4	29.5	52.3
29	145.9	39.4	62.1	59	128.6	26.0	53.0	89	125.8	29.8	53.5
30	139.7	20.1	58.3	60	140.0	28.7	58.5	90	128.6	30.5	50.9

【分析】 该资料属于完全随机设计三个样本所属总体三维均值向量的比较,属于单因素多变量设计,可用多变量方差分析来作检验.

几个常见基本概念:

(1) 均数向量:设有 n 个观察对象,每个观察对象有 p 个反应变量,则 p 个变量的均数构成均数向量(mean vector). 样本均数向量 $\bar{x}' = (\bar{x}_1, \bar{x}_2, \bar{x}_3, \cdots, \bar{x}_p)$,其中 $\bar{x}_j (j = 1, 2, 3, \cdots, p)$ 为单变量样本均数,总体均数向量用 μ' 表示.

(2) 离差矩阵:任意两个反应变量 x_j、x_k 离均差积和 l_{jk} 构成一个 $p \times p$ 矩阵,称为离差矩阵,记为 L.

$$L = \begin{vmatrix} l_{11} & l_{12} & \cdots & l_{1p} \\ l_{21} & l_{22} & \cdots & l_{2p} \\ \vdots & \vdots & \vdots & \vdots \\ l_{p1} & l_{p2} & \cdots & l_{pp} \end{vmatrix}$$

其中 l_{jj} 是第 j 个反应变量的离均差平方和;l_{jk} 是第 j 个反应变量与第 k 个反应变量的离均差积和,而且有 $l_{jk} = l_{kj}$.

(3) 协方差阵:任意两个反应变量 x_j、x_k 离均差积和 s_{jk} 构成一个 $p \times p$ 矩阵,称为样本方差-协方差矩阵,简称样本协方差矩阵,记为 S.

$$S = \begin{vmatrix} s_{11} & s_{12} & \cdots & s_{1p} \\ s_{21} & s_{22} & \cdots & s_{2p} \\ \vdots & \vdots & \vdots & \vdots \\ s_{p1} & s_{p2} & \cdots & s_{pp} \end{vmatrix}$$

其中 s_{jj} 是第 j 个反应变量的样本方差即 $s_{jj} = s_j^2$,$s_{jk} (j \neq k)$ 是反应变量 x_j 与反应变量 x_k 的样本协方差,而且有 $s_{jk} = s_{kj}$. S 是对称矩阵,矩阵 L 与矩阵 S 有一定关系:$L = (n-1) \times S$,$n-1$

为样本方差与协方差的自由度.

（4）相关矩阵：任意两个反应变量 x_j、x_k 样本相关系数 r_{jk} 构成一个 $p \times p$ 矩阵，称为样本相关矩阵，记为 R.

$$R = \begin{vmatrix} r_{11} & r_{12} & \cdots & r_{1p} \\ r_{21} & r_{22} & \cdots & r_{2p} \\ \vdots & \vdots & \vdots & \vdots \\ r_{p1} & r_{p2} & \cdots & r_{pp} \end{vmatrix}$$

其中 $r_{jk}(j \neq k)$ 是反应变量 x_j 与反应变量 x_k 的样本相关系数，$r_{jj} = 1$，而且有 $r_{jk} = r_{kj}$. R 与 S 相似，是对称矩阵.

（5）多变量方差分析：多变量方差分析是对多个独立变量是否受单个或多个因素影响而进行的方差分析. 它不仅能够分析多个因素对观测变量的独立影响，更能够分析多个因素的交互作用能否对观测变量产生的影响.

单样本多变量方差分析（one sample multivariate analysis of variance）是指一组多变量与已知总体均数的比较的方差分析.

单因素多变量方差分析（one-way multivariate analysis of variance）是指分组变量仅有一个的多变量方差分析.

多元方差分析的适用条件：①资料具有多元正态性分布；②方差齐性；③各个因变量间存在一定关系；④样本含量足够大.

2.2 单样本多变量方差分析
One Sample Multivariate Analysis of Variance

对单变量资料，样本观测值 x 服从正态分布 $N(\mu, \sigma^2)$，样本均数 $\bar{x}$ 服从正态分布 $N(\mu, \sigma_{\bar{x}}^2)$，可采用单样本 t 检验（$H_0: \mu = \mu_0$）：

$$t = \frac{(\bar{x} - \mu_0)}{s_{\bar{x}}} = \frac{(\bar{x} - \mu_0)}{\frac{s}{\sqrt{n}}} = \frac{\sqrt{n}(\bar{x} - \mu_0)}{s}$$

即
$$t^2 = n(\bar{x} - \mu_0)s^{-2}(\bar{x} - \mu_0) \tag{2-1}$$

对单样本多变量资料，将公式（2-1）中的样本均数 $\bar{x}$ 用样本均数向量 $\bar{x}'$ 替换，总体均数 μ_0 用总体均数向量 μ_0' 替换，样本方差 s^2 用样本协方差矩阵 S 替换，t^2 用 T^2 替换，则推广的 Hotelling T^2 公式为：

$$T^2 = n(\bar{x}' - \mu_0')S^{-1}(\bar{x}' - \mu_0') \tag{2-2}$$

式中，S^{-1} 为 S 的逆矩阵.

在 H_0 成立的条件下，Hotelling T^2 与 F 有以下关系：

$$F = \frac{n-p}{(n-1)p}T^2, \mathrm{d}f_1 = p, \mathrm{d}f_2 = n - p \tag{2-3}$$

2.3 单因素多变量方差分析
One-way Multivariate Analysis of Variance

在单变量假设检验中，两个独立样本观察值分别来自 x 服从正态分布 $N(\mu_1, \sigma_1^2)$ 和

$N(\mu_2, \sigma_2^2)$，两个样本均数 $\bar{x}_1$ 和 $\bar{x}_2$ 服从正态分布 $N(\mu_1, \sigma_{\bar{x}_1}^2)$ 和 $N(\mu_2, \sigma_{\bar{x}_2}^2)$，对 $H_0: \mu_1 = \mu_2$ 检验可用独立样本 t 检验，计算公式如下：

$$t = \frac{\bar{x}_1 - \bar{x}_2}{s_{\bar{x}_1 - \bar{x}_2}} = \frac{\bar{x}_1 - \bar{x}_2}{\sqrt{s_c^2 \left(\frac{1}{n_1} - \frac{1}{n_2}\right)}} = \frac{\bar{x}_1 - \bar{x}_2}{\sqrt{s_c^2 \left(\frac{n_1 + n_2}{n_1 n_2}\right)}}$$

$$t^2 = \frac{n_1 n_2}{n_1 + n_2} (\bar{x}_1 - \bar{x}_2) s_c^{-2} (\bar{x}_1 - \bar{x}_2) \tag{2-4}$$

在两组多变量资料比较中，将公式(2-4)中的两个样本均数 $\bar{x}_1$ 和 $\bar{x}_2$ 用样本均数向量 $\bar{x}_1{}'$ 和 $\bar{x}_2{}'$ 替换，两样本合并方差 s_c^2 用两组样本协方差矩阵 S_1 和 S_2 的合并矩阵 S_c 替换，t^2 用 T^2 替换，则推广的 Hotelling T^2 公式为：

$$T^2 = \frac{n_1 n_2}{n_1 + n_2} (\bar{x}_1{}' - \bar{x}_2{}') S_c^{-1} (\bar{x}_1{}' - \bar{x}_2{}') \tag{2-5}$$

式中，$S_c = \frac{1}{n_1 + n_2 - 2} [(n_1 - 1) S_1 + (n_2 - 1) S_2]$．

在 H_0 成立的条件下，Hotelling T^2 与 F 有以下关系：

$$F = \frac{n_1 + n_2 - p - 1}{(n_1 + n_2 - 2) p} T^2, \quad df_1 = p, \quad df_2 = n_1 + n_2 - p - 1 \tag{2-6}$$

2.4 多因素多变量方差分析
Multi-factor Multivariate Analysis of Variance

在单变量多个样本均数比较中，$H_0: \mu_1 = \mu_2 = \cdots = \mu_p$ 是否成立，常用多个样本均数比较的方差分析进行假设检验，而在多变量资料中，通过 p 个均数向量 $\bar{x}_1{}', \bar{x}_2{}', \cdots, \bar{x}_p{}'$ 推论 $H_0: \mu_1{}' = \mu_2{}' = \cdots = \mu_p{}'$ 是否成立，采用多变量方差分析（multivariate analysis of variance, MANOVA）进行假设检验．单变量方差分析的原理是将总离均差平方和 $SS_{总}$ 分解成组间离均差平方和 $SS_{组间}$ 与组内离均差平方和 $SS_{组内}$，在多变量方差分析中，其原理与单变量方差分析相似，但 $SS_{总}$、$SS_{组间}$、$SS_{组内}$ 用矩阵表示，如果用 n_i、$\bar{x}_i{}'$、S_i 分别表示第 i 组的例数、均数向量、协方差矩阵，$\bar{x}'$ 表示全体总均数向量，p 个均数向量的多变量方差分析见表 2-2，$H_{组间}$ 相当于单变量方差分析中的 $SS_{组间}$，$E_{组内}$ 相当于 $SS_{组内}$．

表 2-2 多变量方差分析表

变异来源	自由度	离均差平方和矩阵
总变异	$\sum_{i=1}^{p} n_i - 1$	$H + E$
组间变异	$p - 1$	$H = \sum_{i=1}^{p} n_i (\bar{x}_i{}' - \bar{x}')(\bar{x}_i{}' - \bar{x})$
组内变异	$\sum_{i=1}^{p} n_i - p$	$E = \sum_{i=1}^{p} (n_i - 1) S_i$

多变量方差分析的检验统计量有：

(1) Wilks Λ 统计量：Wilks 于 1932 年提出一种 Wilks Lambda 统计量，即广义方差比：

$$\Lambda = \frac{|E|}{|H+E|} \tag{2-7}$$

式中分子、分母都是矩阵行列式值。当 Λ 统计量很小时，说明组间差异 H 大于随机效应 E，有理由怀疑零假设 $H_0:\mu'_1=\mu'_2=\cdots=\mu'_k$ 的正确性。在表 2-2 中的 H 和 E 通过 Λ 值可以转换为 F 值，实现多变量方差分析，见表 2-3。

表 2-3　一般情况下 Λ 与 F 值的关系

变量数	组数	转换公式	F 分布自由度
$p=1$	$k\geqslant 2$	$F=\left(\dfrac{\sum(n_i-k)}{k-1}\right)\left(\dfrac{1-\Lambda}{\Lambda}\right)$	$\nu_1=k-1,\nu_2=\sum n_i-k$
$p=2$	$k\geqslant 2$	$F=\left(\dfrac{\sum n_i-k-1}{k-1}\right)\left(\dfrac{1-\sqrt{\Lambda}}{\sqrt{\Lambda}}\right)$	$\nu_1=2(k-1),\nu_2=2(\sum n_i-k-1)$
$p\geqslant 1$	$k=2$	$F=\left(\dfrac{\sum n_i-p-1}{p-1}\right)\left(\dfrac{1-\Lambda}{\Lambda}\right)$	$\nu_1=p,\nu_2=\sum n_i-p-1$
$p\geqslant 1$	$k=3$	$F=\left(\dfrac{\sum n_i-p-2}{p}\right)\left(\dfrac{1-\sqrt{\Lambda}}{\sqrt{\Lambda}}\right)$	$\nu_1=2p,\nu_2=2(n_i-p-2)$

（2）Pillai 迹（Pillai's trace）：Pillai 迹的值越大，说明处理效应也越大。

$$\text{Pillai's trace}=\text{trace}[H(H+E)^{-1}] \tag{2-8}$$

（3）Hotelling 迹（Hotelling-Lawley trace）：与 Pillai 迹相同，Hotelling 迹越大，说明处理效应也越大。

$$\text{Hotelling-Lawley trace}=\text{trace}(E^{-1}H) \tag{2-9}$$

（4）Roy's 最大特征值（Roy's greatest root）

$$\text{Roy's greratest root}=E^{-1}H \tag{2-10}$$

与 Pillai 迹和 Hotelling 相同，Roy's 最大特征值越大，说明处理效应也越大。一般 Roy's 最大特征值小于或等于 Hotelling 迹。

一般 Hotelling T^2 检验通过 GLM 过程实现，F 值通过以上四个检验统计量转换而来，但四个检验统计量转换的 F 值不完全相同，常常以 Hotelling 迹（Hotelling-Lawley trace）为主。

2.5　含协变量的多变量方差分析
Multivariate Analysis of Variance with Covariates

含协变量的多变量方差分析（multivariate analysis of variance with covariates）是利用线性回归的方法消除了处理组间不均衡的协变量影响后再对校正后的因变量均数进行处理组间比较的方差分析。其基本模型为：

$$\mu_y=\alpha+\beta_1 x_1+\beta_2 x_2 \tag{2-11}$$

式中，x_1 为分类变量表示处理因素或分组因素，x_2 为与因变量存在线性回归关系的连续变量，即协变量。协方差分析中将因变量的总变异分解成 x_2 导致的回归变异和 x_1 导致的组间变异，以及剩余的随机误差。其分析基本过程是在作各处理组均数比较前，用线性回归的方法找出各组因变量与协变量之间的数量关系，如果各组的回归线平行（斜率相等），此时平行直线的高度或截距之差，即为修正了协变量影响后各处理组因变量均数之差。

协方差分析适用条件:①各样本为正态分布随机样本,且满足独立、方差齐性;②协变量为连续变量且与因变量之间存在直线关系;③协变量与因变量的回归斜率应大致相同.

2.6 实例分析 Examples Analysis

1. 单样本多变量方差分析(one sample multivariate analysis of variance)

【例2-2】 某医师为了了解某地不同时期9岁儿童生长发育数据的变化,在该地随机抽查了9岁儿童30名生长发育数据,见表2-4. 10年前该地调查数据为身高129cm、体重27.5kg、胸围64.5cm. 问本次调查结果与10年前结果是否不同?

表2-4 某地9岁儿童生长发育数据

编号	身高(cm)	体重(kg)	胸围(cm)	编号	身高(cm)	体重(kg)	胸围(cm)
1	135.6	30.5	67.5	16	145.6	42.5	70.5
2	140.5	31.5	69.5	17	144.6	41.5	71.2
3	138.2	25.6	67.8	18	141.6	39.8	71.9
4	135.9	32.5	62.5	19	138.7	38.9	69.8
5	134.5	33.2	63.6	20	135.4	33.8	60.4
6	128.9	29.8	59.6	21	142.3	41.5	71.8
7	142.5	35.6	69.8	22	134.6	38.7	35.6
8	135.6	34.2	64.8	23	143.5	42.3	70.9
9	125.6	27.8	58.7	24	129.8	30.9	59.9
10	139.8	34.6	65.4	25	137.9	59.7	65.8
11	127.5	28.7	58.5	26	141.5	42.5	65.8
12	129.6	29.6	59.9	27	138.9	39.8	61.5
13	127.8	25.4	55.7	28	145.6	44.6	72.8
14	135.6	26.9	64.8	29	143.7	42.6	71.8
15	130.6	28.8	63.5	30	141.9	42.9	70.5

【分析】 该资料属于单样本多变量设计,应该用单样本多变量方差分析.
【操作】 可用SAS统计软件包编程分析.
【SAS程序】 SAS程序如下:

```
Data fc1_1;
Input id x1 x2 x3@@;
Y1=x1-129;
Y2=x2-27.5;
Y3=x3-64.5;
Cards;
1    135.6         30.5          67.5          16         145.6         42.5          70.5
2    140.5         31.5          69.5          17         144.6         41.5          71.2
3    138.2         25.6          67.8          18         141.6         39.8          71.9
4    135.9         32.5          62.5          19         138.7         38.9          69.8
5    134.5         33.2          63.6          20         135.4         33.8          60.4
6    128.9         29.8          59.6          21         142.3         41.5          71.8
7    142.5         35.6          69.8          22         134.6         38.7          35.6
```

8	135.6	34.2	64.8	23	143.5	42.3	70.9
9	125.6	27.8	58.7	24	129.8	30.9	59.9
10	139.8	34.6	65.4	25	137.9	59.7	65.8
11	127.5	28.7	58.5	26	141.5	42.5	65.8
12	129.6	29.6	59.9	27	138.9	39.8	61.5
13	127.8	25.4	55.7	28	145.6	44.6	72.8
14	135.6	26.9	64.8	29	143.7	42.6	71.8
15	130.6	28.8	63.5	30	141.9	42.9	70.5

```
;
Run;
Proc means;
Var y1-y3;
Run;
Proc glm;
  Model y1 y2 y3=/ss3 nouni;
  Manova h=intercept/printe printh;
Run;
```

【SAS 输出结果】

SAS 系统[①]

MEANS PROCEDURE

变量	N	均值	标准差	最小值	最大值
Y1	30	8.1266667	5.8268660	-3.4000000	16.6000000
Y2	30	8.3900000	7.4686171	-2.1000000	32.2000000
Y3	30	0.2266667	7.3630453	-28.9000000	8.3000000

SAS 系统

The GLM Procedure

Number of Observations Read   30
Number of Observations Used   30

Multivariate Analysis of Variance

E = Error SSCP Matrix

	Y1	Y2	Y3
Y1	984.61866667	837.648	821.79866667
Y2	837.648	1617.627	525.038
Y3	821.79866667	525.038	1572.2186667

Partial Correlation Coefficients from the Error SSCP Matrix / Prob > |r|

DF = 29	Y1	Y2	Y3
Y1	1.000000	0.663725 <.0001	0.660503 <.0001
Y2	0.663725 <.0001	1.000000	0.329227 0.0756
Y3	0.660503 <.0001	0.329227 0.0756	1.000000

SAS 系统

The GLM Procedure

[①] 因是计算机系统直接输出的结果,本书部分表格及正文中,一些统计学符号及排列方式等未做规范化处理。

Multivariate Analysis of Variance
H = Type III SSCP Matrix for Intercept

	Y1	Y2	Y3
Y1	1981.2813333	2045.482	55.261333333
Y2	2045.482	2111.763	57.052
Y3	55.261333333	57.052	1.5413333333

Characteristic Roots and Vectors of: E Inverse * H, where
H = Type III SSCP Matrix for Intercept
E = Error SSCP Matrix

Characteristic Root	Percent	Characteristic Vector V'EV=1		
		Y1	Y2	Y3
3.46834727	100.00	0.04178540	0.00063693	-0.02162992
0.00000000	0.00	-0.03408229	0.03298476	0.00102938
0.00000000	0.00	-0.00873342	0.00774265	0.02652658

SAS 系统
The GLM Procedure
Multivariate Analysis of Variance
MANOVA Test Criteria and Exact F Statistics for the Hypothesis of No Overall Intercept Effect
H = Type III SSCP Matrix for Intercept
E = Error SSCP Matrix

S=1   M=0.5   N=12.5

Statistic	Value	F Value	Num DF	Den DF	Pr > F
Wilks' Lambda	0.22379639	31.22	3	27	<.0001
Pillai's Trace	0.77620361	31.22	3	27	<.0001
Hotelling-Lawley Trace	3.46834727	31.22	3	27	<.0001
Roy's Greatest Root	3.46834727	31.22	3	27	<.0001

【结果解释】

（1）SAS 首先输出各个变量的均值、标准差、最小值、最大值.

（2）输出 E 矩阵和偏相关系数.

（3）输出 H 矩阵.

（4）输出特征根.

（5）输出 Wilks' Lambda、Pillai's Trace、Hotelling-Lawley Trace、Roy's Greatest Root 统计量及转换后的 F 值，本例 Λ 统计量为 0.22379639，转换后的 F 统计量为 31.22，$P<0.0001$，差异有统计学意义. Pillai's Trace、Hotelling-Lawley Trace、Roy's Greatest Root 的 P 值均小于 0.0001，差异有统计学意义，可认为该地 9 岁儿童的身高、体重、胸围均比 10 年前增加，即该地 9 岁儿童生长发育水平均优于 10 年前水平.

2. 配伍设计多变量方差分析（block design multivariate analysis of variance）

【例 2-3】 某医师为了观察某化疗药物对肝肾功的影响，对 15 名胃癌患者进行了大剂量化疗，测得治疗前后肝肾功能数据见表 2-5，问该化疗对患者的肝肾功能有无影响？

表 2-5　15 名胃癌患者化疗前后的肝肾功能

编号	ALT		BUN		Cre	
	治疗前(a1)	治疗后(a2)	治疗前(b1)	治疗后(b2)	治疗前(c1)	治疗后(c2)
1	35	15	14.5	11.2	1.5	0.8
2	25	12	15.7	7.9	1.4	0.6
3	32	18	15.6	10.8	1.4	0.5
4	22	10	15.9	11.2	1.6	0.7
5	23	9.8	14.7	8.9	1.0	0.5
6	33	14	16.8	12.4	1.7	0.9
7	32	11	15.5	11.4	1.6	0.8
8	28	13	13.6	9.8	1.2	0.9
9	27	9.8	15.6	8.7	1.7	1.1
10	34	13	14.6	9.7	1.1	0.6
11	29	12.5	16.4	7.8	1.9	1.1
12	26	8.8	16.8	8.7	1.4	0.6
13	24	8.7	15.8	9.9	1.0	0.5
14	36	12.8	15.7	8.8	1.4	0.6
15	31	10.5	13.9	7.5	1.5	0.7

【分析】　该资料属于配伍组设计的多变量资料,应该用多变量方差分析.

【操作】　可用 SAS 统计软件包编程分析.

【SAS 程序】　SAS 程序如下：

```
Data fc1_2;
Input id a1 a2 b1 b2 c1 c2@@;
d1=a1-a2;
d2=b1-b2;
d3=c1-c2;
Cards;
1    35    15     14.5    11.2    1.5    0.8
2    25    12     15.7     7.9    1.4    0.6
3    32    18     15.6    10.8    1.4    0.5
4    22    10     15.9    11.2    1.6    0.7
5    23     9.8   14.7     8.9    1.0    0.5
6    33    14     16.8    12.4    1.7    0.9
7    32    11     15.5    11.4    1.6    0.8
8    28    13     13.6     9.8    1.2    0.9
9    27     9.8   15.6     8.7    1.7    1.1
10   34    13     14.6     9.7    1.1    0.6
11   29    12.5   16.4     7.8    1.9    1.1
12   26     8.8   16.8     8.7    1.4    0.6
13   24     8.7   15.8     9.9    1.0    0.5
14   36    12.8   15.7     8.8    1.4    0.6
15   31    10.5   13.9     7.5    1.5    0.7
;
Proc means;
Var d1 d2 d3;
Run;
Proc glm;
Model d1 d2 d3=/ss3 nouni;
Manova h=intercept;
Run;
```

【SAS 输出结果】

The SAS System
The MEANS Procedure

Variable	N	Mean	Std Dev	Minimum	Maximum
d1	15	17.2066667	3.4507694	12.0000000	23.2000000
d2	15	5.7600000	1.6478557	3.3000000	8.6000000
d3	15	0.7000000	0.1772811	0.3000000	0.9000000

The SAS System

The GLM Procedure

Number of Observations Read	15
Number of Observations Used	15

The GLM Procedure
Multivariate Analysis of Variance

Characteristic Roots and Vectors of: E Inverse * H, where
H = Type III SSCP Matrix for Intercept
E = Error SSCP Matrix

Characteristic Root	Percent	Characteristic Vector V'EV=1		
		d1	d2	d3
51.5579775	100.00	0.05720662	0.07804637	0.60012273
0.0000000	0.00	-0.03232395	-0.07878674	1.44285587
0.0000000	0.00	-0.04248491	0.12691383	0.00000000

MANOVA Test Criteria and Exact F Statistics for the Hypothesis of No Overall Intercept Effect
H = Type III SSCP Matrix for Intercept
E = Error SSCP Matrix

S=1　M=0.5　N=5

Statistic	Value	F Value	Num DF	Den DF	Pr > F
Wilks' Lambda	0.01902661	206.23	3	12	<.0001
Pillai's Trace	0.98097339	206.23	3	12	<.0001
Hotelling-Lawley Trace	51.55797753	206.23	3	12	<.0001
Roy's Greatest Root	51.55797753	206.23	3	12	<.0001

【结果解释】

(1) SAS 首先输出各个变量的均值、标准差、最小值、最大值.

(2) 输出特征根.

(3) 输出 Wilks' Lambda、Pillai's Trace、Hotelling-Lawley Trace、Roy's Greatest Root 统计量及转换后的 F 值,本例 Λ 统计量为 0.01902661,转换后的 F 统计量为 206.23,$P<0.0001$,差异有统计学意义. Pillai's Trace、Hotelling-Lawley Trace、Roy's Greatest Root 的 P 值均小于 0.0001,差异有统计学意义,可认为该化疗对患者的肝肾功能有影响.

3. 单因素多变量方差分析(one-way multivariate analysis of variance)

以例 2-1 为例,进行单因素多变量方差分析.

【操作 1】 可用 SPSS 统计软件包进行多变量方差分析．

首先输入数据，数据输入格式为：地区，身高，体重，胸围，地区变量的取值为 1～3，1 代表甲地，2 代表乙地，3 代表丙地（图 2-1）．

点击 Analyze→General lineal model→Multivariate，得到图 2-2 所示主对话框．在 Dependent List 框选入变量身高，体重，胸围，在 Fixed Factor 框选入变量地区．

单击 Model 按钮，得到图 2-3 所示对话框，在 Model 选项中选择自定义模型（Custom），在 Build Terms 下拉列表中点击主效应（Main effects），在 Model 框中选入变量地区，点 continue 按钮返回主对话框，单击 OK 即可输出结果．

	地区	身高	体重	胸围
1	1.00	130.20	22.60	55.30
2	1.00	135.80	22.80	55.40
3	1.00	142.10	28.50	65.10
4	1.00	136.20	27.60	54.20
5	1.00	134.50	27.50	57.30
6	1.00	135.60	28.40	58.40
7	1.00	134.70	20.00	50.20
8	1.00	138.90	26.40	54.30
9	1.00	137.60	25.30	57.60
10	1.00	134.20	28.70	65.40
11	1.00	132.10	31.10	67.10
12	1.00	133.60	30.80	64.20
13	1.00	140.20	34.50	65.20
14	1.00	148.90	36.80	62.80
15	1.00	147.40	36.50	62.50
16	1.00	145.70	37.60	64.10
17	1.00	147.90	36.60	69.90

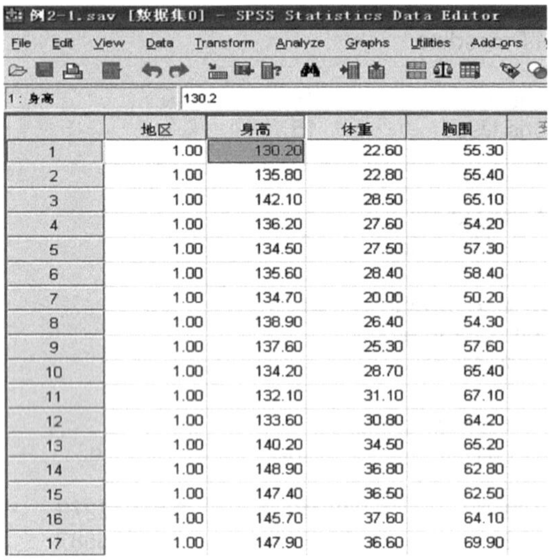

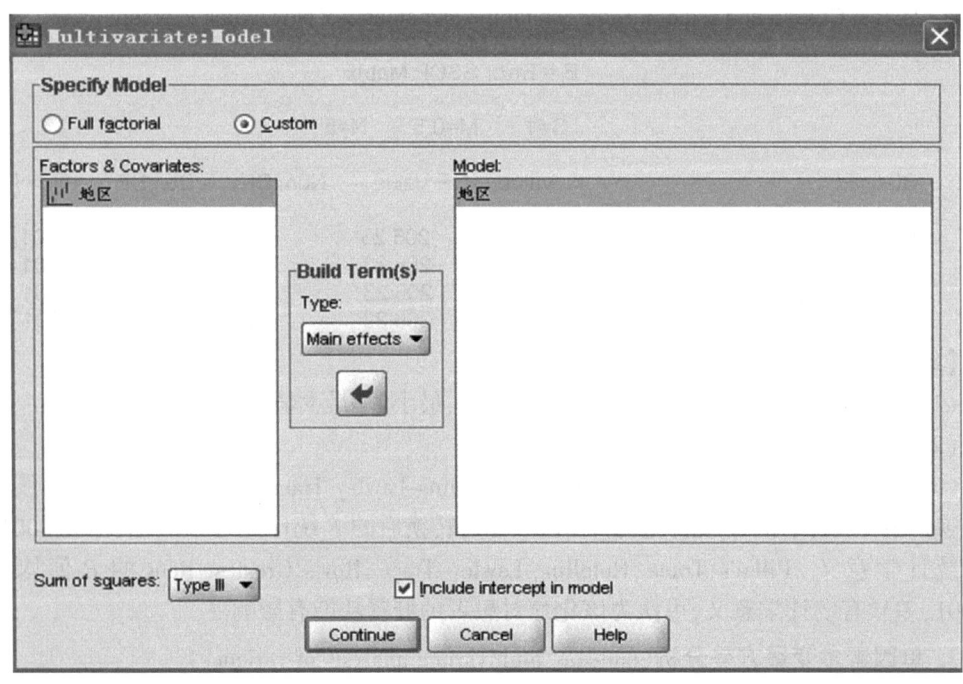

图 2-1 数据输入

图 2-2 Multivariate 主对话框

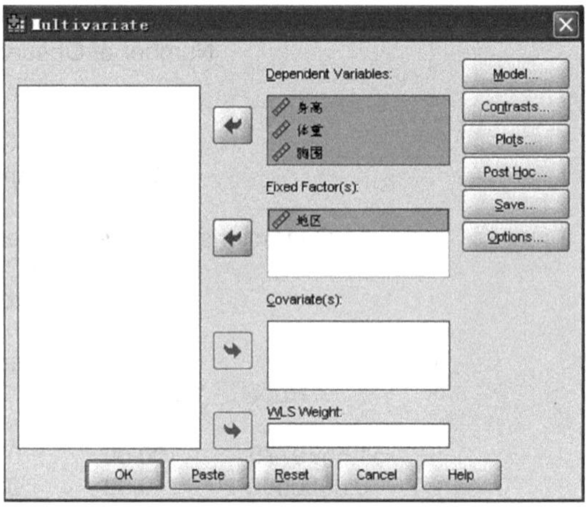

图 2-3 model 对话框

【SPSS 输出结果】 表 2-6 至表 2-8.

表2-6 Between-Subjects Factors

		Value Label	N
地区	1.00	甲地	30
	2.00	乙地	30
	3.00	丙地	30

表2-7 Multivariate Tests[c]

Effect		Value	F	Hypothesis df	Error df	Sig.
Intercept	Pillai's Trace	.998	17672.505[a]	3.000	85.000	.000
	Wilks' Lambda	.002	17672.505[a]	3.000	85.000	.000
	Hotelling's Trace	623.735	17672.505[a]	3.000	85.000	.000
	Roy's Largest Root	623.735	17672.505[a]	3.000	85.000	.000
地区	Pillai's Trace	.556	11.051	6.000	172.000	.000
	Wilks' Lambda	.497	11.844[a]	6.000	170.000	.000
	Hotelling's Trace	.903	12.636	6.000	168.000	.000
	Roy's Largest Root	.760	21.795[b]	3.000	86.000	.000

a. Exact statistic
b. The statistic is an upper bound on F that yields a lower bound on the significance level
c. Design: Intercept + 地区

表2-8 Tests of Between-Subjects Effects

Source	Dependent Variable	Type III Sum of Squares	df	Mean Square	F	Sig.
Corrected Model	身高	1584.258[a]	2	792.129	17.712	.000
	体重	345.861[b]	2	172.930	8.210	.001
	胸围	574.835[c]	2	287.417	16.923	.000
Intercept	身高	1618050.625	1	1618050.625	36179.701	.000
	体重	69889.600	1	69889.600	3318.052	.000
	胸围	290043.607	1	290043.607	17078.039	.000
地区	身高	1584.258	2	792.129	17.712	.000
	体重	345.861	2	172.930	8.210	.001
	胸围	574.835	2	287.417	16.923	.000
Error	身高	3890.867	87	44.723		
	体重	1832.519	87	21.063		
	胸围	1477.558	87	16.983		
Total	身高	1623525.750	90			
	体重	72067.980	90			
	胸围	292096.000	90			
Corrected Total	身高	5475.125	89			
	体重	2178.380	89			
	胸围	2052.393	89			

a. R Squared = .289 (Adjusted R Squared = .273)
b. R Squared = .159 (Adjusted R Squared = .139)
c. R Squared = .280 (Adjusted R Squared = .264)

【SPSS 结果解释】

（1）表 2-6 表输出各个地区的例数.

（2）表 2-7 是多元方差分析结果,输出了四种检验的结果,Pillai 轨迹,Wilks λ,Hotelling

轨迹和 Roy 最大根统计量. 一般它们的结果都是相同的,如有不同,一般用 Pillai 轨迹. 从表 2-7 可看出,对地区,四种检验的结果一致,$P<0.001$,拒绝原假设,三地 8 岁男童的身体发育状况有差别.

(3) 表 2-8 表是主效应表,身高、体重、胸围的 P 值均小于 0.001,差异均有统计学意义,可认为甲、乙、丙三地 2012 年 8 岁男童的身体发育不同.

【操作 2】 可用 SAS 统计软件包编程分析.

【SAS 程序】 SAS 程序如下:

```
Data fc1_3;
Input id g x1 x2 x3@@;
Cards;
1     1     130.2     22.6     55.3
2     1     135.8     22.8     55.4
…    …     …         …        …
29    1     145.5     39.4     62.1
30    1     139.7     20.1     58.3
31    2     139.7     29.0     57.7
32    2     137.6     28.6     56.4
…    …     …         …        …
59    2     128.6     26.0     53.0
60    2     140.0     28.7     58.5
61    3     134.4     26.9     54.0
62    3     136.2     28.4     58.0
…    …     …         …        …
89    3     125.8     29.8     53.5
90    3     128.6     30.5     50.9
;
Run;
Proc means;Class g;
Var x1-x3; By g;
Run;
Proc glm; Class g;
Model x1 x2 x3=g/ss3 nouni;
Manova h=intercept/printe printh;
Run;
```

【SAS 输出结果】

The SAS System

g=1

The MEANS Procedure

g	N Obs	Variable	N	Mean	Std Dev	Minimum	Maximum
1	30	x1	30	139.6233333	7.4560636	128.6000000	167.9000000
		x2	30	30.3966667	5.8362413	20.0000000	39.4000000
		x3	30	60.2066667	4.9332044	50.2000000	69.9000000

g=2

g	N Obs	Variable	N	Mean	Std Dev	Minimum	Maximum
2	30	x1	30	133.1533333	6.5779010	121.0000000	142.6000000
		x2	30	25.6200000	2.9197780	20.1000000	30.5000000
		x3	30	55.8966667	3.5153342	51.2000000	65.5000000

g=3

The MEANS Procedure

g	N Obs	Variable	N	Mean	Std Dev	Minimum	Maximum
3	30	x1	30	129.4733333	5.9418988	120.1000000	140.1000000
		x2	30	27.5833333	4.5391085	21.6000000	36.7000000
		x3	30	54.2033333	3.7757377	50.3000000	65.0000000

The SAS System

The GLM Procedure

Class Level Information

Class	Levels	Values
g	3	1 2 3

Number of Observations Read 90
Number of Observations Used 90

The SAS System

The GLM Procedure
Multivariate Analysis of Variance

E = Error SSCP Matrix

	x1	x2	x3
x1	3890.867	1292.817	736.25333333
x2	1292.817	1832.5193333	1098.9743333
x3	736.25333333	1098.9743333	1477.558

Partial Correlation Coefficients from the Error SSCP Matrix / Prob > |r|

DF = 87	x1	x2	x3
x1	1.000000	0.484161 <.0001	0.307066 0.0036
x2	0.484161 <.0001	1.000000	0.667869 <.0001
x3	0.307066 0.0036	0.667869 <.0001	1.000000

The SAS System

The GLM Procedure
Multivariate Analysis of Variance

H = Type III SSCP Matrix for Intercept

	x1	x2	x3
x1	1618050.625	336281	685058.56667
x2	336281	69889.6	142376.37333
x3	685058.56667	142376.37333	290043.60711

Characteristic Roots and Vectors of: E Inverse * H, where
H = Type III SSCP Matrix for Intercept
E = Error SSCP Matrix

Characteristic Root	Percent	Characteristic Vector V'EV=1		
		x1	x2	x3
623.735471	100.00	0.01484440	-0.01626958	0.01929855
0.000000	0.00	-0.00543566	0.02613863	0.00000767
0.000000	0.00	-0.00927432	-0.01477156	0.02915621

The SAS System

The GLM Procedure
Multivariate Analysis of Variance

MANOVA Test Criteria and Exact F Statistics for the Hypothesis of No Overall Intercept Effect
H = Type III SSCP Matrix for Intercept
E = Error SSCP Matrix

S=1   M=0.5   N=41.5

Statistic	Value	F Value	Num DF	Den DF	Pr > F
Wilks' Lambda	0.00160068	17672.5	3	85	<.0001
Pillai's Trace	0.99839932	17672.5	3	85	<.0001
Hotelling-Lawley Trace	623.73547092	17672.5	3	85	<.0001
Roy's Greatest Root	623.73547092	17672.5	3	85	<.0001

【结果解释】

（1）SAS 首先输出各个地区儿童身高、体重、胸围的均值、标准差、最小值、最大值，见前述【SAS 输出结果】中 $g=1$ 的表，$g=2$ 的表和 $g=3$ 的表。

（2）输出 E 矩阵和偏相关系数。

（3）输出 H 矩阵。

（4）输出特征根。

（5）输出 Wilks' Lambda、Pillai's Trace、Hotelling-Lawley Trace、Roy's Greatest Root 统计量及转换后的 F 值，本例 Λ 统计量为 0.00160068，转换后的 F 统计量为 17672.5，$P<0.0001$，差异有统计学意义。Pillai's Trace、Hotelling-Lawley Trace、Roy's Greatest Root 的 P 值均小于 0.0001，差异有统计学意义，可认为甲、乙、丙三地 2012 年 8 岁男童的身体发育不同。

4. 多因素多变量方差分析（multi-factor multivariate analysis of variance）

【例 2-4】 某医师采用血塞通胶囊（试验组）和理血王胶囊（对照组）治疗 79 例脑血管患者，观察组别（1 为试验组，2 为对照组）、性别（1 为男，2 为女）、年龄（1 为 50～59.9 岁，2 为 60～69.9 岁，3 为 70 岁及以上）、病程（1 为<30 天，2 为 30～59 天，3 为 60～89 天，4 为 90 天及以上）、肝肾功治疗前后差值（ALT 差、AST 差、BUN 差、Cr 差），见表 2-9。问不同药物治疗、不同性别、不同年龄、不同病程对肝肾功有无影响？

表 2-9 不同治疗药物、性别、年龄、病程对肝肾功能影响

编号	组别	性别	年龄	病程	ALT 差	AST 差	BUN 差	Cr 差
1	2	2	1.00	4.00	0.00	1.00	−1.20	4.00
2	1	2	3.00	4.00	13.00	1.00	2.50	8.00
3	1	2	2.00	1.00	−2.00	9.00	−0.60	−11.00
4	2	1	1.00	1.00	14.00	5.00	1.60	−4.00
5	1	2	1.00	1.00	3.00	−3.00	−0.50	10.00
6	2	1	2.00	2.00	1.00	−7.00	1.80	6.00
7	2	1	1.00	1.00	8.00	2.00	−0.90	−5.00
8	2	1	1.00	1.00	11.00	7.00	−1.80	−1.00
9	1	2	1.00	1.00	−4.00	−4.00	−3.92	8.00
10	1	2	1.00	4.00	0.00	0.00	0.00	11.00
11	1	2	3.00	3.00	−5.00	2.00	1.80	8.00
12	1	1	2.00	3.00	−2.00	−2.00	0.70	−1.00
13	1	2	3.00	4.00	11.00	5.00	−0.20	7.00
14	2	2	1.00	1.00	2.00	2.00	−1.10	−12.00
15	2	1	1.00	1.00	2.00	5.00	−1.50	11.00
16	1	2	2.00	1.00	7.00	−7.00	−4.20	−11.00
17	1	2	2.00	2.00	−1.00	−6.00	−2.20	0.00
18	1	2	2.00	3.00	8.00	−3.00	−0.30	12.00
19	1	2	2.00	1.00	3.00	4.00	0.30	−12.00
20	2	1	1.00	4.00	9.00	1.00	−2.40	−7.00
21	2	1	3.00	2.00	4.00	1.00	6.20	5.00
22	2	1	1.00	2.00	10.00	10.00	−1.90	−12.00
23	1	2	3.00	3.00	0.00	0.00	0.00	0.00
24	2	2	2.00	3.00	3.00	0.00	2.20	6.00
25	2	2	3.00	3.00	4.00	0.00	−0.20	0.00
26	2	1	1.00	4.00	11.00	10.00	−0.20	0.00
27	1	1	2.00	2.00	−5.00	0.00	−2.10	−1.00
28	1	1	1.00	1.00	6.00	25.00	3.85	9.00
29	1	2	3.00	3.00	17.00	14.00	−1.30	11.00
30	1	1	1.00	2.00	9.00	3.00	−1.00	5.00
31	2	1	3.00	3.00	11.00	7.00	3.40	12.00
32	1	1	1.00	4.00	−1.00	−8.00	1.00	−1.00
33	1	2	3.00	1.00	6.00	3.00	2.20	5.00
34	1	2	2.00	2.00	−17.00	6.00	1.10	11.00
35	1	1	1.00	2.00	12.00	19.00	1.10	−3.00
36	1	2	2.00	1.00	−8.00	−3.00	−1.00	−3.00
37	2	2	3.00	2.00	0.00	−3.00	0.30	11.00
38	1	2	3.00	2.00	−1.00	−2.00	−0.90	−12.00
39	1	1	3.00	2.00	−6.00	1.00	−0.50	1.00
40	2	2	2.00	3.00	−11.00	−1.00	−2.40	−11.00

续表

编号	组别	性别	年龄	病程	ALT差	AST差	BUN差	Cr差
41	1	2	2.00	3.00	6.00	1.00	−0.10	−2.00
42	2	1	2.00	4.00	0.00	−16.00	−0.40	−14.00
43	1	2	1.00	1.00	−1.00	−10.00	1.00	−15.00
44	1	2	2.00	4.00	2.00	−7.00	−3.80	−11.00
45	1	2	1.00	2.00	−1.00	−9.00	0.80	−6.00
46	2	1	2.00	3.00	−4.00	4.00	−1.90	9.00
47	2	2	2.00	4.00	6.00	22.00	−4.40	4.00
48	2	1	2.00	1.00	13.00	7.00	0.30	11.00
49	1	2	2.00	2.00	6.00	0.00	−1.60	0.00
50	1	1	1.00	1.00	−9.00	−13.00	1.10	1.00
51	1	1	2.00	2.00	0.00	−3.00	−1.40	−11.00
52	1	2	2.00	2.00	17.00	6.00	−0.40	−10.00
53	1	1	1.00	2.00	5.00	−11.00	−0.70	10.00
54	1	2	3.00	2.00	−2.00	0.00	−0.50	11.00
55	1	1	1.00	3.00	3.00	−1.00	0.70	7.00
56	2	1	3.00	2.00	1.00	−9.00	−1.60	7.00
57	2	1	2.00	3.00	0.00	0.00	0.00	0.00
58	1	1	1.00	4.00	−1.00	−1.00	−0.30	12.00
59	1	1	2.00	4.00	−6.00	1.00	3.90	11.00
60	1	1	3.00	3.00	5.00	1.00	−0.10	14.00
61	1	2	1.00	2.00	−11.00	−4.00	4.80	11.00
62	1	1	1.00	1.00	8.00	21.00	−1.20	14.00
63	2	1	1.00	4.00	0.00	−7.00	−0.10	4.00
64	2	1	2.00	3.00	1.00	4.00	−4.70	3.00
65	2	1	2.00	2.00	5.00	6.00	1.50	6.00
66	2	1	1.00	4.00	−15.00	7.00	0.30	6.00
67	1	1	1.00	4.00	4.00	16.00	2.10	−6.00
68	1	1	2.00	4.00	−4.00	−4.00	−0.20	0.00
69	1	2	2.00	2.00	−3.00	11.00	−0.40	6.00
70	2	1	2.00	2.00	2.00	0.00	2.50	8.00
71	1	1	3.00	3.00	−6.00	−8.00	−1.10	8.00
72	1	2	3.00	4.00	0.00	2.00	1.40	−1.00
73	2	1	2.00	3.00	0.00	−4.00	−1.40	4.00
74	1	2	1.00	4.00	3.00	0.00	−1.30	−4.00
75	1	1	3.00	2.00	−2.00	8.00	−1.90	7.20
76	1	2	2.00	2.00	−3.00	13.00	−0.40	2.00
77	1	2	1.00	2.00	−15.00	−24.00	0.10	0.00
78	1	1	2.00	1.00	2.00	8.00	−1.20	−3.00
79	2	2	3.00	1.00	1.00	−6.00	1.20	2.00

【分析】 该资料属于多因素多变量设计的资料,应该用多变量方差分析.

【操作1】 可用 SPSS 统计软件包进行多变量方差分析. 操作与上述相似,输入数据如图 2-4:

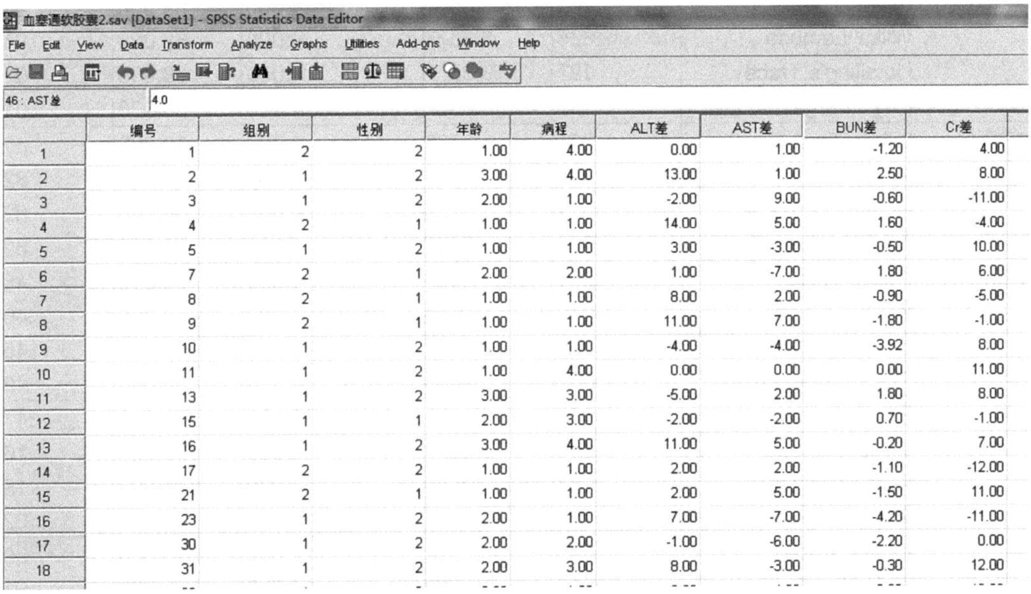

图 2-4 打开主对话框

点击 Analyze→General lineal model→Multivariate,打开主对话框,在 Dependent List 框选入变 ALT 差、AST 差、BUN 差、Cr 差,在 Fixed Factor 框选入组别、性别、年龄、病程.

单击 Model 按钮,打开对话框,在 Model 选项中选择自定义模型(Custom),在 Build Terms 下拉列表中点击主效应(Main effects),在 Model 框中选入组别、性别、年龄、病程,点 continue 按钮返回主对话框(图 2-5),单击 OK 即可输出结果.

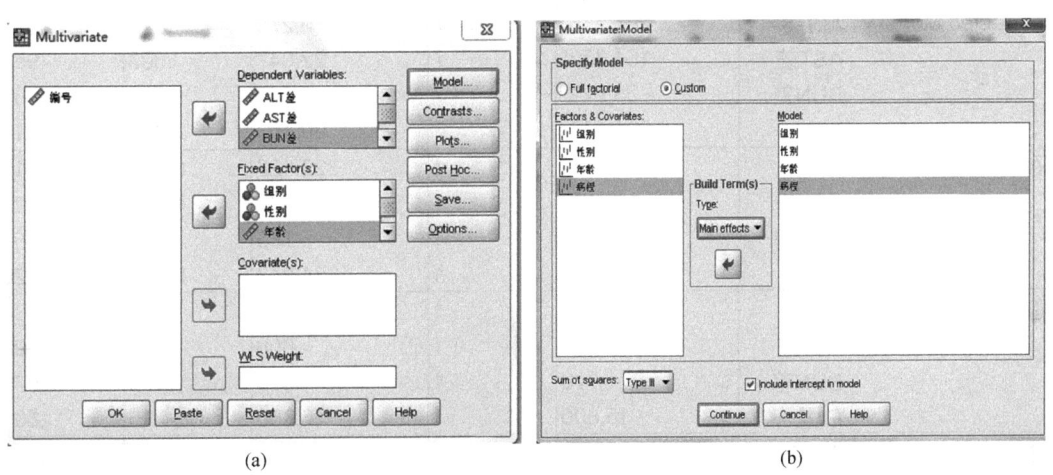

图 2-5 在 Model 框中选入组别、性别、年龄、病程

【SPSS 输出结果】 主要结果见表 2-10 至表 2-11.

表2-10 Multivariate Tests[c]

Effect		Value	F	Hypothesis df	Error df	Sig.
Intercept	Pillai's Trace	.165	3.357[a]	4.000	68.000	.014
	Wilks' Lambda	.835	3.357[a]	4.000	68.000	.014
	Hotelling's Trace	.197	3.357[a]	4.000	68.000	.014
	Roy's Largest Root	.197	3.357[a]	4.000	68.000	.014
组别	Pillai's Trace	.021	.372[a]	4.000	68.000	.828
	Wilks' Lambda	.979	.372[a]	4.000	68.000	.828
	Hotelling's Trace	.022	.372[a]	4.000	68.000	.828
	Roy's Largest Root	.022	.372[a]	4.000	68.000	.828
性别	Pillai's Trace	.051	.908[a]	4.000	68.000	.464
	Wilks' Lambda	.949	.908[a]	4.000	68.000	.464
	Hotelling's Trace	.053	.908[a]	4.000	68.000	.464
	Roy's Largest Root	.053	.908[a]	4.000	68.000	.464
年龄	Pillai's Trace	.156	1.460	8.000	138.000	.178
	Wilks' Lambda	.844	1.500[a]	8.000	136.000	.163
	Hotelling's Trace	.184	1.539	8.000	134.000	.150
	Roy's Largest Root	.181	3.121[b]	4.000	69.000	.020
病程	Pillai's Trace	.085	.508	12.000	210.000	.908
	Wilks' Lambda	.917	.500	12.000	180.203	.913
	Hotelling's Trace	.089	.494	12.000	200.000	.917
	Roy's Largest Root	.063	1.094[b]	4.000	70.000	.366

a. Exact statistic
b. The statistic is an upper bound on F that yields a lower bound on the significance level
c. Design: Intercept + 组别 + 性别 + 年龄 + 病程

表2-11 Tests of Between-Subjects Effects

Source	Depende	Type III Sum of	df	Mean Square	F	Sig.
Corrected Model	ALT差	281.956[a]	7	40.279	.818	.575
	AST差	154.332[b]	7	22.047	.303	.950
	BUN差	25.522[c]	7	3.646	.938	.483
	Cr差	694.144[d]	7	99.163	1.729	.116
Intercept	ALT差	322.422	1	322.422	6.551	.013
	AST差	110.472	1	110.472	1.519	.222
	BUN差	.793	1	.793	.204	.653
	Cr差	324.847	1	324.847	5.664	.020
组别	ALT差	56.404	1	56.404	1.146	.288
	AST差	.000	1	.000	.000	.998
	BUN差	.673	1	.673	.173	.679
	Cr差	15.800	1	15.800	.275	.601
性别	ALT差	24.038	1	24.038	.488	.487
	AST差	73.152	1	73.152	1.006	.319
	BUN差	4.544	1	4.544	1.168	.283
	Cr差	129.874	1	129.874	2.265	.137
年龄	ALT差	80.412	2	40.206	.817	.446

Source	Depende	Type III Sum of	df	Mean Square	F	Sig.
	AST差	14.017	2	7.009	.096	.908
	BUN差	19.091	2	9.546	2.455	.093
	Cr差	344.117	2	172.058	3.000	.056
病程	ALT差	99.230	3	33.077	.672	.572
	AST差	88.653	3	29.551	.406	.749
	BUN差	2.056	3	.685	.176	.912
	Cr差	161.200	3	53.733	.937	.428
Error	ALT差	3494.398	71	49.217		
	AST差	5162.427	71	72.710		
	BUN差	276.103	71	3.889		
	Cr差	4071.916	71	57.351		
Total	ALT差	3987.000	79			
	AST差	5431.000	79			
	BUN差	303.349	79			
	Cr差	5047.840	79			
Corrected Total	ALT差	3776.354	78			
	AST差	5316.759	78			
	BUN差	301.625	78			
	Cr差	4766.060	78			

a. R Squared = .075 (Adjusted R Squared = -.017)
b. R Squared = .029 (Adjusted R Squared = -.067)
c. R Squared = .085 (Adjusted R Squared = -.006)
d. R Squared = .146 (Adjusted R Squared = .061)

【SPSS 结果解释】

（1）表 2-10 是多元方差分析结果，输出了四种检验的结果，Pillai 轨迹，Wilks λ，Hotelling 轨迹和 Roy 最大根统计量。对组别、性别、年龄、病程，四种检验的结果一致，$P > 0.05$，不拒绝原假设，不同组别、性别、年龄、病程的肝肾功能无差别。

（2）表 2-11 是组间主效应表，组别、性别、年龄、病程的 ALT 差、AST 差、BUN 差、Cr 差的 P 值均大于 0.05，差异均无统计学意义，可认为组别、性别、年龄、病程对肝肾功能无影响。

【操作 2】 可用 SAS 统计软件包编程分析。编程、结果输出、结果解释与前述相似，略。

5. 含协变量的多变量方差分析(multivariate analysis of variance with covariates)

【例 2-5】 某医师研究暴露于矽尘的工人年数与肺活量的关系，将工人按暴露年数分为两组：A 组暴露≥10 年，B 组暴露<10 年，两组工人的年龄、是否患 COPD 未加控制，见表 2-12，其中 x_1 表示年龄（岁），x_2 表示是否患 COPD（1 为是，2 为否），y 表示肺活量（L）。问两组暴露于矽尘工人的肺活量有无差别？

表 2-12 暴露矽尘工人的年数(x)与肺活量(y)

A 组（暴露于矽尘≥10 年）			B 组（暴露于矽尘<10 年）		
x_1	x_2	y	x_1	x_2	y
50	1	2.89	42	2	5.11
65	1	2.53	51	2	4.12

续表

A 组(暴露于矽尘≥10 年)			B 组(暴露于矽尘<10 年)		
x_1	x_2	y	x_1	x_2	y
55	2	2.65	55	2	4.05
43	2	4.02	58	1	3.45
40	2	4.15	48	1	3.59
41	2	4.11	49	2	4.75
48	2	3.88	56	2	3.99
47	2	3.78	57	2	3.78
49	1	3.25	59	1	3.35
51	2	3.61	41	2	5.12
52	2	3.55	42	2	5.22
53	2	3.45	43	2	5.13
54	1	2.85	44	2	4.89
56	2	3.25	45	2	4.78
42	2	4.25	47	2	4.88
43	2	3.95	40	2	5.23
44	2	3.89	63	1	3.12
55	2	3.21	51	2	4.22
57	1	2.58	50	2	4.35
63	1	2.32	40	2	5.25

【分析】 该资料属于具有协变量的完全随机设计的资料,应该用单变量(univariate)协方差分析. 如果因变量有 2 个及以上,应该采用多变量(multivariate)协方差分析.

	组别	x1	x2	y
1	1.00	50.00	1.00	2.89
2	1.00	65.00	1.00	2.53
3	1.00	55.00	2.00	2.65
4	1.00	43.00	2.00	4.02
5	1.00	40.00	2.00	4.15
6	1.00	41.00	2.00	4.11
7	1.00	48.00	2.00	3.88
8	1.00	47.00	2.00	3.78
9	1.00	49.00	1.00	3.25
10	1.00	51.00	2.00	3.61
11	1.00	52.00	2.00	3.55
12	1.00	53.00	2.00	3.45
13	1.00	54.00	1.00	2.85
14	1.00	56.00	2.00	3.25
15	1.00	42.00	2.00	4.25

图 2-6 协方差分析,数据输入

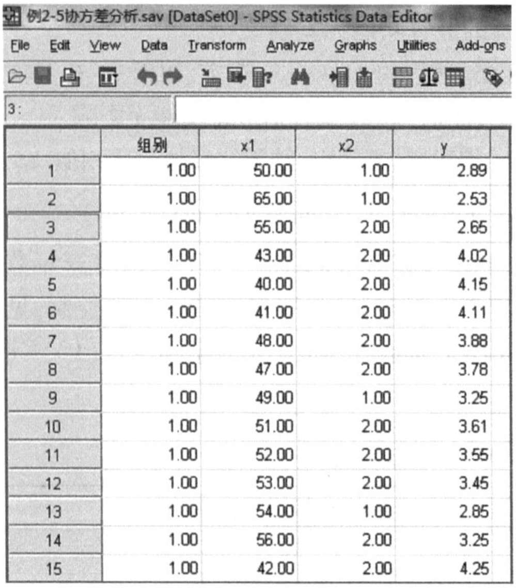

【操作 1】 可用 SPSS 统计软件包进行单变量(univariate)协方差分析. 数据输入操作与上述相似,输入数据如图 2-6. 点击 Analyze→General lineal model→Univariate,打开主对话框,在 Dependent List 框选入变量 y,在 Fixed Factor 框选入组别,在 Covariate(s)框中选入 x_1、x_2.

单击 Model 按钮,打开对话框,在 Model 选项中选择自定义模型(Custom),在 Build Terms 下拉列表中点击主效应(Main effects),在 Model 框中选入组别、性别、年龄、病程(图 2-7 和图 2-8).

多变量(Multivariate)协方差分析操作与单变量(Univariate)协方差分析类似,点击 Analyze→General lineal model→Multivariate,

打开对话框,将因变量选入 Dependent List 框,分组变量或固定因子选入 Fixed Factor 框,协变量选入 Covariate(s)框,其余操作与单变量(Univariate)协方差分析相同.

单击 Option 按钮,打开对话框,在估计边际均数(Estimated Marginal Mean)选择显示均数(Display Mean For)中的组别;在输出(Display)中选择描述统计(Descriptive statistics)、检验效能(Observed power)、参数估计(Parameter estimates)、方差齐性检验(Homogeneity test).点 continue 按钮返回主对话框,单击 OK 即可输出结果.

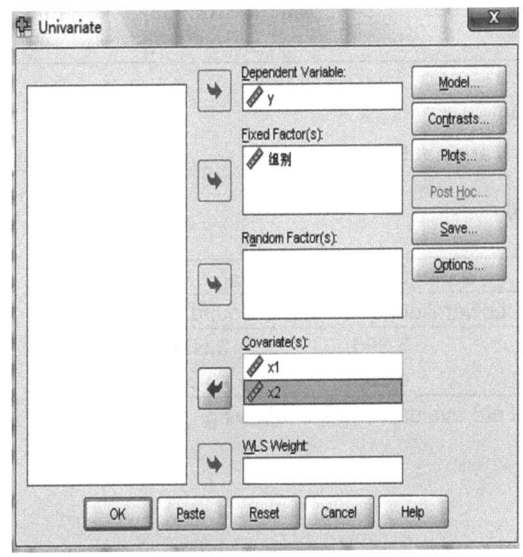

图 2-7 Model 框中选入各数据项　　　　图 2-8 选入各数据项

【SPSS 输出结果】 主要结果见表 2-13 至表 2-17.

表2-13 Descriptive Statistics

Dependent Variable:y

组别	Mean	Std. Deviation	N
A组	3.4085	.60526	20
B组	4.4190	.70551	20
Total	3.9138	.82631	40

表2-14 Levene's Test of Equality of Error Variances[a]

Dependent Variable:y

F	df1	df2	Sig.
.008	1	38	.931

Tests the null hypothesis that the error variance of the dependent variable is equal across groups

a. Design: Intercept + x_1 + x_2 + 组别

表2-15 Tests of Between-Subjects Effects

Dependent Variable:y

Source	Type III Sum of Squares	df	Mean Square	F	Sig.	Noncent. Parameter	Observed Power[b]
Corrected Model	25.241[a]	3	8.414	218.237	.000	654.711	1.000
Intercept	10.927	1	10.927	283.438	.000	283.438	1.000
x1	5.950	1	5.950	154.332	.000	154.332	1.000
x2	1.179	1	1.179	30.573	.000	30.573	1.000
组别	7.452	1	7.452	193.306	.000	193.306	1.000
Error	1.388	36	.039				
Total	639.326	40					
Corrected Total	26.629	39					

a. R Squared = .948 (Adjusted R Squared = .944)
b. Computed using alpha = .05

表2-16 Parameter Estimates

Dependent Variable:y

Parameter	B	Std. Error	t	Sig.	95% Confidence Interval		Noncent. Parameter	Observed Power[a]
					Lower Bound	Upper Bound		
Intercept	6.894	.385	17.907	.000	6.113	7.675	17.907	1.000
x1	-.068	.005	-12.42	.000	-.079	-.057	12.423	1.000
x2	.486	.088	5.529	.000	.308	.664	5.529	1.000
[组别=1.00]	-.870	.063	-13.90	.000	-.997	-.743	13.903	1.000
[组别=2.00]	0[b]	.	.	.	.	.	.	.

a. Computed using alpha = .05
b. This parameter is set to zero because it is redundant

表2-17 Estimated Marginal Means

组别

Dependent Variable:y

组别	Mean	Std. Error	95% Confidence Interval	
			Lower Bound	Upper Bound
A组	3.479[a]	.044	3.390	3.568
B组	4.349[a]	.044	4.259	4.438

a. Covariates appearing in the model are evaluated at the following values: x1 = 49.7250, x2 = 1.7500

【SPSS 结果解释】

（1）描述统计（descriptive statistics）表，输出 A、B 组的均数、标准差、例数，见表 2-13.

（2）方差齐性检验（Levene's test of equality of error variance）表，Levene 检验 $P=0.931$，差异无统计学意义，可认为两组总体方差相等即方差齐见表 2-14.

（3）组间主效应（tests of between-subjects effects）表，校正模型（corrected model）F 检验，$F=218.237$，$P<0.001$，按 $\alpha=0.05$ 水准，可认为年龄、是否患 COPD 与肺活量存在多重线性回归关系. 变量效应检验，年龄（x_1）$F=154.332$，$P<0.001$；是否患 COPD（x_2）$F=30.573$，$P<0.001$，按 $\alpha=0.05$ 水准，可认为年龄、是否患 COPD 与肺活量存在线性关系. 组别效应检验，$F=193.306$，$P<0.001$，按 $\alpha=0.05$ 水准，差异有统计学意义，可认为不同暴露矽尘组别之间肺活量不同，见表 2-15.

（4）参数估计（parameter estimates）表，输出因变量（肺活量）对协变量（年龄）的回归系数（$b_1=-0.06$）和对协变量（是否患 COPD）的回归系数（$b_2=0.486$），表示年龄越小，没有患 COPD 者，肺活量越大，反之，肺活量越小. 多重线性回归方程为 $y=6.894-0.06x_1+0.486x_2$，见表 2-16.

（5）调整前与调整后的均数，见表 2-18.

表 2-18 A、B 两组调整后的均数

组别	调整前均数	调整后均数
A 组	3.4085	3.479
B 组	4.4190	4.349

从表 2-18 中可以看出，调整前与调整后的均数是有变化的.

【操作 2】 可用 SAS 统计软件包编程分析. 编程、结果输出、结果解释与前述相似，略.

6. SAS 统计软件包与 SPSS 统计软件包比较

在多变量方差分析中,SAS(V9.2、V9.3)编程简明,方便修改,适用有编程经验的统计人员使用,在结果输出中的表格较差(V9.2),在 V9.3 已经有较大改善. 对窗口式操作,SAS(V9.2、V9.3)没有 SPSS 简明方便,而 SPSS 编程没有 SAS 方便、简明,对一般医务人员最好采用 SPSS 统计软件包进行窗口式操作.

思考练习　Exercises

(一) 名词解释
1. 均数向量　2. 离差矩阵　3. 协方差矩阵　4. 相关矩阵　5. 多变量方差分析

(二) 是非题(正确记"+",错误记"-")
1. 多元方差分析需要满足正态性、独立性、方差齐性.　　　　　　　　　　　(　　)
2. 单因素方差分析是对方差进行分解,多元方差分析是对方差-协方差矩阵进行分解.
　　　　　　　　　　　　　　　　　　　　　　　　　　　　　　　　　(　　)
3. 多元方差分析中的方差齐性是指各组方差-协方差矩阵内各元素相等.　　(　　)
4. 多元方差分析的独立性是指各变量间是相互独立的.　　　　　　　　　(　　)
5. 多元成组设计方差分析可分析两因素的作用.　　　　　　　　　　　　(　　)

(三) 选择题(从 a~e 中选出一个最佳答案)
1. 对多变量资料,如果分别对单个变量进行一元分析,下列说法错误的是_____.
   a. 当变量较多时,重复进行一元分析会增加阳性错误
   b. 忽略了变量间的相互关系
   c. 一元分析结果不一致时,难以得到一个综合结论
   d. 最好进行多元分析
   e. 以上都正确
2. 在进行多元分析时,如果某些观察值缺失,可用下列哪种方法处理_____.
   a. 当缺失数据极少时,可以剔除相应个体的所有观察指标
   b. 当缺失值集中在某个体身上,可考虑剔除该个体
   c. 当缺失值集中在某指标中,且该指标不是很重要,则可剔除该指标
   d. 估计缺失值
   e. 以上都正确
3. 多元方差分析的应用条件是_____.
   a. 独立性　　b. 正态性　　c. 方差齐性　　d. abc　　e. 以上都不对
4. 多变量方差分析常输出四个检验统计量是_____.
   a. Wilks Lambda 统计量　　　　　　b. Pillai 迹(Pillai's trace)
   c. Hotelling 迹(Hotelling-Lawley trace)　d. Roy's 最大特征值(Roy's greatest root)
   e. 以上都对

(四) 计算分析题
1. 某医师调查三组贫血病患者的血红蛋白浓度(g/L)x_1 及红细胞计数 x_2(10^{12}/L)的资料如表 2-19,问三组患者的贫血程度是否有差别?

表 2-19 三组贫血患者化验指标

A组		B组		C组	
x_1	x_2	x_1	x_2	x_1	x_2
55	2.8	48	2.3	44	2.4
56	3.1	49	2.9	50	2.6
48	2.4	50	2.5	41	2.3
50	2.6	51	2.8	39	2.1
51	2.9	55	2.7	38	1.9
54	3.0	45	2.3	40	2.2
60	3.3	46	2.2	38	1.9
58	3.2	41	2.4	36	1.8
57	3.2	40	2.1	35	1.7
49	2.8	39	1.9	40	2.0
53	2.9	47	2.3	39	1.9
48	2.5	42	2.1	37	1.8

2. 某医师将10只家兔随机分成两组,一组注射抗毒素,一组注射生理盐水作为对照。分组后,每只家兔取甲、乙两部位分别注射低浓度毒素和高浓度毒素(表2-20),观察指标为皮肤受损范围直径,试分析试验结果。

表 2-20 家兔皮肤受损范围直径

注射药物(A因素)	家兔编号	毒素浓度(B因素)	
		低浓度(b_1)	高浓度(b_2)
抗毒素(a_1)	2	16.5	20.2
	3	17.8	19.9
	6	15.5	20.4
	7	15.3	20.1
	10	15.2	19.8
生理盐水(a_2)	1	19.8	23.8
	4	19.9	24.9
	5	21.8	25.4
	8	22.5	26.5
	9	20.9	24.8

3. 某研究者用胸腺肽治疗12例病毒性心肌炎细胞免疫功能低下症,结果如表2-21,问胸腺肽治疗前后免疫球蛋白是否有改变?

表 2-21 病毒性心肌炎细胞免疫功能低下症患者免疫球蛋白

治疗前			治疗后		
IgG	IgA	IgM	IgG	IgA	IgM
1804	225	213	1650	298	275
1740	214	285	1570	206	270

续表

治疗前			治疗后		
IgG	IgA	IgM	IgG	IgA	IgM
1646	230	241	1650	305	290
1690	262	245	1540	198	266
1731	141	310	1625	210	289
1694	194	265	1511	205	261
1761	235	245	1342	178	260
1692	255	334	1455	195	296
1670	295	283	1453	204	265
1701	213	295	1565	224	275
1715	228	249	1644	237	260
1670	240	265	1542	205	261

4. 某医师对胃炎、萎缩性胃炎和非胃病患者进行了 4 项生化指标的测定，x_1——铜蓝蛋白，x_2——蓝色反应，x_3——吲哚乙酸，x_4——中性硫化物．结果见表 2-22，问三种人群的 4 项生化指标是否有差异？

表 2-22 三种胃病患者 4 项生化指标

胃癌				萎缩性胃炎				非胃病患者			
x_1	x_2	x_3	x_4	x_1	x_2	x_3	x_4	x_1	x_2	x_3	x_4
225	130	20	10	186	124	10	15	186	126	6	18
244	133	12	41	132	100	7	12	128	114	3	10
201	138	11	27	149	109	10	6	111	101	3	10
171	149	9	19	120	134	12	25	100	118	8	2
149	138	19	17	160	90	5	10	110	99	5	5

5. 某医师为了解某溶栓药对脑梗死患者血压的影响，观察 10 名患者，分别于治疗前、溶后 10 分钟、溶后 20 分钟测定患者的收缩压（x_1，mmHg）和舒张压（x_2，mmHg），结果见表 2-23，问该溶栓药对血压有无影响？

表 2-23 脑梗死患者血压情况

编号	治疗前		溶后 10 分钟		溶后 20 分钟	
	x_1	x_2	x_1	x_2	x_1	x_2
1	120	81	120	81	120	80
2	116	68	138	84	108	70
3	140	80	140	80	135	80
4	140	84	130	82	120	59
5	167	89	168	106	173	84
6	160	100	155	95	160	95
7	140	84	130	82	120	59
8	172	82	172	82	159	96
9	176	119	150	100	148	92
10	148	94	153	83	150	85

6. 某医师为研究减肥新药盐酸西布曲明片和盐酸西布曲明胶囊的减肥效果是否不同,以及肥胖患者服药后不同时间的体重随时间的变化情况. 采用双盲双模拟随机对照试验,将体重指数 BMI≥27 的肥胖患者 40 名随机等分成两组,一组给予盐酸西布曲明片+模拟盐酸西布曲明胶囊,另一组给予盐酸西布曲明胶囊+模拟盐酸西布曲明片. 所有患者每天坚持服药,共服药 6 个月(24 周),受试期间禁用任何影响体重的药物,而且受试对象行为、饮食及运动与服药前的平衡期均保持一致. 分别于平衡期(0 周)、服药后的 8 周、16 周、24 周测定肥胖患者的体重(kg)得到如表 2-24 所示资料,试作统计分析.

表 2-24 肥胖患者 24 周测定的体重情况

受试对象 j	剂型 K	服药后测定时间 i(周)				受试对象 j	剂型 K	服药后测定时间 i(周)			
		0	8	16	24			0	8	16	24
1	1	84.4	82.2	82.2	83.0	21	2	64.4	61.4	61.8	62.0
2	1	105.0	100.8	97.4	96.6	22	2	91.0	88.4	87.4	89.6
3	1	63.8	62.0	61.6	60.4	23	2	76.0	76.2	72.8	71.6
4	1	86.2	85.5	83.0	81.8	24	2	71.0	72.0	69.6	68.4
5	1	75.6	73.4	74.0	73.0	25	2	69.4	66.6	62.8	60.8
6	1	61.2	60.4	60.8	60.2	26	2	89.9	87.4	92.6	95.5
7	1	67.8	66.0	63.4	63.6	27	2	66.8	63.6	62.6	61.6
8	1	77.2	73.6	72.6	72.0	28	2	63.2	61.2	62.6	62.0
9	1	73.2	72.2	72.2	74.6	29	2	70.0	67.6	69.8	69.4
10	1	65.4	63.6	62.6	60.0	30	2	86.6	84.0	81.4	78.0
11	1	80.0	77.0	72.4	69.4	31	2	90.4	84.4	77.4	71.0
12	1	74.4	77.0	75.2	77.4	32	2	74.0	73.6	72.8	76.6
13	1	82.6	80.4	81.2	79.6	33	2	67.4	64.4	61.0	58.2
14	1	68.6	65.0	63.2	63.4	34	2	84.4	82.2	80.2	75.4
15	1	79.0	77.0	73.8	72.5	35	2	79.0	76.0	76.5	78.5
16	1	69.4	66.6	64.4	60.8	36	2	87.0	83.2	81.2	77.2
17	1	72.6	71.0	68.2	70.2	37	2	68.7	65.8	63.0	66.4
18	1	72.6	72.2	72.8	72.6	38	2	83.0	81.8	78.4	78.4
19	1	75.6	73.4	73.4	72.2	39	2	66.5	64.4	63.4	65.4
20	1	80.0	78.0	76.4	74.8	40	2	64.6	62.6	64.2	62.0

延伸阅读 Further Readings

延读 2-1 陈峰. 2000. 医用多元统计分析方法[M]. 北京:中国统计出版社.193~231

延读 2-2 方积乾. 2006. 医学统计学与电脑实验[M]. 第 3 版. 上海:上海科技出版社.226~239

延读 2-3 何晓群. 2004. 多元统计分析[M]. 北京:中国人民大学出版社.98~134

延读 2-4 金丕焕. 2003. 医用统计方法[M]. 第 2 版. 上海:复旦大学出版社.378~385

延读 2-5 罗家洪. 2008. 医学统计学[M]. 北京:科学出版社.415~430

延读 2-6 孙振球. 2012. 医学统计学[M]. 第 3 版. 北京:人民卫生出版社.193~260

延读 2-7 王彤. 2008. 医学统计学与 SPSS 软件应用[M]. 北京:北京大学医学出版社.100~163

延读 2-8　徐天和总主编,柳青主编. 2004. 中国医学统计百科全书-多元统计分册[M]. 北京:人民卫生出版社.162~173

延读 2-9　Azar Sharabiani MT, Vermeulen R, Scoccianti C, et al. 2011. Immunologic profile of excessive body weight[J]. Biomarkers, 16(3): 243~251

延读 2-10　Le K, Coelho C, Mozeiko J, et al. 2011. Grafman J. Measuring goodness of story narratives[J]. J Speech Lang Hear Res, 54(1), 118~126

延读 2-11　Prochaska JO, Evers KE, Johnson JL, et al. 2011. The well-being assessment for productivity: a well-being approach to presenteeism. J Occup Environ Med, 53(7): 735~742

延读 2-12　Rubegni P, Burroni M, Nami N, et al. 2011. Objective melanoma progression[J]. Skin Res Technol, 17(1): 69~74

（罗家洪）

第3章 多重线性回归分析进阶
Chapter 3 Advanced Multiple Linear Regression Analysis

> **目的要求 Purposes and Requirements**
> 掌握:多重线性回归的概念,加权最小二乘法的方程建立,多重共线性的含义、诊断以及各回归分析方法的统计软件操作过程.
> 熟悉:多重线性回归的注意事项.
> 了解:多重线性回归的分类,岭回归的建立思想,两阶段最小二乘回归建立的过程及其注意事项,最优尺度变换的思想,最优尺度回归应用注意事项.

3.1 多重线性回归回顾 Review of Multiple Linear Regression

1. 概念

生活中发生的许多现象都不是相互独立的,而是相互作用、相互影响的. 一种结果的出现往往是多个因素、多个环节共同作用的结果. 抛开其他因素,仅考虑其中一个因素对结果的影响,所得出的结论是片面的,甚至可能是错误的. 回归分析是处理多个变量间相互依存关系的统计方法. 简单线性回归(simple linear regression)研究的是一个因变量(y)与单个自变量(x)之间依赖关系,在此基础上进行延续和推广得出了多重线性回归(multiple linear regression). 当因变量只有一个(y),而自变量有多个(两个及以上)时,则 y 与 $(x_1,x_2,\cdots,x_m)$ 之间的线性回归称为多重线性回归. 如因变量也有多个时,则称 $(y_1,y_2,\cdots,y_k)$ 与 $(x_1,x_2,\cdots,x_m)$ 之间的线性回归为多重多元线性回归(multivariate regression). 多重多元线性回归常分解为多个多重线性回归来处理,因此不少书上未特别区分,或者统称为多元线性回归.

说明多个变量间是否存在线性回归关系(推断)以及关系怎样(求解回归系数、建立回归方程)的统计分析方法称为多元线性回归分析. 广义上,回归分析还包括回归诊断、应用回归方程进行预测、估计和控制等.

2. 种类

多元线性回归较多,按不同的分类依据有不同的分法(见表3-1).

表3-1 多元线性回归分类

分类依据	分 类		
按回归线类型	线性回归	非线性(曲线)回归: 如 Logistic 回归, Cox 回归等	
按变量多少	简单线性回归 (1对1:y/x)	多重线性回归(1对 多:$y/x_1,x_2,\cdots,x$)	多元线性回归(多对多:$y_1,y_2,\cdots,y_k/x_1,x_2,\cdots,x_m$)

续表

分类依据	分 类				
按变量的筛选方法	强制法(Enter):所有自变量均进入回归方程	前进法(Forward):根据统计学意义,自变量一一进入回归方程	后退法(Backward):先全部进入方程,再一一剔除	逐步法(Stepwise):边进边剔	最优子集法(all possible subsets):自变量所有可能组合与因变量进行回归,选择剩余误差最小者
按建立方程原则和变量类型	普通最小二乘法(OLS)	加权最小二乘法(WLS)	最小一乘回归	主成份回归(principal components regression)	多项式回归(polynomial regression);岭回归(ridge regression)

3. 回归方程及其建立

多重线性回归方程的一般形式为:

$$y_i = \beta_0 + \beta_1 x_{1i} + \beta_2 x_{2i} + \cdots \beta_k x_{ki} + \varepsilon_i \tag{3-1}$$

其中 y_i 为第 i 样品反应变量的实际观测值;β_0 为常数项,即截距参数,表示当所有自变量为 0 时反应变量 y 的平均值;β_j 为自变量 x_j 的偏回归系数(partial regression coefficient);ε_i 为第 i 样品的误差项。相应的由样本估计而得的多重线性回归方程为:

$$\hat{y} = b_0 + b_1 x_1 + b_2 x_2 + \cdots + b_k x_k \tag{3-2}$$

其中,$\hat{y}$ 为 $x = (x_1, x_2, \cdots, x_k)$ 时,反应变量 y 的总体平均值的估计值。b_0 为常数项,又称为 y 的轴截距,是(3-1)式中 β_0 的估计,表示当所有自变量为 0 时反应变量 y 的总体平均值的估计值。b_j 为自变量为 x_j 的偏回归系数,是 β_j 的估计值,表示当方程中其他自变量保持常量时,自变量 x_j 变化一个计量单位,反应变量 y 的平均值变化的单位数。

b_j 是有单位的,由 x_j 及 y 的单位确定。如身高与年龄关系中可能为:厘米/岁。

因不同自变量具有各自的计量单位及不同的变异度,在评价各自变量对反应变量作用大小时需进行标准化得到标准化偏回归系数(standardized partial regression coefficient),又称为通径系数(path coefficient)。可先将原始数据进行标准化处理:

$$x_i^* = \frac{x_i - \overline{x_i}}{s_i} \tag{3-3}$$

建立回归方程后,一般多采用最小二乘法(ordinary least square, OLS)求解回归系数,使得回归残差平方和最小。

多重线性回归模型的应用需要满足以下四个条件(LINE):

(1) 因变量 y 与自变量 $x_1, x_2, \cdots, x_k$ 之间具有线性关系(line)。
(2) 总体中的个体之间相互独立(independence)。
(3) 给定一组自变量 x 值以后,相应的 y 值服从正态分布(normal)。
(4) 对任意一组自变量 $x_1, x_2, \cdots, x_k$ 值,应变量 y 具有相同方差(equal variance)。

3.2 加权最小二乘法——方差不齐的处理
Weighted Least Squares-Treatment for Heterogeneity of Variance

多重线性回归模型在用普通最小二乘法(OLS)进行参数估计时要求具备 LINE 条件。

现实生活中某些重要的变量在做回归分析时,因测量误差值或个体变异较大没有进入方程,并不能认为其无作用,只能说明这些变量的作用已经被其他与其相关的变量代替或者还未发现这些变量的作用.对于变量方差不齐的情况最常用的处理方法是加权最小二乘法(weighted least squares, WLS).

1. 思路

回归分析时因变量的变异随自身数据增大而增大,或者随其他变量值改变时,用最小二乘法(OLS)来分析,变异较大的数据会对结果产生影响.加权最小二乘法(WLS)根据变异大小对数据进行变换,一般使权重与误差项成反比,即变异较小(即测量更精确)的测量值赋予较大的权重,对变异较大的测量值贡献进行调整.以提高模型的精度.例如调查某地区一种疾病的发生率,计算发生率标准差时会受样本含量的影响,人数越多,所得到的发生率越稳定,变异度越低.采用加权最小二乘的方法在方程拟合时对变异较小的测量值赋予较大的权重,能够得到更好的预测效果.

2. 方程及其建立

多重线性回归方程中,等方差情况下用普通最小二乘法计算离差平方和为:

$$Q(\beta_0,\beta_1,\cdots,\beta_k) = \sum_{i=1}^n (y_i - \beta_0 - \beta_1 x_{i1} - \cdots - \beta_k x_{ik})^2 \tag{3-4}$$

式(3-4)中各项平方项的权重相同,可以看做每项的权重为1.加权最小二乘法在平方和中引入一个适当的权重 w_i,调整各项在平方和中的作用,使异方差经过扩大或缩小转换成同方差:

$$Q_w(\beta_{0w},\beta_{1w},\cdots,\beta_{kw}) = \sum_{i=1}^n w_i (y_i - \beta_0 - \beta_1 x_{i1} - \cdots - \beta_k x_{ik})^2 \tag{3-5}$$

加权最小二乘法就是找到参数 $\beta_0,\beta_1,\cdots,\beta_k$ 的估计值 $\beta_{0w},\beta_{1w},\cdots,\beta_{kw}$,使得式(3-5)中的 Q_w 值最小.所得到的加权最小二乘回归方程为:

$$\hat{y}_w = b_{0w} + b_{1w} x_1 + b_{2w} x_2 + \cdots + b_{kw} x_k \tag{3-6}$$

理论上最优权重 w_i 为误差项方差 σ^2 的倒数,即:

$$w_i = \frac{1}{\sigma^2} \tag{3-7}$$

现实当中误差项 σ^2 是未知的,通常与自变量有关,可以利用这种关系确定权重.σ^2 与某个自变量 x_j 取值的幂函数 x_{ij}^m 成一定关系,m 是待定未知数.此时权重为:

$$w_i = \frac{1}{x_{ij}^m} \tag{3-8}$$

3. 应用注意事项

(1)权重选择应注意:能使各项自变量具有适当的权重,并让拟合的回归方程尽可能使各自变量的相对误差符合规范的要求.式(3-7)求的参数是实际问题的一个近似值,可以通过统计学软件计算出这个近似最优权重.

(2)除因变异情况需要用到加权最小二乘法以外,根据分析目的,有些样本数据需要人为进行调整.在实验室研究绘制标准曲线时会经常用到,生物样品测试的绝对误差会随着浓度的增大而增大,在标准曲线所涉及的浓度范围为几十倍甚至上百倍,以普通最小二乘法计算,必然会使低浓度区域测量值的相对误差较大,在高浓度区域内测得的精度则较高.另外标准曲线更关注的是相对误差而不是绝对误差,从最低检测限浓度到最高检测限浓度,相对误差和绝对误差往往远远不成比例,例如浓度为100ng/ml时,10ng/ml的误差使相对误差达到10%,当浓度为1ng/ml时,相对误差达到了1000%. 为了达到较好的预测效果,显然需要对不同浓度测得的数据赋予合适的权重进行优化.

(3) 普通最小二乘法适用于变异程度较小的情况,此时运用加权最小二乘法预测拟合效果可能会并不准确. 加权最小二乘法是对普通最小二乘法的调整,赋予的权重可能是细微的,不能认为通过加权最小二乘法变化得到的回归模型与普通最小二乘法有着显著的差别. 在选择使用上应该较为慎重.

3.3 岭回归——共线性的处理
Ridge Regression-Treatment for Collinearity

方差不齐、共线性是现实统计分析中常遇到的问题,处理方差不齐可以用到加权最小二乘法进行调整,但这种调整可能是微弱的,就与普通最小二乘法拟合的方差差别不大,而且经过这种调整后所得到的回归方程不一定适合专业的要求. 在回归分析当中,多重共线性的危害要远远大于方差不齐所带来的危害.

1. 多重共线性的含义

多重共线性(multiple collinearity),是指在拟合多重线性回归方程时,两个或多个自变量间存在线性关系或近似线性关系的现象. 如果自变量之间存在完全共线性关系,则相关系数为1. 如果自变量之间完全没有相关性,则相关系数为0. 通常情况下自变量之间存在着不同程度的相关现象,相关系数介于0~1之间.

给出一组自变量 $x_1, x_2, \cdots, x_k$,如果存在一组不全为0的常数 $\beta_0, \beta_1, \cdots, \beta_k$,使得方程:
$$x_1\beta_1 + x_2\beta_2 + \cdots + x_k\beta_k = \beta_0 \tag{3-9}$$

当(3-9)成立时,$x_1, x_2, \cdots, x_k$ 之间存在完全共线性,(3-9)近似成立,则认为 $x_1, x_2, \cdots, x_k$ 之间存在近似共线性.

2. 多重共线性的危害

(1) 建立的回归模型用于预测结果时,如果预测期间多重共线性仍然存在,可能对于预测结果并不会产生特别严重的影响. 但是当共线性问题发生变化时,所得的预测结果将变得不确定.

(2) 自变量之间相关性变大,回归系数的估计方差也会随之扩大. 不能正确判断各变量对因变量的影响程度.

(3) 由于自变量之间存在共线性,当样本数据发生改变时,使得回归系数的估计值随着这种变化波动较大,影响建立回归方程模型的稳定性.

(4) 用最小二乘法得到的回归模型,因回归系数的不稳定,所得的结果会与专业判断产生矛盾,有时会出现回归系数的符号与实际情况完全相反的结论.

(5) 存在严重多重共线性时,对于回归系数的统计检验将会产生困难. 完全共线性的情况下甚至无法估计出回归系数.

3. 多重共线性的诊断

(1) 经验式诊断方法.

1) 对自变量做简单相关性分析时,有些变量的相关系数较大.

2) 专业上认为有意义的自变量,检验的结果无统计学意义,或者专业上判断没有意义的,检验的结果却有统计学意义.

3) 增加或删除某个自变量时,其他的自变量回归系数发生明显改变.

4) 样本量个数过少,接近或小于自变量个数,容易存在多重相关性.

(2) 统计诊断方法.

1) 容许度(TOL)

$$TOL = 1 - R_j^2 \quad (j = 1, 2, \cdots, m) \quad (3-10)$$

R_j 为自变量与其他 $m-1$ 个自变量的复相关系数. TOL 值越小,说明自变量与其他自变量间关系越密切,可能存在共线性.

2) 方差膨胀因子(VIF)

$$VIF = 1/TOL \quad (3-11)$$

VIF 是诊断共线性的常用指标. 无相关性时 $VIF = 1$,$VIF \geq 10$ 时可认为自变量间存在严重共线性.

3) 特征根

根据矩阵行列式的性质,矩阵行列式的值等于其特征根的连乘积. 当行列式取值近似为 0 时,表示至少有一个特征根为 0. 若有一个特征根接近 0 时,就提示自变量间存在多重共线性,特征根为 0 的个数就表示潜在共线性的数目. 实际应用中,常将条件指数和方差比结合判定共线性,条件指数为:

$$\lambda = \sqrt{\frac{\lambda_{\max}}{\lambda_j}} \quad (j = 1, 2, \cdots, m) \quad (3-12)$$

式中 λ 表示特征根,$\lambda_{\max}$ 为最大的特征根,λ_j 为其他的特征根,通常情况下,$0 < \lambda < 10$,没有多重共线性,$\lambda \geq 10$ 提示存在着多重共线性.

4. 多重共线性处理的经验式方法

(1) 剔除变量法:在自变量的选择中剔除不太重要的或方差扩大因子最大的自变量. 重新建立回归方程,直到方程中不再存在严重的多重共线性. 有些通过向前选择变量法、向后剔除变量法或逐步回归法选择自变量. 剔除部分变量的做法容易增大模型的解释误差,结果的可靠性受到影响,并且在某些模型中,一些重要的变量必须包含在模型中,而这些变量又存在多重共线性,这时采用剔除变量法就不符合实际分析要求.

(2) 增加样本容量:对于某些数据,多重共线性产生是由测量误差或其他因为样本因素引起的. 当样本量增大时会减轻多重共线性给模型估计带来的影响. 实际工作中,往往因为时间、经费等客观条件的制约,增大样本容量的方法常常受到限制.

(3) 变量变换法:在具有多重共线性的几个变量中,可以通过计算相对指标进行标准化变换,通过变换在一定程度上可以消除共线性,但无法保证一定可以得到好的结果. 也可以采用将小类指标合并成大类指标的形式,但由于损失了变量值,在有些小样本的情况下不适合采用.

5. 岭回归

岭回归(ridge regression)是 1962 年由 A. E. Hear 首先提出来的,1970 年他与 Kennard 合作,对这种方法进一步做了改进. 岭回归是一种专门用于共线性数据分析的有偏估计方法,实质是经修正过的最小二乘法. 通过放弃回归系数最小二乘法的无偏性,损失部分信息,降低精确度来寻求更好拟合出实际的回归系数. 岭回归分析得到的残差平方和比用最小二乘法计算的要大,因此,它比普通最小二乘法得到的方程要稳定.

设多重线性回归模型的矩阵形式为 $y = x\beta + \varepsilon$,参数 β 的最小二乘估计为

$$\hat{\beta} = (x'x)^{-1}x'y \tag{3-13}$$

自变量出现共线性时,自变量相关矩阵行列式就近似为 0,或称奇异性(singular). 此时 $|x'x|$ 近似为 0,虽然 $\hat{\beta}$ 是 β 的无偏估计,但 $\hat{\beta}$ 取值不稳定,与实际值偏差较大. 给矩阵加上一个正常数矩阵 kI,使 $x'x + kI$ 的奇异性变小.

对于方程 $y = x\beta + \varepsilon$,回归参数 β 的岭估计定义为:

$$\hat{\beta}(k) = (x'x + kI)^{-1}x'y \tag{3-14}$$

当 $k = 0$ 时,$\hat{\beta}(k)$ 就成为了最小二乘估计,而当 $k \to \infty$ 时,$\hat{\beta}(k)$ 就近似为 0. 所以 k 的取值范围是 $(0, +\infty)$,此时 k 成为岭参数. k 可以取范围内的任意值,确定依赖于未知参数. 因为岭回归是有偏估计,实际分析中希望尽可能保留信息,k 值取值尽可能的小,一般有如下几种选择方法.

(1) 岭迹法:当岭参数 k 在其范围内任意取值,回归系数 $\hat{\beta}(k)$ 是其所对应的函数值,在平面直角坐标系上,把不同 k 值时的回归系数连成曲线,这条曲线称为岭迹(ridge trace). 实际应用中就可以通过观察岭迹曲线变化情况来确定 k 值. 岭迹法存在一定的人为主观因素,k 值的选择应遵循使其满足各回归系数的岭估计基本稳定;用普通最小二乘法估计难以解释的回归系数,其岭估计将变得合理;回归系数没有不符合实际意义的绝对值;残差平方和尽可能的小.

在图 3-1 中,当 k 取 k_0 时,通过观察可以看出此时回归系数的估计值趋于稳定.

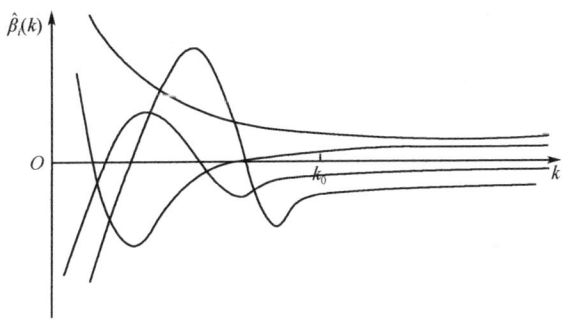

图 3-1 不同岭迹曲线图

(2) 方差膨胀因子法:VIF 可以判断多重共线性,如果计算岭估计的协方差矩阵,得:

$$\text{Cov}(\hat{\beta}(k)) = \sigma^2(x'x + kI)^{-1}x'x(x'x + kI)^{-1} = \sigma^2(VIF) \tag{3-15}$$

VIF 是随着 k 的增大而减小的,$VIF \leq 10$ 时,所对应的 k 值的岭估计 $\hat{\beta}(k)$ 就会相对稳定. 通常情况下以岭迹法和方差膨胀因子法为依据,在 k 值从 0 开始增大到某一程度时,回归系数波动趋于缓慢,VIF 也逐渐下降缓慢.

(3) Hoerl-Kennard 公式法:1970 年 Hoerl-Kennad 提出

$$k = \frac{\hat{\sigma}}{\max \hat{\alpha}_i^2} \tag{3-16}$$

其中 σ 为模型的标准差,α 为典型参数,当 σ^2 和 α 已知时,此时选择的 k 比最小二乘估计有较小的残差平方和.

除岭回归以外,常用处理严重共线性的方法还有:主成份回归、逐步回归、偏最小二乘法、Lasso 回归等.

3.4 最优尺度回归——分类变量的数值化
Optimal Scaling Regression-Quantifying Category Variables

1. 最优尺度变换的产生

在线性回归模型当中对于因变量,要求其为数值型,自变量中有大量的数据为分类变量,对于同一个自变量拟合方程的回归系数应该是恒定的. 理想情况下,自变量的测量的分类之间是等距的,但现实中例如研究健康状况影响因素,其中自变量月收入有四个水平:高、中、低、极低,分别赋值为 4、3、2、1,而四个水平显然不是按照数值影响程度均匀增大或者减小的,如果按照等距的测量方式直接进入回归方程来分析,所得的结论可能会出现偏差.

另外一种情况是对于无序多分类变量,比如血型 A、B、O、AB 型,变量间不存在数量上的高低,在进行分析时,通常是采用哑变量进行赋值,但这种情况分析的结果就不能用单独的回归系数来解释因血型每上升一个单位对于因变量产生何种影响. 在模型中引入哑变量虽然可以使问题变得简明,但同时对分析者的统计知识要求也较高,当一个分析中存在较多的分类变量时,不合理的运用会使模型变得更复杂. 要解决以上情况就可以用到最优尺度回归分析.

2. 最优尺度变换的思想

最优尺度(optimal scaling)变换是为解决如何处理分类变量数值化问题的一种方法. 其基本的思想是在希望拟合的模型构建时,分析自变量的各个水平对因变量影响强弱变化情况,对变量进行变换,为每一个类别给予一个适当的数值,保证变换后各变量间的联系成为线性的前提下,采用一定的非线性变换方法进行反复迭代,从而为原始分类变量的每一个类别找到一个最佳的评分数值,在变换后的模型中使用评分数值替代原始变量进行分析. 例如经过分析把"轻度"定为 1 分,"中度"为 2 分,"重度"为 4 分,表示从中度变为重度时,对因变量数值的影响大约是从轻度变为中度的 2 倍,所得的各评分数值代替原始变量进入到方程进行拟合. 同理,对无序多分类变量也可以用这种评分数值的方法表示各分类的差异,评分相近,表示对因变量的影响程度越近,评分相差越大,对因变量的影响差异也就越大.

把最优尺度变换方法用于线性回归分析时,就是最优尺度回归方法,它所适用的范围可以推广到各种测量的变量,并且分类变量越多,最优尺度回归相对于直接采用哑变量拟合模型的优势就越明显. 如对无序多分类分析、有序多分类变量和连续性变量同时进行回归分析、因子分析等. 最优尺度方法分析可以绘制出变换前后的数值的对应图,能更直观地观察这种变换关系.

3. 应用注意事项

最优尺度变换基于把分类变量数值化的性质实际上可以应用于任何多变量模型和多元模型分析中,但应该注意:

(1) 变量变换与模型有关,一次拟合模型所得到的评分数值仅能保证用于本次的分析. 如果模型发生过改变,例如引入了新的自变量,或者变量测量的尺度发生了变化,那么评分数值在新的模型拟合时也会发生变化,如果固守评分数值不变,有时可能导致错误的结果.

(2) 要有足够的样本量,在最优尺度回归分析当中,各分类变量分类可能较多,计算最优评分数值就要求分类变量内部要有足够的样本量,才能保证相应数值的效果. 对于样本量的要求可以参照 χ^2 检验各类别均为 5 例以上,也有一种说法是样本例数要超过自变量的个数加 1.

(3) 对有序变量的处理,有序分类变量在变换时,最优尺度变换会直接按照升序或者降序依次给各类别进行排序,实际应用中,有些有序变量并不是单调递增或单调递减的情况. 此时可以先把有序变量作为无序分类变量进行最优尺度变换,得到变换的评分数值后观察是否具有单调性,根据情况进行调整后再决定后续进行的分析.

(4) 最佳的预分析手段,最优尺度回归分析在变量较多的情况下,不能像其他回归方法一样筛选出变量,变量变换后给出的结果是用评分数值替代原始变量后分析的结果,许多有用的信息在变换过程中丢失. 可以用最优尺度作为最佳的预分析手段,来预测各类别间的关系以及对因变量的影响. 例如通过分析发现分类变量其中的两个等级评分数值接近,就可以采用合并相似等级、建立复杂的哑变量模型等方式在常规模型分析中得到较好的结果.

3.5 两阶段最小二乘回归——因果模型构建
Two-stage Least Squares Regression-Construction of Causal Model

回归分析中普通最小二乘法要求(LINE)应用条件,实际应用时不满足这四个条件的情况,例如方差不齐考虑加权最小二乘回归,自变量之间存在共线性考虑岭回归,在变量类型上难以进行赋值时可以采用最优尺度回归方法进行变量变换,这些都是在自变量之间或者自变量影响到因变量时采用的统计分析方法. 现实中还有一种情况是因变量和自变量之间相互影响,例如分析医院住院费用与治疗效果之间的关系,住院费用花费越多,一般治疗效果会越好,反过来,患者总是希望能够得到更好的治疗效果,也愿意为之付出更多的治疗费用. 这时所研究的自变量因为受到因变量的影响,在拟合回归模型时如果仅采用普通最小二乘法分析,得到的参数估计较真实值就会出现偏差.

1. 两阶段最小二乘回归的思想

解决上述两个变量间存在双向因果关系可以采用两阶段最小二乘回归(two-stage least squares regression, 2SLS)来构建因果模型: 首先找出和因变量相互影响的自变量,然后进行预分析,根据结果找出用于预测该自变量取值的线性回归方程,预测值应该是与因变量无双向影响的变量,用它代替原自变量值进行分析,也就避免了受因变量作用的影响. 该方法实质是第一阶段用预测值拟合自变量取值的线性回归方程,第二阶段用变换后的变量拟合因变量得到回归方程. 两阶段都采用最小二乘回归法来估计模型参数,因此成为两阶段最小二乘回归.

两阶段最小二乘回归模型用公式表示,第一阶段的模型为:

$$y_1 = \beta_0 + \beta_1 x_1 + \beta_2 x_2 + \cdots + \beta_k x_k + \varepsilon, \tag{3-17}$$

其中 $\beta_0, \beta_1, \cdots, \beta_k$ 是有含义的未知参数(常数),ε 是不可观测的随机误差或随机干扰项. 预测自变量的值用 z_j 表示. 令 $z_1, \cdots, z_m$ 表示替换后的各项预测变量,第二阶段的回归方程为:

$$y_2 = \pi_0 + \pi_1 z_1 + \pi_2 z_2 + \cdots + \pi_{k-1} z_{k-1} + \pi_k z_k + \cdots + \pi_m z_m + \upsilon_2 \tag{3-18}$$

其中 $\pi_k, \cdots, \pi_m$ 中至少有一个不为零.

2. 两阶段最小二乘回归的变量

两阶段最小二乘回归涉及的变量有3类:内生变量,在回归分析中因其他变量变化而变化并且具有反馈作用的变量都是内生变量;工具变量,在回归模型中不受其他变量影响,但是可以预测其他变量的变量,在经济学上因此也称两阶段最小二乘回归为工具变量回归;解释变量,指在回归方程中的自变量,范围包括内生变量,在两阶段最小二乘回归的第一阶段就是要找出解释变量中具有内生性的变量,通常可以拿普通最小二乘估计作为对比观察一致性,差异有统计学意义说明所找的变量是内生变量.

作为两阶段最小二乘回归分析最关键的一步就是找出工具变量来预测自变量,工具变量的选择条件有:①与所替代的自变量高度相关.②与随机误差项不相关.③与模型中其他得到的解释变量不相关,以避免出现多重共线性.

3. 注意事项

(1) 引入工具变量的个数,引入工具变量的个数与内生变量的个数有关,工具变量个数等于内生变量个数时为恰好识别,工具变量个数大于内生变量个数为过度识别,工具变量个数小于内生变量个数为不可识别.只有恰好识别和过度识别才能使用两阶段最小二乘回归方法进行估计.

(2) 当工具变量与自变量联系性不强或选择不当,和因变量有一定关系时,即使样本含量足够的情况下两阶段最小二乘估计也会严重偏离最小二乘法估计量的方向,此时可以略去弱工具变量寻找其他较强的工具变量,如果为恰好识别的情况不能略去弱工具变量,只能借助于其他统计学方法,例如对弱工具变量不太敏感的有限信息极大似然法等.

(3) 异方差下的两阶段最小二乘回归,本质上同最小二乘回归方法情况相同,可以用加权的两阶段最小二乘回归方法,将工具变量变换后再替换原自变量进入方程拟合.

3.6 实例分析 Examples Analysis

【例3-1】 在某医院医务人员工作压力调查研究中,抽取60例3个因素资料见表3-2,其中工作年限取值:1为<10年,2为11~20年,3为>20年;学历取值:1为中专,2为大专,3为本科,4为硕士及以上;家庭支持取值为:1为反对,2为一般,3为支持,4为非常支持.压力在各领域得分综合作为总分,取值范围为(0~100)作为因变量,其他因素作为自变量进行多重回归分析.

表3-2 某医院60例医务人员工作压力及其他因素

工作年限 x_1	学历	家庭支持 x_3	压力总分 y	工作年限 x_1	学历	家庭支持 x_3	压力总分 y
3	4	4	118	1	4	3	114
3	4	4	121	3	4	4	102
3	4	4	103	2	4	4	106
2	4	4	106	1	4	3	115
2	4	4	123	3	4	3	114
3	4	3	115	3	4	4	135

续表

工作年限 x_1	学历	家庭支持 x_3	压力总分 y	工作年限 x_1	学历	家庭支持 x_3	压力总分 y
3	4	3	128	2	4	3	127
1	4	1	122	3	4	4	121
3	4	3	121	2	4	3	112
2	4	1	127	3	4	4	105
2	4	3	115	1	4	3	106
3	3	3	117	3	4	4	112
3	4	4	79	3	4	3	100
3	4	1	143	3	4	4	110
2	4	1	107	2	4	3	101
3	4	3	147	2	4	3	113
3	4	4	108	2	4	3	133
2	3	1	134	3	4	4	121
3	3	4	132	3	4	3	111
2	4	1	156	2	4	4	123
3	2	4	139	3	4	3	109
2	4	3	98	3	4	3	121
3	3	1	132	2	4	3	110
3	3	4	115	3	3	4	124
3	3	4	122	3	4	3	109
1	4	3	106	3	3	3	130
2	4	4	102	3	3	4	137
1	4	3	130	2	3	4	140
2	4	4	134	2	4	1	132
3	4	4	122	2	3	3	103

【分析】 表中资料已经进行了数量化处理,根据专业知识判断符合多重回归分析需要的几个条件,可以进行分析. 为了筛选自变量,采用逐步回归分析方法.

【操作】 本例题选用 SPSS 进行分析,打开数据库"多重线性回归.sav". 操作步骤如下:

(1) 点击 Analyze → Regression → Linear 命令项,弹出 Linear Regression 对话框;
(2) Dependent 框:压力总分;
(3) Independent(s)框:工作年限、学历、家庭支持;
(4) Method 框:Stepwise;
(5) 点击 Statisics,选择 Collinearity diagnostics,点击 Continue;
(6) 点击 OK.

【结果及解释】 部分结果如下:

表3-3 Model Summary

Model	R	R Square	Adjusted R Square	Std. Error of the Estimate
1	.326a	.106	.091	13.303
2	.456b	.208	.180	12.629

a. Predictors: (Constant), 学历
b. Predictors: (Constant), 学历, 家庭支持

表3-3 是模型概要(model summary),SPSS 分别给出模型 1(只有"学历"一个因素进入)和模型 2("学历"和"家庭支持"两个因素进入)的复相关系数(R)、复相关系数平方(R square)、校正复相关系数平方(adjusted R square)和复相关系数的标准误(std. error of the estimate).模型 2 的 R 值较大,说明模型 2 回归方程较好.

表3-4 ANOVAc

Model		Sum of Squares	df	Mean Square	F	Sig.
1	Regression	1217.000	1	1217.000	6.876	.011a
	Residual	10264.933	58	176.982		
	Total	11481.933	59			
2	Regression	2390.677	2	1195.339	7.494	.001b
	Residual	9091.256	57	159.496		
	Total	11481.933	59			

a. Predictors: (Constant), 学历
b. Predictors: (Constant), 学历, 家庭支持
c. Dependent Variable: 压力总分

表 3-4 是方差分析(ANOVA),模型 2 的 F 值为 7.494,$P=0.001$.回归方程有意义.

表3-5 Coefficientsa

Model		Unstandardized Coefficients		Standardized Coefficients	t	Sig.	Collinearity Statistics	
		B	Std. Error	Beta			Tolerance	VIF
1	(Constant)	156.446	14.522		10.773	.000		
	学历	-9.995	3.811	-.326	-2.622	.011	1.000	1.000
2	(Constant)	173.203	15.106		11.466	.000		
	学历	-10.598	3.625	-.345	-2.924	.005	.996	1.004
	家庭支持	-4.547	1.676	-.320	-2.713	.009	.996	1.004

a. Dependent Variable: 压力总分

表 3-5 是系数(coefficients)部分分别给出的截距(constant)、学历、家庭支持所对应的偏回归系数(unstandardized coefficients B)、偏回归系数的标准误(std. error)、标准化偏回归系数(standardized coefficients Beta)、对偏回归系数检验的 t、P 值.P 值均很小说明学历和家庭支持两因素均有作用.回归方程为 $y = 173.203 - 10.598x_2 - 4.547x_3$.

从标准化偏回归系数(-0.345 和-0.320)看,学历比家庭支持对工作的压力影响较大;从偏回归系数的符号看,学历及家庭支持均为负,说明高学历和家庭成员的支持有助于减少工作压力.

此外,在分析时进行了共线性诊断,得到了共线性诊断的两个指标.两因素容许度(TOL)为 0.996,方差膨胀因子(VIF)为 1.004,可以推断两自变量共线性很弱.

【引申】 Methods 下拉列表还可以进行 Enter, Backward, Forward 等不同筛选变量方法的回归分析, Plot 按钮绘制各种残差图, Save 按钮可以将预测值、残差等许多分析结果保存为新变量, Option 按钮可以控制筛选变量进入或剔除时的标准(F 或 P 值).

【SAS 程序】
```
data ex3_1;
input x1-x3 y@@;
cards;
略
;
proc reg;
model y=x1-x3/selection=stepwise
sle=0.05
sls=0.10;
run;
```

【例 3-2】 在实验研究两因素 x_1, x_2 与因素 y 的关系时,测得 15 组数据见表 3-6. 其中 x_1, x_2 都是将 n 份样品混合后得到的平均值,各组 n 的大小不等. 试对该组数据进行回归分析.

表 3-6 15 组某样品的 y 与 x_1, x_2 的测定结果

n	x_1	x_2	y	n	x_1	x_2	y
1	31.23	0.012	4.62	20	61.53	0.13	3.5
2	40.21	0.008	4.59	17	62.71	0.007	3.29
3	48.69	0.01	4.36	15	63.94	0.011	3.18
10	52.45	0.017	4.32	10	66.24	0.008	2.75
15	53.69	0.011	4.21	3	68.98	0.012	2.45
17	55.78	0.008	3.81	3	70.03	0.007	2.25
20	56.21	0.012	3.65	1	89.42	0.005	2.12
23	57.39	0.009	3.57				

【分析】 如果不考虑样本差异,可以直接对数据进行多重线性回归分析,但是由于样本含量的差异,如果单纯地进行拟合,样本含量小的数值势必会对方程造成大的偏差. 因此需要对样品量大的也就是变异程度小的部分给予较高的权重,应用加权最小二乘法来拟合回归方程.

【操作】 本例题选用 SPSS 进行分析,打开数据库"加权最小二乘回归.sav". 加权最小二乘回归用 SPSS 有两种操作方法.

使用 Linear 过程分析:

(1) 点击 Analyze → Regression → Linear 命令项,弹出 Linear Regression 对话框;

(2) Dependent 框:y;

(3) Independent(s) 框:x_1, x_2;

(4) WLS Weight 框:n;

(5) Method 框:Stepwise;

(6) 点击 Statisics,选择 Collinearity diagnostics,点击 Continue;

(7) 点击 OK.

【结果及解释】 部分结果见表3-7至表3-9.

表3-7 Model Summary

Model	R	R Square	Adjusted R Square	Std. Error of the Estimate
1	.915[a]	.838	.825	.70207

a. Predictors: (Constant), x1

表3-8 ANOVA[b,c]

Model		Sum of Squares	df	Mean Square	F	Sig.
1	Regression	33.050	1	33.050	67.050	.000[a]
	Residual	6.408	13	.493		
	Total	39.458	14			

a. Predictors: (Constant), x1
b. Dependent Variable: y
c. Weighted Least Squares Regression - Weighted by n

表3-9 Coefficients[a,b]

Model		Unstandardized Coefficients		Standardized Coefficients	t	Sig.	Collinearity Statistics	
		B	Std. Error	Beta			Tolerance	VIF
1	(Constant)	7.975	.541		14.732	.000		
	x1	-.075	.009	-.915	-8.188	.000	1.000	1.000

a. Dependent Variable: y
b. Weighted Least Squares Regression - Weighted by n

通过加权最小二乘法计算得到的决定系数为0.838,方程的F值为67.050,$P<0.001$方程有意义。此时x_1进入方程,得到的$P<0.001$,根据偏回归系数的符号可知x_1是y的保护性因素。

使用 WLS 过程分析：

(1) 点击 Analyze → Regression → Weight Estimation 命令项,弹出 Weight Estimation 对话框；
(2) Dependent 框：y；
(3) Independent(s)框：x_1, x_2；

表3-10 Log-Likelihood Values[b]

Power	
-2.000	-50.597[a]
-1.500	-50.830
-1.000	-51.003
-.500	-51.108
.000	-51.142
.500	-51.107
1.000	-51.011
1.500	-50.868
2.000	-50.695

a. The corresponding power is selected for further analysis because it maximizes the log-likelihood function
b. Dependent variable: n, source variable: y

(4) Weight Variable 框：n；
(5) 点击 OK.

在 Weight Variable 框下有一行 Power range 框,用来指定权重,默认范围是-2~2,间距是0.5,然后从中选出效果最好的一个。

【结果及解释】 部分结果表3-10~表3-13如下：

表3-10为对数似然值表,选择对应的值以用于进一步分析,因为它可以使对数似然函数最大,通过对数似然指数可以得到最优权重。从表中可以看出,在对数似然指数值为-2.000时,有最大的似然函数。

由表 3-11 可以看到模型的复相关系数(R)、复相关系数平方(R square)、校正复相关系数平方(adjusted R square)和复相关系数的标准误(std. error of the estimate)与 Linear 过程给出的不一致. 此时的对数似然函数值(log-likelihood function value)为 -50.597,权重指数在取到 -2.0 时有近似的最优权重,较 Linear 过程有所改变.

表3-11 Model Summary

Multiple R	.510
R Square	.260
Adjusted R Square	.137
Std. Error of the Estimate	26.603
Log-likelihood Function Value	-50.597

表3-12 ANOVA

	Sum of Squares	df	Mean Square	F	Sig.
Regression	2988.886	2	1494.443	2.112	.164
Residual	8492.789	12	707.732		
Total	11481.674	14			

此时的 F 值有所降低,也是因为权重发生改变引起的,对于拟合的方程显示是有意义的.

表3-13 Coefficients

	Unstandardized Coefficients		Standardized Coefficients		t	Sig.
	B	Std. Error	Beta	Std. Error		
(Constant)	-4.528	8.743			-.518	.614
x1	.261	.161	.407	.251	1.621	.131
x2	66.757	66.068	.254	.251	1.010	.332

WLS 过程没有共线性选项,所以无法单独给出自变量是否存在共线性. 经检验,所得的结论与 Linear 过程分析结果不一致.

【引申】 Linear 过程的选项在上一个例题已经提到,WLS 给出的选项可以将最优权重保存为新变量,在显示 ANOVA 和估计时有两种选择,只给出最优指数时 ANOVA 和估计,还有对于每个指数均给出 ANOVA 和估计.

【SAS 程序】

```
data ex3_2;
input n x1 x2 y@@;
cards;
略
;
proc reg;
model y=x1 x2;
weight n;
run;
```

【例 3-3】 在一项预测 25~34 岁健康女性身体脂肪含量调查中,抽出测量的 20 例女性的肱三头肌皮褶厚度 x_1、大腿围长 x_2、中腿围长 x_3 和身体脂肪 y. 所得调查结果见表 3-14. 根据数据进行统计分析,找出可以预测反映身体脂肪的变量,得出回归模型.

表3-14 20 例健康女性身体脂肪与肱三头肌皮褶厚度等三个变量情况

肱三头肌皮褶厚度 x_1	大腿围长 x_2	中腿围长 x_3	身体脂肪 y
19.5	43.1	29.1	11.9
24.7	49.8	28.2	22.8

续表

肱三头肌皮褶厚度 x_1	大腿围长 x_2	中腿围长 x_3	身体脂肪 y
30.7	51.9	37.0	18.7
29.8	54.3	31.1	20.1
19.1	42.2	30.9	12.9
25.6	53.9	23.7	21.7
31.4	58.5	27.6	27.1
27.9	52.1	30.6	25.4
22.1	49.9	23.2	21.3
25.5	53.5	24.8	19.3
31.1	56.6	30.0	25.4
30.4	56.7	28.3	27.2
18.7	46.5	23.0	11.7
19.7	44.2	28.6	17.8
14.6	42.7	21.3	12.8
29.5	54.4	30.1	23.9
27.7	55.3	25.7	22.6
30.2	58.6	24.4	25.4
22.7	48.2	27.1	14.8
25.2	51.0	27.5	21.1

【分析】 根据医学专业知识可以判断出 x_1、x_2、x_3 均是反映肥胖情况的指标,如果直接进行回归分析因为共线性可能会影响到模型的参数,为此先进行普通最小二乘回归估计,观察共线性的大小,再用岭回归的方法进行比较.

【操作】 本例题选用 SPSS 进行分析,首先对因素进行普通最小二乘回归估计,打开数据库"岭回归.sav".操作步骤如下:

(1) 点击 Analyze → Regression → Linear 命令项,弹出 Linear Regression 对话框;
(2) Dependent 框:y;
(3) Independent(s) 框:x_1、x_2、x_3;
(4) Method 框:Enter;
(5) 点击 Statisics,选择 Collinearity diagnostics,点击 Continue;
(6) 点击 OK.

【结果及解释】 部分结果表 3-15 如下:

表3-15 Coefficients[a]

Model		Unstandardized Coefficients		Standardized Coefficients	t	Sig.	Collinearity Statistics	
		B	Std. Error	Beta			Tolerance	VIF
1	(Constant)	117.085	99.782		1.173	.258		
	肱三头肌皮褶厚度	4.334	3.016	4.264	1.437	.170	.001	708.843
	大腿围长	-2.857	2.582	-2.929	-1.106	.285	.002	564.343
	中腿围长	-2.186	1.595	-1.561	-1.370	.190	.010	104.606

a. Dependent Variable: 身体脂肪

对于以上结果可以看到三个自变量 *TOL* 值近似为 0,*VIF* 远大于 10. 提示三者之间存在严重共线性. 下一步用岭回归进行分析,具体操作如下:

第3章 多重线性回归分析进阶

【操作】 SPSS 没有岭回归分析的直接选项,需要调用宏命令,打开 SPSS 自带的 Ridge Regression. sps 文件.

(1) 点击 File → New → Syntax 命令项,弹出 Syntax Editor 对话框;

(2) 写入宏程序:

INCLUDE 'SPSS 所在路径 Ridge Regression. sps'.

ridgereg enter = x_1 x_2 x_3

/dep = y

/inc = 0.01

(3) 点击 Run → All.

【结果及解释】 显示部分结果如下:

```
R-SQUARE  AND  BETA COEFFICIENTS  FOR  ESTIMATED  VALUES  OF  K
  K         RSQ          X1           X2           X3
 _____     _____       _____       _____       _____
 .00000    .80136       4.263705    -2.92870     -1.56142
 .01000    .78317        .674173     .268411     -.187032
 .02000    .78180        .546334     .377404     -.136872
 .03000    .78120        .500378     .413414     -.118078
 .04000    .78079        .476004     .430237     -.107583
 .05000    .78042        .460460     .439245     -.100508
 .06000    .78006        .449394     .444320     -.095187
 .07000    .77968        .440916     .447148     -.090893
 .08000    .77928        .434070     .448579     -.087262
 .09000    .77885        .428323     .449088     -.084088
 .10000    .77839        .423354     .448960     -.081246
   ...       ...           ...          ...          ...
 .90000    .69414        .289576     .321758     -.009137
 .91000    .69290        .288562     .320549     -.008792
 .92000    .69166        .287556     .319348     -.008454
 .93000    .69042        .286557     .318157     -.008121
 .94000    .68919        .285566     .316975     -.007793
 .95000    .68795        .284582     .315802     -.007471
 .96000    .68672        .283605     .314637     -.007155
 .97000    .68548        .282635     .313482     -.006843
 .98000    .68425        .281672     .312335     -.006537
 .99000    .68301        .280715     .311196     -.006236
1.0000    .68178        .279766     .310066     -.005939
```

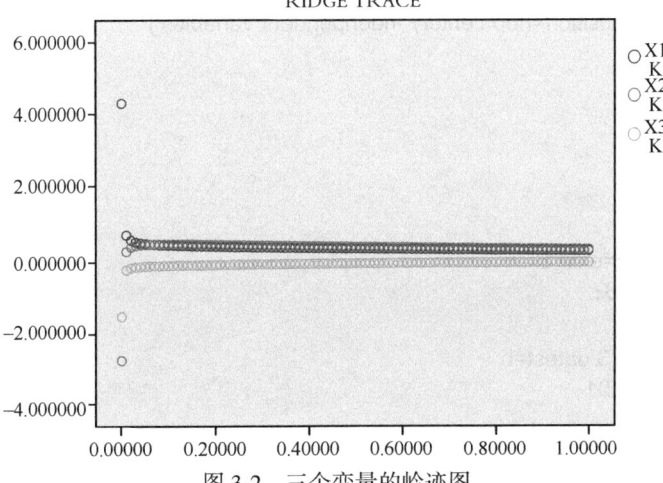

图 3-2 三个变量的岭迹图

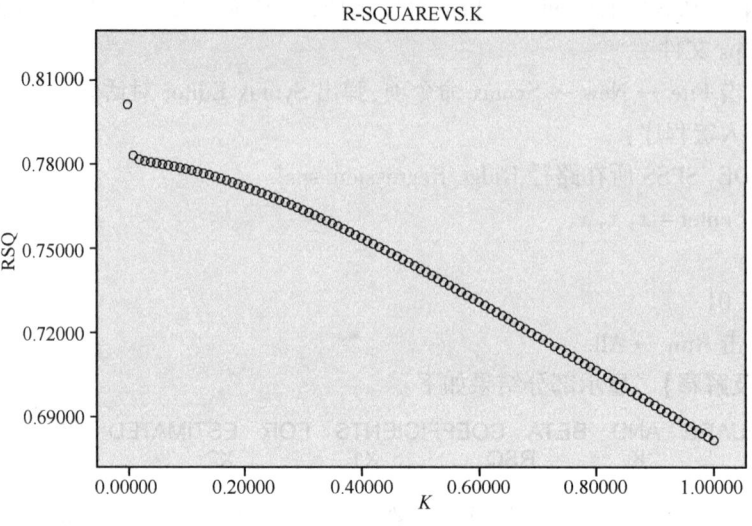

图 3-3 决定系数与 K 值曲线

图 3-2 为各自变量的岭迹图,图 3-3 可以看出当 K 值达到 0.02 时,三条岭迹都开始变得平稳,同时决定系数处在缓慢下降中. 得到模拟的回归方程为:

$$\hat{y}^* = 0.5463 x_1^* + 0.3774 x_2^* - 0.1369 x_3^*$$

$$b_k = \left(\frac{S_y}{S_k}\right) b_k^* \quad (k = 1, \cdots, p - 1) \tag{3-19}$$

$$b_0 = \bar{y} - b_1 \bar{x}_1 - \cdots - b_{p-1} \bar{x}_{p-1} \tag{3-20}$$

由公式(3-19)和(3-20)两个公式把所得的岭回归的估计参数变换成原始变量参数,经计算所得模型为: $\hat{y} = -7.3978 + 0.5553 x_1 + 0.3681 x_2 - 0.1917 x_3$

【SAS 程序】

symbol1 v=x c=blue;
symbol2 v=circle c=black;
symbol3 v=square c=red;
legend1 position=(bottom right inside)
mode=protect
across=3 cborder=black offset(0,0)
label=(color=blue position=(top center) 'indenpendent variables')
cframe=white;
data ex3_3;
input x1-x3 y@@;
cards;
略
;
proc standard data=ex3_3
m=0 s=1 out=ex3_3;
run;
proc reg data=ex3_3 outest=b
ridge=0 to 1.0 by 0.01;

```
model y=x1-x3;
plot/ridgeplot vref=0 lvref=1
nomodel legend=legend1 nostat;

run;
proc print data=ex3_3;
run;
```

【例 3-4】 在一项计划生育调查中,收集到妇女的年龄 x_1、居住地 x_2 取值(1 为城市,2 为农村)、受教育程度 x_3(1~5 分别代表文盲半文盲、小学、初中、高中、大学及以上),生育子女数 y 作为因变量,对其建立回归模型. 抽取部分数据见表 3-16.

表 3-16 16 例妇女计划生育调查情况

生育子女数 y	年龄 x_1	居住地 x_2	受教育程度 x_3	生育子女数 y	年龄 x_1	居住地 x_2	受教育程度 x_3
1	20	1	3	2	36	1	4
1	22	2	4	3	38	2	2
2	24	2	3	2	40	1	3
1	25	1	5	3	42	2	3
1	28	1	5	3	44	2	2
2	30	2	4	3	45	1	2
2	32	1	5	4	48	1	1
2	34	2	5	5	50	2	1

【分析】 线性回归中的自变量为分类变量时,假定的是各分类等级间距相等,在本例题中也就是受教育程度情况按照"文盲半文盲、小学、初中、高中、大学及以上"这种分类进行赋值后,可能是不符合实际的,可以先做线性回归,同时使用 4 个哑变量代表受教育程度之间的差异,通过参数观察是否需要进行变换.

【操作】 本例题选用 SPSS 进行分析,首先拟合线性回归方程,打开数据库"最优尺度回归.sav". 操作步骤如下:

(1) 点击 Analyze → Regression → Linear 命令项,弹出 Linear Regression 对话框;
(2) Dependent 框:y;
(3) Independent(s)框:x_1、x_2、x_3、de2、de3、de4、de5;
(4) Method 框:Enter;
(5) 点击 Statisics,选择 Collinearity diagnostics,点击 Continue;
(6) 点击 OK.

【结果及解释】 部分结果见表 3-17 至表 3-18.

表 3-17 Model Summary

Model	R	R Square	Adjusted R Square	Std. Error of the Estimate
1	.978[a]	.956	.927	.308

a. Predictors: (Constant), 是否大学, 是否高中, 居住地, 是否小学, 年龄, 是否初中

表3-18 Coefficientsª

Model		Unstandardized Coefficients		Standardized Coefficients	t	Sig.	Collinearity Statistics	
		B	Std. Error	Beta			Tolerance	VIF
1	(Constant)	.438	.727		.602	.562		
	年龄	.068	.013	.569	5.183	.001	.404	2.474
	居住地	.486	.162	.220	2.989	.015	.895	1.117
	是否小学	-1.127	.295	-.399	-3.820	.004	.446	2.245
	是否初中	-1.309	.352	-.514	-3.723	.005	.255	3.924
	是否高中	-1.576	.382	-.558	-4.127	.003	.266	3.759
	是否大学	-1.569	.370	-.616	-4.240	.002	.230	4.344

a. Dependent Variable: 生育子女数

从表3-18可以看出生育子女数有无文化的影响很大，而从小学到高中在缓慢下降，高中和大学则基本没有变化．考虑在受教育程度上并不是等距的，因此采用最优尺度回归继续进行分析．操作如下：

（1）点击 Analyze → Regression → Optimal Scaling(CATREG) 命令项，弹出 Categorical Regression 对话框；

（2）Dependent 框：y，点击 Define Scale 选项，选择 Numeric 点击 Continue；

（3）Independent(s)框：x_1 点击 Define Scale 选项，选择 Numeric 点击 Continue，x_2 点击 Define Scale 选项，选择 Nominal 点击 Continue，x_3 点击 Define Scale 选项，选择 Ordinal 点击 Continue；

（4）点击 OK.

【结果及解释】 部分结果：表3-19 至表3-22.

表3-19 Model Summary

	Multiple R	R Square	Adjusted R Square	Apparent Prediction Error
Standardized Data	.978	.956	.934	.044

Dependent Variable: 生育子女数
Predictors: 年龄 居住地 受教育程度

表3-20 ANOVA

	Sum of Squares	df	Mean Square	F	Sig.
Regression	15.299	5	3.060	43.672	.000
Residual	.701	10	.070		
Total	16.000	15			

Dependent Variable: 生育子女数
Predictors: 年龄 居住地 受教育程度

表3-21 Coefficients

	Standardized Coefficients		df	F	Sig.
	Beta	Bootstrap (1000) Estimate of Std. Error			
年龄	.570	.136	1	17.550	.002
居住地	.220	.086	1	6.581	.028
受教育程度	-.446	.135	3	10.970	.002

Dependent Variable: 生育子女数

对比变换以前的决定系数,两者完全相同,校正系数相近.代表最优尺度回归所得到的模拟方程可以正确的评价结果.

表 3-20 可以看出用最优尺度回归方法拟合的方程有统计学意义.

三个变量通过分析都是有统计学意义的.表 3-22 是对模型进一步分析的结果.

表3-22 Correlations and Tolerance

	Correlations				Tolerance	
	Zero-Order	Partial	Part	Importance	After Transformation	Before Transformation
年龄	.896	.890	.408	.535	.513	.523
居住地	.284	.724	.219	.065	.995	.959
受教育程度	-.857	-.837	-.320	.400	.513	.507

Dependent Variable: 生育子女数

相关分析,包括零相关,偏相关以及部分相关.偏相关是控制了其他变量对自变量的影响后的估计,部分相关是只控制其他变量对因变量的影响.

重要性,经过标化和相关系数调整后各变量对因变量的重要程度,总和为 100%.本例中,年龄和受教育程度对生育子女数影响较大,而在控制了年龄和受教育程度两变量后,居住地的影响程度是最小的.

容许度(TOL),同样是反映自变量间线性关系的指标.

【引申】 对于分析的结果都是在经过变量变换后所得的结果,如果想观察变换前后数据如果改变,可以利用 Save 子对话框将变换评分存为新变量,用 Output 子对话框列表输出或者使用 Plots 子对话框绘制变换前后的数值对应图.

【例 3-5】 在一项研究变量 y 与因素 x_1、x_2、x_3 三个变量之间的关系的研究中,通过专业知识判断,变量 y 与 x_2 之间可能存在相互影响.因此找出与 y 无关的两因素 x_4、x_5 两变量用来预测变量 x_2,资料见表 3-23.

表 3-23 100 例对变量 y 的影响因素调查情况

x_1	x_2	x_3	x_4	x_5	y
0	6	0.120	8	8	2
0	6	0.155	14	12	2
0	5	0.120	11	12	1
0	6	0.131	8	7	2
0	6	0.115	9	12	2
…	…	…	…	…	…
0	4	0.145	7	5	3
0	7	0.110	10	12	2
0	4	0.155	5	7	2
0	8	0.125	16	14	2
0	5	0.150	12	12	3

【分析】 在没有通过判断是否符合多重回归的条件时,使用普通最小二乘法也会得出因变量 y 与 x_1、x_2、x_3 之间的关系.见以下操作.

【操作】 本例题选用 SPSS 进行分析,打开数据库"两阶段最小二乘回归.sav"。

(1) 点击 Analyze → Regression → Linear 命令项,弹出 Linear Regression 对话框;

(2) Dependent 框:y;

(3) Independent(s)框:x_1、x_2、x_3;

(4) Method 框:Enter;

(5) 点击 Continue;

【结果及解释】 部分结果表 3-24 至表 3-26 如下:

表3-24 Coefficients^a

Model		Unstandardized Coefficients		Standardized Coefficients	t	Sig.
		B	Std. Error	Beta		
1	(Constant)	-.052	.593		-.087	.931
	x1	-.236	.204	-.109	-1.158	.250
	x2	.073	.042	.164	1.744	.084
	x3	14.510	4.204	.325	3.452	.001

a. Dependent Variable: y

考虑 x_2 和 y 之间存在相互影响,用 x_4、x_5 两变量来预测 x_2 的值,用两阶段最小二乘回归的方法进行统计,在 SPSS 中有两种操作方法。

使用 Linear 过程分析:

(1) 点击 Analyze → Regression → Linear 命令项,弹出 Linear Regression 对话框;

(2) Dependent 框:x_2;

(3) Independent(s)框:x_4、x_5;

(4) Method 框:Enter;

(5) 点击 Save 选项,弹出 Save 选项,选中 Predicted Values Unstandardized,点击 Continue。

(6) 点击 OK;

此时得到了预测变量 PRE_1,代替 x_2 和 x_1、x_3 一起对 y 做回归。得到以下结果:

表3-25 Coefficients^a

Model		Unstandardized Coefficients		Standardized Coefficients	t	Sig.
		B	Std. Error	Beta		
1	(Constant)	3.104	.619		5.016	.000
	x4	.154	.064	.271	2.422	.017
	x5	.145	.065	.249	2.227	.028

a. Dependent Variable: x2

表3-26 Coefficients^a

Model		Unstandardized Coefficients		Standardized Coefficients	t	Sig.
		B	Std. Error	Beta		
1	(Constant)	.476	.830		.574	.568
	x1	-.252	.207	-.117	-1.220	.225
	x3	14.701	4.286	.329	3.430	.001
	Unstandardized Predicted Value	-.015	.092	-.016	-.167	.868

a. Dependent Variable: y

可以看出经过 x_4、x_5 在第一步回归中进行预测,带入第二步回归方程,所得的结论此时是较为真实的结果.

使用 2-Stage Least-Squares 过程分析:

(1) 点击 Analyze → Regression → 2-Stage Least-Squares 命令项,弹出 2-Stage Least-Squares 对话框;

(2) Dependent 框: y;

(3) Explanatory 框: x_1、x_2、x_3;

(4) Instrumental 框: x_1、x_3、x_4、x_5;

(5) 点击 OK;

此时,SPSS 中 Instrumental 框内变量是对在 Explanatory 框中出现而没被选入 Instrumental 框的变量先进行第一阶段的回归分析,产生预测值代替原变量进行第二阶段回归. 所得结论见表 3-27.

表3-27 Coefficients

		Unstandardized Coefficients		Beta	t	Sig.
		B	Std. Error			
Equation 1	(Constant)	.313	.942		.332	.741
	x1	-2.182	2.409	-1.010	-.906	.367
	x2	.052	.064	.117	.809	.420
	x3	14.366	5.877	.322	2.445	.016

可以看出通过 x_4、x_5 的预测,与直接采用最小二乘法进行的回归分析有非常大的区别. 最终影响的因素只有 x_3.

思考练习 Exercises

1. 多重线性回归分析的应用要满足哪些条件?
2. 加权最小二乘回归、最优尺度回归、两阶段最小二乘回归在应用时,分别有哪些注意事项?
3. 如何诊断多重共线性,以及可采取的常用共线性分析方法?
4. 表 3-28 资料来自于某环境污染测量指标,环境污染程度 y 与 x_1、x_2、x_3 四个指标有关.

表 3-28 环境污染测量指标情况

x_1	x_2	x_3	y	x_1	x_2	x_3	y
36	11.4	8.8	921.87	36	10.7	6.7	912.35
35	11	3.5	997.88	52	9.6	22.2	1017.61
44	9.8	0.8	962.35	33	10.9	16.3	1024.89
47	11.1	27.1	982.29	40	10.2	13	970.47
43	9.6	24.4	1071.29	35	11.1	14.7	985.95
53	10.2	38.5	1030.38	37	11.9	13.1	958.84
43	12.1	3.5	934.7	35	11.8	14.8	860.1
45	10.6	5.3	899.53	36	11.4	12.4	936.23
36	10.5	8.1	1001.90	15	12.2	4.7	871.77

续表

x_1	x_2	x_3	y	x_1	x_2	x_3	y
31	10.8	15.8	959.22	46	11.4	21	952.53
30	10.8	13.1	941.18	39	11.4	15.6	968.67
31	11.4	11.5	891.71	35	12	12.6	919.73
31	10.9	5.1	871.34	43	9.5	2.9	844.05
42	10.4	22.7	971.12	11	12.1	7.8	861.83
43	11.5	7.2	887.47	30	9.9	13.1	989.27

(1) 计算单独 y 与 x_1、x_2、x_3 的线性回归.

(2) 计算以 x_1、x_2、x_3 为自变量对 y 的多重线性回归.

(3) 比较多重线性回归是否比简单线性回归有改进.

5. 利用 SAS 程序分析实例 3-2,用多重线性回归方法分析在不加权的情况下 x_1,x_2 与 y 的关系. 对比加权最小二乘回归所得的结论.

6. 对表 3-29 资料因变量 y 自变量 x_1、x_2 进行共线性诊断,并采用合适的方法分析数据.

表 3-29 共性诊断数据

x_1	x_2	y	x_1	x_2	y
70	80	810	115	180	1876
65	100	1009	120	200	2252
90	120	1273	140	220	2201
95	140	1425	155	240	2435
110	160	1633	150	260	2686

7. 对【例 3-4】采用 SPSS 进行最优尺度回归分析,将变量 x_1 的测量尺度由数值型改为有序变量,观察分析的结果有什么变化?

8. 随意改动【例 3-5】中自变量的值,使其方差不齐,用加权的方法分别对两阶段变量进行变换,代替原有变量进行分析.

延伸阅读 Further Readings

延读 3-1 白方会,陈宝田,郭跃. 2011. 原发性头痛舌象、脉象的最优尺度分析[J]. 辽宁中医杂志,38(5):897~898

延读 3-2 邓福忠,赵琼. 2010. 影响学习成绩因素的最优尺度回归分析[J]. 重庆医学,8,39(16):2136~2137

延读 3-3 丁元林,孔丹莉,毛宗福. 2004. 多重线性回归分析中的常用共线性诊断方法[J]. 数理医药学杂志,17(4):299~300

延读 3-4 方积乾. 2003. 卫生统计学(第 5 版)[M]. 北京:人民卫生出版社

延读 3-5 方积乾. 2008. 卫生统计学(第 6 版)[M]. 北京:人民卫生出版社

延读 3-6 高慧璇. 2000. 处理多元线性回归中自变量共线性的几种方法[J]. 数理统计与管理,9,20(5):49~55

延读 3-7 何非. 2007. 工具变量法及其应用[D]. 吉林大学

延读 3-8 何晓群,刘文卿. 2006. 浅谈加权最小二乘法及其残差图[J]. 统计研究,23(4):53~57

延读 3-9 何晓群. 2008. 实用回归分析(高等学校统计学类系列教材)[M]. 北京:高等教育出版社

延读 3-10　何秀丽. 2005. 多元线性模型与岭回归分析[D]. 华中科技大学
延读 3-11　胡良平. 2010. SAS 统计分析教程[M]. 北京:电子工业出版社
延读 3-12　来园莉. 2010. 关于岭估计的若干问题研究[D]. 武汉科技大学
延读 3-13　李子奈. 2000. 计量经济学,[M]. 北京:高等教育出版社
延读 3-14　鲁茂. 2007. 几种处理多重共线性方法的比较研究[J]. 统计与决策,7:8~10
延读 3-15　孙丽丽. 2008. 工具变量回归模型中的变量选择[D]. 东北师范大学
延读 3-16　孙振球,徐勇勇. 2002. 医学统计学(供研究生用)[M]. 北京:人民卫生出版社
延读 3-17　田俊. 1999. 岭回归分析的 SAS 程序设计[J]. 数理统计与管理,18(3):51,53~55
延读 3-18　王爱英,时松和,冯丽云,等. 2008. 工作满意度影响因素的最优尺度回归分析[J]. 中国卫生统计学,25(5):523~525
延读 3-19　王振友,陈莉娥. 2008. 多元线性回归统计预测模型的应用[J]. 统计与决策,5:46~47
延读 3-20　詹小平. 2006. 工具变量回归中的估计问题[D]. 东北师范大学
延读 3-21　张凤莲. 2010. 多元线性回归中多重共线性问题的解决办法探讨[D]. 华南理工大学
延读 3-22　张文彤. 2008. SPSS 统计分析高级教程[M]. 北京:高等教育出版社
延读 3-23　郑志新,马斌,高颖. 2007. 最优尺度分析在缺血性中风病舌象提取中的应用初探[J]. 中华中医药杂志,22(2):99~101
延读 3-24　钟大放. 1996. 以加权最小二乘法建立生物分析标准曲线的若干问题[J]. 药物分析杂志,16(5):343~346

(胡利人　周　旋)

第4章 Logistic 回归分析进阶
Chapter 4 Advanced Logistic Regression

> **目的要求 Purposes and Requirements**
> 掌握：Logistic 回归参数的意义及其与优势比的关系．
> 熟悉：Logistic 回归模型的基本结构；Logistic 回归系数的假设检验和区间估计方法；条件 Logistic 回归与非条件 Logistic 回归的适用条件及其应用；有序多分类 Logistic 回归和无序多分类 Logistic 回归．
> 了解：Logistic 回归参数估计的基本思想．

在生物医学研究中，常遇到结局指标（因变量）为定性变量的情况，如有病与否、治愈与否等二分类和诸如治疗效果（治愈、显效、好转、无效）等多分类变量等．如果研究目的是分析哪些因素对因变量有影响，多重线性回归就无能为力了，因为结果变量（因变量）不服从连续正态分布这一假设条件，此时 Logistic 回归是有力的分析工具．

如果考虑的影响因素只有一个，我们常用的统计方法是优势比、卡方检验等；如果考虑的影响因素有多个，可以用 Mantel-Haensze 分层分析或 Logistic 回归分析．Mantel-Haensze 分层分析是在控制其他因素影响下，重点分析某个因素对因变量的影响，比如按年龄和性别分层后，分析吸烟对肺癌的影响，而 Logistic 回归可以控制其他因素对因变量的影响，分析任意某个自变量对因变量的影响，如在同时控制其他因素的影响下，比较年龄、性别与吸烟对肺癌的影响大小．另外，对于 MH 分析方法，自变量若是连续型变量需要进行分段，如年龄必须分段，这样会渗入主观因素且损失信息，而 Logistic 回归可以将连续型变量直接纳入分析，且对自变量的个数没有限制还可以考虑自变量的交互作用．

根据研究设计和构建似然函数模型（是否用条件概率）的不同，Logistic 回归分为成组资料的非条件模型和配对资料的条件模型两大类．它是研究因变量 Y 为分类变量（可以是二分类、多分类或有序分类）时，Y 与多个自变量 $X_1, X_2, \cdots, X_p$（定量、定性）间回归关系的一种分析技术，该技术广泛地应用于临床流行病学研究中：筛选危险因素、校正混杂因素、预测与判别．当因变量是二分类、多分类或有序分类时，分别称为二分类、无序多分类、有序多分类 Logistic 回归；当研究设计是配对设计时，对应的 Logistic 方法称为条件 Logistic 回归．

4.1 Logistic 回归回顾 Logistic Regression Review

1. 二分类 Logistic 回归模型

如果因变量 Y 是二分类变量，取值为 1 或 0 分别表示某阳性结果的发生或不发生（如发病不发病、死亡与存活、有效与无效等），另外有 p 个自变量（通常是一些可能影响 Y 变化的危险因素或干预措施），记作 $X = (x_1, x_2, \cdots, x_p)^n$，其中每一个自变量可以是定性变量或定量变量．现观察到 n 例数据，用 x_{ik} 表示第 i 例观察对象第 k 个自变量的值，则 Logistic 原始资料格式如表 4-1.

表 4-1 Logistic 回归原始观察资料

例号 i	反应变量 Y	自变量 X			
		x_1	x_2	$\cdots$	x_p
1	y_1	x_{11}	x_{12}	$\cdots$	x_{1p}
2	y_2	x_{21}	x_{22}	$\cdots$	x_{2p}
3	y_3	x_{31}	x_{32}	$\cdots$	x_{3p}
$\vdots$	$\vdots$	$\vdots$	$\vdots$	$\cdots$	$\vdots$
n	y_n	x_{n1}	x_{n2}	$\cdots$	x_{np}

用 $P=P(Y=1|X)$ 表示在一组自变量为 X 时阳性结果的发生概率. 试图建立 $P=P(Y=1|X)$ 与影响因素 $X=(x_1,x_2,\cdots,x_p)^n$ 间的关系.

与线性回归模型不同的是,这时的因变量 P 取值为 $[0,1]$,如果直接将 P 表示成自变量的线性组合,则可能会出现 P 值大于 1 或小于 0 的情况. 且在实际问题中,发生的概率往往与自变量的变化并不是线性关系. 这样对因变量 P 作 logit 变换后,再表示成自变量的线性组合:

$$\text{logit}(P) = \ln\left(\frac{P}{1-P}\right) = \alpha + \beta_1 x_1 + \beta_2 x_2 + \cdots + \beta_p x_p \tag{4-1}$$

或

$$P = \frac{1}{1+\exp[-(\alpha+\beta_1 x_1+\beta_2 x_2+\cdots+\beta_p x_p)]} \tag{4-2}$$

而阳性结果不发生的概率

$$1-P = \frac{\exp[-(\alpha+\beta_1 x_1+\beta_2 x_2+\cdots+\beta_p x_p)]}{1+\exp[-(\alpha+\beta_1 x_1+\beta_2 x_2+\cdots+\beta_p x_p)]} \tag{4-3}$$

模型中的 α 和 $\beta_1,\beta_2,\cdots,\beta_p$ 分别是需要估计的常数项和各变量的回归系数,由样本得到的估计值用 a 和 $b_1,b_2,\cdots,b_p$ 表示.

若记 $Z = \alpha + \sum_{k=1}^{p}\beta_k x_k$,$Z$ 与 P 之间关系的 Logistic 曲线的图形如图 4-1. 从图可以看出,当 Z 值趋于 $+\infty$ 时,P 值渐近于 1;当 Z 值趋于 $-\infty$ 时,P 值渐近于 0;P 值的变化在 $[0,1]$ 范围之内,并且随着 Z 的

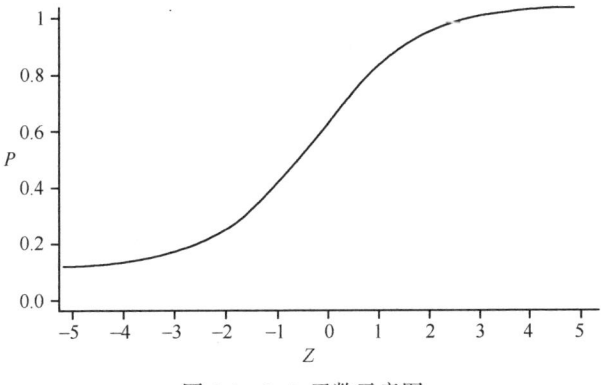

图 4-1 logit 函数示意图

增加或减少以 $(0,0.5)$ 为中心呈对称 S 形变化. Logistic 模型的这些特点常能够较好地配合生物反应资料.

2. 参数估计与系数的解释

Logistic 回归的参数估计常用方法是极大似然估计(maximum likihood,ML),可以通过统计软件比如 SAS,SPSS 来完成.

在流行病学研究中,如果把 Logistic 模型中的 P 看作是在某一暴露状态下发病的概率,

则回归系数 β_k 与衡量危险因素作用大小的优势比(odds ratio, OR, 总体参数用 ψ 表示)的关系是：

$$\ln\psi_k = \ln\left[\frac{P/(1-P)}{P^*/(1-P^*)}\right] \quad (4\text{-}4)$$

$$= \text{logit}(P) - \text{logit}(P^*)$$

$$= (\alpha + \beta_k x_k + \sum_{l\neq k}\beta_l x_l) - (\alpha + \beta_k x_k^* + \sum_{l\neq k}\beta_l x_l)$$

$$= \beta_k(x_k - x_k^*)$$

也即，回归系数 β_k 表示其他因素保持不变时，因素 x_k 改变一个单位时 logit(P) 的改变量，它恰好等于优势比的对数.

如果暴露因素 x_k 是二分类变量，取暴露组水平 $x_k=1$，对照组水平 $x_k^*=0$，则根据 Logistic 模型，暴露组与对照组发病的比数比为 $\psi_k = \exp(\beta_k)$.

当 $\beta_k=0$ 时，$\psi_k=1$，说明 x_k 对疾病发生不起作用；

当 $\beta_k>0$ 时，$\psi_k>1$，说明 x_k 是一个危险因子；

当 $\beta_k<0$ 时，$\psi_k<1$，说明 x_k 是一个保护因子.

如果暴露因素 x_k 是有序变量，一般以最小等级或最大等级为参照组，并按等级顺序依次取值为 0, 1, 2, …. 则 $\psi_k=\exp(\beta_k)$ 表示 x_k 增加一个等级时的优势比(控制其他因素不变的情况下)，$\psi_k=\exp(k\beta_k)$ 表示 x 增加 k 个等级时的优势比(控制其他因素不变的情况下).

如果暴露因素为 x_k 是连续型变量时，$\psi_k=\exp(\beta_k)$ 表示 x_k 增加 1 个单位时的优势比(控制其他因素下). 比如控制其他因素保持不变，年龄增长 1 岁得冠心病的风险是原来的 $\psi_k=\exp(\beta_k)$ 倍.

如果暴露因素是无序多分类变量，在进行 Logistic 回归前，常将其转化为哑变量. 如果该变量有 k 个分类，则以某个分类为参照组，将其转化为 $k-1$ 个哑变量，其中每个哑变量是二分类变量. 比如血型，有 A、B、AB、O 型 4 个分类，以 A 型血为参照组，将其转换为 D_1, D_2, D_3 三个二分类变量.

$D_1=0$，$D_2=0$，$D_3=0$　表示 A 型血

$D_1=1$，$D_2=0$，$D_3=0$　表示 B 型血

$D_1=0$，$D_2=1$，$D_3=0$　表示 AB 型血

$D_1=0$，$D_2=0$，$D_3=1$　表示 O 型血

由于，每个哑变量都有对应的回归系数 β_k，其意义为与参照组比较，暴露因素得病的优势比. 比如若 D_1 的回归系数为 β_1，D_2 的回归系数为 β_2，D_3 的回归系数为 β_3，则 $\exp(\beta_1)$ 的意义为 B 型血与 A 型血相比得病的优势比；$\exp(\beta_2)$ 的意义为 AB 型血与 A 型血相比得病的优势比；$\exp(\beta_3)$ 的意义为 O 型血与 A 型血相比得病的优势比.

3. 参数的假设检验与区间估计

求得回归方程后，还需要对回归系数进行假设检验，以说明所研究的处理因素或暴露因素是否有作用.

常用的检验方法有以下几种.

(1) Wald 检验：Wald 检验实际上将各参数的估计值 b_k 与 0 比较，且用它们的标准误 $SE(b_k)$ 作为参照，为检验 $\beta_k=0$ 是否成立，计算下面的统计量

$$Z = \frac{b_k}{SE(b_k)} \quad (4\text{-}5)$$

对于大样本资料,在零假设下 Z 渐近服从标准正态分布. Z 的平方将为自由度 $\nu=1$ 的 χ^2 统计量

$$\chi^2 = \left[\frac{b_k}{SE(b_k)}\right]^2 \quad (4\text{-}6)$$

参数的可信区间是基于 Wald 统计量导出的:

β_k 的 95% 可信区间为:

$$b_k - 1.96 \times SE(b_k) \sim b_k + 1.96 \times SE(b_k) \quad (4\text{-}7)$$

而优势比 ORψ_k 的 95% 的可信区间:

$$e^{b_k - 1.96 SE(b_k)} \sim e^{b_k + 1.96 SE(b_k)} \quad (4\text{-}8)$$

(2) 似然比检验(likelihood ratio test):似然比检验是通过比较两个相嵌套模型的对数似然函数统计量 G(又称为 deviance)来进行的,具体做法是先拟合一个不包含准备检验因素在内的 Logistic 模型,求出它的对数似函数值 $\ln L_0$,然后把需要检验的自变量加入模型中去再进行拟合,得到一个新的对数似然函数值 $\ln L_1$,假设前后两个模型分别包含 k 个自变量和 p 个自变量($p \geq k$),似然比统计量 G 的计算公式为

$$G = G_0 - G_1 = (-2\ln L_0) - (-2\ln L_1) = -2(\ln L_0 - \ln L_1) = 2(\ln L_1 - \ln L_0) \quad (4\text{-}9)$$

当样本含量较大时,在零假设下得到的 G 统计量近似服从自由度为 $p-k$ 的 χ^2 分布.

在上述二种方法中,似然比检验的结果相对比较可靠. Wald 检验在计算和使用上更容易一些,但是结果略偏于保守. 实际中应注意使用的软件采用的是何种统计量,采用不同的方法其结果可能会有所不同,但通常样本较大的情况下使用两种方法得到的结果通常是一致的.

4.2 Logistic 回归诊断 Logistic Regression Diagnosis

在多重线性回归中,回归诊断是很重要的一步. 因为要对数据是否满足多重线性回归的假设进行验证,而假设大都是针对误差项的,所以需要用其估计残差,来探查是否满足假设. 同样,Logistic 回归也需要回归诊断,这对于 Logistic 回归模型建立是否合理很关键.

由于 Logistic 模型的建立基于极大似然估计,而不是最小二乘估计,所以很多统计量是与似然函数有关.

1. 偏差(deviance)与似然比统计量

似然比统计量由各个模型的最大似然函数得出,而偏差统计量定义为似然比的函数.

(1) 不同模型的最大似然函数:给定一组自变量的条件下,因变量 Y 的似然函数是所包含自变量的函数,对应可以得到一个最大似然函数值. 在模型的拟合优度上用到下面三种似然函数:

1) 最佳模型下的最大似然:理论上,最佳模型包含的自变量个数与观察例数相等. 最佳模型的最大似然函数为 1.

$$L_{最佳} = 最佳模型下的最大似然函数 = 1$$

2) 只包含截距的模型(零模型)的最大似然:零模型即模型中只包含截距项,这时候每个观察对象的估计概率都等于样本中的基线频率. 与最佳模型相反,它是所有模型中最差

的拟合.

$L_{零}$=零模型下的最大似然函数,是所有模型中最小的最大似然

3) 包含 k 个自变量和截距的似然函数.

L_k=包含 k 个自变量和截距的模型下的最大似然函数

(2) 似然比统计量:似然比统计量是两个最大似然的比值,通常是一个模型与另外一个更复杂模型(包含更多自变量)相比.

似然比统计量=一个模型的最大似然/一个更复杂模型的最大似然

(3) 偏差统计量:偏差统计量用来衡量相对于一个更复杂模型,一个模型的缺失拟合量. 它定义为似然比统计量的对数值的 -2 倍,经常用指标 $-2LL$ 表示.

偏差统计量 $= -2LL = -2\ln$(似然比)$= -2\ln$(一个模型的最大似然/一个更复杂模型的最大似然)$= -2[\ln$(一个模型的最大似然)$-\ln$(一个更复杂模型的最大似然)$]$

偏差统计量越大,说明拟合越差,下面的几个偏差统计量,类似于线性回归方程中的 SS_Y 和 $SS_{残差}$.

零偏差统计量 D_{null} 衡量了零模型相对于最佳模型的拟合差异.

$$D_{null} = -2[\ln(L_{null}) - \ln(L_{perfect})] \quad (4\text{-}10)$$

零偏差统计量类似于线性回归方程中的 SS_Y,即因变量的变异,它衡量了最差模型与最佳之间的差异,即自变量能够解释的所有差异.

包含 k 个自变量的模型其对应的偏差统计量记为 D_k,它衡量了这个模型相对于最佳模型的拟合差异.

$$D_k = -2[\ln(L_k) - \ln(L_{perfect})] \quad (4\text{-}11)$$

D_k 类似于常规最小二乘中的 $SS_{残差}$,表示了用 k 个自变量的模型拟合数据后,相对于最佳模型,尚缺失的拟合量. 这个值越小,说明拟合越好.

2. Logistic 回归中的拟合优度及其假设检验

(1) Logistic 回归中的拟合优度:在线性回归方程中,常用 R^2 来表示模型的拟合优度. 但是在 Logistic 回归中却没有一个公认的指标来衡量拟合优度,下面介绍的几个指标都有局限性.

1) R_L^2:类似于线性回归方程中 R^2,基于似然函数给出 Logistic 回归方程的拟合优度 R_L^2,又称为伪 R^2.

$$R_L^2 = \frac{D_{null} - D_k}{D_{null}} = \frac{\ln L_k - \ln L_{null}}{\ln L_k - \ln L_{perfect}} \quad (4\text{-}12)$$

R_L^2 的范围是 0 到 1. 此值通常会小于线性回归方程的 R^2,R_L^2 在 0.2 到 0.4 之间就说明拟合较好. Estrella(1998) 的数值模拟发现,在只有一个自变量的模型中,R_L^2 不会随着自变量与因变量的优势比的变化而单调变化.

2) Cox and Snell 指标 R_{CS}^2:R_{CS}^2 仍然来自似然函数,在此基础上,将样本量考虑在内.

$R_{CS}^2 = 1 - (L_{null}/L_k)^{2/n}$,其中 L_k 是包含 k 个自变量的模型对应的最大似然,L_{null} 表示零模型对应的最大似然.

R_{CS}^2 指标不能达到最大值 1,只能在样本中基线概率为 0.5 时,达到最大值 0.75.

3) Nagelkerke 指标 R_N^2:Nagelkerke 为了使得 R_{CS}^2 能达到最大值 1,将其作了调整,

$$R_N^2 = \frac{R_{CS}^2}{R_{MAX}^2}, \text{其中} \quad R_{MAX}^2 = 1 - (L_{null})^{2/n} \tag{4-13}$$

类似于线性回归方程中 R^2,这三个指标都衡量了因变量与自变量关联的强度. 其中 Cox and Snell 指标和 Nagelkerke 指标在 SPSS 中可以得出.

(2) Logistic 回归模型的假设检验:在线性回归方程中,用 F 检验来对整个模型是否具有统计学意义进行假设检验,而在 Logistic 回归中则用似然比 χ^2、Wald 检验和 Score 检验.

$$G = D_{null} - D_k = 2(\ln L_k) - 2(\ln L_{null}) \tag{4-14}$$

它服从自由度为 k 的 χ^2 分布.

除了基于似然函数的拟合优度检验外,另外一个常用的方法是 Hosmer and Lemeshow (2000)提出的 Pearson χ^2 检验. 它的原理是度量 S 型的 Logistic 函数曲线与观察数据是否一致.

3. Logistic 回归模型中的回归诊断

在线性回归模型中,回归诊断是基于误差是正态分布这样的假设,包含的内容有杠杆值、离群值和强影响点等内容. 在 Logistic 回归中也有对应的内容,但是 Logistic 回归的复杂性导致很多诊断结果较难解释.

(1) Logistic 回归中的杠杆值:线性回归的杠杆值是自变量的离群值,与因变量的无关,它不会对自变量的回归系数造成影响,但是会使得回归系数的标准误过小或确定系数 R^2 过大. 在 Logistic 回归中,Pregibon(1981)提出了 Logistic 回归中的杠杆值 h_{ii},此杠杆值不但与自变量有关,还与因变量有关. h_{ii} 越大说明与自变量的重心越远. 但是这仅仅适用于估计概率 $\hat{p}_i$ 在 0.1 到 0.9 的情形. 对于更极端的情形,估计概率 $\hat{p}_i$ 小于 0.1 或大于 0.9,可能会出现离自变量的重心越远 h_{ii} 反而变小的情况. 所以在使用杠杆值 h_{ii} 时,要先查看估计概率是否在 0.1 到 0.9 之间,根据实际情况分析判断.

(2) Logistic 回归中的残差:在回归诊断中,残差起很重要的作用. 在线性回归中残差理论上服从正态分布,等方差,且与估计值 $\hat{y}_i$ 是独立的,所以不同观测的残差可以直接比较. 但是在 Logistic 回归中,残差以及残差的方差并不独立于估计概率 $\hat{p}_i$,残差不服从于正态分布且异方差. 这就给残差分析带来困难.

1) 偏差残差:在线性回归中,每个观测对应的残差平方 $(y_i - \hat{y}_i)^2$ 组成了 $SS_{残差}$. 在 Logistic 回归中,类似于 $SS_{残差}$ 的统计量是偏差统计量 D. 设每个观测的贡献为 d_i,即

$$D = \sum_{i=1}^{n} d_i \tag{4-15}$$

所以,定义偏差残差:

$$r_D = sign(y_i - \hat{p}_i)\sqrt{d_i} \tag{4-16}$$

$sign(y_i - \hat{p}_i)$ 为符号函数,即当观测 y_i 大于估计概率 $\hat{p}_i$ 时,$sign(y_i - \hat{p}_i)$ 为正,即当观测 y_i 小于估计概率 $\hat{p}_i$ 时,$sign(y_i - \hat{p}_i)$ 为负,如果当观测 y_i 等于估计概率 $\hat{p}_i$ 时,$sign(y_i - \hat{p}_i)$ 为 0.

2) Pearson 残差.

$$r_i = \frac{y_i - \hat{p}_i}{\sqrt{\hat{p}_i(1 - \hat{p}_i)}} \tag{4-17}$$

该残差是以估计值的标准差作为衡量残差的尺度,考察绝对残差占有多少倍的标准差. 很多文献中都倾向用偏差残差,原因是偏差残差更接近正态分布,但 Pearson 残差在估计概率接近于 0 或 1 时不稳定.

3) 标准化残差:在线性回归中,学生化的残差其标准差为 1,对探测离群点很有用. 在 Logistic 回归中,偏差残差和 Pearson 残差除以 $\sqrt{1-h_{ii}}$,就得到标准化的偏差残差或 Pearson 残差. 其中标准化的偏差残差渐近正态分布.

(3) Logistic 回归中的强影响点:强影响点的诊断,是指度量一个观测值影响回归系数的程度. 在 Logistic 回归中,也有类似于 Cook's 距离的指标,来衡量每个观测值对模型拟合优度的影响;类似于 DFBETA 的指标,来衡量每个观测值对回归系数的影响;类似于 DFBETAs 的指标,来探测是否有某个观测值对某个回归系数有影响.

(4) Logistic 回归诊断的图方法:Logistic 回归有对应的残差图,残差的正态概率图(QQ 图)等,但是由于残差并非服从正态分布,一个正确的 Logistic 模型可能在图上显示是有问题的,比如一个拟合良好的模型其 QQ 图可能偏离一条直线.

(5) 共线性以及交互项、曲线:类似于线性回归,Logistic 回归也会存在共线性问题. 自变量纳入方程,也要注意是否与因变量呈曲线关系,以及是否需要考虑自变量的交互作用.

由回归诊断来下结论一定要谨慎. 另外,要注意数据的稀疏性(sparseness of data). Logistic 回归的因变量和自变量的各个取值组合起来,出现众多格子. 数据的稀疏性是指某些格子的频数为 0 或者过少. 数据的稀疏性会使得标准误过大,估计不收敛,检验效能降低,使得假设检验结果有偏.

4.3 无序多分类 Logistic 回归 Multinomial Logistic Regression

1. 无序多分类 Logistic 回归模型

当因变量是多分类变量时,比如考察糖尿病的影响因素,因变量有三个分类{1 型糖尿病,2 型糖尿病,没有糖尿病},可以采用无序多分类 Logistic 回归.

设因变量为 Y,由三类结果,分别为 A,B,C. 有 p 个自变量 $\boldsymbol{X}=(x_1,x_2,\cdots,x_p)$. 以 $y=1$ 表示 A 类,$y=2$ 表示 B 类,$y=0$ 示 C 类,其中 C 类为参照组. 则三类结果的 Logistic 回归模型可表示为:

$$\begin{cases} \operatorname{logit} \boldsymbol{P}_{1/0} = \ln\left[\dfrac{P(y=1 \mid x)}{P(y=0 \mid x)}\right] = \alpha_1 + \beta_{11}x_1 + \beta_{12}x_2 + \cdots + \beta_{1p}x_p = g_1(\boldsymbol{x}) \\ \operatorname{logit} \boldsymbol{P}_{2/0} = \ln\left[\dfrac{P(y=2 \mid x)}{P(y=0 \mid x)}\right] = \alpha_2 + \beta_{21}x_1 + \beta_{22}x_2 + \cdots + \beta_{2p}x_p = g_2(\boldsymbol{x}) \end{cases} \quad (4\text{-}18)$$

这是由两个二分类 Logistic 方程组成的方程组,其中第一个 Logistic 方程的回归系数表示了 A 类与 C 类相比,自变量每改变 1 个单位,优势比的对数值. 而第二个方程的回归系数表示了 B 类与 C 类相比,自变量每改变 1 个单位,优势比的对数值. 而 A 类和 B 类相比回归系数的估计,可以通过这两个方程得到:

$$\begin{aligned} \operatorname{logit} P_{1/2} &= \ln\left[\dfrac{P(y=1 \mid x)}{P(y=2 \mid x)}\right] = \ln\left[\dfrac{P(y=1 \mid x)}{P(y=0 \mid x)}\dfrac{P(y=0 \mid x)}{P(y=2 \mid x)}\right] \\ &= \ln\left[\dfrac{P(y=1 \mid x)}{P(y=0 \mid x)}\right] - \ln\left[\dfrac{P(y=2 \mid x)}{P(y=0 \mid x)}\right] \end{aligned} \quad (4\text{-}19)$$

$$= (\alpha_1 - \alpha_2) + (\beta_{11} - \beta_{21})x_1 + (\beta_{12} - \beta_{22})x_2 + \cdots + (\beta_{1p} - \beta_{2p})x_p$$
$$= g_1(x) - g_2(x)$$

并且,可以得到三类结果的概率.

$$\begin{cases} P_0 = P[y=0 \mid x] = \dfrac{1}{1+e^{g_1(x)}+e^{g_2(x)}} \\ P_1 = P[y=1 \mid x] = \dfrac{e^{g_1(x)}}{1+e^{g_1(x)}+e^{g_2(x)}} \\ P_2 = P[y=2 \mid x] = \dfrac{e^{g_2(x)}}{1+e^{g_1(x)}+e^{g_2(x)}} \end{cases} \tag{4-20}$$

更一般地,对 K 类结果,只要建立 $K-1$ 个 Logistic 函数,其他的均可以由这 $K-1$ 个方程得到,其 Logistic 回归模型可表示为:

$$\text{logit } P_k = \ln\left[\dfrac{P(y=k \mid x)}{P(y=0 \mid x)}\right] = \alpha_k + \beta_{k1}x_1 + \beta_{k2}x_2 + \cdots + \beta_{kp}x_p = g_k(x) \tag{4-21}$$
$$k = 1, 2, \cdots, K-1$$

2. 模型拟合与检验

类似于二分类 Logistic 回归,用极大似然法来估计回归系数. 常用的假设检验方法是似然比检验和 Wald 检验. 需要注意的是,多类结果的 Logistic 回归并不等同于 $K-1$ 个二分类的 Logistic 回归. 因为在多分类 Logistic 回归中,$K-1$ 个二分类的 Logistic 回归方程是一个整体,含有 $(K-1)p$ 个回归系数. 模型估计和检验都是将其作为一个整体来进行的. 对整个模型的拟合优度检验常为似然比检验,自由度为 $(K-1)p$. 拟合优度的指标为 R_L^2,Cox and Snell 指标 R_{CS}^2 或 Nagelkerke 指标 R_N^2. 每个自变量对应的回归系数的假设检验,对 $K-1$ 方程同时进行似然比检验,自由度为 $K-1$. 要衡量每个自变量对应的回归系数在不同方程中的影响,通常用 Wald 检验,并给出置信区间.

4.4 有序多分类 Logistic 回归 Ordinal Logistic Regression

在实际中,常遇到因变量是有序分类的情况,比如疗效"无效、好转、治愈",疾病严重程度的"无、轻、中、重"等,要考察自变量对因变量的影响,需要用有序多分类的 Logistic 回归.

1. 有序多分类 Logistic 回归模型

设因变量为 y,有 K 个等级,分别用 $1, \cdots, K$ 表示,有 p 个自变量 $X = (x_1, x_2, \cdots, x_p)$. 以 $\{y=1\}$ 作为对照,有三种方法来描述:

(1) 基线 Logistic 模型:

$$\ln\left[\dfrac{P(y=k \mid x)}{P(y=1 \mid x)}\right] = \alpha_k + \beta_{1k}x_1 + \beta_{2k}x_2 + \cdots + \beta_{pk}x_p = b_k(x) \tag{4-22}$$
$$k = 2, \cdots, K$$

在这个模型中,每个级别 k 都与基线第一类比较,所以回归系数表示了第 k 类与第 1 类相比,自变量每改变一个单位,对应优势比的对数值.

(2) 相邻优势 Logistic 模型:

$$\ln\left[\dfrac{P(y=k \mid x)}{P(y=k-1 \mid x)}\right] = \alpha_k + \beta_{1k}x_1 + \beta_{2k}x_2 + \cdots + \beta_{pk}x_p = a_k(x) \tag{4-23}$$

$$k = 2, \cdots, K$$

在这个模型中,回归系数的意义为:第 k 类与第 $k-1$ 类相比,自变量每改变一个单位,对应优势比的对数值。如果假设自变量对因变量的影响与因变量的类别无关,即满足比例优势假设,则相邻优势 Logistic 模型可以写为:

$$\ln\left[\frac{P(y=k\mid x)}{P(y=k-1\mid x)}\right] = \alpha_k + \beta_1 x_1 + \beta_2 x_2 + \cdots + \beta_p x_p = a_k(x) \quad (4\text{-}24)$$

$$k = 2, \cdots, K$$

回归系数的意义为:表示自变量 x_i 每改变一个单位,y 值提高一个等级之优势比的对数值。

(3) 累积优势 Logistic 模型:

$$\ln\left[\frac{P(y \geq k\mid x)}{P(y < k\mid x)}\right] = \alpha_k + \beta_{1k} x_1 + \beta_{2k} x_2 + \cdots + \beta_{pk} x_p = c_k(x) \quad (4\text{-}25)$$

$$k = 2, \cdots, K$$

在这个模型中,回归系数的意义为:自变量每改变一个单位,y 值从小于 k 类提高到 k 类及以上之优势比的对数值。如果假设自变量对因变量的影响与因变量的类别无关,即满足比例优势假设,则累积优势 Logistic 模型可以写为:

$$\ln\left[\frac{P(y \geq k\mid x)}{P(y < k\mid x)}\right] = \alpha_k + \beta_1 x_1 + \beta_2 x_2 + \cdots + \beta_p x_p = c_k(x) \quad (4\text{-}26)$$

$$k = 2, \cdots, K$$

回归系数的意义为:表示自变量 x_i 每改变一个单位,y 值提高一个等级及以上之优势比的对数值。

不同模型得到的回归系数不同,采用哪种模型要根据具体的问题,一般选择适于解释的模型。其中累积优势 Logistic 回归应用最广泛,且多数通用软件能直接得到该模型的参数估计值,所以本节重点介绍这个模型。

2. 模型参数估计与假设检验

累积优势 Logistic 回归模型的参数估计也是用极大似然法,通过 Newton-Raphson 迭代法求出。模型的拟合优度检验可用似然比检验或 Pearson χ^2 检验。参数的假设检验可以用似然比检验、得分检验或 Wald 检验。

在累积优势 Logistic 回归模型中,为了回归系数的意义利于解释,需要满足比例优势假设,即回归系数与因变量的类别无关。关于比例优势假设是否成立的检验为比例优势检验。它是通过比较两个模型的拟合程度,一个模型是限定同一自变量的回归系数相等,另外一个模型则没有限定。该检验的原假设是比例优势假设成立,所以如果 P 值较大,不拒绝原假设,则认为比例优势假设成立。如果比例优势假设不成立,则不能限定同一自变量的回归系数相等,也就是说,不同类别的回归方程不同。

另外,有序 Logistic 的回归诊断与二分类类似,除了残差分析和强影响点分析外,还有是否存在多重共线性、是否存在交互项、是否存在曲线关系等。

4.5 条件 Logistic 回归　Conditional Logistic Regression

为了正确分析危险因素与疾病之间的关系,需要控制混杂因素的作用。对混杂因素的控制可以有两种方案:一是在分析资料的阶段控制,即采用分层分析的方法;二是在设计阶段对可能构成混杂的因素加以控制,如把病例和对照按照年龄、性别配对,即配对研究方法.从原理上讲各配比组的病例数和对照人数可以是任意的,但最常用的是每组中有一个病例和若干个对照(通常是 1~4 个),即 $1:M$ 配比研究.从统计学角度我们可以把配对研究看作是一个分层的病例-对照研究(每一匹配组为一个层),作 Logistic 回归分析,需要把相应的分层变量引入回归方程,如果有 m 个层,则对应 $m-1$ 个哑变量.之所以称为条件 Logistic 回归,是因为要计算的概率,已知配比组中有 1 个($1:M$ 配比)或 N 个($N:M$ 配比)病例的条件下,某个人得病的概率.

1. 条件 Logistic 回归模型

设 Y 为二项分类反应变量,取值为 1 或 0 分别表示病例和对照,另外有 p 个自变量记为 $X = (x_1, x_2, \cdots, x_p)'$,表示相应的危险因素(定性、定量均可),若有 n 个匹配组,每一组的第一个观察对象为病例,另有与它条件相一致的 M_i 个对照,同时用 x_{itk} 表示第 i 组第 t 个观察对象的第 k 个危险因素的观察值,则 $1:M$ 配比资料格式如表 4-2.

表 4-2　$1:M$ 条件 Logistic 回归数据的一般格式

配比组号	组内编号*	反应变量	危险因素			
i	t	Y	x_1	x_2	$\cdots$	x_p
1	0	1	x_{101}	x_{102}	$\cdots$	x_{10p}
	1	0	x_{111}	x_{112}	$\cdots$	x_{11}
	2	0	x_{121}	x_{122}	$\cdots$	x_{12p}
	$\vdots$	$\vdots$	$\vdots$	$\vdots$		
	M_1	0	x_{1M_11}	x_{1M_12}	$\cdots$	x_{1M_1p}
2	0	1	x_{201}	x_{202}	$\cdots$	x_{20}
	1	0	x_{211}	x_{212}	$\cdots$	x_{21}
	2	0	x_{221}	x_{222}	$\cdots$	x_{22p}
	$\vdots$	$\vdots$	$\vdots$	$\vdots$		
	M_2	0	x_{2M_21}	x_{2M_22}	$\cdots$	x_{2M_2p}
$\vdots$	$\vdots$	$\vdots$	$\vdots$	$\vdots$		
n	0	1	x_{n01}	x_{n20}	$\cdots$	x_{n0}
	1	0	x_{n11}	x_{n12}	$\cdots$	x_{n1p}
	2	0	x_{n21}	x_{n22}	$\cdots$	x_{n2p}
	$\vdots$	$\vdots$	$\vdots$	$\vdots$		
	M_n	0	x_{nM_n1}	x_{nM_n2}	$\cdots$	x_{nM_np}

* $t=0$ 为病例,其他为对照

用 $P_i = P_i(Y=1 \mid X)$ 表示第 i 配比组在危险因素为 X 时发病的概率,条件 Logistic 模型可表示为

$$P_i = \frac{1}{1 + \exp[-(\alpha_i + \beta_1 x_1 + \beta_2 x_2 + \ldots + \beta_p x_p)]} \quad i=1,2,\cdots,n \quad (4-27)$$

或用 $\mathrm{logit}(P_i) = \ln[P_i/(1-P_i)]$ 的线性形式给出,即:

$$\mathrm{logit}(P_i) = \alpha_i + \beta_1 x_1 + \beta_2 x_2 + \cdots + \beta_p x_p \quad i=1,2,\cdots,n \quad (4-28)$$

n 为匹配组个数. α_i 表示各配比组间的效应,$\beta_1, \beta_2, \cdots, \beta_p$ 为待估计的参数.与非条件

Logistic 回归模型不同之处在常数项上,每个匹配组的方程中除 α_i 不同外,参数 $\beta_1, \beta_2, \cdots, \beta_p$ 时各配对组共有的.

2. 模型参数估计与假设检验

为了构造合适的条件似然函数,用 $\boldsymbol{X}_{it} = (x_{it1}, x_{it2}, \cdots, x_{itp})$ 表示第 i 组内第 t 个观察对象的危险因素向量观察值,考虑第 i 配比组中的 $M_i + 1$ 个观察对象有 1 名病例的条件下,恰好第一个观察对象是属于病例组的条件概率为:

$$L_i = \frac{P(\boldsymbol{X}_{i0} \mid Y=1) \prod_{t=1}^{M_i} P(\boldsymbol{X}_{it} \mid Y=0)}{\sum_{t=0}^{M_i} \left[P(\boldsymbol{X}_{it} \mid Y=1) \prod_{t'=0 \atop t' \neq t}^{M_i} P(\boldsymbol{X}_{it'} \mid Y=0) \right]} \tag{4-29}$$

它等于观察到的第一个危险因素向量属于病例而其他危险因素向量属于对照的概率与各种可能组合情况下的概率之和的比值. 利用条件概率公式上式可写成:

$$L_i = \frac{P(Y=1 \mid \boldsymbol{X}_{i0}) \prod_{t=1}^{M_i} P(Y=0 \mid \boldsymbol{X}_{it})}{\sum_{t=0}^{M_i} \left[P(Y=1 \mid \boldsymbol{X}_{it}) \prod_{t'=0 \atop t' \neq t}^{M_i} P(Y=0 \mid \boldsymbol{X}_{it'}) \right]} \tag{4-30}$$

再利用式(4-27)

$$P(Y=1 \mid \boldsymbol{X}_{it}) = P_i(Y=1 \mid \boldsymbol{X}_{it})$$
$$= \frac{1}{1 + \exp\left[-\left(\alpha_i + \sum_{k=1}^{p} \beta_k x_{itk}\right)\right]} \tag{4-31}$$

将上式代入式(4-30)并加以化简得到:

$$L_i = \frac{1}{1 + \sum_{t=1}^{M_i} \exp\left[\sum_{k=1}^{p} \beta_k (x_{itk} - x_{i0k})\right]} \tag{4-32}$$

综合 n 个配比组的条件似然函数为:

$$L = \prod_{i=1}^{n} \frac{1}{1 + \sum_{t=1}^{M_i} \exp\left[\sum_{k=1}^{p} \beta_k (x_{itk} - x_{i0k})\right]} \tag{4-33}$$

可以看出,条件 Logistic 回归分析只估计了表示危险因素作用的 β_k 值,表示配比组效应的常数项 α_i 则被自动地消去了.

更一般地,对 $N:M$ 配比研究资料,假定各匹配组内编号为 $1, 2, \cdots, N_i, N_i+1, N_i+2, \cdots, N_i + M_i$. 考虑第 i 配比组中的 $N_i + M_i$ 个观察对象有 N_i 名病例的条件下,恰好前 N_i 个观察对象是属于病例组的条件概率为:

$$L_i = \frac{\prod_{t=1}^{N_i} P(\boldsymbol{X}_{it} \mid Y=1) \prod_{t=N_i+1}^{N_i+M_i} P(\boldsymbol{X}_{it} \mid Y=0)}{\sum_{j} \left[\prod_{t_j=1}^{N_i} P(\boldsymbol{X}_{it_j}^{(j)} \mid Y=1) \prod_{t_j=N_i+1}^{N_i+M_i} P(\boldsymbol{X}_{it_j}^{(j)} \mid Y=0) \right]} \tag{4-34}$$

分子为当前样本出现的概率,分母为各种可能组合情况下的概率之和,共有 $C_{N_i+M_i}^{N_i}$ 项. t 表示实际观察数据组内的编号；t_j 表示第 j 种可能组合的组内的新编号，$\boldsymbol{X}_{it_j}^{(j)}$ 为相应编号为 t_j 的自变量向量值．

$$L_i = \frac{\prod_{t=1}^{N_i} \exp\left(\sum_{k=1}^{p} \beta_k x_{itk}\right)}{\sum_{j} \prod_{t_j=1}^{N_i} \exp\left(\sum_{k=1}^{p} \beta_k x_{it_jk}^{(j)}\right)} \tag{4-35}$$

$$L = \prod_{i=1}^{n} \frac{\prod_{t=1}^{N_i} \exp\left(\sum_{k=1}^{p} \beta_k x_{itk}\right)}{\sum_{j} \prod_{t_j=1}^{N_i} \exp\left(\sum_{k=1}^{p} \beta_k x_{it_jk}^{(j)}\right)} \tag{4-36}$$

对上述条件似然函数 L 取自然对数后，运用 Newton-Raphson 迭代法求出参数的估计值 $b_1, b_2, \cdots, b_p$，同时得到它们的方差-协方差估计．利用这些结果可以计算相对危险度（$RR \approx OR$）．

危险因素的显著性检验与非条件 Logistic 回归所采用的方法完全相同，可以选用似然比检验、计分检验和 Wald 检验之一．

4.6　实例分析　Examples Analysis

【例 4-1】　某医师考察某种治疗方案对关节炎的治疗效果见表 4-3. 变量编码：性别 sex：男性—0，女性—1；治疗方案 treat：安慰剂—0，实验方案—1；年龄 age；效果 better：无效—0，有效—1.

表 4-3　某种治疗方案对关节炎的治疗效果

性别	治疗方案	例数	年龄（$\bar{x} \pm s$）	有效率(%)
女	实验方案	27	55.7 ± 12.1	77.8
女	安慰剂	32	51.6 ± 13.2	40.6
男	实验方案	14	52.4 ± 16.1	50.0
男	安慰剂	11	58.8 ± 8.2	9.1

下面我们主要用 SAS 软件的数据分析员功能来对这个问题进行分析，主要建立二分类 Logistic 模型，考察模型拟合优劣，进行回归诊断，并对建立好的模型进行结果解释．最后对如何用 SPSS 软件实现作出说明．

（1）打开 SAS 软件，在菜单栏里选 Solution->Analysis->Analyst，进入数据分析员界面．

（2）建立 SAS 数据集如下（可以采用导入其他类型数据集的方式，图 4-2，点击 file->open）

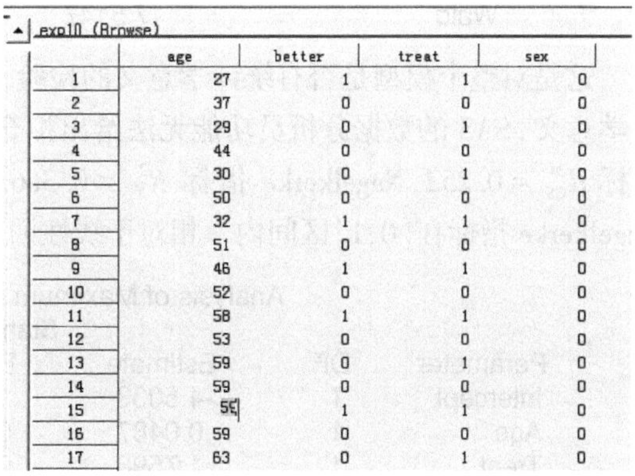
exp10 (Browse)

	age	better	treat	sex
1	27	1	1	0
2	37	0	0	0
3	29	0	1	0
4	44	0	0	0
5	30	0	1	0
6	50	0	0	0
7	32	1	1	0
8	51	0	0	0
9	46	1	1	0
10	52	0	0	0
11	58	1	1	0
12	53	0	0	0
13	59	0	1	0
14	59	0	0	0
15	5[illegible]	1	1	0
16	59	0	0	0
17	63	0	1	0

图 4-2　导入其他类型数据

(3) 将治疗效果 better 作为因变量, sex、treat 作为自变量, 拟合 Logistic 模型(图 4-3).
   a. 选择 Statistics->Regression->Logistic, 弹出选择对话框.
   b. effect▶Dependent, model Pr( )选 1, sex, treat▶Quantitative.
   c. 回归诊断, 选择 Plots 弹出 Logistic regression plots 对话框, 先进行残差分析(图 4-4): ☒Plot residuals vs variables, ☒Deviance, ☒Predicted Y, ☒Case number. 再进行强影响点分析: infulence, ☒Plot influence statistics vs variables, ☒DFBetas, ☒leverage, ☒Predicted Y, ☒Case number.

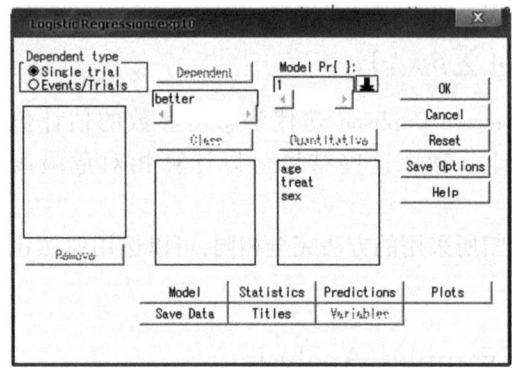

图 4-3　选择因变量

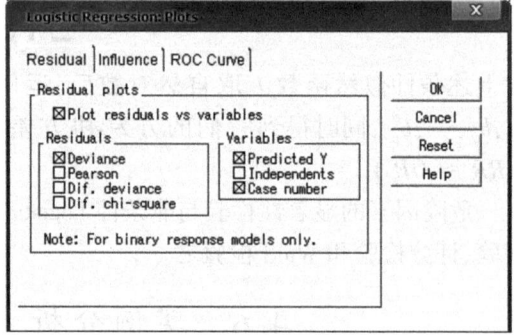

图 4-4　残差分析

   d. 点击 OK.
(4) 结果及解释

<pre>
              Response Profile
Ordered   Total
 Value   better   frequency
   1   1   42
   2   0   42
        Probability modeled is better=1.
</pre>

这里提示建立的是 P{better=1} 的 Logistic 模型

<pre>
      Testing Global Null Hypothesis: BETA=0
Test   Chi-Square   DF   Pr > Chisq
Likelihood Ratio   24.3859   3   <.0001
Score   22.0051   3   <.0001
Wald   17.5147   3   <.0006
</pre>

这是对整个模型是否有统计学意义的检验, 其中第一个检验是似然比检验, 提示模型有统计学意义. SAS 的数据分析员功能无法给出拟合优度指标, 在 SPSS 中可以给出 Cox and Snell 指标 $R_{CS}^2 = 0.252$, Nagelkerke 指标 $R_N^2 = 0.366$. 其中 Cox and Snell 指标最大值不到 1, 而 Nagelkerke 指标在[0,1]区间内. 相对于线性回归来说, Logistic 回归的拟合优度往往较低.

<pre>
           Analysis of Maximum Likelihood Estimates
                              Standard   Wald
Parameter   DF   Estimate   Error   Chi-Square   Pr > ChiSq
Intercept   1   -4.5033   1.3074   11.8649   0.0006
Age   1   0.0487   0.0207   5.5655   0.0183
Treat   1   1.7598   0.5365   10.7596   0.0010
Sex   1   1.4878   0.5948   6.2576   0.0124
</pre>

	Odds Ratio Estimates		
Effect	Point Estimate	95% Wald Confidence Limits	
age	1.050	1.008	1.093
treat	5.811	2.031	16.632
sex	4.427	1.380	14.204

这里给出回归系数以及优势比的置信区间,可以得到 Logistic 回归方程 $\text{logit}[P(better = 1)] = -4.50 + 0.05 age + 1.76 treat + 1.49 sex$. 可以解释如下:控制其他变量不变下,年龄每增长一岁有效的优势比为 1.05;控制其他变量不变下,相对于对照药,实验方案有效的优势比为 5.81;控制其他变量不变下,相对于男性,女性有效的优势比为 4.43.

a. 残差分析 图 4-5、图 4-6.

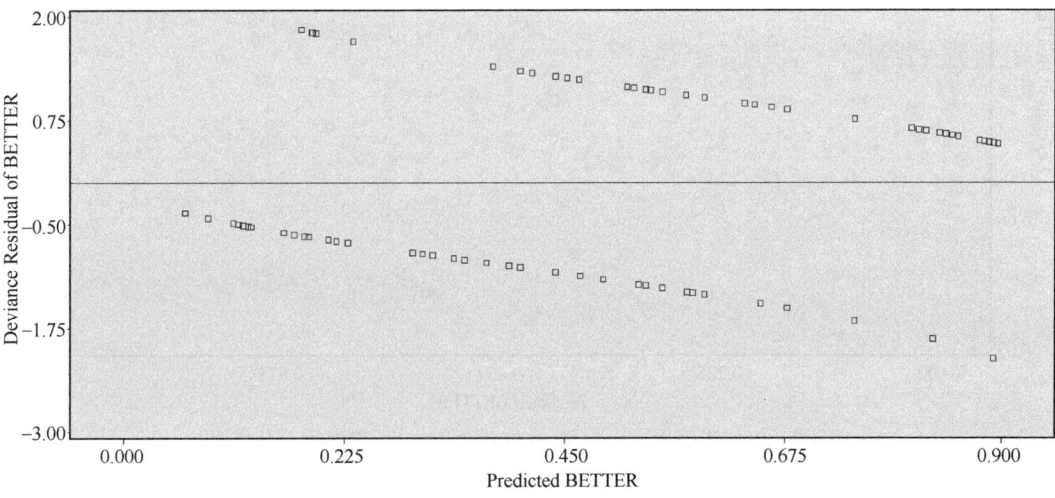

图 4-5 以预测概率为自变量的残差图

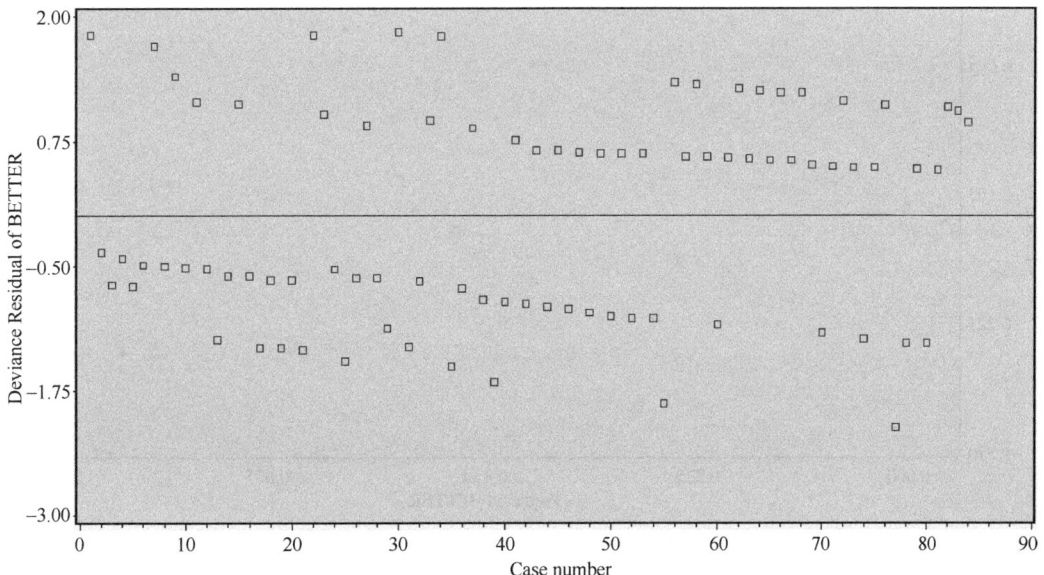

图 4-6 以观测编号为自变量的残差图

这是以标准化的 Deviance 残差为因变量,分别以预测概率和观测编号为自变量绘制的残差图,一般来说,如果样本量较大,Deviance 残差的绝对值超过 2,则需要注意这些点.

以上两个图的残差都是相同的,以预测概率为自变量可以看到残差与预测概率的关系,通常在极端概率时残差较大,而以观测编号为自变量可以查到哪些是离群点.

b. 强影响点分析　图 4-7、图 4-8.

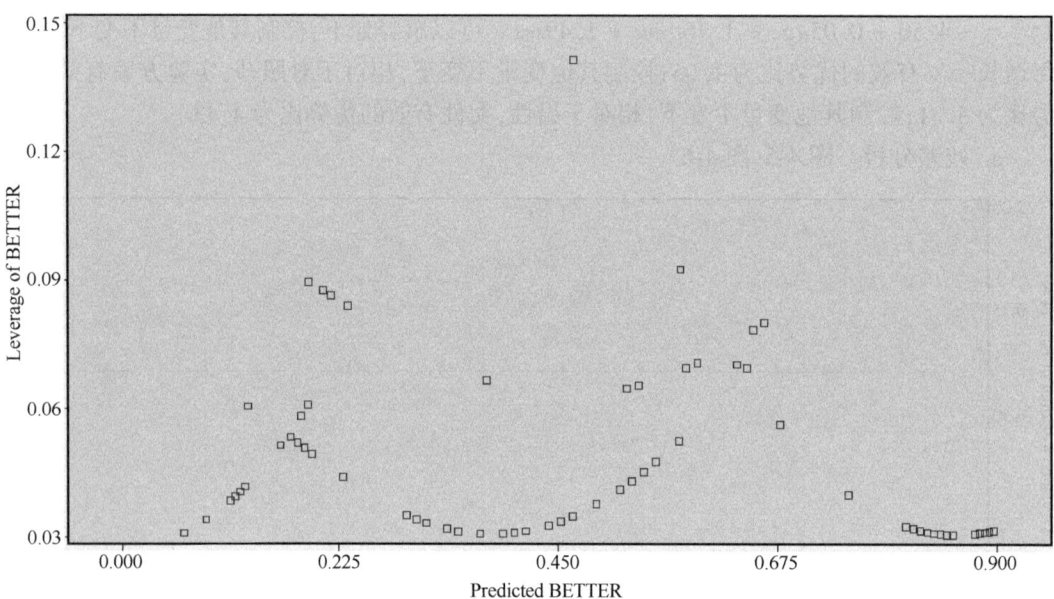

图 4-7　以预测概率为自变量,杠杆值为因变量,强影响点分析图

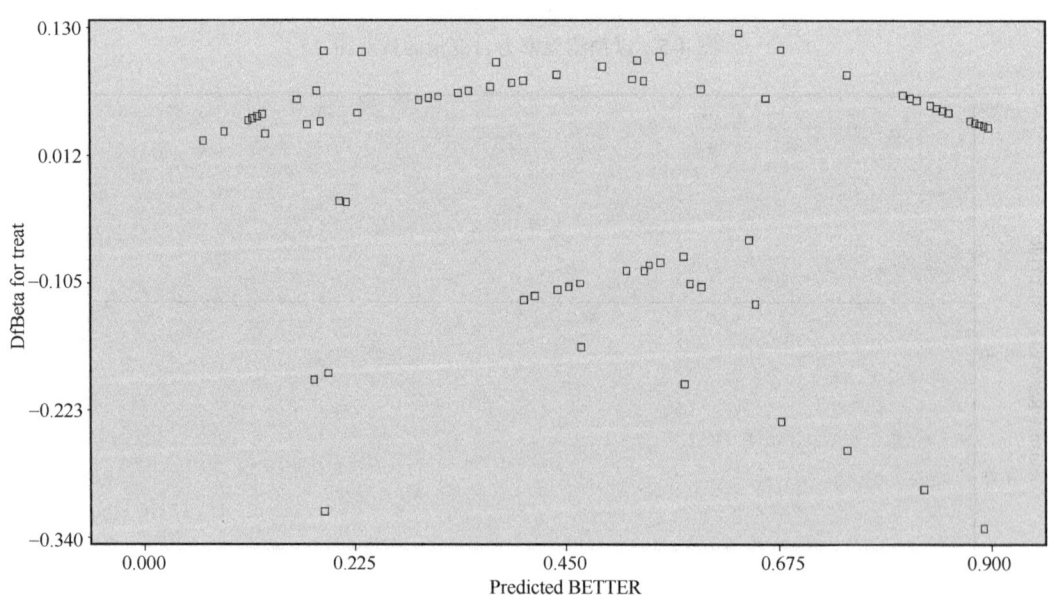

图 4-8　以预测概率为自变量,DFbeta 值为因变量,强影响点分析图

图 4-7 是以预测概率为自变量,杠杆值为因变量,考察自变量有没有离群值. 一般来说

在样本量较大时,如果杠杆值超过了杠杆平均值的2到3倍,则认为是异常的. 这仅限于预测概率在0.1~0.9之间.

图 4-8 是以预测概率为自变量,treat 对应的 DFbeta 值为因变量,考察每个点对 treat 的回归系数的影响,如果此值较大,则认为是强影响点. 可以一次得出每个自变量的回归系数以及截距的 DFbeta 值,由此来探测强影响点.

如果用 SPSS,可以得到上面大部分的结果,但是无法实现残差图.

【例 4-2】 无序多分类 Logistic 回归实例.

产后大出血分为两大类:即宫缩乏力性(称为子宫因素)及胎盘因素. 在产后大出血与有无妊高征、人流史的关系研究中,将产后出血量<400ml 的产妇作为对照,出血量>400ml 的作为病例,并分为上述两类,共调查了933人,其中子宫因素出血155人,胎盘因素出血的33人,对照745人. 结果如表4-4所示.

表 4-4 两类产后大出血与妊高征、人流史的关系

分组	结果变量	无妊高征 $x_1=0$		有妊高征 $x_1=1$		合计
		无人流史 $x_2=0$	有人流史 $x_2=1$	无人流史 $x_2=0$	有人流史 $x_2=1$	
对照	y=0	575	143	18	9	745
子宫因素	y=1	121	21	10	3	155
胎盘因素	y=2	18	9	1	5	33
合计		714	173	29	17	933

下面我们主要用 SPSS 软件对这个问题进行分析(表 4-5).

表 4-5 分析步骤

操作	说明
Data	设置频数变量
Weight Cases	
Weight cases by	
f▶Frequency Variable	
Analysis	
Regression	
Mutinomial Logistic	打开多类 Logistic 对话框
y▶Dependents:	将 y 选入反应变量框
x_1、x_2▶Covariate	将自变量 x_1、x_2 选入协变量对话框
OK	

可以得到以下结果

Model Fitting Information

Model	Model Fitting Criteria	Likelihood Ratio Tests		
	-2 Log Likelihood	Chi-Square	df	Sig.
Intercept Only	57.132			
Final	33.677	23.455	4	.000

Pseudo R-Square	
Cox and Snell	.025
Nagelkerke	.036
McFadden	.021

这是对整个模型是否有统计学意义的似然比检验,结果说明有统计学意义.

拟合优度指标,其中 Cox and Snell 指标最大值不到 1,而 Nagelkerke 指标在 [0,1] 区间内. 相对于线性回归来说, Logistic 回归的拟合优度往往较低. 这里的值较小,提示除了有无妊高征、有无人流史外,还需引入影响产后大出血的其他自变量. 这里与整个模型的似然比检验结果相反的原因是,此问题样本量较大,$n=933$,很容易出现有统计学意义的结果.

Parameter Estimates

y^a		B	Std. Error	Wald	df	Sig.	Exp(B)	95% Confidence Interval for Exp(B)	
								Lower Bound	Upper Bound
a	Intercept	-1.555	.099	246.819	1	.000			
	x1	.948	.353	7.224	1	.007	2.581	1.293	5.154
	x2	-.388	.243	2.563	1	.109	.678	.422	1.091
b	Intercept	-3.549	.241	216.399	1	.000			
	x1	1.597	.502	10.120	1	.001	4.939	1.846	13.213
	x2	.937	.371	6.389	1	.011	2.554	1.234	5.282

a. The reference category is: c

这里对照类别为 C,即对照组,分别给出两个 logistic 方程:

$$\text{logit } P \text{ 宫/对} = -1.555 + 0.948x_1 - 0.388x_2$$

$$\text{logit } P \text{ 胎/对} = -3.549 + 1.597x_1 + 0.937x_2$$

模型可以解释为:如果有无人流史不变,相比没有妊高征,有妊高征者子宫大出血的优势比为 2.581,95% 置信区间为 (1.293,5.154);如果有无妊高征不变,相比没有人流史,有人流史者子宫大出血的优势比为 0.678,95% 置信区间为 (0.422,1.091)

如果有无人流史不变,相比没有妊高征,有妊高征胎盘大出血的优势比为 4.939,95% 置信区间为 (1.846,13.213);如果有无妊高征不变,相比没有人流史,有人流史子宫大出血的优势比为 2.554,95% 置信区间为 (1.232,5.282).

SAS 数据分析员没有无序多分类 Logistic 回归分析的菜单,可以由 SAS 命令实现:

模块
```
proc catmod data=exp3;
weight f;
direct x1 x2;
model y=x1 x2 ;
run;
```

【例 4-3】 有序多分类 Logistic 回归实例.

表 4-6 是考察某种治疗方案对关节炎的治疗效果. 与例 1 相似,只是因变量分为{无效,有效,显效}三个类别. 变量编码如下,性别 sex:男性为 0,女性为 1;治疗方案 treat:安慰剂为 0,实验方案为 1;年龄 age;效果 improve:无效为 0,有效为 1,显效为 2.

表 4-6 某种治疗方案对关节炎的治疗效果

性别	治疗方案	例数	年龄($\bar{x} \pm s$)	有效率(%)	显效率(%)
女	实验方案	27	55.7±12.1	18.5	59.3
女	安慰剂	32	51.6±13.2	21.9	18.8
男	实验方案	14	52.4±16.1	14.3	35.7
男	安慰剂	11	58.8±8.2	0.0	9.1

下面我们主要用 SAS 软件的数据分析员功能对这个问题进行分析,主要建立 Logistic 模型,对建立好的模型进行结果解释. 最后对如何用 SPSS 软件实现作出说明(表 4-7).

表 4-7 Logistic 回归操作步骤

操作	说明
Solution	
Analysis	
Analyst	进入数据分析员界面
Open	打开数据集
Statistics	
Regression	
Logistic	进入 logistic 界面
improve▶Dependents:	将 improve 选入反应变量框
model Pr( )	
Upper decreasing level	选择因变量降序
age、sex、treat▶Quantitative:	将影响因素 age、sex、treat 选入自变量框
Outputs	
☑ Test of parallel line	输出比例优势检验结果
Continue	
OK	

可以得到以下结果:

Response Profile

Ordered Value	Improve	Total Frequency
1	2	28
2	1	14
3	0	42

Probabilities modeled are cumulated over the lower Ordered Values.

这里输出相应变量的排序,说明要计算的累积优势 Logistic 模型的概率是 $\ln\left[\dfrac{P(y \geq k \mid x)}{P(y < k \mid x)}\right]$,如果在 model Pr( ) 中选择 lower(increasing level),则计算的是 $\ln\left[\dfrac{P(y \leq k \mid x)}{P(y > k \mid x)}\right]$.

Model Convergence Statue
Convergence criterion(GCONY=1E-8)satisfide.

Score Test for the Proportiona l Odds Assumption

Chi-Square	DF	Pr>ChiSq
2.4916	3	0.4768

这里是比例优势检验,P 值较大,不拒绝比例优势假设,可以用比例优势模型.

Testing Global Null Hypothesis: BETA=0

Test	Chi-Square	DF	Pr > ChiSq
Likelihood Ratio	24.4580	3	<.0001
Score	22.3472	3	<.0001
Wald	19.5564	3	0.0002

这是对整个模型是否有统计学意义的似然比检验,结果说明有统计学意义.

The LOGISTIC Procedure

Analysis of Maxmum Likelihood Estimates

Parameter	DF	Estimate	Standard Error	Wald Chi-Squar	Pr > ChiSq
Intercept 2	1	-4.6826	1.1949	15.3566	<.0001
Intercept 1	1	-3.7836	1.1530	10.7680	0.0010
age	1	0.0382	0.0185	4.2361	0.0396
treat	1	1.7453	0.4772	13.3774	0.0003
sex	1	1.2515	0.5321	5.5330	0.0187

Odds Ratio Estimates

Effect	Point Estimate	95% Wald Confidence Limits	
age	1.039	1.002	1.077
treat	5.728	2.248	14.594
sex	3.496	1.232	9.918

这是给出的有序分类 Logistic 模型的参数估计,假设检验以及置信区间. 可以得到以下模型

$$\ln\left[\frac{P(y \geq 2 \mid x)}{P(y > 2 \mid x)}\right] = -4.682 + 0.038age + 1.745treat + 1.252sex$$

$$\ln\left[\frac{P(y \geq 1 \mid x)}{P(y < 1 \mid x)}\right] = -3.783 + 0.038age + 1.745treat + 1.252sex$$

模型可以解释为,控制其他自变量不变,年龄每增长 1 岁,效果增长一个或一个以上等级的优势比为 1.039,95% 置信区间为(1.002,1.077);控制其他自变量不变,相比安慰剂,如果采用实验方案,效果增长一个或一个以上等级的优势比为 5.728,95% 置信区间为(1.002,1.077);控制其他自变量不变,相比男性,女性的效果增长一个或一个以上等级的优势比为 3.496,95% 置信区间为(1.232,9.918).

SAS 的数据分析员功能不能提供拟合优度指标,比如 Nagelkerke 指标,在 SPSS 中可以提供. 用 SPSS,不能对因变量按照升序还是降序建模进行选择,且输出的模型与 SAS 输出绝对值相同,但在符号上有差异.

【例 4-4】 条件 Logistic 回归实例.

Hosmer D. W. 给出了 1 : 3 配比的低出生体重危险因素研究,结果如表 4-8. 研究中按年龄配比,即年龄相同者方可配比,match 配比组,obs 配比组编号.

表 4-8 低出生体重的危险因素与分级说明

因素	变量名	分级说明
低出生体重	low	正常=0,出生体重<2500g=1
母亲体重	lwt	母亲最后一次月经时的体重
母亲吸烟状况	smoke	1=吸烟,0=不吸烟
早产史	ptl	1=有,0=无
高血压	ht	1=有,0=无
子宫过敏危险情况	ui	1=有,0=无

下面我们主要用 SAS 软件的数据分析员功能对这个问题进行分析．由于 SAS 中没有专门进行条件 Logistic 回归的模块，只有通过等价的 Cox 比例风险模型模块来实现．

首先需要建立一个新的变量 time，以满足 Cox 比例风险模型，时间变量要求对照组的时间要大于实验组的时间．这里让 time = 2 - low．然后以 time 和 low 为因变量，lwt、smoke、ptl、ht、ui 为自变量，且以年龄为分层变量，来进行 Cox 比例风险模型分析（表 4-9）．

表 4-9 条件 Logistic 回归操作步骤

操作	说明
Solution	
Analysis	
Analyst	进入数据分析员界面
Open	打开数据集
Statistics	
Survival	
Proportional harzards	进入 Cox 比例风险模界面
time ▶ time	将 time 选入时间变量
Censoring value	
0	截尾变量为 0，即对照组看作是有截尾的
smoke, ht, ptl, lwt ▶ explantory variables	将影响因素 smoke, ht, ptl, lwt 选入自变量框
age ▶ strata	将配比变量年龄作为分层变量
Methods	输出风险比的置信区间
☒ Confidence limits for hazard ratio method to handle failure time ties 默认 Breslow approximate likehood	这里选择处理结点的方法，默认的方法是 1∶M 配对，如果是 N∶M 配对，则需选择 discrete Logistic regression
Continue	
OK	

可以得到以下结果：

The PHREG Procedure

Testing Global Null Hypothesis: BETA=0

Test	Chi-Square	DF	Pr > ChiSq
Likelihood Ratio	13.7911	5	0.0170
Score	16.8808	5	0.0047
Wald	14.7162	5	0.0116

这是对整个模型是否有统计学意义的似然比检验，结果说明有统计学意义．

Analysis of Maximum Likelihood Estimates

Variable	DF	Parameter Estimate	Standard Error	Chi-Square	Pr>ChiSq	Hazard Ratio	95% Hazard Ratio Confidence Limits	
smoke	1	0.46768	0.44039	1.1278	0.2883	1.596	0.673	3.784
ht	1	0.60260	1.17896	0.2613	0.6093	1.827	0.181	18.418
ui	1	0.30835	0.45715	0.4550	0.5000	1.361	0.556	3.335
Pt1	1	1.03559	0.46826	4.8910	0.0270	2.817	1.125	7.052
1wt	1	-0.00698	0.00827	0.7133	0.3982	0.993	0.977	1.009

$$\text{logit}P = 0.468smoke + 0.603ht + 0.308ui + 1.036ptl - 0.00698lwt$$

模型可以解释为,控制其他自变量不变,与母亲不吸烟相比,母亲吸烟低体重儿的风险比为 1.596,95% 置信区间为 (0.673,3.784);

控制其他自变量不变,相比母亲没有高血压,母亲高血压低体重儿的风险比为 1.827,95% 置信区间为 (0.181,18.418);

其他变量也可依次解释. 此模型可以进一步简化. 采用的建模策略与多重线性回归类似,可以先进行单变量回归,看每个变量与因变量的关系,然后进行逐步回归.

用 SPSS 软件来分析,也是用 Cox 回归来进行分析,但是 SPSS 只能用于 $1:M$ 的配比,而不能用于 $N:M$ 的配比.

思考练习　Exercises

1. Logistic 回归分析与多重线性回归分析在应用上有何区别?
2. Logistic 回归模型的参数 β 与流行病学研究中常用指标 OR 有何关系?
3. 分类变量赋值不同,对 Logistic 回归有何影响,分析结果一致吗?
4. 为探讨冠心病发生的有关危险因素,某研究者收集了冠心病病人和对照者资料进行了病例-对照研究,部分因素说明及资料见表 4-10 和表 4-11. 请用 Logistic 逐步回归分析方法筛选危险因素.

表 4-10　冠心病的可能危险因素及其赋值

因素	变量名	赋值说明	因素	变量名	赋值说明
年龄(岁)	X_1	<45=1,45~54=2,55~64=3,65~=4	动物脂肪摄入	X_5	低=0,高=1
高血压史	X_2	无=0,有=1	体重指数(BMI)	X_6	<24=1,24~<26=2,26~=3
吸烟	X_3	不吸=0,吸=1	冠心病	Y	对照=0,病例=1
高血脂史	X_4	无=0,有=1			

表 4-11　冠心病的可能危险因素调查资料

序号	X_1	X_2	X_3	X_4	X_5	X_6	Y	序号	X_1	X_2	X_3	X_4	X_5	X_6	Y
1	2	0	1	1	0	1	0	15	3	1	1	0	0	1	0
2	1	0	0	0	0	2	0	16	1	0	1	0	0	3	0
3	3	0	1	0	0	1	0	17	2	0	1	0	0	1	0
4	2	0	1	0	0	1	0	18	1	0	1	0	0	1	0
5	3	0	0	0	1	1	0	19	3	1	1	1	0	1	0
6	3	0	1	0	0	2	0	20	2	1	1	1	0	2	0
7	2	0	0	0	0	1	0	21	2	1	0	1	0	3	0
8	3	0	1	1	0	1	0	22	2	1	1	1	0	1	0
9	2	0	0	0	0	1	0	23	2	0	0	0	0	1	0
10	1	0	1	0	0	1	0	24	2	0	0	0	0	1	0
11	1	0	1	0	0	1	0	25	2	0	1	0	0	1	0
12	2	1	1	0	0	1	1	26	2	0	0	0	0	2	1
13	2	0	1	0	0	1	0	27	3	1	0	0	1	2	1
14	4	1	1	0	0	1	0	28	3	1	1	1	0	1	1

续表

序号	X_1	X_2	X_3	X_4	X_5	X_6	Y	序号	X_1	X_2	X_3	X_4	X_5	X_6	Y
29	2	1	1	0	1	2	1	40	3	0	0	0	0	1	1
30	2	0	0	1	1	1	1	41	2	0	1	0	1	2	1
31	2	0	1	1	1	1	1	42	2	1	1	0	0	2	1
32	3	1	1	1	1	3	1	43	3	1	1	0	0	1	1
33	2	0	1	0	0	1	1	44	3	1	1	1	1	2	1
34	4	0	1	0	0	3	1	45	2	1	1	0	0	1	1
35	2	0	1	0	1	1	1	46	3	1	1	1	0	3	1
36	2	1	1	0	0	1	1	47	4	1	1	1	0	3	1
37	3	0	1	1	1	2	1	48	3	0	1	0	0	1	1
38	3	1	1	0	1	1	1	49	4	0	1	0	0	2	1
39	3	1	1	1	0	1	1	50	1	0	1	0	0	2	1

5. 为了解影响婴儿死亡的主要因素,进而有针对性的加强妇幼保健工作,某研究人员按1:1匹配的研究方法(选择与病例同性别、同民族、同村出生、出生时间接近、现在存活的儿童为对照),各变量的赋值说明、数据(篇幅限制仅列出3个变量10个匹配组数据)见表4-12和表4-13. 请分析婴儿死亡与上述3个变量的联系强度.

表4-12 婴儿死亡影响因素及其赋值说明

变量名	因素	数量化内容及编码
X_1	孕期内父亲吸烟	不吸=0,每日少于5支=1,每日5~10支=2,每日10支以上=3
X_2	孕期内母亲饮酒	不饮=0,偶尔饮=1,经常少量饮=2,经常大量饮=3
X_3	接生方式	科学接生=1,新法接生=2,旧法接生=3
Y		病例=1 对照=0

表4-13 某地10例死亡婴儿的1:1配对研究资料

对号	病例			对照		
	X_1	X_2	X_3	X_1	X_2	X_3
1	1	3	1	1	0	2
2	0	3	2	1	3	1
3	0	1	3	0	2	1
4	1	2	1			
5	1	1	2	1	2	2
6	0	2	3	2	0	1
7	1	1	2	0	0	1
8	1	1	3			
9	3	3	3	2	2	1
10	2	2	3	0	0	1

延伸阅读　Further Readings

延读 4-1　陈峰.2007.医用多元统计分析方法.第 2 版[M].北京:中国统计出版社

延读 4-2　冯国双,陈景武,周春莲.2004.Logistic 回归应用中容易忽视的几个问题[J].中华流行病学杂志,25(6):544~545

延读 4-3　高歌,何露.2003.多分类有序反应变量 Logistic 回归应用条件的检验[J].中国卫生统计,20(5):276~278

延读 4-4　高歌,张明芝.2003.多分类有序反应变量 Logistic 回归及其在国家医师资格考试研究中的应用[J].中国现场统计研究会第十一届学术年会论文集,51~55

延读 4-5　高晓虹,安庆玉,李晓枫.2009.大肠癌相关因素的条件 Logistic 回归分析[J].中国卫生统计,26(6):605~607

延读 4-6　郭鹏飞,张罗漫.2005.多分类 Logistic 回归分析研究军队人员就诊意向的影响因素[J].第二军医大学学报,26(11):1287~1289

延读 4-7　华来庆,张力,熊林平.2005.回归在住院病例医疗费用分析中的应用[J].第二军医大学学报,26(10):1198~1201

延读 4-8　金水高.2003.第十五讲 Logistic 回归方法的正确应用及结果的正确解释[J].中华预防医学杂志,37(3):204~206

延读 4-9　卢光明,乌正赉,姚孝,等.2004.p16 基因甲基化与地方性砷中毒发病关系的条件 Logistic 回归分析[J].中国地方病学杂志,23(4):321~324

延读 4-10　王骏,马林茂.2005.回归诊断及 SAS 实现[M].数理医药学杂志,18(1):35~37

延读 4-11　杨晶,刘美娜,杨凤娟.2009.应用两水平 Logistic 回归模型分析肺结核发病的影响因素[J].生垦卫生统计,6(4):374~376

延读 4-12　袁世新.2010.应用条件 Logistic 回归分析探讨早产的危险因素[J].华中科技大学学报(医学版),39(4):547~550

延读 4-13　David W.Hosmer.2000.Applied Logistic Regression.Second Edition[M].New York:John Wiley & Sons Inc

(孙红卫　王　玖)

第5章 主成份分析与因子分析
Chapter 5 Principal Component Analysis and Factor Analysis

> **目的要求 Purposes and Requirements**
> 掌握:主成份分析(PCA)和因子分析(FA)概念;熟悉应用主成份分析(PCA)和因子分析(FA)条件;使用 SAS 或 SPSS 进行主成份分析(PCA)和因子分析(FA)步骤,确定有多少个主成份或因子,能够对 SAS 输出结果进行解释.
> 熟悉:主成份(principal components)概念.

5.1 主成份分析 Principal Component Analysis

同主成份分析(principal component analysis or PCA)联系非常密切的领域包括因子分析(factor analysis or FA)[也称为探索性因子分析(exploratory factor analysis or EFA),以区别于验证性因子分析(confirmatory factor analysis or CFA)]、偏回归分析(biased regression analysis)、对应分析(correspondence analysis).本章专注于主成份分析(PCA)和因子分析(FA).首先,本章将对主成份分析和因子分析的概念和历史发展进行简要介绍;然后,阐述这两种分析方法的主要内容,以及进行分析的基本步骤;最后,举例说明主成份分析和因子分析这两种分析方法.

多元统计数据分析最具挑战性的问题之一,是对大型的多元数据集进行降维处理.这往往是通过把一系列原始变量减少到一个较小的变量集合来实现的.

主成份分析旨在寻找能够保留原始数据的大部分信息的主成份(principal components),从而将绝大部分信息保存在少数几个主成份里.主成份分析是使用最广泛的探索性数据分析的多元技术之一,也是最古老的多元方法和探索性工具之一.Karl Pearson 1901 用它来确定在多维数据的未知趋势.该方法是由 Hotelling 于 1933 年向心理学家们推荐的,因此它有时被称为 Hotelling Transform(Hotelling 1933).随后得到 Rao (1964)进一步的研究.Cooley and Lohnes(1971),以及 Gnanadesikan(1977)讨论了主成份分析的实际应用.从近年来专注于或主要涉及主成份分析的书籍,可以看到在过去三十年里对主成份分析的研究兴趣在激增.其中尤其值得一读的书籍是 Jolliffe(1986,2002),Flury(1988),Jackson(1991), and Basilevsky(1994),Everitt and Dunn(2001),Krzanowski (2000),Krzanowski and Marriott(1994) and Rencher(1995).两本关于主成份分析的大型专业教科书也已经出版了.总之,已经出版的这些书从多个方向上延伸了 Rao(1964)的研究工作,并举出了许多现实生活中的例子.

因子分析是目前使用最广泛的多元统计分析方法之一,它由 Spearman(1904)首次提出来,并在 Thurstone(1947),Thomson(1951),Lawley(1940,1941)和其他人的著作中得到延伸.

由于电子计算机和统计软件包的发展,在 20 世纪 70 年代许多以因子分析为主题的书籍出版了.因子分析也被应用到许多不同的领域,如生物、化学、生态学、经济学、教育、政治学、心理学和社会学.作为指导实践的研究方法,Gorsuch(1974)和 Cattell(1978)这两本书非常有用.Harman(1976)对因子分析进行了清晰的讨论,该讨论涉及许多技术方面,尤其是斜交旋转(oblique rotation).Mulaik(1972)提供了关于因子分析的最彻底和最权威的基本文献,笔者强烈推荐这本书给任何熟悉矩阵代数的读者.关于近期的因子分析方法可以参考 Flury(1988),Basilevsky(1994),Khattree and Naik(2000).许多多元统计分析的教材都给出了简短而精彩的因子分析讨论.特别参见如下书籍:Morrison(1976),Mardia, Kent, and Bibby(1979),Seber(1984),以及 Jonson and Wichern(1998).

主成份分析是一种通过协方差分析(covariance analysis)来对数据进行降低维度处理的统计分析方法.因此,主成份分析适用于分析以下情况:已获得一定数目的变量的观测值,并希望能够构造出少数几个综合变量(称为主成份 principal components)来反映原始观测变量的绝大部分信息.在后续的分析中,主成份可以被用来作为预测变量或者判别变量(criterion variables).

1. 减少变量的过程(a variable reduction procedure)

主成份分析适用于以下情况:你已经获得一系列变量的观测数据(可能是大量的变量),并且相信在这些变量中存在信息冗余(redundancy).在这种情况下,信息冗余意味着一些变量与另一个变量存在相关性,很可能是因为它们正在测量相同的结构.因为存在信息冗余,有理由相信可以用少数几个主成份(即综合变量)来反映原始观测变量的绝大部分信息,从而减少变量数目.

让我们用一个虚构的例子来说明上面介绍的变量信息冗余概念.在中国三甲医院评比中,广州一家著名医院被批准为三甲医院.在此之前这家医院的院务部进行了一项服务质量调查(表5-1).

表 5-1 服务质量调查表

请逐句检查以下每条指标,并在每个指标右边的括号里给该指标一个评级.该评级范围为从1到5,其中1="非常不同意",2="不同意",3="既不同意也不反对",4="同意"和5="非常同意".
(1)医院有足够的床位,并拥有足够的医疗设备和仪器.(   )
(2)医院有能力执行先进的手术,例如开心手术.(   )
(3)医院不当行为的案例较少.(   )
(4)医务人员有能力、训练有素.(   )
(5)医院具有良好的声誉,医生和其他医务人员很少接受来自病人的"红包".(   )
(6)我的医生友好地对待我.(   )
(7)我的医生为我进行仔细的身体检查.(   )
(8)关于我的病情和治疗方法,我的医生给我留下了许多没有回答的问题.(   )

假定管理部门收集了300个样本的调查问卷,并计划使用这八个指标分别作为变量来评估医院的整体性能和服务质量.那么,以这种方式进行的问卷调查存在许多问题.最重要的问题之一就是涉及前面提到的信息冗余.让我们仔细查看问卷中的8个项目的内容.我们注意到指标1~4在处理同一主题:医院的能力.这样,指标1~4存在着信息冗余.同样,注意到指标5~8也似乎都处理同一主题:病人对他们的医生的感觉.表5-2为所得样本的相关矩阵(correlation matrix).

表 5-2 八项调查指标的样本相关矩阵

Variable	1	2	3	4	5	6	7	8
1	1.00							
2	0.65	1.00						
3	0.50	0.78	1.00					
4	0.45	0.40	0.60	1.00				
5	0.04	0.03	0.06	0.07	1.00			
6	0.05	0.01	0.09	0.06	0.68	1.00		
7	0.04	0.07	0.09	0.70	0.69	0.67	1.00	
8	0.03	0.04	0.05	0.05	0.70	0.9	0.68	1.00

仔细查看过表 5-2 中的样本相关矩阵后表明:这八项指标之间存在高度相关性,即存在"信息冗余".既然有信息冗余,那么这八个变量是在测量相似或相同的东西.如果一些变量存在高度相关性,这些变量就可以相互替代.删除信息冗余的变量,将有利于该数据集的解释.一般来说,我们最好选择最可能是直接引起反应变量原因的变量.在我们的例子中,可能需要两个变量:一个衡量医院能力,另一个测量患者对医生的感觉.从本质上讲,这就要通过主成份分析来完成:它让你可以将一组原始观测变量减少到少数几个综合变量(称为主成份).由此产生的主成份可以用在后续的数据分析中.

2. 什么是主成份(what is a principal component)

我们可以从以下两个角度定义一个主成份:总体和样本.首先,让我们来定义来自总体的主成份.假设我们有一个总体以及一个随机向量,它对于该总体中任一样品可测.然后,根据此随机向量的方差-协方差矩阵,我们可以确定主成份,并且称这些主成份为该随机向量的总体主成份.

假设 Σ 是 p 个随机变量 $x_1,\cdots,x_p$ 的方差-协方差矩阵(或简称协方差矩阵).这些随机变量的总方差被定义为 tr Σ(矩阵 Σ 的迹),它不过是矩阵 Σ 的所有对角线元素的总和.该 p 维随机向量 $x=(x_1,\cdots,x_p)'$ 的第一主成份为一个线性组合 $a_1'x=a_{11}x_1+\cdots+a_{1p}x_p$.

这里 $a_1=(a_{11},\cdots,a_{1p})'$,当 $a_1'a_1=1$.并且 $\text{Var}(a_1'x)$ 是 x 的一切可能的线性组合中的最大值,其中系数向量(coefficient vector)是单位长度为 1 的向量.因此,如此得到的第一主成份反映了最大额度的总方差(因此很可能也包含了绝大部分的 tr Σ).在约束条件 $a_2'a_2=1$ 下,随机向量 x 的第二主成份是 $a_2'x$,使得它和第一主成份不相关,并且 $\text{Var}(a_2'x)$ 是一切可能的线性组合中的最大值.以类似的方式定义第三主成份,第四主成份,……,第 p 主成份,它们彼此不相关.明显,最后的第 p 主成份 $a_p'x$ 与其他所有的 $(p-1)$ 主成份都不相关,并且反映总方差的最少量.从这个意义上说,它是所含信息量最少的主成份.

假定 $\lambda_1\geq\lambda_2\geq\cdots\lambda_p>0$ 为矩阵 Σ 的特征值,$a_1,\cdots,a_p$ 为对应长度为 1 的特征向量,即,$a_i'a_i=1, i=1,\cdots,p$.然后 $y_1=a_1'x, y_2=a_2'x,\cdots,y_p=a_p'x$ 正好是随机变量 x 的第一、二、…、p 主成份.而且 $\text{Var}(y_1)=\lambda_1,\cdots,\text{var}(y_p)=\lambda_p$.也就是说,$\Sigma$ 的特征值是相应的主成份的方差.因为 tr Σ 所代表的总方差也等同于矩阵 Σ 的所有特征值的总和,即 $\sum_{i=1}^{p}\lambda_i$,所以 p 个主成份累计反映了所有的总方差 tr Σ.如同特征值一样,特征向量 $a_1,\cdots,a_p$ 同样有很好的

解释。例如,第 i 个变量 x_i 和第 j 个主成份的 y_j 之间的协方差是 $\lambda_j a_{ji}$,它们之间的相关系数 $\text{Corr}(x_i,y_j)$ 就是

$$\text{Corr}(x_i,y_j) = a_{ji}\sqrt{\lambda_j/\text{Var}(x_i)} \tag{5-1}$$

因此,在一个主成份中系数取值较大的变量对该主成份具有较大的贡献。

正如前面所述,主成份也可以从样本的角度定义。假设 $x_1,\cdots,x_p$ 为 n 个 $p\times 1$ 维数据向量,代表着在这 p 个变量上的 n 个观测值。设 $\bar{x}$ 为 $p\times 1$ 维的样本均值向量,S 为 $p\times p$ 的样本方差-协方差矩阵,R 为 p 维的样本相关矩阵。那么每个观测向量 x_i 的样本主成份可以通过与总体主成份相同的方式获得,除了用于计算主成份的特征向量是 S(或者 R).S(或者 R)的特征值用 $\lambda_1,\cdots,\lambda_p$ 的估计值,而不是 $\lambda_1,\cdots,\lambda_p$ 本身。

设 $l_1,\cdots,l_p$ 为 S 的对应于特征值 $\lambda_1,\cdots,\lambda_p$ 的特征向量,那么对应于第 i 个观测向量值 x_i 的 p 个主成份的得分如下计算:

$$l'_1(x_i - \bar{x}),\cdots,l'_p(x_i - \bar{x}), i = 1,\cdots,n$$

因此参量 $l'_1(x_1 - \bar{x}), i = 1,\cdots,n$ 是第一主成份的得分。同样,$l'_j(x_i-\bar{x}), i=1,\cdots,n$ 是第 j 个主成份的得分。另一方面,如果 $l_1,\cdots,l_p$ 是 R 的特征向量,则对应于第 i 个观测向量值 x_i 的 p 个主成份的得分将如下计算:

$$l'_1 D^{-1/2}(x_i - \bar{x}),\cdots,l'_p D^{-1/2}(x_i - \bar{x}), i = 1,\cdots,n$$

其中 $D^{-1/2} = \text{diag}(1/\sqrt{S_{11}},\cdots,1/\sqrt{S_{pp}})$,$S_{ii}$ 是 S 的第 i 个对角线元素。因为相关矩阵或者协方差矩阵的使用让数据中心化,主成份得分可以为正数、负数或零。在探索性数据分析中常常用到前两个主成份的得分。

3. 协方差矩阵与相关矩阵(covariance matrix versus correlation matrix)

确定一个变量的随机向量 x 的主成份的第一步骤就是获取 x 的协方差矩阵 Σ 的特征值和特征向量。因此,主成份分析的出发点是 Σ。那么主成份分析应该从协方差矩阵,还是相关矩阵开始?一般来说,它是一个难以回答的问题。因为在两个矩阵的特征值和特征向量之间没有明显的对应关系,用这两种矩阵选出来的主成份个数可能会完全不同,以及对于主成份的解释也可能完全不同。

在文献中,目前这个问题还没有达到共识。文献中常常建议从相关矩阵开始,除非有明显的证据表明变量是用同样的测量单位测定的,而且有相近似的方差。在这种情况下,建议使用协方差矩阵。关于主成份分析中相关矩阵优于协方差矩阵的讨论,请参阅 Jolloffe(1986,2002)以及 Everitt and Dunn(1992,2001)。例如,Jolliffe(2002)提到在实践中,基于相关矩阵的特征值和特征向量定义主成份更为常见,而不是基于协方差矩阵的特征值和特征向量。

基于类似的说法,Landau and Everitt(2004)指出,在大多数实际应用中主成份分析,是基于相关矩阵的,即基于标准化后的变量。因为原来的变量可能用非常不同的测量单位,因此对他们进行线性组合将毫无意义。

我们并不明显偏爱哪种方法。然而,在实践中,特别是从容易解释分析结果的角度,我们将使用相关矩阵作为主成份分析的起始点。这也是本章节将要使用进行主成份分析的 SAS PINCOMP 程序的默认选项。

4. 选择主成份的数目(selection of the number of principal components)

主成份分析的以下两个问题得到了广泛的讨论且尚没有明确的共识:①是使用相关矩

阵还是协方差矩阵作为出发点;②如何为研究选定适当数量的主成份. 我们在第 3 章节已经讨论了的第一个问题. 在这里,我们将讨论第二个问题.

该问题是使用多少个主成份足够反映随机变量 x 的总方差. 在许多主成份分析应用中,其主要目标是用最少的 m 个数目主成份来取代 x 的 p 个变量,但是只丢弃很少的信息.

当 m<<p 时,使用 m 个主成份代替 p 个变量将会大大降低数据维数. 但通常需要所有 p 个变量值来以计算主成份. 因为每个主成份很可能是所有的 p 个变量的一个线性组合. 使用多少个主成份? 一般有如下三种常用的方法.

1) Kaiser 标准(Eigenvalue-one 标准):这是基于主成份的方差大小(数值)方法. 这种方法,由 Kaiser(1960)提议(因此,该规则,有时被称为 Kaiser's rule),是基于以下想法:如果所有原始变量是彼此不相关的,那么主成份的集合与原始变量的集合完全相同. 在相关矩阵的情况下,所有标准化变量的方差为 1. 因此,任何一个方差远远小于 1 的主成份不会被选择,因为它被认定所包含的信息大大少于任何一个原始变量. 使用一些模拟运算,Jolliffe(1972)建议,为了删除不理想的主成份,其特征值的分界点应该是 0.7. 因此,相关矩阵的特征值作为 PRINCOMP 程序的标准输出印出,这种方法,很容易操作. 然而,下面的例子中的主成份分析表明,这种方法和建议的分界点随意性很强、不令人满意.

2) Scree 测试:第二种方法是图形法,使用通常所说的 scree 图. 同第一种方法一样,它适用于相关矩阵和协方差矩阵. scree 图是相关矩阵或协方差矩阵的特征值 λ_k 对 k 的散点图,$k=1,\cdots,p$. 使用这张图,主成份的个数(k)是如此被选中的:图的斜率在 k 的左边是陡峭的,但是同时在 k 的右边不陡峭. 这样选的原理是:将被选中的主成份的个数是这样的分界点,它使得连续的特征值之间的差异正急剧变小. scree 图的解释是相当主观的,因为它是基于该图的视觉外观来选取重要主成份的个数. 虽然 SAS PROC PRINCOMP 没有作 scree 图的设施,但它对应的 PROC FACTOR 可以产生 scree 图.

3) 累计占总方差的比例:第三种方法是基于总方差的累积比例. 这也是最常用的标准,无论该主成份分析是基于相关矩阵或是协方差矩阵都可以采用该方法. 预先确定主成份分析需要解释多少比例的总体方差值是恰当的,选择满足该标准的最小数目主成份. 预先设定的百分比通常采用介于 70% 和 90% 之间,取决于一个特定的数据集的详细信息. 如果 $\lambda_1 \geq \cdots \lambda_p$ 是协方差矩阵(相关矩阵)的特征值,则第 k 个特征值的累计比例是:

$$\frac{\sum_{i=1}^{k} \lambda_i}{\sum_{i=1}^{p} \lambda_i}, k = 1, \cdots, p$$

在相关矩阵的情况下,因为 $\sum_{i=1}^{p} \lambda_i = p$,这个累计比例就是:

$$\sum_{i=1}^{k} \lambda_i, k = 1, \cdots, p$$

只要使用 PRINCOMP 程序,这些累计比例是作为标准输出印出的.

文献中还建议了另几个如何选择主成份个数的方法. 关于这些方法 Jolliffe(2002, 1986)提供了一个广泛的讨论. 然而,请记住,不同的方法可能会导致不同的结论.

4) 使用哪一个标准:理论上,你可以通过基于特定数目的因子生成的随机数据来评估这些标准. 然后,你可以看到这些标准是否能够准确地检测到因子个数. 使用此一般技术,第一种方法(Kaiser 标准)有时保留的因子个数太多,而第二个技术(Scree 测试)有时保留得太少.但是,在正常情况下即有相对较少的因子和较多的观测值的时候,两种标准都做得相当不错.在实践中,额外的一个重要方面是其中哪一个解更易于解释.因此,你常常在因子多或少的情况下检验几种解,并选择一个最"合理的".我们将在主成份分析和因子分析的背景下举例讨论这个问题.

5.2 因子分析 Factor Analysis

1. 何时应使用因子分析(when is factor analysis appropriate)

在教科书中主成份分析常常被作为因子分析的一种特殊情况,并且这种做法被一些广泛使用的计算机的软件包所采用,它把主成份分析视为因子分析程序中的一个选项.这个观点是一种误导,因为主成份分析和因子分析,正如通常定义的,事实上是完全不同的技术.根据 Jolliffe(2002),出现这种混淆可能部分是因为 Hotelling(1933)的原始文献,在该文中,主成份的概念是用在少量的"更基本的"变量来确定 p 个原始变量的上下文中引入的.

主成份分析和因子分析的目标都是减少一组原始数据的维度,但是这两种技术这样做所采取的方法是不同的.那么我们应该何时使用因子分析?因子分析适用于如下情况:当你获得一些变数的观测值,并希望识别反映数据变化的隐性因子(the underlying factors)的个数和本质.换句话说,因子分析是适当的,当你想识别一组数据背后的因子结构.

2. 因子分析模型(models for factor analysis)

假设 x 为 $p \times 1$ 的随机变量,有均值向量 μ 和方差-协方差矩阵 $\sum$.因子分析的基本思想是:p 个随机变量的观测值,x,除去误差项,可以表示为 $m(<p)$ 个假设(随机)变量或者公共因子的线性组合.即如果 $x_1, x_2, \cdots, x_p$ 为随机变量,且 $f_1, f_2, \cdots, f_m$ 为因子,那么

$$x_1 = \mu_1 + \lambda_{11} f_1 + \lambda_{12} f_2 + \cdots + \lambda_{1m} f_m + \varepsilon_1 \tag{5-2}$$
$$x_2 = \mu_2 + \lambda_{21} f_1 + \lambda_{22} f_2 + \cdots + \lambda_{2m} f_m + \varepsilon_2$$
$$\cdots$$
$$x_p = \mu_p + \lambda_{p1} f_1 + \lambda_{p2} f_2 + \cdots + \lambda_{pm} f_m + \varepsilon_p$$

方程(5-2)式可以用简明的数学符号写成如下矩阵形式

$$x = \mu + \Lambda f + \varepsilon, \tag{5-3}$$

其中 μ 是一个常数向量,f 是一个 $k \times 1(m<p)$ 的随机向量,其元素为 $f_1, \cdots, f_m$,是假设(随机)变量,被称为公共因子;Λ 是一个 $p \times m$ 未知常数矩阵,被称为因子载荷;而 $p \times 1$ 的随机向量 ε,其元素 $\varepsilon_1, \cdots, \varepsilon_p$ 是误差项,有时被称为特殊因子(因为 ε_i 对于 x_i 是"特殊的",而 f_m 却对几个 x_i 是"共同的").

对比主成份分析和因子分析,两者之间的区别显而易见.因子分析,试图通过引入一个模型,把 $x_1, x_2, \cdots, x_p$ 联系到 m 个假设或者隐性变量,从而实现从 p 到 m 的降维.在前面的章节中我们已看到为主成份分析已经提出该模型,但对于大部分实践目标,主成份分析与因子分析的不同之处在于前者没有明确的模型.在任何因子分析问题中,我们尝试确定公共因子,使得 x 的主成份之间相互关系是完全由这些因子决定.有如下一些与因子模型密切相关的假设:

$$E(\varepsilon) = 0, E(f) = 0, E(x) = \mu \tag{5-4}$$

在这三个假设中,第一个假设是在大多数的统计模型中误差项的标准假设,第二个假设是方便假设并不失去一般性. 第三个是由前两项假设给出的一个显而易见的结论.

对于方差,同样有下面三个假设:

$$\begin{aligned} \mathrm{Var}(\varepsilon) &= \Psi \mathrm{diag}(\Psi_1, \cdots, \Psi_p), \Psi_i > 0 \\ \mathrm{Cov}(f, \varepsilon) &= 0 \\ \mathrm{Var}(f) &= I_m, \end{aligned} \tag{5-5}$$

这三种假设中的第一个是一个因子模型的基本假设,仅仅是说明误差项是不相关的. 即所有可以对共同影响作出贡献的 x 向量都包含在 Λf 中,从而 $\varepsilon_j, \varepsilon_k, j \neq k$ 是彼此不相关的. 第二个假设,即共同的因子与特殊因子是不相关,也是一条基本假设. 然而,第三个假设可以适当放宽,因此公共因子可能相关(斜交),而不是不相关(正交),即 $\mathrm{Var}(f) = \Phi$,Φ 为正定矩阵.

根据方程(5-3)模型中关于随机数量的假设,我们得到

$$\mathrm{Var}(x) = \sum = \Lambda \Phi \Lambda' + \Psi$$

由于 Λ 和 $\mathbf{f}$ 都是未知的,另一种等同于方程(5-3)的模型,是

$$\begin{aligned} x &= \mu + \Lambda \Phi^{1/2} \Phi^{-1/2} f + \varepsilon \\ &= \mu + \Lambda^* f^* + \varepsilon \end{aligned}$$

其中 $\Lambda^* = \Lambda \Phi^{1/2}$ 和 $f^* = \Phi^{-1/2} f$. 在这个模型中 x 的方差-协方差矩阵的形式为:

$$\mathrm{Var}(x) = \sum = \Lambda^* \Lambda^{*\prime} + \Psi$$

因此,不失一般性,在(5.3)模型,我们可以假设 $\mathrm{Var}(f) = I_m$,为一个 m 阶的 I 矩阵,从而得出:

$$\sum = \Lambda \Lambda' + \Psi \tag{5-6}$$

在公式(5-6)的假设下,公式(5.3)的模型是标准因子模型. 我们的目标是,确定一个 Λ 和一个 Ψ 使得公式(5.6)指定的假设得到满足.

请注意 $\mathrm{Cov}(x, f) = \Lambda$,也就是 $\mathrm{Cov}(x_i, f_j) = \lambda_{ij}$. 这意味着随机向量 x 和公共因子 f 向量之间的协方差完全由因子载荷矩阵 Λ 确定. 还要注意的是,如果 $\mathrm{Var}(x_i) = \sigma_{ii} = 1$,即当 $\sum$ 是相关矩阵的形式,则 $\mathrm{Corr}(x_i, f_j) = \lambda_{ij}/\sqrt{\sigma_{ii}} = \lambda_{ij}$. 在这种情况下,因子载荷无外乎是原始变量与公共因子之间的相关系数.

假设 $m \times 1$ 向量 λ_i 和 λ_j 分别是 Λ 的第 i 行和第 j 行. 则对于 $i \neq j$,

$$\sigma_{ij} = \mathrm{Cov}(x_i, x_j) = \lambda'_i \lambda_j = \lambda_{i1}\lambda_{j1} + \lambda_{i2}\lambda_{j2} + \cdots + \lambda_{ik}\lambda_{jm} \text{ and}$$

$$\begin{aligned} \sigma_{ii} = \mathrm{Var}(x_i) &= \lambda'_i \lambda_i + \psi_i \\ &= \lambda_{i1}^2 + \lambda_{i2}^2 + \cdots + \lambda_{ik}^2 + \psi_i \\ &= h_i^2 + \psi_i \end{aligned}$$

其中 $h_i^2 = \lambda'_i \lambda_i$. 因此,$x_i$ 的方差被分割成两个部分,称为 h_i^2 和 ψ_i,即分别对应于公共因子和特殊因子. 参量 ψ_i,由特殊因子 ε_i 贡献,称为独特性或特殊方差(*uniqueness or specific variance*),而参量 h_i^2,由公共因子贡献,被称为共性方差(*communality of common variance*). 此外,λ_{i1}^2 为第一公共因子的对共性方差的贡献;λ_{i2}^2 为第二公共因子的对共性方差的贡献,并依此类推.

3. 因子模型的基本概念(basic concepts of factor model)

因子模型可以用一个图表来描述。也就是说,我们可以把因子分析看作一个旨在发现和界定潜在变量的过程,因而是一个为潜在变量之间提供因果关系分析基础的模型。图5-1说明了三个因子及其相互关系。通过这个图,我们将进一步解释因子模型的一些基本概念。

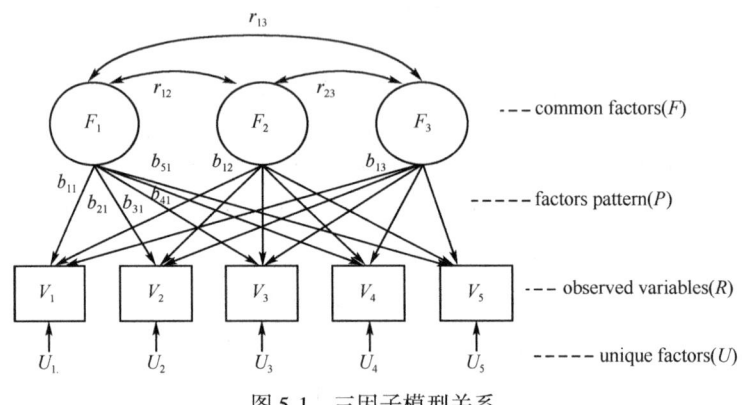

图5-1 三因子模型关系

common factor:公共因子;factors pattern:因子模型;observed variables:观测变量;unique factors:特殊因子。F_1, F_2, F_3=因子;V_1, V_2, V_3, V_4, V_5=观测变量;r_{13}, r_{12}, r_{23}=因子相关关系;U_1, U_2, U_3, U_4, U_5=特殊因子

图5-1显示了一个因子分析模型的例子,重新引入前面节提到的一些因子分析术语,并增加了一些矩阵符号。F_1, F_2 和 F_3 是三个公共因子。它们之间的相关性用弯曲的箭头 r_{13}, r_{12}, r_{23} 来表示,因子相互关系矩阵(inter-correlation)称为 F。V_1, V_2, V_3, V_4, 和 V_5 为观测变量。我们要分析检验测度或其他的观测值,它们相互关系矩阵 R,箭头 $b_{11}, b_{21}, b_{31}, b_{41}, b_{51}, b_{12}, b_{13}$ 等等,代表来自潜在变量到观测变量的路径,因子模型系数(factor pattern coefficients)。总的来说,这些路径在矩阵 P 里称为因子模型。最后,路径 U_1, U_2, U_3, U_4, U_5 代表残留或独特因子(unique factors),也被称为特殊因子(specific factors)。他们通常用一个对角线矩阵 U 或方差矩阵 U^2 来表示。共性方差,能够被因子解释的变量的方差部分,等于 $I-U^2$,其中 I 是单位矩阵。

在这个例子中,矩阵 F 的维度应该为 3×3,矩阵 R 和 U 应该是 5×5(尽管矩阵 U 只有五个非零对角线元素是我们有兴趣的),而 P 应该是 5×3;按照惯例,P 是这样排列的,即行表示观测变量而列表示因子。因子和观测变量之间的相关关系的因子结构矩阵由 S 表示,其维度也是变量数乘因子数,在该例子中为 5×3。

图5-1描绘的因子模型的基本概念可概括如下。

因子(factor):是一个观测不到的潜在变量(latent variable)。说因子是潜在的,是你不能如你测量身高或体重等可测变量那样直接测量一个因子。因子是一个假设性的建构;你相信它的存在,你认为它会影响一些你可以直接测量的显性变量(或观测到的变量)。当我们用图形表示因子模型时,通常用正方形或长方形表示观测变量,用圆形或椭圆形表示因子,如图5-1所示。

公共因子(common factors):是其影响超过一个观测变量的因子。之所以称之为一个公共因子(common factor),是因为有多个变量都共同拥有它。由于这一术语,本章所讨论的分析方法通常被称为公共因子分析(common factor analysis)。

正交与斜交模型(orthogonal versus oblique models):在图 5-1 中,有三个曲线的双箭头(一个双向箭头)连接着每两个圆圈,即假设这三个因子是彼此相关的.一个双箭头表示这三个因子是彼此相关的,但箭头并不指定任何的因果关系.如果图 5-1 缺乏这样一个箭头,那么它意味着这些因子是不相关的,或正交的(orthogonal).如果一个双箭头确实连接它们,那么你可以说因子是相关的,或斜交的(oblique).

特殊因子(unique factors):除公共因子,特殊因子也影响观测变量.特殊因子是只影响一个观察变量的因子.特殊因子代表着仅对该单个变量唯一存在的所有独立的因子(包括对该变量唯一存在的误差项).

因子载荷(factor loadings):在图 5-1 中,每个从某公共因子指向某变量的箭头,用特定系数识别,比如 b_{11},b_{12},或 b_{13}.标记这些系数的惯例是:下标第一个数字代表着箭头指向的变量数目,下标的第二个数字代表着箭头源自的因子数目.这样,系数 b_{11} 代表该箭头由因子 1 进入变量 1,系数 b_{12} 代表该箭头从因子 2 进入变量 1,等等.这些系数代表因子载荷.

当你进行一个斜交因子分析(oblique factor analysis),因子载荷的解释是复杂的.为了简单起见,我们将着重于正交因子的因子载荷.在研究正交因子的时候,系数 b 可以从以下几种不同的角度考虑.例如,它们可以被看成①标准化回归系数(standardized regression coefficients).正交因子分析获得的因子载荷,可以被看作标准化的回归权重.如果所有的变量(包括因子)被标准化到单位方差(即方差为 1),那么系数 b 类似于回归分析中得到的标准化回归系数(或回归权重).②相关系数.因子载荷也代表了某观察变量和某隐性因子之间的积差相关(product-moment correlation).例如,若 $b_{12}=0.78$,这表明 V_1 和 F_2 之间的相关系数是 0.78.其原因是:当预测变量彼此完全相互不相关的时候,标准化回归系数等同于相关系数.在含正交因子的因子分析中,在预测所观察到的变量时,因子用作预测变量.因为因子彼此是不相关的,因子载荷可以同时解释为标准化的回归权重或者相关系数.③路径系数(path coefficients).最后,系数 b 也类似于路径分析中的路径系数.也就是说,它们可以被看作是标准化的线性权重,代表引起观测变量的变异的一个隐性因子影响的大小.

因子复杂度(factorial complexity).因子复杂度是观测变量的一个特性.某变量的因子复杂度,是指对该变量具有显著载荷的公共因子的个数.

观察变量作为隐性因子的线性组合.正如我们前面所述,某给定的观测变量,如 V_1,是一个模型中的隐性因子的加权总和.例如,在图 5-1 中,有四个影响 V_1 的因子:三个公共因子(F_1,F_2,和 F_3),以及一个特殊因子(U_1).V_1 的主体的得分可以通过这些因子乘以相应的权重,并使用下列公式计算得到:

$$V_1 = b_{11}(F_1) + b_{12}(F_2) + b_{13}(F_3) + d_1(U_1)$$

在这个公式中,b_{11} 是 F_1 的回归权重(在 V_1 的预测中给予 F_1 的权重).b_{12} 是 F_2 的回归权重,b_{13} 是 F_3 的回归权重,以及 d_1 是与 V_1 相关的特殊因子 U_1 的回归权重.

共性方差与特殊方差.共性方差(communality)是观察变量的一个特性.它是指公共因子所含的观测变量的方差.如果一个变量表现了很大的共性方差,意味着这个变量受到了至少一个公共因子的强烈影响.共性方差用 h^2 来表示.对于某给定变量的共性方差,是通过计算该变量所有保留的公共因子的因子载荷的平方,并加总这些平方值得到.例如,对于三个因子,如在图 5-1 的情况下,你可以用下列方式计算 V_1 的共性方差:$h_1^2 = b_{11}^2 + b_{12}^2 + b_{13}^2$. 如果 V_1 共性方差约为 0.80,这意味着,在 V_1 的方差中,三个公共因子共占 80%.

相对于的共性方差,特殊方差(the unique component),是指在某给定的观测变量的方差中公共因子不含的比例. 特殊方差就是从 1 减去共性方差(commonalty). V_1 的特殊方差可以用下列方式计算:$d_1^2 = 1 - h_1^2 = 1 - 0.80 = 0.20$. 这表明,在 V_1 的方差中,20% 不被公共因子包含,或者,你可以说在 V_1 的方差中,20% 由特殊因子 U_1 包含.

4. 估计因子模型(estimation of the factor model)

初看,因子模型 $x = \mu + \Lambda f + \varepsilon$ 像一个标准的回归模型. 然而,仔细检查揭示了它与标准回归模型的实质性的区别,即在这种模型 Λ 和 f 都不是已知的,然而回归模型中 Λ 却是已知的,且 f 只包含未知参数. 这意味着必须使用不同的估计技术,这也意味着解具有不确定性,"最佳拟合"解不是唯一的. 因此,合理解决一个因子问题是一项艰巨的任务. 解决这个问题有许多不同的途径和观点. 我们把文献中的各种方法分为以下两类:(a)非迭代方法(noniterative methods),包括主成份法(the principal component method),主因子法(the principal factor method),图像法(image method),和 Harris' 非迭代经典因子分析(Harris' noniterative canonical factor analysis);(b)迭代方法(iterative methods)包括最大似然估计法(maximum likelihood,ML),未加权最小二乘法(the unweighted least squares,ULS)迭代主成份方法(the iterative principal component method),和 alpha 因子分析法(alpha factor analysis). 大多数这些方法可以通过使用 SAS / STAT 软件程序 FACTOR procedure 中的 METHOD = option 实现. 所有的方法既可以用于与方差-协方差矩阵或相关矩阵. 在本章中,我们只讨论主成份方法. 其他方法,请参阅 Kattree and Naik(2000),Guttman(1953,1956),Rao(1955),Harris(1962),J.reskog(1977),Kaiser and Caffrey(1965),Cronbach(1951),Kaiser and Derflinger(1990),Lawley(1940,1941),以及 J.reskog(1967,1977).

主成份方法是因子分析中最简单的方法之一. 假设 R 是 $p \times p$ 的样本相关矩阵. 因为 R 是对称的正定矩阵,它可以写成

$$R = \Gamma \Lambda \Gamma'$$

其中 $\Lambda = diag(\lambda_1, \cdots, \lambda_p)$,特征值为 $\lambda_1 \geq, \cdots, \geq \lambda_p > 0$,且 $\Gamma \Gamma' = \Gamma' \Gamma = I_p$. 换言之,$\Gamma$ 为一个 $p \times p$ 的正交矩阵,包含特征向量 $\Gamma_1, \cdots, \Gamma_p$ 对应于特征值 $\lambda_1, \cdots, \lambda_p$. 设 m 为使用有意义的标准选择出的主成份的个数,比如最小数目的主成份,使得它们能解释超过一定比例的用总方差测度的总体方差值. 我们定义一个 $p \times m$ 矩阵 $\hat{L}$ 如下:

$$\hat{L} = [\sqrt{\lambda_1} \Gamma_1, \cdots, \sqrt{\lambda_k} \Gamma_m] \tag{5-7}$$

然后近似 R 用如下公式

$$\hat{L} \hat{L}' = \sum_{i=1}^{m} \lambda_i \Gamma_i \Gamma'_i$$

其中 Γ_i 是 Γ 的第 i 列.

因此有 k 因子模型,L 由 $\hat{L}$ 估计,Ψ 由 $\hat{\Psi}$ 估计,从而给出如下 R 近似值

$$R \approx \hat{L} \hat{L}' + \hat{\Psi}$$

公式 5-7 给出的 $\hat{L} = (\hat{l}_{ij})$ 作为因子载荷矩阵 L 估计值. 特定方差的对角矩阵 Ψ 用 $\hat{\Psi}$ 来估计,即矩阵 $R - \hat{L} \hat{L}'$ 的对角线元素. 具体来说,

$$\hat{\Psi} = \text{diag}(1 - h_1^2, \cdots, 1 - h_p^2)$$

其中 $h_i^2 = \sum_{j=1}^{m} \hat{l}_{ij}^2$，$i = 1, \cdots, p$.

在实践中，我们还必须验证该模型. 因此，在接受 $\hat{L}$ 和 $\hat{\Psi}$ 作为最终估计值之前，残差矩阵(residual matrix)

$$Res = R - (\hat{L}\hat{L}' + \hat{\Psi})$$

被计算出来，并使用某些统计或直观方法检查其成份的大小.

残差矩阵 **Res** 的对角线上总是有零. 在最理想的情况下 **Res = 0**. 因此，直观地讲，如果非对角线元素也接近零，则 L 和 Ψ 的估计值 $\hat{L}$ 和 $\hat{\Psi}$，是可以接受的.

5.3 主成份分析与因子分析的关系 The Relationship between Principal Component Analysis and Factor Analysis

因子分析和主成份分析有许多相似之处. 这些相似之处导致一些研究者错误地把主成份分析说成是因子分析.

1. 因子分析和主成份分析之间的区别(The differences between factor analysis and principal component analysis)

因子分析和主成份分析之间有若干差异. 我们可以从以下几点审视这些差异：

1) 因子分析和主成份分析的目标：正如前述提到的，因子分析和主成份分析之间的主要区别，是因子分析的背后有一个明确的模型，但主成份分析一般没有模型假定.

因子分析更关注探索观测变量之间的协方差/相关结构，而主成份分析更关心的是如何解释变量的方差. 因子分析的基本目标之一是确定的 p 个响应变量与彼此的相互关系的模型，使得这些变量可以被分割成 m 个子集，每个子集由一组变量组成，它们更倾向于与该子集内的变量高度相关，而不是其他子集里的变量. 因子分析的另一个基本目标是推导、创建或制订一套新的不相关的变量，称为隐性因子(underlying factors)，并希望这些新的变量给予所分析的数据一个更好的理解. 这些新的变量可以用于未来的数据分析. 总而言之，因子分析的目标包括：确定是否存在较小个数的互不相关的变量，能够解释原始变量之间的相互关系；确定隐性变量的个数；解释这些新的变量；依据这些新变量评估数据集里的个体或试验单位；并且在其他统计数据的分析中使用这些新变量.

主成份分析的主要目标是：①降低数据集的维度，或更准确地，正如 Johnson(1998)所指出的，发现数据集的真实维度；②认同新的隐性变量，有意义的或没有意义的. 主成份分析是降低维度的一般的技术，其协方差矩阵为 Σ 的随机向量 x 可以使用正交矩阵进行转换，并使得转化后的向量 y 的各成份不相关. 在分析中对协方差矩阵的结构没有假设. 维度的减少是通过删除 y 中那些方差可以忽略不计的成份来实现的. 如果 Σ 的特征值是不同的，那么在主成份分析中使用的正交变换可以是唯一的. 一般希望主成份分析，最初的几个主成份将占原始变量 $x_1, x_2, \cdots, x_q$，的总方差的相当大的比例.

2) 主成份与公共因子. 一个主成份正好是观测变量 x 的线性组合(最佳权重)，且具有形式 $y = A'x$. 因此，某一特定主体的成份的得分，完美精确地代表了该主体在主成份上的地位. 相比之下，公共因子，是一个假设性的潜在变量，它被假定要负责两个或两个以上的观测变量之间的相关关系. 因子并不正好是观测变量 x 的线性组合，而是正好相反，观测变量

x 被定义为除去误差项以后的隐性因子 f 的一个线性组合。因为隐性因子 f 与观测变量 x 的关系的不精确性，f 的取值，即因子得分(factor scores)，必须被估计。出于这个原因，一些研究者称它为估计的因子得分(estimated factor scores)。

3) 所含方差比例。因子分析和主成份分析都可以视为在试图尽可能地代表协方差矩阵 Σ（或相关矩阵）。但主成份分析专注在对角线元素，而因子分析的兴趣则是在非对角线元素。在主成份分析中，其目标是最大化 $\sum_{k=1}^{m} \mathrm{Var}(y_k)$ 或 $\sum_{k=1}^{p} \mathrm{Var}(y_k) = \sum_{j=1}^{p} \mathrm{Var}(x_j)$，来尽可能多的包含 Σ 的对角线元素的总和。从因子模型 $x = \mu + \Lambda f + \varepsilon$，以及对于 Σ 相应的等式 $\Sigma = \Lambda \Lambda' + \Psi$ 可以看出，由于 Ψ 是对角矩阵，在完美的因子模型中完美地包含了 Σ 的非对角线元素，但并不强求对角线元素能够被公共因子很好地解释。因子分析负责一个数据集的共同方差，而主成份分析负责该数据集的总方差。

4) 代表 p 维随机变量 x 的维数 m。既然所含方差比例在主成份分析和因子分析中是不同的，这就带来了合适代表 p 维随机变量 x 的维度 m 的个数在这个技术中是不同的。在主成份分析中，如果任何一个变量与几乎所有其他变量无关，那么将有一个主成份对应到每个这样的独立变量，并且主成份将几乎等同于相应的变量。如果需要充分的代表 x，这种"单变量"的主成份一般都被包括进来。相比之下，在因子分析的公共因子，必须对至少两个变量有贡献，也就是说，一个公共因子至少需要有两个变量构成，所以不可能有一个"单变量"公共因子。

5) 改变模型的维数 m 的影响。主成份分析和（旋转后的）因子分析之间的另一个区别是，改变模型的维度 m，可能对因子分析有更激烈的影响，而对主成份分析的影响不大。在主成份分析中，如果 m 从 m_1 增加到 m_2，原来的 m_1 个主成份仍然存在，并不受影响。然而，在因子分析中，从 m_1 加到 m_2 产生了 m_2 个因子，却并无需与原始 m_1 个因子有任何相似之处。

2. 因子分析和主成份分析之间的相似性(the similarities between factor analysis and principal component analysis)

1) 因子分析和主成份分析的目标（在某些情况下）。尽管在很多方面主成份分析和因子分析彼此不相同，但它们都有相同的目标即减少随机变量维度，从而它们都用作减少变量的程序，用以减少一定数目的变量到更小，更易于管理的个数。这是为什么这两个程序是如此广泛地使用在社会科学领域的多项目问卷调查的数据分析中。

2) 提取方法（在某些情况下）。在因子分析中提取因子的方法，与在主成份分析中提取主成份是相同的数学过程。

3) 分析结果（在某些情况下）。主成份分析和因子分析往往会导致相似的结论：关于适当数量的因子（或主成份）的保留，关于因子（或主成份）应如何解释。当变量的共性方差(communalities)很高（接近1）时，尤其如此。因为当主轴提取方法使用时，两个方法之间唯一真正的区别涉及相关矩阵的对角线上出现的值。如果公因子都非常高（接近1），主成份分析所用的矩阵，与因子分析所用的矩阵之间的差别不大。一般地说，从主成份分析得到的系数与从（正交）因子分析得到的因子载荷常常会非常相似。

5.4 实例分析 Examples Analysis

1. 抑郁症数据集(depression data file)

我们以下考虑的数据集是 Afifi, Clark, and May(2003)书中名为"抑郁"数据集的一部分。以下考虑的变量为组成 CESD 等级的 20 个指标。每个指标都是一个回应类别为序列的变量。回答为很少或没有时间(小于 1 天)标记为 0,有少量或较少的时间(1~2 天)标记为 1,偶尔或适量的时间(3~4 天)标记为 2,大部分或所有时间(5~7 天)标记为 3. CESD 得分仅仅是这 20 个指标的得分总和. 0 = 最低可能的水平;60 = 最高可能的水平。抑郁症量表中,针对这 20 个指标的问题:"请看看这张卡并告诉我一个数字,在过去的一周它最能描述你经常感到或有这种表现。"这 20 个指标是:①我觉得甚至有我的家人或朋友的帮助也无法摆脱情绪低落;②我感到沮丧;③我感到孤独;④我哭泣出声;⑤我感到难过;⑥我感到害怕;⑦我认为我的生活一直是失败的;⑧我觉得我像其他人一样好;⑨我觉得对未来充满希望;⑩我很高兴;⑪我很享受生活;⑫我被通常不会打扰到我的事情困扰;⑬我感觉不想吃东西,我的胃口不佳;⑭我觉得一切事情都值得努力;⑮我的睡眠不宁;⑯我不能顺利运作;⑰我很难在脑海里清醒地知道我在做什么;⑱我说话比平时少;⑲人们对我很不友好;⑳我觉得人们不喜欢我。为了举例说明,我们在这研究中使用前 10 项指标。

主成份分析和因子分析可以类似地进行。通常进行一系列步骤,其中许多步骤带有程度不同的主观性。你可以使用 PRINCOMP 或 FACTOR 程序来进行主成份分析. PROC FACTOR 是一个较为灵活的 SAS 系统程序。你可以用 PROC FACTOR 进行因子分析。本节将提供有关编写 SAS 程序的指导.

进行主成份分析,数据可以以如下形式输入:原始数据、相关矩阵、协方差矩阵,以及其他一些其他类型的数据(有关详细信息,请参阅"The PRINCOMP Procedure"的第 69 章,"The FACTOR Procedure"的第 33 章,"SAS/STAT 9.2 User's Guide."Cary, NC:SAS Institute Inc)。在本章的例子中,我们将使用原始数据进行分析。"抑郁症"数据集包括 294 例,因此它构成一个主成份分析可以接受的样本(通常,一个包含多于 100 例或 5 倍于观测变量数的样本,应该能够提供可使用的数据).

2. 进行主成份分析的程序与步骤(programs and steps in conducting PCA)

可以采取以下步骤进行主成份分析.

第 1 步:初步提取主成份;第 2 步:确定保留主成份的个数;第 3 步:在表格中总结分析结果;第 4 步:为文章准备正式的对分析结果的描述.

如下是一个 SAS 应用程序,包含数据步骤,可以用来分析抑郁症数据集.

```
options nodate nonumber center mprint;
libname    save 'F:\Home\Database\WanBook';
data CESD(keep=c1-c10 CESD);
    set save.depress;
run;
```

用PROC PRINCOMP程序:

```
proc princomp data=CESD;
    var c1-c10;
run;
```

用PROC FACTOR程序:
```
proc factor data=CESD
            simple
            method=prin
            priors=one
            mineigen=1
            scree
            rotate=varimax
            round
            flag=.50;
    var c1-c10;
run;
```

以下是采用SPSS分析抑郁症数据的主要路径.

在SPSS中,主成份分析归类为因子分析的一种形式,并通过以下命令进行.

Analyze—Data Reduction—Factor...

"**Factor Analysis**"屏幕出现后,就可以指定一个主成份分析,通过点击 **Extraction**...按钮,并在 **Extraction** 子对话框的 **Method** 列表中选择 **Principal components** 选项.点击 **Correlation matrix** 或 **Covariance matrix**(这里我们点击 Correlation matrix),然后我们提取所有(10个)主成份(设置 **Number of factors** 为10),我们也可以查看 **Scree plot** 作为指导用来决定使用少于10个主成份是否能够足够代表原始数据.我们也可以根据超过某个临界值的特征值个数,来选择主成份的个数.比如大于1,在相关矩阵的情况下,等同于识别出方差大于平均值的主成份,通过点击 **Eigenvalues over** 并在框中填入1.最后,我们要求 **Unrotated factor solution**,因为它提供定义主成份系数的数值,这样可以帮助我们在某种程度上解释主成份.

表5-3 输出结果——特征值表格

	Eigenvalues of the Correlation Matrix			
	Eigenvalue	Difference	Proportion	Cumulative
1	4.84361583	3.80512753	0.4844	0.4844
2	1.03848830	0.05388187	0.1038	0.5882
3	0.98460643	0.31673971	0.0985	0.6867
4	0.66786671	0.09732029	0.0668	0.7535
5	0.57054642	0.04382046	0.0571	0.8105
6	0.52672596	0.10370844	0.0527	0.8632
7	0.42301752	0.02406900	0.0423	0.9055
8	0.39894852	0.07463545	0.0399	0.9454
9	0.32431308	0.10244186	0.0324	0.9778
10	0.22187122		0.0222	1.0000

1)第1步:初步提取主成份.特征值代表某一给定的主成份所占方差量.输出表5-3所示,主成份1的特征值是4.84,而主成份2的特征值是1.04.这种趋势是与我们先前的指

标是符合的,即提取的第一个主成份往往包含较大的方差量,而随后的主成份包含相对较少的方差量.

2) 第 2 步:确定保留主成份的个数. 输出表 5-3 显示,前两个主成份的特征值都大于 1,累计贡献了 59% 的总方差,但至少需要 4 个主成份以占有 70%,7 个主成份以占有 90% 的总方差. 正如我们前面介绍的,在实践中,有四个标准可用来确定主成份的个数:eigenvalue-one 标准、scree 测试、占总方差的比例以及解释性准则.

A. eigenvalue-one 标准. 在 SAS 系统中,eigenvalue-one 标准,可以通过在 PROC FACTOR 语句中包含 MINEIGEN = 1 选项,但不包括 NFACT 选项来实现. 使用 MINEIGEN = 1 将使 PROC FACTOR 保留任何特征值大于 1.00 的主成份. 主成份 1 和 2 的特征值分别是 4.84 和 1.04.

B. scree 测试. 我们可以直接在 PROC FACTOR 语句中指定 SCREE 选项来使得 SAS 系统打印一份特征值散点图作为输出的一部分. 或者通过以下程序,使用 PROC PRINCOMP 和 GPLOT 得到 scree 图(图 5-2):

```
proc princomp data=CESD;
    var c1-c10;
    ods output eigenvalues=meigen;
run;
ods rtf close;
ods listing;
proc gplot data=meigen;
    plot eigenvalue*number;
    format _all_ f2.0;
run;
quit;
```

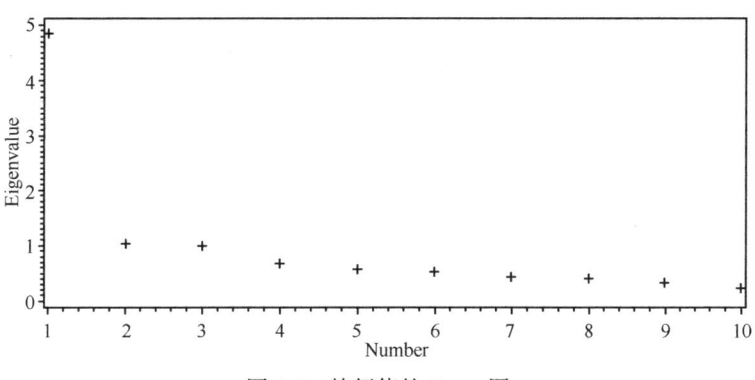

图 5-2 特征值的 Scree 图

从图 5-2,我们注意到主成份 1 和 2 之间有一个相对较大的差值,主成份 2 与随后的主成份之间有一个相对小的差值. 主成份 3,4,5,6,直到 10 之间的差值都相对较小. 因为主成份 1 和 2 在这个图中表现出较大的差值,scree 测试会导致你只保留了主成份 1. 显而易见,scree 测试与 eigenvalue-one 标准的结论并不吻合.

其原因可能是在这个案例中,我们应用了模棱两可的 eigenvalue-one 标准:特征值表,只有第一个主成份有一个大的特征值为 4.84,第二个为 1.04,非常接近 1,其主成份 3 的特征值为 0.98. 如此决定是很难的:是否留住一个其特征值接近 1.00 的主成份,且同时辨别特征值 1.04 和 0.98 之间的差异. 在这样的情况下,eigenvalue-one 标准不能很有把握地使用. 当遇到这种情况, scree 测试的使用必须辅以额外的标准, 如累计占总方差的比例、和解释性准则, 稍后将介绍到.

C. 占总方差的比例. 通过在输出表 5-3 查看被主成份解释的总方差的比例和累积百分比(图 5-3), 前两个主成份各占超过 10% 的总方差, 第一个主成份单独就占 48%, 其他主成份占仅很小的比例. 至少需要有 4 个主成份来占 70%, 而需要 7 个主成份来占 90% 的总方差.

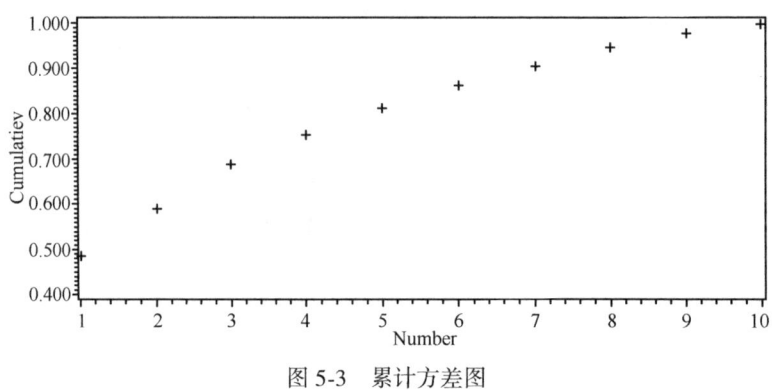

图 5-3　累计方差图

累计占总方差的比例标准有许多积极的特性. 然而, 前面讨论过的临界值(10% 对单个主成份, 70%~80% 对主成份集合)显然有任意性. 因为这些问题和与之相关的问题, 这种方法有时因其主观性受到批评(Kim and Mueller, 1978b).

D. 解释性标准. 解释性标准也许是用以解决"主成份个数"问题的最重要的标准: 即解释保留的主成份的实质意义, 并在已知的调查构架中验证这种解释确实合理.

正如我们前面讨论过的, 对于某一给定变量主成份的系数越高, 表明该变量和该主成份之间的高度相关. 记住相关系数 r_{ij} 是 $\mathrm{Corr}(x_i, y_j) = a_{ji}\sqrt{\lambda_j/\mathrm{Var}(x_i)}$. 由于 $\mathrm{Var}(x_i) = 1$, 因此 $\mathrm{Corr}(x_1, y_1) = 0.770391$, $\mathrm{Corr}(x_2, y_1) = 0.840533$, $\mathrm{Corr}(x_3, y_1) = 0.751726$, $\mathrm{Corr}(x_4, y_1) = 0.703046$, $\mathrm{Corr}(x_5, y_1) = 0.806170$, 等等. 表 5.1 显示了前两主成份的系数. 对于每一个主成份, 与该主成份相关系数大于 0.5 的变量标记下划线.

如同此表中显示, 所有前 7 个变量都和第一个主成份正向高度相关(相关系数大于 0.5). 第一主成份因此可以看作是一个负面和正面的情绪指标的加权平均. 另一方面, 指标 8, 9, 10 与主成份正相关, 其中指标 8 和 9 与第二主成份高度正相关, 但仅指标 9 有绝对相关系数大于 0.5, 指标 8 有绝对的相关系数接近 0.5. 而指标 2~6 项都与第二主成份负相关. 第二个主成份, 因此, 可以被解释为一个负面和正面的情绪之间的差异的测量值. 遗憾是, 指标 1 和 7 的正因子载荷表明事情并非如此简单, 此例子说明试图对主成份加标签存在潜在困难.

对于每个人的 C_i 的数值, $i = 1$ to 5, 或 1 to 7, 可用于后续分析. 例如, 我们可以用 C_1 的值, 而不是 CESD 得分在回归分析中作为解释变量. 由于第一个主成份解释总方差的比例较高, 这个程序可能优于简单地使用得分总和.

抑郁症数据的例子说明了这样一种情况, 其分析结果是不清晰的. 这结论可以从观察图 5-2 和图 5-3 得到, 在这里我们看到, 很难决定应使用多少个主成份. 用少数的几个主成份来解释很高比例的总方差几乎不可能. 此外, 表格 5-4 中主成份的解释并不简单直接. 然而这常常是在现实生活中的情况. 偶尔会出现分析结果简单清晰的情况.

3) 第 3 步:在表格中总结分析结果(表 5-4).

表 5-4 标准 CESD 指标的主成份分析

指标 Item	主成份	
	1	2
负面影响 Negative Affect		
1. 我觉得甚至有我的家人或朋友的帮助下也无法摆脱情绪低落	0.350047	0.067250
2. 我感到沮丧	0.381918	-.086246
3. 我感到孤独	0.341566	-.254475
4. 我哭泣出声	0.319447	-.085449
5. 我感到难过	0.366304	-.209723
6. 我感到害怕	0.274637	-.429854
7. 我认为我的生活一直是失败的	0.349006	0.084800
正面影响 Positive Affect		
8. 我觉得我像其他人一样好	0.141504	0.436135
9. 我觉得对未来充满希望	0.222790	0.656773
10. 我很高兴	0.334400	0.241798
特征值或 Var C_i	4.843615	1.038488
所解释的累计比例	0.484400	0.588200
$0.5/\sqrt{\mathrm{Var}C_i}$	0.227188	0.490647

注释:$N=294$

4) 步骤 4:准备正式的描述性分析结果. 上述分析可以按以下方式归纳概括:使用 SAS PROC PRINCOMP 程序对 10 项指标调查问卷的反应变量进行了主成份分析. 只有前两个主成份的特征值大于 1,且 scree 测试结果也提议仅前两个主成份是有意义的. 因此,只有保留前两个主成份. 主成份 1 和 2 合并共同占 59% 的总方差. 表 5-4 显示了问卷调查的指标和相应的系数载荷. 基于各项指标与这两个主成份之间的相互关系,我们可以标记第一主成份上承载的指标为负面影响的成份;第二主成份上承载的指标为正面影响的成份.

3. 进行因子分析的程序和步骤(programs and steps in conducting FA)

在本节中,我们将用主成份法(principal component method)来举例说明如何对抑郁症数据集进行因子分析.

```
proc factor data=CESD method=prin;
    var c1-c10;
    title 'Principal Component Method';
run;
```

如上 SAS 程序,采用主成份分析法来在因子分析中选择因子. 在 PROC FACTOR 语句中的 METHOD=PRINCIPAL 选项(或 METHOD=PRIN 或简写成 METHOD=P)也是默认选项并可以省略. FACTOR 程序提供了三个选项,来决定因子的个数:①使用选项 NTACTORS=(或 NFACT=或简写成 N=)来指定所需因子的数目;②使用选项 MINEIGEN=(或 MIN=)来选择特征值大于或等于指定值的所有因子. 若使用相关矩阵,该分界值默认为 1. 否则,它为特征值的平均值;③使用选项 PROPORTION=(或 P=)来选择占特定比例的共同方差所需的所有因子. 如果需要的话,可以使用选项 PERCENT=代替选项 PROPORTION=. 选项 PERCENT＝option 的默认值是 100(PROPORTION＝option 的默认值为 1).如果这些选项中的任何两个同时被指定,那么 FACTOR 过程选择的因子数目为指定的标准选择的因子数目中最小的数字.

4. 因子分析的程序和步骤(programs and steps in conducting FA)

进行因子分析可以采取与进行主成份分析类似的步骤.也就是说.

第 1 步:初步提取因子.第 2 步:确定保留因子的个数.第 3 步:旋转到最终解.第 4 步:解释旋转解.第 5 步:分配因子得分或分配因子基础得分到每个个体.第 6 步:在表格中总结分析结果.第 7 步:为文章准备正式的对分析结果的描述.

如下是一个 SAS 应用程序,包含数据步骤,可以用来分析抑郁症数据集.

```
options nodate nonumber center mprint;
libname   save 'F:\Home\Database\WanBook';

data CESD(keep=c1-c10 CESD);
    set save.depress;
run;
proc factor data=CESD
            simple
            method=prin
            priors=SMC
            nfact=2
            scree
            rotate=proxmax
            round
            flag=.50;
    var c1-c10;
run;
```

以下采用 SPSS 分析抑郁症数据的主要路径.在 SPSS 中,可以通过以下命令进行因子分析:

Analyze—Data Reduction—Factor…

在"**Factor Analysis**"屏幕出现之后,就可以指定一个因子分析,通过点击 **Extraction**…按钮,并在 **Extraction** 子对话框的 **Method** 列表中点击 **Factor analysis** 选项.我们将使用 **principal component** 分析,它严格地来说并不是因子分析;然而,这两个程序往往可能给出相似的结果.为了对照主成份分析,我们点击对话框中的 **Principal components**.在分析框中有两个选项:分析 **Correlation matrix** 或分析 **Covariance matrix**.这两个矩阵实际上是同一个东西的不同版本:相关矩阵是协方差矩阵的标准化格式.分析相关矩阵是一种有用的默认方法,因为它采用了矩阵的标准化格式;因此,如果变量是使用不同测量单位测量的,这并不会影响分析.在此例中,所有变量已使用相同的测量(seven-point Likert 测量尺度),但通常你会希望能够分析采用不同尺度测量的变量.分析相关矩阵确保测量单位的差异也考虑在内.因此在这里我们点击 **Correlation matrix**.在它的显示框中有两个选项:显示 **Unrotated factor solution** 和 **Scree plot**. scree 图是用来决定在分析中应保留多少个因子的有用方法.非旋转因子解(unrotated factor solution)的有用性在于评估因旋转而带来的解释上的方便.如果旋转解(rotated solution)只比非旋转解(unrotated solution)好一点点,则很可能已使用了不适当的(或不是最优的)旋转方法.提取对话框中提供了有关因子的保留的选项.你可以选择特征值大于指定值的因子;也可以选择保留固定数量的因子.对于 Eigevalues over 选项,默认值是 Kaiser 建议的 1,但你可以更改此为 Jolliffe 建议的 0.7 或任何其他你想要的值.点击 *Rotation.* 按钮访问对话框.如果有理论依据认为因子是独立的(不相关的),那么你应该选择一个正交旋转(我们建议用最大方差旋转法 varimax)之一.但是,如果理论表明你的因子可能相关,那么你应该选择一个斜交旋转(direct oblimin 或 promax)之一.对话框有选项显示 **Rotated solution** 和 **Loading plot**.旋转解(Rotated solution)是默认显示,并对解释最终旋转分析至关重要.因子载荷图(The loading plot)将提供每个变量对所提取因子的一个图形显示,最多三个因子.我们选择这两个选项.最后一个选项是设置 **Maximum Iterations for Convergence**,它指定计算机将寻找最佳解的迭代次数.在大多数情况下,默认值 25 足够使得 SPSS 为给定数据集找到一个解的.因子得分对话框可以被访问,通过点击在主对话框的 **Score**…按钮.此选项允许你保存在数据编辑器中的每个人的因子得分.SPSS 为每个所提取的因子创建了一个新的列向量,然后把每个人的因子得分放在该列向量中.这些得分可以随后用来作进一步分析,或者简单地识别那些得分高度依赖于某特殊因子的参与者群体.有三种方法取得这些得分.如果你想确保因子得分是不相关的,则选择 **Anderson-Rubin** 方法;如果因子得分之间的相关性是可以接受的,则选择 **Regression** 法.在这里我们选择 **Anderson-Rubin** 方法.最后,我们需要为因子分析设置选项.这组选项可以通过在主对话框点击 **Options…** 的按钮得到.正如同在大多数其他分析方法中一样,缺失数据是因子分析的一个问题.SPSS 提供了如下选择,剔除缺失值或为缺失提供一个估计值.基于 Tabachnick & Fidell (2001)的建议,你应该考虑缺失数据的分布.如果丢失的数据非正态分布或剔除缺失值后样本规模太小,则估计缺失值是必要的.SPSS 使用样本均值作为估计值(即用样本均值替换).SPSS 允许你 *Exclude cases listwise*,在这种情况下,任何变量含缺失数据的任何参与者都被排除在外;或者 *Exclude cases pairwise*,在这种情况下,对于一个缺失数据,该参与者的数据仅仅从计算中被排除.如果成对地排除缺失值(exclude cases pairwise),你就需要估计大部分数据.因此,最安全的做法是成列地排除缺失值(exclude cases listwise),除非这样会导致大量的数据损失.由于在本研究中没有丢失的数据,我们可以跳过此选项.最后的两个选项涉及如何显示系数.在默认情况下 SPSS 会列出变量,按其被输入数据编辑器的顺序.我们选择 **Sorted by size**,此时 SPSS 会排列变量,按其因子载荷的大小.第二个选项是 **Suppress absolute values less than** 一个指定的值(默认值为 0.1).此选项确保在-0.1 到+0.1 之间因子载荷不显示在输出结果中.同样,这个选项对于协助解释是有用的.为了易于解释,可以更改其为 0.4.拥有所有这些选项后,我们可以使用数据进行因子分析.

1)第 1 步:初步提取因子.输出结果(表 5-5,表 5-6).

表 5-5　来自抑郁症数据分析的先验公因子

Prior Communality Estimates:SMC									
C1	C2	C3	C4	C5	C6	C7	C8	C9	C10
0.538880	0.668009	0.520465	0.452322	0.628687	0.320334	0.511621	0.111941	0.284444	0.491622

表 5-6　来自抑郁症数据分析的特征值

Eigenvalues of the Reduced Correlation Matrix:Total = 4.52832907　　Average = 0.45283291				
	Eigenvalue	Difference	Proportion	Cumulative
1	4.35953897	3.97075548	0.9627	0.9627
2	0.38878349	0.08829686	0.0859	1.0486

续表

Eigenvalues of the Reduced Correlation Matrix: Total = 4.52832907 Average = 0.45283291				
	Eigenvalue	Difference	Proportion	Cumulative
3	0.30048663	0.18457567	0.0664	1.1149
4	0.11591096	0.11922457	0.0256	1.1405
5	-.00331361	0.03075037	-0.0007	1.1398
6	-.03406397	0.05568546	-0.0075	1.1323
7	-.08974943	0.06297153	-0.0198	1.1125
8	-.15272097	0.01274166	-0.0337	1.0787
9	-.16546262	0.02561775	-0.0365	1.0422
10	-.19108038		-0.0422	1.0000

2 factors will be retained by the NFACTOR criterion(基于 NFACTOR 标准,2 个因子将被保留)

输出表 5-6 显示因子 1 的特征值约为 4.36,而因子 2 的特征值约 0.39.

2) 第 2 步:确定保留因子的个数. 在主成份分析中,我们讨论了四个方法,以帮助提取有意义数目的主成份:eigenvalue-one 标准、scree 测试、占总方差的比例以及解释性准则. eigenvalue-one 标准在主成份分析中是有道理的,因为每个变量对分析贡献一个单位方差. 然而,eigenvalue-one 标准在公共因子分析中并不适合,因为每个变量对分析并不贡献一个单位方差,而是贡献它的先验共性方差的估计值. 该估计值将少于 1,因此使用 1 作为估计因子的分界值,是并不合理的. 除去 eigenvalue-one 标准,留下了以下三个选项:scree 测试、占总方差的比例以及解释性准则. 图 5-4 为重新绘制的 scree 图. 该图与在主成份分析中的图相似.

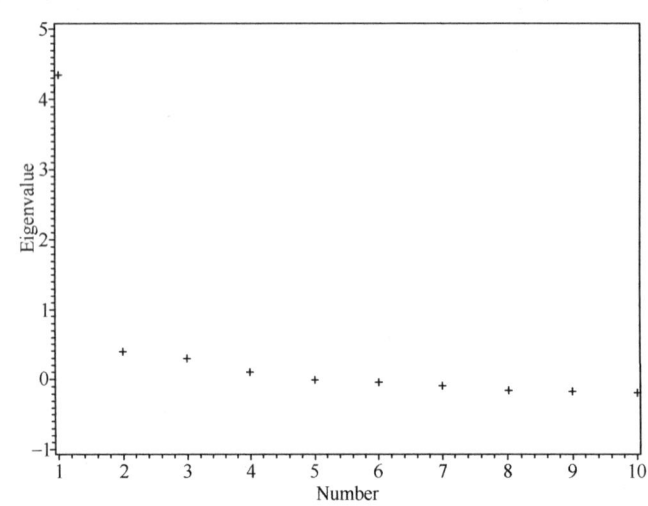

图 5-4 来自抑郁症数据分析的特征值的 Scree 图

在公共因子分析中,总的特征值将会与被分析矩阵的主对角线上出现的公因子的总和相等. 输出表 5-6 中,我们可以看到,第一个因子独自占 96%的共同方差值,第二个因子独自占 8.5%,第三个因子占 6.6%,第四个因子占 2.6%,而其余的因子在总方差中占有负的百分比.

如果我们用 5%作为标准,来决定一个因子是否应保留,那么因子 1 和 2 在此分析中将被保留. 如果使用 10%的话,那么仅有因子 1 被保留. 然而,尽管这个标准明显简单易行,正如我们前面所述,这种做法因其主观性受到批评(Kim & Mueller,1978b). 输出表 5-6 显示,因子 1 和 2 共同占有 105%(表中的实际价值为 1.0486). 如何两个因子能够共同占超过100%的公共方差? 其原因是先验共性方差估计值并不完全准确. 因子占有负百分比的共同方差的相应原因(即为何它们拥有负数的特征值),是该分析受到如下约束:必须保证提取最后一个因子后"累计"比例等于 1. 由于在这个分析的某些点上,这个累计值超过 1,因此从数学角度上一些因子有负的特征值是必要的.

3) 第 3 步:旋转到最终解. 输出结果(表 5-7).

表 5-7 来自抑郁症数据分析的未旋转因子模型

	Factor Pattern				Factor Pattern		
	Factor1		Factor2		Factor1		Factor2
C1	73	*	10	C6	55	*	−26
C2	83	*	−2	C7	73	*	5
C3	71	*	−21	C8	27		9
C4	66	*	−8	C9	44		40
C5	79	*	−16	C10	69	*	25

Printed values are multiplied by 100 and rounded to the nearest integer. Values greater than 0.5 are flagged by an '*'.

当不止一个因子被保留,非旋转因子模型(unrotated factor pattern)通常是难以解释的. 因子模型更容易解释如下情况:一些分析变量在给定的因子上有非常高的载荷,剩下的变量在该因子上有接近零的载荷. 非旋转因子模型往往不能显示这种类型的模型. 指定 rotate =proxmax 选项,常常导致因子(或主成份)是彼此相关的. 一个 promax 旋转实际上是通过两个步骤进行. 第一步涉及正交的最大方差预先旋转法(orthogonal varimax prerotation). 在分析中,此刻所提取的因子仍然是不相关的. 在第二个步骤(promax 旋转),因子正交性被宽松了,而允许它们彼此相关. 在实际的隐性因子真正有相关的情况下,斜交旋转往往提供了较好的结果.

4) 第 4 步:解释旋转解. 在预先旋转(prerotation)步骤中,SAS 系统产生一个旋转因子模型,类似于指定 ROTATE=VARIMAX 会产生的模型. 输出结果表 5-8 至表 5-11. 来自抑郁症数据分析的最大方差(正交)旋转因子模型.

表 5-8 来自抑郁症数据分析的最大方差(正交)

	Orthogonal Transformation Matrix	
	1	2
1	0.79505	0.60654
2	−0.60654	0.79505

表 5-9 来自抑郁症数据分析的旋转因子模型

	Rotated Factor Pattern					Rotated Factor Pattern			
	Factor1		Factor2			Factor1		Factor2	
C1	52	*	53	*	C6	59	*	13	
C2	67	*	48		C7	55	*	48	
C3	69	*	27		C8	16		23	
C4	57	*	33		C9	10		59	*
C5	72	*	35		C10	40		62	*

Printed values are multiplied by 100 and rounded to the nearest integer. Values greater than 0.5 are flagged by an '*'

表 5-10 每个因子对变量的影响

Variance Explained by Each Factor	
Factor1	Factor2
2.8987304	1.8495921

表 5-11　最终结果

Final Communality Estimates: Total = 4.748322									
C1	C2	C3	C4	C5	C6	C7	C8	C9	C10
0.55008344	0.68396432	0.55410497	0.43828510	0.64323609	0.36739639	0.53089992	0.07909764	0.35753165	0.54372294

表 5-12　来自抑郁症数据分析的因子间的相互关系

Inter-Factor Correlations				
	Factor1		Factor2	
Factor1	100	*	69	*
Factor2	69	*	100	*

Printed values are multiplied by 100 and rounded to the nearest integer. Values greater than 0.5 are flagged by an '*'

在解释保留因子的含义之前,你应先检查如下输出结果的因子之间的关系(表 5-12)。

输出结果表 5-12:因子 1 和因子 2 之间的相关系数是 0.69。正交旋转后,对因子的解释是相当简单直接的:你只需查看一个矩阵,即因子模型矩阵(the factor pattern matrix),找出对某给定的因子有显著载荷的变量。斜交旋转后,在任何情况下,都应检查旋转因子的模型和因子结构矩阵。在某些情况下,可能还需检查参考结构矩阵(the reference structure matrix)。

输出结果表 5-13。

表 5-13　来自抑郁症的数据分析的 Promax(斜交)旋转因子模型

Rotated Factor Pattern (Standardized Regression Coefficients)					Rotated Factor Pattern (Standardized Regression Coefficients)				
	Factor1		Factor2			Factor1		Factor2	
C1	40		40		C6	70	*	−14	
C2	62	*	27		C7	46		33	
C3	76	*	−2		C8	9		22	
C4	57	*	13		C9	−16		70	*
C5	75	*	7		C10	21		58	*

Printed values are multiplied by 100 and rounded to the nearest integer. Values greater than 0.5 are flagged by an '*'.

在这个矩阵的载荷称为模型载荷(pattern loadings),它们代表了每个因子对观测变量方差的独特贡献。我们主要依靠这个旋转因子模型矩阵来解释每个因子的含义。它是比结构矩阵(structure matrix)更有可能显示简单结构,并且在确定什么样的名字应该分配到的因子上将更加有用。旋转因子模型有一个局限性:这个矩阵的模型载荷不被限制介于+1.00 和−1.00之间。在因子高度相关的某些罕见的情况下,一些载荷可大如 10 或更大。在这种情况下对模型矩阵的解释可能是困难的。当遇到这种情况,一般检查参考结构矩阵会更容易。

输出结果表 5-14。

表 5-14　来自抑郁症的数据分析的参考结构(半偏相关性)旋转因子模型

Reference Structure (Semipartial Correlations)					Reference Structure (Semipartial Correlations)				
	Factor1		Factor2			Factor1		Factor2	
C1	29		29		C6	51	*	−11	
C2	45		19		C7	34		24	
C3	55	*	−1		C8	6		16	
C4	41		9		C9	−12		51	*
C5	55	*	5		C10	15		42	

Printed values are multiplied by 100 and rounded to the nearest integer. Values greater than 0.5 are flagged by an '*'

称其为"半偏相关性(semipartial correlations)"的原因是,这个矩阵系数代表"从每一个公共因子移除其他公共因子的影响后,变量与公共因子之间"的半偏相关性.输出结果5-15.

表 5-15 来自抑郁症的数据分析的因子结构(相关性)旋转因子模型

	Factor Structure(Correlations)					Factor Structure(Correlations)			
	Factor1		Factor2			Factor1		Factor2	
C1	68	*	68	*	C6	60	*	33	
C2	80	*	69	*	C7	69	*	65	*
C3	74	*	50	*	C8	23		27	
C4	66	*	52	*	C9	32		59	*
C5	80	*	59	*	C10	61	*	72	*

Printed values are multiplied by 100 and rounded to the nearest integer. Values greater than 0.5 are flagged by an ' * '

5) 第 5 步:分配因子得分

一旦分析完成以后,对每个主体指定一个得分来表示该主体在保留因子中的位置,往往是我们希望的.

例如,在本研究中保留两个因子被解释为一个负面影响和一个正面影响.你可能现在想要分配一个得分到每个主体来表示该主体在负面影响因子上的地位,以及另一不同得分来表示该主体在正面影响因子上的地位.做完这个以后,这些因子的得分可以用来作为预测变量,或在随后的分析作为判别变量(criterion variables).

因子得分(**factor score**)代表一个主体在某隐性因子上的实际地位.估计因子得分(**estimated factor score**),是一个主体在该隐性因子地位上的估计值.估计因子得分在分析中是一个优化加权变量的线性组合.

下面的程序创建了两个估计因子得分变量,名为 FACTOR1 和 FACTOR2,并进行总抑郁评分(CESD,10 项指标得分的总和)和 FACTOR1 以及 FACTOR2 之间的相关性分析.

```
proc factor data=CESD
            simple
            method=prin
            priors=SMC
            nfact=2
            scree
            rotate=varimax
            round
            flag=.50
            out=CESD1;
    var c1-c10;
run;
proc corr data=cesd1;
    var cesd factor1 factor2;
run;
```

输出结果表 5-16.

表 5-16 CESD 与估计因子得分变量 FACTOR1 和 FACTOR2 之间的相关系数

Pearson Correlation Coefficients, $N=294$ Prob>|r| under H0: Rho=0

	CESD	Factor1	Factor2
CESD	1.00000	0.80180	0.74980
		<.0001	<.0001
Factor1	0.80180	1.00000	0.37402
	<.0001		<.0001
Factor2	0.74980	0.37402	1.00000
	<.0001	<.0001	

6)第6步:在表格中总结分析结果(表5-17).

表 5-17 对标准化 CESD 指标的因子分析

指标 Item	因子模型		因子结构	
	1	2	1	2
负面影响 Negative Affect				
1. 我觉得甚至有我的家人或朋友的帮助下也无法摆脱情绪低落	40	40	68	68
2. 我感到沮丧	62	27	80	69
3. 我感到孤独	76	-2	74	50
4. 我哭泣出声	57	13	66	52
5. 我感到难过	75	7	80	59
6. 我感到害怕	70	-14	60	33
7. 我认为我的生活一直是失败的	46	33	69	65
正面影响 Positive Affect				
8. 我觉得我像其他人一样好	9	22	23	27
9. 我觉得对未来充满希望	-16	70	32	59
10. 我很高兴	21	58	61	72

注释: $N=294$

7)第7步:为文章准备正式的对分析结果的描述.上述分析可以按以下方式归纳概括:使用负相关系数的平方值作为先验公共性的估计值对10项指标调查问卷的反应变量进行了探索性因子分析.使用主成份法来提取因子,并随后使用 promax(斜交)旋转. scree 测试建议使用两个因子,因此只有这些因子被保留进行旋转.

在解释旋转因子模型中,一个指标被称为负载在某因子上,如果对该因子的因子载荷为 0.50 或更高,并且对其他因子的因子载荷小于 0.50. 使用此标准,第一因子上负载了五个指标,随后标记为负面影响因子. 第二因子上负载了两个指标,被标记为正面影响因子. 问卷各项指标以及相应的因子载荷参见表 5-8 至表 5-11.

思考练习 Exercises

(一) 简答题

1. 阐述主成份分析和因子分析之间的相似点和差异点?
2. 什么是正交旋转和斜交旋转? 当你用 SAS PROC FACTOR 程序进行主成份分析和因子分析时,如何指定正交旋转或斜交旋转?

3. 主成份分析和因子分析的目的是什么？
4. 使用本章中的20指标抑郁症数据集，来重新进行主成份分析和因子分析．使用多少个主成份和因子，你可以得到什么结论？

（二）应用分析题

1. 在Spearman(1904)文献中，对33男孩在古典乐(X_1)、法语(X_2)、英语(X_3)、数学(X_4)、pitch鉴赏(X_5)，以及音乐(X_6)的测试得分，其相关性矩阵存储在一名为SPEARMAN的SAS数据集，如下面的程序所示：

```
data spearman (type=corr);
_type_='corr';
if _n_=1 then _type_='N';
infile cards missover;
input _name_ $ X1 X2 X3 X4 X5 X6;
lines;
n 33
X1 1.0
X2 .83 1.0
X3 .78 .67 1.0
X4 .70 .67 .64 1.0
X5 .66 .65 .54 .45 1.0
X6 .63 .57 .51 .51 .40 1.0
;
```

使用这个数据集进行因子分析．你能获得多少个因子？

2. 某一种慢性病研究中调查14例正常人($y=0$)和10例该慢性病患者($y=1$)的三个指标：收缩压(x_1)，血浆胆固醇浓度(x_2)和年龄(x_3)，数据列在表5-18中．试做主成份分析．

表5-18 某种慢性病调查数据

患者编号	y	x_1	x_2	x_3	患者编号	y	x_1	x_2	x_3
1	0	18.0	5.90	45	13	0	16.2	5.93	41
2	0	17.3	5.69	49	14	0	19.7	6.38	52
3	0	19.4	5.80	55	15	0	17.2	5.59	47
4	0	18.9	6.37	61	16	0	19.6	5.98	48
5	0	19.1	5.89	43	17	0	18.0	5.84	64
6	0	18.4	5.77	58	18	0	18.6	6.25	55
7	0	18.4	6.42	54	19	0	18.6	6.25	56
8	1	21.8	6.86	43	20	1	19.4	6.42	54
9	1	21.5	6.85	64	21	1	23.9	6.98	43
10	1	19.8	6.54	48	22	1	21.4	7.13	63
11	1	20.0	6.47	42	23	1	20.2	7.07	62
12	1	22.6	7.30	65	24	1	20.7	6.60	60

3. 某组织收集了我国34个省(市区)的社会经济情况方面的6个指标．数据资料见表5-19，ID表示市区编号，x_1表示人口增长率(%)，x_2表示文盲率(%)，x_3表示负担系数(%)，x_4表示科技人才比例(%)，x_5表示人均国民收入(元)，x_6表示人均住房面积(平方米)．试做探索性因子分析．

表 5-19　34 个省(市区)的社会经济情况

ID	x_1	x_2	x_3	x_4	x_5	x_6	ID	x_1	x_2	x_3	x_4	x_5	x_6
1	1.10	14.96	52.2	13.63	1662	6.2	18	2.10	23.87	83.9	4.09	446	6.7
2	1.20	17.20	56.6	10.23	1522	5.0	19	2.15	22.90	85.0	4.78	644	5.6
3	1.72	29.55	75.5	4.31	515	5.6	20	2.54	24.63	95.7	3.68	337	5.0
4	1.90	24.35	81.5	5.86	760	5.6	21	2.10	31.96	84.5	3.74	399	5.2
5	2.51	31.08	81.5	6.95	485	6.0	22	2.90	47.77	105.5	3.62	322	4.8
6	1.63	16.36	65.8	8.26	969	4.6	23	2.61	49.63	99.8	3.72	365	6.6
7	2.00	21.79	75.9	8.14	645	5.0	24	1.88	48.81	95.6	7.33	462	6.3
8	2.65	22.22	77.9	9.20	804	4.0	25	1.89	33.21	79.3	5.81	410	4.7
9	0.51	16.70	50.2	10.66	2832	5.4	26	2.50	48.05	85.5	4.39	412	4.9
10	1.73	24.63	71.9	5.22	750	6.1	27	3.40	48.81	95.6	7.32	485	5.2
11	1.82	31.23	72.1	4.57	693	6.2	28	3.46	48.04	99.4	6.02	450	6.4
12	2.61	46.23	89.9	3.86	433	7.3	29	3.30	30.72	95.1	8.10	533	5.2
13	2.45	37.15	89.7	5.19	481	6.0	30	2.62	46.23	89.9	3.86	433	7.2
14	2.63	32.12	99.8	4.95	414	5.0	31	2.44	37.12	89.7	5.19	481	6.0
15	1.64	36.76	77.5	4.35	626	5.2	32	2.60	32.10	99.7	4.95	414	5.0
16	2.20	39.96	89.5	3.98	400	5.2	33	1.64	36.76	77.5	4.35	626	5.2
17	1.96	31.12	80.9	5.21	602	5.4	34	2.21	39.89	99.9	3.98	401	5.2

延伸阅读　Further Readings

延读 5-1　Afifi A, Clark VA, May S.2003.Computer-Aided Multivariate Analysis.4th ed[M].Boca Raton, Florida: Chapman and Hall/CRC

延读 5-2　Anderson TW.2003.An Introduction to Multivariate Statistical Analysis.3rd ed[M].New York: John Wiley & Sons

延读 5-3　Basilevsky A.1994.Statistical Factor Analysis and Related Methods[M].New York: John Wiley & Sons

延读 5-4　Cattell RB, Vogelman S.1977."A Comprehensive Trial of the Scree and KG Criteria for Determining the Number of Factors"[J].Multivariate Behavioral Research, 12: 289~325

延读 5-5　Cattell RB.1966."The Scree Test for the Number of Factors"[J].Multivariate Behavioral Research, 1: 245~276

延读 5-6　Cattell RB.1978.The Scientific Use of Factor Analysis[M].New York: Plenum

延读 5-7　Cooley WW, Lohnes PR.1971.Multivariate Data Analysis for the Behavioral Sciences[M].New York: John Wiley & Sons

延读 5-8　Cronbach LJ.1951.Coefficient alpha and the internal structure of tests[J].Psychometrika, 16: 297~334

延读 5-9　Der G and Everitt BS.2006.Statistical Analysis of Medical Data[M].Boca Raton, FL: Chapman &Hall/CRC

延读 5-10　Everitt BS, Dunn G.2001.Applied Multivariate Data Analysis.2nd ed[M].London: Arnold

延读 5-11　Everitt BS, Hothorn T.2006.A handbook of Statistical Analysis using R[M].Boca Raton, FL: Chapman &Hall/CRC

延读 5-12　Field A, Miles J.2010.Discovering Statistics using SAS[M].Los Angeles: Sage Publications Inc

延读 5-13　Field A.2005.Discovering Statistics using SPSS[M].Los Angeles: Sage Publications Inc

延读 5-14　Flury B.1988.Common Principal Components and Related Models[M].NewYork: Wiley

延读 5-15　George D, Mallery P.2006.SPSS for Windows Step by Step: A Simple Guide and Reference, Sixth Edi-

延读 5-15 　 tion[M].Boston:Pearson Education,Inc

延读 5-16 　 Gnanadesikan, R.1977.Methods for Statistical Data Analysis of Multivariate Observations[M].New York:John Wiley & Sons

延读 5-17 　 Gorsuch RL.1974.Factor Analysis[M].Philadelphia:W.B.Saunders

延读 5-18 　 Gower JC.1966.Some distance properties of latent root and vector methods used in multivariate analysis [J].Biometrika,53:325~338

延读 5-19 　 Green SB,Salkind NJ,Akey TM.1997.Using SPSS for Windows:Analyzing and Understanding Data [M].New Jersey:Prentice-Hall,Inc

延读 5-20 　 Guttman L.1953."Image Theory for the Structure of Quantitative Variates"[J].Psychometrika,18:277~296

延读 5-21 　 Guttman L.1956."'Best Possible' Systematic Estimates of Communalities"[J].Psychometrika,21: 273~285

延读 5-22 　 Hair JF Jr,Black WC,Babin BJ,et al.2010.Multivariate Data Analysis[M].NJ:Prentice Hall

延读 5-23 　 Harman HH.1976.Modern Factor Analysis,Third Edition[M].Chicago:University of Chicago Press

延读 5-24 　 Harris CW.1962."Some Rao-Guttman Relationships"[J].Psychometrika,27:247~263

延读 5-25 　 Hatcher L.1994.A Step-by-Step Approach to Using the SAS System for Factor Analysis and Structural Equation Modeling[M].Cary,NC:SAS Institute Inc

延读 5-26 　 Hotelling H.1933."Analysis of a Complex of Statistical Variables into Principal Components"[J]. Journal of Educational Psychology,24:417~441,498~520

延读 5-27 　 Jackson JE.1991.A User's Guide to Principal Components[M].New York:Wiley

延读 5-28 　 Johnson DE.1998.Applied Multivariate methods for Data Analysis[M].Pacific Grove,CA,USA:Duxbury Press

延读 5-29 　 Johnson RA,Wichern DW.2002.Applied Multivariate Statistical Analysis,Fifth Edition[M].Upper Saddle River,NJ:Prentice Hall

延读 5-30 　 Jolliffe IT.1992.Discarding variables in a principal component analysis 1:Artificial data.Appl statist, 21:160~173

延读 5-31 　 Jolliffe IT.1986.Principal Component Analysis[M].New York:Springer-Verlag

延读 5-32 　 Jolliffe IT.2002.Principal Component Analysis[M].New York:Springer-Verlag

延读 5-33 　 Jonson RA,Wichern DW.1998.Applied Multivariate Statistical Analysis,4th ed[M].Englewood Cliffs,NJ:Prentice Hall

延读 5-34 　 Jöreskog KG.1967."Some Contributions to maximum Likelihood Factor Analysis"[J].Psychometrika, 32:443~482

延读 5-35 　 Jöreskog KG.1977."Factor Analysis by Least-Squares and Maximum Likelihood Methods," in Statistical Methods for Digital Computers,ed.K.Enslein,A.Ralston,and H.S.Wilf[M].New York:John Wiley & Sons

延读 5-36 　 Kaiser HF,Caffrey J.1965."Alpha Factor Analysis"[J].Psychometrika,30:1~14

延读 5-37 　 Kaiser HF,Derflinger G.1990.Some Contrasts Between Maximum Likelihood Factor analysis and Alpha Factor Analysis"[J].Applied Psychological Measurement,14:29~32

延读 5-38 　 Kaiser HF.1960."The Application of Electronic Computers to Factor Analysis"[J].Educational and Psychological Measurement,20:141~151

延读 5-39 　 Kaiser HF.1963."Image Analysis," in Problems in Measuring Change,ed.C.W.Harris[M].Madison: University of Wisconsin Press

延读 5-40 　 Khattree R,Naik DN.2000.Multivariate Data Reduction and Discrimination with SAS Software,SAS Institute Inc[M].Cary,NC,USA

延读 5-41 　 Kim JO & Mueller CW.1978a.Introduction to factor analysis:What it is and how to do it[M].Beverly Hills,CA:Sage

延读 5-42　Kim JO & Mueller CW.(1978b).Factor analysis:Statistical methods and practical issues.Beverly Hills,CA:Sage

延读 5-43　Krzanowski WJ,Marriott FHC.1994. Multivariate Analysis,Part I,Distributions,Ordination and Inference[M].London:Edward Arnold

延读 5-44　Krazunowsiki WJ.2000.Principles of Multivariate Analysis:A User's Perspective.London:Oxford University Press

延读 5-45　Landau S,Everitt BS.2004.A handbook of Statistical Analysis using SPSS[M].Boca Raton,FL:Chapman &Hall/CRC

延读 5-46　Lawley DN,Maxwell AE.1971.Factor Analysis as a Statistical Method[M].New York:Macmillan

延读 5-47　Lawley DN.1940."The Estimation of Factor Loadings by the Method of Maximum Likelihood"[J].Proceedings of Royal Society Edinburgh(A),60:64~82

延读 5-48　Lawley DN.1941."Further Investigation in Factor Estimation"[J].Proceedings of Royal Society Edinburgh(A),61:176~185

延读 5-49　Loehlin JC.2004.Latent variable models:An introduction to factor,path,and structural analysis,4th ed[M].New York:Psychology Press

延读 5-50　Mardia KV,Kent JT,Bibby JM.1979.Multivariate Analysis[M].New York:Academic Press

延读 5-51　Morrison DF.1976.Multivariate Statistical Methods,Second Edition[M].New York:McGraw-Hill

延读 5-52　Mulaik SA.1972.The Foundation of Factor Analysis[M].New York:McGraw-Hill

延读 5-53　O'Rourke N,Hatcher L,Stepanski E.2005.A step-by-step approach to using the SAS system for univariate and multivariate statistics.Second Edition[M].Cary,NC:SAS Institute Inc

延读 5-54　Pearson K.1901.On Lines and Planes of Closest Fit to Systems of Points in Space[J].Philosophical Magazine,2(6):559~572

延读 5-55　Rao CR.1955."Estimation and Tests of Significance in Factor Analysis"[J].Psychometrika,20:93~111

延读 5-56　Rao CR.1964."The Use and Interpretation of Principal Component Analysis in Applied Research"[J].Sankhya A,26:329~358

延读 5-57　Raykov T,Marcoulides GA.2010.Introduction to Psychometric Theory[M].New York:Taylor and Francis Group,LLC

延读 5-58　Refaat M.2007Data preparation for Data Mining using SAS[M].Amsterdam:Elsevier Inc

延读 5-59　Rencher AC.1995.Methods of Multivariate Analysis[M].New York:John Wiley & Sons Inc

延读 5-60　SAS Institute Inc.2008.SAS/STAT 9.2 User's Guide[M].Cary,NC:SAS Institute Inc

延读 5-61　Seber GAF.1984.Multivariate Observations[M].New York:John Wiley & Sons Inc

延读 5-62　Spearman C.1904."General Intelligence Objectively Determined and Measured"[J].American Journal of Psychology,15:201~293

延读 5-63　Stevens J.1986.Applied multivariate statistics for the social sciences[M].Hillsdale,NJ:Lawrence Erlbaum Associates

延读 5-64　Stewart DW.1981."The Application and Misapplication of Factor Analysis in Marketing Research"[J].Journal of Marketing Research,18:51~62

延读 5-65　Tabachnick BG,Fidell LS.2001.Using Multivariate Statistics,Fourth Edition[M].Boston:Allyn & Bacon

延读 5-66　Thomson GH.1951.The Factor Analysis of Human Ability[M].London:London University Press

延读 5-67　Thurstone LL.1931.Multiple factor analysis[J].Psychol.Rev,38:406~427

延读 5-68　Thurstone LL.1947.Multiple Factor Analysis[M].Chicago:University of Chicago Press

(夏英林　马　菲　屠心铭)

第6章 聚类分析
Chapter 6　Cluster Analysis

> **目的要求 Purposes and Requirements**
> 了解:聚类分析的概念、分类,模糊聚类、有序样品聚类、两步聚类和决策树聚类法.
> 掌握:聚类分析的统计量、系统聚类法、快速聚类法、统计软件包结果解释.
> 熟悉:常用的聚类统计量和统计软件包操作步骤.
> 重点:系统聚类法和快速聚类法.
> 难点:聚类分析方法的选择和结果的解释.

6.1　聚类分析概况　Overview of Cluster Analysis

在社会、经济、医学和人口研究中,存在大量的分类研究、构造分类模式的问题.例如,在经济研究中,为了研究不同地区居民的生活水平状况,需要将地区划分为不同的类型去研究;在人口研究中,需要构造人口或者死亡的分类模式及函数,以此研究人口生育和死亡规律;临床上,按照疾病类型、诊治水平、规模大小等诸多指标可以将医院分成几个类别.分类学是人类认识世界的基础科学.

1. 概念

聚类分析(cluster analysis),是研究"物以类聚"的一种统计方法.所研究的样品与指标之间存在不同程度的相似性(亲疏关系).根据一批样品的多个观测指标,具体找出能够度量样品或指标之间相似程度的统计量,以这些统计量为划分类型的依据,将相似程度比较高的样品(指标)聚合为一类,把另外一些彼此相似程度较大的样品(指标)又聚合为另外一类.即关系密切的聚合到一个小的分类单位,关系疏远的聚合到一个大的分类单位,直到把所有的样品(指标)都聚合完毕,把不同的类型一一划分出来,形成一个从小到大的分类系统.同类中的样品比属于不同类的样品彼此具有更高的相似性.

聚类分析与判别分析有所不同.判别分析根据已知其类别的样品,总结出类别的判断法则,用以判断未知类别的新样品的归类;而聚类分析是在事物分类面貌尚不清楚,甚至连总共分几类也不确定的情况下讨论事物的分类问题.所以聚类分析没有作为分类依据的"历史资料",只能根据事物本身的特性进行分类.例如遗传学中,基因芯片上的基因可以采用聚类分析法按照其表达强度聚类为若干个类别.用于聚类分析的原始观察资料常整理成表6-1的形式.

表6-1　聚类分析的数据格式

样品	指标				
	x_1	x_2	$\cdots$	x_j	$\cdots$	x_{im}
1	x_{11}	x_{12}	$\cdots$	x_{1j}	$\cdots$	x_{1m}
2	x_{21}	x_{22}	$\cdots$	x_{2j}	$\cdots$	x_{2m}

续表

样品	指标				
	x_1	x_2	...	x_j	...	x_{im}
...	...		...		...
i	x_{i1}	x_{i2}	...	x_{ij}	...	x_{im}
...	...		...		...
n	x_{n1}		...	x_{nj}	...	x_{nm}
均数	$\bar{x}_1$	$\bar{x}_2$	...	$\bar{x}_j$	...	$\bar{x}_m$
标准差	S_1	S_2	...	S_j	...	S_m

从几何角度看,上表中的每一行或每一列都表示了空间中的一个点或一个向量.

2. 分类

根据不同的分类标准,聚类分析可以划分为不同类别.比如,有些聚类需要从样品聚类着手,有的需从变量聚类着手,有些问题可以结合样品和变量两个方面进行聚类.

(1)按聚类对象分.

1)Q型聚类分析:又称样品聚类,是指将多个样品归类的方法,其目的是找出样品间的共性.

2)R型聚类分析:又称指标聚类,是指将多个指标归类的方法,其目的是将指标降维从而选择有代表性的指标.

(2)按聚类方法分.

1)系统聚类法:从各样品自成一类到全部样品归为一类,适合对小样本的样品之间聚类以及对变量聚类.

2)快速聚类法:寻找中心点形成几类,适合对大样本的样品之间聚类.

3)模糊聚类法:采用模糊数学思想进行聚类.适合对大样本的快速聚类.

4)有序样品聚类法:对有序样品进行聚类.

5)两步聚类法:一种探索性的聚类方法,可以处理大样本的数据及同时处理连续和离散型变量.

6)决策树聚类法:是解决实际应用中分类问题的数据挖掘方法.

3. 常用的聚类统计量(cluster statistics)

聚类分析中反映样品或变量之间关系亲疏程度的统计量称为聚类统计量.度量相似性的统计量主要有距离(distance)和相似系数(similarity coefficient).其中,前者主要用于样品间聚类,后者主要用于变量间聚类.

(1)距离:用来衡量样本个体之间属性相似程度的统计量是距离.其出发点是把n个样品中每个样品看做m维空间(m为变量个数)中的一个点,在m维空间定义点与点之间的距离,距离越小表明两样品间相似程度越高.距离的定义有很多,如欧式距离、绝对距离等.SPSS中常用的距离定义如下:

1)绝对值距离(block)

$$d_{ij} = \sum_{t=1}^{m} |x_{it} - x_{jt}| \quad i,j=1,\cdots,n \tag{6-1}$$

2) 切比雪夫距离(Chebychev)

$$d_{ij} = \max_{1 \leq t \leq m} |x_{it} - x_{jt}| \qquad i,j=1,\cdots,n \qquad (6\text{-}2)$$

3) 欧氏距离(Euclidian distance)是最容易理解的一种统计量,它定义了空间中任意两点间的距离. 在聚类分析中,欧氏距离用来描述两样本个体之间相似程度

$$d_{ij} = \sqrt{\sum_{t=1}^{m}(x_{it} - x_{jt})^2} \qquad i,j=1,\cdots,n \qquad (6\text{-}3)$$

其中,x_{it} 和 x_{jt} 分别为第 i 个样品的第 t 个变量和第 j 个样品的第 t 个变量值. 有时候用欧氏距离的平方作为样品之间的距离

$$d_{ij} = \sum_{t=1}^{m}(x_{it} - x_{jt})^2 \qquad (6\text{-}4)$$

欧氏距离优点是容易理解而且应用广泛,缺点是取值大小受量纲影响,在求样品间距前常先把指标作标准化处理,标准化后的公式:

$$D_{ij} = (x_{ij} - \bar{x}_j)/s_j \qquad (6\text{-}5)$$

其中,$\bar{x}_j$ 和 s_j 分别为第 j 个变量的样本均值和样本标准差,标准化后各指标的均数是0,标准差是1.

4) 绝对值的幂测度距离(customized)

$$d_{ij} = \sqrt[r]{\sum_{t=1}^{m}|x_{it} - x_{jt}|^p} \qquad i,j=1,\cdots,n \qquad (6\text{-}6)$$

p 和 r 由用户自己给定. 取不同的 p,r 值可得出多种距离.

5) 明考斯基距离(Minkowsiki)

$$d_{ij} = \sqrt[q]{\sum_{t=1}^{m}|x_{it} - x_{jt}|^q} \qquad i,j=1,\cdots,n \qquad (6\text{-}7)$$

显然,此距离为幂测度距离在 $p=r=q$ 的特殊情况. 当 $q=1$ 时即为绝对值距离,当 $q=2$ 时即为欧氏距离.

以上距离中,最常用者为欧氏距离或欧氏距离的平方.

(2) 相似系数:用来衡量指标变量之间属性相似程度的统计量叫相似系数. 距离可以表示间距尺度以上变量的接近性或相似性,除此以外,相似系数也可以作为聚类分析的分类依据. 距离越小表示两个个体之间的相似性越高,但相似系数越大代表关系越密切. x_1,x_2,$\cdots$,x_m 表示 m 个变量,R 型聚类常用简单相关系数的绝对值定义变量间的相似系数,绝对值越大表明两变量间相似程度越高.

$$r_{ij} = \frac{\left|\sum(x_i - \bar{x}_i)(x_j - \bar{x}_j)\right|}{\sqrt{\sum(x_i - \bar{x}_i)^2 \sum(x_j - \bar{x}_j)^2}} \qquad i,j=1,\cdots,m'' \qquad (6\text{-}8)$$

同样也可考虑用 Spearman 秩相关系数定义非正态变量间的相似系数. 当变量均为定性变量时,最好用列联系数定义类间的相似系数. 常用的有相关系数、列联系数和夹角余弦. 夹角余弦即各变量矢量夹角的余弦,其公式为:

$$C_{ij} = \frac{\sum_{k=1}^{n} x_{ki} x_{kj}}{\left[\left(\sum_{k=1}^{n} x_{ij}^2\right)\left(\sum_{k=1}^{n} x_{kj}^2\right)\right]} \qquad i,j=1,\cdots,m'' \qquad (6\text{-}9)$$

为指标向量 $(x_{1i}, x_{2i}, x_{3i}, \cdots, x_{ni})$ 和 $(x_{1j}, x_{2j}, x_{3j}, \cdots, x_{nj})$ 之间的夹角余弦.

(3) 关联测度:关联测度用来度量分类变量的研究对象的相似性. 常用的有三种,分别是简单匹配系数(the simple matching coefficient)、雅可比系数(Jaccard's coefficient)和果瓦系数(Gower's coefficent).

1) 简单匹配系数:适用于二分类变量,最简单的关联测度是两个案例在所有聚类变量上回答相同情况出现的频率,称为简单匹配系数.

例如在一个四格表里面,1代表"是",2代表"否",回答结果的表示如下:

	案例2	
案例1	1	2
1	a	b
2	c	d

简单匹配系数表示为:
$$S = \frac{a+d}{a+b+c+d} \tag{6-10}$$

其中 S 为相似性,变化范围为 $0 \sim 1$.

2) 雅可比系数:仅适用于二分类变量,把两个答案都回答"否"的部分从上述简单匹配系数的公式中去掉,也就是 d 格子,其计算公式变为:
$$S = \frac{a}{a+b+c} \tag{6-11}$$

3) 果瓦系数:可用于定义名义变量、有序变量和间距测度变量. 其计算公式为:
$$S = \frac{\sum_{k=1}^{m} S_{ijk}}{\sum_{k=1}^{m} W_{ijk}} \quad i,j=1,\cdots,n'' \tag{6-12}$$

S_{ijk} 为案例 i 和 j 在变量 k 上的相似性得分,W_{ijk} 为加权变量. 对于二分类变量,果瓦系数等于雅科比系数,对于有序变量,两个案例在变量上取值相同时,$S_{ijk}=1$,取值不同时 $S_{ijk}=0$. 对于间距测度或以上的变量:$S_{ijk} = 1 - |x_{ik} - x_{jk}|/R_k$.

x_{ik} 和 x_{jk} 分别是案例 i 和 j 在变量 k 上的值,R_k 是变量 k 的全距(Range).

6.2 系统聚类法 Hierarchical Clustering Method

系统聚类法是应用最多的一种聚类方法,既可以对样品分类又可以对变量进行分类,既可以是连续性变量也可以是分类变量. 其基本思想是:开始时各个样品(或变量)独自视为一类,即各类只含一个样品(或变量),计算类间相似系数矩阵,其中的元素是样品(或变量)间的相似系数. 相似系数矩阵是对称矩阵. 将相似系数最大(距离最小或相关系数最大)的两类合并成新类,计算新类与其余类间相似系数;重复第二步,直至全部样品(或变量)被并为一类. 整个聚类过程可以绘制成树状图,按照树状图做出适当分类. 类与类之间距离有不同定义方法,定义不同会产生不同算法,进而会有不同结果,要根据专业知识选择合理的分类结果.

当类内含有两个或两个以上样品或变量时,由于类间的距离有不同的定义方法,导致有

多种方法(methods)可选,在 SPSS 中主要有:

(1) 类间平均链锁法(between-groups linkage):合并两类的结果使所有的两两项对之间的平均距离最小. 相对的两个成员分别属于不同的类别.

$$D_{pq}^2 = \frac{1}{n_p n_q} \sum d_{ij}^2 \qquad (6\text{-}13)$$

(2) 类内平均链锁法(within-groups linkage):该法是使当两类合并为一类后,合并后的类中的所有项之间的平均距离最小. 两类之间的距离是合并后的类中所有可能的项对之间的距离平方.

(3) 最近邻居法(nearest neighbor):该方法首先合并最近或最相似的两项,用两类间最近点间的距离最小值定义为样品 G_p 和 G_q 之间的距离.

$$D_{pq} = \min_{i \in Gp, j \in Gq}(d_{ij}), 样品聚类 \qquad (6\text{-}14)$$

(4) 最远邻居法(furthest neighbor):用两类之间最远点的距离代表两类之间的距离.

$$D_{pq} = \max_{i \in Gp, j \in Gq}(d_{ij}), 样品聚类 \qquad (6\text{-}15)$$

(5) 重心法(centroid clustering):定义类间的距离等于两类的重心之间的距离,这里的重心指的是类内所有样本的均值坐标. 用 $\bar{x}_p$ 和 $\bar{x}_q$ 分别表示 p、q 两类的均值向量(重心),其分量是各个指标类内均数,计算公式为

$$D_{pq} = d_{\bar{x}_p \bar{x}_q} \qquad (6\text{-}16)$$

一般较常用类间平均链锁法或最近邻居法.

系统聚类法适于样品不太多的情形,样品多时计算量增加太快而无法完成. 其优点是能得到从 n 类到 1 类的各种结果,而且可用一个很直观的聚类图描述.

此外还有中间距离法、可变类评价法、Mcquitty 相似性分析法、最大似然估计法、密度估计法和两阶段密度估计法等.

6.3 快速聚类法 Faster Clustering

系统聚类法计算样本量很大的样品聚类时,工作量极大,做出的树状图也十分复杂,不便于分析. 因此当样本量很大时,可以利用快速聚类法. 快速聚类法是 1967 年麦克奎因(Macqueen)提出的一种聚类方法,此方法又称为 K-均数聚类法(k-means-clustering),K 为事先要给定的类别个数. 快速聚类的原理是:首先确定几个有代表性的样品,称之为凝聚点,作为各类的核心,然后将其他样品逐一归类,归类的同时按某种规则修改各类核心直至分类合理为止. 快速聚类法可以一开始即对元素分组,或从一个构成各类核心的"种子"集合开始. 选择好的初始构型,一种方法是从所有项目中随机选择"种子"或者随机把元素分成若干个初始类.

该方法原理简单,分类快速,一般经过几轮归类就收敛了,即使样品很多也能迅速得到分类结果. 此法的缺点是要事先知道分类数目. 在某些具体问题中分类数目根据专业知识是可以事先确定的,而在有的问题中分类数目则难以确定. 其过程由下列三步组成:

第一步,把样品粗略分成 K 个初始类.

第二步,进行修改,逐个分派样品到其最近均值的类中去. 重新计算接受新样品的类和失去样品的类的均值.

第三步,重复第 2 步,直到各类元素进出稳定.

想检验聚类稳定性,可以用一个新的最初分类重新检验整个聚类算法. 如果最终分类与原来一样,不必再重新计算;否则要重新考虑聚类算法.

6.4 其他聚类方法 Other Clustering Methods

(1) 模糊聚类法(fuzzy clustering method):是在模糊集理论基础上产生的一种聚类分析方法,其实质是根据研究对象本身的属性而构造模糊矩阵,在此基础上根据一定的隶属度确定其分类关系. 模糊聚类分析的基本过程:

1) 原始数据变换,变换方法有标准化变换、对数变换等;
2) 计算样本或变量间的相似系数,建立模糊相似矩阵;
3) 利用模糊运算对相似矩阵进行一系列的合成改造,生成模糊等价矩阵;
4) 最后根据不同的截取水平 λ 对模糊等价矩阵进行截取分类;
5) 进行聚类.

(2) 有序样品聚类法(ordered sample cluster method):又称为最优分割法(the optimal partition method),是 1958 由 Fisher 提出的一种分类方法. 一般的聚类方法是用于独立样品的,因此分类是彼此平等的. 但在有些实际问题中,要求样品分裂时次序不能打乱. 例如,要了解儿童的生长发育规律,将其发育分为几个阶段,统计男孩从出生到 11 岁每年平均增长的重量,儿童每年平均增长的重量的数据对应的位置(即样品的次序)在分类时不能打乱. 如果用 $x_{(1)}, x_{(2)}, \cdots, x_{(n)}$ 表示 n 个有序样品,则每一类必须是这样形式:$\{x_{(i)}, x_{(i+1)}, \cdots, x_{(i+k)}\}$,其中,$1 \leq i \leq n, K \geq 0$,且 $i + k \leq n$,即同一类样品必须是相互邻接的,这种分类问题称为有序样品聚类法.

最优分割法是对有序样品进行聚类分割的一种简单方法. 其基本思想是将 n 个有序样品分割为 L 段. 设 x_{kj} 表示第 k 段第 j 个样品的指标,$\bar{x}_k$ 表示第 k 段指标的平均值,n_k 表示该段样品数,$\bar{x}$ 表示全部 n 个样品的总平均值,则样品分为 L 段时,其指标的总的离差平方和 T 可以分解为段内离差平方和 W 与段间离差平方和 B 两部分. 即:

$$T = W + B \tag{6-17}$$

$$T = \sum_{k=1}^{L} \sum_{j}^{n_k} (x_{kj} - \bar{x})^2; W = \sum_{k=1}^{L} \sum_{j}^{n_k} (\bar{x}_k - \bar{x})^2; B = \sum_{k=1}^{L} \sum_{j}^{n_k} (x_{kj} - \bar{x}_k)^2 \tag{6-18}$$

当一个样品给定后,T 是一个常量,当 W 最小时,B 也就达到最大. 这种使段内离差平方和最小的分割法就是最优分割法. 因此,认为使 W 值最小的分法是合理的分类法.

(3) 两步聚类法(two step clustering):随着人工智能发展起来的智能聚类方法中的一种探索性聚类方法,其前提条件是各个变量互相独立,服从多元正态分布(对于连续型变量)或联合多分类正态分布(对于同时具有连续型和分类变量时). 用于解决海量数据或具有复杂类别结构的聚类分析问题. 其基本原理是根据信息量准则给出最佳聚类方案. 其基本过程可以分为两步.

第一步,预聚类. 对记录进行初始的归类,用户自定义最大的类别数,通过构建和修改特征树(CT tree)完成.

第二步,正式聚类. 对第一步完成的初步聚类进行再聚类并确定最终的聚类方案,系统根据一定的统计标准确定聚类的类别数目.

以后,可以通过传统的聚类方法进行聚类.

(4) 决策树聚类法(dicision tree clustering):决策树(desion tree)是自下而上形成的,每个决策或事件都可能引出两个或多个事件,导致不同的结果,把这种决策分支画成图形很像一棵树的枝干,故称决策树.

决策树聚类法是一种基于逻辑的方法. 通过一组输入-输出样本构建决策树,决策树包含属性已被检验的节点,一个节点的输出分枝和该节点的所有可能的检验结果相对应. 由一组输入的属性值向量和相应的类,用基于归纳学习算法得出分类. 其目标是:构建一个分类模型,又叫分类器. 可以根据有效的属性输入值预测一些所给样本的类,是在样本其他属性已知的情况下预测另外一个属性(样本的类)的模型(分类的结果). 图6-1是一个简单的决策树.

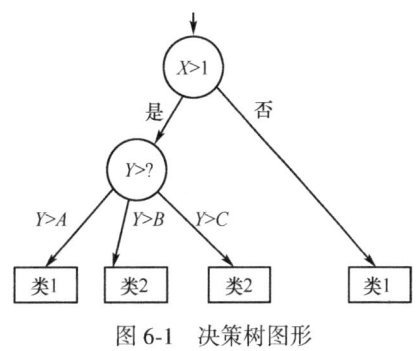

图 6-1　决策树图形

对于树中的非叶节点,可以沿着分枝继续分区样本,每一个节点得到其相应的样本子集. 生成决策树的主要算法是 Quilan 的 ID3 算法,C4.5 算法是其改进版. 该算法的基本思路是:

1) 从树的根节点处所有训练样本开始,选一个属性来划分这些样本,对属性每一个值产生一个分枝,分枝属性值的相应样本子集被移到新生成的子节点上;

2) 这个算法递归地应用于每个子节点,直到一个节点上的所有样本都分区到某个类中;

3) 到达决策树的叶节点的每条路径表示一个分类规则.

6.5　聚类方法的选择　Sections of Clustering Methods

聚类分析有多种不同的方法,所以同样的样本以不同的聚类分析技术可能得到不同的分类结果,怎样合理选择适当的聚类方法成为做好聚类分析的前提.

在聚类分析中,常受异常值(outliers)很大的影响. 异常值是指和样本中其他的案例非常不同的案例,远离其他案例,自成一类. 层次聚类法的聚类结果受数据中异常值的影响非常大. 为了减轻异常值的影响,可能要反复做几次的聚类分析,每一次对结果进行分析看是否能除去可能的异常值. 除了异常值以外,还有类的结构(主要指类的形状、规模和个数)、类与类之间重叠的程度、相似测度的选择这三个因素也对聚类分析有着重大的影响. 由于层次聚类法的聚类过程是单方向的,一旦某个案例进入一类,就不可能从该类出来,再归入其他的类. 与层次聚类相比非层次聚类中的迭代聚类受异常值、相似测度和不适合的聚类变量影响较小,对于不适合的初始分类可以进行反复调整,其缺点是聚类结果对初始分类非常敏感,而且它也只能得到局部最优解. 在聚类分析发展的早期,层次聚类法应用较普及. 后来,迭代聚类法逐步被人们接受,应用日益增多. 现在普遍采用"两阶段法",分别结合层次聚类与迭代聚类的优点. 这样既可解决迭代聚类法主观决定分类数的问题,也可改善层次聚类法无法将观测值变换所属分类的问题.

聚类方法的选择是由目的和资料特征决定的. 在进行聚类分析之前先要判断该资料是要进行样品聚类还是指标聚类. 若是指标聚类,直接选择系统聚类法;若是有序样品直接选择有序样品聚类法;若是需要快速聚类的无序样品并服从正态分布则选择两步聚类法;若是需要快速聚类的无序样品并且不服从正态分布则选择快速聚类法;若是需要快速聚类的无序样品需要模糊聚类则选择模糊聚类法;若是需要快速聚类的无序样品不符合模糊聚类,看其是否基于逻辑,是则选择逻辑聚类,不是则选择系统聚类. 详见图 6-2.

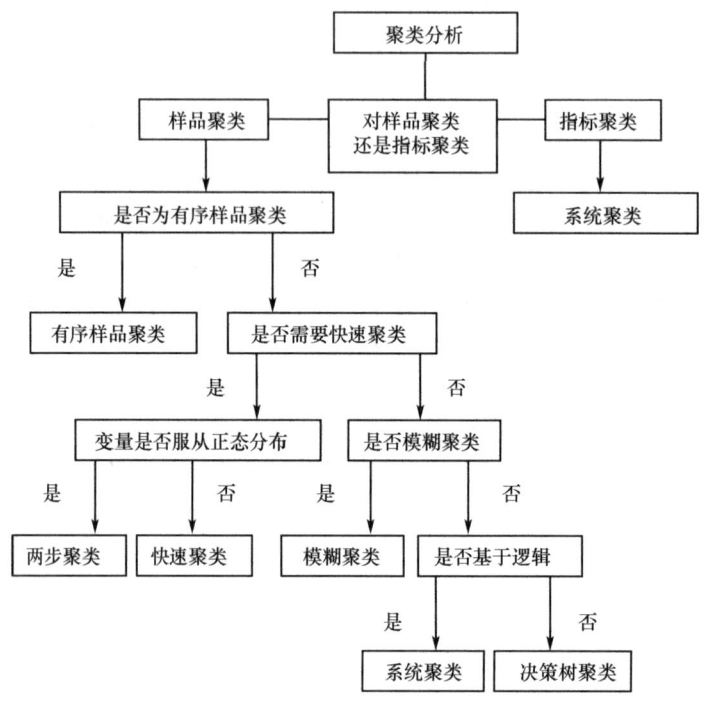

图 6-2 聚类分析流程图

6.6 聚类分析注意事项 Some Notes of Cluster Analysis

(1) 分类数的确定:聚类分析的目的是要对研究对象进行分类,因此如何选择分类数成为各种聚类方法中的重要问题之一. 确定分类数的问题是聚类分析中迄今为止尚未完全解决的问题之一,主要的障碍是对类的结构和内容很难给出一个统一的定义. 虽然分类数难以确定,但是可以从一些现象来决定,如各类观测值不要太多或太少,类与类间的分野应尽量清楚,即类与类间的重心距离必须很大. 黛米尔曼曾经提出了根据树状结构图来分类的准则:

准则 1:任何类都必须在临近各类中是突出的,即各类重心之间的距离必须大.

准则 2:各类所包含的元素都不要过分地多.

准则 3:分类的数目应该符合使用的目的.

准则 4:若采用几种不同的聚类方法处理,则在各自的聚类图上应发现相同的类.

聚类分析时最好不要有某个类的观测值很多或某个群的观测值特别少的现象. 聚类数最好是二类、三类或者四类,因为当超过五类时,就很难对每个聚类加以解释,也很难对其特征命名了.

(2) 聚类的命名:对聚类结果进行解释是希望对各个聚类特征进行准确的描述,给每个类取一个合适的名称. 这一步可以借助与各种描述性统计量进行分析. 通常做法是计算各个类在各聚类变量上的均值,对均值进行比较分析,还可以使用聚类变量之外的其他变量,帮助描述各个类的特征,解释各个类别的原因.

(3) 聚类结果验证:若采用不同的方法进行聚类分析,且得到了很接近的结果,或选用不同的初始聚类中心,重复用迭代聚类法进行聚类,得到完全相同的聚类结果,则表示聚类结果是可信的、合适的. 在决定聚类方法与聚类数上,结果是否合适才是最重要的,检验与统计指标并不是绝对的参考量,研究人员针对研究决定"目标"的专业判断和解释才是非常重要的.

6.7 实例分析 Examples Analysis

【例 6-1】 测得 32 名成年男性的血生化和血常规指标 11 项(表 6-2),分别是血红蛋白、红细胞、白细胞、血小板、总胆红素、直接胆红素、谷丙转氨酶、谷草转氨酶、碱性磷酸酶、尿素氮、肌酐,对这 11 项血常规和血生化指标进行聚类分析.

表 6-2 32 名成年男性的 11 项血生化和血常规指标

编号	$x1$ hb	$x2$ rbc	$x3$ wbc	$x4$ plt	$x5$ tbil	$x6$ dbil	$x7$ alt	$x8$ ast	$x9$ alp	$x10$ bun	$x11$ cr
1	170	5.08	20.00	366	4.45	0.1	20	79	86	7.45	77
2	106	3.62	4.10	204	3.69	0.5	19	23	59	3.69	97
3	95	4.15	11.30	161	3.01	0.6	22	26	69	3.01	54
4	168	3.54	12.50	325	5.13	0.8	36	27	95	5.13	99
5	125	4.03	5.93	175	3.66	0.7	9	26	44	3.66	105
6	123	4.01	5.81	398	3.05	0.7	11	33	129	3.05	185
7	150	3.90	10.20	188	5.12	0.9	33	23	77	5.12	77
8	98	5.19	15.00	175	5.16	0.8	54	29	64	5.16	60
9	105	5.38	9.96	278	4.25	0.9	27	39	68	4.25	100
10	118	4.74	8.69	358	4.44	1.0	36	21	57	4.44	100
11	117	2.99	10.02	321	3.69	1.0	27	11	38	3.69	120
12	103	3.91	16.02	354	3.56	1.0	40	19	61	3.56	75
13	114	4.23	3.89	162	4.85	1.1	15	33	62	4.85	106
14	92	4.12	5.64	234	5.01	1.2	13	23	69	5.01	74
15	135	3.27	4.65	225	4.11	1.2	12	22	68	4.11	100
16	142	5.23	8.88	112	3.99	1.2	35	48	102	3.99	105
17	143	5.13	8.05	311	5.12	1.3	28	35	79	5.12	55
18	130	3.61	13.02	286	3.89	1.4	25	29	78	3.89	80
19	129	5.55	6.98	159	11.4	1.4	28	40	95	6.8	66
20	124	4.12	4.58	352	12.0	1.5	30	22	63	7.3	82
21	110	3.66	6.66	252	6.8	1.5	21	32	113	6.3	55
22	113	2.98	18.25	158	6.5	1.6	14	19	43	3.6	62
23	148	3.65	20.10	362	7.8	1.6	11	20	93	3.3	80
24	108	5.44	10.02	353	6.2	1.7	19	38	86	2.9	50
25	91	3.65	11.62	176	4.2	1.7	33	26	90	4.0	65
26	99	4.55	4.52	501	4.8	1.8	25	25	34	3.6	71
27	107	3.33	3.35	282	5.7	1.8	27	21	75	7.1	88
28	106	4.68	13.00	265	10.8	1.8	25	19	55	6.5	75
29	111	4.05	8.59	335	7.9	1.9	30	27	89	4.3	88
30	118	3.22	11.85	328	8.0	1.9	45	24	110	3.5	65
31	109	3.69	15.52	289	9.5	1.9	33	22	62	5.1	72
32	168	4.02	3.21	333	10.0	1.9	12	23	68	5.5	100

【分析】 这是一个小样本的连续变量资料,对这类数据进行分析,可以采用系统聚类分析,既对变量进行聚类,又可对样品进行聚类。这里主要展示变量聚类情形。

【操作】 在 SPSS 主菜单中,激活 Statistics 菜单选 Classify 中的 Hierarchical Cluster 命令项,弹出 Hierarchical Cluster Analysis 对话框。在对话框左侧的变量列表中点需分析的多个变量,使之进入 Variables 框;在 Cluster 处选择聚类类型(Cases,样品聚类;Variables,变量聚类)为变量聚类。点 Methods 钮弹出一个符合框,在 Cluster method 框中可以用下拉式菜单选择聚类方法[本例选择类间平均链锁法(Between-groups linkage)],在 Measure 框中可以用下拉式菜单选择聚类统计量(这里选相关系数 Pearson correlation),点 Continue 返回。若要选择统计量则点 Statistics 钮后进行选择并点 Continue 返回。最后点 OK 钮即可。

【结果及解释】 这里 Method 选用常用的类间平均链锁法(between-groups linkage),聚类统计量选择 Pearson correlation,对 11 个变量聚类的主要结果如下:

Case Processing Summary[a]

Cases					
Vaild		Missing		Total	
N	Percent	N	Percent	N	Percent
32	100.0%	0	.0%	32	100.0%

a. Correlation between Vectors of Values used

上表指出总例数 32 例,其中有效 32 例,缺失 0 例。

Agglomeration Schedule

| Stage | Cluster Combined | | Coefficients | Stage Cluster First Appears | | Next Stage |
	Cluster 1	Cluster 2		Cluster 1	Cluster 2	
1	5	6	.625	0	0	3
2	2	8	.611	0	0	6
3	5	10	.300	1	0	9
4	1	9	.280	0	0	6
5	3	7	.269	0	0	8
6	1	2	.225	4	2	8
7	4	11	.168	0	0	10
8	1	3	.050	6	5	9
9	1	5	.014	8	3	10
10	1	4	-.047	9	7	0

以上结果,Cluster Combined 合并聚类步骤,Coefficients 表示聚合系数,第 2 列和第 3 列表示每次聚合的类。开始时每个变量自成一类,共 11 类,此后逐步减少直到全部聚为一类。注意总共有 10 类(11-1=10);第三阶段(Stage=3)时,第 5 类(代表变量 5 与 6 聚合成的新类)与第 10 类(变量 10)聚合为 1 类。前 3 步聚类过程如下,后面步骤以此类推。

第 1 步:第 5 和第 6 两个变量合并。

第 2 步:第 2、8 两个变量合并。

第 3 步:第 5 类、第 10 变量合并。

Vertical Icicle

Number of clusters	X11		X4		X10		X6		X5		X7		X3		X8		X2		X9		X1
1	X	X	X	X	X	X	X	X	X	X	X	X	X	X	X	X	X	X	X	X	X
2	X	X	X		X	X	X	X	X	X	X	X	X	X	X	X	X	X	X	X	X
3	X	X	X		X	X	X	X	X		X	X	X	X	X	X	X	X	X	X	X
4	X	X	X		X	X	X		X		X	X	X	X	X	X	X	X	X	X	X
5	X		X		X	X	X		X		X	X	X	X	X	X	X	X	X	X	X
6	X		X		X	X	X		X		X	X	X	X	X		X	X	X	X	X
7	X		X		X	X	X		X		X	X	X		X		X	X	X	X	X
8	X		X		X		X		X		X	X	X		X		X	X	X	X	X
9	X		X		X		X		X		X		X		X		X	X	X	X	X
10	X		X		X		X		X		X		X		X		X		X	X	X

以上为纵向(垂直)冰柱图(vertical icicle). 冰柱图(icicle plot)是表示聚类结果的另外一种常见形式,包括两种,一种是纵向(垂直)冰柱图,另一种是横向冰柱图(horizontal icicle). 纵向冰柱图中,水平方向表示案例(本题表示变量),纵向表示类数. 横向冰柱图相反,水平方向表示类数,纵向表示案例. 上面的图给出了系统聚类的纵向冰柱图. 如果按照设定的类数,在类数的行上,从左到右可以找到各类所包含的变量. 比如我们希望分3类,最左边的类数应该选择3,每个样品右边都有一列 X,如果某个样品右边的 X 个数少于3,那么它和前面多于3个 X 的样品聚为一类,如此下去直到找到全部三类为止. 例如,X5右边的列只有两个 X,那么它就与前面 X6、X10、X11 聚为一类,而 X4 右边只有一个 X,那么它就和 X11 聚为一类,后面的变量聚为一类. 下面列举出分为3类时的结果:

聚为1类:(X1,X2,X3,X4,X5,X6,X7,X8,X9,X10,X11)
聚为2类:(X4,X11),(X1,X2,X3,X5,X6,X7,X8,X9,X10)
聚为3类:(X4,X11),(X5,X6,X10)(X1,X2,X3, X7,X8,X9)

******HIERARCHICAL CLUSTER ANALYSIS******

Dendrogram using Average Linkange(Between Gtoups)
　　Rescaled Distance Cluster Combine

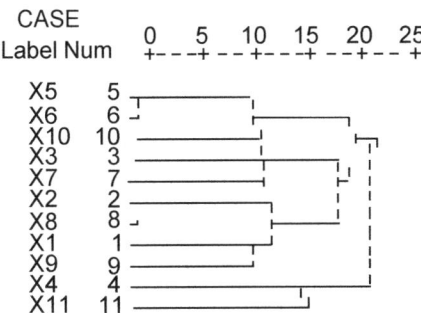

```
CASE         0    5   10   15   20   25
Label Num    +----+----+----+----+----+
X5    5
X6    6
X10   10
X3    3
X7    7
X2    2
X8    8
X1    1
X9    9
X4    4
X11   11
```

以上为树状图,结果解释同上面纵向冰柱图. 聚为一类时,所有的都聚为一类,聚为两类时,X4、X11 单独为一类,其他变量聚为一类;聚为三类时,X4、X11 聚为一类,X5,X6,X10 聚为一类,其他的变量聚为一类. 其余依次类推.

【引申】 以上为对 11 个变量进行聚类的结果,如对样品进行聚类,则在 Cluster 处选择聚类类型 Cases,样品聚类. Methods 钮弹出多个聚类统计量,下拉式列表框中可以选择 Within groups linkage, Nearest neighbor, Furthest neighbor 等可以进行相应聚类分析. 点击 Interval 框中的方法适用于连续型定距变量,其下拉框中还可以选择 Squaerd Euclidean distance, Pearson correlation 等方法, Counts 框中的方法适用于计数型变量, Binary 框中的方法适用于二值变量. 本题默认 Interval. 如果用 SAS 软件包,可采用下面的程序.

【SAS 程序】

```
Data A;
Input X1 X2 X3 X4 X5 X6 X7 X8 X9 X10 X11;
CARDS;
170   5.08   20.00   366   4.45   0.1   20   79   86    7.45   77
106   3.62    4.10   204   3.69   0.5   19   23   59    3.69   97
 95   4.15   11.30   161   3.01   0.6   22   26   69    3.01   54
168   3.54   12.50   325   5.13   0.8   36   27   95    5.13   99
125   4.03    5.93   175   3.66   0.7    9   26   44    3.66  105
123   4.01    5.81   398   3.05   0.7   11   33  129    3.05  185
150   3.90   10.20   188   5.12   0.9   33   23   77    5.12   77
 98   5.19   15.00   175   5.16   0.8   54   29   64    5.16   60
105   5.38    9.96   278   4.25   0.9   27   39   68    4.25  100
118   4.74    8.69   358   4.44   1.0   36   21   57    4.44  100
117   2.99   10.02   321   3.69   1.0   27   11   38    3.69  120
103   3.91   16.02   354   3.56   1.0   40   19   61    3.56   75
114   4.23    3.89   162   4.85   1.1   15   33   62    4.85  106
 92   4.12    5.64   234   5.01   1.2   13   23   69    5.01   74
135   3.27    4.65   225   4.11   1.2   12   22   68    4.11  100
142   5.23    8.88   112   3.99   1.2   35   48  102    3.99  105
143   5.13    8.05   311   5.12   1.3   28   35   79    5.12   55
130   3.61   13.02   286   3.89   1.4   25   29   78    3.89   80
129   5.55    6.98   159  11.4    1.4   28   40   95    6.8    66
124   4.12    4.58   352  12.0    1.5   30   22   63    7.3    82
110   3.66    6.66   252   6.8    1.5   21   32  113    6.3    55
113   2.98   18.25   158   6.5    1.6   14   19   43    3.6    62
148   3.65   20.10   362   7.8    1.6   11   20   93    3.3    80
108   5.44   10.02   353   6.2    1.7   19   38   86    2.9    50
 91   3.65   11.62   176   4.2    1.7   33   26   90    4.0    65
 99   4.55    4.52   501   4.8    1.8   25   25   34    3.6    71
107   3.33    3.35   282   5.7    1.8   27   21   75    7.1    88
106   4.68   13.00   265  10.8    1.8   25   19   55    6.5    75
111   4.05    8.59   335   7.9    1.9   30   27   89    4.3    88
118   3.22   11.85   328   8.0    1.9   45   24  110    3.5    65
109   3.69   15.52   289   9.5    1.9   33   22   62    5.1    72
168   4.02    3.21   333  10.0    1.9   12   23   68    5.5   100
;
Run;
Proc cluster data=A    Method= Between-groups linkage;
Var X1-X11;
Id name;     Run;
Proc tree horizontal space=3;
Id name;     Run;
```

【例 6-2】 某人测得 51 名儿童的血红蛋白 Hb/100ml) 和微量元素 (μg/100ml) 结果如表 6-3. $x_1 \sim x_6$ 分别表示铁、铜、锰、钙、镁、Hb. 试对 51 名儿童做聚类分析.

表 6-3 51 名儿童的血红蛋白和微量元素

编号	x_1	x_2	x_3	x_4	x_5	x_6	编号	x_1	x_2	x_3	x_4	x_5	x_6
1	249.21	0.76	0.012	75.59	22.75	11.48	27	295.84	0.84	0.004	57.88	28.55	14.23
2	455.83	0.88	0.031	56.44	33.45	13.44	28	386.88	0.92	0.075	70.12	35.08	9.54
3	448.12	0.97	0.055	65.45	41.78	15.16	29	344.33	0.69	0.008	71.44	30.56	8.22
4	345.67	1.24	0.009	78.23	40.00	12.21	30	406.10	1.11	0.009	61.87	40.65	7.98
5	342.92	1.65	0.018	64.15	50.12	10.98	31	428.62	1.08	0.014	63.45	43.87	8.64
6	432.64	1.77	0.023	66.11	39.78	15.64	32	419.45	1.30	0.018	75.43	40.15	13.17
7	455.68	1.26	0.064	56.56	28.87	16.00	33	498.50	1.46	0.005	57.12	30.87	15.64
8	454.66	1.33	0.004	62.43	35.64	9.82	34	398.87	1.32	0.007	55.65	38.55	9.54
9	345.69	0.92	0.025	71.33	41.26	10.25	35	468.00	1.05	0.016	53.45	36.10	15.24
10	283.78	0.49	0.031	59.17	40.12	11.65	36	457.76	1.12	0.046	52.07	31.02	9.65
11	312.66	1.11	0.022	68.34	40.66	9.20	37	453.65	1.08	0.028	51.88	37.67	13.13
12	294.86	0.95	0.019	48.66	37.87	8.75	38	434.65	1.26	0.042	67.35	42.51	12.18
13	312.50	1.04	0.028	70.45	30.28	8.66	39	343.87	1.58	0.033	64.66	51.00	9.86
14	292.20	1.21	0.037	60.00	46.55	7.81	40	423.12	1.45	0.009	48.67	27.18	10.12
15	334.88	0.92	0.033	56.39	47.12	7.50	41	422.10	0.68	0.058	59.17	39.12	12.15
16	448.43	0.82	0.045	66.21	39.12	14.11	42	395.15	0.99	0.022	68.34	33.00	8.20
17	440.13	0.99	0.007	50.44	39.00	12.64	43	304.23	1.23	0.035	48.36	45.11	7.75
18	398.67	1.00	0.012	65.43	46.11	13.15	44	412.56	1.56	0.047	60.45	53.33	9.26
19	338.70	1.06	0.036	48.57	50.33	12.00	45	299.56	0.78	0.020	58.00	41.00	8.81
20	469.80	1.03	0.018	48.75	51.00	12.54	46	388.42	1.00	0.013	56.42	47.25	7.50
21	465.56	1.18	0.006	61.02	47.44	13.18	47	379.46	0.68	0.018	65.21	34.44	12.10
22	289.44	0.65	0.005	66.33	44.44	14.56	48	429.68	0.87	0.004	60.00	36.18	12.56
23	382.85	0.78	0.017	74.39	36.18	13.64	49	422.13	0.99	0.027	57.19	52.25	12.15
24	326.77	1.46	0.015	47.51	43.25	11.88	50	487.03	1.89	0.007	56.21	38.12	13.00
25	295.55	1.32	0.066	56.33	29.17	12.64	51	384.19	1.24	0.019	62.44	37.00	12.14
26	285.94	0.65	0.069	49.78	31.93	13.17							

【分析】 这是一个大样本的连续性变量资料,对这类数据的样品进行分析,可以采用快速聚类分析,对 51 名儿童进行聚类.

【操作】 在 SPSS 主菜单中,激活 Statistics 菜单选 Classify 中的 K-Means Cluster 命令项,弹出 K-Means Cluster Analysis 对话框.在对话框左侧的变量列表中点需分析的多个变量,使之进入 Variables 框;在 Number of Clusters 处输入规定的初始类别数;在 Method 框中选择聚类方式(Iterate and classify 指先限定初始类别中心点,而后按 K-Means 法作迭代分类;Classify only 指仅按初始类别中心点分类).若有必要还可点 Save、Options 等按钮进行有关选择并点 Continue 返回.最后点 OK 钮即可.

【结果及解释】 进入 K-均值聚类对话框以后,将上面 6 个变量选入 Variable,将编号用于(Lable cases by).将分类数(Number of clusters)初步定为 3. 在 Option 选项里面选择 Initial cluster center(最初分类重心), ANOVA(方差分析表),Cluster information fot each case

(每个样品的分类信息). 对 51 个样品的主要分类结果如下:

Initial Cluster Centers

	Cluster		
	1	2	3
X1	249.21	498.50	379.46
X2	.76	1.46	.68
X3	.01	.01	.02
X4	75.59	57.12	65.21
X5	22.75	30.87	34.44
X6	11.48	15.64	12.10

以上输出结果为最初各类的重心,即种子点. 3 个初始类中心,每个类中心的 6 个变量值列为 1 列.

Cluster Membership

Case Number	编号	Cluster	Distance	Case Number	编号	Cluster	Distance
1	1.00	1	56.994	27	27.00	1	11.887
2	2.00	2	9.419	28	28.00	3	12.206
3	3.00	2	7.692	29	29.00	3	34.820
4	4.00	3	33.736	30	30.00	3	29.445
5	5.00	3	35.387	31	31.00	2	21.362
6	6.00	2	17.593	32	32.00	2	33.373
7	7.00	2	12.796	33	33.00	2	50.843
8	8.00	2	8.419	34	34.00	3	24.295
9	9.00	3	31.802	35	35.00	2	20.657
10	10.00	1	17.428	36	36.00	2	14.221
11	11.00	1	15.674	37	37.00	2	8.790
12	12.00	1	11.481	38	38.00	2	16.617
13	13.00	1	18.887	39	39.00	3	34.688
14	14.00	1	12.399	40	40.00	2	29.645
15	15.00	1	35.046	41	41.00	2	26.280
16	16.00	2	7.510	42	42.00	3	20.032
17	17.00	2	11.760	43	43.00	1	12.471
18	18.00	3	22.420	44	44.00	3	38.033
19	19.00	1	40.564	45	45.00	1	3.395
20	20.00	2	26.731	46	46.00	3	16.393
21	21.00	2	19.455	47	47.00	3	7.247
22	22.00	1	15.889	48	48.00	2	18.880
23	23.00	3	11.754	49	49.00	2	29.611
24	24.00	1	28.204	50	50.00	2	38.770
25	25.00	1	11.256	51	51.00	3	9.108
26	26.00	1	18.683				

Final Cluster Centers

	Cluster		
	1	2	3
X1	301.07	448.36	377.04
X2	.96	1.16	1.11
X3	.03	.03	.02
X4	58.09	58.83	66.01
X5	38.61	38.62	40.97
X6	10.67	12.86	10.30

以上表是样品的分类情况. 快速聚类法将儿童分为三类. 第一类是第 1,10,11,12,13,14,15,19,22,24,25,26,27,43,45 例儿童,第二类是第 2,3,6,7,8,16,17,20,21,31,32,33,35,36,37,38,40,41,48,49,50 例儿童. 剩下的为第三类.

以上为最后各类的重心. 其数值为按最终分类每一类各变量的均数.

ANOVA

	Cluster Mean Square	df	Error Mean Square	df	F	Sig.
X1	95429.493	2	531.861	48	179.425	.000
X2	.180	2	.088	48	2.048	.140
X3	.000	2	.000	48	.468	.629
X4	299.189	2	54.700	48	5.470	.007
X5	29.253	2	52.161	48	.561	.574
X6	35.379	2	4.632	48	7.638	.001

The F tests should be used only for descriptive purposes because the clusters have been chosen to maximize the differences among cases in different clusters. The observed significance levels are not corrected for this and thus cannot be interpreted as tests of the hypothesis that the cluster means are equal.

以上为方差分析表,通过方差分析表可以看出,有 3 个变量对分类贡献显著.分别是 X1,X4,X6.

【引申】 以上为对 51 个样品进行聚类的结果,快速聚类适合大样本的样品聚类.本案例直接用 Iterate and classify 指先限定初始类别中心点,而后按 K-Means 法作迭代分类,如选 Classify only 指仅按初始类别中心点分类.方差分析表中的 F 值只能作为描述来用,不能根据该值判断各类均值是否有显著差异.如果用 SAS 软件包,可采用下面的程序.

【SAS 程序】

```
Data B;
Input name $ X1-X6;
CARDS;
    249.21    0.76    0.012    75.59    22.75    11.48
    455.83    0.88    0.031    56.44    33.45    13.44
    448.12    0.97    0.055    65.45    41.78    15.16
    345.67    1.24    0.009    78.23    40.00    12.21
    342.92    1.65    0.018    64.15    50.12    10.98
    432.64    1.77    0.023    66.11    39.78    15.64
    455.68    1.26    0.064    56.56    28.87    16.00
    454.66    1.33    0.004    62.43    35.64     9.82
    345.69    0.92    0.025    71.33    41.26    10.25
    283.78    0.49    0.031    59.17    40.12    11.65
    312.66    1.11    0.022    68.34    40.66     9.20
    294.86    0.95    0.019    48.66    37.87     8.75
    312.50    1.04    0.028    70.45    30.28     8.66
    292.20    1.21    0.037    60.00    46.55     7.81
    334.88    0.92    0.033    56.39    47.12     7.50
    448.43    0.82    0.045    66.21    39.12    14.11
    440.13    0.99    0.007    50.44    39.00    12.64
    398.67    1.00    0.012    65.43    46.11    13.15
    338.70    1.06    0.036    48.57    50.33    12.00
    469.80    1.03    0.018    48.75    51.00    12.54
    465.56    1.18    0.006    61.02    47.44    13.18
    289.44    0.65    0.005    66.33    44.44    14.56
    382.85    0.78    0.017    74.39    36.18    13.64
    326.77    1.46    0.015    47.51    43.25    11.88
    295.55    1.32    0.066    56.33    29.17    12.64
    285.94    0.65    0.069    49.78    31.93    13.17
```

295.84	0.84	0.004	57.88	28.55	14.23
386.88	0.92	0.075	70.12	35.08	9.54
344.33	0.69	0.008	71.44	30.56	8.22
406.10	1.11	0.009	61.87	40.65	7.98
428.62	1.08	0.014	63.45	43.87	8.64
419.45	1.30	0.018	75.43	40.15	13.17
498.50	1.46	0.005	57.12	30.87	15.64
398.87	1.32	0.007	55.65	38.55	9.54
468.00	1.05	0.016	53.45	36.10	15.24
457.76	1.12	0.046	52.07	31.02	9.65
453.65	1.08	0.028	51.88	37.67	13.13
434.65	1.26	0.042	67.35	42.51	12.18
343.87	1.58	0.033	64.66	51.00	9.86
423.12	1.45	0.009	48.67	27.18	10.12
422.10	0.68	0.058	59.17	39.12	12.15
395.15	0.99	0.022	68.34	33.00	8.20
304.23	1.23	0.035	48.36	45.11	7.75
412.56	1.56	0.047	60.45	53.33	9.26
299.56	0.78	0.020	58.00	41.00	8.81
388.42	1.00	0.013	56.42	47.25	7.50
379.46	0.68	0.018	65.21	34.44	12.10
429.68	0.87	0.004	60.00	36.18	12.56
422.13	0.99	0.027	57.19	52.25	12.15
487.03	1.89	0.007	56.21	38.12	13.00
384.19	1.24	0.019	62.44	37.00	12.14

```
;
Run;
Proc fastclust maxclusters=3 ;
Freq name;
Weight name;
Var X1-X6;
Id name;   Run;
```

思考练习　Exercises

(一) 是非题(正确记"+",错误记"-")

1. 聚类分析就是根据已知类别的多个样品进行归类的统计方法. （　）
2. 系统聚类分析可聚出 $1\sim n$ 类的多种结果. （　）
3. 聚类分析对事物判断的逻辑方向是从"已知到未知". （　）
4. 快速聚类分析对事物判断的逻辑方向是从"未知到已知". （　）
5. 系统聚类分析一般适合于样品数较少时. （　）
6. 聚类分析中没有因变量与自变量之分. （　）
7. 对变量进行的聚类分析称为 Q 型聚类分析. （　）
8. R 型聚类分析只能采用系统聚类法. （　）
9. 快速聚类分析中常常绘制聚类图以直观地反映聚类结果. （　）
10. K-means 聚类分析中应事先规定欲聚出的类别数. （　）

(二) 选择题(从 a～e 中选出一个最佳答案)

1. 哪个统计量不是聚类分析中用的聚类统计量＿＿＿＿
   a. 欧氏距离　　　　　b. 明考斯基距离　　　　　c. 夹角余弦

d. 相关系数　　　　　　　e. 标准差
2. 当被聚样品有顺序之分，且不能被打乱时，应采用_____
   a. 模糊聚类法　　　　b. 有序样品聚类法　　　c. 系统聚类法
   d. 最大似然法聚类分析　e. Bayes 公式法聚类分析
3. 当聚类的样品数目较大时，宜采用：_____
   a. 模糊聚类法　　　　b. 有序样品聚类法　　　c. 系统聚类法
   d. 快速聚类分析　　　e. Bayes 公式法聚类分析
4. 对样品聚类时一般不用哪个统计量_____
   a. 欧氏距离　　　　　b. 明考斯基距离　　　　c. 欧氏距离平方
   d. 相关系数　　　　　e. 切比雪夫距离

（三）简答题

1. 聚类分析的基本思想和功能是什么？
2. 系统聚类法的基本原理和步骤是什么？
3. 快速聚类法的方法原理什么？

（四）应用分析题

1. 对于案例 6-2 的资料做如下分析．(1) 对变量进行系统聚类分析，找出代表生长发育的典型变量．(2) 对样品进行快速聚类分析，试将其归为四大类．
2. 设有 8 个样品，3 个观测指标的值见表 6-4．试将样品聚成适当的类．

表 6-4　8 个样品 3 个指标的观测值

样品编号	x_1	x_2	x_3	样品编号	x_1	x_2	x_3
1	3	2	14	5	8	5	5
2	6	5	2	6	7	9	9
3	5	4	8	7	7	1	5
4	5	7	10	8	13	10	9

3. 测得 6 个样品 6 种元素的含量见表 6-5．试对 6 种元素作聚类分析．

表 6-5　6 个样品 6 种元素的含量

编号	Ni	Co	Cr	Cu	As	S
1	1903	273	1178	100	4	8163
2	2328	79	3175	6	14	586
3	744	26	841	1	3	425
4	2782	273	2400	150	37	8234
5	1775	94	3140	13	1	54
6	104	44	2093	6	4	104

4. 6 种鱼类的 3 个营养指标数据见表 6-6．试用这 3 个指标对 6 种鱼进行聚类分析．

表 6-6　6 种鱼类的 3 个营养指标数据

鱼类编号	能量	脂肪	含钙量	鱼类编号	能量	脂肪	含钙量
1	5	9	20	4	6	9	46
2	6	11	2	5	5	7	1
3	4	5	20	6	3	1	12

5. 现有24名老年高血压患者的6项指标观察数据如下(表6-7). 试对资料进行聚类分析. 其中 X_1-X_6 分别为年龄(岁), 舒张压(mmHg), 收缩压(mmHg), 总胆固醇(mmol/l), 血糖(mmol/l), 甘油三酯(mmol/l).

表6-7 24名老高血压患者的6项指标观察数据

编号	x_1	x_2	x_3	x_4	x_5	x_6	编号	x_1	x_2	x_3	x_4	x_5	x_6
1	55	101	145	3.1	4.0	1.1	13	84	90	155	4.7	4.8	2.1
2	62	99	140	3.9	5.5	0.5	14	75	88	144	3.5	5.2	1.5
3	78	92	152	5.5	6.2	1.6	15	55	96	139	3.2	6.4	0.2
4	48	100	150	5.1	4.8	1.8	16	59	89	152	5.9	3.5	1.2
5	84	120	158	4.9	5.9	1.4	17	80	116	163	6.2	4.6	1.0
6	57	93	160	5.6	4.2	0.7	18	49	96	165	6.4	4.8	0.8
7	49	95	161	6.5	3.9	0.9	19	63	100	155	5.5	5.5	1.4
8	56	103	158	4.2	6.0	0.8	20	60	99	148	5.2	6.0	1.5
9	47	92	147	5.8	6.5	0.9	21	55	88	153	4.8	4.7	1.5
10	65	116	146	6.9	6.4	1.0	22	70	125	162	4.6	5.2	0.6
11	61	106	195	6.0	7.0	2.0	23	58	115	170	5.3	1.9	1.0
12	63	95	186	5.6	3.9	1.0	24	68	94	156	4.8	5.6	0.3

延伸阅读 Further Readings

延读6-1 陈平雁.2006.SPSS13.统计软件应用教程[M].北京:人民卫生出版社

延读6-2 陈正昌,程炳林,陈新丰,等.2005.多变量分析方法——统计软件应用[M].北京:中国税务出版社

延读6-3 方开泰,潘恩沛.1982.聚类分析[M].北京:地质出版社

延读6-4 方开泰,张尧庭.1982.多元统计分析引论[M].北京:科学出版社

延读6-5 方开泰.1989.实用多元统计分析[M].上海:华东师范大学出版社

延读6-6 傅德印.2007.Q型系统聚类分析中的统计检验问题[J].统计与信息论坛,03:10~14

延读6-7 高新波.2004.模糊聚类分析及其应用[M].西安:西安电子科技大学出版社

延读6-8 郭志刚.2003.社会统计分析方法-SPSS软件应用[M].北京:中国人民大学出版社

延读6-9 何清.1998.模糊聚类分析理论与应用研究进展[J].模糊系统与数学,02:89~94

延读6-10 何清波,范思昌.1998.用SAS的CLUSTER过程对指标进行系统聚类分析[J].中国卫生统计,06:56~57

延读6-11 何晓群.2004.多元统计分析[M].北京:中国人民大学出版社

延读6-12 胡雷芳.2007.五种常用系统聚类分析方法及其比较[J].浙江统计,04:11~13

延读6-13 李占利,张群会,张家彬.1994.一种扩展的动态聚类分析方法[J].数理统计与管理,05:50~52

延读6-14 李仲来.1993.系统聚类分析中应注意的两类问题[J].数理统计与管理,06:55~59

延读6-15 林震岩.2007.多变量分析——SPSS的操作与应用[M].北京:北京大学出版社

延读6-16 刘冬.2011.聚类分析和典型相关分析的应用举例[J].赤峰学院学报(自然科学版),06:5~8

延读6-17 罗积玉,邢瑛.1987.经济统计分析方法与预测[M].北京:清华大学出版社

延读6-18 曲福恒,崔广才,李岩芳.2011.模糊聚类算法及应用[M].北京:国防工业出版社

延读6-19 任周新,许前磊,刘志斌.2013.艾滋病患者中医症状聚类分析及其类别间比较[J].辽宁中医杂志,07:1291~1293

延读 6-20　王保进.2007.多变量分析——统计软件与数据分析[M].北京:北京大学出版社
延读 6-21　王骏,王士同,邓赵红.2012.聚类分析研究中的若干问题[J].控制与决策,03:321~328
延读 6-22　王晓戎,袁孝兵,储慧琴,等.2012.因子分析和聚类分析联合应用在大肠癌证候分布中的研究[J].时珍国医国药,05:1194~1195
延读 6-23　王学仁,王松桂.1990.实用多元统计分析[M].上海:上海科学技术出版社
延读 6-24　魏丹丹,白澎,孙永昌.2012.聚类分析在慢性阻塞性肺疾病表型研究中的应用探讨[J].中国呼吸与危重监护杂志,05:417~421
延读 6-25　吴善杰.2008.关于模糊聚类分析方法的进一步思考[J].华北科技学院学报,01:108~111
延读 6-26　吴文亮.2011.聚类分析中 K-均值与 K-中心点算法的研究[D].华南理工大学
延读 6-27　吴香华,牛生杰,吴诚鸥,等.2011.马氏距离聚类分析中协方差矩阵估算的改进[J].数理统计与管理,02:240~245
延读 6-28　许海洋,汪国安,王万森.2005.模糊聚类分析在数据挖掘中的应用研究[J].计算机工程与应用,17:177~179
延读 6-29　张兴华.2005.模糊聚类分析的新算法[J].数学的实践与认识,03:138~141
延读 6-30　周世兵.2011.聚类分析中的最佳聚类数确定方法研究及应用[D].江南大学

(万崇华　潘海燕)

第 7 章 判 别 分 析
Chapter 7 Discriminant Analysis

> **目的要求 Purposes and Requirements**
> 掌握:判别分析的概念、SPSS 判别分析步骤及结果解释.
> 熟悉:距离判别、费雪尔(Fisher)判别分析、贝叶斯(Bayes)判别分析、贝叶斯(Bayes)公式法判别分析、逐步判别分析的原理与方法.
> 了解:常用判别分析的分类.
> 重点:SPSS 判别分析步骤及结果解释.
> 难点:根据资料的类别选择适当的判别分析方法.

7.1 判别分析概况 Overview of Discriminant Analysis

【例 7-1】 从心电图五个不同指标对健康人($c=1$)、硬化症患者($c=2$)和冠心病患者($c=3$)的数据(表 7-1),试作判别分析,并判定 4 名就诊者($c=4$)属于健康人、或是硬化症患者或是冠心病患者?

表 7-1 健康人、硬化症、冠心病判别分析资料

No	x_1	x_2	x_3	x_4	x_5	C*
1	8.12	260.45	13.33	5.45	7.32	1
2	8.11	261.01	13.23	5.46	7.36	1
3	9.36	185.39	9.02	5.66	5.99	1
4	9.85	249.58	15.61	6.06	6.11	1
5	2.55	137.13	9.21	6.11	4.35	1
6	6.01	231.34	14.27	5.21	8.79	1
7	9.64	231.38	13.03	4.86	8.53	1
8	4.11	260.25	14.72	5.36	10.02	1
9	8.9	259.51	14.16	4.91	9.79	1
10	7.71	273.84	16.01	5.15	8.79	1
11	7.51	303.59	19.14	5.70	8.53	1
12	8.06	231.03	14.41	5.72	6.15	1
13	8.65	356.65	18.15	4.68	9.55	2
14	6.8	308.9	15.11	5.52	8.49	2
15	8.68	258.69	14.02	4.79	7.16	2
16	5.67	355.54	15.13	4.97	9.43	2
17	8.1	476.69	7.38	5.32	11.32	2

续表

No	x_1	x_2	x_3	x_4	x_5	C*
18	3.71	316.12	17.12	6.04	8.17	2
19	5.37	274.57	16.75	4.98	9.67	2
20	9.89	409.42	19.47	5.19	10.49	2
21	4.35	332.25	16.45	4.88	12.54	3
22	5.34	334.55	18.55	5.25	12.25	3
23	5.22	330.34	18.19	4.96	9.61	3
24	4.71	331.47	21.26	4.30	13.72	3
25	4.71	352.50	20.79	5.07	11.00	3
26	3.36	347.31	17.90	4.65	11.19	3
27	8.27	189.59	12.74	5.46	6.94	3
28	8.14	355.65	17.88	5.65	9.55	4
29	4.21	450.88	22.53	4.35	13.58	4
30	9.25	186.55	15.65	6.12	8.55	4
31	4.25	200.87	20.54	5.45	12.54	4

*1 健康人;2 硬化症患者;3 冠心病患者;4 待诊断病人

【分析】 该资料属于多因素分析,判别就诊者属于健康人、或者是硬化症患者或者是冠心病患者,应该用判别分析建立判别函数,然后将该就诊者的数据代入判别函数式中就可判别就诊患者属于哪一类.

(1) 概念:判别分析(discriminant analysis)是判别个体所属类别的一种统计方法,它是在已知总体分类特征的情况下,根据已知分类样品数据特征对不知类别的样品数据进行归类. 判别分析已在工业、农业、经济、教育、体育、环境科学和医学等各个领域有着广泛的应用.

判别分析的原理是利用原有的分类信息,得到体现这种分类的函数关系式(称之为判别函数,一般是与分类相关的若干个指标的线性关系式),然后利用该函数去判断未知样品属于哪一类.

(2) 分类:判别分析的内容丰富,方法较多. 根据判别的组数分为两类判别和多类判别;按不同总体使用的数学模型分为线性判别和非线性判别;按判别时处理变量的方法不同分为典型判别、逐步判别、序贯判别等;根据判别准则分为距离判别法、费雪尔(Fisher)判别法和贝叶斯(Bayes)判别法等.

距离判别法有欧氏(Euclidean)距离法、明氏(Minkowski)距离、马氏(Mahalanobis)距离法和兰氏(Lanberra)距离等,其中欧氏距离法比较粗糙,一般采用的是马氏距离法. 应用马氏距离法时,首先要计算各类别样本指标的协方差矩阵 $\sum = \dfrac{(n_1-1)v_1 + (n_2-1)v_2}{n_1 + n_2 - 2}$,然后利用下式计算马氏距离

$$d_i(k) = (x_i - \bar{x}_k) \sum{}^{-1} (x_i - \bar{x}_k)'$$

该法没有考虑样本指标值的分布.

7.2 距离判别分析 Distance Discriminant Analysis

距离判别(distance discriminant)又称直观判别,原理是建立马氏(Mahalanobis)距离,当被判断的样本距离到哪个总体的马氏距离最小,就判该样本属于这个总体。即根据已知分类的数据,分别计算各类各指标的均值(即重心),判别法则是就近归类,对任给一个个体样品的观测值,若它与第 k 类的重心之距离最近,则认为它属于第 k 类。该法没有考虑样本指标值的分布。

1. 两个总体的距离判别

设两类别(或两个总体)A 和 B,从 A 中抽取 n_1 个样品,从 B 中抽出 n_2 个样品,每个样品测量 m 个指标即 $x_1, x_2, \cdots, x_m$。现任取一个样品,其实测指标值为 $x = (x_1, x_2, \cdots, x_m)$,$x$ 到 A 和 B 的距离分别为 $D(x, A)$ 和 $D(x, B)$,可用距离最近准则判别归类:如果 x 到 A 的距离 $D(x, A)$ 小于 x 到 B 的距离 $D(x, B)$,则 x 归入 A 类,如果 x 到 A 的距离 $D(x, A)$ 大于 x 到 B 的距离 $D(x, B)$,则 x 归入 B 类,如果 x 到 A 的距离 $D(x, A)$ 等于 x 到 B 的距离 $D(x, B)$,则 x 暂时不归类,属于待判,用公式表示:

$$x \in A, \text{如果 } D(x, A) < D(x, B)$$
$$x \in B, \text{如果 } D(x, A) > D(x, B)$$
$$x \text{ 待判, 如果 } D(x, A) = D(x, B)$$

距离 D 的计算较多,常用马氏(Mahalanobis)距离计算,用 $d_i(k)$ 表示第 i 个样品到第 k 类的马氏距离为:

$$d_i(k) = (x_i - \bar{x}_k) \sum{}^{-1} (x_i - \bar{x}_k)' \tag{7-1}$$

其中 x_i 表示第 i 个样品的取值,$\bar{x}_k$ 为第 k 类的均值(即重心),$\sum$ 为合并协方差阵,$\sum^{-1}$ 为其逆估计。

$$\sum = \frac{(n_1 - 1)\nu_1 + (n_2 - 1)\nu_2}{n_1 + n_2 - 2} \tag{7-2}$$

2. 多个总体的距离判别

多类判别是两类判别的推广,基本思想相同,仍然按就近归类原则判别。

设有 K 个类 $A_1, A_2, \cdots, A_k$,现从每个类中抽取 n_k 个样品组成样本,$\bar{x}_k$ 为第 k 类的均值(即重心),$\sum_k^{-1}$ 为第 k 类的协方差矩阵之逆估计($k = 1, 2, \cdots, K$),$\sum^{-1}$ 为合并方差矩阵之逆估计。

当各类协方差矩阵相等时,距离判别函数($W_{j,k}$)为:

$$W_{j,k} = \frac{1}{2}[D^2(x, A_j) - D^2(x, A_k)] = \left[x - \frac{1}{2}(\bar{x}_j + \bar{x}_k)\right] \sum{}^{-1}(\bar{x}_j - \bar{x}_k) \tag{7-3}$$

$$j, k = 1, 2, \cdots, K$$

判别准则为:

$x \in A_k$,如果 $W_{j,k} > 0$ 对所有 $k \neq j$

x 待判,如果对某个 k,$W_{j,k} = 0$

当各类协方差矩阵不等时,距离判别函数($W_{j,k}$)为:

$$W_{j,k} = \frac{1}{2}[D^2(x, A_j) - D^2(x, A_k)]$$
$$= (x - \bar{x}_j) \sum\nolimits_j^{-1} (x - \bar{x}_j)' - (x - \bar{x}_k) \sum\nolimits_k^{-1} (x - \bar{x}_k) \tag{7-4}$$

$j, k = 1, 2, \cdots, K$

判别准则与各类协方差矩阵相等时相同.

7.3 Fisher 判别分析　Fisher Discriminant Analysis

1. Fisher 判别基本原理

费雪尔(Fisher)判别又称为典则判别(canonical discriminant),该法是费雪尔(Fisher)在 1963 年提出,以距离判别准则来分类,即样品与哪个类的距离最近就分到哪一类. 主要适用于定量的两类判别. Fisher 判别的基本原理:将多维数据投影到某个方向上,投影的原则是将总体与总体之间尽可能分开,然后再选择合适的判别准则,将待判样本进行分类判别.

费雪尔(Fisher)判别法在一般应用中多采用线性判别函数. 其方法是首先假定判别函数(线性函数),然后根据已知信息对判别函数进行计算,得到函数关系式中的系数值,从而最终确定判别函数. 该法有时会使误判次数增加,但由于采用线性判别函数,使用简便.

2. Fisher 判别的基本方法

假设有 A、B 两个总体,其均值向量和协方差矩阵分别为 μ_1, μ_2 和 $\sum_1, \sum_2$ 且 $\sum_1 = \sum_2 = \sum$.

先建立线性组合

$$y = l'x \tag{7-5}$$

通过寻求合适的 l 向量,使得来自两个总体的数据间的距离较大(即不同类间的差异较大),而来自同一个总体的数据间的变异较小(即同类间的变异小). 假使

$$l = (\mu_1 - \mu_2)' \sum\nolimits^{-1} \tag{7-6}$$

此时的线性函数公式(7-7)为费雪尔(Fisher)线性判别函数.

$$y = l'x = (\mu_1 - \mu_2)' \sum\nolimits^{-1} x \tag{7-7}$$

费雪尔(Fisher)判别规则为:

$$\begin{cases} y > y_z, \text{判为 A 类} \\ y < y_z, \text{判为 B 类} \\ y = y_z, \text{暂时不归类} \end{cases} \tag{7-8}$$

其中 y_z 为两个总体均值在投影方向上的中点,即

$$y_z = \frac{l'\mu_1 + l'\mu_2}{2} = \frac{1}{2}(\mu_1 - \mu_2)' \sum\nolimits^{-1} (\mu_1 + \mu_2) \tag{7-9}$$

当 $\mu_1, \mu_2, \sum$ 未知时,可由总体中分别抽出 n_1 和 n_2 个样本,计算相应的样本均值和协方差阵作为它们的估计值.

7.4 Bayes 判别分析　Bayes Discriminant Analysis

1. Bayes 判别基本原理

贝叶斯(Bayes)判别法是以概率为判别准则来分类,即样本属于哪一类的概率最大就分到哪一类.主要适用于多类判别.Bayes判别法的基本原理是在判别分析时考虑先验概率(prior probability),并利用 Bayes 公式算出后验概率(posterior probability),即各个样品属于每一类的概率,判别准则是按后验概率大小归类.如果样品 x 属于 W 类的后验概率最大,则判样品 x 属于 W 类.

Bayes 判别法在理论和处理方法上较完善,它的优点是可以充分利用先验概率,可以考虑专家的意见,它不仅能解决多类判别分析,分析时还考虑了数据的分布状态,提高了判别效能.应用该法,需要事先假定样本指标值的分布(如多元正态分布等).

2. Bayes 判别的基本方法

Bayes 判别的基本思想是使错判的风险达到最小.设有 g 个总体 $W_1, W_2, \cdots, W_g$,观测每个个体的 p 个指标,各总体对应的随机向量 $X(X_1, X_2, \cdots, X_g)$ 的密度函数分别为 $f_1(X)$, $f_2(X), \cdots, f_g(X)$,且假定已知这 g 个总体各自出现的概率为 $q_1, q_2, \cdots, q_g$,这些概率称为先验概率(prior probability),它可以由经验给出;可以由从总体中随机抽取的样本中各类样品的频率估计,即 $q_i = n_i/N$;也可以取各先验概率相等,即 $q_i = 1/g$.如果原来属于总体 W_i 的个体,正好取值落入了 R_j,我们就会将其错判为属于 W_j,记这种错判的概率为 $P(j|i,R)$,而这种错判所带来的损失记为 $C(j|i)$,由于错判是 $W_1, \cdots, W_{i-1}, W_{i+1}, \cdots, W_g$ 所有损失之和,考虑到各种误判出现的概率不同,应按误判概率取加权平均,则 R 把来自总体 W_i 的个体错判至其他总体的平均损失为:

$$\sum_{j=1}^{g} [C(j|i) \cdot P(j|i,R)] \qquad 其中 C(i|i) = 0$$

再考虑到这 g 个总体出现的先验概率 $q_i(i=1,2,\cdots,g)$,则用 R 来进行判别所造成的总平均损失为:

$$g(R) = \sum_{i=1}^{g} q_i \sum_{j=1}^{g} C(j|i) P(j|i,R) \tag{7-10}$$

Bayes 判别准则,就是要选择 $R_1, R_2, \cdots, R_g$,使这个总平均损失 $g(R)$ 达到最小.一般情况下,由于各种错判造成的损失不尽相同,而且这种错判损失值的大小又很难确定,如果没有更好的赋值办法,可以假设错判损失值相同,

$$即\ C(j|i) = \begin{cases} 1, i \neq j \\ 0, i = j \end{cases}$$

此时(7-10)为

$$g(R) = \sum_{i=1}^{g} q_i \sum_{j=1}^{g} P(j|i,R) \tag{7-11}$$

在此前提下计算后验概率(posterior probability),即计算当样品 w 的观测向量 X 已知时,它属于 W_k 的概率,记作 $P(W_k|X)$,若

$$P(W_k|X) = \max_{1 \leq i \leq g} \{P(W_k|X)\} \tag{7-12}$$

则判 $w \in W_k$. 由连续随机变量的 Bayes 公式有

$$P(W_k|x) = \frac{q_k f_k(X)}{\sum_{i=1}^{g} q_i f_i(X)}, \quad k = 1, \cdots, g \tag{7-13}$$

由于上式中分母与 k 无关,所以式(7-13)等价于

$$q_i f_i(X) = \max_{1 \leq i \leq g}\{q_i f_i(X)\} \tag{7-14}$$

总之,在错判损失相同情况下,Bayes 判别方法是:若

$$q_i f_i(x) = \max_{1 \leq i \leq g}\{q_i f_i(x)\}$$

则判 $w \in W_k$

如对于多个正态总体的 Bayes 判别法

假设总体 W_i 服从 p 维正态分布 $N(\mu^{(i)}, \Sigma)$, $i = 1, 2, \cdots, g. f(xi)$ 是第 i 个总体的密度函数,则 $q_i f_i(x) = q_k(2\pi)^{-p/2} |\Sigma|^{1/2} \exp\{\frac{1}{2}(x-\mu^{(k)})' \Sigma^{-1}(x-\mu^{(k)})\}$

可知

$$\ln q_k f_k(x) = \ln q_k - \ln(2\pi)^{p/2} + \ln|\Sigma|^{1/2} + \frac{1}{2} x' \Sigma^{-1} x - \mu^{(k)} \Sigma^{-1} x + \frac{1}{2} \mu^{(k)'} \Sigma^{-1} \mu^{(k)}$$

其中 $-\ln(2\pi)^{p/2} + \ln|\Sigma|^{1/2} - \frac{1}{2} x' \Sigma^{-1} x$ 与 k 无关,因此只考虑

$$\ln q_k + \frac{1}{2} \mu^{(k)} \Sigma^{-1} \mu^{(k)} - \mu^{(k)} \Sigma^{-1} x$$

令

$$b_0^{(k)} = \frac{1}{2} \mu^{(k)'} \Sigma^{-1} \mu^{(k)}$$

$$b^{(k)} = -\Sigma^{-1} \mu^{(k)}$$

$$y_k(x) = \ln q_k + b_o^{(k)} + b^{(k)'} x, \quad k = 1, 2, \cdots, g$$

称 $y_k(x)$ 为线性判别函数,$b(k)$ 为判别系数向量.

当总体参数向时未知时,用它们的估计值向量代替,即 $\mu^{(i)} = \bar{x}^{(i)}, i = 1, 2, \cdots, g. \Sigma = V$

$$q_i = n_i/n$$

于是实际采用的判别函数为

$$y_k(x) = \ln\left(\frac{n_k}{n}\right) + b_0^{(k)} + b^{(k)'} x, \quad k = 1, 2, \cdots, g \tag{7-15}$$

其中 $b_0^{(k)} = -\frac{1}{2} \bar{x}^{(k)} V^{-1} \bar{x}^{(k)} \qquad b^{(k)} = V^{-1} \bar{x}^{(k)}$

7.5 分类资料判别分析(Bayes 公式法) Discriminant Analysis for Qualitative Data(Bayes Formula Method)

贝叶斯(Bayes)公式法是根据概率论中贝叶斯(Bayes)条件概率公式推导出来的判别法,主要用于分类资料的判别分析. Warner HR 等在 1961 年首先用于鉴别先天性心脏病,利用 50 个症候鉴别了 33 种先天性心脏病,采用计算机对 36 例病例进行诊断分类,结果与三位心脏病专家诊断一致. 贝叶斯(Bayes)公式法与贝叶斯(Bayes)判别分析原理一样,但具

体计算不同.

设有"互斥的"(即同一个病人仅患其中一种疾病)K 种疾病组成的"疾病集":$D = (D_1, D_2, \cdots, D_k)$,每种疾病有 W 种症候 $S = (S_1, S_2, \cdots, S_w)$,每种症候有几种不同的表现,则某一个患者的症候表现集就是 W 种症候的不同取值.

设已知每种疾病发生的事前概率(先验概率)为 $P(D_1), P(D_2), \cdots, P(D_k)$,在每种疾病发生的条件下,各种症候的具体表现组成的症候表现集 S 发生的概率分别为 $P(S|D_1), P(S|D_2), \cdots, P(S|D_k)$.

设一个具体的症候表现集 $S = (S_{1,i1}, S_{2,i2}, \cdots, S_{w,iw})$,根据独立事件的概率乘法公式,则该症候表现集关于各种疾病的概率为:

$$L_1 = P(S|D_1) = P(S_{1,i1}|D_1) \times P(S_{2,i2}|D_1) \times \cdots \times P(S_{w,iw}|D_1)$$
$$L_2 = P(S|D_2) = P(S_{1,i1}|D_2) \times P(S_{2,i2}|D_2) \times \cdots \times P(S_{w,iw}|D_2)$$
$$L_3 = P(S|D_3) = P(S_{1,i1}|D_3) \times P(S_{2,i2}|D_3) \times \cdots \times P(S_{w,iw}|D_3)$$
$$\cdots\cdots$$
$$L_k = P(S|D_k) = P(S_{1,i1}|D_k) \times P(S_{2,i2}|D_k) \times \cdots \times P(S_{w,iw}|D_k) \tag{7-16}$$

式中 L_i 为似然函数,表示在各种疾病的情况下发生该症候表现集的概率.

根据贝叶斯(Bayes)条件概率公式,导出各种疾病的后验概率为:

$$P(D_i|S) = \sum \frac{P(D_i)P(S|D_i)}{\sum_{j=1}^{k} P(D_j)P(S|D_j)} \quad i = 1,2,3,\cdots,K \tag{7-17}$$

各个 $P(D_i|S)$ 之和为 1,表示在症候表现集 S 的情况下,发生各种疾病的概率.根据 $P(D_i|S)$ 大小判断该患者所患疾病.如果 K 个条件概率中 $P(D_M|S)$ 最大,则对该症候表现集,患疾病 D_M 的可能性最大. D_M 为最大似然诊断.

7.6 逐步判别分析 Stepwise Discriminant Analysis

1. 逐步判别的基本思想

判别分析与多重回归分析相类似,判别分析中档判别指标较多时,也需要对指标进行筛选. 逐步判别分析是选择有判别价值的变量,用于后续的分析.

逐步判别法的基本思想类似于逐步回归,采用"有进有出"算法逐步引入变量.每引入一个"重要"变量,就要对已进入判别函数的变量进行检验,如果有的变量因新变量的引入而变得"不重要"就及时将其从判别函数中剔除,直到判别函数中所有的变量均"重要",再考虑引入新变量.当判别函数中所有的变量均"重要",函数外的变量均"不重要"时,筛选变量的过程结束.这里的"重要"与"不重要"是指对变量的假设检验,如果假设检验结果有统计学意义则认为"重要",否则认为"不重要".判别函数内的变量是否有重要作用可用 F 检验,检验的零假设是:该变量对判别的贡献为零.若 P 值较小便拒绝零假设,认为该变量的贡献具有统计学意义.

2. 逐步类判别基本步骤

(1) 筛选变量:首先计算各类的样本均值向量和总样本均值向量;计算总离差阵 T 和组内离差阵 W;筛选判别函数变量,此过程与逐步回归相类似,区别在于逐步回归是利用自变量偏回归平方和的大小来筛选变量的,而逐步判别是根据多元方差分析中介绍的 Wilks 统

计量 Λ 来筛选判别变量.

Λ 与 F 分布的关系是

$$F = \frac{1-\Lambda}{\Lambda} \cdot \frac{n-g-r}{r} \sim F(g-1, n-g-r) \tag{7-18}$$

式中:r 为入选变量数. 在进行变量筛选前应先设定选入变量和剔除变量的水准(P 值或 F 值),一般进入水准 $\alpha = 0.05$,剔除水准 $\beta = 0.10$,它们对应于 $F_\alpha = 3.84$ 和 $F_\beta = 2.71$.

(2) 建立判别函数:根据 Bayes 判别准则,计算判别系数,建立判别函数式

先验概率 $\qquad q_k = n_k/n \quad k = 1, 2, \cdots, g$

判别函数式: $\qquad y_k(X) = \ln q_k + b_0^{(k)} + b^{(k)'} X \quad k = 1, 2, \cdots, g \tag{7-19}$

其中 $\qquad b_0^{(k)} = -\frac{1}{2} \bar{x}^{(k)} V^{-1} \bar{x}^{(k)} \qquad b^{(k)} = V^{-1} \bar{x}^{(k)}$

(3) 样品的判别归类:将样本按判别函数进行新的判别.
(4) 判别效果评价:可利用回代法或刀切法计算出错分频数及错判率.

7.7 聚类分析与判别分析的关系 The Relationship between Cluster Analysis and Discriminant Analysis

(1) 联系:聚类分析和判别分析都是用于分类和预测的方法,都可以用距离法则就近归类,如可用马氏距离来归类,聚类分析对两个距离最近者聚为一个新类,判别分析对个体样品与总体距离最近者判为一类.

(2) 区别:聚类分析是不知总体分类情况,根据"物以类聚"原则,按照事物的亲疏关系或距离远近,将距离近的样品归为一类.

判别分析是已知总体分类情况,根据已知分类样品数据的特征建立判别函数,用判别函数对未知分类的个体样品进行归类.

在实际应用中,对未知分类的总体,经常先进行聚类分析,再进行判别分析.

7.8 实例分析 Examples Analysis

以例 7-1 为例,介绍 SPSS 和 SAS 统计软件包判别分析具体操作.

【操作】

1. 建立数据文件

在 SPSS 数据窗口中,将编号(no)、心电图五个指标数据($x_1 \sim x_5$)和类别 C 分别输在第 1 栏~第 7 栏(见图 7-1).

2. 打开判别分析(discriminant analysis)主对话框

在 SPSS 主菜单中,点 Analyze→Classify→Discriminant 弹出判别分析主对话框,主对话框中有①分组变量(Grouping Variable);②自变量(Independent);③建立判别函数的方法:Ⓐ全部引入法(enter independent together)或直接法(direct method),凡达到容许度标准的自变量都同时引入判别函数式中,此为默认方式. 本例选用默认方式. 在可选变量框中将变量 c(类别)选入分组变量 Grouping Variable 框中,点 Define Range 定义分组变量,在最小值 Minimum 框中输入 1,在最大值 maximum 框中输入 3,点 Continue 继续返回判别分

no	x1	x2	x3	x4	x5	c
1.00	8.12	260.45	13.33	5.45	7.32	1.00
2.00	8.11	261.01	13.23	5.46	7.36	1.00
3.00	9.36	185.39	9.02	5.66	5.99	1.00
4.00	9.85	249.58	15.61	6.06	6.11	1.00
5.00	2.55	137.13	9.21	6.11	4.35	1.00
6.00	6.01	231.34	14.27	5.21	8.79	1.00
7.00	9.64	231.38	13.03	4.86	8.53	1.00
8.00	4.11	260.25	14.72	5.36	10.02	1.00
9.00	8.90	259.51	14.16	4.91	9.79	1.00
10.00	7.71	273.84	16.01	5.15	8.79	1.00
11.00	7.51	303.59	19.14	5.70	8.53	1.00
12.00	8.06	231.03	14.41	5.72	6.15	1.00
13.00	8.65	356.65	18.15	4.68	9.55	2.00
14.00	6.80	308.90	15.11	5.52	8.49	2.00
15.00	8.68	258.69	14.02	4.79	7.16	2.00
16.00	5.67	355.54	15.13	4.97	9.43	2.00
17.00	8.10	476.69	7.38	5.32	11.32	2.00
18.00	3.71	316.12	17.12	6.04	8.17	2.00
19.00	5.37	274.57	16.75	4.98	9.67	2.00
20.00	9.89	409.42	19.47	5.19	10.49	2.00
21.00	4.35	332.25	16.45	4.88	12.54	3.00
22.00	5.34	334.55	18.55	5.25	12.25	3.00
23.00	5.22	330.34	18.19	4.96	9.61	3.00

图 7-1 数据录入

析主对话框. 将自变量 $x_1 \sim x_5$ 选入自变量 Independent 框中,图 7-2(a). ⑬选用逐步判别法(Use stepwise method),采用逐步判别法进行分析,最后生成的判别函数中只包括主要的变量,图 7-2(b).

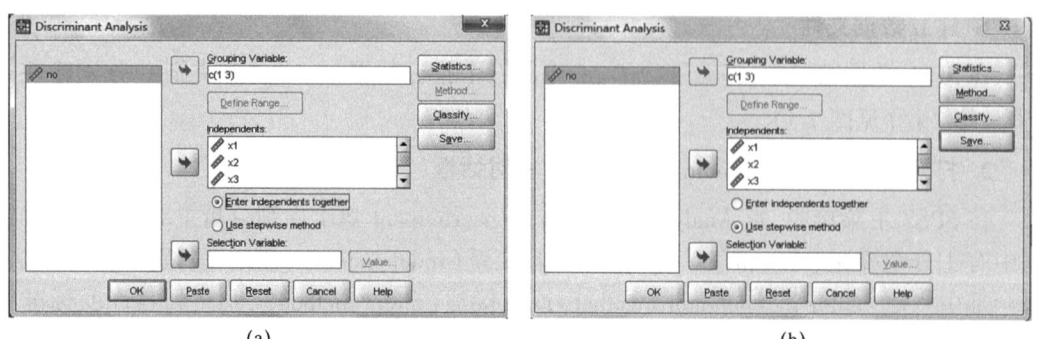

(a)   (b)

图 7-2 判别分析对话框

3. 选择建立判别函数的方法

在 SPSS 判别分析中,建立判别函数的方法:① 全部引入法(Enter independent together)或直接法(Direct method),所有变量均引入判别函数式中,此为默认方式.适用于变量较少的资料.② 选用逐步判别法(Use stepwise method)采用逐步判别法进行分析,最后生成的判别函数中只包括主要的变量.如果选择逐步判别法,需要进一步选择筛选变量的方法(Method),点 Method 弹出 Method 对话框进行选择.适用于变量较多的资料.

在 SPSS 判别分析中,选择逐步判别后,点 Method 弹出 Method 对话框(图 7-3).

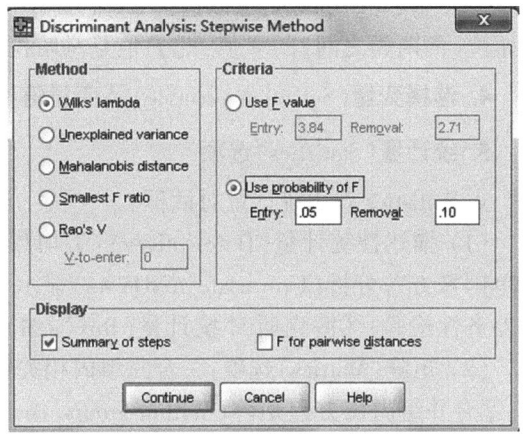

图 7-3 选择建立判别函数的方法

打开 Method 选项可选择 Method 选项、判别水准(Criteria)和显示(Display)选项:

(1) Method 选项:

1) 威尔克斯法(Wilk's Lambda)或称 U 统计量(U-statistic):默认选项,总 Wilks 统计量最小的变量先进入判别函数.对于每个候选预测变量,都要计算 F 统计量,度量变量添加到模型中以后 Wilk's λ 值的改变量,具有最大 F 值的变量进入模型.F 值的改变量由式(7-20)计算.

$$F_{改变量} = \left(\frac{n-g-p}{g-1}\right)\left(\frac{1-\lambda_{p+1}/\lambda_p}{\lambda_{p+1}/\lambda_p}\right) \tag{7-20}$$

式中:n 为个案数,g 为类别数,p 为变量个数,λ_p 为添加变量以前的 Wilk's λ 值,λ_{p+1} 为添加变量以后的 Wilk's λ 值.

2) 未解释方差法(unexplained variance):在计算的每一步中,使未解释的方差和最小的变量引入模型.

3) 马氏距离法(Mahalanobis Distance):在计算的每一步中,使两个相邻类别之间的马氏距离最大的变量进入模型.组 a 和组 b 之间的马氏距离由式(7-21)定义.

$$D_{ab}^2 = (n-g)\sum_{i=1}^{p}\sum_{j=1}^{p}w_{ij}^*(\bar{x}_{ia}-\bar{x}_{ib})(\bar{x}_{ja}-\bar{x}_{jb}) \tag{7-21}$$

4) 最小 F 比法(Smallest F ratio):在计算的每一步中,使配对组的最小 F 比最大的变量进入模型.F 统计量由式(7-22)计算.

$$F = \frac{(n-1-p)n_1 n_2}{p(n-2)(n_1+n_2)}D_{ab}^2 \tag{7-22}$$

5) 劳氏 V 值法(Rao's V):Rao's V 又称为 Lawley-Hotelling 迹,用式(7-23)定义.劳氏 V 值增加最大的变量先进入判别函数.

$$v = (n_k - g)\sum_{i=1}^{p}\sum_{j=1}^{p}w_{ij}^*\sum_{k=1}^{g}(\bar{x}_{ik}-\bar{x}_i)(\bar{x}_{jk}-\bar{x}_j) \tag{7-23}$$

式中:p 为变量个数,g 为组数,n_k 为第 k 组的样本大小,$\bar{x}_i$ 为第 k 组第 i 个变量的均值,w_{ij}^* 为组内协方差矩阵的逆矩阵的元素.

(2) 判别选入或剔除准则(Criteria)选项:有两种,a. 选用 F 值(Use F value)进入准则(Entry)默认 3.84,剔除准则(Removal)默认 2.71;b. 选用 P 值(或 F 的概率值)进入准则

(Entry)默认 0.05,剔除准则(Removal)默认 0.10.

(3) 显示(Display):可以选择 a. 显示每一步的摘要结果(Summary of step);b. 显示配对距离(两两类之间)的 F 值,此 F 值是马哈拉诺比斯距离的假设检验.

4. 选择变量(Selection variable)及变量值(Value)

5. 统计量(Statistics)选项

点 Statistics 弹出统计量对话框.

(1) 描述性统计量(Descriptives):①均数(Mean)显示总平均数,组平均数和标准差;②单因素方差分析(Univariate ANOVAs)显示每一个变量的单因素方差分析结果,并进行方差齐性检验;③博克斯 M 统计量(Box's M)进行组内变量矩阵的 Box's M 检验.

(2) 矩阵(Matrics)选项:①合并组内相关系数矩阵(Within-groups correlation)即结构矩阵;②合并组内协方差矩阵(Within-groups covariance);③分组协方差矩阵(Separate-groups covariance);④总协方差矩阵(Total covariance)

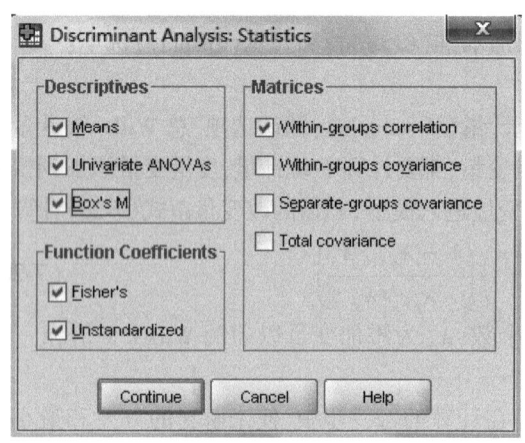

图 7-4　统计量选项

(3) 判别函数的系数(Function Coefficient)选择:①费雪尔(Fisher's)Fisher's 线性判别函数系数即分类系数,可直接用于分类;②未标准化判别函数系数(Unstandardized)以变量原来的单位(量纲)计算出判别函数系数.

本例在统计描述(Descriptives)中全选,选择 Means、Univariate ANOVA 和 Box's M,在函数系数(Function Coefficients)中选择 Fisher's 和 Unstandardized(图 7-4),在矩阵(Matrices)中选择合并组内相关系数矩阵(Within-groups correlation)即结构矩阵.

6. 分类(Classify)选项

(1) 先验概率(Prior Probabilities)选项:①假设各类先验概率都相等(All groups equal),默认选项;②假设各类的频率为先验概率(Compute from group size).

(2) 使用协方差矩阵选项(Use covariance Matrics):①组内协方差矩阵(Within-groups);②分组协方差矩阵(Separate-groups).可以不选.

(3) 结果显示(Display)选项:①显示每一步的结果(Casewise results);可进一步指明选用到哪一个个案(Limit case to);②显示摘要表(Summary table);③Leave-one-out 分类表(Leave-one-out classification).

(4) 作图(Plot)选项:①组合图(Combined-groups)作出前两个判别函数值所有组的散点图,如果只有一个判别函数,则只作直

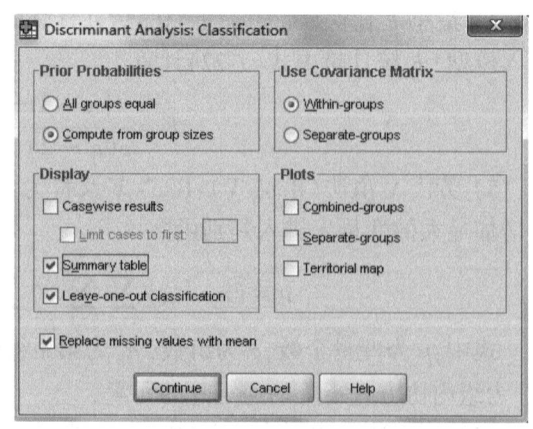

图 7-5　分类选项

方图;②分离组图(Separate-groups)作出前两个判别函数值每一组个别的散点图,如果只有一个判别函数,则只作直方图;③区域图(Territorial map)根据组的分类,作出各组的重心(centriod)和边界(boundary),如果抽取一个判别函数,则不作区域图.

(5) 将观察值中的缺失值用观察值的均数替代(Replace missing value with mean).

本例选用假设各类的频率为先验概率(Compute from group size)、显示摘要表(Summary table)、Leave-one-out 分类表(Leave-one-out classification)和组内协方差矩阵(Within-groups),点 Continue 继续返回判别分析主对话框,点 OK 即可(图7-5).

【结果】 判别分析 SPSS 输出结果为:

1. 直接法(全部引入法)

表7-2 Discriminant(判别分析)

Analysis Case Processing Summary(分析个案处理摘要)

Unweighted Cases		N	Percent
	Valid	27	87.1
Excluded	Missing or out-of-range group codes	4	12.9
	At least one missing discriminating variable	0	.0
	Both missing or out-of-range group codes and at least one missing discriminating variable	0	.0
	Total	4	12.9
Total		31	100.0

表7-3 Group Statistics(分组统计量)

c-类别		Mean	Std. Deviation	Valid N (listwise)	
				Unweighted	Weighted
1-健康人	x1	7.4942	2.23302	12	12.000
	x2	240.3750	43.40454	12	12.000
	x3	13.8450	2.75146	12	12.000
	x4	5.4708	.40198	12	12.000
	x5	7.6442	1.72691	12	12.000
2-硬化症患者	x1	7.1088	2.08060	8	8.000
	x2	344.5725	71.99664	8	8.000
	x3	15.3913	3.68955	8	8.000
	x4	5.1862	.44091	8	8.000
	x5	9.2850	1.32145	8	8.000
3-冠心病患者	x1	5.1371	1.52783	7	7.000
	x2	316.8586	56.77443	7	7.000
	x3	17.9829	2.85273	7	7.000
	x4	4.9386	.38321	7	7.000
	x5	11.0357	2.22768	7	7.000
Total	x1	6.7689	2.19293	27	27.000
	x2	291.0774	71.98916	27	27.000
	x3	15.3759	3.41430	27	27.000
	x4	5.2485	.45217	27	27.000
	x5	9.0096	2.20593	27	27.000

表 7-4 Tests of Equality of Group Means（分组均数齐性检验）

	Wilks' Lambda	F	df1	df2	Sig.
x1	.793	3.131	2	24	.062
x2	.567	9.178	2	24	.001
x3	.750	3.995	2	24	.032
x4	.756	3.871	2	24	.035
x5	.591	8.296	2	24	.002

表 7-5 Pooled Within-Groups Matrices（合并组内矩阵）

		x1	x2	x3	x4	x5
Correlation	x1	1.000	.123	-.043	-.191	-.068
	x2	.123	1.000	.285	-.232	.728
	x3	-.043	.285	1.000	-.230	.376
	x4	-.191	-.232	-.230	1.000	-.585
	x5	-.068	.728	.376	-.585	1.000

• Analysis

Box's Test of Equality of Covariance Matrices（协方差矩阵 Box's 齐性检验）

表 7-6 Log Determinants（对数行列式）

c-类别	Rank	Log Determinant
1-健康人	5	5.800
2-硬化症患者	5	8.914
3-冠心病患者	5	4.356
Pooled within-groups	5	9.368

The ranks and natural logarithms of determinants printed are those of the group covariance matrices

表 7-7 Test Results（检验结果）

	Box's M	72.503
F	Approx.	1.587
	df1	30
	df2	1232.316
	Sig.	.024

Tests null hypothesis of equal population covariance matrices

Summary of Canonical Discriminant Functions（典型判别函数摘要）

表 7-8 Eigenvalues（特征值）

Function	Eigenvalue	% of Variance	Cumulative %	Canonical Correlation
1	1.217[a]	61.7	61.7	.741
2	.755[a]	38.3	100.0	.656

a. First 2 canonical discriminant functions were used in the analysis

表 7-9 Wilks' Lambda（Wilks λ检验）

Test of Function(s)	Wilks' Lambda	Chi-square	df	Sig.
1 through 2	.257	29.882	10	.001
2	.570	12.371	4	.015

Standardized Canonical Discriminant Function

表 7-10 Coefficients(标准化典型判别函数系数)

	Function 1	Function 2
x1	.599	-.137
x2	-1.133	-1.223
x3	-.165	.274
x4	.660	.294
x5	.660	1.427

表 7-11 Structure Matrix（结构矩阵）

	Function 1	Function 2
x2	-.779*	-.191
x5	-.653*	.478
x4	.460*	-.294
x3	-.418*	.400
x1	.295	-.453*

Pooled within-groups correlations between discriminating variables and standardized canonical discriminant functions
Variables ordered by absolute size of correlation within function.
*.Largest absoulute correlation between each variable and any discriminant function

表 7-12 Canonical Discriminant Function Coefficients（典型判别函数系数）

	Function 1	Function 2
x1	.295	-.067
x2	-.020	-.022
x3	-.054	.089
x4	1.613	.718
x5	.374	.808
(Constant)	-7.157	-5.653

Unstandardized coefficients

表 7-13 Functions at Group Centroids（分组中心函数）

c-类别	Function 1	Function 2
1-健康人	1.162	-.030
2-硬化症患者	-.972	-1.003
3-冠心病患者	-.881	1.198

Unstandardized canonical discriminant functions evaluated at group means

表 7-14 Prior Probabilities for Groups（分组先验概率）

c-类别	Prior	Cases Used in Analysis Unweighted	Cases Used in Analysis Weighted
1-健康人	.444	12	12.000
2-硬化症患者	.296	8	8.000
3-冠心病患者	.259	7	7.000
Total	1.000	27	27.000

表 7-15 Classification Function Coefficients（分类函数系数）

	c-类别 1-健康人	c-类别 2-硬化症患者	c-类别 3-冠心病患者
x1	7.498	6.934	6.813
x2	-.314	-.250	-.299
x3	1.400	1.428	1.619
x4	85.026	80.885	82.614
x5	20.943	19.357	21.172
(Constant)	-313.539	-293.466	-306.831

Fisher's linear discriminant functions

表 7-16 Classification Results[b,c]（分类结果）

		c-类别	Predicted Group Membership 1-健康人	Predicted Group Membership 2-硬化症患者	Predicted Group Membership 3-冠心病患者	Total
Original	Count	1-健康人	11	0	1	12
		2-硬化症患者	0	7	1	8
		3-冠心病患者	1	1	5	7
		Ungrouped cases	1	1	2	4
	%	1-健康人	91.7	.0	8.3	100.0
		2-硬化症患者	.0	87.5	12.5	100.0
		3-冠心病患者	14.3	14.3	71.4	100.0
		Ungrouped cases	25.0	25.0	50.0	100.0
Cross-validated[a]	Count	1-健康人	11	0	1	12
		2-硬化症患者	3	4	1	8
		3-冠心病患者	1	2	4	7
	%	1-健康人	91.7	.0	8.3	100.0
		2-硬化症患者	37.5	50.0	12.5	100.0
		3-冠心病患者	14.3	28.6	57.1	100.0

a. Cross validation is done only for those cases in the analysis. In cross validation, each case is classified by the functions derived from all cases other than that case

b. 85.2% of original grouped cases correctly classified

c. 70.4% of cross-validated grouped cases correctly classified

【解释】 判别分析 SPSS 分析主要结果为:

(1) 表 7-2 分析个案处理摘要(Analysis Case Processing Summary):有效例数(Valid)27例,占87.1%,排除(Excluded)例数4例,占12.9%,总例数(Total)31例.

(2) 表 7-3 分组统计量(Group Statistics):输出各组变量的统计量(Group Statistics)及总变量(Total)的均数(Mean)、标准差(Std. Deviation)等.

(3) 表 7-4 分组均数齐性检验(Tests of Equality of Group Means):Wilks λ 检验(Wilks' Lambda),$x_1(P>0.05)$,$x_2(P<0.01)$,$x_3(P<0.05)$,$x_4(P>0.05)$,$x_5(P<0.01)$,除了 x_1 外,其余均有统计学意义. 如果以 0.10 为检验水准,则全部有统计学意义.

(4) 表 7-5 合并组内矩阵(Pooled Within-Groups Matrices):输出两两之间的相关系数(Correlation)矩阵.

(5) 表 7-6 和表 7-7 协方差矩阵 Box's 齐性检验(Box's Test of Equality of Covariance Matrices):先输出 Log Determinants(对数行列式),包括各类别和合并组内对应的秩(Rank)和对数行列式(Log Determinant). Box's M 检验结果:Box's M 统计量为 72.503,P 值(Sig.)为 0.024,小于0.05有统计学意义.

(6) 典型判别函数摘要(Summary of Canonical Discriminant Functions):依次输出特征值(Eigenvalue)、Wilks λ 检验(Wilks' Lambda)、标准化典型判别函数系数(Standardized Canonical Discriminant Function Coefficients)、结构矩阵(Structure Matrix)、典型判别函数(Canonical Discriminate Function Coefficients).

1) 表 7-8 特征值(Eigenvalue):本例有两个典型判别函数,见表 7-17.

表 7-17 判别分析结果

典型判别函数 (Function)	特征值 (Eigenvalue)	方差百分比 (% of Variance)	累计百分比 (Cumulative)	典型相关系数 (Canonical Correlation)
1	1.217[a]	61.7	61.7	.741
2	.755[a]	38.3	100.0	.656

第一个函数解释了 61.7% 的方差变异,第二个函数解释了余下的 38.3% 的方差变异.

2) 表 7-9 Wilks λ 检验(Wilks' Lambda):两个函数的 Wilks λ 检验(Wilks' Lambda)P 均小于 0.05,均有统计学意义.

3) 表 7-10 标准化典型判别函数系数(Standardized Canonical Discriminant Function Coefficients):可以判断各个函数主要受哪些变量的影响. 从标准化典型判别函数系数可以看出第一个函数主要受 x_2、x_4、x_5 影响最大,第二个函数主要受 x_5、x_2 影响最大.

$ZFunc_1 = 0.599x_1 - 1.133x_2 - 0.165x_3 + 0.660x_4 + 0.660x_5$

$Zfunc_2 = -0.137x_1 - 1.223x_2 + 0.274x_3 + 0.294x_4 + 1.427x_5$

4) 表 7-11 结构矩阵(Structure Matrix):输出判别变量和标准化判别函数之间的相关性数据,用来判断各个函数受哪些判别变量的影响最大. 本例第一个函数主要受 x_2、x_5 影响最大,第二个函数主要受 x_5、x_1 影响最大.

5) 表 7-12 未标化典型判别函数系数(Canonical Discriminate Function Coefficients):未标准化典型判别函数系数可以直接用原始变量进行计算.

$Func_1 = 0.295x_1 - 0.020x_2 - 0.054x_3 + 1.613x_4 + 0.374x_5 - 7.157$

$Func_2 = -0.067x_1 - 0.022x_2 + 0.089x_3 + 0.718x_4 + 0.808x_5 - 5.653$

6) 表 7-13 分组中心函数(Functions at Group Centroids):输出各类别的重心在平面上的坐标,根据前面的典型判别函数系数(标准化的或未标准化的)计算出每个观察的平面坐标,再计算它们与各类重心的距离,就可以判断其类别归属了.

(7) 分类统计量(Classification Statistics):依次输出分类过程摘要(Classification Processing Summary)、分组先验概率(Prior Probabilities for Groups)、分类函数系数(Classification Function Coefficients)、分类结果(Classification Results).

1) 分类过程摘要(Classification Processing Summary)

2) 表 7-14 各组先验概率(Prior Probabilities for Groups):各组(健康人、硬化症患者、冠心病患者)先验概率分别等于 0.444、0.296、0.259.

3) 表 7-15 分类判别函数系数(Classification Function Coefficients):用于将观察值分类,将就诊者的观察值分别代入三个判别函数式中,哪一个判别函数值最大,就判定就诊者属于哪一类.

$Cfunc_1 = 7.498x_1 - 0.314x_2 + 1.400x_3 + 85.026x_4 + 20.943x_5 - 313.539$(健康人)
$Cfunc_2 = 6.934x_1 - 0.250x_2 + 1.428x_3 + 80.885x_4 + 19.357x_5 - 293.466$(硬化症患者)
$Cfunc_3 = 6.813x_1 - 0.299x_2 + 1.619x_3 + 82.614x_4 + 21.172x_5 - 306.831$(冠心病患者)

4) 表 7-16 分类结果(Classification Results):从预期分组类别(Predicted Group Membership)中可以看出,各组数据回代判别函数后的分类结果:健康人 12 例,11 例判定为健康人组,正确判别率 91.7%,1 例判定为冠心病,判错 8.3%;硬化症患者 8 例,有 7 例判定为硬化症患者,1 例判定为冠心病患者,正确判别率为 87.5%,错误判别率为 12.5%;冠心病患者 7 例,有 5 例判定为冠心病患者,1 例判定为健康人,1 例判定为硬化症,正确判别率为 71.4%,错误判别率为 14.3%、14.3%;就诊者(Ungrouped cases)4 例,根据心电图五项指标被诊断为健康人 2 人,硬化症患者 1 例,冠心病患者 1 例.

2. 逐步判别分析

逐步判别结果与前述类似.

Discriminant(判别分析)

表 7-18 Analysis Case Processing Summary(分析个案处理摘要)

Unweighted Cases		N	Percent
Valid		27	87.1
Excluded	Missing or out-of-range group codes	4	12.9
	At least one missing discriminating variable	0	.0
	Both missing or out-of-range group codes and at least one missing discriminating variable	0	.0
	Total	4	12.9
Total		31	100.0

表 7-19 Group Statistics(分组统计量)

c-类别		Mean	Std. Deviation	Valid N (listwise)	
				Unweighted	Weighted
1-健康人	x1	7.4942	2.23302	12	12.000
	x2	240.3750	43.40454	12	12.000
	x3	13.8450	2.75146	12	12.000
	x4	5.4708	.40198	12	12.000
	x5	7.6442	1.72691	12	12.000

续表

c-类别		Mean	Std. Deviation	Valid N (listwise)	
				Unweighted	Weighted
2-硬化症患者	x1	7.1088	2.08060	8	8.000
	x2	344.5725	71.99664	8	8.000
	x3	15.3913	3.68955	8	8.000
	x4	5.1862	.44091	8	8.000
	x5	9.2850	1.32145	8	8.000
3-冠心病患者	x1	5.1371	1.52783	7	7.000
	x2	316.8586	56.77443	7	7.000
	x3	17.9829	2.85273	7	7.000
	x4	4.9386	.38321	7	7.000
	x5	11.0357	2.22768	7	7.000
Total	x1	6.7689	2.19293	27	27.000
	x2	291.0774	71.98916	27	27.000
	x3	15.3759	3.41430	27	27.000
	x4	5.2485	.45217	27	27.000
	x5	9.0096	2.20593	27	27.000

表 7-20 Tests of Equality of Group Means（分组均数齐性检验）

	Wilks' Lambda	F	df1	df2	Sig.
x1	.793	3.131	2	24	.062
x2	.567	9.178	2	24	.001
x3	.750	3.995	2	24	.032
x4	.756	3.871	2	24	.035
x5	.591	8.296	2	24	.002

表 7-21 Pooled Within-Groups Matrices（合并组内矩阵）

		x1	x2	x3	x4	x5
Correlation	x1	1.000	.123	-.043	-.191	-.068
	x2	.123	1.000	.285	-.232	.728
	x3	-.043	.285	1.000	-.230	.376
	x4	-.191	-.232	-.230	1.000	-.585
	x5	-.068	.728	.376	-.585	1.000

- **Analysis 1**

Box's Test of Equality of Covariance Matrices(协方差矩阵 Box's 齐性检验)

表 7-22 Log Determinants（对数检验统计量）

c-类别	Rank	Log Determinant
1-健康人	2	7.941
2-硬化症患者	2	7.816
3-冠心病患者	2	8.756
Pooled within-groups	2	8.447

The ranks and natural logarithms of determinants printed are those of the group covariance matrices

表 7-23 Test Results（检验结果）

	Box's M	8.125
F	Approx.	1.177
	df1	6
	df2	5503.062
	Sig.	.315

Tests null hypothesis of equal population covariance matrices

- Stepwise Statistice(逐步统计量)

表 7-24　Variables Entered/Removed[a,b,c,d]（变量引入或剔除）

Step	Entered	Wilks' Lambda（Wilks λ检验）			
		Statistic	df1	df2	df3
1	x2	.567	1	2	24.000
2	x5	.348	2	2	24.000

At each step, the variable that minimizes the overall Wilks' Lambda is entered

表 7-25　Variables Entered/Removed[a,b,c,d]（变量引入或剔除）

Step	Wilks' Lambda（Wilks λ检验）			
	Exact F（精确 F 统计量）			
	Statistic	df1	df2	Sig.
1	9.178	2	24.000	.001
2	8.002	4	46.000	.000

At each step, the variable that minimizes the overall Wilks' Lambda is entered

表 7-26　Variables in the Analysis（引入函数中的变量）

Step		Tolerance	Sig. of F to	Wilks' Lambda
1	x2	1.000	.001	
2	x2	.470	.002	.591
	x5	.470	.004	.567

表 7-27　Variables Not in the Analysis（没有引入函数中的变量）

Step		Tolerance	Min. Tolerance	Sig. of F to Enter	Wilks' Lambda
0	x1	1.000	1.000	.062	.793
	x2	1.000	1.000	.001	.567
	x3	1.000	1.000	.032	.750
	x4	1.000	1.000	.035	.756
	x5	1.000	1.000	.002	.591
1	x1	.985	.985	.061	.444
	x3	.919	.919	.110	.468
	x4	.946	.946	.175	.487
	x5	.470	.470	.004	.348
2	x1	.932	.440	.277	.309
	x3	.858	.439	.571	.330
	x4	.578	.287	.421	.321

表 7-28　Wilks' Lambda（Wilks λ检验）

Step	Number of Variables	Lambda	df1	df2	df3
1	1	.567	1	2	24
2	2	.348	2	2	24

Step	Exact F（精确 F 统计量）			
	Statistic	df1	df2	Sig.
1	9.178	2	24.000	.001
2	8.002	4	46.000	.000

- Summary of Canonical Discriminant Functions（典型判别函数摘要）

表 7-29 Eigenvalues（特征值）

Function	Eigenvalue	% of Variance	Cumulative %	Canonical Correlation
1	.766[a]	54.9	54.9	.658
2	.629[a]	45.1	100.0	.621

a. First 2 canonical discriminant functions were used in the analysis.

表 7-30 Wilks' Lambda（Wilks λ检验）

Test of Function(s)	Wilks' Lambda	Chi-square	df	Sig.
1 through 2	.348	24.824	4	.000
2	.614	11.465	1	.001

表 7-31 Standardized Canonical Discriminant Function Coefficients（标准化典型判别函数系数）

	Function	
	1	2
x2	1.075	-.986
x5	-.106	1.455

表 7-32 Structure Matrix（结构矩阵）

	Function	
	1	2
x2	.997*	.073
x3[a]	.266*	.266
x5	.676	.737*
x4[a]	-.187	-.622*
x1[a]	.139	-.221*

表 7-33 Canonical Discriminant Function Coefficients（典型判别函数系数）

	Function	
	1	2
x2	.019	-.017
x5	-.060	.824
(Constant)	-5.004	-2.334

Unstandardized coefficients

表 7-34 Functions at Group Centroids（分组中心函数）

c-类别	Function	
	1	2
1-健康人	-.884	-.239
2-硬化症患者	1.003	-.708
3-冠心病患者	.369	1.219

Unstandardized canonical discriminant functions evaluated at group means

- Classification Statistics（分类统计量）

表 7-35 Classification Processing Summary（分类过程摘要）

	Processed	31
Excluded	Missing or out-of-range group codes	0
	At least one missing discriminating variable	0
	Used in Output	31

表 7-36 Prior Probabilities for Groups（分组先验概率）

c-类别	Prior	Cases Used in Analysis	
		Unweighted	Weighted
1-健康人	.444	12	12.000
2-硬化症患者	.296	8	8.000
3-冠心病患者	.259	7	7.000
Total	1.000	27	27.000

表7-37　Classification Function Coefficients（分类函数系数）

	c-类别		
	1-健康人	2-硬化症患者	3-冠心病患者
x2	.042	.086	.040
x5	1.479	.979	2.604
(Constant)	-11.495	-20.579	-22.099

Fisher's linear discriminant functions

表7-38　Classification Results[b,c]（分类结果）

		c-类别	Predicted Group Membership			Total
			1-健康人	2-硬化症患者	3-冠心病患者	
Original	Count	1-健康人	10	1	1	12
		2-硬化症患者	2	6	0	8
		3-冠心病患者	1	1	5	7
		Ungrouped cases	1	2	1	4
	%	1-健康人	83.3	8.3	8.3	100.0
		2-硬化症患者	25.0	75.0	.0	100.0
		3-冠心病患者	14.3	14.3	71.4	100.0
		Ungrouped cases	25.0	50.0	25.0	100.0
Cross-validated[a]	Count	1-健康人	9	1	2	12
		2-硬化症患者	2	6	0	8
		3-冠心病患者	1	1	5	7
	%	1-健康人	75.0	8.3	16.7	100.0
		2-硬化症患者	25.0	75.0	.0	100.0
		3-冠心病患者	14.3	14.3	71.4	100.0

a. Cross validation is done only for those cases in the analysis. In cross validation, each case is classified by the functions derived from all cases other than that case
b. 77.8% of original grouped cases correctly classified
c. 74.1% of cross-validated grouped cases correctly classified

【解释】　判别分析 SPSS 分析主要结果为：

（1）表7-18输出各组变量的统计量（Group Statistics）及总变量（Total）的均数（Mean）、标准差（Std. Deviation）等．

（2）表7-22与表7-23协方差矩阵 Box's 齐性检验，先输出对数行列式表，包括各类别和合并组内对应的秩（Rank）和对数行列式（Log Determinant）．Box's M 检验结果：Box's M 统计量为 8.125，P 值（Sig.）为 0.135，差异无统计学意义．

（3）典型判别函数摘要（Summary of Canonical Discriminant Functions），本例特征值有两个典型判别函数，见表7-39．

表7-39　特征值判别分析结果

典型判别函数 （Function）	特征值 （Eigenvalue）	方差百分比 （% of Variance）	累计百分比 （Cumulative）	典型相关系数 （Canonical Correlation）
1	0.766	54.9	54.9	0.658
2	0.629	45.1	100.0	0.621

(4) 表 7-28、表 7-30 Wilks' λ 检验(Wilks' Lambda) 两个函数的 Wilks' λ 检验(Wilks' Lambda) P 值均小于等于 0.05,均有统计学意义.

(5) 表 7-31 标准典型判别函数(Standardized Canonical Discriminate Function Coefficients)

$ZFunc_1 = 1.705x_2 - 0.106x_5$

$ZFunc_2 = 0.986x_2 + 1.455x_5$

(6) 表 7-33 典型判别函数(Canonical Discriminate Function Coefficients)

$Func_1 = 0.019x_2 - 0.060x_5 - 5.004$

$Func_2 = -0.017x_2 + 0.0824x_5 - 2.334$

(7) 表 7-36 各组先验概率(Prior Probabilities for Groups):各组(健康人、硬化症患者、冠心病患者)先验概率分别为健康人 0.444,硬化症患者 0.296,冠心病患者为 0.259.

(8) 表 7-37 各类判别函数(Classification Function Coefficients):即分类函数,用于将观察值分类,将就诊者的观察值分别代入三个判别函数式中,哪一个判别函数值最大,就判定就诊者属于哪一类.

$CFunc_1 = 0.042x_2 + 1.479x_5 - 11.495$(健康人)

$CFunc_2 = 0.086x_2 + 0.979x_5 - 20.579$(硬化症患者)

$CFunc_3 = 0.040x_2 + 2.604x_5 - 22.099$(冠心病患者)

(9) 表 7-38 分类结果(Classification Results):从预期分组类别(Predicted Group Membership)中可以看出,各组数据回代判别函数后的分类结果:健康人 12 例,10 例判定为健康人,1 例判定为硬化症患者,1 例判定为冠心病患者,正确判别率为 83.3%;硬化症患者 8 例,有 6 例判定为硬化症患者,2 例判定为健康人,正确判别率为 75.0%,错误判别率为 25.0%;冠心病患者 7 例,有 5 例判定为冠心病患者,1 例为健康人,1 例为硬化症患者,正确判别率为 71.4%;就诊者(Ungrouped cases) 4 例,1 例判定为健康人,2 例判定为硬化症患者,1 例判定为冠心病患者,即 4 例就诊者根据心电图五项指标被诊断为 1 例健康人,2 例硬化症患者,1 例冠心病患者.

3. SAS 统计软件包操作

SAS 统计软件包菜单没有判别分析,需要编写程序,比较麻烦,请参考有关 SAS 应用教程,SAS 判别分析输出结果表格没有 SPSS 输出结果表格漂亮.这里简单介绍 SAS 判别程序,将例 7-1 数据编程序如下:

```
options nodate nonumber;
data pbfx2;
input x1 x2 x3 x4 x5 c@@;
cards;
8.11      261.01      13.23      5.46      7.36      1
9.36      185.39       9.02      5.66      5.99      1
9.85      249.58      15.61      6.06      6.11      1
2.55      137.13       9.21      6.11      4.35      1
6.01      231.34      14.27      5.21      8.79      1
9.64      231.38      13.03      4.86      8.53      1
4.11      260.25      14.72      5.36     10.02      1
8.90      259.51      14.16      4.91      9.79      1
7.71      273.84      16.01      5.15      8.79      1
7.51      303.59      19.14      5.70      8.53      1
8.06      231.03      14.41      5.72      6.15      1
6.80      308.90      15.11      5.52      8.49      2
8.68      258.69      14.02      4.79      7.16      2
```

5.67	355.54	15.13	4.97	9.43	2
8.10	476.69	7.38	5.32	11.32	2
3.71	316.12	17.12	6.04	8.17	2
5.37	274.57	16.75	4.98	9.67	2
9.89	409.42	19.47	5.19	10.49	2
5.22	330.34	18.19	4.96	9.61	3
4.71	331.47	21.26	4.30	13.72	3
4.71	352.50	20.79	5.07	11.00	3
3.36	347.31	17.90	4.65	11.19	3
8.27	189.59	12.74	5.46	6.94	3

;
proc discrim canonical crosslisterr listerr
method=normal manova distance;
class c;
priors proportional;
var x1-x5;
run;

将以上程序输入程序编辑器中,点击 RUN→Submit,即可得到与 SPSS 类似的以下结果:

```
                The SAS System
              The DISCRIM Procedure

   Total Sample Size      23        DF Total              22
   Variables               5        DF Within Classes     20
   Classes                 3        DF Between Classes     2

              Number of Observations Read      23
              Number of Observations Used      23

                 Class Level Information

           Variable                                    Prior
   c        Name     Frequency    Weight   Proportion  Probability
   1         _1         11       11.0000    0.478261   0.478261
   2         _2          7        7.0000    0.304348   0.304348
   3         _3          5        5.0000    0.217391   0.217391

            Pooled Covariance Matrix Information

                        Natural Log of the
            Covariance   Determinant of the
            Matrix Rank  Covariance Matrix
                5             9.61495

                  The SAS System

              The DISCRIM Procedure

      Pairwise Squared Distances Between Groups
```

$$D^2(i|j) = (X_i - \bar{X}_j)' \overline{COV}^{-1} (X_i - \bar{X}_j)$$

```
                  Squared Distance to c
          From c      1           2           3
            1         0         5.00700     5.23795
            2       5.00700       0         3.39234
            3       5.23795     3.39234       0
```

F Statistics, NDF=5, DDF=16 for Squared Distance to c

From c	1	2	3
1	0	3.42701	2.88087
2	3.42701	0	1.58309
3	2.88087	1.58309	0

Prob > Mahalanobis Distance for Squared Distance to c

From c	1	2	3
1	1.0000	0.0270	0.0485
2	0.0270	1.0000	0.2211
3	0.0485	0.2211	1.0000

Pairwise Generalized Squared Distances Between Groups

$$D^2(i|j) = (X_i - \bar{X}_j)' \overline{COV}^{-1} (X_i - \bar{X}_j) - 2 \ln PRIOR_j$$

Generalized Squared Distance to c

From c	1	2	3
1	1.47520	7.38617	8.29006
2	6.48220	2.37917	6.44445
3	6.71314	5.77151	3.05211

The SAS System
The DISCRIM Procedure

Multivariate Statistics and F Approximations
S=2　M=1　N=7

Statistic	Value	F Value	Num DF	Den DF	Pr > F
Wilks' Lambda	0.30041219	2.64	10	32	0.0181
Pillai's Trace	0.88171047	2.68	10	34	0.0155
Hotelling-Lawley Trace	1.72251717	2.66	10	21.419	0.0276
Roy's Greatest Root	1.22939413	4.18	5	17	0.0117

NOTE: F Statistic for Roy's Greatest Root is an upper bound.
NOTE: F Statistic for Wilks' Lambda is exact.

The SAS System
The DISCRIM Procedure
Canonical Discriminant Analysis

	Canonical Correlation	Adjusted Canonical Correlation	Approximate Standard Error	Squared Canonical Correlation
1	0.742595	0.663136	0.095632	0.551448
2	0.574685	0.539452	0.142788	0.330263

Eigenvalues of Inv(E)*H
= CanRsq/(1-CanRsq)

Test of H0: The canonical correlations in the current row and all that follow are zero

	Eigenvalue	Difference	Proportion	Cumulative	Likelihood Ratio	Approximate F Value	Num DF	Den DF	Pr > F
1	1.2294	0.7363	0.7137	0.7137	0.30041219	2.64	10	32	0.0181
2	0.4931		0.2863	1.0000	0.66973717	2.10	4	17	0.1261

The SAS System
The DISCRIM Procedure
Canonical Discriminant Analysis

Total Canonical Structure

Variable	Can1	Can2
x1	0.358333	0.481547
x2	-0.835683	0.223749
x3	-0.448507	-0.593258
x4	0.524407	0.535118
x5	-0.664120	-0.412101

Between Canonical Structure

Variable	Can1	Can2
x1	0.693112	0.720830
x2	-0.979201	0.202894
x3	-0.698795	-0.715322
x4	0.784799	0.619751
x5	-0.901448	-0.432888

Pooled Within Canonical Structure

Variable	Can1	Can2
x1	0.259907	0.426792
x2	-0.723550	0.236720
x3	-0.341690	-0.552271
x4	0.404532	0.504406
x5	-0.531360	-0.402895

The SAS System
The DISCRIM Procedure
Canonical Discriminant Analysis

Total-Sample Standardized Canonical Coefficients

Variable	Can1	Can2
x1	0.676103102	0.248801988
x2	-1.820196775	1.233075787
x3	-0.213036757	-0.486953770
x4	1.074884747	0.152079346
x5	1.504205403	-0.968427515

Pooled Within-Class Standardized Canonical Coefficients

Variable	Can1	Can2
x1	0.654763090	0.240948988
x2	-1.476705097	1.000380467
x3	-0.196423751	-0.448980200
x4	0.978769095	0.138480488
x5	1.320588516	-0.850212513

Raw Canonical Coefficients

Variable	Can1	Can2
x1	0.299973096	0.110388345
x2	-0.024118835	0.016339086
x3	-0.059832420	-0.136763359
x4	2.302895619	0.325823639
x5	0.708965442	-0.456441414

Class Means on Canonical Variables

c	Can1	Can2
1	1.078749622	0.031811579
2	-1.045122684	0.736202859
3	-0.910077411	-1.100669476

The SAS System
The DISCRIM Procedure
Linear Discriminant Function

$$\text{Constant} = -.5 \bar{X}_j' \text{COV}^{-1} \bar{X}_j + \ln \text{PRIOR}_j \quad \text{Coefficient Vector} = \text{COV}^{-1} \bar{X}_j$$

Linear Discriminant Function for c

Variable	1	2	3
Constant	-385.48419	-360.13885	-360.42014
x1	8.02737	7.46802	7.30576
x2	-0.46293	-0.40019	-0.43346
x3	0.08166	0.11240	0.35554
x4	107.50231	102.84076	102.55326
x5	30.07140	28.24414	29.17830

The SAS System

The DISCRIM Procedure
Classification Results for Calibration Data: WORK.PBFX2
Resubstitution Results using Linear Discriminant Function

Generalized Squared Distance Function

$$D_j^2(X) = (X - \bar{X}_j)' \text{COV}^{-1} (X - \bar{X}_j) - 2 \ln \text{PRIOR}_j$$

Posterior Probability of Membership in Each c

$$Pr(j|X) = \exp(-.5 D_j^2(X)) / \text{SUM}_k \exp(-.5 D_k^2(X))$$

Posterior Probability of Membership in c

Obs	From c	Classified into c	1	2	3
17	2	3 *	0.3085	0.1383	0.5532
19	3	2 *	0.0253	0.5225	0.4521
23	3	1 *	0.9878	0.0059	0.0063

* Misclassified observation

The SAS System

The DISCRIM Procedure
Classification Summary for Calibration Data: WORK.PBFX2
Resubstitution Summary using Linear Discriminant Function

Generalized Squared Distance Function

$$D_j^2(X) = (X-\bar{X}_j)' COV^{-1} (X-\bar{X}_j) - 2 \ln PRIOR_j$$

Posterior Probability of Membership in Each c

$$Pr(j|X) = \exp(-.5\, D_j^2(X)) / \sum_k \exp(-.5\, D_k^2(X))$$

Number of Observations and Percent Classified into c

From c	1	2	3	Total
1	11	0	0	11
	100.00	0.00	0.00	100.00
2	0	6	1	7
	0.00	85.71	14.29	100.00
3	1	1	3	5
	20.00	20.00	60.00	100.00
Total	12	7	4	23
	52.17	30.43	17.39	100.00
Priors	0.47826	0.30435	0.21739	

Error Count Estimates for c

	1	2	3	Total
Rate	0.0000	0.1429	0.4000	0.1304
Priors	0.4783	0.3043	0.2174	

The SAS System
The DISCRIM Procedure
Classification Results for Calibration Data: WORK.PBFX2
Cross-validation Results using Linear Discriminant Function

Generalized Squared Distance Function

$$D_j^2(X) = (X-\bar{X}_{(X)j})' COV_{(X)}^{-1} (X-\bar{X}_{(X)j}) - 2 \ln PRIOR_j$$

Posterior Probability of Membership in Each c

$$Pr(j|X) = \exp(-.5\, D_j^2(X)) / \sum_k \exp(-.5\, D_k^2(X))$$

Posterior Probability of Membership in c

Obs	From c	Classified into c	1	2	3
12	2	1 *	0.4634	0.4285	0.1081
13	2	3 *	0.3797	0.1486	0.4717
16	2	1 *	0.6744	0.1113	0.2143
17	2	3 *	0.3518	0.0404	0.6079
19	3	2 *	0.0284	0.7238	0.2477
22	3	2 *	0.0056	0.5171	0.4774
23	3	1 *	0.9999	0.0001	0.0000

* Misclassified observation

The SAS System

The DISCRIM Procedure
Classification Summary for Calibration Data: WORK.PBFX2
Cross-validation Summary using Linear Discriminant Function

Generalized Squared Distance Function

$$D_j^2(X) = (X-\bar{X}_{(X)j})' COV_{(X)}^{-1} (X-\bar{X}_{(X)j}) - 2 \ln PRIOR_j$$

Posterior Probability of Membership in Each c

$$Pr(j|X) = \exp(-.5 D_j^2(X)) / SUM_k \exp(-.5 D_k^2(X))$$

Number of Observations and Percent Classified into c

From c	1	2	3	Total
1	11	0	0	11
	100.00	0.00	0.00	100.00
2	2	3	2	7
	28.57	42.86	28.57	100.00
3	1	2	2	5
	20.00	40.00	40.00	100.00
Total	14	5	4	23
	60.87	21.74	17.39	100.00
Priors	0.47826	0.30435	0.21739	

Error Count Estimates for c

	1	2	3	Total
Rate	0.0000	0.5714	0.6000	0.3043
Priors	0.4783	0.3043	0.2174	

思考练习　Exercises

(一) 是非题(正确记"+",错误记"-")

1. 判别分析是在已知总体分类特征的情况下,根据已知分类样品数据特征对不知类别的样

品数据进行归类. ( )
2. 判别分析在生物学、医学、地质学、石油、气象等领域得到广泛的应用. ( )
3. 距离判别法中一般采用的是马氏距离法,而不用欧氏距离法. ( )
4. 逐步判别法的基本思想类似于逐步回归. ( )
5. 典型判别法生成的判别函数包含部分参与分析的变量. ( )
6. Fisher 判别法主要适用于两类判别分析. ( )
7. Bayes 判别法的效能比 Fisher 判别法高. ( )
8. Bayes 判别中,如果各类的先验概率相等时,则 Bayes 判别法失去了其优越性. ( )

(二) 选择题

1. 判别分析根据处理变量的方式的不同,可以分为_____和_____.
   a. 典型法　　　b. Fisher's　　　c. Bayes　　　d. 逐步法　　　e. 后退法
2. SPSS 提供了确定逐步判别函数中变量的引入和剔除的方法_____.
   a. Wilk's λ　　b. 最小 F 比　　c. Rao's V　　d. 马氏距离　　e. 未解释的方差
3. Bayes 判别法的优点是_____.
   a. 解决了多类判别　　b. 利用先验概率　c. 考虑专家意见
   d. 考虑数据分布状态　e. 以上都对
4. 逐步判别中采用马氏距离判别法时,组间_____的变量先进入判别函数.
   a. 具有最大 F 值　　　　　b. 配对组的最小 F 比最大
   c. 马氏距离最大　　　　　d. 未解释的方差和最小
   e. 劳氏 V 值增加最大
5. 逐步判别中采用威尔克斯 λ 法判别时,_____的变量先进入判别函数.
   a. 总 Wilks 统计量最小　　b. 配对组的最小 F 比最大
   c. 马氏距离最大　　　　　d. 未解释的方差和最小
   e. 劳氏 V 值增加最大

(三) 应用分析题

1. 某医院收集了已确诊的胃癌患者、萎缩性胃炎患者和非胃病三种病人的四种生化指标,它们是铜蓝蛋白试验(x_1)、蓝色反应试验(x_2)、吲哚乙酸值(x_3)和中性硫化物值(x_4),每种病人抽取了 5 个样本,数据列在表 7-40 中. 表中有两个分组变量:Group$_1$ 和 Group$_2$. Group$_1$ 取值 1、2 和 3,分别表示胃癌、萎缩性胃炎和非胃病三种病人;Group$_2$ 取值 1 和 2,分别表示胃癌患者和非胃癌患者. 试分别以这两个分组变量建立两个判别函数,并分析这两组判别函数的可靠性,以及每个生化指标的诊断鉴别能力.

表 7-40　胃癌患者、萎缩性胃炎患者和非胃病三种病人的四种生化指标

Group$_1$	Group$_2$	x_1	x_2	x_3	x_4
1	1	228	134	20	11
1	1	245	134	10	40
1	1	200	167	12	27
1	1	170	150	7	8
1	1	100	167	20	14

续表

Group₁	Group₂	x_1	x_2	x_3	x_4
2	2	225	125	7	14
2	2	130	100	6	12
2	2	178	157	7	13
2	2	120	133	10	26
2	2	160	100	5	10
3	2	185	115	5	19
3	2	170	125	6	4
3	2	165	142	5	3
3	2	135	108	2	12
3	2	100	117	7	2

2. 某单位曾对工作质量好、中、差三类医院的24项指标作了调查. 现从中抽出质量优秀(A类)、中等(B类)和较差(C类)共30个医院的三项指标(表7-41):床位使用率(x_1)、治愈率(x_2)、诊断符合率(x_3)来建立判别函数,用以判别医院工作质量的优劣. 数据列于下表. 某医院的床位使用率为98.56%、治愈率83.46%、诊断符合率95.36%,试判别该医院属于质量优秀(A类)、中等(B类)和较差(C类)中的哪一类.

表7-41 工作质量好、中、差三类医院的24项指标

A类			B类			C类		
x_1	x_2	x_3	x_1	x_2	x_3	x_1	x_2	x_3
99.82	85.49	93.18	80.83	80.69	85.05	72.48	78.12	82.38
85.37	79.10	99.65	72.21	80.95	85.40	58.81	86.20	73.46
89.61	80.64	96.94	70.84	83.67	90.85	72.48	84.87	74.09
73.08	86.82	98.70	77.32	79.64	89.72	90.56	82.07	77.15
78.73	80.44	97.61	68.87	82.81	92.75	73.73	66.63	93.98
103.44	80.10	93.73	88.00	80.96	79.32	72.79	87.59	77.15
91.99	80.77	93.93	73.39	71.40	92.54	74.27	63.91	85.54
87.50	82.50	84.10	80.13	87.65	85.10	93.62	85.89	79.80
81.82	88.45	97.90	76.22	80.82	86.61	78.69	77.01	86.79
73.13	82.94	92.12	80.74	80.14	92.34			
86.19	83.55	93.90						

3. 为研究舒张期血压与血浆胆固醇对冠心病的作用,调查了50~59岁的女冠心病人15名和正常人16名. 他们的舒张期血压(x_1)与血清胆固醇(x_2)数据列于表7-42. 试用判别分析法建立判别冠心病人与正常人的判别函数. 某个就诊者的舒张期血压(x_1)为10.56与血清胆固醇(x_2)4.85,试判定该就诊者是正常人还是冠心病人.

表 7-42 冠心病人 15 名和正常人 16 名舒张期血压与血浆胆固醇

冠心病组			健康人		
ID	x_1(kPa)	x_2(mmol/L)	ID	x_1(kPa)	x_2(mmol/L)
1	9.86	5.18	1	10.66	2.07
2	13.33	3.73	2	12.53	4.45
3	14.66	3.89	3	13.33	3.06
4	9.33	7.10	4	9.33	3.94
5	12.80	5.49	5	10.66	4.45
6	10.66	4.09	6	10.66	4.92
7	10.66	4.45	7	9.33	3.68
8	13.33	3.63	8	10.66	2.77
9	13.33	5.96	9	10.66	3.21
10	13.33	5.70	10	10.66	5.02
11	12.00	6.19	11	10.40	3.94
12	14.66	4.01	12	9.33	4.92
13	13.33	4.01	13	10.66	2.69
14	12.80	3.63	14	10.66	2.43
15	13.33	5.96	15	11.20	3.42
			16	9.33	3.63

4. 为了判定脾虚证,选定血浆蛋白含量(g/L)x_1,血红蛋白含量(g/L)x_2和玫瑰花形细胞率(%)x_3为特征指标分别收集到典型脾虚证患者 18 例和非脾虚证对照 18 例,资料如表 7-43. 试进行判别分析,并给出判别函数. 若某个就诊者的血浆蛋白含量(g/L)x_1为 28.5,血红蛋白含量(g/L)x_2为 87.6,玫瑰花形细胞率(%)x_3为 421.3,试诊断就诊者属于脾虚证或健康人.

表 7-43 患者与正常人的检查指标

No	脾虚证患者			健康人		
	x_1	x_2	x_3	x_1	x_2	x_3
1	27.5	78.5	381.5	35.5	119.5	530.5
2	27.5	78.5	371.5	36.5	120.5	540.5
3	27.5	80.5	381.5	38.5	127.5	541.5
4	29.5	80.5	381.5	37.5	126.5	541.2
5	28.5	79.5	401.5	36.5	120.5	540.8
6	28.5	80.5	405.2	35.4	118.5	530.5
7	30.5	88.5	412.5	34.5	110.5	522.5
8	31.5	87.5	442.5	36.5	113.5	530.5

续表

No	脾虚证患者			健康人		
	x_1	x_2	x_3	x_1	x_2	x_3
9	30.5	87.5	422.5	34.2	109.2	503.5
10	30.1	88.5	415.2	34.6	108.5	513.2
11	31.2	91.5	433.5	33.5	105.3	510.8
12	30.4	80.5	405.5	34.5	115.2	520.5
13	30.5	91.5	415.5	35.5	120.5	530.5
14	30.6	87.5	405.4	35.0	118.2	525.2
15	30.9	83.5	420.5	35.0	118.0	530.3
16	31.1	88.5	430.5	35.3	118.2	528.0
17	31.6	91.5	445.2	35.2	117.5	524.2
18	31.8	90.5	452.5	34.5	116.5	523.5

延伸阅读 Further Readings

延读 7-1 陈峰.2000.医用多元统计分析方法[M].北京:中国统计出版社

延读 7-2 崔自峰,吉小华.2009.基于线性判别分析的特征选择[J].计算机应用,29(10):2781~2785

延读 7-3 何晓群.2004.多元统计分析[M].北京:中国人民大学出版社

延读 7-4 贾云青,侯木舟.2009.判别分析在医疗数据处理中的应用[J].数学理论与应用,29(2):117~119

延读 7-5 金丕焕.2003.医用统计方法第2版[M].上海:复旦大学出版社

延读 7-6 刘笑嶂,冯国灿.2009.多重核线性判别分析及其权值优化[J].计算机应用,29(9):2473~2476

延读 7-7 刘遵雄,曾丽辉.2010.正则化最小二乘线性判别分析算法[J].江西电力职业技术学院学报,23(1):35~39

延读 7-8 罗家洪.2008.医学统计学[M].北京:科学出版社

延读 7-9 彭家龙,朱玉清,袁莹.2009.线性指数分布模型的一类贝叶斯判别[J].兰州理工大学报,35(4),154~157

延读 7-10 孙振球.2006.医学统计学.第2版[M].北京:人民卫生出版社

延读 7-11 徐天和总主编,柳青主编.2004.中国医学统计百科全书-多元统计分册[M].人民卫生出版社

延读 7-12 张初兵,高康,杨贵军.2010.判别分析与 Logistic 回归的模拟比较[J].统计与信息论坛,25(1):19~25

延读 7-13 郑忠龙,杨杰.2010.拉普拉斯最大最小判别分析及应用[J].电子学报,38(4):860~864,859

延读 7-14 Chai AL,Liao NF,Tian LX,et al. 2010. Identification of cucumber disease using hyperspectral imaging and discriminate analysis [J]. Spectroscopy and Spectral Analysis,30(5):1357~1361

延读 7-15 Fernandes A,Barreira JC,Antonio AL,et al. 2011. Assessing the effects of gamma irradiation and storage time in energetic value and in major individual nutrients of chestnuts[J]. Food Chem Toxico,49(9):2429~2432

延读 7-16 Guo Y,Hua Y,Du T,et al. 2010. Quality control and discrimination of angelica different processed products based on HPLC fingerprints combined chemometrics methods[J]. China Journat of Chinese Materia Medica,35(12):1551~1555

延读 7-17 Khanmohammadi M,Bagheri Garmarudi A,Samani S,et al. 2011. Application of linear discriminant analysis and Attenuated Total Reflectance Fourier Transform Infrared microspectroscopy for diagnosis of colon cancer[J]. Pathol Oncol Res,17(2):435~441

延读 7-18　Kiese-Himmel C. 2011. Which phonological memory measure distinguishes children with from children without auditory processing disorders? A group analysis[J]. HNO,59(3),292~300

延读 7-19　Liu Y,Paajanen T,Zhang Y,et al. 2011. Combination analysis of neuropsychological tests and structural MRI measures in differentiating AD, MCI and control groups the AddNeuroMed study[J]. Neurobiol Aging, 32(7):1198~1206

延读 7-20　Ohno A,Oka K,Sakuma C,et al. 2011. Characterization of tea cultivated at four different altitudes using 1H NMR analysis coupled with multivariate statistics[J]. J Agric Food Chem,59(10):5181~5187

延读 7-21　Su ZH,Li SQ,Zou GA,et al. 2011. Urinary metabonomics study of anti-depressive effect of Chaihu-Shu-Gan-San on an experimental model of depression induced by chronic variable stress in rats[J]. J Pharm Biomed Anal,55(3):533~539

延读 7-22　Tan C,Chen H,Wu T. 2011. Classification models for detection of lung cancer based on nine element distribution of urine samples[J]. Biol Trace Elem Res,142(1):18~28

（罗家洪）

第8章 典型相关分析
Chapter 8　Canonical Correlation Analysis

目的要求 Purposes and Requirements

掌握:如何从典型相关中找出典型变量,并能应用 SPSS 或 SAS 进行典型相关分析,对软件输出结果进行合理解释.

熟悉:典型相关分析的计算步骤.

了解:典型相关分析的目的、基本思想以及典型相关与简单相关分析和复相关分析的区别和联系.

8.1　典型相关分析概况　Overview of Canonical Correlation Analysis

描述两随机变量间的相关关系常用简单相关分析(简单相关系数),描述一个变量与一组变量间的相关关系时常用多重线性回归分析(复相关系数或决定系数),而描述两组变量之间相关关系时,这些统计方法就无能为力了.比如研究人体形态(身高、体质量、腰围)与血脂(总胆固醇、甘油三酯、高密度脂蛋白)关系;营养与健康状况的关系;临床症状与所患疾病的关系等,都涉及多个变量,我们需要寻找到更加综合,更具有代表性的指标,典型相关(canonical correlation)分析就可以解决这个问题.

8.2　典型相关分析的统计思想　Statistical ideology of Canonical Correlation Analysis

两组变量之间的相关关系如何描述呢?若用单个 x_i 与单个 y_i 间的简单相关系数,将有两个缺陷:一方面,由于没有考虑 X 变量组内部各变量间的相关及 Y 变量组内部各变量之间的相关,只是孤立地考虑某个 x_i 与某个 y_i 间的关系,因此不能真正地反映 x_i 与 y_i 的关系;另一方面,两组变量之间有许多简单相关系数,如以上提到的人体形态与血脂之间关系的研究中,可以计算出 9(3×3)个简单相关系数,使问题显得复杂且难以从整体层面对两组变量之间的相关关系进行综合描述.

造成难以简单完整地描述两组变量之间相关关系的原因是:各 x_i 间、各 y_i 间及 x_i 与 y_i 间均存在相关关系,即实际观察指标之间的关系错综复杂.故考虑采用类似于主成份分析简化结构的方法,根据变量间的关系,寻找少数几个关系简单的综合变量对,替代关系复杂的实际观察变量,将两组变量的关系集中到少数几对综合变量的关系上.典型相关分析方法由 Hotelling 提出,他的基本思想和主成份分析非常相似,也是降维,即根据变量之间的相互关系,寻找少数几个简单的综合变量(实际观察变量的线性组合)对,替代关系复杂的原始变量,将两组变量的关系集中到少数几对综合变量的关系上.提取时,要求第一对综合变量间的相关性最大,第二对次之,依此类推.这些综合变量被称为典型变量(canonical variable). 第 1 对典型变量间的相关系数则被称为第 1 典型相关系数. 一般来说,只需要提取 1~2 对典型变量即可较为充分的概括样本信息.

记所找的综合变量对为 U_i 和 V_i,要求他们满足:

(1)
$$U_i = a_{i1}x_1 + a_{i2}x_2 + \cdots + a_{ip}x_p \quad (8\text{-}1)$$
$$V_i = b_{i1}y_1 + b_{i2}y_2 + \cdots + b_{iq}y_q \quad (8\text{-}2)$$

(2) U_i 和 U_j 互不相关(当 $i \neq j$ 时);V_i 和 V_j 互不相关(当 $i \neq j$ 时);U_i 和 V_j 也不相关(当 $i \neq j$ 时),只有 U_i 和 V_i 之间有相关关系,记相应的相关系数为 ρ_i.

(3) $1 \geq |\rho_1| \geq |\rho_2| \geq |\rho_3| \geq \cdots \geq 0$,称满足以上条件的综合变量对 U_i 和 V_i 为第 i 对典型相关变量,它们之间的相关系数为第 i 对典型相关系数.

图 8-1 中,CANR1,即 $\text{Corr}(U_1, V_1)$,为第一对典型变量之间的相关系数,CANR2,即 $\text{Corr}(U_2, V_2)$,为第二对典型变量之间的相关系数.

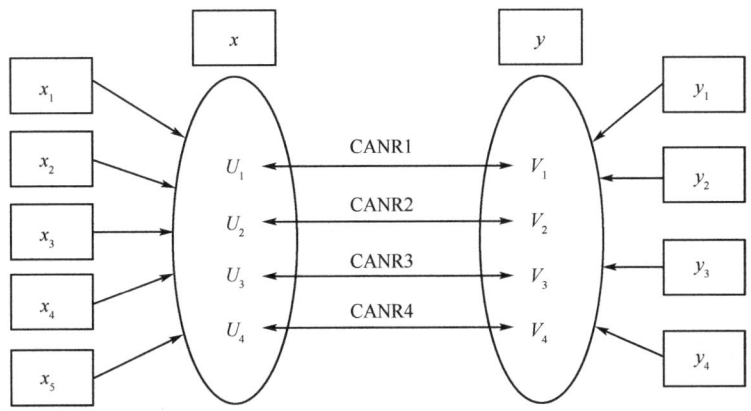

图 8-1 典型相关分析示意图

典型相关变量反映了 X,Y 之间线性相关的情况. 也可以按照相关系数绝对值的大小来排列,使得第一对典型相关变量相关系数的绝对值最大,第二对次之……更重要的是,我们可以检验各对典型相关变量相关系数的绝对值是否大于零,如果是,这一对典型变量就真的具有代表性,否则,这一对典型变量就不具有代表性,从而忽略. 这样就可通过对少数典型相关变量的研究,代替原来两组变量之间相关关系的研究. 典型相关系数是较为理想的,能简单、完整地描述两组变量间关系的指标. 可以证明,当两个变量组均只有一个变量时,典型相关系数即为简单相关系数,当其中一个变量组只有一个变量时,典型相关系数即为复相关系数. 故可以认为典型相关是简单相关、多重相关的推广,或者说简单相关系数和复相关系数是典型相关系数的特例.

8.3 典型相关分析的基本理论及模型假定 The Basics and Model Assumption of Canonical Correlation Analysis

1. 典型相关分析的基本理论

设欲研究变量组 $X = (x_1, x_2, \cdots, x_p)$,$Y = (y_1, y_2, \cdots, y_q)$,典型相关分析的数据资料可整理为以下形式:

	x_1	...	x_p	y_1	...	y_q
1	x_{11}	...	x_{1p}	y_{11}	...	y_{1q}
2	x_{21}	...	x_{2p}	y_{21}	...	y_{2q}
...	...	...	...	...	...	...
n	x_{n1}	...	x_{np}	y_{n1}	...	y_{nq}

为叙述方便,设以上数据集是已标化的数据集,即变量 $x_i, y_j (i=1,2,\cdots,p; j=1,2\cdots,q)$ 是均数为 0,方差为 1 的变量.

求相互间"关系简单"的典型变量对,可按以下原则在 $x_1, x_2, \cdots, x_p; y_1, y_2, \cdots, y_q$ 的线性函数类中选取.

1)在 $x_1, x_2, \cdots, x_p$ 的线性函数类中找出一个线性函数 $U_1 = a_{11}x_1 + a_{12}x_2 + \cdots + a_{1p}x_p$,同时在 $y_1, y_2, \cdots, y_q$ 的线性函数类中找出一个线性函数 $V_1 = b_{11}y_1 + b_{12}y_2 + \cdots + b_{1q}y_q$,使 U_1 和 V_1 间的简单相关系数达到最大值.

2)在两个变量组的线性函数类中寻找 $U_2 = a_{21}x_1 + a_{22}x_2 + \cdots + a_{2p}x_p$ 与 $V_2 = b_{21}y_1 + b_{22}y_2 + \cdots + b_{2q}y_q$,使 U_2 与 U_1、V_1 互不相关;V_2 与 V_1、U_1 也互不相关;且 U_2 和 V_2 是满足上述条件的线性函数中具有次大简单相关系数的线性函数对.

3)继续在两个变量组的线性函数类中找出 $U_3 = a_{31}x_1 + a_{32}x_2 + \cdots + a_{3p}x_p$ 与 $V_3 = b_{31}y_1 + b_{32}y_2 + \cdots + b_{3q}y_q$,使 U_3 与 U_1、V_1、U_2、V_2 互不相关,V_3 与 V_1、U_1、V_2、U_2 不相关,且 U_3 和 V_3 是满足上述条件的线性函数中具有第三大简单相关系数的线性函数对.

以此类推,直至找到第 p 对线性函数为止.

按以上原则选取的线性函数对 U_i 和 V_i 即为第 i 对典型相关变量,他们之间的相关系数为第 i 典型相关系数,记为 ρ_i.

2. 典型相关分析的模型假定

1)所有观察变量最好为定量资料,亦可为等级资料.如果是定性数据,需按照一定形式设为哑变量后,再放入典型相关模型中进行分析.

2)同其他相关分析要求,典型相关分析也要求资料满足多元正态分布.然而,由于多元正态性检验实施过程比较麻烦,因此在实际应用过程中,如每个单变量均服从正态分布,即可进行典型相关分析.

3)典型相关分析要求两组变量之间为线性关系,即每对典型变量之间为线性关系;每个典型变量与本组所有观测变量的关系也是线性关系.如果不是线性关系,可通过变量变换的方式使其先线性化.

8.4 典型相关分析的基本步骤 Basic Steps in Canonical Correlation Analysis

典型相关系数的数学定义为:

$$\rho = \frac{\mathrm{Cov}(U,V)}{\sqrt{\mathrm{var}(U)\,\mathrm{var}(V)}} = \frac{a'\sum_{XY}b}{\sqrt{a'\sum_{XX}a}\sqrt{b'\sum_{YY}b}}$$

由于随机变量 U、V 乘以任意常数并不改变它们之间的相关系数,即不妨限定取标准化

的随机变量 U 与 V,即规定 U 与 V 的方差为 1,即:

$$\text{Var}(U) = \text{Var}(a'x) = a'\sum_{XX}a = 1$$

$$\text{Var}(V) = \text{Var}(b'y) = b'\sum_{YY}b = 1$$

详细的推导过程不再多述,需要时可参考相关书籍.

在实际应用中,也可以从样本的相关阵 R 出发来计算样本的典型相关系数和典型变量,并对其进行假设检验,其计算过程包括以下 5 个步骤:

第 1 步:求 X,Y 变量组的相关阵 R

$$R = \begin{bmatrix} \sum_{XX} & \sum_{XY} \\ \sum_{YX} & \sum_{YY} \end{bmatrix}$$

式中: $\sum_{XX}$,$\sum_{XY}$,$\sum_{YX}$,$\sum_{YY}$ 分别表示 X 的相关阵,X 与 Y 的相关阵,Y 与 X 的相关阵,Y 的相关阵.

第 2 步:求矩阵

$$A = (\sum_{XX})^{-1}\sum_{XY}(\sum_{YY})^{-1}\sum_{YX}$$

$$B = (\sum_{YY})^{-1}\sum_{YX}(\sum_{XX})^{-1}\sum_{XY}$$

第 3 步:求 A 或 B 的特征根 λ_i ($i = 1, 2, \cdots, p$) 及典型相关系数,其中 λ_i 满足:

$$\lambda_1 \geqslant \lambda_2 \geqslant \cdots \geqslant \lambda_p > 0$$

为求 A 的特征根,只需解方程 $|A - \lambda I| = 0$ 即可,这里 I 是单位阵. 同样,解方程 $|B - \lambda I| = 0$ 可以求得 B 的特征根,对特征根取算术平方根,即得到典型相关系数.

第 4 步:求 A 关于 λ_i 的特征向量 ($u_{i1}, u_{i2}, \cdots, u_{ip}$),求 B 关于 λ_i 的特征向量 ($v_{i1}, v_{i2}, \cdots, v_{ip}$),则 $U_i = a_{i1}x_1 + a_{i2}x_2 + \cdots + a_{ip}x_p$, $V_i = b_{i1}y_1 + b_{i2}y_2 + \cdots + b_{iq}y_q$.

第 5 步:典型相关系数的假设检验.

前边提到的计算典型相关系数的方法,是根据样本资料从实测变量相关阵出发计算的,所以得到的典型相关系数 r 是总体典型相关系数 ρ 的点估计. 由于抽样误差的存在,在求得样本典型相关系数 r 后,还需进行假设检验,检验总体典型相关系数 ρ 是否等于 0,如果不等于 0,说明典型变量对之间的相关关系成立. 典型相关系数的假设检验可以用 Bartlett 提出的大样本的 χ^2 检验来完成.

$$H_0: \rho = 0$$
$$H_1: \rho \neq 0$$

其统计量 $\chi^2 = -[n - i - (p + q + 1)/2]\ln[(1 - r_i^2)\cdots(1 - r_p^2)]$

自由度为: $\nu = (p - i + 1)(q - i + 1)$

式中: p 和 q 分别为两组变量的个数,r_i 为样本典型相关系数. 对第一个典型相关系数进行假设检验后,还需对第二个典型相关系数 r_{i+1}、第三个典型相关系数 r_{i+2} 进行假设检验,如果第一个典型相关系数 r_i 无统计学意义,那么其余的典型相关系数肯定无统计学意义.

8.5 典型变量的性质及其意义解释 The Nature and Meaning of Canonical Variables

1. 典型变量的性质

1) $U_i = a_{i1}x_1 + a_{i2}x_2 + \cdots + a_{ip}x_p$, $V_i = b_{i1}y_1 + b_{i2}y_2 + \cdots + b_{iq}y_q$

2) U_i 和 U_j 互不相关（当 $i \neq j$ 时）；V_i 和 V_j 互不相关（当 $i \neq j$ 时）；U_i 和 V_j 也不相关（当 $i \neq j$ 时）. 只有 U_i 和 V_i 之间有相关关系.

3) U_i 和 V_i 之间的相关系数 ρ_i 满足 $|\rho_1| \geq |\rho_2| \geq |\rho_3| \geq \cdots$.

2. 典型变量的解释

典型变量值是实测变量的线性组合，其实际意义不直观，一般可由典型变量对已标化的实测变量的系数或者典型变量与实测变量的相关系数的绝对值大小和符号作出解释.

8.6 实例分析 Examples Analysis

【**例 8-1**】 某医生收集了郑州市 2011 年 100 名 35 岁以上居民的一些资料（表 8-1），目的是研究人体形态指标：体质量（x_1, kg）、身高（x_2, cm）、腰围（x_3, cm），血脂指标：甘油三酯（Y_1, mg/dl）、胆固醇（Y_2, mg/dl）和高密度脂蛋白胆固醇（Y_3, mg/dl）的关系. 试用典型相关分析方法分析上述 2 组变量之间的相关关系.

表 8-1　100 个居民的人体形态与血脂水平

x_1	x_2	x_3	Y_1	Y_2	Y_3	x_1	x_2	x_3	Y_1	Y_2	Y_3	x_1	x_2	x_3	Y_1	Y_2	Y_3
68.5	167.0	92.0	152.2	99.0	70.8	84.0	164.0	103.0	193.6	200.0	31.8	69.0	165.0	86.0	204.2	274.6	31.2
57.0	154.0	72.0	161.7	72.5	44.0	48.0	152.0	72.0	184.3	170.5	41.7	72.0	167.5	88.4	147.4	106.8	41.1
53.0	160.0	70.0	142.1	105.5	48.5	76.0	163.5	92.0	156.9	125.6	28.3	59.0	149.0	89.4	223.5	119.6	51.1
55.0	153.0	81.0	181.7	127.2	36.7	52.0	143.5	80.0	177.9	160.7	40.8	60.0	157.0	88.0	232.7	160.6	38.7
61.0	164.0	88.0	143.7	93.3	46.7	44.5	155.0	64.0	117.2	110.3	42.2	46.0	151.0	70.0	186.2	208.2	54.9
51.0	152.5	70.0	159.8	94.6	48.0	55.0	161.5	65.2	179.6	126.7	40.2	66.0	161.5	77.4	170.3	190.6	47.0
61.5	162.0	72.0	188.0	132.2	34.3	61.0	149.5	88.0	223.8	200.0	36.0	59.5	162.0	73.0	194.5	186.2	47.1
79.5	178.0	93.0	213.8	133.5	43.9	49.5	154.5	69.0	112.4	131.8	44.4	81.0	176.5	94.4	194.5	133.2	32.9
60.0	151.5	79.6	156.2	173.0	42.8	52.0	154.5	87.2	197.2	124.8	49.6	83.5	176.0	92.8	154.7	100.0	35.5
47.0	145.0	67.0	139.9	107.1	45.9	78.5	169.5	89.0	208.6	251.5	37.4	73.5	174.5	88.0	238.5	238.1	41.3
58.0	161.0	81.0	176.1	171.8	40.1	50.5	163.2	71.0	226.9	211.0	37.8	70.0	173.5	76.6	135.1	87.4	39.6
52.0	169.5	80.0	126.5	137.1	47.6	69.5	170.5	82.2	200.1	129.6	46.1	92.5	179.5	100.4	155.5	137.8	35.7
67.5	159.5	93.0	216.3	190.9	44.7	79.0	172.5	91.5	179.1	110.6	45.2	62.0	163.5	71.0	151.4	84.5	49.6
69.0	156.0	85.0	182.0	100.0	46.0	70.5	168.5	75.0	116.7	103.6	27.2	52.0	165.5	76.2	172.5	114.4	32.7
65.0	157.0	80.0	225.9	132.8	59.7	55.5	160.5	75.4	149.0	64.9	56.9	52.0	150.5	82.6	134.2	315.6	29.5
60.0	147.5	76.0	168.0	286.0	44.2	56.0	160.0	77.0	144.8	100.5	53.1	69.0	171.0	97.0	186.5	371.6	39.8
58.0	152.5	80.2	144.6	98.3	55.2	45.5	159.5	61.4	122.7	86.0	33.7	63.5	166.5	71.8	162.3	100.0	31.8
61.0	167.0	82.0	164.2	123.8	41.1	63.0	158.8	78.8	160.4	92.5	59.4	74.0	165.5	92.0	160.8	102.0	36.0
60.0	163.0	74.0	172.6	85.7	51.8	77.0	171.5	90.0	219.8	144.6	36.1	61.5	169.5	78.2	160.2	129.4	53.7
50.0	151.0	72.0	113.2	113.1	35.7	58.5	153.5	70.0	149.2	221.4	33.9	70.0	172.5	85.2	253.3	188.0	49.9
45.0	167.0	65.0	188.4	118.2	49.5	69.5	155.5	86.2	133.7	127.1	40.3	62.0	157.0	80.0	214.3	150.0	45.0
64.0	166.5	80.8	142.6	135.6	36.4	76.5	164.5	92.0	192.5	192.5	52.5	74.0	160.0	96.0	160.0	131.2	38.3
66.5	152.0	93.0	137.4	114.5	47.3	73.5	167.5	87.2	184.6	156.9	35.6	59.5	167.5	75.4	120.0	108.3	49.9
59.0	151.5	83.0	140.1	132.5	41.6	66.0	153.5	93.4	175.6	147.3	44.0	58.5	152.0	76.0	127.5	132.6	36.0

续表

x_1	x_2	x_3	Y_1	Y_2	Y_3	x_1	x_2	x_3	Y_1	Y_2	Y_3	x_1	x_2	x_3	Y_1	Y_2	Y_3
60.0	153.5	85.0	231.7	218.9	51.3	74.0	173.5	86.0	181.3	204.3	50.2	77.0	167.0	87.0	197.7	167.7	42.5
43.5	152.0	65.0	113.0	108.5	37.6	51.0	156.0	72.6	176.7	96.0	67.4	41.0	160.0	60.0	118.0	86.1	35.9
82.0	154.0	103.0	120.0	78.0	20.0	90.0	176.0	97.0	205.4	111.9	29.5	77.0	167.0	92.8	150.6	113.7	38.6
86.0	165.0	97.6	178.5	175.0	38.4	65.0	160.0	84.0	140.1	160.3	32.6	65.0	158.0	84.6	176.9	291.6	39.7
62.5	166.5	82.4	191.6	124.5	37.7	62.0	146.5	83.0	161.9	106.3	52.1	50.0	165.5	70.6	137.4	84.8	43.9
49.0	157.0	70.0	128.9	78.6	47.3	54.0	160.0	75.0	162.2	101.5	43.0	59.0	166.0	71.0	161.3	99.0	53.5
44.0	148.5	78.0	185.6	83.0	46.9	55.0	148.0	80.0	160.5	130.6	43.2						
73.5	172.0	87.0	120.0	173.4	33.1	49.0	430.0	70.0	116.2	145.9	21.0						
51.0	147.5	79.6	234.6	137.7	51.2	80.0	175.0	95.0	195.6	190.9	50.1						
85.0	170.0	105.0	195.0	272.2	34.5	54.5	155.5	77.8	185.3	175.9	39.6						
60.0	159.5	74.4	206.9	74.4	57.5	42.0	155.0	66.2	209.0	106.3	68.1						

1. 典型相关分析的 SPSS 实现

【**SPSS 程序**】 SPSS 中有两种方法来拟合典型相关分析,第一种是采用 MANOVA 过程来拟合,第二种是采用专门提供的宏程序来拟合. 第二种方法在使用上非常简单,而输出的结果又非常详细,因此这里只对它进行介绍. 该程序名为 Canonical correlation. sps,就放在 SPSS 的安装路径之中,调用方式为:在 Syntax 窗口中输入以下程序:

INCLUDE ´C: program files spss Canonical correlation. sps´.
CANCORR SET1 = X1 to X3
　　　　/SET2 = Y1 TO Y3.

选择菜单 Run→ all,运行上述程序,即可得到典型相关分析结果.

【**SPSS 输出结果及解释**】

1) Run MATRIX procedure:

Correlations for Set-1

	x1	x2	x3
x1	1.0000	0.0784	0.8512
x2	0.0784	1.0000	0.0004
x3	0.8512	0.0004	1.0000

Correlations for Set-2

	y1	y2	y3
y1	1.0000	0.3653	0.2170
y2	0.3653	1.0000	-0.2360
y3	0.2170	-0.2360	1.0000

Correlations Between Set-1 and Set-2

	y1	y2	y3
x1	0.2402	0.2041	-0.2804
x2	-0.1147	0.0218	-0.2782
x3	0.3315	0.3059	-0.2206

上表给出了人体形态指标内部的相关系数、血脂指标内部的相关系数以及 2 组指标间相关系数. 一般而言,各指标间相关系数越小,说明指标的选择越好,越有利于典型相关结

果的合理解释。该资料中人体形态指标 x_1 和 x_3 之间的相关系数较大,达到了 0.8512,说明体质量和腰围之间有较强的正相关关系,实际分析时可以删除其中的一个指标;体质量和身高,身高和腰围之间的相关关系则比较弱。作为教学资料,书中先采用全部指标进行分析。血脂指标内部相关系数较小,说明血脂指标之间的相关性比较弱。从人体形态指标和血脂指标之间的直接相关系数看,二者之间的相关关系并不密切。由于变量间的交互作用,因此这个简单相关系数矩阵只能作为参考,不能真正反映两组变量间的实质联系。

2) Canonical Correlations

1	0.470
2	0.316
3	0.109

Test that remaining correlations are zero:

	Wilk's	Chi-SQ	DF	Sig.
1	0.693	35.028	9.000	0.000
2	0.889	11.190	4.000	0.025
3	0.988	1.143	1.000	0.285

上表给出的是典型相关系数及其假设检验的结果。第一典型相关系数为 0.470,第二典型相关系数为 0.316,第三典型相关系数为 0.109。这些典型相关系数都是依据样本数据计算的,需要进行其总体系数是否为 0 的假设检验。对 3 个典型相关系数进行 Bartlettχ^2 检验,3 个典型相关系数的 P 值分别为 <0.001、0.025 和 0.285,按 $\alpha=0.05$ 检验水准,第一对和第二对典型变量间的相关性成立,而第三对典型变量之间的相关关系不成立。因此,人体形态指标和血脂指标相关关系的研究可以转化为研究第一对典型相关变量之间的关系以及第二对典型相关变量之间的关系。

3) 典型变量系数输出。

Standardized Canonical Coefficients for Set-1			
	1	2	3
X1	-0.148	-1.100	-1.575
X2	-0.267	-0.689	0.690
X3	-0.831	1.208	1.241

Raw Canonical Coefficients for Set-1			
	1	2	3
X1	-0.013	-0.093	-0.134
X2	-0.009	-0.024	0.024
X3	-0.082	0.119	0.122

Standardized Canonical Coefficients for Set-2			
	1	2	3
Y1	-0.687	0.341	-0.843
Y2	-0.192	0.470	1.027
Y3	0.740	0.776	0.206

Raw Canonical Coefficients for Set-2			
	1	2	3
Y1	-0.020	0.010	-0.025
Y2	-0.003	0.008	0.018
Y3	0.081	0.084	0.022

紧接着输出的是原始的典型变量系数(raw canonical coefficients)和标准化的典型变量系数(standardized canonical coefficients). 由于人体形态和血脂指标的量纲不同,为便于不同变量之间相关关系的比较,最好使用标准化的典型变量系数. 根据标准化的典型变量系数,列出第一对典型变量和第二对典型变量的函数(公式中均为标准化变量):

来自于人体形态指标的第一典型变量为: $U_1 = -0.148x_1 - 0.267x_2 - 0.831x_3$

来自于血脂指标的第一典型变量为: $V_1 = -0.687y_1 - 0.192y_2 + 0.740y_3$

来自于人体形态指标的第二典型变量为: $U_2 = -1.100x_1 - 0.689x_2 + 1.208x_3$

来自于血脂指标的第二典型变量为: $V_2 = 0.341y_1 + 0.470y_2 + 0.776y_3$

由于第三对典型变量假设检验时不拒绝零假设,因此就不必再列出第三对典型变量函数.

在第一对典型变量中,人体形态指标中腰围的系数较大(绝对值),由于该数据中腰围与体质量密切相关,结合医学知识可以认为 U_1 实质上主要反映了体质量;血脂指标中高密度脂蛋白的系数较大,可以认为 V_1 主要反映了高密度脂蛋白的水平. 由于 x_3 与 y_3 的回归系数符号相反,提示体质量与高密度脂蛋白成反比关系,即随着体质量的增加,高密度脂蛋白的水平会降低.

第二对典型变量的结果不甚理想,这原因可能与指标间的共线性有关,其实第二对典型变量间的相关系数较小,仅为0.317,能反映的关系强度也很有限.

4) 典型结构分析.

Canonical Loadings for Set-1			
	1	2	3
X1	-0.876	-0.126	-0.465
X2	-0.279	-0.775	0.567
X3	-0.957	0.272	-0.100

Cross Loadings for Set-1			
	1	2	3
X1	-0.412	-0.04	-0.051
X2	-0.131	-0.245	0.062
X3	-0.450	0.086	-0.011

Canonical Loadings for Set-2			
	1	2	3
Y1	-0.597	0.682	-0.424
Y2	-0.618	0.412	0.670
Y3	0.637	0.739	-0.219

Cross Loadings for Set-2			
	1	2	3
Y1	-0.280	0.215	-0.046
Y2	-0.290	0.130	0.073
Y3	0.299	0.234	-0.024

紧接着是典型结构的分析结果. 典型结构分析即分析原始变量和典型变量之间的相关程度(相关系数),由于前面的检验说明只有第一对典型变量和第二对典型变量有统计学意义,因此此处只考虑这两对变量即可.

Canonical Loadings 给出了一组原始变量与其相应的典型变量之间的关系,如人体形态测量指标原始变量身高、体质量、腰围与表示人体形态的典型变量 U_1 之间的关系. Cross Loadings 给出了一组原始变量与其对立的典型变量之间的关系,如人体形态测量指标原始变量身高、体质量、腰围与表示血脂的典型变量 V_1 之间的关系.

根据以上结果可以做出第一对典型变量和原始变量的典型结构示意图,如图 8-2 所示.

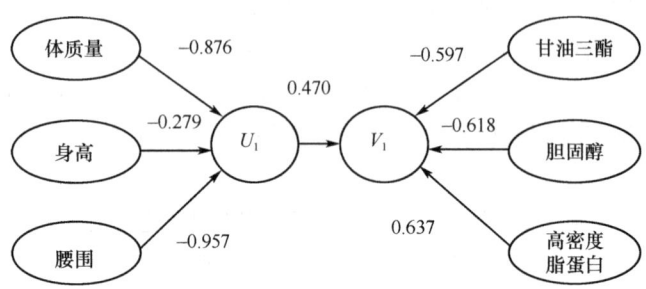

图 8-2 第一对典型变量的典型结构图

依次类推,也可以绘制出第二对典型变量和原始变量的典型结构示意图.

5) Redundancy Analysis:

Proportion of Variance of Set-1 Explained by Its Own Can. Var.

	Prop Var
CV1-1	0.587
CV1-2	0.230
CV1-3	0.183

Proportion of Variance of Set-1 Explained by Opposite Can.Var.

	Prop Var
CV2-1	0.130
CV2-2	0.023
CV2-3	0.002

Proportion of Variance of Set-2 Explained by Its Own Can. Var.

	Prop Var
CV2-1	0.381
CV2-2	0.394
CV2-3	0.226

roportion of Variance of Set-2 Explained by Opposite Can. Var.

	Prop Var
CV1-1	0.084
CV1-2	0.039
CV1-3	0.003

------ END MATRIX -----

紧接着是典型冗余分析,典型冗余分析用来表示各典型变量对原始变量组整体的变异解释程度,分为组内变异和组间变异.由以上结果可知,来自于人体形态的第一典型变量 U_1 可以解释相应的人体形态变量组 58.7% 的变异,第二典型变量 U_2 可以解释相应的人体形态变量组 23.0% 的变异.来自于血脂的第一典型变量 V_1 可以解释相应的血脂变量组 38.1% 的变异,第二典型变量 V_2 可以解释相应的血脂变量组 39.4% 的变异.

2. 典型相关分析的 SAS 实现

【SAS 程序】

程序	说明
| ```
DATA a;
INPUT x1 x2 x3 y1 y2 y3 @@;
CARDS;
68.5   167.0   92.0   152.2   99.0   70.8
57.0   154.0   72.0   161.7   72.5   44.0
……
50.0   165.5   70.6   137.4   84.8   43.9
59.0   166.0   71.0   161.3   99.0   53.5
;
PROC CANCORR ALL
VP=SHAPE VNAME='body shape'
WP= LIPID WNAME='lipid';


VAR x1-x3;
WITH y1-y3;
RUN;
``` | 建立临时数据集 a;<br><br><br><br><br><br><br><br>输出各变量的简单统计量、各变量间的简单相关系数、典型变量与实测变量间的相关系数和贡献率;<br><br>指定两组原始实测变量 |

【SAS 输出结果及解释】

1) Correlations Among the Original Variables

Correlations Among the body shape

	x1	x2	x3
x1	1.0000	0.0784	0.8512
x2	0.0784	1.0000	0.0004
x3	0.8512	0.0004	1.0000

Correlations Among the lipid

	y1	y2	y3
y1	1.0000	0.3653	0.2170
y2	0.3653	1.0000	-0.2360
y3	0.2170	-0.2360	1.0000

Correlations Between the body shape and the lipid

	y1	y2	y3
x1	0.2402	0.2041	-0.2804
x2	-0.1147	0.0218	-0.2782
x3	0.3315	0.3059	-0.2206

首先输出了人体形态指标内部的相关系数、血脂指标内部的相关系数以及 2 组指标间相关系数.

2) Canonical Correlation Analysis

	Canonical Correlation	Adjusted Canonical Correlation	Approximate Standard Error	Squared Canonical Correlation
1	0.4700	0.4268	0.0783	0.2209
2	0.3160	0.3037	0.0905	0.0999
3	0.1091	.	0.0993	0.0119
```

<table>
<tr><th colspan="5">Eigenvalues of Inv(E)*H= CanRsq/(1-CanRsq)</th></tr>
<tr><th></th><th>Eigenvalue</th><th>Difference</th><th>Proportion</th><th>Cumulative</th></tr>
<tr><td>1</td><td>0.2835</td><td>0.1726</td><td>0.6975</td><td>0.6975</td></tr>
<tr><td>2</td><td>0.1109</td><td>0.0989</td><td>0.2729</td><td>0.9704</td></tr>
<tr><td>3</td><td>0.0120</td><td>.</td><td>0.0296</td><td>1.0000</td></tr>
</table>

紧接着输出典型变量之间的典型相关系数 r、校正典型相关系数、近似标准误、典型相关系数的平方、Inv(E)*H 的特征值,各特征根的贡献率和累计贡献率。从结果看出第一对典型变量之间的相关系数为 0.4700,第二对典型变量之间的相关系数为 0.3160。

3) Test of H_0: The canonical correlations in the current row and all that follow are zero

	Likelihood Ratio	Approximate F Value	Num DF	Den DF	Pr > F
1	0.6930	4.14	9	228.92	<0.0001
2	0.8894	2.87	4	190	0.0245
3	0.9881	1.16	1	96	0.2851

Multivariate Statistics and F Approximations
S=3   M=-0.5   N=46

Statistic	Value	F Value	Num DF	Den DF	Pr > F
Wilks' Lambda	0.6930	4.14	9	228.92	<.0001
Pillai's Trace	0.3327	3.99	9	288	<.0001
Hotelling-Lawley Trace	0.4065	4.21	9	144.56	<.0001
Roy's Greatest Root	0.2835	9.07	3	96	<.0001

NOTE: F Statistic for Roy's Greatest Root is an upper bound

上表是用似然比法检验每一个典型相关系数与零是否有统计学差异,以及多变量方差分析结果,检验 3 个典型相关系数是否同时等于零。从结果看出,第一典型相关系数的似然比统计量的概率 $P<0.001$,第二典型相关系数的似然比统计量的概率 P 为 0.0245,说明第一和第二典型相关系数有统计学意义。第三典型相关系数没有统计学意义,说明第三典型相关系数在统计意义上等于零,即认为第三对典型变量之间的相关关系不成立。从多变量方差分析结果来看,不能接受 3 个典型相关系数同时等于零的假设($P<0.001$)。

4) Raw Canonical Coefficients and Standardized Canonical Coefficients

Raw Canonical Coefficients for the body shape					Raw Canonical Coefficients for the lipid			
	SHAPE1	SHAPE2	SHAPE3			LIPID1	LIPID2	LIPID3
x1	0.0126	-0.0935	-0.1339		y1	0.0204	0.0101	-0.0250
x2	0.0095	-0.0244	0.0245		y2	0.0034	0.0082	0.0179
x3	0.0818	0.1189	0.1221		y3	-0.0806	0.0845	0.0224

Standardized Canonical Coefficients for the body shape					Standardized Canonical Coefficients for the lipid			
	SHAPE1	SHAPE2	SHAPE3			LIPID1	LIPID2	LIPID3
x1	0.1477	-1.0999	-1.5751		y1	0.6872	0.3414	-0.8434
x2	0.2675	-0.6890	0.6903		y2	0.1920	0.4701	1.0266
x3	0.8314	1.2080	1.2406		y3	-0.7404	0.7761	0.2058

紧接着输出的是人体形态的 3 个原始变量和血脂水平的 3 个原始变量与其相应的 3 个典型变量的原始典型变量系数和标准化典型变量系数。由于人体形态和血脂指标的量纲不同,最好使用标准化的典型变量系数。根据标准化的典型变量系数,列出第一对典型变量和第二对典型变量的函数(公式中均为标准化变量):

来自于人体形态指标的第一典型变量为：$U_1 = 0.1477x_1 + 0.2675x_2 + 0.8314x_3$
来自于血脂指标的第一典型变量为：$V_1 = 0.6872y_1 + 0.1924y_2 - 0.7404y_3$
来自于人体形态指标的第二典型变量为：$U_2 = -1.0999x_1 - 0.6890x_2 + 1.2080x_3$
来自于血脂指标的第二典型变量为：$V_2 = 0.3414y_1 + 0.4701y_2 + 0.7761y_3$

5）Canonical Structure

Correlations Between the body shape and Their Canonical Variables

	SHAPE1	SHAPE2	SHAPE3
x1	0.8764	-0.1256	-0.4650
x2	0.2794	-0.7748	0.5672
x3	0.9572	0.2716	-0.0999

Correlations Between the lipid and Their Canonical Variables

	LIPID1	LIPID2	LIPID3
y1	0.5967	0.6816	-0.4237
y2	0.6177	0.4117	0.6700
y3	-0.6366	0.7393	-0.2195

Correlations Between the body shape and the Canonical Variables of the lipid

	LIPID1	LIPID2	LIPID3
x1	0.4119	-0.0397	-0.0507
x2	0.1313	-0.2448	0.0619
x3	0.4499	0.0858	-0.0109

Correlations Between the lipid and the Canonical Variables of the body shape

	SHAPE1	SHAPE2	SHAPE3
y1	0.2804	0.2154	-0.0462
y2	0.2903	0.1301	0.0731
y3	-0.2992	0.2336	-0.0239

以上为四个典型结构矩阵．这些典型结构矩阵都是典型变量与原指标变量之间的相关系数构成的相关系数矩阵．例如，腰围与人体形态的相关系数为0.9572，体质量与人体形态的相关系数为0.8764等．可以看出，腰围与人体形态之间的相关系数最大，体质量与人体形态次之，即在典型变量所提取的信息中，腰围的贡献最大．

6）Canonical Redundancy Analysis

Raw Variance of the body shape Explained by

	Their Own Canonical Variables			The Opposite Canonical Variables	
Number	Proportion	Cumulative Proportion	Canonical R-Square	Proportion	Cumulative Proportion
1	0.2538	0.2538	0.2209	0.0561	0.0561
2	0.4697	0.7235	0.0999	0.0469	0.1030
3	0.2765	1.0000	0.0119	0.0033	0.1063

Raw Variance of the lipid Explained by

	Their Own Canonical Variables			The Opposite Canonical Variables	
Number	Proportion	Cumulative Proportion	Canonical R-Square	Proportion	Cumulative Proportion
1	0.3756	0.3756	0.2209	0.0830	0.0830
2	0.2513	0.6268	0.0999	0.0251	0.1081
3	0.3732	1.0000	0.0119	0.0044	0.1125

Standardized Variance of the body shape Explained by

	Their Own Canonical Variables			The Opposite Canonical Variables	
Number	Proportion	Cumulative Proportion	Canonical R-Square	Proportion	Cumulative Proportion
1	0.5874	0.5874	0.2209	0.1298	0.1298
2	0.2299	0.8174	0.0999	0.0230	0.1527
3	0.1826	1.0000	0.0119	0.0022	0.1549

Standardized Variance of the lipid Explained by

	Their Own Canonical Variables			The Opposite Canonical Variables	
Number	Proportion	Cumulative Proportion	Canonical R-Square	Proportion	Cumulative Proportion
1	0.3810	0.3810	0.2209	0.0842	0.0842
2	0.3935	0.7745	0.0999	0.0393	0.1235
3	0.2255	1.0000	0.0119	0.0027	0.1261

Squared Multiple Correlations Between the body shape and the First M Canonical Variables of the lipid

M	1	2	3
x1	0.1696	0.1712	0.1738
x2	0.0172	0.0772	0.0810
x3	0.2024	0.2098	0.2099

Squared Multiple Correlations Between the lipid and the First M Canonical Variables of the body shape

M	1	2	3
y1	0.0786	0.1250	0.1272
y2	0.0843	0.1012	0.1066
y3	0.0895	0.1441	0.1447

上表为典型冗余分析结果．给出了原始变量的变异被典型变量所解释的比例，原始变量组被典型变量及典型变量组所解释的比例．人体形态变量组有 25.38% 的变异被第一个典型变量所解释，有 72.35% 的变异被前两个典型变量所解释；人体形态变量组的变异有 5.61% 被血脂水平变量组的第一个典型变量所解释．

3. SPSS 和 SAS 结果的对比以及模型的优化

对比该资料未进行指标删除时 SPSS 和 SAS 典型相关分析主要输出结果，发现 2 个软件输出结果存在差异，典型变量中个别指标的系数大小不甚合理且符号混乱，其主要原因是引入模型的指标间具有较强共线性．由指标相关矩阵知，反映人体形态的变量体质量和腰围之间有较强的相关性（$r = 0.8512$），将两个变量同时纳入典型相关分析模型可能会歪曲 2 个变量组之间的关系，导致矛盾结果．根据模型适用条件，现将腰围指标删除后重新做典型相关分析，结果发现 SAS 和 SPSS 拟合结果完全一致．这里以 SPSS 主要输出结果为例进行介绍：

	Canonical Correlations
1	0.439
2	0.223

Test that remaining correlations are zero:

	Wilk's	Chi-SQ	DF	Sig.
1	0.764	25.885	6.000	0.000
2	0.946	5.367	2.000	0.068

第一典型相关系数为 0.439，第二典型相关系数为 0.223，2 个典型相关系数的显著性概率分别为 0.000 和 0.068，按 $\alpha = 0.05$ 检验水准，第一对典型变量间的相关性成立，而第二对典型变量之间的相关关系不成立．

Standardized Canonical Coefficients for Set-1			Standardized Canonical Coefficients for Set-2		
	1	2		1	2
x1	0.901	0.441	y1	0.603	0.772
x2	0.369	-0.933	y2	-0.005	0.121
			y3	-0.942	0.444

根据标准化的典型变量系数,列出第一对典型变量(公式中均为标准化变量):

来自于人体形态指标的第一典型变量为 $U_1 = 0.901x_1 + 0.369x_2$,说明体质量对人体形态的作用更大. 来自于血脂指标的第一典型变量为 $V_1 = 0.603y_1 - 0.005y_2 - 0.942y_3$,说明甘油三酯和高密度脂蛋白胆固醇对血脂水平的影响程度大. 人体形态对血脂水平有影响,主要表现在体质量的增加,会导致甘油三酯的升高和高密度脂蛋白胆固醇上水平的降低.

Canonical Loadings for Set-1			Cross Loadings for Set-1		
	1	2		1	2
x1	0.930	0.367	x1	0.408	0.086
x2	0.439	-0.898	x2	0.193	-0.209

Canonical Loadings for Set-2			Cross Loadings for Set-2		
	1	2		1	2
y1	0.397	0.913	y1	0.174	0.213
y2	0.438	0.299	y2	0.192	0.070
y3	-0.810	0.583	y3	-0.355	0.136

根据以上结果可以做出第一对典型变量和原始变量的典型结构示意图,如图 8-3 所示.

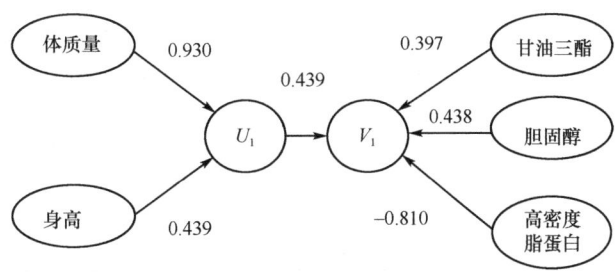

图 8-3 典型结构示意图

4. 小结

典型相关分析是一种比较复杂的多元统计分析方法,在实际应用中,要特别注意它的应用条件和结果的解释.

(1) 典型相关分析的应用:在进行变量之间关联强度分析时,如果能理清出变量的层次结构,判断出某一个变量受其他变量的影响,那么复相关分析和偏相关分析是不错的选择. 如果搞不清变量之间的关系,只能将其分为两类,典型相关分析则是比较合适的方法. 但是,典型相关分析仅仅是数据分析的第一步,在发现了数据蕴含的规律后,可以通过其他多元统计分析方法进一步深入研究.

在进行典型相关分析时,还要结合原始变量的相关系数,对原始变量进行筛选,当同一变量组之间的变量存在较强的相关关系时,建议删除其中一个变量或将变量合并,以得到更加合理的模型.

典型相关分析的输出结果很多,但要理清重点,最重要的是典型相关系数,典型变量的表达式和典型结构分析三块.

(2) 典型相关分析与因子分析:因子分析是很多多元统计方法的基础,典型相关分析与因子分析方法具有类似之处,即都是一种降维技术,对多个相关变量进行综合和简化,从中提取出综合变量来代表原始的多个变量. 但是二者在应用范围上有明显不同,因子分析是通过分析一组相互有关联的变量之间的内部结构,用少数几个公因子来代替整个原始变量组的信息,因子分析方法可用于综合评价,或者作为多重线性回归模型数据预处理的一种手段,比如消除共线性.而典型相关分析是研究两组变量之间的联系.在两组变量之间,各变量的影响关系可能是相互交叉成网状,通过典型相关分析后,可以从中提取出多对典型变量,把原来相互交叉的关系变成几对典型变量对之间的联系,通过第一对典型变量了解主要相关关系,通过第二对典型变量了解次要相关关系,每一对典型变量也代表了对各自变量组信息的提取,不同对的典型变量之间相互独立,这和因子分析中的公因子比较相似,但是典型变量的提取原则是使得每对典型变量间的相关系数达到最大,这一点又和因子分析有所不同.

思考练习　Exercises

1. 试述典型相关分析的统计思想及该方法在解决实际问题中的作用.
2. 自选一个数据库,运用 SPSS 或 SAS 软件进行典型相关分析并对结果进行合理解释.
3. 设有两组变量 $X_1, X_2, \cdots, X_p$ 和 $Y_1, Y_2, \cdots, Y_q$.
   （1）当 $p=q=1$ 时,你能利用典型相关分析求简单相关系数和简单线性回归吗？
   （2）当 $q=1$ 时,你能利用典型相关分析求复相关系数和多重线性回归吗？
4. 用主成份分析方法分别求出 X 变量和 Y 变量的主成份,然后计算 X 的各主成份与 Y 的各主成份之间的相关系数.这样做获得的结果与我们所讲的典型相关分析结果有无差别,为什么？
5. 对 30 个家庭的两姐妹的头长和头宽进行抽样,第一个女儿的头长(x_1)和头宽(x_2)构成一组变量,第二个女儿的头长(y_1)和头宽(y_2)构成另外一组变量,其相关系数矩阵列在表 8-2 中.试研究两组变量间的相关系数.

表 8-2　两姐妹头长和头宽的相关系数

变量	x_1	x_2	y_1	y_2	变量	x_1	x_2	y_1	y_2
x_1	1.0000	0.5543	0.5690	0.5250	y_1	0.5690	0.6947	1.0000	0.8320
x_2	0.5543	1.0000	0.6947	0.6972	y_2	0.5250	0.6972	0.8320	1.0000

6. 从某单位抽取 18 名员工,对其三项生理指标:体重(x_1)、腰围(x_2)、脉跳(x_3)和三项训练指标:引体向上(y_1)、起立次数(y_2)、跳跃高度(y_3)分别进行测量,数据列在表 8-3 中.试分析生理指标与训练指标之间的关系.

表 8-3　生理指标与训练指标的原始数据表

编号	x_1	x_2	x_3	y_1	y_2	y_3	编号	x_1	x_2	x_3	y_1	y_2	y_3
1	191	36	50	5	162	60	10	155	33	56	17	251	150
2	189	37	52	2	110	60	11	169	34	50	17	120	38
3	192	38	58	12	101	101	12	154	34	52	13	215	115
4	163	35	62	13	105	37	13	169	34	64	14	50	105
5	188	35	46	12	155	58	14	166	46	50	1	70	52
6	182	36	56	4	101	42	15	155	37	46	6	210	31
7	211	38	56	8	101	38	16	245	37	62	12	60	120
8	167	34	60	6	125	40	17	193	38	54	4	230	26
9	177	31	72	15	200	40	18	202	35	52	11	225	80

7. 为探讨业内人士和观众对于一些电视节目的观点之间有无关系,分别让来自不同领域的业内人士和观众对 30 个电视节目进行评分. 观众评分来自低学历(x_1)、高学历(x_2)和网络调查(x_3)3 种,业内人士评分来自艺术家(y_1)、发行人员(y_2)以及业内各部门的主管(y_3)3 种. 获得 6 种人群对 30 个节目所做的平均评分见表 8-4,试进行典型相关分析.

表 8-4 业内人士和观众对 30 个电视节目的评分

编号	x_1	x_2	x_3	y_1	y_2	y_3	编号	x_1	x_2	x_3	y_1	y_2	y_3
1	56	49	54	48	52	60	16	39	80	71	76	52	81
2	78	42	75	44	75	59	17	65	52	53	11	67	42
3	43	80	57	80	55	67	18	28	11	31	12	23	35
4	63	86	79	87	76	95	19	50	32	68	23	49	58
5	51	68	38	68	48	72	20	69	98	69	97	81	99
6	26	14	40	28	25	21	21	55	99	78	97	60	90
7	40	98	36	99	64	86	22	36	17	15	17	26	10
8	69	31	85	32	70	52	23	77	18	61	27	68	54
9	46	78	48	76	45	80	24	67	33	95	34	59	61
10	86	43	85	53	92	71	25	45	87	46	85	67	80
11	98	45	98	77	89	96	26	61	22	63	63	62	75
12	37	22	10	27	24	33	27	41	53	72	55	50	76
13	5	19	56	13	11	38	28	6	5	13	5	5	13
14	45	33	55	39	54	58	29	28	53	35	51	31	59
15	20	31	22	34	35	32	30	66	20	79	18	67	55

8. 为探讨医护人员职业紧张和职业倦怠之间的关系,采用《工作内容问卷》评价医护人员的职业紧张状况,采用《Maslash 倦怠量表》测量医护人员的职业倦怠程度.《工作内容问卷》涵盖工作要求(x_1)、自主程度(x_2)和社会支持(x_3)3 个维度,《Maslash 倦怠量表》涵盖情绪耗竭(y_1)、消极怠慢(y_2)以及专业低效能感(y_3)3 个维度. 表 8-5 为对 80 名医护人员职业紧张和职业倦怠的调查结果,试进行典型相关分析.

表 8-5 医护人员职业紧张和职业倦怠调查结果

编号	x_1	x_2	x_3	y_1	y_2	y_3	编号	x_1	x_2	x_3	y_1	y_2	y_3
1	6	12	8	2	3	7	14	8	21	10	7	18	18
2	6	12	8	0	3	5	15	8	19	12	9	13	15
3	6	12	8	2	3	7	16	8	21	13	12	20	18
4	6	14	8	17	12	22	17	8	20	17	14	16	20
5	6	17	9	8	13	18	18	9	15	10	14	2	26
6	7	17	8	7	12	33	19	9	14	15	4	5	7
7	7	18	10	16	14	13	20	9	16	14	11	15	15
8	7	16	18	30	27	32	21	9	20	12	0	4	20
9	7	19	18	11	13	19	22	9	20	16	8	17	22
10	8	15	8	12	9	13	23	9	22	16	8	13	19
11	8	19	8	23	23	28	24	9	25	14	9	9	18
12	8	20	8	12	16	10	25	9	24	15	21	24	29
13	8	16	14	5	12	17	26	9	20	23	11	11	15

续表

编号	x_1	x_2	x_3	y_1	y_2	y_3	编号	x_1	x_2	x_3	y_1	y_2	y_3
27	10	18	11	15	16	13	54	11	16	16	11	9	20
28	10	17	13	0	6	20	55	11	17	17	19	22	23
29	10	20	12	10	18	21	56	11	19	16	11	16	18
30	10	22	10	18	27	28	57	11	20	16	8	11	14
31	10	19	13	10	15	27	58	11	20	16	10	15	16
32	10	20	12	16	18	17	59	11	20	16	7	9	12
33	10	20	12	17	20	20	60	11	20	17	23	25	32
34	10	18	16	8	18	24	61	11	22	16	10	15	16
35	10	19	16	8	11	11	62	11	23	16	10	17	29
36	10	19	16	7	10	11	63	11	20	21	19	25	30
37	10	19	16	15	25	32	64	11	22	24	8	13	15
38	10	17	18	17	20	24	65	12	17	13	11	14	18
39	10	20	16	7	18	12	66	12	17	16	23	20	28
40	10	19	17	13	15	21	67	12	19	15	10	22	25
41	10	21	16	4	8	4	68	12	23	12	12	13	27
42	10	21	16	4	8	4	69	12	20	17	9	7	9
43	10	21	16	8	19	16	70	12	20	19	19	20	26
44	10	22	16	5	11	26	71	12	22	19	15	22	21
45	10	22	16	10	7	8	72	13	21	18	16	13	21
46	10	22	16	14	15	24	73	13	22	18	12	17	24
47	10	23	16	17	18	25	74	13	22	19	13	20	24
48	10	23	17	24	15	31	75	13	24	20	19	19	22
49	10	20	20	11	20	19	76	14	19	12	13	16	32
50	10	21	21	14	19	25	77	14	22	16	20	25	29
51	10	23	19	19	18	16	78	14	24	17	29	18	24
52	10	23	19	19	18	16	79	14	20	24	4	7	7
53	11	20	11	8	19	20	80	15	23	18	12	10	24

延伸阅读　Further Readings

延读 8-1　何晓群. 2004. 多元统计分析[M]. 中国人民大学出版社
延读 8-2　金丕焕,陈峰. 2009. 医用统计方法. 第 3 版[M]. 复旦大学出版社
延读 8-3　张家放. 2002. 医用多元统计方法[M]. 华中科技大学出版社
延读 8-4　张文彤,董伟. 2004. SPSS 统计分析高级教程[M]. 北京:高等教育出版社

(施学忠　杨永利)

第9章 对应分析
Chapter 9 Correspondence Analysis

> **目的要求 Purposes and Requirements**
> 掌握:对应分析的适用场合,结果的解释.能够用 SPSS 软件进行对应分析并正确解释结果.对应分析应用中的注意事项.
> 熟悉:对应分析的概念与计算.
> 了解:对应分析的基本理论.

9.1 概念与计算 The Concept and Calculation

1. 概念

一般情况下,当我们研究两个分类变量之间的关系时可以用 Pearson χ^2 检验进行关联性分析,但是当各分类变量的水平数较多时,便不易解释;而当我们研究多个分类变量之间的关系时,用 Pearson χ^2 或对数优势线性模型都难以直观、简单地给出各变量、各水平之间的关系.此时,可以考虑采用对应分析(correspondence analysis,CA)进行数据处理,给出直观的结果解释.变量数越多、各个变量的水平数越多,则该方法的优势越明显.

对应分析,又称相应分析,其基本思想首先由理查森(Richardson)和库德(Kuder)在1933年提出,后来1970年法国统计学家 Jean Paul Benzécri 和日本统计学家 Hayashi Chikio 对该方法进行了详细的论述并得以发展,但该法仍然未引起学界的广泛关注,直到1974年 Hill. MO 在 Applied statistics 杂志上以《相应分析——一种被忽视的多元分析方法》为题,再度介绍了该法及其优点之后才引起人们的兴趣.接着,伴随着计算机软件的发展,对应分析就被广泛应用于地质、农林、海洋、医药、市场调研、民意调研等各方面的科学研究中,成为常用的多元统计分析方法.在医学领域应用对应分析最多的是进行微阵列分析,其次是心理学和社会学.

对应分析是多维图示分析技术的一种,该技术是"探索"和"解释"多维数据之间联系的一种强有力的分析方法.对应分析根据变量个数分为两种:即简单对应分析和多重对应分析.前者用于分析两个分类变量之间的关系,后者常用于分析多个分类变量之间的关系.

2. 基本原理

对应分析的基本原理是对二维数据矩阵进行适当的变换(即对应变换),使变换后的数据对行与列是相对应的,从而可以同时对行和列进行分析,由高维空间向量向低维空间投影,从而揭示行因素与列因素之间的相关关系和相关程度.它把 R 型因子分析和 Q 型因子分析结合起来,以少数几个公共因子的综合指标去描述研究对象在空间上的联系,对行因素与列因素的状态进行分析.具体地说,首先根据行列表计算标准化矩阵 Z,再求出矩阵 SR

$= Z'Z$ 和矩阵 $SQ = ZZ'$,由于 SR 和 SQ 具有相同的非零特征根,而这些特征根又正是各个公共因子的方差,因此可以用相同的因子轴同时表示出行因素点和列因素点,即在同一因子平面上对行变量和列变量一块儿进行分类,从而揭示两者之间的内在联系.因此,对应分析是探索性研究的有力工具.

3. 计算过程

设有 R 个样品(或观测对象),每个样品观测 C 个指标,A_{ij} 为第 i 个样品,第 j 个指标的观测值.事实上,对于大家熟悉的行列表,我们也可叙述为:设有 $R×C$ 行列表,行、列分别有 R 个水平和 C 个水平,表中各个格子的频数为 A_{ij}.则原始资料矩阵为

$$A = \begin{bmatrix} A_{11} & A_{12} & \cdots & A_{1C} \\ A_{21} & A_{22} & \cdots & A_{2C} \\ \vdots & \vdots & \vdots & \vdots \\ A_{R1} & A_{R2} & \cdots & A_{RC} \end{bmatrix} \tag{9-1}$$

首先对原矩阵中的每个数据进行如下转换

$$z_{ij} = \frac{A_{ij} - R_i C_j/N}{\sqrt{R_i C_j/N}} = \frac{A_{ij} - T_{ij}}{\sqrt{T_{ij}}} \quad i=1,2,\cdots,R; \quad j=1,2,\cdots,C \tag{9-2}$$

其中,R_i 表示第 i 行的合计,C_j 表示第 j 列的合计,N 表示总合计.对于两个分类变量的 $R×C$ 行列表来说,这里的 A_{ij} 其实就是各个格子中的实际频数,$T_{ij} = R_i C_j/N$ 为假定行变量与列变量相互独立情况下的理论频数.那么 z_{ij} 相当于

$$标准化残差 = \frac{实际频数 - 理论频数}{\sqrt{理论频数}}$$

所有的 z_{ij} 构成了数据阵 Z.

$$Z = \begin{bmatrix} z_{11} & z_{12} & \cdots & z_{1C} \\ z_{21} & z_{22} & \cdots & z_{2C} \\ \vdots & \vdots & \vdots & \vdots \\ z_{R1} & z_{R2} & \cdots & z_{RC} \end{bmatrix} \tag{9-3}$$

利用变换后的数据阵 Z,计算 $SR = Z'Z$ 和 $SQ = ZZ'$.可以证明,SR 和 SQ 有相同的非零特征根,但是特征向量不同.计算 SR 的特征根,由大到小分别为 $\lambda_1, \lambda_2, \cdots, \lambda_C$,按照累积百分比较大时(如70%以上),取前 m 个特征根,并计算相应的标准化特征向量 $U_1, U_2, \cdots, U_m$,得到 R 型因子载荷阵 A_R

$$A_R = \begin{bmatrix} u_{11}\sqrt{\lambda_1} & u_{12}\sqrt{\lambda_2} & \cdots & u_{1m}\sqrt{\lambda_m} \\ u_{21}\sqrt{\lambda_1} & u_{22}\sqrt{\lambda_2} & \cdots & u_{2m}\sqrt{\lambda_m} \\ \vdots & \vdots & \vdots & \vdots \\ u_{C1}\sqrt{\lambda_1} & u_{C2}\sqrt{\lambda_{21}} & \cdots & u_{Cm}\sqrt{\lambda_m} \end{bmatrix} \tag{9-4}$$

$$= \sqrt{\lambda_1} U_1, \cdots, \sqrt{\lambda_m} U_m$$

A_R 中的每一行数据代表原列变量中每一类别在各个因子上的载荷.

对上述 m 个特征根,计算其相应矩阵 SQ 的标准化特征向量:$V_1 = Z U_1, V_2 = ZU_2, \cdots, V_m = ZU_m$,得到 Q 型因子载荷阵 A_Q

$$A_Q = \begin{bmatrix} v_{11}\sqrt{\lambda_1} & v_{12}\sqrt{\lambda_2} & \cdots & v_{1m}\sqrt{\lambda_m} \\ v_{21}\sqrt{\lambda_1} & v_{22}\sqrt{\lambda_2} & \cdots & v_{2m}\sqrt{\lambda_m} \\ \vdots & \vdots & \vdots & \vdots \\ v_{R1}\sqrt{\lambda_1} & v_{R2}\sqrt{\lambda_{21}} & \cdots & v_{Rm}\sqrt{\lambda_m} \end{bmatrix} \quad (9\text{-}5)$$

$$= \sqrt{\lambda_1}V_1, \cdots, \sqrt{\lambda_m}V_m$$

A_Q 中的每一行数据代表原行变量中每一类别在各个因子上的载荷.

在同一坐标轴上作图. 由于 SR 与 SQ 具有相同的非零特征根,故相应的因子累积贡献率亦相同,SR 与 SQ 的这种对应关系,使得变换后的数据对于行和对于列是对等的,因而可以将两者对应起来分析. 在二维因子轴上作图,将 SR 的第一因子和第二因子及 SQ 的第一因子和第二因子同时绘在同一个二维坐标轴上,具体地说,就是将 A_R 和 A_Q 中的前两列数值绘在同一个二维坐标轴上. 假如前两个因子累计解释的信息足够多(例如>70%),则该图形即可较好地揭示行因素的不同水平及列因素的不同水平间的对应关系.

需要说明的是,如果行、列两个变量中最小的类别数为 n,则理论上需要取前 $n-1$ 个因子,制作 $n-1$ 维图形才能完全表达出两个变量之间的关联信息. 但是对应分析结果主要通过因子得分投影图来显示,若入选因子个数大于 2 时,会给结果分析带来一定困难,这就要求前两个因子的累积贡献率要足够大,一般要求达到 70% 或更大.

9.2 对应分析中的假设检验问题 Hypothesis Testing Problems in Correspondence Analysis

从 z_{ij} 的计算公式可知,其分子部分反映的是二维行列表中各格子实际频数和理论频数的吻合程度. 若行列表中各格子的实际、理论频数完全相等,则分子的部分等于零,则各 z_{ij} 也等于零,Z 变成了一个零矩阵,$Z'Z$ 和 ZZ' 也成为两个零矩阵,此时表明行列变量完全独立,没有必要继续往下探讨二者的关系了. 若行列表中各格子的实际、理论频数互不相等或不完全相等,则分子的部分就不等于零,z_{ij} 亦不等于零,对应分析的计算就可以进行下去. 因此对应分析对列联表中各元素频数的变化是敏感的. 只要行列表中各格子的实际、理论频数有差别,对应分析就能作出结果,这是其数学上特点. 但从统计学的角度来看,行列表中各格子频数的变化是在行列变量独立情况下,因抽样误差引起的?还是由行列变量间关联性所致? 对应分析无法识别这一问题. 即对应分析完全取决于行列表数据的构成变化,而与样本量大小以及是否有统计学意义无关. 因此在报告对应分析结果之前应先考察行列变量是否独立,这可以通过常用的行列表的 χ^2 检验解决. 若有统计学意义,再进一步通过对应分析观察行列变量之间的关系. 因此可以将行列表的 χ^2 检验结果有统计学意义视作进行对应分析的前提,而对应分析可以将抽象的 χ^2 检验结果以图形直观地表达出来.

9.3 多重对应分析 Multiple Correspondence Analysis

当待考察变量>2 个,可设法将其转化为具有同样含义的两个变量进行简单的对应分析. 例如,若需考察"性别"(2 个水平)、"年龄段"(3 个年龄段)、"自杀方式"三者之间的关系,可先将"性别"和"年龄段"合并转换为一个 6 水平的变量"性别与年龄",每个水平同时含有性别和年龄信息,如"男性 18~28 岁"等等. 但当变量较多时,则需考虑采用多重对应分析方法

(multiple correspondence analysis, MCA). 多重对应分析是简单对应分析的扩展,它可以同时分析多个分类变量或有序变量之间的关系,并同样可以用图形方式表示出来,另外该方法还能对多选题进行分析,这在其他分析方法中非常少见. 但是,多重对应分析不像常用的多重回归分析方法一样可以对变量进行筛选,因此变量较多可能会掩盖真实联系,同时使得图形一片混乱,难以解释. 此时需要用户根据专业经验和输出结果进行耐心筛选,以得到合理的结果.

9.4 对应分析用于定量变量的情况 Correspondence Analysis for Quantitative Variables

上面关于对应分析方法的描述都是以分类变量为例展开的,这是因为在实际工作中对应分析广泛地应用于分类变量的行列表研究. 实际上,对应分析还可以用于分析定量变量数据. 假设要分析的数据为 $n \times p$ 的表格形式(n 个观测,p 个变量),沿用上面的思想,同样可以对数据进行上述分析,进而把观测与变量在同一个低维图形上表示出来,分析各个观察与各个变量之间的关系. 其实,对于定量变量的情况,完全可以把每一个观测分别看成是一类,这也是对原始数据进行的最细的分类;同时把每一个变量都看成是一类. 这样,对于定量变量的处理问题就变成与上面分析分类变量相同的问题了,自然可以运用对应分析研究行列之间的相关关系了.

9.5 需要注意的问题 Some Notes on Correspondence Analysis

对应分析时,要求前两个因子的累积贡献率较大,一般以大于75%为宜. 若不够大,可考虑采用分组对应分析.

对应分析,一般要求数据不小于0. 若有数据小于0则所有数据加上同一较小的常数即可. 但假设检验结果应以数据改变前的结果为准.

用对应分析生成的二维图形上的各个点,实际上是两个多维空间上点的二维投影,在某些特殊情况下,在多维空间中相隔较远的点,在二维平面上的投影却很近. 此时,需要对二维图形上的各点做更深的了解,即哪些状态对公因子的贡献较大.

对应分析主要采用图形的方式提示变量之间以及变量不同水平之间的关系,但是没有给出具体的统计量来度量这种相关的程度,这容易使研究者在该方法时得出主观性较强的结论.

9.6 实例分析 Examples Analysis

【例9-1】 测得某地5801人的ABO血型和MN血型结果如表9-1,问两种血型系统之间是否有关联?

表9-1 某地5801人的血型

ABO血型	MN血型			合计
	M	N	MN	
O	431	490	902	1823
A	388	410	800	1598
B	495	587	950	2032

续表

ABO 血型	MN 血型			合计
	M	N	MN	
AB	137	179	32	348
合计	1451	1666	2684	5801

【分析】 这是一个 4×3 的行列表,可以通过 Pearson χ^2 检验来分析 ABO 血型与 MN 血型是否有关系. 为了更直观的表达出两种血型系统不同血型之间的关系,进行对应分析.

【操作】 将上表中的数据录入 SPSS. 共三列,12 行. 三个变量分别是"ABO 血型"、"MN 血型"、"频数". 其中"ABO 血型"共 4 个水平,"MN 血型"共 3 个水平. 在主菜单中点击 Data→Weight Cases,弹出 Weight cases 对话框,点击 Weight cases by,然后将"频数"变量选入右侧框,点击 OK,完成对数据进行加权. 然后再在主菜单中点击 Analyze→Dimension Reduction→Correspondence Analysis. 弹出 Correspondence Analysis 对话框. 分别将"ABO 血型"和"MN 血型"变量选入右侧的 Row 和 Column 框中,并分别点击 Define Range 定义二个变量各自的取值范围. 前者为 1~4,后者为 1~3. 其他按照默认项即可,点击 OK,即可输出对应分析结果.

【结果】 主要结果如下

Correspondence Table

ABO 血型	MN 血型			Active Margin
	M	N	MN	
O	431	490	902	1823
A	388	410	800	1598
B	495	587	950	2032
AB	137	179	32	348
Active Margin	1451	1666	2684	5081

上表为对应分析表,其实就是常见的行列表,从该表可以大致看出两种血型的分布情况.

Summary

Dimension	Singular Value	Inertia	Chi Square	Sig.	Proportion of Inertia		Confidencen Singular Value	
					Accounted for	Cumulative	Standard Deviation	Correlation 2
1	.191	.037			.995	.995	.010	-.036
2	.013	.000			.005	1.000	.013	
Total		.037	213.162	.000a	1.000	1.000		

a. 6 degrees of freedom

上表为对应分析的结果汇总表,该表是输出表格中最重要的一个. 主要告诉用户按照默认的 2 个维度是否能够解释足够的信息. 该表从左到右前 5 个指标依次是维度数、奇异值、惯量、行列表的 χ^2 值及其 P 值. 其中奇异值是惯量的平方根;惯量就是特征根,分别用于说明对应分析的各个维度所能解释行列表的行、列变量关系的程度. 上表中第一维特征根为 0.037,第二维为 0.00016749(输出结果显示 0.000),分别解释了总信息量的 99.5% 和 0.5%,二者之和为 100%. 因此该资料用两个维度即可解释全部信息量. 这里的 χ^2 检验结果与通常的对行列表关联性所进行的 χ^2 检验结果等价. 由上述 P = 0.000 可见"ABO 血型"和"MN 血型"是有关系的. 备注中给出了该行列表的自由度为 6.

Overview Row Pointsᵃ

ABO 血型	Mass	Score in Dimension		Inertia	Contribution				
					Of Point to Inertia of Dimension		Of Dimension to Inertia of Point		
		1	2		1	2	1	2	Total
O	.314	-.147	.036	.001	.036	.031	.996	.004	1.000
A	.275	-.180	-.170	.002	.047	.614	.943	.057	1.000
B	.350	-.019	.112	.000	.001	.339	.298	.702	1.000
AB	.060	1.710	-.059	.04	.917	.016	1.000	.000	1.000
Active Total	1.000			.037	1.000	1.000			

a. Symmetrical normalization

上表中的 Mass 列为"ABO 血型"中每一个类别所占的百分比,第 3、4 列分别给出了"ABO 血型"中的 4 种血型在两个维度上的分值,其实就是两个变量在二维图形中的坐标值。右侧分别给出了每个类别对每个维度惯量的贡献(of Point to Inertia of Dimension)、每个维度对每个类别惯量的贡献(of Dimension to Inertia of Point)。

Overview Column Pointsᵃ

MN 血型	Mass	Score in Dimension		Inertia	Contribution				
					Of Point to Inertia of Dimension		Of Dimension to Inertia of Point		
		1	2		1	2	1	2	Total
M	.250	.330	-.177	.005	.142	.608	.019	.019	1.000
N	.287	.467	.132	.012	.328	.385	.005	.005	1.000
MN	.463	-.468	.014	.019	.530	.007	.000	.000	1.000
Active Total	1.000			.037	1.000	1.000			1.000

a. Symmetrical normalization

上表为"MN 血型"中的 3 种血型在两个维度上的分值,具体含义同前一个表格。

Row and column Points Symmetrical Normalization

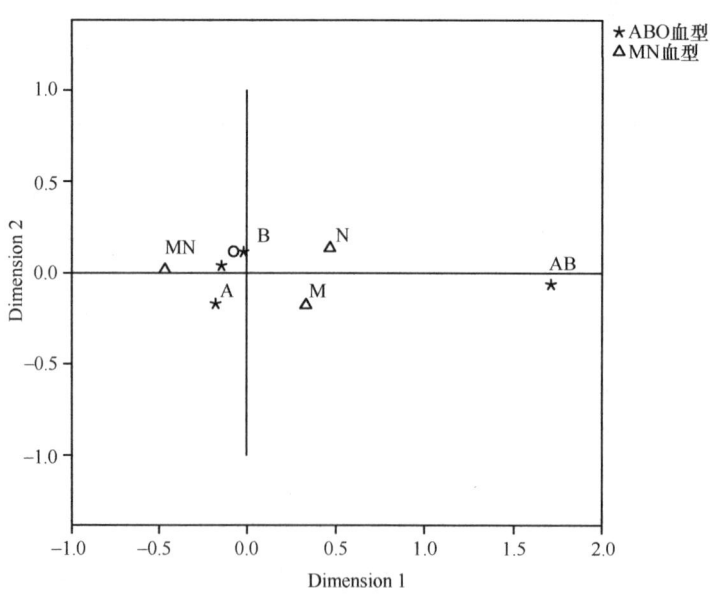

上图是对应分析图,也是对应分析最重要的输出结果。其简单的解释原则是:从图形中心(0,0)点出发,若某变量的若干个类别距离较近,则关系较密切;某变量的某个类别或等级与其他变量某个类别或等级在同一方位上距离较近,则表明二者有较强的关联性;若距离

较远或不在同一方位,则表明两者关联性较弱或无关联性.为便于解读,首先将图形进行编辑,在横轴和纵轴上的0点各添加一条参考线.可见,各个类别在第一维度区分较好.AB型血与ABO血型系统中的其他类别关系不密切,与MN血型系统中的M型血、N型血有一定的关系.A、B、O三种血型关系较为密切,且与MN血型系统中的MN型血有一定的关系.

【例9-2】 某研究收集了48 961人的自杀方式以及自杀者的性别和年龄数据见表9-2. 请分析三者之间的关系. 这里的自杀方式分别为POISON(毒药)、GAS(煤气)、HANG(上吊)、DROWN(溺水)、GUN(开枪)和JUMP(跳楼).

表9-2 不同性别、年龄与自杀方式的关系

方式	男性年龄					女性年龄				
	10-20	21-40	41-50	51-70	71-	10-20	21-40	41-50	51-70	71-
POISON	1160	2823	2465	1531	939	921	1875	2224	2283	1548
GAS	335	883	625	201	45	40	113	91	45	29
HANGED	1524	2751	3936	3581	2948	212	575	1481	2014	1355
DROWN	87	213	247	207	212	30	139	354	679	501
GUN	512	852	875	477	229	25	84	52	29	3
JUMP	189	366	244	273	268	131	276	327	388	383

【分析】 这是一个三维行列表,含有3个变量"性别"、"年龄段"、"自杀方式",且变量的类别数较多. 该数据无法进行简单对应分析. 可以通过先将"性别"和"年龄段"合并转换为一个10水平的变量"性别年龄",每个水平同时含有性别和年龄信息,即可将上表转化为一个只含有2个变量的6×10的行列表. 进而可以进行简单对应分析. 当然,也可不进行变量合并,直接进行多重对应分析.

【操作】 将上表中的数据录入SPSS. 共三列,12行. 三个变量分别是"sexage(性别年龄)"、"method(自杀方式)"、"fre(频数)". 其中"sexage"共10个水平,"method"共6个水平. 在主菜单中点击Data→Weight Cases,弹出Weight cases对话框,点击Weight cases by,然后将"频数"变量选入右侧框,点击OK,完成对数据进行加权. 然后再在主菜单中点击Analyze→Dimension Reduction→Correspondence Analysis. 弹出Correspondence Analysis对话框. 分别将"sexage"和"method"变量选入右侧的Row和Column框中,并分别点击Define Range定义二个变量各自的取值范围. 前者为1~10,后者为1~6. 其他按照默认项即可,点击OK,即可输出对应分析结果.

【结果】 主要结果如下

Summary

Dimension	Singular Value	Inertia	Chi Square	Sig.	Proportion of Inertia		Confidence Singular Value	Correlation
					Accounted for	Cumulative	Standard Deviation	2
1	.321	.103			.604	.604	.004	.012
2	.237	.056			.330	.934	.004	
3	.094	.009			.051	.985		
4	.042	.002			.010	.995		
5	.029	.001			.005	1.000		
Total		.171	8371.283	.000a	1.000	1.000		

a. 45 degrees of freedom

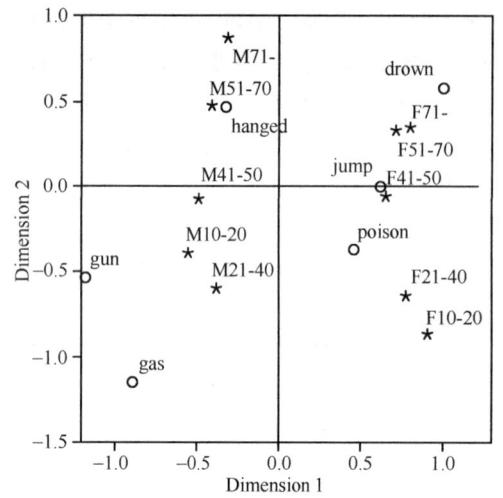

上表显示 5 个维度可以解释全部信息. 其中第一维特征根为 0.103,第二维为 0.056,分别解释了总信息量的 60.4% 和 33.0%,二者之和为 93.4%. 因此该资料用两个维度即可解释全部信息量 93.4,比较满意. 这里的 $\chi^2 = 8371.283$,$P = 0.000$,可见"sexage"和"method"之间的关系是有统计学意义的.

该例中进行了变量合并,且变量含有较多类别. 对于该对应分析图,我们可从以下几个方面进行解读.

(1) 全面观察:男性全部在左侧,女性在右侧,说明男女的自杀方式有差异;横轴中线上方年龄较大,下面年龄较小,说明不同年龄,其自杀方式也有差异.

(2) 圆心定理:以某点为圆心,做半径不同的圆数个,其他点落入圆上的半径越短,则这类人群选择某方法的可能性越大,或不同人群的相似性越大. 由图形可见,老年男性倾向于 hanged;老年女性倾向于 drown,年轻男性倾向于 gas 或 gun;年轻女性比较偏好 poison.

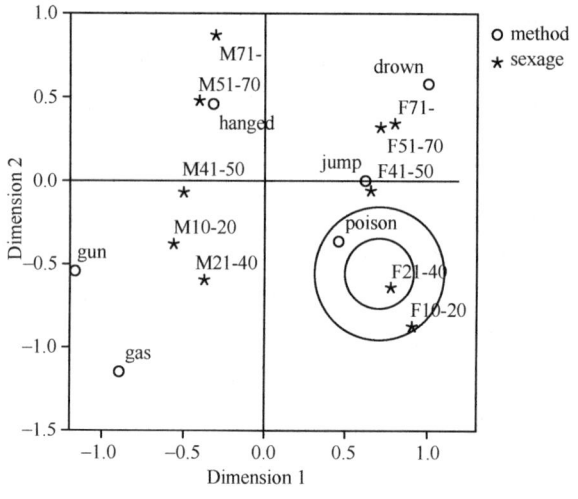

(3) 向量距离分析:从中心向任意点连线,并反向延长. 例如从中心向 drown 做向量,然后做其他点到这条直线及其延长线上作垂线,垂点越靠近向量正向,表示关系越密切,因此可进行偏好排序.

(4) 向量的夹角——余弦定理:连接原点到其中任两点各做一条射线,两条线之间的夹角越小,其关系越密切. 由图可见,gun 和 gas 具有易被同一类人选中,而年轻女性如 F21-40 和 F10-20 与老年男性如 M71- 的倾向性就有非常大的差异了.

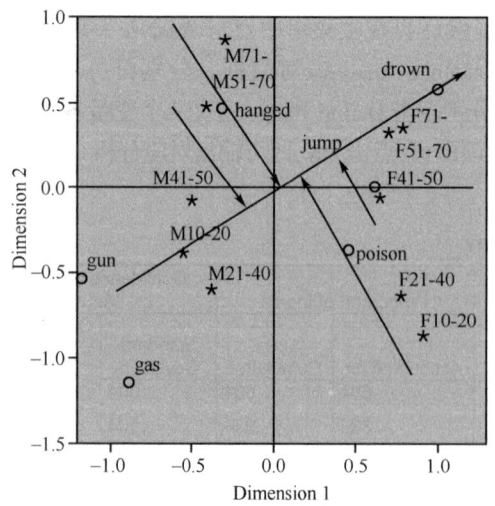

(5) 象限分析:以原点为中心,将图形划分为四个象限,根据图形和专业背景试着定义坐标

轴的含义. 如该图横轴可定义为"性别",右侧方向为女性,左侧方向为男性;纵轴可定义为"年龄",由下向上,年龄由小到大. 因此,第三象限中的自杀方法是年轻男性容易选择的.

(6) 市场细分:对分布相对密集点进行局部分割,以确定相似特征. 这在市场分析中经常用到.

(7) 从距离中心的位置看:各个点越靠近中心,越没有倾向性或特征,越远离中心,说明倾向性或特征越明显,与其他点差异越大. 从图中可见,相对来说,M41-50 这样的人选择自杀方法的倾向性最不明显. 而 M71-、gas 等距离中心较远,说明其具有明显的倾向性或特征.

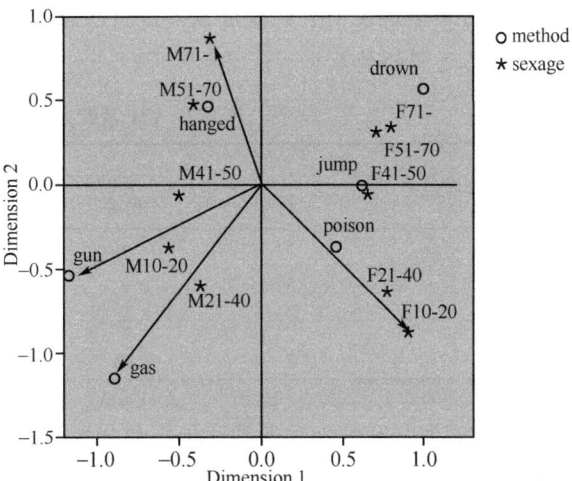

对实例 9-2 若不进行变量合并,直接进行多重对应分析. 其操作过程如下:

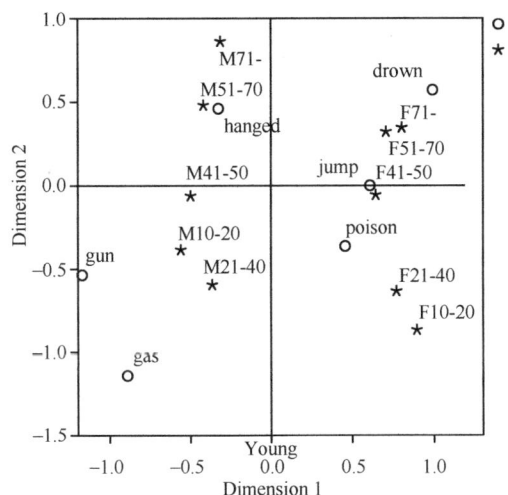

【操作】 首先仍然是对数据进行加权,过程同前. 然后再在主菜单中点击 Analyze→Dimension Reduction→Optimal Scaling. 弹出 Optimal Scaling 对话框. 点击 define 按钮,弹出 Multiple Correspondence Analysis 对话框,分别将"sex"、"age"和"method"变量选入右侧的 Analysis Variables 框中. 点击 Variables 按钮,弹出 MCA:Variable Plots 对话框,将上述三个变量选入 Joint Category Plots: 框中. 其他按照默认项即可,点击 OK,即可输出多重对应分析结果,见下图. 其结论同简单对应分析相同.

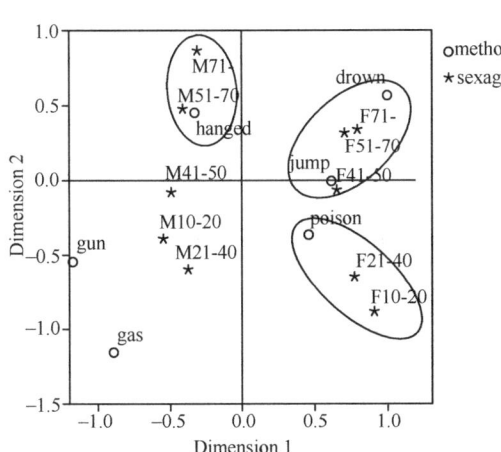

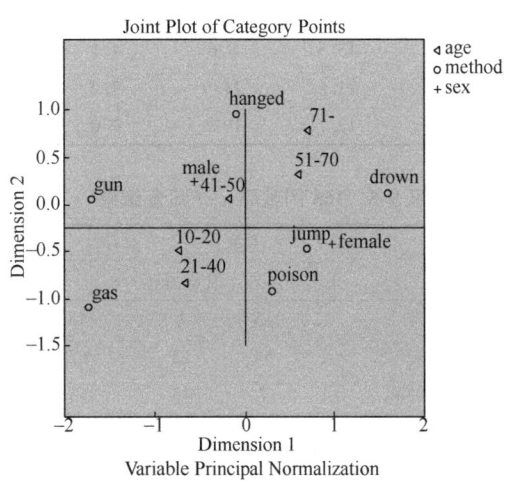

思考练习　Exercises

1. 表9-3资料是121名住院病人使用4种止痛药的效果,试对该资料作对应分析,探讨药物与效果之间的关系.

表9-3　121名病人使用止痛药效果

药物	止痛效果				
	差	尚可	好	很好	极好
A	5	1	10	8	6
B	5	3	3	8	12
C	10	6	12	3	0
D	7	12	8	1	1

2. 1982年中国部分城市男性居民部分食品摄入量以及胃癌粗死亡率见表9-4,试结合各城市胃癌死亡率大小分析胃癌的食物危险因素和保护因素.

表9-4　我国8城市男性胃癌死亡率(/10万)与各类食品摄入量(g)

	北京	天津	沈阳	长春	上海	南京	苏州	西安
死亡率	0.01340	0.01501	0.01515	0.01463	0.02239	0.02164	0.02260	0.01504
大米	136	177.0	195.0	181.0	380.0	359.0	350.0	92.0
面粉	289	318.5	208.0	261.0	53.3	48.0	71.0	404.0
薯类	54	70.0	166.0	4.0	34.0	57.0	47.0	41.0
干豆类	3.8	11.6	1.1	20.1	5.0	8.4	11.2	3.9
豆制品	2.5	2.2	19.2	18.8	10.8	25.4	15.0	10.7
浅色蔬菜	492.3	568.5	255.0	410.0	139.5	193.0	287.0	268.0
绿色蔬菜	50.3	14.0	48.0	70.0	135.5	167.0	90.0	67.0
咸菜	3.2	0.7	8.1	1.2	8.6	7.4	11.6	8.4
水果	154.7	165.1	8.8	18.2	15.9	22.1	19.3	51.8
乳类	61.4	4.7	21.0	18.0	12.0	3.3	8.5	17.7
蛋类	24.1	37.9	4.0	90.8	23.6	18.0	17.8	19.4
猪肉	46.2	44.1	31.0	59.7	54.7	57.4	56.9	34.8
鱼虾类	10.5	9.9	6.0	11.5	50.7	38.9	15.8	1.1
淀粉类	13.5	8.6	4.1	22.4	22.2	12.9	20.8	11.0
植物油	21.6	21.0	7.9	18.2	7.1	2.9	1.7	5.5
食盐	12.7	10.8	7.0	9.2	13.6	10.0	14.0	15.0

表9-5　168例乳腺x光筛查结果

某医生	专家			合计
	正常	可疑	乳腺肿瘤	
正常	32	15	1	46
可疑	1	54	12	67
乳腺肿瘤	1	7	45	53
合计	34	76	58	168

3. 某专家和某医生对168例病人乳腺x线筛查结果如表9-5,试对其诊断结果进行对应分析.

4. 1956~1993年兖州市8种主要传染病各月份发病情况见表9-6.请对疾病的季节分布进行分析.

表 9-6 1956~1993 年兖州市 8 种主要传染病各月份发病情况(例)

月份	流脑	乙脑	疟疾	麻疹	痢疾	伤寒	肝炎	脊髓质炎
1	378	0	123	2572	113	27	984	1
2	1301	0	60	4657	120	21	588	5
3	2558	0	315	8533	132	14	605	8
4	4426	0	1073	5715	176	11	512	6
5	2097	0	3507	3895	404	31	639	8
6	242	20	7351	1716	3148	148	387	10
7	63	135	10794	845	15126	353	685	13
8	12	1038	21614	720	23186	448	1079	20
9	24	268	28843	363	9839	510	2467	25
10	18	17	12362	331	3229	240	6824	20
11	18	4	2118	166	1413	92	8267	15
12	10	1	275	661	220	23	4119	7

5. 在血型与疾病关系的研究中,随机抽取胃溃疡、胃癌患者及对照人群的样本,根据 ABO 血型分类(因 AB 血型例数较少,故省略不计),观测结果见表 9-7. 试探讨不同病种与血型的关系.

表 9-7 不同疾病患者血型的分布

某医生	专家			合计
	A	B	O	
胃溃疡	679	134	983	1795
胃癌	416	84	383	883
对照	2625	570	2892	6087
合计	3720	788	4258	8766

6. 某研究获得原发性头痛(共 4 种类型)与中医头痛(共 9 种类型)各型的结果见表 9-8,请分析二者之间的关系(摘自白方会硕士毕业论文《原发性头痛与中医头痛病证相关性研究》部分数据).

表 9-8 不同头痛分型方法的分布

中医头痛	原发性头痛				合计
	偏头痛	紧张型头痛	丛集性和其他三叉神经性头痛	其他原发性头痛	
痰浊	76	4	1	0	81
风湿	4	40	0	0	44
瘀血	29	3	3	2	37
肝阳	14	11	0	3	28
风寒	5	0	0	2	7
风热	0	0	1	0	1

续表

中医头痛	原发性头痛				合计
	偏头痛	紧张型头痛	丛集性和其他三叉神经性头痛	其他原发性头痛	
气虚	2	2	0	0	4
血虚	0	0	0	2	2
肾虚	0	0	0	2	2
合计	130	60	5	11	206

延伸阅读　Further Readings

延读9-1　陈明,陈景武.2007.对应分析方法及其在临床上的应用[J].数理医药学杂志,20(2):132~134

延读9-2　何晓群.2004.多元统计分析(21世纪统计学系列教材)[M].北京:中国人民大学出版社

延读9-3　李宝红,董时富,孙振球.2007.对应分析在生态学研究中的应用[J].中华流行病学杂志,28(9):914~917

延读9-4　李宝红,孙振球.2007.对应分析在探讨疾病季节分布中的应用[J].中国卫生统计,24(6):593~596

延读9-5　李克均,时松和,胡东生.2006.列联表的行列关联度与对应分析[J].中国卫生统计,23(3):261~263

延读9-6　李克均,时松和,施学忠,等.2008.对应分析应用中的假设检验问题[J].中国卫生统计,25(2):199~203

延读9-7　罗盛,马峻岭,陈景武.2008.分组对应分析在流行病学研究中的应用[J].中国卫生统计,25(6):280~282

延读9-8　孙振球,徐勇勇.2005.医学统计学(第二版)[M].北京:人民卫生出版社

延读9-9　Hill MO.1974.Correspondence analysis:a neglected multivariate method[J].Appl Stat,23:340~354

延读9-10　Panagiotakos DB,Pitsavos C.2004.Interpretation of epidemiological data using multiple correspondence analysis and log-linear models[J].J Data Sci,2:12~18

延读9-11　Phillips D.1995.Correspondence analysis[Internet].Social science & medicine.Accessed July 22,2009.Available at.http://sru.soc.surrey.ac.uk/SRU7.html

延读9-12　Sourial N,Solfson C,Bergman H,et al.2010.A correspondence analysis revealed frailty deficits aggregate and are multidimensional[J].Journal of Clinical Epidemiology,63:647~654

延读9-13　Sourial N,Wolfson C,Bin Z,et al.2010.Correspondence analysis is a useful tool to uncover the relationships among categorical variables[J].Journal of Clinical Epidemiology,63:638~646

(安胜利)

第 10 章 多维尺度分析
Chapter 10 Multi-Dimensional Scaling

> **目的要求 Purposes and Requirements**
> 掌握:多维尺度分析统计软件包分析步骤与结果解释.
> 熟悉:多维尺度分析的基本原理.
> 了解:多维尺度分析的概念、类型、结果评价.
> 重点:多维尺度分析统计软件包分析步骤与结果解释.

10.1 多维尺度分析概述 Overview of Multidimensional Scaling

多维尺度分析(multidimensional scaling,MDS)起源于心理测量学,20世纪50年代,Torgerson 拓展了 Richardson 和 Klingberg 等人在20世纪30~40年代的研究,首次在其博士论文中提出多维尺度分析的概念,后经 Shepard 和 Kruskal 等人的进一步发展和完善,成为广泛应用于心理学、市场调查、社会学、物理学、政治科学及生物学等领域的多元数据分析方法.

多维尺度分析的目的是通过各种途径把高维的研究对象转化成低维的情形再进行分析,以研究对象间的某种亲近关系为依据(如距离、相似程度、亲疏程度等),将研究对象在低维空间中给出标度或位置,全面而直观地再现原始的各研究对象之间的关系,同时以多维空间中代表各研究对象的点之间的距离远近表示各研究对象的相似性,从而对研究对象进行分类.

多维尺度分析可以实现对样品的分类,这与第6章的聚类分析类似,但与聚类分析所不同的是,聚类分析把高维的样品强行纳入一维的谱系分类中,虽然使原始样品之间的关系简单化,但难免损失信息.而多维尺度分析是将高维的样品,在近似的意义下,从高维约简到较低维的空间,并且寻求一个最佳的空间维数和空间位置,尽可能保持各样品间的原始关系.另外,聚类分析以聚类为目的,样品通常按性质分组,而多维尺度分析是将多维尺度图(perceptual map)作为最终的结果,可以直观且定量地考察样品间的距离.

与第5章的因子分析一样,多维尺度分析也是通过对数据的分析形成新的维度,以一个新的维度解释多个原始维度的信息,达到降维的目的,但与因子分析不同的是,多维尺度分析中维度或因子的含义不是分析的重点,且多维尺度分析对数据的要求比因子分析要低,因此其应用范围更广.

1. 多维尺度分析的数据

多维尺度分析采用的数据通常为差异性数据(dissimilarities),也称距离数据,即值越小越相似,值越大表示越不相似,最终表现为图形中距离越近的点越相似,越远则越不相似.如果使用相似性数据(proximities)进行分析,则结果的解释会比较麻烦.

多维尺度分析的数据测量尺度可以是间隔尺度(interval)、比率尺度(ratio)及顺序(ordinal)尺度,所对应的资料类型为计量资料或等级资料.

数据输入的形式一般有3种:①方形对称矩阵(square symmetric matrix)。矩阵的行和列内容相同,均为研究对象,矩阵对角线下方的数值与上方的数值完全一样。如相关系数矩阵就是一个方形对称的相似性矩阵。②方形不对称矩阵(square asymmetric matrix)。矩阵的行和列内容相同,但对角线上下的数值不完全相等。如表10-1所示,不同对象对其之间友谊的评定,对象1感觉与对象2的友谊很好(评分=2),而对象2则感觉与对象1的友谊一般(评分=3)。③长方形矩阵(rectangular matrix)。矩阵的行和列的内容不同,行为研究对象,列为其属性。在进行多维尺度分析时,需要将其转化为方形矩阵。

表 10-1　不同对象对友谊的评定结果(1=非常好,2=很好,3=一般,4=不好)

	对象1	对象2	对象3	对象4
对象1	1	2	3	4
对象2	3	1	4	2
对象3	2	3	1	4
对象4	4	2	3	1

2. 多维尺度分析的类型

按照数据的测量尺度不同,多维尺度分析可以分为计量型多维尺度分析(metric MDS)和非计量型多维尺度分析(non-metric MDS)。前者分析的资料为间隔尺度或比率尺度测量的定量资料,后者则为顺序尺度测量的等级资料。

按照矩阵的个数及模型的性质,多维尺度分析可分为:古典MDS(classical MDS,CMDS),只包含一个矩阵;重复MDS(replicated MDS,RMDS),同时分析多个矩阵;加权MDS(Weighted MDS),分析存在个体差异的多个矩阵。

3. 多维尺度分析的结果评价

判断多维尺度分析结果的优劣,是看输入的数据与输出的结果之间的吻合程度。通过输入数据计算的研究对象间的距离与MDS分析结果中空间内相应的点之间的距离的差异程度,称为压力系数(Stress),是衡量MDS分析结果好坏的指标。Kruskal于1964年提出了计算压力系数的公式:

$$STRESS = \sqrt{\frac{\sum_{ij}(\delta_{ij}-d_{ij})^2}{\sum_{ij}d_{ij}^2}} \tag{10-1}$$

式中,δ_{ij}表示研究对象i和j之间的相似程度(由原始数据所计算出的实际距离),d_{ij}表示研究对象i和j在MDS分析结果中的空间距离。从公式中可以看出,如果两个距离相等,则压力系数为0,该系数越小,表示分析结果越好。Kruskal给出了压力系数的判断经验尺度:若$Stress=20\%$,近似程度差(bad);$Stress=10\%$,为满意(fair);$Stress=5\%$,为好(good);$Stress=2.5\%$,为很好(excellent);$Stress=0$,为完全匹配(perfect)。

增加空间维度,压力系数会减小(也可能不变),但增加维度,空间就变得复杂,解释结果就困难。所以,需要在维度数与压力系数间做权衡。

以上公式用于计量型测度资料,对于顺序尺度的测量资料,如何把等级资料δ_{ij}转化为与d_{ij}相对应的计量资料是所要研究的主要问题,Kruskal提出用最小平方单调回归的方法,确

定 δ_{ij} 的单调转换 $\hat{d}_{ij}$，则压力系数的计算公式变为：

$$STRESS = \sqrt{\frac{\sum_{ij}(\hat{d}_{ij} - d_{ij})^2}{\sum d_{ij}^2}} \qquad (10\text{-}2)$$

式中，$\hat{d}_{ij}$ 表示研究对象 i 和 j 之间的相似程度（原始数据用回归方法的估计值，表示实际距离），d_{ij} 表示研究对象 i 和 j 在 MDS 分析结果中的空间距离．

另一个目前使用更为普遍的测量匹配程度的指标是 SSTRESS（S 压力系数），由 Takane, Young 等于 1984 年提出，

$$SSTRESS = \sqrt{\frac{\sum_i \sum_j (\hat{d}_{ij}^2 - d_{ij}^2)^2}{\sum_i \sum_j d_{ij}^4}} \qquad (10\text{-}3)$$

S 压力系数是将压力系数计算公式中的 d_{ij} 和 $\hat{d}_{ij}$ 平方后所得到的度量值，其值介于 0 和 1 之间，当 S 压力系数小于 0.1 时，表示分析结果较好．

另外一个表示 MDS 分析结果优劣的指标是决定系数（R square, RSQ），表示总变异中能够被相对空间距离所解释的比例，一般在 0.6 以上可以接受．读者可以参看线性回归等有关内容．

10.2 多维尺度分析原理
The Principle of Multidimensional Scaling

【例 10-1】 表 10-2 是云南省 10 个城市间的公路距离，由于公路弯弯曲曲，所以这些距离不是这些城市间真正的距离，我们希望在图上标出这些城市的位置，使他们之间的距离接近表中的距离．

表 10-2 云南省 10 个城市间的公路距离（公里）

城市	昆明	曲靖	大理	蒙自	丽江	保山	普洱	景洪	个旧	昭通
昆明										
曲靖	137									
大理	318	450								
蒙自	276	304	550							
丽江	503	633	184	734						
保山	487	621	179	721	351					
普洱	420	548	465	438	647	583				
景洪	543	670	725	561	907	702	124			
个旧	273	301	548	37	752	718	435	558		
昭通	325	326	651	595	776	820	747	868	595	

这是 MDS 的经典问题．要解决以上问题，首先明确与 MDS 相关的数据概念．

（1）距离阵

【定义 10-1】 一个 $n \times n$ 阶的矩阵 $\boldsymbol{D} = (d_{ij})_{n \times n}$，如果满足条件：

1) $D = D'$
2) $d_{ij} \geq 0, d_{ii} = 0$, $i, j = 1, 2, \cdots, n$

则矩阵 D 为广义距离阵，d_{ij} 称为第 i 点与第 j 点间的距离．

【定义 10-2】 对于一个 $n \times n$ 的距离阵 $D = (d_{ij})_{n \times n}$，如果存在某个正整数 r 和 R^r 中的 n 个点 $X_1, X_2, \cdots, X_n$，使得

$$d_{ij}^2 = (X_i - X_j)'(X_i - X_j) \qquad i, j = 1, 2, \cdots, n$$

则称 D 为欧氏距离阵．

（2）相似系数阵

【定义 10-3】 一个 $n \times n$ 阶的矩阵 $C = (c_{ij})_{n \times n}$，如果满足条件：

① $C = C'$
② $c_{ij} \leq c_{ii}$ $i, j = 1, 2, \cdots, n$

则矩阵 C 为相似系数阵，c_{ij} 称为第 i 点与第 j 点间的相似系数．

在进行多维尺度分析时，如果数据是多个分析变量的原始数据，则要根据聚类分析中介绍的方法，计算分析对象间的相似测度；如果数据不是广义距离阵，要通过一定的方法将其转换成广义距离阵才能进行多维尺度分析．

1. 古典多维尺度分析

古典多维尺度分析是最早出现的 MDS 方法，由 Torgerson 在 1950 年引进．我们以一个经典的案例——例 10-1，来说明古典 MDS 的原理．

设 r 维空间中的 n 个点表示为 $X_1, X_2, \cdots, X_n$，用矩阵表示为 $X = (X_1, X_2, \cdots, X_n)'$．在多维尺度分析中，我们称 X 为距离阵 D 的一个拟合构图，求得的 n 个点之间的距离阵 $\hat{D}$ 称为 D 的拟合距离阵，$\hat{D}$ 和 D 尽可能接近．如果 $\hat{D} = D$，则称 X 为 D 的一个构图．

我们假设有 n 个城市对应欧氏空间的 n 个点，其距离阵为 D，它们所对应的空间的维数为 r，第 i 个城市对应的点记为 X_i，则 X_i 的坐标记作 $X_i = (X_{i1}, X_{i2}, \cdots, X_{ir})$．

设 $B = (b_{ij})_{n \times n}$，其中：

$$b_{ij} = \frac{1}{2}\left(-d_{ij}^2 + \frac{1}{n}\sum_{j=1}^n d_{ij}^2 + \frac{1}{n}\sum_{i=1}^n d_{ij}^2 - \frac{1}{n^2}\sum_{i=1}^n \sum_{j=1}^n d_{ij}^2\right)$$

d_{ij}^2 为 i 城市与 j 城市之间的距离．那么，如果一个 $n \times n$ 的距离阵 D 是欧氏距离阵的充要条件是 $B \geq 0$．

首先考虑必要性，设 D 是欧氏距离阵，则存在 $X_1, X_2, \cdots, X_n \in R^r$，使得

$$\begin{aligned} d_{ij}^2 &= (X_i - X_j)'(X_i - X_j) \\ &= X_i' X_i + X_j' X_j - X_j' X_i - X_i' X_j \\ &= X_i' X_i + X_j' X_j - 2 X_i' X_j \end{aligned} \tag{10-4}$$

$$\frac{1}{n}\sum_{i=1}^n d_{ij}^2 = X_j' X_j + \frac{1}{n}\sum_{i=1}^n X_i' X_i - \frac{2}{n}\sum_{i=1}^n X_i' X_j \tag{10-5}$$

$$\frac{1}{n}\sum_{j=1}^n d_{ij}^2 = X_i' X_i + \frac{1}{n}\sum_{j=1}^n X_j' X_j - \frac{2}{n}\sum_{j=1}^n X_i' X_j \tag{10-6}$$

$$\begin{aligned} \frac{1}{n}\sum_{j=1}^n \left(\frac{1}{n}\sum_{i=1}^n d_{ij}^2\right) &= \frac{1}{n^2}\sum_{i=1}^n \sum_{j=1}^n d_{ij}^2 \\ &= \frac{1}{n}\sum_{i=1}^n X_i' X_i + \frac{1}{n}\sum_{j=1}^n X_j' X_j - \frac{2}{n}\sum_{i=1}^n \sum_{j=1}^n X_i' X_j \end{aligned} \tag{10-7}$$

由式(10-4)、(10-5)、(10-6)和(10-7),得知

$$b_{ij} = \frac{1}{2}\left(-d_{ij}^2 + \frac{1}{n}\sum_{j=1}^{n}d_{ij}^2 + \frac{1}{n}\sum_{i=1}^{n}d_{ij}^2 - \frac{1}{n^2}\sum_{i=1}^{n}\sum_{j=1}^{n}d_{ij}^2\right)$$

$$= \frac{1}{2}\left(2X'_iX_j - \frac{2}{n}\sum_{j=1}^{n}X'_iX_j - \frac{2}{n}\sum_{i=1}^{n}X'_iX_j + \frac{2}{n^2}\sum_{i=1}^{n}\sum_{j=1}^{n}X'_iX_j\right) \quad (10\text{-}8)$$

$$= (X'_iX_j - X'_i\bar{X} - \bar{X}'X_j + \bar{X}'\bar{X})$$

$$= (X_i - \bar{X})'(X_j - \bar{X})$$

其中, $\bar{X} = \frac{1}{n}\sum_{i=1}^{n}X_i$. 用矩阵表示为:

$$B = (b_{ij})_{n\times n} = \begin{pmatrix}(X_1 - \bar{X})' \\ \vdots \\ (X_n - \bar{X})'\end{pmatrix}(X_1 - \bar{X}, \cdots, X_n - \bar{X}) \geq 0$$

这里,我们称 **B** 为 X 的中心化内积阵.

再来考虑充分性,如果假设 $B \geq 0$,我们欲指出 X 正好为 D 的一个构图,且 D 是欧氏型的.

记 $\lambda_1 \geq \lambda_2 \geq \cdots \geq \lambda_r$ 为 **B** 的正特征根,$\lambda_1, \lambda_2, \cdots, \lambda_r$ 对应的单位特征向量为 $e_1, e_2, \cdots, e_r$, $\Gamma = (e_1, e_2, \cdots, e_r)$ 是单位特征向量为列组成的矩阵,则 $X = (\sqrt{\lambda_1}e_1, \sqrt{\lambda_2}e_2, \cdots, \sqrt{\lambda_r}e_r) = (x_{ij})_{n\times r}$,**X** 矩阵中每一行对应空间中的一个点,第 i 行即为 X_i. 令 $\Lambda = diag(\lambda_1, \lambda_2, \cdots, \lambda_r)$,那么,

$$B = XX' = \Gamma\Lambda\Gamma' \quad (10\text{-}9)$$

$$X = \Gamma\Lambda^{1/2} \quad (10\text{-}10)$$

即 $b_{ij} = X'_iX_j$. 由于,

$$b_{ij} = \frac{1}{2}\left(-d_{ij}^2 + \frac{1}{n}\sum_{j=1}^{n}d_{ij}^2 + \frac{1}{n}\sum_{i=1}^{n}d_{ij}^2 - \frac{1}{n^2}\sum_{i=1}^{n}\sum_{j=1}^{n}d_{ij}^2\right)$$

因此,

$$(X_i - X_j)'(X_i - X_j) = X'_iX_i + X'_jX_j - 2X'_iX_j$$

$$= b_{ii} + b_{jj} - 2b_{ij} = d_{ij}^2$$

这样说明 X 正好是 **D** 的一个构图,**D** 是欧氏型的.

通过上面的讨论我们知道,只要按式(10-8)求出各个点对之间的内积,求得内积矩阵 **B** 的 r 个非零特征值及所对应的一组特征向量,据公式(10-10)即可求出 **X** 矩阵的 r 个列向量或空间 n 个点的坐标.

这里需要特别注意,并非所有的距离阵都存在一个 r 维的欧氏空间和 n 个点,使得 n 个点之间的距离等于 **D**. 因而,并不是所有的距离阵都是欧氏距离阵,还存在非欧氏距离阵.

当距离阵为欧氏时,可求得一个 **D** 的构图 **X**,当距离阵不是欧氏时,只能求得 **D** 的拟合构图. 在实际应用中,即使 **D** 为欧氏,一般也只求 r=2 或 3 的低维拟合构图.

值得注意的是,由于多维尺度分析求解的 n 个点仅仅要求它们的相对欧氏距离与 **D** 相近,也就是说,只与相对位置相近而与绝对位置无关,根据欧氏距离在正交变换和平移变换下的不变性,显然所求得解并不唯一.

以上即古典多维尺度分析的基本思想和方法.

如果已知的数据不是 n 个对象之间的某种距离,而是 n 个对象间的某种相似性测度,只需将相似系数阵 C 转换为广义距离阵 D,其他计算与上述方法相同. 令

$$d_{ij} = \sqrt{(c_{ii} + c_{jj} - 2c_{ij})} \tag{10-11}$$

由定义 10-3 可知,$c_{ii}+c_{jj}-2c_{ij} \geq 0$,显见 $d_{ii}=0$,$d_{ij}=d_{ji}$,故 D 为距离阵. 根据数学定理易知,当 $C \geq 0$ 时,由 10-9 式定义的距离阵为欧氏型.

2. 非计量多维尺度分析

在古典多维尺度分析中,距离的测量是精确的,即定量的. 而在实际工作中,我们涉及更多的是不易量化的相似性测度,如两种颜色的相似性,虽然我们可以用 1 表示颜色非常相似,10 表示颜色非常不相似,但是这里的数字只表示颜色之间的相似或不相似程度,并不表示实际的数值大小,因而是顺序尺度,这时是由两两颜色间的不相似数据 δ_{ij} 形成"距离"阵. 对于非计量的不相似性矩阵,我们如何进行多维尺度分析呢?

目前比较流行的非计量 MDS 是 Shepard 于 1962 年提出 MDS 模型,Kruskal 于 1964 年给出了一种有效的算法.

假定有一个 n 个对象的不相似矩阵 $(\delta_{ij})_{n \times n}$,要寻找 n 个对象的一个 r 维拟合构造点 X. 为了寻找一个较好的拟合构造点,我们可以从某一个拟合构造点开始,即先将 n 个对象随意放置在 r 维空间,形成一个感知图,用 $X_i = (X_{i1}, X_{i2}, \cdots, X_{ir})'$ 表示 i 对象在 r 维空间的坐标,对象 i 与 j 在 r 维空间的距离为:

$$d_{ij} = \sqrt{(X_{i1} - X_{j1})^2 + (X_{i2} - X_{j2})^2 + \cdots + (X_{ir} - X_{jr})^2}$$

然后微调 n 个对象在空间的位置,改进空间距离与不相似数据间的匹配程度,直到匹配性无法改进为止. 显然,定量测度 d_{ij} 与 δ_{ij} 间的匹配性是问题的难点. 因为,对于顺序尺度 δ_{ij} 来说,如何量化它与 d_{ij} 间的对应程度是解决问题的关键. 前面已述及 Kruskal 提出的最小平方单调回归的方法,将 δ_{ij} 单调转换为 d_{ij}.

非计量多维尺度分析就是要采用迭代方法,找到使 STRESS 尽可能小的 r 维空间中 n 个对象的坐标.

非计量 MDS 虽是基于顺序尺度数据的分析方法,但当定量尺度的距离阵中的数据不可靠,而距离大小的顺序可靠时,采用非计量 MDS 比计量 MDS 得到的结果更接近实际.

3. 加权多维尺度分析

以上讨论的均是只有一个矩阵的问题,实际工作中,数据往往来源于多个受试对象,每个受试对象的数据都构成一个矩阵,因此,我们需要对多个矩阵进行分析. 如果不考虑受试对象间的差异,也可以采用上述古典 MDS 的方法进行重复多维尺度分析(RMDS). 但受试对象间的差异往往是不可忽视的,所以,更好的办法是采用考虑个体差异的加权多维尺度分析 WMDS.

加权多维尺度分析由 Carroll 和 Chang 于 1970 年提出.

设由 m 个个体对 n 个对象进行比较评测,得到 m 个 $n \times n$ 的不相似(相似)矩阵,然后将其转换为距离阵. 每个距离阵都有自己的拟合构造空间,权重个体差异欧氏距离模型通过给予不同个体不同的权重综合得到 m 个个体的公共拟合构造空间. 设 X_{it} 表示 i 对象在公共拟合构造空间的 t 维坐标,则对于 i 对象第 k 个个体在公共拟合构造空间的 t 维坐标为 $Y_{it}^{(k)}$

$$Y_{it}^{(k)} = \sqrt{w_{kt}} X_{it} \tag{10-12}$$

其中，$\sqrt{w_{kt}}$ 为第 k 个个体在 t 维的权重．对于第 k 个个体，对象 i 和 j 的欧氏距离为：

$$d_{kij} = \sqrt{\sum_{t=1}^{r}(Y_{it}^{(k)} - Y_{jt}^{(k)})^2} \tag{10-13}$$

将(10-12)式代入(10-13)式可得

$$d_{kij} = \sqrt{w_{k1}(X_{i1} - X_{j1})^2 + \cdots + w_{kr}(X_{ir} - X_{jr})^2} \tag{10-14}$$

注意：(10-14)式中 $w_k = (w_{k1}, w_{k2}, \cdots, w_{kr})'$ 是个体间唯一不同的参数，而分析对象在公共感知图中的坐标则所有个体都相同．在此基础上可依据古典 MDS 求内积的(10-8)式得到如下公式：

$$\begin{aligned}b_{kij} &= \frac{1}{2}\left(-d_{kij}^2 + \frac{1}{n}\sum_{i=1}^{n}d_{kij}^2 + \frac{1}{n}\sum_{j=1}^{n}d_{kij}^2 - \frac{1}{n^2}\sum_{i=1}^{n}\sum_{j=1}^{n}d_{kij}^2\right) \\ &= \sum_{t=1}^{r}w_{kt}X_{it}X_{jt}\end{aligned} \tag{10-15}$$

Carroll 和 Chang 采用非线性迭代最小平方法求得 X 的最优解，得到公共拟合构造点．

10.3 多维尺度分析步骤 Steps in Multidimensional Scaling

同其他多元统计分析方法一样，对所研究的问题做出准确的界定，仍然是多维尺度分析的首要任务．由于分析中将应用到各种类型的数据，我们就必须确定一种获得数据的适宜方式．接下来是选择用于数据分析的 MDS 方法，为了获得较好的分析结果，确定结果的空间维数十分重要，通常维数多，包含的信息量就大，而维数少，则更为方便数据分析和表达，因此，需要确定既能包含大部分重要信息，又方便数据分析和表达的较为适当的维数．在确定了空间维数后，需要准确命名那些构筑空间的坐标轴，并对整个空间结构做出解释，最后一步的工作是评估所用方法的可靠性和有效性．多维尺度分析的基本步骤可以用图 10-1 表示：

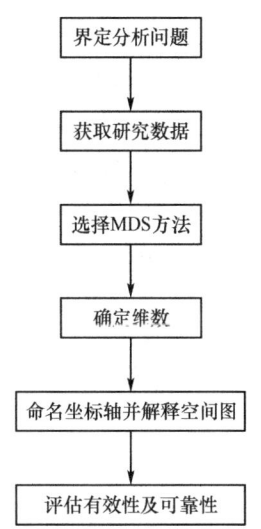

图 10-1 多维尺度分析的基本步骤

1. 界定分析问题

多维尺度分析是一种识别影响行为的未知维度（因素）的探索性技术，是对影响因素未知或无法确定的情况下对研究对象进行比较性评价的过程．因此，进行多维尺度分析最基本也是最重要的步骤是确定要进行多维尺度分析的对象，即要分析的问题．围绕需要解决的问题，我们才能分析和探索与之相关的因素指标（或变量）．指标或变量的选择还与研究者对问题的了解程度、相关的理论以及研究者的判断力有关．研究者要保证所有相关的产品、服务或其他对象都包括在评价的范围内．

评价对象以多少较为合适呢？评价对象较少，受试者的工作将较轻松，但 MDS 的结果会不稳定，而评价对象太多，受试者的工作量太大，数据的真实性和质量难以保证，可以取想得到维度数的 4 倍以上较为合适．

2. 获取数据

多维尺度分析的数据可以是客观指标或主观指标的数据,客观指标包括如地理、经济、基因、生理等指标,这里不做更多说明。主要介绍一下主观指标所获得的数据及收集方法。

市场调查及心理学等领域更多使用主观指标,其是受试者对调查对象的主观评价,一般有相似数据和偏好数据,相似数据是受试者对评价对象间的相似程度的判断,而偏好资料显示了受试者对评价对象的偏好程度,两者都是受试者对评价对象的主观感受。从数据使用的方法区分,MDS 的数据可以分为直接数据和间接数据,直接数据可以直接进行 MDS 分析,而间接数据需要对其进行加工(如计算相关系数、距离等),以便符合 MDS 分析的要求。

直接数据一般要求受试者按照自己(或规定)的标准对评价对象直接给出总体的相似性或偏好评价,好处是研究者不必确定要评价对象的属性,由受试者对其总的做出一个评价,故结果较为真实和客观。但 MDS 分析结果的维度命名较为困难。而间接数据一般是以评价对象的属性为基础的评价方法,要求受试者对评价对象的不同属性均给予评价(如饮料的甜度、口感、价格等),可以较方便地命名各维度的坐标轴。但研究者需要列出所有评价对象的属性,这是一项很复杂、很艰难的工作。实际工作中可以两种数据结合使用,以直接数据构建空间图,用间接数据解释空间图中各维度的含义。

主观数据收集的方法很多,如两两比较法(要求受试者对要评价的对象间进行两两配对的比较评价。当评价对象较多时,难以操作。)、归类法(要求受试者按照评价对象的相似程度进行分组或归类。)、排序法(将每个研究对象与其余对象进行一一比较,按照相似程度排序。每个受试者将得到一个结果矩阵)。主观数据的收集采用顺序尺度,一般采用 Likert 的 5 级或 7 级评分法,即 1 代表最相似,5(或 7)代表最不相似。也可以采用语义差异标尺(如 10 厘米的线条,左边为 0,代表最不好,右边为 10,代表最好,要受试者在线条的相应位置给出评价对象某属性的评分)。

3. 选择多维尺度分析方法

在具体选择多维尺度分析方法时,所收集数据的性质是决定因素,多维尺度分析分为非计量型 MDS 和计量型 MDS。虽然非计量 MDS 的数据是顺序型的等级资料,但输出的结果是区间以上型的计量结果。而计量型 MDS 的数据是间隔尺度及以上型的计量资料,输出的数据也是计量结果,因此,输入和输出数据间相关性较强。两种方法的结果基本相似。

影响选择多维尺度分析方法的另一因素,为分析过程是在单一个体水平进行还是在受试群组水平进行。单一个体水平进行分析时,需要对每个受试者分别做数据分析,每个受试者都拥有各自的空间图。如果只是对评价对象进行总的评价及其影响因素的研究,应该采取受试群组水平的评价,即重复 MDS 的分析。如果要同时考虑个体间的差异,可以采用加权 MDS。

4. 确定维数

多维尺度分析的目的,是以空间图的方式用最少的维数去最佳地拟合输出数据。然而,空间图的拟合优度随着维数的增加而提高。维数增加,势必给分析造成一定的难度,所以,平衡维数和拟合优度是 MDS 分析要解决的关键问题。

常用的维数确定方法:

(1) 个人的经验及主观评价。研究者的理论知识及以往的经验和结论将有助于确定维数,研究者需要考虑如何表达和解释分析的结果,而 3 维以上的结果将难以表达并且对拟合优度的提高不多.

(2) 压力系数的碎石图. 考察压力系数与维数的折线图(也称碎石图,scree plot),当合适的维数出现时,往往伴随有一个转折或转弯,而超过这点时,增加维数通常不会提高拟合优度. 如图10-2所示,在三维处出现转折点,故应选择的维数是3.

(3) 用决定系数评价拟合优度,一般拟合优度达到0.6以上,模型可以接受.

5. 命名坐标轴并解释空间图

在获得空间图后,对坐标轴的命名没有固定的程序,主要依赖主观的和客观方式. 主观方法是研究者、受试者

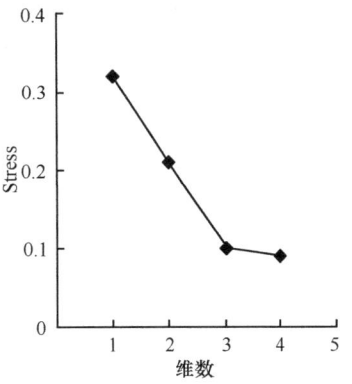

图10-2 压力系数碎石图

及其他"专家"根据自己的经验和主观判断,对维度进行命名. 例如,可以在获得了相似性或编好数据后,进一步询问受试者在进行相似性评估时依赖的主观评估标准,这些标准在命名坐标轴时可以参考. 如果可能,也可以向调查对象展示空间图,然后,请他们来命名空间图上的坐标轴.

如果可能,研究者可以对评价对象的各种属性进行评估,利用属性对维度进行命名. 但研究者不可能把所有重要的属性都包含在研究中,所以不能保证命名的维度代表了所有的相关属性. 通常情况下,一个维度不可能只表示评价对象的一个特性.

6. 评估有效性和可靠性

同其他多元分析方法一样,对采用多维尺度分析获得的结果也要进行可靠性和有效性评估. 一般采用以下方法:

(1) 计算拟合优度 R^2(RSQ). 前面已述及,R^2 越大,说明 MDS 对数据的拟合程度越好. 一般地,当 $R^2 \geq 0.6$ 时,认为结果是可接受的.

(2) 压力系数也用于反映 MDS 的拟合优度. 与 R^2 相反,而压力系数是拟合劣质程度的度量,两个度量的角度完全相反,但目的相同. 压力系数随多维标度过程以及被分析资料的不同而变化.

(3) 如果在集合水平上进行分析,原始数据应分成两组或两组以上. 我们分别对每组应用多维标度法,然后,对各组结果进行比较.

(4) 敏感度分析. 当增加(或删除)一个评价对象(或评价属性),看分析结果是否有较大的变化,可以评价分析结果是否依赖于较少的对象(或属性). 如果变化明显,说明 MDS 的分析结果不稳定,反之,则可以.

10.4 实例分析 Examples Analysis

【例10-2】 对云南省10个城市间公路距离数据的分析.

【分析】 本研究的目的是分析10个城市的空间距离,仅涉及一个矩阵,所以可以采用古典多维尺度分析.

【操作】 在 SPSS 中按照表10.1输入数据,变量名为城市名. 由于原始数据是对称的方形阵,输入数据时只需要输入下半部分,不影响程序的运算过程. 输入数据后进行以下操作:

(1) 点击 **Analyze→Scale→Multidimensional Scaling(ALSCAL)**;

(2) 将 10 个城市变量选入变量(**Variables**)对话框,点击模型(**Model**)按钮,在测量水平(**Level of measurement**)对话框选择比率(**Ratio**);

(3) 点击选项(**Options**)按钮,在显示(**Display**)对话框选择输出空间图(**Group Plots**).

【结果及解释】

```
Iteration history for the 2 dimensional solution (in squared distances)

              Young's S-stress formula 1 is used.

   Iteration        S-stress         Improvement
       1            .13864
       2            .12816             .01048
       3            .12750             .00066

              Iterations stopped because
        S-stress improvement is less than    .001000
```

首先输出的是(方形距离)数据在两维空间的迭代结果. 3 次迭代后 S-stress 的改善(**Improvement**)为 0.00066,小于 S-stress 收敛标准 0.001,收敛效果较好.

```
Stress and squared correlation (RSQ) in distances

RSQ values are the proportion of variance of the scaled data (disparities)
     in the partition (row, matrix, or entire data) which
     is accounted for by their corresponding distances.
        Stress values are Kruskal's stress formula 1.

                       For    matrix
           Stress  =   .08933      RSQ =  .95004
```

接着输出的是模型的压力系数(**Stress**)和决定系数(相关系数的平方 **RSQ**). 本例,压力系数为 0.08933,小于 0.10,说明分析后输出的结果与原始输入数据间的匹配程度可以接受. 决定系数为 0.95004,接近 1,说明模型拟合较好.

```
              Configuration derived in 2 dimensions
                      Stimulus Coordinates

                                    Dimension
   Stimulus       Stimulus
   Number         Name              1           2

       1           昆明            .0942        .3801
       2           曲靖            .3700        .8929
       3           大理          -1.1052       -.0471
       4           蒙自           1.0979        .1668
       5           丽江          -1.8676        .0928
       6           保山          -1.5423       -.6607
       7           普洱            .3917      -1.1644
       8           景洪           1.0562      -1.6436
       9           个旧           1.0980        .1315
      10           昭通            .4070       1.8518
```

接下来输出的是 12 个城市在二维空间图中的坐标值.

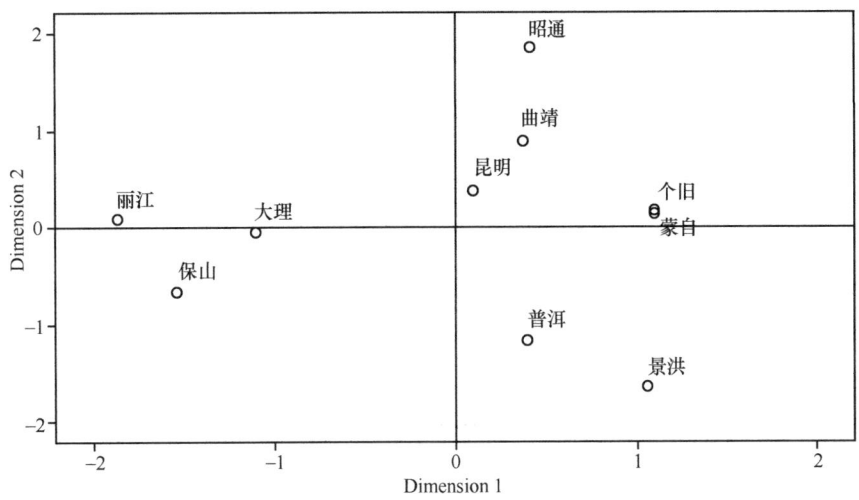

后面是按照选项要求输出的空间图,图上的点是各个城市按照输入的距离计算出来的相应欧几里得距离在二维空间中的排列位置.读者可以对照云南省地图进行对比查看,除了东西南北方向上的变化,城市间的相对位置与地图上基本吻合.

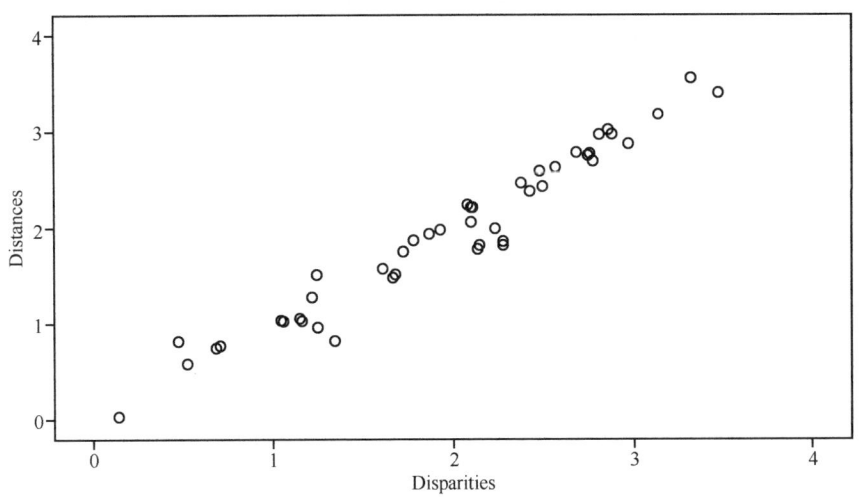

最后输出的是欧几里得距离模型下线性拟合的散点图.如果模型拟合得很好,则散点会完全在一条直线上,从本例的结果看,虽然没有非常明显的偏离情况,但散点与一条直线还是有很大的差异.原因就在于,本例给出的原始数据,是各个城市间的公路距离,公路不会总是直线,总有弯曲的时候,而且各地的情况不尽相同,加之云南多以山区为主,公路的情况就更为复杂,所以影响到拟合的效果.

【引申】 本例数据为地理分布情况,从常识来看,二维空间就足以说明城市间的相对位置,如果想看看维度选择是否合适,可以通过压力系数碎石图.这需要用 SPSS 的另一个过程,PROXSCAL 过程处理,操作步骤读者请参看后面的案例.这里给出压力系数的碎石图.

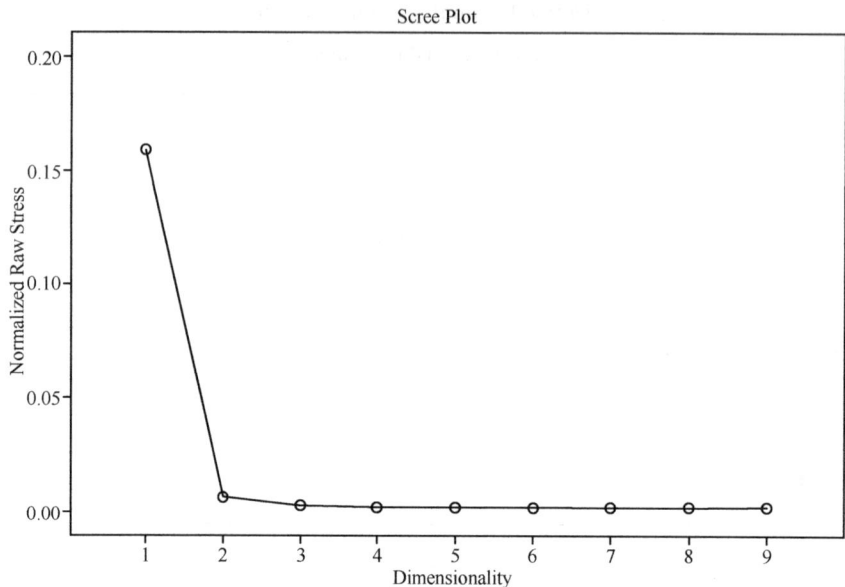

从图上我们可以看出,从一维到二维,压力系数有较大的变化,而二维之后,增加维数压力系数的变化非常小,在二维的位置碎石图有一个非常明显的转折,所以该资料用二维是合适的.

【例 10-3】 表 10-3 是 2008 年云南省 16 个州市的人口和经济发展指标,试对云南省 16 个州市进行分类.

表 10-3　2008 年云南省各地区人口与经济发展指标

地区	农业人比例(%)	人口密度(人/公里^2)	人均国内生产总值(元)	农民年人均纯收入(元)	人口出生率(‰)	人口死亡率(‰)	人均财政收入(元)
昆明市	0.59	289.1	25826	4610	11.23	5.64	2133
曲靖市	0.88	193.7	13684	3166	13.16	6.30	804
玉溪市	0.83	148.9	26260	4761	12.20	7.10	1709
保山市	0.90	125.5	7898	2717	11.74	6.05	429
昭通市	0.93	230.0	5163	2102	15.36	6.33	243
丽江市	0.86	57.5	8301	2374	10.88	6.48	596
普洱市	0.87	56.9	6975	2536	12.43	6.57	430
临沧市	0.90	97.4	6605	2363	12.90	6.78	292
楚雄州	0.86	91.9	11389	3110	10.75	6.43	667
红河州	0.83	134.0	11718	3050	13.20	6.41	855
文山州	0.91	106.4	7151	2027	14.98	7.90	367
西双版纳州	0.70	54.3	11504	3213	13.06	6.36	567
大理州	0.88	118.6	10661	3078	12.36	7.68	652
德宏州	0.81	102.8	8439	2439	13.50	5.90	666
怒江州	0.86	36.2	8221	1448	12.90	6.60	897
迪庆州	0.88	15.8	14817	2595	11.93	6.50	625

资料来源:2009 年云南统计年鉴

【分析】 本例是用人口和经济指标对地区进行分类,可以采用第6章的聚类分析方法对样品进行聚类,鉴于多维尺度分析也可以对样品进行分类,这里采用多维尺度分析. 由于原始数据不是距离阵,需要对数据进行转化.

【操作】 在SPSS中按照表10-3输入数据,变量名为各个指标. 然后进行以下操作:

(1) 点击 Analyze → Scale → Multidimensional Scaling(ALSCAL),在下方的距离(Distances)对话框选择从数据创建距离(Create distances from data),点击测量(Measure)按钮,在变量值转换(Transform Values)对话框,标准化(Standardize)下拉菜单中选择标准正态得分(Z scores);在创建距离阵(Create Distances Matrix)对话框选择创建样品间矩阵(Between cases);

(2) 将7个指标变量选入变量(Variables)对话框,点击模型(Model)按钮,在测量水平(Level of measurement)对话框选择间隔(Interval);

(3) 点击选项(Options)按钮,在显示(Display)对话框选择输出空间图(Group Plots)、每个研究对象的空间图(Individual subject plots)、转换的数据矩阵(Data matrix)以及模型和选项的概述(Model and option summary).

【结果及解释】

```
Alscal Procedure Options

Data Options-

Number of Rows (Observations/Matrix).      16
Number of Columns (Variables) . . .        16
Number of Matrices  . . . . . .             1
Measurement Level . . . . . . .            Interval
Data Matrix Shape . . . . . . .            Symmetric
Type  . . . . . . . . . . . . .            Dissimilarity
Approach to Ties  . . . . . . .            Leave Tied
Conditionality  . . . . . . . .            Matrix
Data Cutoff at  . . . . . . . .             .000000

Model Options-

Model . . . . . . . . . . . . .            Euclid
Maximum Dimensionality  . . . .             2
Minimum Dimensionality  . . . .             2
Negative Weights  . . . . . . .            Not Permitted

Output Options-

Job Option Header . . . . . . .            Printed
Data Matrices . . . . . . . . .            Printed
Configurations and Transformations .       Plotted
Output Dataset  . . . . . . . .            Not Created
Initial Stimulus Coordinates  . .          Computed

Algorithmic Options-

Maximum Iterations  . . . . . .             30
Convergence Criterion . . . . .             .00100
Minimum S-stress  . . . . . . .             .00500
Missing Data Estimated by . . . .          Ulbounds
```

结果首先输出的是选项及模型的概述，我们可以对整个分析过程有一个大致的了解。

	\\	Raw (unscaled) Data for Subject 1				
	1	2	3	4	5	6
1	.000					
2	5.503	.000				
3	4.373	3.723	.000			
4	6.586	2.007	4.985	.000		
5	7.852	2.855	6.308	3.346	.000	
6	6.798	2.929	4.971	1.535	4.403	.000
7	7.121	2.520	5.033	1.470	3.469	1.296
8	7.432	2.392	5.229	1.675	2.806	1.922
9	6.014	2.409	4.117	1.480	4.501	1.111
10	5.598	1.087	3.778	1.895	3.122	2.385
11	8.600	3.826	5.856	4.133	3.226	4.153
12	5.768	2.911	4.473	2.913	4.403	2.760
13	6.901	2.711	3.997	2.935	4.022	2.667
14	6.254	2.065	5.037	1.864	2.968	2.427
15	7.342	3.138	5.409	2.543	3.768	2.027
16	6.760	2.766	4.373	2.087	4.423	1.486
	7	8	9	10	11	12
7	.000					
8	.903	.000				
9	1.782	2.296	.000			
10	1.852	1.984	2.059	.000		
11	3.185	2.547	4.461	3.506	.000	
12	2.350	2.866	2.656	1.974	4.267	.000
13	2.296	2.074	2.516	2.389	2.563	3.263
14	1.784	2.058	2.566	1.404	3.870	1.978
15	1.651	1.915	2.766	2.423	3.228	2.937
16	1.493	2.087	1.636	2.175	3.903	2.516
	13	14	15	16		
13	.000					
14	3.379	.000				
15	2.981	2.089	.000			
16	2.635	2.394	1.977	.000		

接着输出的是样品之间根据原始数据计算欧氏距离所得的欧氏距离阵。

```
Iteration history for the 2 dimensional solution (in squared distances)

           Young's S-stress formula 1 is used.

       Iteration      S-stress      Improvement

           1           .14823
           2           .12833         .01990
           3           .12626         .00207
           4           .12604         .00022

               Iterations stopped because
       S-stress improvement is less than    .001000
```

Stress and squared correlation (RSQ) in distances

RSQ values are the proportion of variance of the scaled data (disparities)
in the partition (row, matrix, or entire data) which
is accounted for by their corresponding distances.
Stress values are Kruskal's stress formula 1.

For matrix
Stress = .15592   RSQ = .92904

然后是迭代过程及压力系数等．对二维模型来说（系统默认），迭代 4 次结果收敛,压力系数为 0.15592,在可接受范围内,但不是很好．决定系数为 0.92904,模型拟合尚可．

Configuration derived in 2 dimensions

Stimulus Coordinates

Stimulus Number	Stimulus Name	Dimension 1	Dimension 2
1	VAR1	3.6960	.1037
2	VAR2	.3315	-.4284
3	VAR3	2.1065	-.7902
4	VAR4	-.3528	.4898
5	VAR5	-1.2064	-1.3765
6	VAR6	-.3850	.8294
7	VAR7	-.6641	.2840
8	VAR8	-.8802	-.0268
9	VAR9	.1804	.6369
10	VAR10	.1983	-.1452
11	VAR11	-1.5597	-1.1047
12	VAR12	.2815	.7275
13	VAR13	-.3332	-.7187
14	VAR14	-.2441	.3548
15	VAR15	-.8846	.5023
16	VAR16	-.2842	.6621

接着输出了各样品（地区）在二维空间图中的坐标值．

Optimally scaled data (disparities) for subject   1

	1	2	3	4	5	6
1	.000					
2	3.238	.000				
3	2.442	1.985	.000			
4	4.000	.777	2.873	.000		
5	4.891	1.373	3.804	1.719	.000	
6	4.149	1.426	2.863	.445	.463	.000
7	4.376	1.138	2.907	.399	1.806	.277
8	4.595	1.048	3.045	.543	1.339	.717
9	3.597	1.060	2.262	.406	2.532	.146
10	3.304	.129	2.023	.698	1.562	1.043
11	5.417	2.057	3.486	2.274	1.635	2.288
12	3.424	1.413	2.513	1.414	2.463	1.307
13	4.222	1.272	2.177	1.430	2.195	1.241
14	3.766	.818	2.909	.676	1.453	1.073
15	4.532	1.573	3.171	1.154	2.016	.791
16	4.122	1.311	2.442	.833	2.477	.410

	7	8	9	10	11	12
7	.000					
8	.000	.000				
9	.618	.980	.000			
10	.668	.761	.814	.000		
11	1.606	1.157	2.504	1.832	.000	
12	1.018	1.382	1.233	.753	2.367	.000
13	.980	.824	1.135	1.046	1.168	1.661
14	.620	.812	1.170	.352	2.088	.757
15	.527	.712	1.311	1.070	1.636	1.432
16	.415	.833	.516	.895	2.111	1.135

	13	14	15	16
13	.000			
14	1.742	.000		
15	1.462	.835	.000	
16	1.219	1.049	.755	.000

接着输出的是最优尺度的距离阵.

Derived Stimulus Configuration

Euclidean distance model

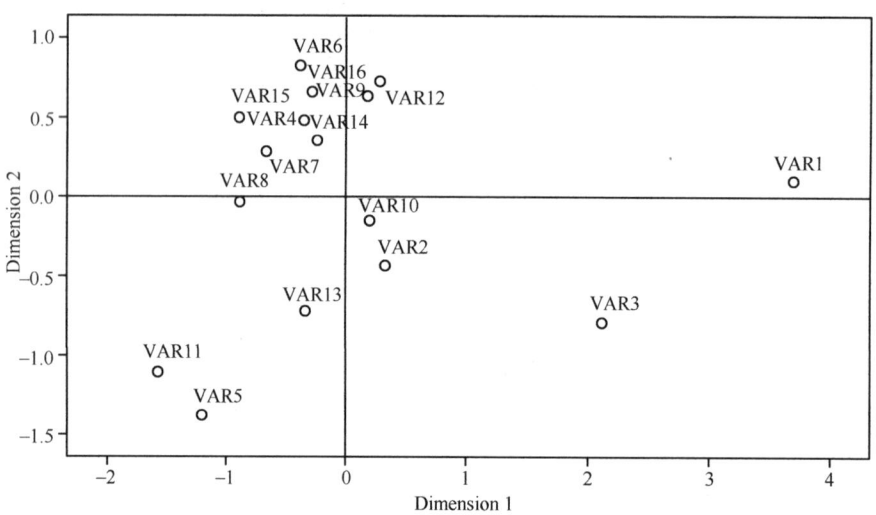

随后输出的空间图中,我们可以对样品(地区)进行一个大致的分类. 从维度来看,昆明(VAR1)和玉溪(VAR3)经济发展相对较好,而位于图形的右边,经济相对差的昭通(VAR5)和文山(VAR11)位于图的左边,所以维度1可以命名为经济发展. 而维度2可以命名为人口发展. 从图形可以看出与实际情况基本吻合. 如果对地区进行分类,则昆明和玉溪可以分为一类,昭通和文山也可以归为一类;曲靖(VAR2)、红河(VAR10)和大理(VAR13)可以归为一类;其余地区经济和人口发展比较接近,可以按照需要划分成1~3类.

从散点图可以看出,模型拟合尚可,但与非常好还有差别.

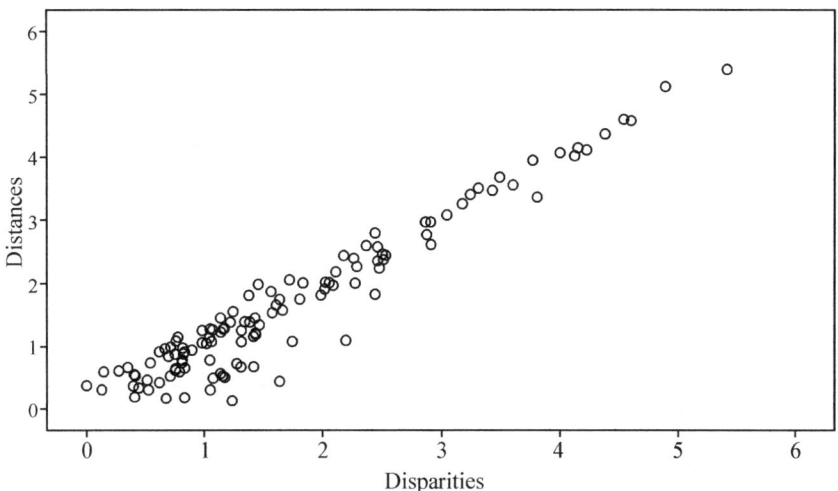

【引申】 该资料是人口和经济发展的指标,各地区间的差异较大,用二维图也许不能较好地表示地区间的空间位置. 我们可以用 **PROXSCAL** 过程进行考察. 基本步骤:

(1) 点击 Analyze→Scale→Multidimensional Scaling(PROXSCAL),在数据形式(Data Format) 对话框选择从原始数据创建相似性(Create proximities from data),点击定义(Define)按钮进入主对话框. 点击创建距离使用方法的测量(Measure)按钮,在变量值转换(Transform Values)对话框,标准化(Standardize)下拉菜单中选择标准正态得分(Z scores);在创建距离阵(Create Distances Matrix)对话框选择创建样品间矩阵(Between cases),回到主对话框;

(2) 将7个指标变量选入变量(Variables)对话框,点击模型(Model)按钮,在测量水平(Level of measurement)对话框选择间隔(Interval);在维度(Dimensions)对话框输入最小1、最大6,拟合从1维到6维的模型;

(3) 点击图形(Plots)按钮,选择压力系数碎石图(Stress);

(4) 点击结果输出(Output)按钮,选择输出结果(Display)或把结果保存到新文件.

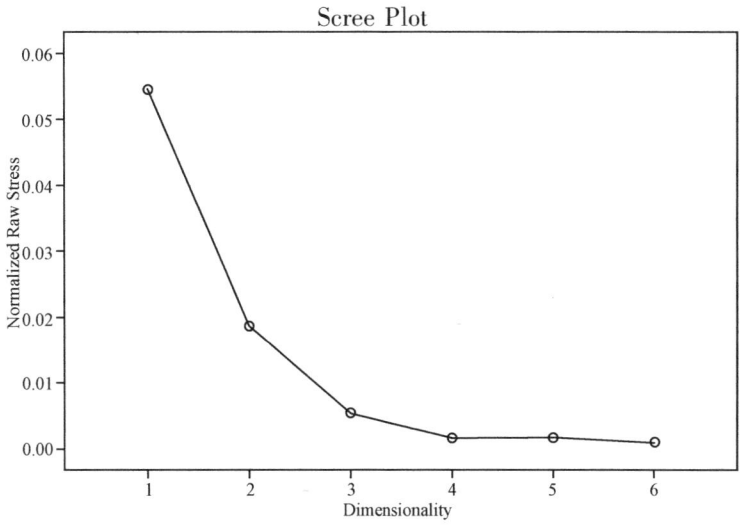

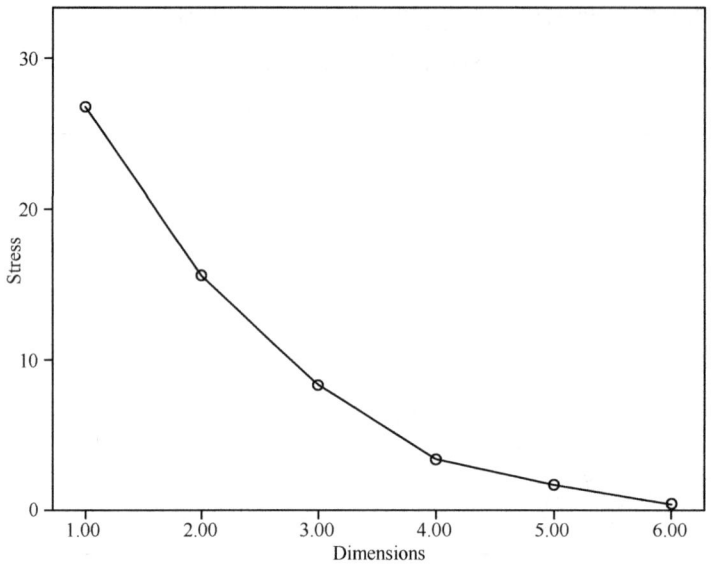

从压力系数的碎石图可以看出,第1、2维模型已经解释了大部分信息,但碎石图在4维才有一个明显的转折,所以,对这个资料来说,拟合3维模型可能更好,但空间图的解释就比较困难,而且,二维的模型在可以接受的范围,因此,该资料用二维模型拟合还是可以的.

思考练习　Exercises

1. 简述多维尺度分析与因子分析、聚类分析的区别和联系.
2. 简述多维尺度分析的分析目的、数据类型、模型类型、维度命名的方法.
3. 某研究者用自行开发的问卷对某病患者的生理功能状况进行了测定,共有8个问题,采用Likert 5级评分法,30名患者的测定结果见表10-4. 试用多维尺度分析对8个问题间的相似度进行分析.

Ph1=料理日常生活;Ph2=疲乏;Ph3=走800米路;Ph4=爬楼梯;
Ph5=依赖药物治疗;Ph6=食欲;Ph7=睡眠;Ph8=疼痛与不适.

表10-4　30个被调查者生理功能8个条目的得分

No	PH1	PH2	PH3	PH4	PH5	PH6	PH7	PH8
1	1	4	4	4	4	3	2	4
2	1	4	1	1	4	4	3	3
3	2	3	1	3	4	2	2	3
4	3	2	2	2	3	2	3	3
5	2	1	1	1	3	3	1	1
6	1	1	1	1	2	3	4	2
7	2	1	2	2	3	4	4	3
8	5	1	1	1	1	3	5	5
9	4	2	2	1	1	2	1	3
10	4	1	1	1	1	2	2	4
11	1	2	2	2	5	3	4	5
12	5	2	1	1	3	5	5	3
13	2	2	1	2	3	2	3	4

续表

No	PH1	PH2	PH3	PH4	PH5	PH6	PH7	PH8
14	1	4	2	3	3	5	4	5
15	2	4	1	3	3	2	4	4
16	1	4	5	4	4	5	5	5
17	1	2	2	2	5	1	1	4
18	5	4	4	4	5	5	5	5
19	4	4	4	3	4	2	3	5
20	3	4	3	3	4	4	3	5
21	4	4	4	4	4	5	4	5
22	2	3	3	3	3	3	2	4
23	1	4	1	1	4	4	3	3
24	2	3	1	3	4	2	2	3
25	3	2	2	2	3	2	3	3
26	2	1	1	1	3	3	1	1
27	1	1	1	1	2	3	4	2
28	1	1	1	1	2	3	4	2
29	2	1	2	2	3	4	4	3
30	5	1	1	1	1	3	5	5

延伸阅读　Further Readings

延读 10-1　甘资先,周方俊,肖奕.1991.多维尺度分析中的算法研究[J].清华大学学报(自然科学版),(6)

延读 10-2　何晓群.2008.多元统计分析(第2版)[M].北京:中国人民大学出版社

延读 10-3　靖新巧,赵守盈.2008.多维尺度的效度和结构信度评述[J].中国考试,(1):40~44

延读 10-4　骆文淑,赵守盈.2005.多维尺度法及其在心理学领域中的应用[J].中国考试,(4):27~30

延读 10-5　钱争鸣.1997.非计量多维模式法与多指标"心理距离"计量分析[J].数量经济技术经济研究,(10):46~49

延读 10-6　张文彤.2004.SPSS统计分析高级教程[M].北京:高等教育出版社

延读 10-7　赵守盈,吕红云.2010.多维尺度分析技术的特点及几个基础问题[J].中国考试.(4):13~19

延读 10-8　周方俊.1992.非对称相异性矩阵的一种非度量多维尺度变换[J].高校应用数学学报,7(2):228~239

延读 10-9　朱建平.2006.应用多元统计分析[M].北京:科学出版社

延读 10-10　Ingwer Borg, Patrick Groenen. 1996. Modern Multidimensional Scaling: Theory and Applications [M]. Springer

延读 10-11　Richard A. Johnson, Dean W. Wichern. 2008. 实用多元统计分析(Applied Multivariate Statistical Analysis).(第6版)[M].北京:清华大学出版社

延读 10-12　Trevor F Cox, Michael AA Cox. 2001. Multidimensional Scaling. 2nd ed[M]. Boca Raton Florida: Chapman & Hall/CRC

延读 10-13　Young FW, RM Hamer. 1987. Multidimensional scaling: History, Theory, and Applications[M]. Hillsdale, NJ: Lawrence Erlbaum Associates, Publishers

(李晓梅)

第 11 章 结构方程模型
Chapter 11 Structural Equation Modeling

> **目的要求 Purposes and Requirements**
> 掌握:结构方程模型(structural equation modeling,SEM)的潜变量、测量变量概念及分类;SEM 结构及从模型设定、参数估计、评价、修正与解释的全过程;能够建立模型并利用有关分析软件(如 LISREL)加以分析并对输出结果做出合理解释;分组比较原理及等同性概念在分组比较中的应用.
> 熟悉:统计软件包进行 SEM 分析的方法与步骤.
> 了解:均值结构模型的原理及在分组比较中的应用.

11.1 结构方程模型概况
Overview of Structural Equation Modeling

结构方程模型(structural equation modeling,SEM)是当代行为与社会领域量化研究的重要统计方法,它融合了传统多变量统计分析中的"因子分析"与"线性模型之回归分析"的统计技术,对于各种因果模型可以进行模型识别、估计与验证. SEM 是将不能直接观察的构念(construct)作为潜变量(latent variable),利用观察变量(observed variable)模型加以分析,通过验证性因子分析(confirmatory factor analysis,CFA)把潜变量和观测变量有机结合起来.它不仅可以估计测量中的误差,还可以评价测量效度.本章将从潜变量概念入手介绍结构方程模型,在简单提及验证性因子分析模型的基础上详细介绍 SEM 的结构、结构方程模型思想(数学表达、假定条件、拟合思想)、分析步骤(模型设定(model specification)、模型识别(model identification)、模型估计(model estimation)、模型评价(model evaluation)、模型修正(model modification)).另外较详尽地介绍有均值的结构方程模型(means structure model)和结构方程模型的分组比较.最后结合医学实例对结构方程模型的分析过程进行介绍.

1. 潜变量

在社会科学及经济、心理行为、教育、管理、生存质量、中医症候等诸多研究领域,在处理多个原因,多个结果关系时,经常会碰到许多无法直接准确测量的指标.如智力、焦虑、疾病易感性、企业品牌意识、某观念的社会认同感、职业紧张程度等,我们称之为潜变量.这里的潜变量概念与因子分析中的潜在因子含义相同,是用来描述那些潜在的、无法直接观察的,但其所隐含的意义可以利用一个或若干个可观测变量加以度量的变量,需要测量来推测的变量.潜变量也叫做潜在变量、隐变量、隐含变量、潜在因子(latent factor)等.与潜变量相对应的是显变量(manifest variable),是指可以直接观测或度量的变量,如家庭收入、教育水平、职业等.显变量又称为显在变量、观测变量、指示变量(indicators)或度量变量(measurement variable).由于潜变量不能够直接准确地测量,因此造成了研究潜变量与其他变量之间的关系在操作上的困难.但是尽管如此,基于潜变量通常是相关性较强的一组变量潜在效应的综合,因此潜变量还是可以用一些观测变量进行度量的.继而探索潜变量之间的因果关系来揭示客观事物发展、变化的规律及特点.

潜变量与指示变量均分为内生变量(endogenous variable)与外生变量(exogenous variable).内生变量指由模型内变量作用所影响的变量,在一个假定的因果模型中被看作是效应变量或因变量.外生变量是那些影响模型中其他变量的变量,在模型中为起因变量或自变量.通常我们用 X 表示外生指示变量,Y 表示内生指示变量;外生潜变量和内生潜变量分别用 ξ(Ksi)和 η(Eta)表示.潜变量的获取方法一般采用量表测量或问卷调查间接得到.以职业紧张量表(occupational stress inventory revised edition,简称 OSI-R)中职业任务问卷(occupational role questionnaire,ORQ)、个体反应紧张问卷(personal strain questionnaire,PSQ)和个体应变能力问卷(personal resources questionnaire,PRQ)为例,ORQ 包含 6 个维度,60 个条目;PSQ 包含 4 个维度,40 个条目;PRQ 包含 4 个维度,40 个条目.如个体应变能力问卷"社会支持"维度含 10 个条目,见表 11-1.

表 11-1 个体应变能力问卷社会支持维度条目

1. 我受人重视	没有	很少有	有时有	较常有	经常有
2. 我协助同事完成	没有协助	很少协助	有时协助	较常协助	经常协助
3. 我能协助处理必须完成的重要事情	不能	很少能	有时能	较常能	经常能
4. 我常与同事讨论我所关心的事	没有	较少有	有时有	较常有	经常有
5. 我常与同事讨论工作问题	没有	较少有	有时有	较常有	经常有
6. 我感到有可以信赖的朋友	没有	较少有	有时有	较常有	经常有
7. 我感到周围环境充满爱	没感到	较少感到	有时感到	较常感到	经常感到
8. 我感有一些真正可以亲近的人	没感到	较少感到	有时感到	较常感到	经常感到
9. 我有些重视我的好朋友	没有	很少有	有时有	较常有	经常
10. 如果我在工作中需要帮助时,我知道向谁求助	不知道	不太知道	有时知道	较常知道	经常知道

量表与变量名见表 11-2.

表 11-2 职业紧张量表结构

量表	维度	变量名	条目数	条目表示
职业任务问卷	任务过重	RO	10	RO1、RO2…,…RO10
	任务不适	RI	10	RI1、RI2…,…RI10
	任务模糊	RA	10	RA1、RA2…,…RA10
	任务界限	RB	10	RB1、RB2…,…RB10
	责任	R	10	R1、R2…,…R10
	工作环境	PHS	10	PHS1、PHS2…,…PHS10
个体反应紧张问卷	业务紧张反应	VS	10	VS1、VS2…,…VS10
	心理紧张反应	PSY	10	PSY1、PSY2…,…PSY10
	人际关系紧张反应	IS	10	IS1、IS2…,…IS10
	躯体紧张反应	PHS	10	PHS1、PHS2…,…PHS10
个体应变能力问卷	休闲	RE	10	RE1、RE2…,…RE10
	自我保健	SC	10	SC1、SC2…,…SC10
	社会支持	SS	10	SS1、SS2…,…SS10
	理性处世	RC	10	RC1、RC2…,…RC10

表 11-2 中一个条目是一个观测变量,每个维度是一个潜变量.每个潜变量(如"任务过重"等)都是若干个相关性较强的条目(如"业务紧张反应"维度).假设个体应变能力对业

务紧张反应有影响,业务紧张反应可作为内生潜变量,休闲、自我保健、社会支持、理性处世可作为外生潜变量.验证性因子分析模型及结构方程模型是分析潜变量最常用的方法.

2. 验证性因子分析

前面第5章介绍了因子分析(factor analysis),因子分析沿袭了主成份分析降维的思想,是从多指标数据相关关系入手,找出支配这种相关关系的有限个不可观测的潜在变量,利用潜在变量解释原始指标变量相互关系.其实质是一种用来检验潜在结构(latent structure)是怎样影响观测变量的多元统计方法.因此,因子分析成为评价构念效度最有力的方法.由分析目的,因子分析可分为探索性因子分析(exploratory factor analysis,EFA)和验证性因子分析(confirmatory factor analysis,CFA)两种形式.探索性因子分析即通常所讲的因子分析,致力于找出事物内在的本质结构;而验证性因子分析又称证实性因子分析,是研究者对已研究的可测变量与潜在变量之间内在结构已经清楚,即用来检验已知的特定结构是否按照预期的方式产生作用,进一步需要确定可测变量在潜在变量上的载荷大小,并检验这种结构与数据的吻合程度.不同之处在于验证性因子分析允许潜在的变量之间相关,而探索性因子分析要求潜在变量独立.验证性因子分析在社会、心理、行为、教育、管理及医学诸多研究领域,常用来评价某个量表或测验的构念效度(construct validity),不失为一种最有力的评价方法.验证性因子分析的数学模型其实就是 SEM 的测量模型部分.

验证性因子分析的数学模型与探索性因子分析的数学模型相类似,是由一系列方程组联系可测变量与潜在变量.验证性因子分析从理论模型的设定、参数估计、评价、修正与解释等一系列过程与结构方程模型相类似,可参阅结构方程模型的有关内容.

3. 结构方程模型的结构

结构方程模型是由两个测量模型(measurement model)和一个结构模型(structural model)组成的,其中测量模型即为上述验证性因子分析.与通径分析一样,利用结构方程模型分析问题时,也要构造路径图(path diagram).图11-1表示结构方程模型第一个测量模型路径图,描述了外生潜变量ξ(例如上述提到的"社会支持")与其指示变量X之间的关系.图11-2是第二个测量模型路径图,表示内生潜变量η与其指示变量Y之间的关系.图11-3是结构模型路径图,结构模型描述了外生潜变量ξ与内生潜变量η之间的结构关系.图11-4是完整的结构方程模型路径图,路径图能直观地描绘变量间的相互关系.

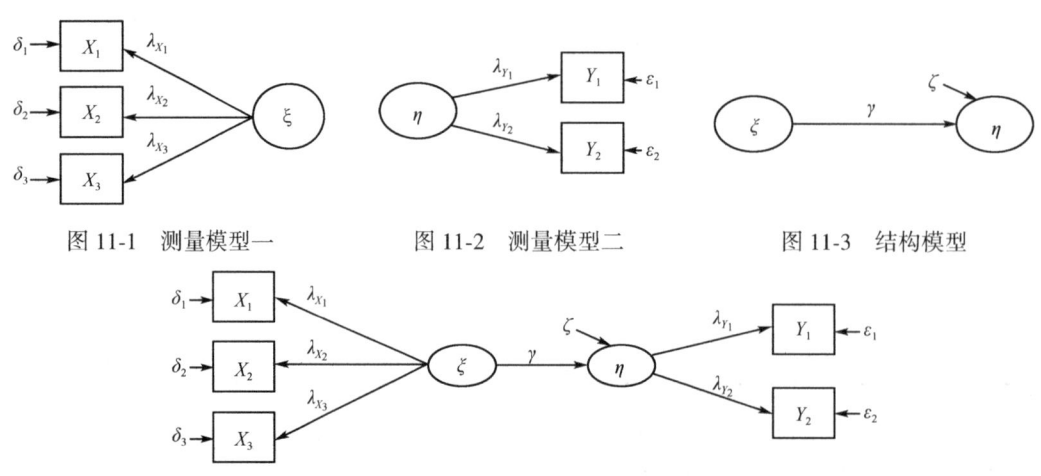

图11-1 测量模型一　　　图11-2 测量模型二　　　图11-3 结构模型

图11-4 结构方程模型路径图

表 11-3 列出了结构方程模型路径图常用图标的含义:

表 11-3　结构方程模型路径图常用图标的含义

图标	含义
○	表示外生潜变量 ξ 和内生潜变量 η
□	表示外生指示变量 X 和内生指示变量 Y
→□	表示外生指示变量 X 的测量误差,用 δ 表示
□←○	表示指示变量对潜变量的回归路径,其系数类似于因子载荷方式问卷
□←	表示内生指示变量 Y 的测量误差,用 ε 表示
○←○	表示外生潜变量 ξ 对内生潜变量 η 的影响
○←	表示用 ξ 预测 η 的剩余误差,用 ζ 表示

两个变量间的单箭头表示假定的一个变量(起点)对另一个变量(终点)的直接影响;两个变量间的双箭头(曲线)表示假定这两个变量间可能没有直接关系,但这两个变量可能具有相关关系. 因 SEM 基于协方差矩阵建模,故又被称作协方差结构模型(covariance structure modeling, CSM).

4. 有关分析软件

LISREL(analysis of linear structural relationship)由 Jöreskog 与 Sörbom 共同开发,被公认为最专业权威的且流行至今的分析软件. LISREL 构建模型可以通过编程与非编程两种方式完成,编程方式有 lisrel 与 simplis 两种语言;非编程有菜单操作和路径图的方式,通过绘制路径图(path diagram)直观地构造结构模型是 LISREL 的一个重要特点. LISREL 作为潜变量模型分析工具,可以进行验证性因子分析(confirmatory factor analysis)、协方差结构分析(covariance structure analysis)或结构方程模型以及多水平结构方程模型(multilevel structural equation modeling)等的分析,此外 LISREL 还融入了多元回归、因子分析、广义线性模型与多水平模型等常用统计方法. 其他分析软件还有 James Arbuckle 设计的 AMOS(analysis of moment structure)、Peter M. Bentler 设计的 EOS(equations)、Bengt Múthen 和 Linda Múthen 设计及代理的 M-plus 及 CALIS(covariance analysis and liners structure equations)等.

11.2　结构方程模型思想
The Basic Ideas of Structural Equation Modeling

SEM 目的是将事物的客观状态以因果关系假设加以呈现,然后以量化资料加以验证和解释. 这一切需要研究者将观察到的现象以严谨的理论模型(基准模型)进行表达,并将其转化成数学形式.

1. 模型的数学形式

图 11-4 对应的结构方程模型数学表达式是

$$\begin{aligned} X_1 &= \lambda_{X_1}\xi + \delta_1 \\ X_2 &= \lambda_{X_2}\xi + \delta_2 \\ X_3 &= \lambda_{X_3}\xi + \delta_3 \end{aligned} \quad (11\text{-}1)$$

$$Y_1 = \lambda_{Y_1}\eta + \varepsilon_1$$
$$Y_2 = \lambda_{Y_2}\eta + \varepsilon_2 \qquad (11-2)$$
$$\eta = \gamma\xi + \zeta \qquad (11-3)$$

一般结构方程模型是由表示 Y 与 η、X 与 ξ 间联系的两个测量模型(measurement model)和表示 ξ 与 η 间结构关系的一个结构模型(structural model)组成. 即

$$X = \Lambda_X\xi + \delta$$
$$Y = \Lambda_y\eta + \varepsilon \qquad (11-4)$$
$$\eta = B\eta + \Gamma\xi + \zeta$$

(11-4)式中:X 是外生观察变量构成的向量($q\times1$);Y 是内生观测变量构成的向量($p\times1$);ξ 是外生潜变量构成的向量($n\times1$);η 是内生潜变量构成的向量($m\times1$);δ 是 X 的测量误差构成的向量($q\times1$);ε 是 Y 的测量误差构成的向量($p\times1$);Λ_x 是 X 对 ξ 的回归系数(因子载荷)矩阵($q\times n$);Λ_y 是 Y 对 η 的回归系数(因子载荷)矩阵($p\times m$);Γ 是结构关系中 ξ 的系数矩阵($m\times n$);ζ 是 η 和 ξ 之间结构方程的误差构成的向量($m\times1$);B 是结构关系中 η 的系数矩阵($m\times m$),B 的对角元素为零且 B 是非奇异矩阵. 从形式上看,测量模型可以看成是对观察变量度量性质的描述,实际就是验证性因子分析模型. 而对应结构模型,揭示了潜变量之间的结构关系.

在结构方程模型中,通常用 X、Y 分别表示外生与内生显变量;ξ、η 分别表示外生与内生潜变量;δ、ε 分别表示 X 和 Y 度量模型误差;ζ 表示结构方程的残差;β、γ 分别表示内生变量间效应与外生对内生变量的效应;Φ、Ψ、Θ_ε、Θ_δ 分别表示 ξ、η、ε、δ 的协方差矩阵;$\sum$ 表示显变量 $Z = (Y^T, X^T)^T$ 的总体方差-协方差矩阵:

$$\sum = \begin{bmatrix} \Lambda_Y A(\Gamma\Phi\Gamma^T + \Psi)A^T\Lambda_Y^T + \Theta_\varepsilon & \Lambda_Y A\Gamma\Phi\Lambda_X^T \\ \Lambda_X\Phi\Gamma^T A^T\Lambda_Y^T & \Lambda_X\Phi\Lambda_X^T + \Theta_\delta \end{bmatrix}.$$

2. 模型假定条件

为实现参数求解,通常要求模型满足一些假定:
(1) 误差项 δ、ε 的均值为 0;
(2) δ、ε 分别与 ξ、η 间不相关,ε、δ 不相关;
(3) 结构误差 ζ 的均值为 0,与 ξ 不相关,且各个 ζ 彼此独立;
(4) δ、ε、ζ 之间彼此不相关.

Λ_y、Λ_x、B、Γ、Φ、Ψ、Θ_δ、Θ_ε 这八个参数矩阵构成了 SEM 的基本元素. 其中后四个矩阵是有效地对模型进行拟合和检验所必须的参数矩阵. 需要提及的是结构方程模型包括三部分残差:独立的观测变量的测量误差,非独立的观测变量的测量误差和结构模型的残差项. 虽然这些残差也是不能被直接观测到的,但是一般不将其作为潜变量.

3. 模型拟合的思想

公式(11-4)包含 q 个外生观测变量 X、p 个内生观测变量 Y. 令 S 是由样本数据计算出来的关于 $(p+q)$ 个观测变量 (Y, X) 的方差-协方差矩阵. 它是与结构方程中的参数无关的,称为样本的方差-协方差矩阵. 结构方程模型的八个参数矩阵中共含有 k 个未知参数,也是需要从模型中估计的参数,称自由参数(free parameters). 令 θ 是由这 k 个未知参数构成的 k 维向量,那么由式(11-4)可以导出 (Y, X) 的理论方差-协方差矩阵 $\sum(\theta)$,它是模型隐含的

方差-协方差阵. 检验模型对数据拟合的效果实际上就是比较理论方差-协方差阵 $\sum(\theta)$ 和总体方差-协方差阵 $\sum$ 的差异是否足够小, $\sum$ 的实际值是无法知道的,一般用样本的方差-协方差阵 S 来代替 $\sum$, $\sum(\hat{\theta})$ 为代入估计的参数 θ 后的协方差矩阵(再生协方差矩阵). 而由 S 求得参数的估计值后就可以求出 $\sum(\theta)$ 的估计值 $\sum(\hat{\theta})$. 所以,当 $\sum(\hat{\theta}) - S$ 的差异越小时,就表明理论模型拟合效果越好.

11.3 结构方程模型分析步骤
Steps of the Structural Equation Modeling

应用结构方程模型分析变量间复杂关系,可按下面提供的流程图(图 11-5)分为五个步骤进行:①模型设定(model specification);②模型识别(model identification);③模型估计(model estimation);④模型评价(model evaluation);⑤模型修正(model modification).

基于 SEM 分析是以一定构念为理论这样一个重要特性,因此提出一套有待检验的理论假设模型为研究基础. 模型设定与模型识别即是基于理论的推演,并将 SEM 模型的理论假设转换成适当的技术语言,如 LISREL 加以分析.

1. 模型设定

根据研究目的和专业知识建立起观测变量与潜变量以及潜变量之间的关系,即为模型的设定. 通常有以下三种方式设立:

(1) 纯粹验证模型(strictly confirmatory, SC):是指研究者根据专业知识在假定了一个变量之间关系的理论模型,去验证此理论模型是否能够拟合实际的样本数据. 这种分析较少.

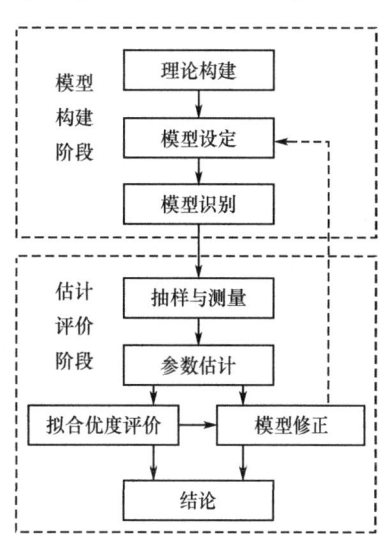

图 11-5 结构方程模型应用流程图

(2) 选择最优模型(alternative models, AM):是指研究者提出若干个关于同一组变量之间关系的理论模型,每个模型均拟合同一样本数据,从拟合的优劣选出一个最优的模型.

(3) 导出模型(models generating, MG):是指在研究者对变量之间的结构关系并不十分清楚的前提下,先提出一个或多个理论模型,检查这些模型是否能够很好地拟合样本数据,分析拟合不好的部分,结合专业知识加以修正,并采用同一样本数据或其他样本数据重新拟合修正模型,直到产生一个最佳模型,这种分析方法比较多见.

一旦模型建立起来,模型中的所有参数必须由样本数据加以估计. 模型设定其实就是对前述的八个矩阵中所含的一整套参数的设定. 这些参数可以被设为自由参数(free parameter)、固定参数(fixed parameter)和约束参数(constrained parameter). 自由参数是根据实测数据进行估计的参数,即根据相关的专业知识认为某些变量之间有一定的关系,就可以将表示这些变量之间关系的参数设为自由参数;固定参数是将专业上认为无关的变量之间的参数设为零,这类参数不必从模型中估计;而约束参数通常被设为某一定值(1.0)或等于模型中其他的自由参数. 例如假设有两个指示变量 X_1、X_2 对潜变量 ξ 的作用强度相同,则可以将其中的一个变量(如 X_1)与 ξ 之间的参数(λ_1)设为自由参数,而将 X_2 与 ξ 之间的参数(λ_2)设成等于 λ_1,那么 λ_2 就是一个约束参数。固定参数和约束参数能够节省模型的自由度(degree of freedom, df)。

2. 模型识别

模型设定时需要考虑模型识别的问题。模型识别是一个较复杂的过程,涉及样本矩(sample moment)与总体矩的计算。在非严格场合,样本矩是相应的总体矩的一致性估计值,而设定的模型提示总体矩是模型参数的函数。因此,选择一组合适的样本矩(通常是观测变量的方差-协方差)组成向量 S,与其对应的总体矩组成向量 σ,由参数组成向量 θ,则可以得到向量方程式 $S=\sigma(\theta)$,$\sigma(\theta)$ 是作为 θ 的函数的总体矩,在 SEM 中称为矩结构(moment structure)。参数可以通过解方程组 $S=\sigma(\theta)$ 而得以估计。模型识别就是考虑模型中每个自由参数能否由样本矩求得唯一解作为其估计值。如果我们能够从模型中求出参数的唯一解,则这个参数即为可识别参数,要是模型中所有的未知参数(自由参数)都是识别参数,那么这个模型就是识别模型。

自由度(df)在模型识别时是一个非常重要的概念。在 SEM 中,自由度不是由样本含量计算的,而是方差-协方差矩阵 S 中独立元素的数目(称为数据点,data point)与模型中自由参数的数目之差。假设 p 是观测变量 X 的个数,q 是观测变量 Y 的个数,则数据点的数目为 $\frac{1}{2}(p+q)(p+q+1)$。若自由参数的数目为 t,则 $df=\frac{1}{2}(p+q)(p+q+1)-t$。若 df 等于 0,则模型是恰好识别模型。对于恰好识别模型无法检验其对数据的拟合程度;若 df 大于 0,则模型是过度识别模型。对于过度识别模型,可以检验其对数据的拟合程度。因此,过度识别模型是结构方程模型本身所向往的。

对于 SEM,没有一组简单的充分条件可以作为模型识别的依据。不过,有两个必要条件可以参考:

(1) 数据点的数目不能少于自由参数的数目,即 df 大于等于零。
(2) 必须为模型中每个潜变量建立测量尺度(measurement scale)。

潜变量设定测量尺度有以下两种方式:一是可以将潜变量的方差设为 1,即将潜变量标准化,使其有标准化尺度;二是可以将潜变量的观测标识中任何一个因子负载 λ 设为 1。

即便上述的两个条件得到满足,也还会发生模型识别的问题。通常可以采用对自由参数加以固定或约束来解决。

3. 参数估计

结构方程模型的估计过程有别于传统的统计方法。它不是追求尽量缩小样本中因变量的个体预测值与其观测值之间的差异,而是追求尽量缩小样本的方差-协方差与模型隐含的理论方差-协方差之间的差异(结构方程模型的残差)。如果模型设定的正确,S 与 $\sum(\theta)$ 之间的差异即残差应该很小。结构方程模型就是通过特殊的拟合函数使 S 与 $\sum(\theta)$ 之间的差异最小化来获得参数的估计值的。常用估计参数的方法有:

(1) 最大似然估计(maximum likelihood estimation, ML):ML 是 SEM 中最常用的方法。对于一个给定的资料,ML 法是使得参数的似然函数最大化。最大似然估计有许多优良特性。它是无偏的、渐近有效的一致性估计,且不受测量单位的影响。ML 估计需要假设观测变量为连续性变量和具有多元正态分布(multivariate normal distribution)。当不满足正态的条件下,ML 的估计结论仍然是可信的。

(2) 未加权最小二乘法(unweighted least squares,ULS):ULS 估计是将残差阵中的每一元素求平方和并使之最小,然后利用偏导数方法求出参数估计值. 这种估计方法对观测变量的分布无特殊要求,只要参数可以识别,就能获得一致性估计值. ULS 不是渐进有效估计.

(3) 广义最小二乘法(generalized least squares,GLS):ULS 估计对 $\left(S - \sum(\theta)\right)$ 的所有元素取相同的权重,即假定所有元素具有相同的方差、协方差. 当违反这些假定时,最小二乘估计是有偏的,对此可采用加权处理. GLS 估计是一致有效的估计.

(4) 加权最小二乘法(weighted least squares,WLS):加权最小二乘法是 Browne 于 1984 年研制的一种渐近式分布无干扰(asymptotically distribution free,ADF)的估计方法. 这种方法不要求观测变量具有多元正态性.

(5) 对角加权最小二乘法(diagonal weighted least squares,DWLS):当变量数很大时,要计算待估参数的渐近协方差阵相当费时间,并且占用大量的计算机内存. 可以用 DWLS 估计参数. DWLS 得不到参数的渐近有效估计,但它能给出介于 ML 和 WLS 之间的折中估计.

4. 模型评价

在模型设定正确的前提下,参数估计值应在合理的取值范围内及正确的符号. 如果出现方差为负值,相关系数的绝对值大于1,协方差或相关矩阵为非正定阵等情况,则表明模型设定有误或输入的矩阵缺少足够的信息. 有了参数估计值后,便得到拟合模型. 如何对模型的拟合效果进行评价? 一般而言需要从以下几个方面进行:①利用各种拟合指数对模型整体拟合效果的评价;②参数估计的合理性及显著性检验;③计算测定系数,评价方程对数据的解释能力.

(1) 模型评价:对模型整体拟合效果的评价主要依赖拟合指数,拟合指数是拟合优度统计量(goodness of fit statistic)的简称. 最早建立且最常用的指标是 χ^2 统计量,χ^2 值是反映模型和数据拟合程度最直接的指标: χ^2 值越大,说明模型对数据拟合不好;而 χ^2 值越小则说明拟合较好. 但许多因素会影响 χ^2 评价模型拟合好坏,其中一个主要因素是由 χ^2 在评价模型拟合效果时容易受样本含量影响. 在样本较大时,χ^2 容易拒绝实际上能够拟合数据的模型,而在样本较小时不容易拒绝一个对数据拟合较差的模型. 通常情况下 $\chi^2/df<3$ 则可以认为模型对数据拟合较好. 后来一些研究者提出了许多其他的拟合指标,这些指标可以大致分成四类:绝对拟合指数(absolute fit index)、相对拟合指数(comparative fit index)、信息标准指数(information criteria fit index)和节俭拟合指数(parsimony fit index). 表 11-4 列出了常见拟合指标. 验证性因子分析与结构方程模型的拟合指标基本相同,本章只给出常见的相关拟合指标及判定标准,见表 11-4.

表 11-4 常见拟合指数一览表

拟合指数	判断准则
绝对拟合指数	
1. 拟合优度指数(GFI)	取值在 0~1 之间,大于 0.9 时,拟合效果较好
2. 调整的拟合优度指数(AGFI)	取值在 0~1 之间,大于 0.9 时,拟合效果较好
3. 近似误差均方根(RMSEA)	<0.05 模型拟合好
	0.08~0.10 拟合一般
	大于 0.10 拟合不好

续表

拟合指数	判断准则
4. 均方根残差(RMR)	范围在 0~1 之间,值越小越好,小于 0.05 拟合好
5. $\chi^2/df < 3$	$\chi^2/df < 3$ 拟合较好
相对拟合指数	
1. 规范拟合指数(NFI)	取值在 0~1 之间,大于 0.90 拟合好
2. 不规范拟合指数(NNFI)	大于 0.90 拟合好
3. 增值拟合指数(IFI)	大于 0.90 拟合好
4. 比较拟合指数(CFI)	取值在 0~1 之间,大于 0.90 拟合好
信息标准指数	
1. 赤池信息量准则(AIC)	取值越小表示拟合越好,无准确界限
2. 一致性赤池信息量准则(CAIC)	取值越小表示拟合越好,无准确界限
3. 期望交叉验证指数(ECVI)	取值越小表示拟合越好,无准确界限
节俭拟合指数	
1. 节俭拟合指数(PGFI)	大于 0.90 模型节俭
2. 节俭规范拟合指数(PNFI)	大于 0.90 模型节俭

一个比较理想的拟合指数应具有如下特点:①不受样本含量的影响;②惩罚复杂模型(自由参数较多的模型);③对误设模型敏感.虽然有这么多可用的拟合指数,但没有一个指标可以作为完全确定的标准来检验 SEM 的拟合成功与否.相对可靠的指标有 NNFI、CFI、AGFI 及 RMSEA 等.Bollen 建议最好报告多项结果,而不要只依赖一种选择.

(2) 参数检验:对于拟合指数显示拟合很好的模型,也不排除可能有些参数的估计根本就没有意义.应该对每一个自由参数做是否为零的 t 检验.当检验结果是参数的检验期望拒绝零假设,表明将其设为自由参数是合理的;如果检验结果为不拒绝零假设时,则认为该参数应固定为零,此时应当修正模型并重新进行估计.

(3) 系数测定与评价:计算测定系数、评价方程对数据的解释能力在路径模型中是很重要的步骤,测量方程与结构方程都有测定系数,一个方程如果测定系数很低,说明该方程意义不大,可以考虑删除该方程.

5. 模型的修正

对首次建立的理论模型进行拟合时,很难做到一次拟合成功.也就是说要对初始模型进行某些修正,模型修正实际就是适当地改变模型中某些变量之间的关系.应该如何对模型进行修正呢?通常可以改变其测量模型增加新的结构参数,或设定某些误差项相关,或者限制某些结构参数.MacCallum 给出一些建议:

首先,在描述结构模型的问题前,需先解决测量模型的设定误差,在测量模型免除了识别误差的问题时,结构模型的参数估计及相关信息才更有意义.其次,因为 SEM 估计使用完全信息技术,一次只能做一个修正,任何一个修正都会影响其他参数的估计.最后,修正过程应该先增加有意义的参数,如果需要,再减少无意义的参数.而非先减少无意义的参数,再增加有意义的参数.另外,在进行模型修正时,应该有实际的理论做指导,而不能仅凭样本数据提供的信息做出判断.

SEM 的许多统计软件都能提供一些修正指数(modification index,MI). 对每一个固定参数或约束参数而言,修正指数测量了当单个固定参数或约束参数被释放为自由参数时新拟合的模型所引起 χ^2 值减小的量. 因为在将理论模型拟合数据时总是希望获得一个能够对其他来源的近似样本数据也可以拟合出较好的模型. 如果根据特定样本数据做出修正,则用同一模型拟合不同的样本数据时可能会导致拟合优度的下降. 因此,有学者建议应该对模型进行交叉验证(cross validation). 在实践中,如果能够获得较大的样本则可以将其一分为二. 其中的一半用于拟合初始模型,另一半用于拟合修正模型.

11.4 均值结构模型 The Mean Structure Model

当前,结构方程模型在各研究领域中的应用日益广泛,但多以方差-协方差的形式建模,即指标和潜变量是中心化的,通过考察协方差结构,获得构念效度与关联性的结果. 这样却往往忽略了潜变量的均值结构与测量模型的截距. 如果研究人员仅为评价潜变量之间的效应,以上分析尚可. 但有时研究人员希望对比不同组中的某个或多个对应潜变量的均值、测量模型的截距及结构系数等,显然不能采用中心化模型的结果,须拟合有均值的结构方程模型(means structure model).

1. 原理与方法

均值结构模型(mean structural model)是以中心化模型为研究基础,其原理与方法都与中心化模型有着密切联系. 由于均值结构模型增加了更多参数向量,使模型理论的建立与方法的使用都变得更为复杂. 无论是模型的设定,还是模型的识别等,都要比中心化模型困难.

(1) 均值结构模型的表达:前面 11.2 节里我们利用协方差结构讨论了中心化模型,如果研究者欲比较不同组对应潜变量的均值和测量方程的截距,就必须考虑均值结构模型,模型表达如下:

$$
\begin{aligned}
Y &= \tau_y + \Lambda_y \eta + \varepsilon \\
X &= \tau_x + \Lambda_x \xi + \delta \\
\eta &= \alpha + B\eta + \Gamma\xi + \zeta
\end{aligned}
\tag{11-5}
$$

式(11-5)中,Y 是由 p 个内生指标组成的 $p \times 1$ 向量;η 是由 m 个内生潜变量组成的 $m \times 1$ 向量;Λ_y 是 Y 在 η 上的 $p \times m$ 因子载荷矩阵;ε 是 p 个测量误差组成的 $p \times 1$ 向量;τ_y 是 $p \times 1$ 向量(Y 的测量方程常数项);X 是由 q 个外源指标组成的 $q \times 1$ 向量;ξ 是由 n 个外源潜变量组成的 $n \times 1$ 向量;Λ_x 是 X 在 ξ 上的 $q \times n$ 因子载荷矩阵;δ 是 q 个测量误差组成的 $q \times 1$ 向量;τ_x 是 $q \times 1$ 向量(X 的测量方程常数项);B 是 $m \times m$ 系数矩阵,Γ 是 $m \times n$ 系数矩阵,ζ 是 $m \times 1$ 残差向量,α 是 $m \times 1$ 向量(结构方程的常数项). 向量 $\tau_x(q \times 1)$、$\tau_y(p \times 1)$ 分别是 X、Y 的测量方程常数项,$\alpha(m \times 1)$ 向量是结构方程的常数项. 用来比较不同组潜变量的均值和测量方程的截距以及具有部分等同性的多组比较.

(2) 均值结构模型假设:与中心化模型一样,均值结构模型同样有限定条件,模型假设如下:

1) 误差项 ε、δ 的均值为零;
2) 结构方程残差项 ζ 的均值为零;
3) 误差项 ε、δ 与因子 η、ξ 之间不相关,ε 和 δ 不相关;

4) 残差项 ζ 和 ξ、ε、δ 之间不相关.

(3) 均值结构模型与中心化模型的比较:均值结构模型除了含中心化模型的 8 个参数矩阵:Λ_y、Λ_x、B、Γ、Φ、Ψ、Θ_ε、Θ_δ,其中 Φ 为潜变量 ξ 的协方差矩阵,Ψ 为残差项 ζ 的协方差矩阵,Θ_ε、Θ_δ 分别是 ε、δ 的协方差矩阵,又增加了 τ_y、τ_x、α 及 κ 四个参数向量矩阵,共有 12 个参数矩阵需要加以识别.

2. 均值结构模型的多组比较

(1) 结构方程模型多组比较分类:无论是中心化模型还是非中心化模型,都可以进行多组比较. 多组比较可分为两个阶段:第一阶段是多组的因子分析或路径分析,其目的是检验各组的因子结构是否相同,或检验某些路径上的参数在不同的组是否有差异. 这与比较多组的回归系数是否相同类似;第二阶段是进一步检验各组的因子均值是否相同,这与传统的方差分析类似. 做第二阶段分析前通常要先做第一阶段分析.

(2) 中心化模型的多组比较:对于中心化模型的多组比较,应做第一阶段的分析. 第一阶段分析首先要进行测量的为等同性(measurement equivalence/invariance)检验. 所谓等同性是指同一测量施于不同的对象或在不同时点上使用时,测量分数应具有一定的恒定性,即当研究者利用一组测量题目测得一个心理概念并应用于组间比较,研究者必须假设项目分数与尺度对不同的受试对象(如不同性别、职业等)具有相同的意义. 测量的等同性检验一般要经过以下几个步骤,其主要目的是要确定各组的协方差矩阵是否相同. 具体步骤如下.

1) 基准模型(base model)的确定:例如利用抑郁障碍临床问卷调查中的社会支持评定量表(SSS)的 10 个题目测量主观支持(SU)、客观支持(OB)和对支持的利用度(USE)3 个维度,探讨病例组与对照组的上述三因子有无差异. 在没有检验病例组与对照组的哪个影响因素更大之前,首先要作测量的等同性(measurement equivalence)检验.

首先要了解模型的形式(form)在各组中是否相同,包括:因子个数(如在病例与对照组中都是三个因子),题目与因子的从属关系. 形式相同是指用同一个模型(M_T)拟合不同的组(如病例组 M_B、对照组 M_D 有同样的模型)时总的拟合指数良好,则说明每个组都可以用同一模型去描述,M_T 被称为基准模型. 可采用 Bollen(1989)提出的方法:如果两个模型具有相同的参数矩阵,维度相同,固定参数、自由参数、约束参数的位置相同,则定义两个模型具有相同形式. 在结构方程模型中,形式相同还意味着因子载荷、因子方差以及误差方差的参数须在所有的组中一致(参数估计值不一定相同),无论它是自由还是固定的.

在多组比较的一系列模型检验当中,进行模型的形式相同检验是最基本的要求. 如果 M_T 对两组已经拟合不好,再加上其他等同性限制(如两组的因子载荷相同),模型拟合会更差. 再者,由于 M_T 比 M_B 和 M_D 的拟合都差,所以如果 M_B 或 M_D 已经拟合不好的话,则不能做进一步的多组比较.

2) 因子载荷等同检验:假定模型形式相同的检验可以通过,就可以进行多组因子载荷等同性检验(metric invariance/factor loading invariance test)(例如病例组中主观支持在条目 SSS3 的载荷与对照组中主观支持在条目 SSS3 的载荷相等)及两组的因子载荷等同($\Lambda_{g1} = \Lambda_{g2}$).

增加因子载荷限制后,模型的 χ^2 值将会发生改变. 仍以病例组与对照组为例,假定未加因子载荷的等同限制前,M_T 在病例组的卡方为 χ^2_B(自由度为 df_B),M_T 在对照组的卡方为 χ^2_D(自由度为 df_D). 总的卡方为 $\chi^2_B + \chi^2_D$,总的自由度为 $df_B + df_D = 2df_T$(因为 M_T 拟合两组的自由度相同). 加上因子载荷的等同限制后,因子载荷的估计既要适合病例组又要适合对照组. 即要使病例组与对照组拟合卡方值的合计最小. 比如,某个因子载荷的估计取 0.65 能使原来病例组的卡方值最小,增加限制后,为了迁就对照组,改为 0.78 使两组合计的卡方值最小,但该载荷对病例组并不是最好的. 同理,对对照组来说,加了限制后的估计也较差. 如上面那个因子载荷的估计取 0.83 能使原来对照组的卡方值最小,加了限制后,为了迁就病例组,改为 0.78 使两组合计的卡方值最小,该载荷对对照组也不是最好的. 增加了因子载荷的等同限制后,病例组的卡方为 χ^2_{BR},对照组的卡方为 χ^2_{DR},显然有 $\chi^2_{BR} \geq \chi^2_B$,$\chi^2_{DR} \geq \chi^2_D$.

另外,模型的自由度也会改变. 假设原模型有 30 个自由估计的参数,未加限制前,病例组与对照组各自独立估计的载荷及其他参数共计 60 个. 加了限制后,假定共有 10 个因子载荷被限制为等同,需要估计的参数为 30+30−10=50 个. 增加限制后的自由度为 $2df_T-10$,$\Delta df = 10$,$\Delta \chi^2 = \chi^2_{BR} + \chi^2_{DR} - \chi^2_B - \chi^2_D$.

增加因子载荷等同限制后得到模型与原模型属于嵌套模型. 模型拟合检验采用通常的模型比较策略:若 $\Delta \chi^2$(自由度为 Δdf)显著,说明卡方改变了很大. 意味着增加限制后,拟合指数显著变差,两组共享同一个因子等同的模型不可行. 反之,若 $\Delta \chi^2$(自由度为 Δdf)不显著,说明卡方改变不大. 意味着增加了限制后,拟合指数变化不太大,可以接受两组因子载荷等同假设. 即两组可以用同一套因子载荷的模型.

3) 因子方差等同检验:因子方差等同(factor variance):$\Phi_{g1,ii} = \Phi_{g2,ii}$,是检验不同组别对应因子的方差是否相同.

4) 误差方差等同检验:误差方差等同(indicator uniqueness variance invariant):是当因子方差等同的前提下关于 $\Theta_{g1} = \Theta_{g2}$ 的检验.

5) 因子协方差等同检验:因子协方差等同(factor covariance invariant)是检验不同组别对应的因子协方差是否相同. 若与因子方差等同检验一起进行,相当于比较各组的因子相关系数.

对上面提出的各种等同性检验,可根据 Bollen(1989)提出的逐步增加限定条件的办法进行等同性检验.

(3) 均值结构模型的多组比较:如上所述,利用均值结构模型进行多组比较,首先进行第一阶段分析,即检验各样本组有相同的结构模式,包括基准模型、因子载荷等同、因子方差等同、误差方差等同、因子协方差等同检验. 在确定了基准模型及各样本组有相同结构模式的基础上,再进行各组均值差异的检验,即可以进行第二阶段分析. 第二阶段分析如下:

1) 指标截距等同检验:在进行完第一阶段各种检验后,接着可以进行指标截距是否等同的检验(indicator intercept invariant),即检验 $\tau_{g1} = \tau_{g2}$.

2) 因子均值等同检验:因子均值等同是对各组因子均值是否相同的检验,即检验 $\kappa_{g1} = \kappa_{g2}$. 对于潜变量的测量单位,采用固定潜变量的单位为零的方法. 检验各组对应因子均值是否相同,是均值结构方程模型主要研究的内容,也是在实际应用时主要分析的结果. 如果前面第一阶段各种等同性(主要指因子载荷等同)检验步骤不能通过,会使各组因子失去了可比性. 因而不能进行各组的因子均值检验.

与传统的方差分析(ANOVA)相类似,在进行多组比较时,如果整体上拒绝了原假设,说明组间均值有显著差异,接下来可以进行多重比较,即比较每两组间因子均值差异. 因子均值多重比较也属于这类事后(post hoc)比较,其方法与方差分析的事后比较一样,需要调整检验水准(α)来控制第一类错误.

用结构方程分析比较潜变量的组间均值差异,相比传统的方差分析有以下的优点:①用潜变量可以正确调整由测量导致的误差,而传统的方差分析一般情况下不能处理因信度所导致的问题;②用结构方程模型可进行测量的等同性检验(即可比性),在具有可比性的前提下,采用均值结构模型分析,而方差分析却不能进行测量的等同性检验;③结构方程模型分析还能处理只有部分等同性(partial invariance)的多组比较,而方差分析却不能处理这类问题.

11.5 实例分析 Examples Analysis

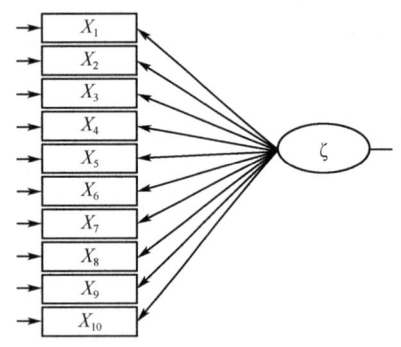

图 11-6 条目与潜在因子之间的路径图

验证性因子分析在量表或问卷的编制过程中十分有用,它可以帮助我们了解各个条目与维度(潜在因子)之间的从属关系是否正确.更确切地说,能够对量表或问卷的构念效度进行检验.以前面提到的职业紧张量表(OSI-R)为研究内容,样本个数为668例.利用 LISREL 对个体紧张反应问卷 PSQ 进行单因子构念效度分析的应用过程.

以 $X_i(i=1,2\cdots10)$ 表示条目,ξ 表示潜在因子,则每个潜在因子与其条目之间的关系可以表示成图11-6 的形式:

图 11-6 对应的方程可表示为:

$$X = \lambda\xi + \delta \tag{11-6}$$

其中 $X = [X_1 \ X_2 \ X_3 \ X_4 \ X_5 \ X_6 \ X_7 \ X_8 \ X_9 \ X_{10}]^T$、

$\lambda = [\lambda_1 \ \lambda_2 \ \lambda_3 \ \lambda_4 \ \lambda_5 \ \lambda_6 \ \lambda_7 \ \lambda_8 \ \lambda_9 \ \lambda_{10}]^T$、

$\delta = [\delta_1 \ \delta_2 \ \delta_3 \ \delta_4 \ \delta_5 \ \delta_6 \ \delta_7 \ \delta_8 \ \delta_9 \ \delta_{10}]^T$.

此即为单因子模型,每个条目在其对应的潜在因子上均有载荷,为了给潜在因子测量尺度,规定 X_1 到 ξ 的载荷 $\lambda_1 = 1$,则模型中待估的未知参数有 19 个($\lambda_2 \sim \lambda_{10}, \sigma_{\delta_1}^2 \sim \sigma_{\delta_{10}}^2$).数据点为 $\frac{1}{2} \times 10 \times (10+1) = 55$ 个,所以模型可识别.采用 LISREL8.54 分析,结果如表 11-5:

表 11-5 PSQ 问卷的单因子 CFA 分析结果

条目	VS			PSY			IS			PHS		
	λ(SE)	λ_s	θ_δ^2	λ(SE)	λ_s	θ_δ^2	λ(SE)	λ_s	θ_δ^2	λ(SE)	λ_s	θ_δ^2
1	1.00(—)	0.36	0.56	1.00(—)	0.78	0.30	0.095 (0.08)*	0.08	0.79	1.00(—)	0.41	0.94
2	1.21(0.19)	0.56	0.26	1.15(0.08)	0.84	0.20	1.00(—)	0.78	0.37	1.17(0.24)	0.38	1.27
3	1.34(0.22)	0.53	0.36	1.18(0.07)	0.87	0.16	0.81(0.08)	0.63	0.53	0.32(0.11)	0.20	0.47
4	1.41(0.24)	0.44	0.70	0.47(0.09)	0.30	0.93	0.28(0.05)	0.34	0.31	2.33(0.36)	0.69	0.47
5	1.36(0.17)	0.86	0.07	0.91(0.10)	0.56	0.78	0.17(0.08)	0.13	0.82	1.96(0.31)	0.63	0.46
6	0.70(0.14)	0.33	0.34	0.74(0.07)	0.58	0.43	0.84(0.07)	0.79	0.23	1.72(0.28)	0.72	0.60
7	1.21(0.17)	0.66	0.17	0.80(0.07)	0.62	0.41	0.36(0.06)	0.39	0.36	1.48(0.24)	0.74	0.43

续表

条目	VS			PSY			IS			PHS		
	λ(SE)	λ_s	θ_δ^2	λ(SE)	λ_s	θ_δ^2	λ(SE)	λ_s	θ_δ^2	λ(SE)	λ_s	θ_δ^2
8	0.50(0.21)	0.14	1.08	1.02(0.08)	0.71	0.41	0.56(0.10)	0.34	1.19	0.86(0.16)	0.56	0.36
9	0.58(0.12)	0.34	0.22	−0.07(0.10)*	−0.04	1.21	0.60(0.08)	0.46	0.61	0.53(0.15)	0.24	0.62
10	1.67(0.22)	0.74	0.23	0.41(0.08)	0.29	0.77	0.59(0.06)	0.59	0.31	0.63(0.15)	0.33	0.56
$\frac{\chi^2}{df}$	1.95			1.32			1.96			1.51		
RMSEA	0.05			0.03			0.05			0.04		
GFI	0.97			0.98			0.96			0.97		
SRMR	0.04			0.03			0.05			0.04		

注：*$P>0.05$，λ 为因子载荷，括号中数字为标准误，λ_s 为因子载荷标准解，θ_δ^2 为度量误差的方差

λ_s 为因子载荷的标准解，是可测变量被标化后得到的指标，可以直接比较条目因子载荷的大小。单个参数的 t 检验结果显示：psy9 到 PSY 的因子载荷，is1 到 IS 的因子载荷不具有统计学意义，提示这两个条目的设定不合理。另外根据 0.5 准则，即标准化因子载荷应该达到 0.50（也有学者建议 0.30）以上才有实际意义，VS、PSY、IS、PHS 均有一些条目的因子载荷低于这个标准，虽然具有统计学意义，但提示我们这些条目的设置有不恰当之处。这 4 个潜在因子的整体度量模型的主要分析指标显示，PSQ 各单项整体模型的拟合效果都很好，即相应的问题条目度量对应的潜在因子的结构比较合理。结合前面的分析结果提示，如果能对个别载荷较低的条目进行适当的修改，应该会得到更好的结果。在实际应用中这种单因子构念效度的分析很少，一般均将多个因子放在一起进行分析。

若进一步探讨以个体应对方式（PRQ）与个体紧张反应（PSQ）的结构关系，比如研究个体应对方式（PRQ）与业务紧张（VS）的结构关系，可建立如图 11-7 的结构方程模型。

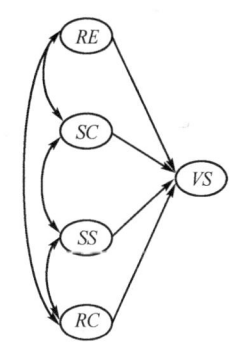

图 11-7 个体应对方式与业务紧张反应之间的结构方程模型

利用 LISREL8.54 软件对该模型进行分析，采用最大似然估计对模型拟合，结果见表 11-6：

表 11-6 个体应对资源（PRQ）与个体紧张反应（PSQ）的结构方程模型分析结果

ξ→η	VS		PSY		IS		PHS	
	γ(SE)	γ_s	γ(SE)	γ_s	γ(SE)	γ_s	γ(SE)	γ_s
RE	−0.25(0.17)	−0.12	−0.17(0.07)*	−0.16	−0.08(0.06)	−0.11	−0.30(0.09)*	−0.25
SC	0.36(0.13)*	0.25	0.13(0.06)*	0.17	0.18(0.04)*	0.18	0.00(0.07)	0.00
SS	−0.55(0.27)*	−0.17	−0.05(0.07)	−0.04	−0.05(0.06)	−0.06	−0.16(0.09)	−0.13
RC	−0.23(0.50)	−0.03	−0.33(0.08)*	−0.28	−0.23(0.07)*	−0.26	−0.17(0.10)	−0.12
GFI	0.69		0.69		0.70		0.69	
AGFI	0.65		0.64		0.67		0.66	
RMSEA	0.086		0.082		0.081		0.081	

注：*$P<0.05$，γ 为非标准化的结构系数，SE 为 γ 的标准误，γ_s 为结构系数的标准解

结果显示:PRQ 与 PSQ 的 4 个四因子模型的设定均不合理,都需要修正。因自我保健是业务紧张的危险因素,不符合逻辑,因此以 SS 为外生潜变量、VS 为内生潜变量重新设定模型并拟合,得通径系数为-0.57,有统计学意义,GFI 等于 0.96,表明模型拟合较好。即社会支持是业务紧张反应的保护因素。自我保健是心理紧张反应的危险因素,不符合逻辑。以 RE、RC 为外生潜变量、PSY 为内生潜变量重新构建模型并拟合,得 RE 到 PSY 的通径系数为-0.12,RC 到 PSY 的通径系数为-0.29,均具有统计学意义,GFI 等于 0.91,表明模型拟合较好。标准解提示:个体所采取的有效策略比娱乐休闲更能缓解心理紧张反应。自我保健是人际关系紧张的促成因素,不符合专业解释。以 RC 为外生潜变量,IS 为内生潜变量重新设定模型并拟合,通径系数为-0.14,具有统计学意义,GFI 等于 0.92,表明模型拟合较好。说明应付策略是缓解人际关系紧张的因素。以 RE 为外生潜变量,PHS 为内生潜变量重新设定并拟合模型,模型的拟合指标 GFI 等于 0.92,提示模型拟合很好;通径系数为-0.30,有统计学意义,说明个体采取一些积极的娱乐活动能缓解躯体的不适,符合实际。

思考练习　Exercises

(一) 选择题（从 a~e 中选出一个最佳答案）

1. 关于结构方程模型表述不正确的是(　　)。
   a. 测量模型反映观测变量与潜变量之间的关系
   b. 结构模型反映潜变量之间的结构关系
   c. 结构方程模型又称为通径分析
   d. 可分析直接与间接效应
   e. 基于协方差矩阵建模,故称作协方差结构模型

2. 下面关于潜变量概念不正确的是(　　)。
   a. 可用一组相关性观测变量进行度量　　b. 分为内生潜变量与外生潜变量
   c. 分为连续潜变量与离散潜变量　　　　d. 潜变量也可以直接测量获得
   e. 可以表示假设构念

3. 下面关于验证性因子分析模型正确的是(　　)。
   a. 可以用于评价内容效度　　b. 可以用于评价构念效度
   c. 可以用于评价判别效度　　d. 可以用于评价预测效度
   e. 可以用于评价法则效度

4. 关于拟合指数选择标准错误的是(　　)。
   a. $\chi^2/df<3$ 拟合较好　　　　　　b. RMSEA <0.05 模型拟合好
   c. NNFI 越接近于 1,拟合效果越好　　d. AGFI 越接近于 1,拟合效果越好
   e. 只依赖一个指标检验 SEM 的拟合情况,无需多种指标的报告结果

5. 结构方程模型模型修正的正确做法是(　　)。
   a. 模型修正应有实际理论做指导　　b. 模型修正应先去掉无统计学意义的参数
   c. 简便起见,可同时对多个参数同时修正　d. 模型修正主要依据样本提供的信息
   e. 模型修正需反复进行,直至获得好的拟合效果

(二) 简述题

1. 简述验证性因子分析模型的分析流程。
2. 简述结构方程模型拟合思想。

(三) 计算分析题

以某医院关于抑郁障碍临床问卷调查的研究资料中的社会支持评定量表(SSS)为资料背景,SSS量表包含主观支持(SU)、客观支持(OB)和对支持的利用度(USE)3个维度,共10个条目,其中样本个数395例. 根据下面提供的数据结构,试采用LISREL软件对量表做数据分析.

表11-7 潜变量量表结构

变量名	条目数	条目
SU B	4	SSS1、SSS3、SSS4、SSS5
OB	3	SSS2、SSS6、SSS7
USE	3	SSS8、SSS9、SSS10

表11-8 测量变量协方差矩阵

变量	SSS1	SSS2	SSS3	SSS4	SSS5	SSS6	SSS7	SSS8	SSS9	SSS10
SSS1	0.694									
SSS2	-0.029	0.918								
SSS3	0.182	0.043	0.988							
SSS4	0.282	0.054	0.448	0.838						
SSS5	0.103	0.086	0.157	0.164	0.568					
SSS6	0.220	0.022	0.200	0.291	0.250	1.752				
SSS7	0.219	0.040	0.313	0.335	0.309	1.372	1.866			
SSS8	0.162	-0.016	0.111	0.097	0.070	-0.004	0.001	0.845		
SSS9	0.149	-0.059	0.105	0.158	0.112	0.045	0.087	0.366	0.879	
SSS10	0.141	-0.016	0.137	0.123	0.071	0.123	0.192	0.053	0.092	0.540

由表11-7提供的潜变量量表结构和表11-8测量变量协方差矩阵:

(1) 做出验证性因子分析模型路径图.

(2) 进一步利用lisrel软件进行结构关系的分析,并对输出结果加以解释.

延伸阅读 Further Readings

延读11-1 侯杰泰,温忠麟,成子娟.2004.结构方程模型及其应用[M].北京:教育科学出版社

延读11-2 李健,兰亚佳,王治明,等.2001.职业紧张量表(OSI-R)信度与效度检验[J].中华劳动卫生职业病杂志,19(3):190~193

延读11-3 廖福挺著.2007.分组比较的统计分析[M].高勇译.沈崇麟审校.重庆:重庆大学出版社.97~124

延读11-4 武淑琴,张岩波,张可让,等.2009.均值结构模型在抑郁症病例-对照临床研究中的应用[J].中国卫生统计,26(4):352~354

延读11-5 武淑琴,张岩波.2011.均值结构模型等同性检验及比较[J].中国卫生统计,28(3):237~239,243

延读11-6 徐秀娟,张岩波,刘桂芬,等.2006.医护人员职业紧张的结构方程模型分析[J].现代预防医学,33(8):1311~1312,1319

延读11-7 张岩波.2009.潜变量分析[M].北京:高等教育出版社

延读11-8　Anders Skrondal, Sophia Rabe-Hesketh. 2011. 广义潜变量模型[M]. 陈华珊, 叶鹏飞, 李洋译. 重庆: 重庆大学出版社. 57~60

延读11-9　Bollen, Kenneth A. 1989. Structural Equations with Latent Variables[M]. New York: Wiley

延读11-10　Jöreskog G, D Sörbom, SHC du Toit, et al. 2000. LISREL 8: New Statistical Features (second printing with revisions) [M]. Chicago: Scientific Software International

延读11-11　Peter M. Bentler. 1996. Covariance structure analysis: Statistical practice, theory, and direction[J]. Annual Research Psychology, 47: 563~592

延读11-12　Robert C MacCallum, Mary Rozhowski. 1992. Model modification in covariance structure analysis: The problem of capitalization on chance[J]. Psychological Bulletin, 111(3): 490~504

延读11-13　Robert C. MacCallum, Michael W Browne. 1993. The use of causal indicators in covariance structure models: Some practical issue[J]. Psychological Bulletin, 114(3): 533~541

延读11-14　Roderick P, McDonald. 2002. Principals and Practice in Reporting Structural Equation Analyses[J]. Psychological Methods, 7(1): 64~82

(武淑琴　张岩波)

第12章 多水平模型
Chapter 12 Multilevel Models

> **目的要求 Purposes and Requirements**
> 掌握：多水平模型的基本概念、模型的评估及实际应用．建设水平模型的基本步骤．应用模型来分析实际数据．
> 熟悉：多水平模型的优点、假设检验．
> 了解：多水平模型的基本公式表述、建模技术、参数估计．

12.1 多水平模型的优点 Advantages of Multievel Models

20世纪80年代末以来，一种全新的统计模型即多水平模型或多层模型(multilevel models)(Mason & Wong et al.,1984;Bryk & Raudenbush,1992;Raudenbush & Bryk,2002;Goldstein,1987,1995)被研发出来、并很快被广泛地应用于社会科学,如教育学、心理学、社会学、经济学和公共卫生研究等各个领域．多水平模型是一种可用于同时分析多层数据(multilevel data)、多级数据(hierarchical data)或具有嵌套(nested)、集群(clustered)结构的数据的统计分析方法．在文献中,多水平模型被冠以多种不同的名称,如分级线性模型(hierarchical linear model)(Bryk & Raudenbush,1992)、随机效应模型(random-effects model)(Laird & Ware,1982)、随机系数模型(random coefficient model)(DeLeeuw & Kreft,1986)、方差成份模型(variance component model)(Dempster & Rubin et al.,1981)、混合模型(mixed-effects model)(Longford,1987)和经验贝叶斯模型(empirical Bayes model)(Strenio & Weisberg et al.,1983)等．

1. 社会结构、社会场景及所属团体对个人行为的影响

社会科学研究中的一个基本概念是,社会是一个具有分级结构的整体．所谓分级结构,是指较低层次的单位嵌套(nested)于较高层次的单位之中．在社会中,人不是孤立的个体,而是整个社会中的一个成员．作为个体,人是各类集体的成员,处于各种不同的社会场景中．例如,每个人都属于某个家庭、某个邻里、某个组织(如学校、公司、工厂……)或居住在某个具体城市、地区等．由此,某个个体的行为和行为结局不仅受其本身特征的影响,同时还会受其所处社会环境的影响．比如,根据教育学中的"青蛙-池塘理论"("frog-pond theory")(Davis,1966),一个学生的学习状况不仅与该生个人的内在条件有关,而且与其所处的外部环境有关．在平均学习水平较高的学校(大"池塘")里,一个中等智力水平的学生(中等大小的"青蛙"),有可能会因自愧不如其他学生而失去学习动力,成为后进生;而同一个学生如果在一个平均学习水平相对较低的学校(小"池塘")里,可能会获得更多自信,努力学习,变成成绩优异的学生．当然,环境或群体对个人的影响程度会因人而异,并产生所谓的多层模型中的跨层交互作用(cross-level interaction effect)．

既然个体的行为的结果受制于个人行为和所属环境两方面的影响,要较全面地解释任何一种个体水平上的结局变量现象,学者们应回答以下问题:①哪些个体水平的解释变量(explanatory variables)会影响结局变量(outcome variable)?是如何影响的?②哪些场景变量(contextual variables)影响个体结局变量?是如何影响的?③个体水平解释变量(explanatory variables)和结局变量之间的关系是否随个体所处的社会场景的特征变化而变化?④哪些场景变量调节个体水平解释变量的效应?是如何调节的?要回答上述问题,我们必须从微观和宏观水平着手,从社会结构的不同层次收集数据从事研究.多水平统计模型给我们回答以上问题提供了一个分析工具.

2. 多水平结构数据及其特点

社会的分级结构自然而然地使由其所产生的数据呈现分级或多层结构.在该类数据中,低一层的单位嵌套于或聚集在高一层的单位之中.最常用来说明多层数据结构的例子是对学生学习成绩的研究.如学生嵌套在班级里,而班级又嵌套在学校里,由此,形成了3个层次的分级结构.第1个层次的观察单位是学生,第2个层次的观察单位是班级,第3个层次是学校.最低一层的学生是微观层次单位(micro unites)或个体单位,所有更高一层的单位(即班级、学校)通称为宏观层次单位(macro units)、或社会场景(contexts).实际研究中最常用、最简单的多层数据是具有两层结构的数据,其由微观层次单位和一层宏观层次单位组成.

该类数据的实例不胜枚举.比如说,多阶段抽样调查(multi-stage sampling)中的样本单位是多层次的.在这种抽样设计中,首先被随机抽取的是初级抽样单位(primary sampling units,PSU)如某省中的县,第二级抽样单位为每个样本县里的乡,最低一级抽样单位为如家庭,由次收集的数据自然具有分级结构.分层数据也频频出现在医学研究中的实验设计.例如,临床试验可能会在随机或非随机选择的诊所或医疗中心进行,而研究对象为病人,从而形成具有层次结构的数据.另外,分级数据中的宏观单位并不只限于"横向研究"中的县、学校、或医疗中心等社会单位.个体有时也可以被处理为"宏观"单位.例如,在纵向研究(longitudinal studies)中,需要长期追踪研究对象,对同一研究对象反复收集数据.这种纵向观察数据也可以看作是分级结构数据.在这类数据中,重复测量(repeated measures)嵌套于个体研究对象之中.因此,研究对象不同时间的重复测量是第1层观察单位,而被研究的个体则是第2层观察单位.当然,个体(如病人)所就医的诊所、医院等也可被引入纵向研究中,从而构建一个具有更多层次结构的多层数据.

多层数据的结构可用表格的形式加以说明.在实际运行多层模型分析时,原始数据需整理成表12-1所示的格式:

表 12-1 多层数据的格式

单位(unit)		变量(variable)		
组(group)	个体(individual)	y_{ij}	x_{ij}	z_j
1	1	5	11	8.7
1	2	3	8	8.7
…	…	…	…	…
1	n_1	2	7	8.7
2	1	6	12	12.3

续表

单位(unit)		变量(variable)		
组(group)	个体(individual)	y_{ij}	x_{ij}	z_j
2	2	9	10	12.3
…	…	…	…	…
2	n_2	10	15	12.3
3	1	11	15	17.6
3	2	15	18	17.6
…	…	…	…	…
3	n_3	16	20	17.6
…	…	…	…	…
J	1	4	7	8.0
J	2	5	9	8.0
…	…	…	…	…
J	n_J	6	8	8.0

注:这里示范的是两层数据(组水平与个体水平)的例证. 这里有 J 个组、每组有 n_j 个体,且 $N=\sum_{j=1}^{J} n_j$. 结局变量 y_{ij} 随个体及组群变化而变化;个体水平上的变量 x_{ij} 也随个体及组群的不同而不同;组水平上的变量 z_j 则只随组群变化而变化,在组内则是一常数

多层结构数据的一个最显著的特点是:同一宏观单位或组内的个体之间与其他组的个体比较有较大的相似性,各组内的观察对象不是相互独立的. 这种组内的同质性或组间的异质性通常可用组内相关系数(intra-class correlation coefficient, ICC)测量:

$$ICC = \frac{\sigma_w^2}{\sigma_w^2 + \sigma_b^2} \tag{12-1}$$

其中, σ_w^2 代表组内方差(within-group variance)或称个体水平方差(variance at individual level); σ_b^2 代表组间方差(between-group variance)或称组水平方差(variance at group level); $(\sigma_w^2+\sigma_b^2)$ 是结局测量的总方差(total variance). ICC 即组间方差与总方差之比,或组间方差占总方差的比例. 在总方差一定的情况下,ICC 数值越高,说明组内相似度或组间差异度越高.

由于多层数据结构中的高层或宏观单位(如班级)的大小往往不同,低层单位个体数(如学生)随之不同,这就产生了不平衡数据(unbalanced data)现象. 在纵向研究(longitudinal studies)中有另一类不平衡数据,即研究对象会因各种原因而中断、退出研究,导制由数据缺失而产生的不平衡数据. 多层模型可有效处理不平衡数据.

3. 多水平模型较传统统计方法之优势

研究呈多层次的社会现象须收集分析多层数据,但传统统计方法用于分析多水平数据有诸多不足之处:首先,在多水平或多层模型统计理论及其计算机软件出现之前,多层数据分析常在个体水平或组群水平的单一水平上分别进行数据分析,如*:

个体水平模型: $$y_{ij} = \beta_0 + \beta_1 x_{ij} + \varepsilon_{ij} \tag{12-2}$$

---

*为简便起见,每一个模型中仅包括一个自变量.

组水平模型:
$$\bar{y}_j = \gamma_0 + \gamma_1 \bar{x}_j + \varepsilon_j \qquad (12\text{-}3)$$

公式(12-2)是一个个体水平模型,其中的结局变量和解释变量均为个体水平测量。公式(12-3)是一个聚集水平或组水平模型,其结局变量和解释变量均为相应个体水平变量的组均值。单一水平分析模型所存在的问题是简单地忽略了数据的多水平结构。模型(12-2)注重了个体间变异和个体特征,但忽略了组间变异。模型(12-3)则忽略了组内差异,企图用在组水平上的效应来推断个体水平上的结果,这会导致聚集性偏倚(aggregation bias),也称生态学谬误(ecological fallacy)或Robinson效应(Robinson effect)(Robinson,1950)。其次,传统统计方法最大的问题是假设各个个体观察对象是相互独立的,这不符合多层结构数据的实际情况。因为在多层数据中,各组内的观察对象不是相互独立的,即存在ICC。其结果是低估标准误(standard error),从而导致统计检验的第Ⅰ类错误(typeⅠerror)。再次,应用传统统计方法不能有效处理由数据缺失造成的统计推断偏差问题,只要有一个测量数据缺失,整个观察对象就会被从分析中排除。

从统计分析技术角度上讲,传统分析方法在分析多层数据时所遇到的问题可通过多层模型得到解决。由于多水平模型可对个体水平和组群水平的数据同时进行分析,在一个模型中同时检验个体变量和场景变量的效应,因而避免了Robinson效应。重要的是,多层模型分析不需要假设观察数据相互独立,因而可以修正因观察数据的非独立性引起的参数标准误估计偏倚。另外,多层模型的参数估计基于已有的数据(available data),并不要求均衡数据(balanced data),在数据随机缺失(missing at random,MAR)的前提下,多层模型允许数据存在缺损值。当然,没有一种统计学分析方法是完美无缺的,多层模型也有其局限性,比如说,在实际研究中经常遇到的一个问题是组群数量相对较少,组水平模型的残差可能呈非正态分布,因而模型的参数估计,特别是组水平的方差成份和标准误估计会出现偏倚。尽管如此,多水平模型分析方法的产生是统计学研究上所迈出的重要一步。

12.2 多水平模型的基本公式表述、参数估计、模型的评估及假设检验 Basic Multiple Level Model Formulation, Parameter Estimation, Model Fit Evaluation and Hypothesis Testing

1. 两水平模型的公式表述(two level model formulation)

多水平模型的公式可分层表述,然后整合为一个公式。下面我们仅用一最基本的模型:即两水平模型、两个水平1解释变量(level 1 explanatory variable)和一个水平2解释变量(level 2 explanatory variables)向读者介绍多水平模型的构成及一些基本概念。包含两个水平1解释变量和一个水平2解释变量的两水平模型可表述为:

$$y_{ij} = \beta_{0j} + \alpha_1 x_{1ij} + \beta_{1j} z_{1ij} + e_{ij} \qquad (12\text{-}4)$$

$$\beta_{0j} = \gamma_{00} + \gamma_{01} w_{1j} + u_{0j} \qquad (12\text{-}5)$$

$$\beta_{1j} = \gamma_{10} + \gamma_{11} w_{1j} + u_{1j} \qquad (12\text{-}6)$$

式中 y_{ij} 表示在第 j 个水平2单位(如第 j 组)中的第 i 个个体的水平1结局测量;其中,$i = 1, 2, \cdots, N$(N 是总样本量),$j = 1, 2, \cdots, J$(J 是水平2的单位数)。公式(12-4)是分析 y_{ij} 变异的水平1方程。水平1截距(β_{0j})中的下标"j"表示水平1截距因水平2单位不同而变化。水平1变量 x_{1ij} 对 y_{ij} 的效应不因水平2单位不同而变化(注:其回归系数 α_1 没下标"j"),但变量 z_{1ij} 对 y_{ij} 的效应随水平2单位的变化而变化。也就是说,我们有一个水平1固定斜率(fixed slope)α_1,和一个水平 1 随机斜率(random slope)β_{1j}. 与水平 1 随机回归系数 β_{0j} 和 β_{1j} 相对应的是两个水平 2 方程[即公式(12-5)和(12-6)]. 在水平 2 方程中,水平 1 随机回归系数变成了应变量(response variable).

u_{0j} and u_{1j} 为水平 2 残差,其分别代表第 j 个水平 2 单位的截距、斜率与平均截距、斜率之间的差异. e_{ij} 为水平 1 残差,其代表某水平 2 单位内观察值之间未解释的差异. 模型假设水平 1 残差呈正态分布(normal distribution),水平 2 残差符合多元正态分布(multivariate normal distribution),而水平 1 残差与水平 2 残差则相互独立. 这些假设可表述如下:

$$e_{ij} \sim N(0,\sigma^2) \tag{12-7}$$

$$\begin{bmatrix} u_{0j} \\ u_{1j} \end{bmatrix} \sim N\left[\begin{pmatrix} 0 \\ 0 \end{pmatrix} \begin{pmatrix} \sigma^2_{u_0} & \sigma^2_{u_{01}} \\ \sigma^2_{u_{01}} & \sigma^2_{u_1} \end{pmatrix}\right] \tag{12-8}$$

$$\text{Cov}(e_{ij},u_{0j})=0, \text{Cov}(e_{ij},u_{1j})=0 \tag{12-9}$$

$\text{Cov}(e_{ij},u_{0j})=0$ 和 $\text{Cov}(e_{ij},u_{1j})=0$ 表示水平 1 残差与水平 2 残差之间无相关关系,但不同宏观方程中的水平 2 残差之间可以存在相关关系,如 $\text{Cov}(u_{0j},u_{1j})=\sigma^2_{u01}$.

从概念上讲,我们可以把两水平模型看作是通过两步骤进行估计的:第一步,分别在每个水平 2 观察单位中进行水平 1 观察的回归运算. 即同样的回归模型,如公式(12-4)在 J 个组群中运算 J 次,产生 J 组回归系数,组成 J 个水平 1 截距和斜率的数据集. 第二步,将水平 1 随机回归系数看作是某些水平 2 变量(如 w_{1j})的函数,生成水平 2 方程或宏观模型(macro models)(如公式 12-5, 12-6). 在多层模型的计算机程序或软件出现之前,多层数据往往通过这种两步法进行分析处理. 与上述两步法模型不同,多层模型的微、宏观参数估计过程是同时进行的.

将式 12-5 和 12-5 代入式 12-4 得到:

$$y_{ij} = \gamma_{00} + \gamma_{01}w_{1j} + \alpha_1 x_{1j} + \gamma_{10}z_{1ij} + \gamma_{11}w_{1j}z_{1ij} + (u_{0j} + u_{1j}z_{1ij} + e_{ij}) \tag{12-10}$$

公式(12-7)是一个组合模型(combined model)或复合模型(composite model)*,它是多层模型的单一公式表述. 该模型看起来与带有一个交互作用项的普通线性回归模型有些相似. 然而,与传统固定效应模型不同,以上组合模型具有一个复合残差结构(composite residual/error structure),即式(12-10)中括弧内的各项,包括水平 2 误差项 u_{0j} 和 u_{1j},水平 1 误差项 e_{ij},以及水平 1 解释变量 z_{1ij}. 注意,水平 2 误差项 u_{0j} 和 u_{1j} 的下标不是"ij",而只有"j",表示其值在各组群内并没有变化,只是在组间有变化. 换言之,各组内的观察值共同分享未被解释的水平 2 随机变异,因而各组内观察值互不独立. 另外,复合残差项,即($u_{0j}+u_{1j}z_{1ij}+e_{ij}$),取决于 u_{0j}, u_{1j} 和 z_{1ij} 的值,其中,$u_{1j}z_{1ij}$ 被看作是组群与水平 1 变量 z_{1j} 之间的交互作用(interaction). 因此,复合残差没有一个恒定的方差,从而导致异方差性(heteroscedasticity). 正是由于复合残差项的这个特征不符合普通最小二乘方(OLS)的条件假设. 因而我们需用特殊的方法来估计多层模型参数.

一般两水平模型(含多个解释变量的模型)可用以下公式表述:

$$y_{ij} = \beta_{0j} + \sum_{p=1}^{P} \alpha_p x_{pij} + \sum_{q=1}^{Q} \beta_{qj} z_{qij} + e_{ij} \tag{12-11}$$

$$\beta_{0j} = \gamma_{00} + \sum_{m=1}^{M} \gamma_{0m} w_{mj} + u_{0j} \tag{12-12}$$

---

*该组合模型在计量经济学中称为"简化模型""Reduced model".

$$\beta_{1j} = \gamma_{10} + \sum_{m=1}^{M} \gamma_{1m} w_{mj} + u_{1j} \qquad (12\text{-}13)$$

$$\cdots$$

$$\beta_{Qj} = \gamma_{Q0} + \sum_{m=1}^{M} \gamma_{Qm} w_{mj} + u_{Qj} \qquad (12\text{-}14)$$

式中水平1截距β_{0j}是随机截距,P个水平1解释变量(即变量x_{pij})具有固定效应(fixed effect)或有固定斜率(fixed slope),Q个水平1解释变量(即变量z_{qij})具有随机效应(random effect)或有随机斜率(random slope)。每一个水平1随机回归系数($\beta_{0j},\beta_{qj},q=1,2,\cdots,Q$)被定义为$M$个水平2解释变量(即变量$w_{mj}$)的线性函数(linear function),这样就建立了$Q+1$个宏观方程[即公式(12-11)~(12-14)]。通常我们在宏观方程中纳入不同的场景变量(contextual variable),从不同角度代表组群特征(group features)。式(12-11)~(12-14)的w_{mj}即代表这些场景变量。

将公式(12-9)~(12-11)代入(12-8),得出以下组合模型:

$$y_{ij} = \gamma_{00} + \sum_{m=1}^{M}\gamma_{0m}w_{mj} + \sum_{p=1}^{P}\alpha_p x_{pij} + \sum_{q=1}^{Q}\gamma_{q0}z_{qij} + \sum_{q=1}^{Q}\sum_{m=1}^{M}\gamma_{qm}w_{mj}z_{qij} + \left(u_{0j} + \sum_{q=1}^{Q}z_{qij}u_{qj} + e_{ij}\right)$$

$$(12\text{-}15)$$

该组合模型由两部分组成:<u>固定效应部分</u>(fixed effects portion)——所有的回归系数(如公式12-12中所有的α和γ);<u>随机效应部分</u>(random effects portion)——公式(12-12)中的复合残差项成份($u_{0j} + \sum_{q=1}^{Q}z_{qij}u_{qj} + e_{ij}$)。

2. 模型参数估计(model parameter estimation)

因多水平模型中存在由组水平和个体水平残差(即ε_{ij},u_{0j}和u_{1j})组成的复合残差结构,运行模型时需要同时估计三种参数(即固定回归系数、随机回归系数以及方差和协方差),所以模型估计较为复杂。本章仅就此题目做一简要介绍。对详情有兴趣的读者,理论部分可参考 Raudenbush & Bryk(2002),Littell 等(2006)的专著;概念性介绍部分可参考 Wang,Xie & Fisher(2009)。

多层模型估计通常使用著名的最大似然(maximum likelihood,ML)法。最大似然估计法的优点是:①一致性(consistent):随样本量的增加,最大似然估计值逐渐趋向于参数真实值;②渐进正态性(asymptotically normal):最大似然估计值呈一个以参数真值为中心的近似正态分布,因而,使统计显著检验成为可能;③估计的似然函数(likelihood function)可用作模型拟合的评估和模型比较。不同于封闭式(closed form)的估计,ML估计是一种迭代算法(iterative algorithm)。估计过程开始时,产生一些参数估计的初始值,一次迭代后所产生的参数估计值可作为下一次迭代的初始值。如此循环,迭代过程重复多次,直到所有的参数估计值趋于稳定为止。

通常用于多层模型估计的最大似然法有两种:全最大似然法(full maximum likelihood,FML,注:在不少文献中,full maximum likelihood,FML 和 maximum likelihood,ML 是同义词)和限制性最大似然法(restricted maximum likelihood,REML),后者又称为残差最大似然法(residual ML)。在 SAS 软件的混合模型及多层模型:PROC MIXED 程序中和其他专门的多层模型软件(如 HLM)中,REML 估计是一种默认的模型估计方法。两种估计法主要的区别在于:在估计方差成份(variance components)时,ML法把模型中的固定效应考虑了进去,但忽略掉估计固定效应时所失掉的自由度(degrees of freedom). 因此,ML 法所估计的方差成份有偏差(bias)(Searle,Casella & McCulloch,1992). 相反,REML 法把固定效应从模型中排除后再单独估计方差成份,因此,REML 所产生的水平 2 残差方差/协方差的偏倚较小(Longford,1993). 虽然这个差别并不太大,尤其是当组数量较大时,担当组数量较少时,REML 较 ML 为好. 尽管理论上认为 REML 优于 FML,ML 估算法在多层模型分析中依然非常重要:首先,其运行速度比 REML 快;其次,既然 ML 法把模型中的固定效应部分和方差部分(fixed effects and variance components)都包括在所估计的似然函数(likelihood function)中,ML 通常用来比较两个含有不同数量的固定效应的模型;而 REML 则用来比较两个含不同数量的随机效应或方差成份(random effects or variance components)的模型.

除 ML 和 REML 外,还有一个重要的多层模型估计方法,称为经验贝叶斯估计法(empirical Bayes estimator)(Lindley & Smith,1972). 此法在组样本量大小参差不齐的情况下特别适用. 第 j 组的经验贝叶斯参数估计值由第 j 组子样本和整体样本数据所估计出来的最佳加权平均参数估计值来决定. 组内样本量越大时,参数估计值的可靠性越高、越靠近用整个样本计算出的参数估计值;相反,组内样本量越小,参数估计值的可靠性越差、越远离用整个样本计算出的参数估计值. 经验贝叶斯估计法通常把用各组子样本估计的参数值拉向用整个样本量估计的平均值. 组内子样本量小时,参数估计值更多地依赖用整个样本量估计的平均值;反之,则更多地依赖用本组内子样本估计的值. 鉴于此,经验贝叶斯估计法被称为"收缩估计"法(shrinkage estimator)(James & Stein,1961). 收缩的程度有赖于组内子样本的大小及相应的估计值的精确度. "收缩估计"法又称为"借力法"(borrow strength). 即利用从全部样本"借"来的信息,来支持样本量较小组群的参数估计(Gelman,et al.,2003). 因此,经验贝叶斯估计是多层模型分析的一个重要方法,尽管该方法有时会将参数估计值过于"拉"向样本均值(Raudenbush & Bryk,2002).

经验贝叶斯估计法或收缩估计法被广泛应用于计算机程序如 HLM 进行多层模型的估计. SAS PROC MIXED 和 SPSS LINEAR MIXED MODEL 程序均提供最佳无偏预测*(Best Linear Unbiased Prediction,BLUP)估计随机效应(Littell et al.,2006),其估计法与经验贝叶斯估计法相似(Laird & Ware,1982;Carlin & Louis,1996). 但到目前为止(IBM SPSS version 21),SPSS 没有打印或存储随机效应的选项.

3. 模型拟合的评估(model fit evaluation)

多层模型分析中对模型拟合的评价方法与其他统计分析模型相似. 因我们将以 SAS 软件来演示实际数据分析,在此,我们就以 SAS 为例讨论模型拟合问题. SAS PROC MIXED 程序为模型拟合提供统计量$-2LL$,即-2 倍的对数似然值(log likelihood). $-2LL$ 越小,表示模型拟合越好. 事实上,$-2LL$ 即偏差统计量(deviance statistic),其是设定模型与饱和模型(full or saturate model)之间自然对数似然值之差乘以-2. 由于饱和模型"完美"拟合数据,其似然值理论上为 1,因而其对数似然值为 0,因此,设定模型的$-2LL$ 实际就是偏差统计量,反映设定模型与饱和模型拟合数据之差. 实际上$-2LL$ 应看作是"拟合劣度"(badness of fit)统计量,但通常人们仍然习惯地将其称为"拟合优度"(goodness-of-fit). $-2LL$ 越小,模型拟合越好.

除$-2LL$ 外,模型拟合的评价也可用信息标准测量(information criteria measures)来进行. SAS PROC MIXED 提供三种常用的信息标准测量,即:Akaike's 信息标准(Akaike's informa-

---

*准确地说,应叫经验最佳无偏预测方法(Emperical BlUP),因用来估计或预测其值的参数本身也是估计的.

tion criterion, AIC) (Akaike, 1974), 有限样本校正 AIC (finite-sample corrected version of AIC, AICC) (Hurvich & Tsai, 1989), 和贝叶斯信息标准 (Bayesian information criterion, BIC) (Schwarz, 1978). 除以上三个标准外, SPSS LINEAR MIXED MODEL 程序还自动报告另一限样本校正的 AIC: consistent AIC (CAIC), 又叫 Bozdogan's criterion (Bozdogan, 1987); SAS PROC MIXED 也含 CAIC, 但不自动报告, 只在加入 IC 语句时才报告. 信息标准同样是"小即好的格式"(smaller-is-better forms), 测量值越接近 0, 表明模型拟合越好. AIC, AICC 和 BIC 的计算公式如下 (SAS Institute Inc, 2004, p. 2676):

$$AIC = -2LL + 2d \quad (12\text{-}16)$$

$$AICC = -2LL + 2d \cdot n/(n - d - 1) \quad (12\text{-}17)$$

$$BIC = -2LL + d \cdot \ln(n) \quad (12\text{-}18)$$

其中, $-2LL$ 是 -2 乘以最大似然函数的对数值, d 代表模型中模型估计参数个数, n 是有效观察个数, $\ln(n)$ 是 n 的自然对数. 三种信息标准测量都是调整模型参数数目后, 在模型对数似然值基础上计算的, AICC, CAIC 和 BIC 还考虑了样本量的影响.

以上模型拟合指标仅在模型比较中才有意义, 可帮助判断哪个模型相对好, 但它们都不能告诉我们一个单一模型本身是否拟合数据.

4. 模型的假设检验(hypothesis testing)

多层模型的假设检验一般有: 随机效应假设检验, 固定效应假设检验和模型比较检验.

(1) 随机效应检验(testing random effects): 这里所说的随机效应是指组合模型中的随机部分, 即宏观水平残差(macro level residuals)的方差、协方差(如 σ_{u0}^2, σ_{u1}^2 和 σ_{u01}^2). 对方差、协方差参数的统计显著性检验, SAS PROC MIXED 程序提供了选择性的 Wald Z 统计量(Wald Z statistic), SPSS LINEAR MIXED MODEL 程序只提供 Wald Z 统计量, 其为参数估计值与标准误之比. 一个统计显著的水平 2 残差方差(level 2 residual variance)表示相应的水平 1 回归系数是随机系数(random coefficient). 因此, 水平 2 残差方差的显著性检验实际是检查相应水平 1 回归系数(如截距和斜率)是否是随机系数. 水平 1 回归系数存在显著性变异表明该系数是随机的, 在组水平模型或宏观模型中应作为结局变量处理. 如果在建模探索过程中发现某水平 1 回归系数是非随机的, 则其在最终模型中一般被设定为固定效应. 要说明的一点是: 对用 Wald Z 统计量而运行的随机效应检验只能作为参考, 因为这种检验基于大样本假设和正态分布, 而这两个条件对宏观水平残差来说很难满足(Singer, 1998). 检验随机效应检验的另一方法是用似然比检验(likelihood ratio test, LR test)法来比较两个含不同检验随机数的嵌套模型(nested models). 此法没有以上提到的 Wald Z 统计量的局限.

(2) 固定效应检验(testing fixed effects): 固定参数是组合模型中的固定成份, 其包括截距、微观和宏观解释变量的主效应, 以及某些微观与宏观解释变量间的跨层交互作用. SAS PROC MIXED 和 SPSS LINEAR MIXED MODEL 程序提供 t 检验(t-tests)作为固定效应显著性检验的方法, t 检验的结果解释与多元回归模型相同. 似然比检验(likelihood ratio test, LR test)也可用来比较两个含不同固定效应数的嵌套模型.

(3) 系数集检验(testing a set of coefficients): 有时研究者的兴趣在于同时检验几个解释变量的效应. 此时, 可以分别运行带有和不带有该组解释变量的模型, 然后进行似然比(LR)检验.

5. 模型比较(model comparisons)

当用不同模型拟合同一个数据集时, 模型可以是嵌套模型(nested models), 也可以是非嵌套模型(non-nested models).对嵌套模型,即一个模型是另一个模型的亚模型(sub-model)时,可用似然比检验(LR test)进行比较.两模型间-2LL或偏差统计量的差可用来进行似然比检验.对于非嵌套模型,LR检验便不适用,可用信息标准统计量,如AIC、AICC和BIC,进行模型比较.准确地说,信息标准统计量既可以用于嵌套模型的比较,也可以用于非嵌套模型的比较.AIC、AICC和BIC的值越接近0,则模型拟合数据越好.

在多层模型比较时,需选择模型的参数估计的恰当方法.当比较随机效应相同,但固定效应不同的模型时,模型估计须采用ML;当比较随机效应(即方差、协方差成份)不同,而固定效应相同的模型时,模型估计须采用REML(Snijders & Bosker,2003;Raudenbush & Bryk,2002).一般说来,ML较灵活,当模型的固定效应不同,随机效应也不同,但二模型的随机效应是嵌套时,也可以采用ML法进行模型比较.以上模型比较原则不仅应用于LR检验,也适用于信息标准测量如AIC、AICC和BIC等.注意,当模型比较完成后,需应用REML法运行"最终"模型,并报告模型的REML估计结果,因为REML估计较ML估计更精确.

12.3 多水平模型的构建步骤 Steps in Building Multilevel Model

一般说来,模型的建立通常是一个即基于统计学考虑、又基于所研究内容理论考虑的探索过程,并没有一个固定模式.下面,以两水平模型为例,结合Hox(2010)和Singer(1998)所推荐的方法和我们的经验,我们推荐下列基本步骤:

1. 运行空模型(running the empty model)

在多层模型建模过程中,第一步总是先运行空模型.空模型(empty model)也叫截距模型(intercept-only model)、无条件均值模式(unconditional means model)或方差分量模型(variance components model).空模型可表述为:

$$y_{ij} = \beta_{0j} + e_{ij} \quad (12\text{-}19)$$

$$\beta_{0j} = \gamma_{00} + u_{0j} \quad (12\text{-}20)$$

$$y_{ij} = \gamma_{00} + u_{0j} + e_{ij} \quad (12\text{-}21)$$

公式(12-19)为个体水平模型,其中β_{0j}和e_{ij}分别代表第j组的结局测量均数和围绕该均数的随机个体变异.公式(12-20)为组水平模型,其中,γ_{00}表示总截距(overall intercept),代表y_{ij}的总(平)均值(grand mean or overall mean);u_{0j}代表组均值之间的变异,即第j组的结局测量均值与总均值的差异.该模型的水平1(第一层或微观水平)和水平2(第二层或宏观水平)公式中均没有解释变量.公式(12-21)是一个组合模型(combined model),其结局测量y_{ij}是两部分的线性组合:①固定部分(fixed part):即γ_{00},代表样本中个体结局测量的总均值;②随机部分(random part):由u_{0j}和e_{ij}两种随机效应(random effects)组成,u_{0j}代表某特定组结局测量均值与总均值之间的差异;e_{ij}代表组内个体之间的差异.

我们通常可以通过空模型(empty model)来估计σ_w^2和σ_b^2,进而估计组内相关系数(Intra-class correlation coefficient),ICC(formula 12-1).空模型的结果说明结局测量总变异中多大程度是由组内变异(within-group variation)引起,多大程度是由组间变异(between-group variation)引起,只有在确定了数据存在显著性组内相关后,才有必要继续多层模型的建模;否则,用常规多元回归分析该数据便可以了.此外,空模型还能够提供关于结局测量总均数,以及各组均数的可靠性(reliability)等重要信息,同时还能够作为与其他复杂模型进行比较的基础模型.所以,空模型是多层模型建模的基础.

2. 将水平 2 解释变量纳入空模型(adding level-2 explanatory variables into the empty model)

多水平模型建模的下一步是在空模型中加入水平 2 解释变量(Singer,1998)或水平 1 解释变量(Hox,2010). 我们倾向 Singer(1998)的方法,即首先通过加入水平 2 解释变量来扩展空模型. 如果空模型结果显示数据存在显著组内相关或存在组内同质性(within-group homogeneity),这同时意味着该数据存在组间异质性(between-group heterogeneity). 这样,平均结局的组间变异便有待解释. 从逻辑上讲,模型构建的下一步,便是在模型中加入组水平变量来解释这种变异.

理论上,所有的组水平解释变量都应考虑纳入模型,为简便起见,我们用一个水平 2 解释变量(w_{1j}),来预测随机水平 1 截距的组间变异:

$$y_{ij} = \beta_{0j} + e_{ij} \quad (12\text{-}22)$$

$$\beta_{0j} = \gamma_{00} + \gamma_{01} W_{1j} + u_{0j} \quad (12\text{-}23)$$

$$y_{0j} = \gamma_{00} + \gamma_{01} W_{1j} + (u_{0j} + e_{ij}) \quad (12\text{-}24)$$

该试验性模型可称为带宏观解释变量主效应的随机截距模型 (random intercept model with group level covariate). 与截距模型比较,该模型具有相同的随机成份或随机效应(即,两模型中都具有 $u_{0j}+e_{ij}$),但其固定效应不同(即,该模型有 γ_{00} 和 γ_{01},而截距模型仅有 γ_{00}). 当用 LR 值卡方检验进行该模型与截距模型的比较时,模型须用 ML 法而不是 REML 法估计.

3. 将水平 1 解释变量纳入模型(adding level-1 explanatory variables into the model)

在建模的第 2 步,检测组结局均数与组水平变量之间的关系时没有控制个体特征,即水平 1 解释变量. 在建模的第 3 步,我们将水平 1 变量加入模型,并暂将所有的水平 1 斜率看作是固定斜率. 为简便起见,我们这里仅在模型中纳入一个具有固定效应的水平 1 解释变量 x_{1ij}:

$$y_{ij} = \beta_{0j} + \alpha_1 x_{1ij} + e_{ij} \quad (12\text{-}25)$$

$$\beta_{0j} = \gamma_{00} + \gamma_{01} W_{1j} + u_{0j} \quad (12\text{-}26)$$

$$y_{ij} = \gamma_{00} + \gamma_{01} W_{1j} + \alpha_1 x_{1ij} + (u_{0j} + e_{ij}) \quad (12\text{-}27)$$

以上试验性模型称为固定主效应随机截距模型 (random intercept model with fixed main effect). 不同于水平 2 变量,水平 1 变量的作用是解释组内变异.

模型 2 和 3 具有相同的随机效应(u_{0j} 和 e_{ij}),但其固定效应不同(步骤 2 中设定的模型 2 含 γ_{00} 和 γ_{01};而步骤 3 所设定的模型 3 含 γ_{00}、γ_{01} 和 α_1). 同样,当用 LR 卡方检验比较具有相同随机效应,但不同固定效应的模型时,模型估计须用 ML 法而不是 REML 法.

4. 确认水平 1 随机斜率(determine Level 1 Random Slopes)

在建模探索第 3 步后,我们须确定模型中哪些水平 1 斜率是随机斜率,即确定哪些水平 1 解释变量与结局测量之间的关系会随组群的变化而变化. 多水平模型中,不仅水平 1 截距会跨组变化,而且水平 1 斜率也会随组群的变化而变化. 从理论上讲,水平 1 的截距和所有的斜率都可能是随机的,且随机截距和随机斜率之间都可能相互关联. 这种模型有时被称为随机系数模型 (*random coefficient model*). 但是,如果模型中仅有某些水平 1 回归系数是随机的,而其他系数是固定的(fixed),这种模型有时被称为混合模型 (mixed-effects model).

如何确定模型中的随机斜率呢? 当然,我们可以将模型中所有的斜率都设定为随机斜率. 然而,这样的模型构建策略可造成水平 1 随机斜率数量太多,因而产生模型估计问题,如导致模型估计不收敛等. 因为当水平 1 随机斜率的数量增加时,水平 2 残差方差、协方差参数的数量会大量增加. 例如,在一个仅有 1 个水平 1 随机系数(即随机截距 β_{0j})的截距模型中,仅有 1 个水平 2 残差方差(即 σ_{u0}^2).增加一个水平 1 随机斜率(如 β_{1j}),就会有 3 个水平 2 残差方差和协方差(如:σ_{u0}^2,σ_{u1}^2,和 σ_{u01}^2),如果有 Q 个水平 1 随机斜率加随机截距,水平 2 残差方差和协方差的参数的数量就会达到 $(Q+1)[(Q+1)+1]/2$ 个.如是,需要大量的信息来估计模型的随机部分,即需要很大的数据规模来避免模型估计的不稳定性.

基于理论、假设和经验,研究者通常应首先对模型中哪些水平 1 解释变量可能具有随机斜率有一个初步估计.然后通过对水平 2 残差方差、协方差矩阵 G 中的方差(如 σ_{u1}^2,…,σ_{uG}^2)进行统计显著性检验,以确认哪些水平 1 斜率是随机系数.如果统计检验不能拒绝 $H_0:\sigma_{ug}^2=0$ 的零假设,则表明相应的水平 1 斜率 β_g 在各组间没有显著性变化;因此可以将其作为水平 1 固定斜率处理,其对应的水平 1 解释变量为固定效应变量(fixed-effect variable).

假定模型中有水平 1 随机截距和一个水平 1 斜率,且暂不用组水平解释变量来预测水平 1 随机斜率的变异,模型可表达如下:

$$y_{ij} = \beta_{0j} + \beta_1 z_{1ij} + e_{ij} \quad (12\text{-}28)$$

$$\beta_{0j} = \gamma_{00} + \gamma_{01} W_{1j} + u_{0j} \quad (12\text{-}29)$$

$$\beta_{1j} = \gamma_{10} + u_{1j} \quad (12\text{-}30)$$

$$y_{ij} = \gamma_{00} + \gamma_{01} W_{1j} + \gamma_{10} z_{1ij} + (u_{0j} + z_{1ij} \cdot u_{1j} + e_{ij}) \quad (12\text{-}31)$$

其中,水平 1 截距 β_{0j} 和斜率 β_{1j} 都随组群变化而变化,水平 2 残差 u_{0j} 代表第 j 组结局均数偏离总均数(γ_{00})的程度;水平 2 残差 u_{1j} 代表在第 j 组中水平 1 变量 z_{1ij} 对 y_{ij} 的效应偏离平均效应(average effect)的程度;u_{0j} 和 u_{1j} 间的协方差代表水平 1 随机截距 β_{0j} 和斜率 β_{1j} 之间的关联.式 12-28~式 12-31 的设定模型与式 12-25~式 12-27 的设定模型有相同的固定成份,但不同的随机成份.因此,如果用 LR 卡方检验对此模型进行比较,模型估计须用 REML 法,而不用 ML 法.

5. 检验跨水平交互作用(testing cross-level interactions)——截距和斜率作为结果变量的模型

如果某些水平 1 斜率经检验是随机的,可将其作为宏观模型中的因变量,组水平上的解释变量作为自变量,在组水平上解释其组间变异.例如,如果将组水平解释变量分别纳入在公式 12-29 和式 12-30 中,则有如下多层模型:

$$y_{ij} = \beta_{0j} + \beta_{1j} z_{1ij} + e_{ij} \quad (12\text{-}32)$$

$$\beta_{0j} = \gamma_{00} + \gamma_{01} W_{1j} + u_{0j} \quad (12\text{-}33)$$

$$\beta_{1j} = \gamma_{10} + \gamma_{11} w_{1j} + u_{1j} \quad (12\text{-}34)$$

$$y_{ij} = \gamma_{00} + \gamma_{01} W_{1j} + \gamma_{10} z_{1ij} + \gamma_{11} w_{1j} \cdot z_{1ij} + (u_{0j} + z_{1ij} \cdot u_{1j} + e_{ij}) \quad (12\text{-}35)$$

其中,组水平变量 w_{1j} 对水平 1 随机截距 β_{0j} 的效应(即 γ_{01})是 w_{1j} 对结局测量 y_{ij} 的主效应.在组水平式(12-34)中纳入组水平解释变量 w_{1j} 便在组合模型式(12-35)中产生该变量与水平 1 解释变量 z_{1ij} 间的跨水平交互作用(cross-level interaction).此模型是一个较全面的模型,既含有宏观水平(组水平)上的变量,也含有微观水平(个体水平)上的变量;既含有固定效应变量,也含有随机效应变量.当然,为简便起见,该模型只包括了一个宏观水平变量和一个微观水平变量.比较该模型与模型 4(式 12-28~式 12-31),此二模型仅在固定效应上有区别,后者多了一个跨水平交互作用.因此,在比较此二模型时,应该用 ML 方法.

经过以上建模探索后,我们希望能够建立起一个"最终"模型.不过,一个拟合数据良好(如 $-2LL$ 或偏差较小,AIC 和 BIC 均较小)的模型,并不一定是令人满意的模型.正如在本节伊始就强调的那样,模型的选择是一个统计学和研究理论共同驱动的过程(statistics-driven and theory-driven process)。模型建立的目的不仅仅是找到一个数据拟合满意的统计模型,更重要的是要建立一个具有结果可解释性的简约模型(parsimonious model)。

12.4 实例分析 Examples Analysis

本节我们将用实际数据、主要使用 SAS(statistics analysis system)统计分析软件演示如何进行多水平模型分析。我们同时也在附录中提供相应的 SPSS 程序。鉴于篇幅,我们仅以连续性结局变量及两水平模型为例演示。

1. 数据描述(data description)

本章所用的数据取自美国国家毒品滥用研究所(National Institute on Drug Abuse,NIDA)于1990年代早期实施的、以社区为基础的艾滋病干预研究项目的数据库(Needle 等,1995)。该项目的目的是监测、并减少静脉注射吸毒者(injection drug users,IDUs)和可卡因吸食者(crack-cocaine users)人群感染 HIV 的危险行为,检测该人群的血清 HIV 阳性率,评估用于预防、减少和消除 HIV 感染危险行为的干预措施的效应。该项目于1990~1994年期间实施,共有 23 个项目实施点/调查点。我们只使用该数据库中的 20 个项目实施点的 9824 名静脉注射吸毒者的基线调查(baseline interview)数据来作模型示范。*

该研究项目在基线调查时,所有研究对象均在保密条件下自愿接受了 HIV 抗体检测。受检者 HIV 抗体阳性率用于估计调查所在地 IDUs 人群的血清 HIV 阳性率。根据血清 HIV 阳性率,我们将调查地区分为两类:HIV 较低度流行区(HIV 阳性率<=15.00%)和 HIV 较高度流行区(HIV 阳性率>15.00%)。该研究样本中静脉注射吸毒者的 HIV 总阳性率为 9.44%,较低度流行区平均 HIV 阳性率为 5.63%;较高度流行区平均 HIV 阳性率为 19.86%。

表 12-2 列出了部分样本统计。该表所示,73.25% 的 IDUs ($N=7,196$) 分布在 HIV 较低度流行区,26.75% 的 IDUs($N=2,628$)在 HIV 较高度流行区。我们将要进行模型分析的结局测量(outcome measure)是毒品注射频率(injection frequency),即基线调查前 30 天内的毒品注射次数。由表 12-2 可见,各流行区域内不同调查点的平均毒品注射频率相差较大,两个流行区域之间的差别也较显著:HIV 较低度流行区平均毒品注射频率为 56.47 次;而 HIV 较高度流行区平均毒品注射频率为 84.75 次。不同调查点和流行区的某些社会人口统计学特征的差异也值得注意,如性别、种族、年龄及教育程度等。

表 12-2 各流行区不同调查点静脉注射吸毒者部分统计结果

调查点[1]	N	HIV 阳性率[2] (%)	毒品注射频率[3] (%)	性别(%)		种族(%)		平均年龄	教育程度(%)	
				男	女	黑人	白人		高中以下	高中及以上
HIV 较低度流行区[4]										
16	86	1.16	21.22	75.58	24.42	22.09	77.91	33.73	34.88	65.12
24	1036	1.45	56.77	73.94	26.06	70.17	29.83	40.39	38.22	61.78
30	365	1.64	58.02	81.10	18.90	86.03	13.97	43.44	35.07	64.93

* 该研究项目中有 3 个项目实施点的数据没有纳入本研究,因其中 1 个调查点不在美国,另外两个调查点 IDUs 研究对象太少。

续表

调查点[1]	N	HIV 阳性率[2] (%)	毒品注射频率[3] (%)	性别(%) 男	性别(%) 女	种族(%) 黑人	种族(%) 白人	平均年龄	教育程度(%) 高中以下	教育程度(%) 高中及以上
21	932	1.82	70.94	69.53	30.47	34.66	65.34	37.50	30.79	69.21
15	279	2.15	52.94	79.93	20.07	10.04	89.96	36.59	21.51	78.49
17	223	3.59	76.36	69.96	30.04	42.15	57.85	39.17	31.94	69.06
32	284	3.87	85.40	60.21	39.79	44.01	55.99	38.84	34.86	65.14
27	328	3.96	29.51	80.49	19.51	67.07	32.93	36.98	36.59	63.41
19	552	3.99	84.86	77.54	22.46	14.86	85.14	37.73	38.95	61.05
23	695	5.61	68.98	69.78	30.22	38.27	61.73	39.41	40.58	59.42
22	469	8.10	51.43	87.21	12.79	87.21	12.79	40.89	58.00	42.00
18	684	10.82	39.26	75.29	24.71	91.96	8.04	41.02	46.2	53.80
10	455	10.99	19.23	69.67	30.33	76.48	23.52	38.47	47.03	52.97
31	254	12.99	35.30	77.95	22.05	78.35	21.65	37.27	38.98	61.02
13	554	13.00	52.70	81.05	18.95	81.95	18.05	39.13	48.75	51.26
合计	7 196	5.63	56.47	74.90	25.10	58.88	41.12	39.15	39.70	60.30
HIV 较高度流行区[4]										
28	910	16.48	86.86	64.51	35.49	99.78	0.22	41.64	42.97	57.03
14	1311	17.93	83.59	67.96	32.04	84.74	15.26	41.90	36.43	63.54
25	89	21.35	96.72	84.27	15.73	66.29	33.71	38.60	41.57	58.43
12	179	29.61	86.55	69.27	30.73	65.36	34.64	40.39	45.81	54.19
11	139	46.76	71.98	68.35	31.65	92.09	7.91	40.50	49.60	50.40
合计	2 628	19.86	84.75	67.42	32.58	88.39	11.61	41.52	40.22	59.78
总计	9 824	9.44	64.04	72.90	27.10	66.78	32.22	39.79	39.84	60.16

注：

1：数据取自美国国家毒品滥用研究所(National Institute on Drug Abuse, NIDA)于 1990 年代早期实施的以社区为基础的艾滋病干预研究项目的数据库(Needle 等,1995)

2：血清 HIV 阳性率：由基线调查时,在保密条件下自愿接受 HIV 抗体检测的 IDUs 中 HIV 阳性率估计

3：基线调查前 30 天内平均毒品注射次数

4：调查点 HIV 阳性率低/高于 15.00% 分别定义为 HIV 较低/较高度流行区(Wang,2003)

某些多层模型分析软件(如,HLM)需要分别输入微观和宏观水平数据文件。然后,将水平 1 和水平 2 数据集通过组水平标识(group ID)联系起来,建立一个系统数据集,并分别设定水平 1 和水平 2 模型。SAS PROC MIXED 程序也需要利用微观和宏观水平数据创建一个多层数据集,但不需要分别设定水平 1 和水平 2 模型。由于本例没有单独的宏观测量,因此,我们从原始个体水平数据中产生组水平或水平 2 解释变量,即场景变量(contexual variables)。以下 SAS 程序可从原始样本数据中产生一个多层数据集。

```
*SAS Program 12-1;
LIBNAME Lib 'D:\MLM\data';
Data data1;
Set Lib.ML_IDUdata;
Proc Sort; by Site;
* Transformation of level 1 variables;
Proc SQL;
   Create table Lib.data_level_1 as select *, log(inject) as Lninj, age-mean(age) as gdmc_age
   from data1;
Quit;

*Create level-2 variables: HIV prevalence region;
Proc SQL;
   Create table data2 as select site, hiv,
   100*(mean(hiv)) as m_hiv from data1
   Group by Site;
   Create table Lib.data_level_2 as select distinct site,
     m_hiv>15 as HIV_Region from data2;
Quit;

Data Lib.ML_data;
Merge Lib.data_level_1(in=d1) lib.data_level_2(in=d2);
by Site;
if d1=d2;
Label HIV_Region='1-Higher HIV prevalence region; 0-Lowever HIV prevalence region';
Label gdmc_age='Grand-mean centered age';

Proc Means;
Class HIV_Region Site;
Var hiv inject gender ethnic age highsch;
Run;
```

在该 SAS 程序中,计算机文件夹 D:\MLM\Data 通过 SAS 语句 LIBNAME 被定义为 SAS 数据库,原始 SAS 数据(即存于该 SAS 数据库中的 SAS 文件 ML_IDUdata)被读入 SAS 临时文件 Data1 中. SAS 程序中的第一个 SAS PROC SQL 程序产生一个新的结局变量 *Lninj*(其是原始结局变量 *Inject* 的对数转换),并对变量 *Age* 进行了总均值中心化处理,产生新变量 *Gdmc_age*. 第二个 SAS PROC SQL 程序产生了两个水平 2 解释变量或场景变量:M_hiv 和 HIV_Region. 前者代表各调查点的平均毒品注射频率,后者代表 HIV 流行分区(即 HIV 较高流行地区 vs. HIV 较底流行地区). 最后,该程序创建一个多层数据集(SAS 文件 ML_data),作为永久性 SAS 数据文件存于 SAS 数据库中. 在该多层数据集中,用于本章模型示范的变量如下:

结局测量(Outcome Measure);

Inject(注射):连续结局测量(毒品注射频率);

水平 1 解释变量(Level 1 Explanatory Variables)或个体水平解释变量;

Gender(性别):虚拟变量(dummy variable)(1-男;0-女);

Ethnic(种族):虚拟变量(1-黑人;0-白人);

Gdmc_age:总均数中心化年龄测量;

Highsch(教育程度):虚拟变量(1-高中及以上;0-高中以下);

水平 2 解释变量(Level 2 Explanatory Variables);

HIV_Region:虚拟变量(1-HIV 较高度流行区;0-HIV 低度流行区)*.

2. 空模型(empty model)

空模型或无条件均值模型(unconditional means model)是最简单的随机效应模型. 运行该模型的目的是评估组内同质性(within-group homogeneity)或组间异质性(between-group heterogeneity). 运行空模型往往是建模的第一步. 用前面介绍的实例所设定空模型为:

$$Inject_{ij} = \beta_{0j} + e_{ij} \qquad (12\text{-}36)$$

$$\beta_{0j} = \gamma_{00} + u_{0j} \qquad (12\text{-}37)$$

$$Inject_{ij} = \gamma_{00} + u_{0j} + e_{ij} \qquad (12\text{-}38)$$

运行空模型的 SAS 程序如下:

```
*SAS program 12-2;
LIBNAME lib 'D:\MLM\data';
Data Data1;
Set lib.ML_data;

*Empty model;
PROC MIXED METHOD=REML COVTEST;
CLASS Site;
MODEL Inject=/SOLUTION;
RANDOM Intercept /SUBJECT=Site SOLUTION;
Run;
```

以上 SAS 程序中,SAS PROC MIXED 程序用于连续结局测量的多层模型分析. 所用数据是由 SAS 程序 12-1 产生的 SAS 多层数据集:**ML_data**. 用于对横向多层数据(cross-sectional data)进行多层模型分析时,SAS PROC MIXED 程序有 4 个关键语句:

1) **PROC MIXED** 语句:该语句中的 **METHOD** 选项设定模型估计方法(如,ML,REML). 其默认估计方法为 REML. **COVEST** 选项要求打印出随机效应方差/协方差参数估计值的标准误和 Z 检验结果,否则,SAS 输出结果中将不包含方差/协方差成份的统计检验信息.

2) **CLASS** 语句:像其他许多 SAS 模型的程序一样,该语句用于设定分类变量(categorical variables)或因素(factors). 对设定在 **CLASS** 语句中的分类解释变量,SAS 在运行模型时,自动产生一组虚拟变量来代表该变量的各类别. 对于某个具有 K 类别的分类变量,模型将以变量的最后一个类别(last category)作为参照组(reference group),估算出 K-1 个回归系数. PROC MIXED 同时提供一个整体检验(global test)来检验分类变量的总体效应(global effect). 除分类解释变量外,水平 2 观察单位的识别标志(如组水平标识,group ID)也通常在 **CLASS** 语句中设定(此例中为变量 Site,代表不同的项目实施点). 如果组水平标识为数值测量(numeric measure),且未设定在 **CLASS** 语句中,则应在 PROC MIXED 语句前将其排序(be sorted). 如果数值测量的组水平标识未在 PROC MIXED 语句前排序,那么 SAS 会从数据中读出多余的组群来,因而产生错误的模型估计.

3) **MODEL** 语句:**MODEL** 语句用于设定多层模型的固定效应部分. 与大多数 SAS 程序一样,在 **MODEL** 语句中,结局测量放在"="左侧,解释变量放在"="右侧. 凡未在

---

*项目实施点/调查点的 HIV 阳性率低于/高于 15.0%分别定义为 HIV 较低/较高度流行区(Wang,2003). 从概念上说,可将各调查点所在的流行区作为水平 3 观察单位. 因为只有两个这样的单位,我们将其分解到各水平 2 单位中. 即,属于同一流行区的各调查点都被赋予相同的 HIV_Region 变量值.

CLASS 语句中指定的变量,在 **MODEL** 语句均被自动设定为连续变量. 此例等式右边无设定变量,该模型称为截距模型(intercept-only mode). **MODEL** 语句的 **SOLUTION**(或 S)选项要求在 SAS 在结果中输出固定效应的估计及统计检验信息.

4) **RANDOM** 语句:**RANDOM** 语句用于设定多层模型中的随机效应. 如果程序中省略 **RANDOM** 语句,则等同于拟合 OLS 回归模型. 在 SAS 程序 12-2 中,我们通过 **RANDOM** 语句中的 Intercept(或 Int)选项将水平 1 截距设定为随机截距. 如果模型带水平 1 解释变量,可通过在 **RANDOM** 语句中加入相应水平 1 变量的名称,便可将该水平 1 变量的斜率设定为随机斜率. 水平 1 残差 e_{ij} 在 **RANDOM** 语句中是默认设定的随机效应. **RANDOM** 语句中的 **SUBJECT**(或 **SUB**)选项用于确定多层模型的组水平单位,说明多层数据的结构. 此例中,**SUBJECT** 选项设定项目实施点(变量名 **Site**)为组水平单位,而个体静脉注射吸毒者(IDUs)嵌套于项目实施点中. 选项 **SOLUTION**(或 S)在 SAS 输出结果中打印随机效应的最佳线性无偏预测(Best Linear Unbiased Prediction,BLUP).

在本例的空模型中,REML 用于模型估计(在 PROC MIXED 程序中,REML 是默认的模型估计方法,无须设定). 空模型的部分 SAS 输出如下.

SAS 程序 12.5-2 输出:空模型的部分结果

Number of Observations

Number of Observations Read	9824
Number of Observations Used	9824
Number of Observations Not Used	0

Iteration History

Iteration	Evaluations	-2 Res Log Like	Criterion
0	1	111038.52376815	
1	2	110256.17252401	0.00000339
2	1	110255.99639867	0.00000017
3	1	110255.98824435	0.00000000

Convergence criteria met.

Covariance Parameter Estimates

Cov Parm	Subject	Estimate	Standard Error	Z Value	Pr Z
Intercept	site	523.57	176.30	2.97	0.0015
Residual		4350.47	62.1381	70.01	<.0001

Fit Statistics

-2 Res Log Likelihood	110256.0
AIC (smaller is better)	110260.0
AICC (smaller is better)	110260.0
BIC (smaller is better)	110262.0

Solution for Fixed Effects

Effect	Estimate	Standard Error	DF	t Value	Pr > |t|
Intercept	61.4366	5.1906	19	11.84	<.0001

Solution for Random Effects

Effect	Project site	Estimate	Std Err Pred	DF	t Value	Pr > |t|
Intercept	10	-41.4489	5.9477	9804	-6.97	<.0001
Intercept	11	9.9472	7.3158	9804	1.36	0.1740
Intercept	12	23.9969	6.9160	9804	3.47	0.0005
Intercept	13	-8.6036	5.8214	9804	-1.48	0.1395
Intercept	14	22.0135	5.4682	9804	4.03	<.0001
Intercept	15	-8.2483	6.3678	9804	-1.30	0.1952
Intercept	16	-36.6724	8.2785	9804	-4.43	<.0001
Intercept	17	14.3904	6.6219	9804	2.17	0.0298
Intercept	18	-21.9073	5.7082	9804	-3.84	0.0001
Intercept	19	23.0730	5.8235	9804	3.96	<.0001
Intercept	21	9.4225	5.5763	9804	1.69	0.0911
Intercept	22	-9.8275	5.9268	9804	-1.66	0.0973
Intercept	23	7.4570	5.7005	9804	1.31	0.1909
Intercept	24	-4.6302	5.5391	9804	-0.84	0.4032
Intercept	25	32.2697	8.2003	9804	3.94	<.0001
Intercept	27	-31.0583	6.2099	9804	-5.00	<.0001
Intercept	28	25.1949	5.5852	9804	4.51	<.0001
Intercept	30	-3.3387	6.1164	9804	-0.55	0.5852
Intercept	31	-25.3133	6.4690	9804	-3.91	<.0001
Intercept	32	23.2836	6.3494	9804	3.67	0.0002

以上 SAS 输中的迭代史(Iteration History)部分表明,模型评估经过 3 个迭代后就成功地收敛了. 在拟合统计量(Fit Statistics)部分报告了限制性对数似然值(restricted log-likelihood)和三种信息标准测量值(information criteria measures)(AIC、AICC 和 BIC). 然而,这些统计量本身并不能说明模型拟合的优劣,它们只是用于对于不同模型的比较. 不过,模型估计的快速收敛通常表明模型本身拟合良好.

SAS 输出的协方差参数估计(Covariance Parameter Estimates)部分报告了水平 1 随机截距方差($\hat{\sigma}_{u0}^2 = 523.57, P = 0.0015$)和水平 1 残差方差估计($\hat{\sigma}^2 = 4350.47, P < 0.001$). 结果显示:①各调查点的平均毒品注射频率有显著差异;②尽管组间差异(between group variation)显著,组内差异(within-group variation)仍然很大;水平 1 残差方差(即 $\hat{\sigma}^2$)约为组间方差($\hat{\sigma}_{u0}^2$)的 8.31 倍.

如前所述,我们可用 $\hat{\sigma}_{u0}^2$ 和 $\hat{\sigma}^2$ 计算组内同质性的测量——组内相关系数(ICC):

$$ICC = \frac{\hat{\sigma}_{u0}^2}{\hat{\sigma}_{u0}^2 + \hat{\sigma}^2} = \frac{523.57}{(523.57 + 4350.47)} = 0.11 \qquad (12\text{-}39)$$

ICC = 0.11 表明,在结局测量中约 11% 的总变异是由调查点不同引起的. 我们曾在前面提到,在模型估计中,很小的 ICC 便可产生较大的第 I 类错误. 本例中 ICC = 0.11,表明数据中存在一定程度的组内同质性. 如前所述,组内同质性意味着组间异质性. 本例中,代表

组间异质性的 $\hat{\sigma}_{u0}^2$ 呈统计显著性($\hat{\sigma}_{u0}^2 = 523.57, P = 0.0015$),说明组间异质性统计显著. 因此,该数据须用多层模型进行分析.

SAS 程序 12-2 输出中的固定效应结果(solution for fixed effects)部分显示模型的固定效应的估计. 因为该模型的宏观和微观水平都没有设定解释变量,唯一的固定效应是式 12-3 的截距估计 $\hat{\gamma}_{00} = 61.44$,这是结局测量总均数(overall outcome mean)的模型估计.

最后,SAS 输出中的的随机效应结果(solution for random effects)部分显示模型中随机效应的估计值. 对于空模型来说,$\hat{u}_{0j}$ 是唯一反映水平 1 回归系数随机效应的水平 2 残差. 通过 **RANDOM** 语句中的 **SOLUTION** 选项,SAS PROC MIXED 程序利用 BLUP 来估计每个组群(本研究中的调查点)的 $\hat{u}_{0j}$,BLUP 估计 ($\hat{\beta}_{0j}^{BLUP}$) 是一种等同于经验贝叶斯估计(empirical Bayes estimates)的收缩估计(shrinkage estimates),其代表具体的组水平结局均数(group-specific mean outcome)与总体结局均数的偏离(diviation). $\hat{u}_{0j}$ 的正/负值表示第 j 个调查点的平均结局测量值是大于/小于总均数结局测量值. 本例中,除调查点 11、13、15、21-24 和 30 外,其余调查点的平均结局测量值都与总均数结局测量值有显著差异.

3. 用场景变量解释组间变异(explaining between-group variation by contextual variables)

上述空模型分析结果表明,结局测量中存在着显著的组间变异 ($\hat{\sigma}_{u0}^2 = 523.57, P = 0.0015$). 换言之,在各调查点的平均结局测量值中存在着未解释的重要变异. 正因为如此,在模型建立的下一步(第二步),我们需要探讨哪些场景变量或水平 2 变量可以解释这种调查点之间的组间变异. 为简洁起见,本例中我们仅在模型中纳入一个水平 2 解释变量(*HIV_Region*),其模型如下:

$$Inject_{ij} = \beta_{0j} + e_{ij} \tag{12-40}$$

$$\beta_{0j} = \gamma_{00} + \gamma_{01} HIV\_Region_{1j} + u_{0j} \tag{12-41}$$

$$Inject_{ij} = \gamma_{00} + \gamma_{01} HIV\_Region_{1j} + (u_{0j} + e_{ij}) \tag{12-42}$$

该试验性模型可称之为带宏观解释变量的随机截距模型(random intercept model with macro explanatory variables). 模型仅有一个变量(即变量 *HIV_Regrion*)被处理为组水平解释变量,因为它的值在各组(即调查点)内是一常数. 该模型不包含水平 1 解释变量,因此不能解释组内变异;也不涉及模型的跨层交互作用. 相应的 SAS 程序如下:

```
*SAS program 12-3
...
Data Data1;
   Set lib.ML_data;
PROC MIXED METHOD=REML COVTEST;
CLASS Site;
MODEL Inject=HIV_Region/SOLUTION DDFM=BW;
RANDOM INT/SUBJECT=Site;
Run;
```

与其他多层模型计算机软件(如 HLM)不同,SAS PROC MIXED 程序没有分别设定微观和宏观模型/方程,所有的宏观和微观解释变量均在同一个 **MODEL** 语句中指定. 宏观变量或组水平变量是由 SAS PROC MIXED 程序在内部确定的. 一个变量的值若仅跨组变化,而在组内是一常数,则该变量便被 SAS 处理为组水平解释变量;否则便被处理为水平 1 解释变量. 因此,用 SAS PROC MIXED 程序运行两水平多层模型,数据集必须采用表 12-1 的格式. 该原则也适用于更多层次的多层模型.

应当指出,在 SAS 程序 12-3 中,用于计算分母自由度的 **DDFM**(denominator degrees of freedom methods)选项是 **DDFM = BETWITHIN** 或 **DDFM = BW**. SAS PROC MIXED 程序的 **MODEL** 语句有一个 **DDFM** 选项,可用不同方法计算检验固定效应显著性的 Wald t 检验和 F 检验的分母自由度(denominator degrees of freedom).

SAS PROC MIXED 模型输出结果如下:

SAS 程序 12-3 输出　带组水平解释变量的随机截距模型部分结果

Covariance Parameter Estimates

Cov Parm	Subject	Estimate	Standard Error	Z Value	Pr Z
Intercept	site	353.17	123.53	2.86	0.0021
Residual		4350.43	62.1371	70.01	<.0001

Fit Statistics

-2 Res Log Likelihood	110241.2
AIC (smaller is better)	110245.2
AICC (smaller is better)	110245.2
BIC (smaller is better)	110247.2

Solution for Fixed Effects

Effect	Estimate	Standard Error	DF	t Value	Pr > |t|
Intercept	53.7510	4.9407	18	10.88	<.0001
HIV_Region	31.2957	9.9697	18	3.14	0.0057

Type 3 Tests of Fixed Effects

Effect	Num DF	Den DF	F Value	Pr > F
HIV_Region	1	18	9.85	0.0057

以上 SAS 结果中的 **Solution for Fixed Effects** 部分报告了两个固定效应值: $\hat{\gamma}_{00} = 53.75$, 即 *HIV_Region* = 0(即 HIV 较低度流行区)时相应的总体均数结局的估计值. 即是说,在 HIV 较低度流行区,模型估计的平均毒品注射频率约为 53.75 次. 组水平变量 *HIV_Region* 的主效应为 $\hat{\gamma}_{01} = 31.30$ ($P = 0.0057$),表明在 HIV 较高度流行区(*HIV_Region* = 1),IDUs 的毒品注射频率显著高于 HIV 较低度流行区. 模型估计结果表明,在 HIV 较高度流行区的 IDUs 中,平均毒品注射频率估计约为 $\hat{\gamma}_{00} + \hat{\gamma}_{01} = 53.75 + 31.30 = 85.05$ 次.

SAS 输出的 **Type 3 Tests of Fixed Effects** 部分报告固定效应的检验结果. 其 F 检验(F test)可用于检验在 **CLASS** 语句中设定的分类变量的整体效应. 如果模型没有分类变量,可在 **MODEL** 语句加上 **NOTEST** 选项以避免 **Type 3 Tests of Fixed Effect** 输出部分提供的多余信息.

空模型和现有模型(即带有场景变量 *HIV_Region* 的模型)是相互嵌套(nested)的. 二模型的区别在于其固定效应部分(空模型中有 γ_{10};现有模型有 γ_{10} 和 γ_{11});二模型中的随机效应部分(即 $u_{0j} + e_{ij}$)是相同的. 要进行该二模型的比较,应采用 ML 法代替 REML 法进行模型估计(即在 SAS 程序 12-3 的 PROC MIXED 语句中用 *METHOD=ML* 选项替代 *METHOD= REML* 选项). 另外, 如在 PROC MIXED 语句中加入 **IC**(其代表信息标准)选项, SAS 输出结果将显示用于模型比较的各种信息标准, 包括: ACI、AICC、BIC 以及 HQIC 和 CAIC, 以及 −2*LL* 和模型中参数的个数. 以下是用 ML 法估计的空模型和现有模型的拟合统计量.

空模型拟合 ML 估计:

Fit Statistics

-2 Log Likelihood	110261.1
AIC (smaller is better)	110267.1
AICC (smaller is better)	110267.1
BIC (smaller is better)	110270.1

Information Criteria

Neg2LogLike	Parms	AIC	AICC	HQIC	BIC	CAIC
110261	3	110267	110267	110268	110270	110273

带组水平解释变量的随机截距模型拟合 ML 估计:

Fit Statistics

-2 Log Likelihood	110252.3
AIC (smaller is better)	110260.3
AICC (smaller is better)	110260.3
BIC (smaller is better)	110264.3

Information Criteria

Neg2LogLike	Parms	AIC	AICC	HQIC	BIC	CAIC
110252	4	110260	110260	110261	110264	110268

二模型的 −2*LL* 或偏差统计量分别为 110252.3 和 110261.1. 故 LR 检验的卡方值为 (110261.1−110252.3)=8.8, 自由度 $df=4-3=1(P=0.0030)$ *. 相应的 *P* 值可由统计学教科书的 χ^2 分布表查到, 也可用 SAS Probchi 函数计算. 以下 SAS 程序可用于计算 $\chi^2=8.8$, $df=1$ 的 *P* 值 **:

```
*SAS program 12-4;
Data _NULL_;
P_vale=1-Probchi(8.8, 1);
Put P_vale=;
Run;
```

−2*LL* 的显著性减少意味着带有随机截距和组水平解释变量 *HIV_Region* 的模型拟合数据比空模型更好. 所有信息标准测量值(AIC、AICC 和 BIC)的减少也支持该结论.

至于方差/协方差成份, 现有模型中组内方差的估计值为 $\hat{\sigma}^2=4350.43$, 与空模型中方差的估计基本相同($\hat{\sigma}^2=4350.47$). 然而, 组间方差估计值 σ_{u0}^2 却从 523.57 下降到 353.17, 表

---

* 使用 ML 法, *IC* 选项在 SAS 输出中为空模型打印的参数数目为 3 (即一个固定效应 γ_{10} 和两个随机效应 u_{0j} 和 e_{ij}); 而现有模型的参数数目为 4, 即两个固定效应(γ_{10} 和 γ_{11})和两个随机效应(u_{0j} 和 e_{ij}). 如果使用 REML 法, 读者会发现, *IC* 选项为空模型和现有模型打印的参数数目都为 2, 其是模型随机效应的数目.

** 注意, 估计的 *P* 值将会显示在 SAS 的 Log 窗口中, 而非 Output 窗口.

明水平 2 解释变量 HIV_Region 能解释组间变异,而不解释组内变异.

4. 在模型中纳入水平 1 解释变量(adding level-1 explanatory variables into model)

上一节的讨论中,我们了解到有关组水平变量或场景变量(如 HIV_Region)在模型未控制个体观察特征的情况下,如何解释结局组均数的变异. 本节我们通过将水平 1 解释变量引入上节所讨论的模型,并将所有水平 1 解释变量的效应看作是固定效应,来检验该试验性模型,新模型的表述如下:

$$Inject_{ij} = \beta_{0j} + \beta_1 Ethnic_{ij} + \beta_2 Gender_{ij} + \beta_3 Gdmc\_age_{ij} + \beta_4 Highsch_{ij} + e_{ij} \quad (12\text{-}43)$$

$$\beta_{0j} = \gamma_{00} + \gamma_{01} HIV\_Region_j + u_{0j} \quad (12\text{-}44)$$

$$Inject_{0j} = \gamma_{00} + \gamma_{01} HIV\_Region_j + \beta_1 Ethnic_{ij} + \beta_2 Gender_{ij} + \beta_3 Gdmc\_age_{ij}$$
$$+ \beta_4 Highsch_{ij} + (u_{0j} + e_{ij}) \quad (12\text{-}45)$$

其中,微观模型(式 12-43)含有 4 个个体水平变量,即:$Ethnic$、$Gender$、$Gdmc\_age$、和 $Highsch$;而宏观模型(式 12-44)仅有一个组水平变量 HIV_Region 用于预测水平 1 随机截距系数 β_{0j} 的跨组变异.

运行该模型的 SAS 程序如下:

```
*SAS program 12-5;
...
PROC MIXED METHOD=REML COVTEST;
CLASS site;
MODEL inject=HIV_Region Gender Ethnic Gdmc_age Highsch
  /SOLUTION DDFM=BW NOTEST;
RANDOM INT /SUBJECT=site;
Run;
```

在 SAS 程序 12-5 中,所有的解释变量都设定在 MODEL 语句的"="右边;该语句中设定的 NOTEST 选项要求 SAS 在输出结果中不输出 Type 3 Tests of Fixed Effects 部分. 该程序的部分输出如下:

SAS 程序 12-5 输出:式 12-43~式 12-45 所设定的模型的部分结果

Covariance Parameter Estimates

Cov Parm	Subject	Estimate	Standard Error	Z Value	Pr Z
Intercept	site	300.30	106.01	2.83	0.0023
Residual		4327.30	61.8202	70.00	<.0001

Fit Statistics

-2 Res Log Likelihood	110177.1
AIC (smaller is better)	110181.1
AICC (smaller is better)	110181.1
BIC (smaller is better)	110183.1

Solution for Fixed Effects

Effect	Estimate	Standard Error	DF	t Value	Pr > |t|

Intercept	64.0393	4.8764	18	13.13	<.0001
HIV_Region	33.3228	9.2439	18	3.60	0.0020
gender	-5.7093	1.5371	9800	-3.71	0.0002
ethnic	-11.1986	1.7299	9800	-6.47	<.0001
gdmc_age	0.2904	0.09223	9800	3.15	0.0016
highsch	1.1269	1.3729	9800	0.82	0.4118

以上 SAS 输出显示,3 个水平 1 解释变量(性别、种族和年龄)对结局变量有显著影响. 在控制了其他个体水平变量和组水平变量(*HIV_Region*)后,女性和黑人 IDUs 毒品平均注射频率要低于男性和白人 IDUs. 另外,年龄对毒品注射频率有显著正效应. 教育水平对结局测量则无统计显著效应.

该模型的截距估计值为 $\hat{\gamma}_{00}=64.04$,较先前模型的截距估计值大,这是因为它们分别代表了不同的结局总均数估计. 这里 $\hat{\gamma}_{00}$ 代表的是当所有解释变量均取 0 值(即:*Gender*=0, *Ethnic*=0, *Highsch*=0, *Gdmc_age*=0, 和 *HIV_Region*=0)时模型的结局总均数计值. 也就是说,这里的 $\hat{\gamma}_{00}$ 代表模型估计的在 HIV 较低度流行区(*HIV_Region*=0)具有平均年龄(即 *Gdmc_age*=0 或 *Age*=39.79)的黑人女性(*Ethnic*=0 和 *Gender*=0)的子样本平均毒品注射频率. 在 HIV 较高度流行区(*HIV_Region*=1)的相应数字为 64.04+33.32=97.36.

为了评价将水平 1 解释变量纳入模型后模型拟合的改善情况,我们将现有模型与上一模型(式 12-40~12-42)所描述的模型进行比较. 因为现有模型与上一模型具有相同的随机效应(即 $u_{0j}+e_{ij}$),但有不同的固定效应(上一模型包含 γ_{00} 和 γ_{01};而现有模型包含 γ_{00}、γ_{01} 及 β_1、β_2、β_3 和 β_4),因此,估计用于模型比较的-2LL 或偏差统计量(deviance)时,应使用 ML 法而不是 REML 法. 以下是用 ML 法估计的该二模型的拟合统计量.

式 12-40~12-42 所设定的模型:

Fit Statistics

-2 Log Likelihood	110252.3
AIC (smaller is better)	110260.3
AICC (smaller is better)	110260.3
BIC (smaller is better)	110264.3

Information Criteria

Neg2LogLike	Parms	AIC	AICC	HQIC	BIC	CAIC
110252	4	110260	110260	110261	110264	110268

式 12-43~式 12-45 所设定的模型:

Fit Statistics

-2 Log Likelihood	110193.0
AIC (smaller is better)	110209.0
AICC (smaller is better)	110209.0
BIC (smaller is better)	110216.9

Information Criteria

Neg2LogLike	Parms	AIC	AICC	HQIC	BIC	CAIC
110193	8	110209	110209	110211	110217	110225

以上 SAS 输出显示,将水平 1 解释变量(即,Gender,Ethnic,Gdmc_age 和 Highsch)纳入模型中后使 $-2LL$ 从 110252.3 减少到 110193.6,相应的 LR $\chi^2 = 58.7$,$df = 8-4 = 4$,呈统计显著($P < 0.0001$);同时,所有的信息标准测量值都显著减少. 模型拟合统计量的结果表明将水平 1 的解释变量引入模型可以显著改善模型拟合度.

5. 水平 1 随机斜率检验(testing level 1 random slope coefficients)

到目前为止,我们在实例分析中讨论了组平均结局测量(即模型的水平 1 随即截距)的跨组变异,以及如何通过微观和宏观变量来解释这些变异. 接下来我们讨论水平 1 解释变量对结局测量的效应是否随组群变化. 即检验水平 1 斜率在组间是否有显著变化. 检验的结果将有助于确定在最终模型中哪些水平 1 斜率应设定为固定系数,哪些应为随机系数. 检验的零假设是 $H_0: \text{Var}(\beta_{qj}) = 0$ 或 $\sigma^2_{uq} = 0$. 如果检验结果拒绝 H_0,则该水平 1 斜率应设定为随机斜率. 一旦水平 1 斜率被确定为随机效应,则需要在相应的宏观模型中加入场景变量或组水平解释变量来解释其变异.

每一个水平 1 解释变量的斜率都可能是随机系数,而所有的随机斜率之间又可能相互关联. 然而,对我们的示范模型来说,无论从理论上或经验上,我们都不能事先确定模型中的哪一个水平 1 解释变量的斜率是随机系数. 我们只有对模型中的每一个水平 1 变量(如此例中的 Gender、Ethnic、Gdmc_age 和 Highsch)的斜率的跨组变异进行检验后方能确定.

首先,我们可利用以下 SAS 程序进行一次探索性建模(exploratory modeling),以便初步评估有关水平 1 斜率的随机性:

```
*SAS program 12-6;
…
PROC MIXED METHOD=REML COVTEST;
CLASS Site;
MODEL inject=HIV_Region ethnic gender gdmc_age highsch
   /SOLUTION DDFM=BW NOTEST;
RANDOM INT cthnic gender gdmc_age highsch /SUBJECT=Site G TYPE=VC;
Run;
```

在以上 SAS 程序中,我们在 RANDOM 语句中设定了所有的水平 1 解释变量;就是说,将这些变量的斜率都处理为随机斜率. RANDOM 语句中的 G 选项要求 SAS 输出 G 矩阵(见式 12-42);TYPE = VC (variance components)选项(默认选项)要求 SAS 只估计各随机效应的方差,即 G 矩阵对角线上的值. 在 SAS 程序 12-6 输出的 *Estimated G Matrix* 部分显示 G 矩阵是一对角线矩阵,其对角线上的值为各水平 1 随机回归系数的方差;而对角线两边无值,表示所有水平 1 随机回归系数的协方差均被设定为 0. 该 SAS 程序输出的 Covariance Parameter Estimates 部分显示水平 1 截距和变量 *Ethnic* 的斜率之跨组变异方差统计显著($Z = 2.64, P = 0.0042; Z = 1.76, P = 0.0388$),说明该 1 回归系数是随机系数,而其他的水平 1 解释变量均无随机斜率.

SAS 程序 12-6 输出: 水平 1 斜率随机性的初步检验结果

Estimated G Matrix

Row	Effect	Project site	Col1	Col2	Col3	Col4	Col5
1	Intercept	10	329.28				
2	ethnic	10		79.3635			
3	gender	10			8.5772		
4	gdmc_age	10				0.05286	
5	highsch	10					11.3281

Covariance Parameter Estimates

Cov Parm	Subject	Estimate	Standard Error	Z Value	Pr Z
Intercept	site	329.28	124.76	2.64	0.0042
ethnic	site	79.3635	44.9790	1.76	0.0388
gender	site	8.5772	15.2283	0.56	0.2866
gdmc_age	site	0.05286	0.07735	0.68	0.2472
highsch	site	11.3281	16.6029	0.68	0.2475
Residual		4306.65	61.7358	69.76	<.0001

PROC MIXED 程序的 RANDOM 语句中 Type 选项可以为 G 矩阵设定各种不同的方差/协方差结构(structure of variance and covariance). 常用的选项是 $Type=UN$, 它设定一个无特定结构或非结构方差和协方差(unstructured variances and covariances) G 矩阵,即让数据本身来确定随机效应的方差/协方差结构. 然而, 当有太多随机系数时, $Type=UN$ 选项会使模型估计时间非常长、且不易收敛. 在本例的模型中, 当将水平 1 截距和所有 4 个水平 1 斜率都设定为随机系数并使用 $Type=UN$ 选项时, 模型估计不能收敛. 由此, 在探索性建模中, 我们逐个检验了水平 1 变量斜率的随机性. 其结果与 SAS 程序 12-6 输出所报告的结果相同, 即只有水平 1 截距和变量 Ethinic 的斜率是随机系数. 其相应模型定义如下:

$$Inject_{ij} = \beta_{0j} + \beta_1 Ethnic_{ij} + \beta_2 Gender_{ij} + \beta_3 Gdmc\_age_{ij} + \beta_4 Highsch_{ij} + e_{ij} \quad (12\text{-}46)$$

$$\beta_{0j} = \gamma_{00} + \gamma_{01} HIV\_Region_j + u_{0j} \quad (12\text{-}47)$$

$$\beta_{1j} = \gamma_{10} + u_{1j} \quad (12\text{-}48)$$

$$Inject_{ij} = \gamma_{00} + \gamma_{01} HIV\_Region_j + \beta_1 Ethnic_{ij} + \beta_2 Gender_{ij} + \beta_3 Gdmc\_age_{ij}$$
$$+ \beta_4 Highsch_{ij} + (u_{0j} + Ethinic \cdot u_{1j} + e_{ij}) \quad (12\text{-}49)$$

该模型中,除变量 Ethinic 外,其他的水平 1 解释变量(即 Gender、Gdmc_age 和 Highsch)对结局测量 Inject 的效应都是固定的. 因此,该模型是 1 带有水平 1 随机截距(即 β_{0j}), 1 个水平 1 随机斜率(即 β_{1j}), 以及 3 个水平 1 固定斜率(即 β_2、β_3 和 β_4)的混合模型(mixed model). 运行该模型的 SAS 程序如下:

```
*SAS program 12-7;
…
PROC MIXED METHOD=REML COVTEST IC;
CLASS Site;
MODEL inject=HIV_Region ethnic gender gdmc_age highsch
  /SOLUTION DDFM=BW NOTEST;
RANDOM INT ethnic /SUBJECT=Site G TYPE=UN;
Run;
```

该程序在 RANDOM 语句中设定水平 1 截距和水平 1 解释变量 Ethnic 的斜率为随机回归系数,因而该模型有 4 个随机效应方差/协方差估计: $\hat{\sigma}_{u0}^2$, $\hat{\sigma}_{u1}^2$, $\hat{\sigma}_{u01}^2$ 和 $\hat{\sigma}^2$; 它们分别是 β_{0j} 和

β_{1j} 的方差和二者的协方差*,以及水平 1 残差 e_{ij} 的方差. 提示,当用 REML 法运行模型时,选项 IC 所提供的参数个数就是方差/协方差的个数;而使用 ML 估计法时,所估计的参数个数则包括固定效应的数量.

SAS 程序 12-7 输出、公式(12-46)~公式(12-49)所设定模型的部分结果.

Estimated G Matrix

Row	Effect	site	Col1	Col2
1	Intercept	10	404.92	-135.38
2	ethnic	10	-135.38	118.16

Covariance Parameter Estimates

Cov Parm	Subject	Estimate	Standard Error	Z Value	Pr Z
UN(1,1)	site	404.92	153.89	2.63	0.0043
UN(2,1)	site	-135.38	87.9365	-1.54	0.1237
UN(2,2)	site	118.16	65.9876	1.79	0.0367
Residual		4311.70	61.6506	69.94	<.0001

Fit Statistics

-2 Res Log Likelihood	110157.8
AIC (smaller is better)	110165.8
AICC (smaller is better)	110165.8
BIC (smaller is better)	110169.8

Null Model Likelihood Ratio Test

DF	Chi-Square	Pr > ChiSq
3	355.72	<.0001

Information Criteria

Neg2LogLike	Parms	AIC	AICC	HQIC	BIC	CAIC
110158	4	110166	110166	110167	110170	110174

Solution for Fixed Effects

Effect	Estimate	Standard Error	DF	t Value	Pr > |t|
Intercept	64.2019	5.4435	18	11.79	<.0001
HIV_Region	35.3035	8.6236	18	4.09	0.0007
ethnic	-13.2971	3.2121	9800	-4.14	<.0001
gender	-5.6524	1.5364	9800	-3.68	0.0002
gdmc_age	0.2890	0.09229	9800	3.13	0.0017
highsch	1.0366	1.3721	9800	0.76	0.4500

---

* 当使用 TYPE=UN 选项时,SAS 输出结果的 Covariance Parameter Estimates 部分报告随机效应方差、协方差估计值,其中 UN(1,1) 和 UN(2,2) 分别代表 RANDOM 语句所指定的第一和第二个随机效应的方差,UN(1,2) 则代表该二随机效应间的协方差.

TYPE = UN 选项为方差、协方差成份的整体显著性检验提供了 χ^2 值. 现有模型中,随机效应的方差/协方差的整体检验具有显著的统计学意义($\chi^2 = 355.72, df = 3, P<0.0001$);另外,$\hat{\sigma}_{u0}^2 = 404.92$ ($Z = 2.63, P = 0.0043$) 和 $\hat{\sigma}_{u1}^2 = 118.16$ ($Z = 1.79, P = 0.0367$) 也统计显著,因此,水平 1 截距 β_{0j} 和斜率 β_{1j} 都是随机系数.

两个随机效应 u_{0j} 和 u_{1j} 的协方差统计不显著($\hat{\sigma}_{u01}^2 Z = -1.54, P = 0.1237$),说明水平 1 截距 β_{0j} 和斜率 β_{1j} 之间无显著相关. 换言之,变量 Ethnic 对结局测量 Inject 的效应与各调查点的结局测量的平均水平无关. 注意,在用于分析纵向研究数据的多层模型中,截距与斜率间的协方差具有特殊意义.

通过让水平 1 解释变量斜率跨组群变化,即定义为随机效应,显著地改善了模型拟合程度. 这可以通过现有模型与公式 12-43~公式 12-45 设定模型的比较进行验证. 两模型间 -2LL 的差异为:LR = (110177.1 - 110157.8 = 19.3, df = 2, P = <0.0001. 另外,现有模型中所有的信息标准测量都比公式 12-43~12-45 设定模型的相应标准要小,这也说明模型拟合有所改善.

这里强调两个问题:第一,当进行模型比较时,应使用适当的模型估计方法:ML 法用于随机效应相同,但固定效应不同的模型比较;而 REML 法用于固定效应相同,但随机效应不同的模型比较. 现有模型与 12-43~12-45 所示模型具有相同的固定效应(即解释变量 HIV_Region、Ethinic、Gender、Gdmc_age 和 Highsch 的固定回归系数),但其随机效应不同(式 12-43~式 12-45 所示的模型中有两个随机效应方差——$\hat{\sigma}^2$ 和 $\hat{\sigma}_{u0}^2$;式 12-46~式 12-49 中的模型中有 3 个随机效应方差——$\hat{\sigma}^2, \sigma_{u0}^2, \sigma_{u1}^2$ 和 1 个误差项协方差——$\hat{\sigma}_{u01}^2$),所以,比较此二模型应使用 REML 法来进行模型估计.

第二,当组群单位的数目不是足够大时,Wald Z 检验结果的可靠性较差. 此种情况下,应使用 LR 法来检验水平 1 回归系数的随机性(Littell et al.,2006). 如将被检验的水平 1 解释变量的斜率可分别处理为固定和随机回归系数,运行模型两次,然后使用 LR 法来检验模型 -2LL 的变化. 如果将有关解释变量的斜率设定为随机斜率后,模型拟合显著改善(LR 检验统计显著),则说明该解释变量的斜率应是随机斜率. 另外,当多层数据的组群数量较少时,我们还可以在分析过程中采用自助技术(bootstrap technique)(王济川、谢海义、激昂宝法,2008;Wang,Xie,Fishex,2009).

6. 跨水平交互作用

本节将讨论多层模型分析的一个非常重要的问题——跨水平交互作用或跨层交互作用(across-level interactions),即讨论组水平变量如何调节(mediate)水平 1 解释变量对结局测量的效应. 如前所述,在多层模型中设定跨水平交互作用相当于将模型中水平 1 随机系数设定为相应水平 2 方程中解释变量的函数:

$$Inject_{ij} = \beta_{0j} + \beta_{1j}Ethinic_{ij} + \beta_2 Gender_{ij} + \beta_3 Gdmc\_age_{ij} + \beta_4 Highsch_{ij} + e_{ij} \quad (12\text{-}50)$$

$$\beta_{0j} = \gamma_{00} + \gamma_{01}HIV\_Region_j + u_{0j} \quad (12\text{-}51)$$

$$\beta_{1j} = \gamma_{10} + \gamma_{11}HIV\_Region_j + u_{1j} \quad (12\text{-}52)$$

$$Inject_{ij} = \gamma_{00} + \gamma_{01}HIV\_Region_j + \gamma_{10}Ethinic_{ij} + \gamma_{11}HIV\_Region_j * Ethinic_{ij}$$
$$+ \beta_2 Gender_{ij} + \beta_3 Gdmc\_age_{ij} + \beta_4 Highsch_{ij} + (u_{0j} + Ethinic_{ij} \cdot u_{1j} + e_{ij}) \quad (12\text{-}53)$$

式中两个水平 1 随机回归系数 β_{0j} 和 β_{1j} 为水平 2 方程 12-51 和 12-52 中的组水平解释变量 HIV_Region 的函数. 将式 12-51 和式 12-52 带入式 12-50,得组合模型 式 12-53. 该公式中的交互作用项 HIV_Region * Ethnic,即为跨水平交互作用. 跨水平交互作用系数 γ_{11} 测量 HIV_

Region 对变量 Ethnic 效应的调节效应. 换言之, 水平 1 解释变量 Ethnic 与结局测量 Inject 之间的关系随组水平变量 HIV_Region 的值而变化. 运行该模型的 SAS 程序如下:

```
*SAS program 12-8;
...
PROC MIXED METHOD=REML COVTEST IC;
CLASS site;
MODEL inject=HIV_Region|ethnic gender gdmc_age highsch
    /SOLUTION DDFM=BW NOTEST;
RANDOM INT ethnic /SUBJECT=site G TYPE=UN;
Run;
```

其中, HIV_Region|ethnic 设定变量 HIV_Region 和 Ethnic 的主效应及其交互作用. 等效的 SAS 指令可以是:

MODEL inject=HIV_Region ethnic HIV_Region*ethnic gender gdmc_age highsch

/SOLUTION DDFM=BW NOTEST;

SAS 程序 12-8 输出显示 HIV_Region 和 Ethnic 之间的交互作用统计不显著 ($P=0.2269$), 表明水平 1 解释变量 Ethnic 的效应并不受组水平变量 HIV_Region 的影响. 也就是说, 黑人与白人 IDUs 之间在毒品注射频率上的差异与他们是否属于哪个 HIV 流行区并不相关.

SAS 程序 12-8 输出　式 12-50 和式 12-53 设定模型的部分结果

Fit Statistics

-2 Res Log Likelihood	110150.2
AIC (smaller is better)	110158.2
AICC (smaller is better)	110158.2
BIC (smaller is better)	110162.2

Solution for Fixed Effects

Effect	Estimate	Standard Error	DF	t Value	Pr > |t|
Intercept	65.8454	5.5964	18	11.77	<.0001
HIV_Region	25.4727	11.8461	18	2.15	0.0454
ethnic	-15.0578	3.5124	9799	-4.29	<.0001
HIV_Region*ethnic	10.2047	8.4447	9799	1.21	0.2269
gender	-5.6520	1.5363	9799	-3.68	0.0002
gdmc_age	0.2891	0.09228	9799	3.13	0.0017
highsch	1.0439	1.3721	9799	0.76	0.4468

现在, 我们的模型既包括了水平 1 和水平 2 解释变量的主效应, 也包括了跨水平交互作用效应. 这些效应均属于组合模型中的固定效应成份. 我们谈到多层模型是由固定效应和随机效应两部分组成. 在 SAS 程序 12-8 输出中可见, 所有模型主效应和跨水平交互效均列在"Solution for Fixed Effects"栏下.

以上我们用实例演示了分析两水平数据的基本过程, 但我们所拟合的最后一个模型还不能视为是"最终模型". 模型拟合的某些问题, 如: 变量的中心化 (variable centering)、方差的解释 (variance explained)、分母自由度的选择 (choosing denominator degrees of freedom)、模型的诊断如残值的正态分布假设 (model diagnosis such as checking residual normal distribution assumption)、处理水平 2 单位数不足 (the number of level-2 units is not large enough) 等问题我们都未涉及, 有兴趣的读者可参阅 Wang, Xie, & Fisher (2009)、王济川、谢海义和姜宝

法(2008)的著作.

思考练习　Exercises

1. 多水平模型与传统多元回归方程的主要区别在哪里?
2. 如果在一多水平数据中组内相关系数(intra-class correlation coefficient, ICC)并无统计学意义,我们可以用传统多元回归方程来分析该数据吗?为什么?
3. 表12-1资料描述的多水平数据中有两个解释变量x_1和x_2.请问哪个变量是水平1变量,哪个是水平2变量?为什么?
4. 如果我们评判N个同类病人的手术后康复水平,手术由K个医生所做.我们可以将这样的数据处理为多水平数据吗?为什么?
5. 多水平模型中水平1随机截距和随机斜率的均值和方差分别代表什么?
6. 多水平模型中跨水平交互作用的含义是什么?

延伸阅读　Further Readings

延读12-1　王济川,谢海义,姜宝法. 2008. 多层统计分析模型:方法与应用[M]. 北京:高等教育出版社

延读12-2　Akaike H. 1974. A new look at the statistical model identification[J]. IEEE Transaction on Automatic Control,19:716~723

延读12-3　Bozdogan H. 1987. "Model Selection and Akaike's Information Criterion (AIC):The General Theory and Its Analytical Extensions" [J]. Psychometrika,52:345~370

延读12-4　Bryk AS,SW Raudenbush. 1992. Hierarchical Linear Models[M]. Newbury Park,CA:Sage

延读12-5　Carlin JB,TA Louis. 1996. Bayes and Empirical Bayes Methods for Data Analysis[M]. London:Chapman & Hall

延读12-6　Davis JA. 1966. The campus as a frog pond:An application of the theory of relative deprivation to career decisions of college men[J]. American Journal of Sociology,72:17~31

延读12-7　De Leeuw J,IGG Kreft. 1986. Random coefficient models for multilevel analysis[J]. Journal of Educational Statistics,11:57~85

延读12-8　Dempster AP,Rubin DB. Trutakawa R K. 1981. Estimation in covariance components models[J]. Journal of the American Statistical Association,76:341~353

延读12-9　Fitzmaurice GN, Laird J. 2011. Ware. Applied Longitudinal Analysis 2nd ed [M]. New York:John Wiley & Sons

延读12-10　Gelman A,Carlin JB,Stern HS,et al. 2003. Bayesian Data Analysis,2nd ed[M]. London:CRC Press

延读12-11　Goldstein H. 1987. Multilevel Models in Educational and Social Research[M]. London:Griffin

延读12-12　Goldstein H. 1995. Multilevel Statistical Models. 2nd ed[M]. New York:John Wiley

延读12-13　Hox J J. 2010. Multilevel Analysis,Techniques and Applications 2nd ed[M]. Mahwah,NJ:Lawrence Erlbaum Associates

延读12-14　Hurvich CM,C L Tsai. 1989. Regression and time series model selection in small samples[J]. Biometrika,76:297~307

延读12-15　IBM. 2010. IBM SPSS Advance Statistics (version 19) [M]. Chicago IL:IBM SPSS Inc.

延读12-16　James W,C Stein. 1961. Estimation with quadratic loss. In J. Neyman (Ed.) [J]. Proceedings of the Forth Berkeley Symposium on Mathematical Statistics and Probability,Berkeley:University of California Press,1:361~379

延读12-17　Laird NM,Ware JH. 1982. Random effects models for longitudinal data[J]. Biometrics,38:963~974

延读12-18　Littell RC,Milliken GA,Stroup WW,et al. 1996. SAS System for Mixed Models[M]. Cary,NC:SAS

Institute Inc

延读 12-19　Littell RC,Milliken GA,Stroup WW,et al. 2006. SAS for Mixed Models,2nd ed[M]. Cary,NC:SAS Institute Inc

延读 12-20　Longford NT. 1987. A fast scoring algorithm for maximum likelihood estimation in unbalanced mixed models with nested random effects[J]. Biometrika,74:817~827

延读 12-21　Mason W,G Wong,B Entwisle. 1983. Contextual analysis through the multilevel linear model[M].In S Leinhardt (Ed.),Sociological Methodology 1983 – 1984. pp. 72 – 103,San Francisco:Jossey-Bass

延读 12-22　Needle R,D Fisher,N Weatherby,et al. 1995. Reliability of self-reported HIV risk behaviors of drug users[J]. Psychology of Addictive Behaviors,9:242~250

延读 12-23　Raudenbush SW, AS Bryk. 2002. Hierarchical Linear Models: Applications and Data Analysis Methods 2nd ed [M]. Thousand Oaks,CA:SAGE Publications

延读 12-24　Robinson WS. 1950. Ecological correlations and the behavior of individuals[J]. Sociological Review,15:351~357

延读 12-25　SAS Institute Inc. 2010. SAS/STAT® 9. 3 User's Guide[M]. Cary,NC:SAS Institute Inc.

延读 12-26　Schwarz G. 1978. Estimating the dimension of a model[J]. Annals of Statistics,6:461~464

延读 12-27　Searle SR,G Casella,CE McCulloch. 1992. Variance Components. New York:Wiley

延读 12-28　Singer JD. 1998. Using SAS Proc Mixed to fit multilevel models,hierarchical models,and individual growth models[J]. J. of Educ. Behavior. Stat,24:323~355

延读 12-29　SPSS Inc. 2005. Linear Mixed-Effects Modeling in SPSS:An Introduction to the MIXED Procedure [M]. Chicago IL:SPSS Inc.

延读 12-30　Strenio JLF,Weisberg HI,Bryk AS. 1983. Empirical Bayes estimation of individual growth curve parameters and their relationship to covariates[J]. Biometrics,39:71~86

延读 12-31　Wang J, Xie H, JH Fisher. 2009. Multilevel Models: Application using SAS [M]. Beijing, China: Higher Education Press

延读 12-32　Wang J. 2003. Components of difference in HIV seropositivity rate among injection drug users between low and high prevalence regions[J]. AIDS and Behavior,7:1~8

附录

运行相应的多水平模型的 SPSS Linear Mixed Model 程序

下面所列的是应用 SPSS LINEAR MIXED MODEL 运行相应的多水平模型的有关程序.

*空模型(相对应的 SAS 程序:SAS program 12. 5-2):

MIXED inject

　　/FIXED＝| SSTYPE(3)

　　/METHOD＝REML

　　/PRINT＝SOLUTION TESTCOV

　　/RANDOM＝INTERCEPT | SUBJECT(site) COVTYPE(VC).

*用场景变量解释组间变异的模型的 (相对应的 SAS 程序:SAS program 12. 5-3):

MIXED inject WITH HIV_Region

　　/FIXED＝HIV_Region | SSTYPE(3)

　　/METHOD＝REML

　　/PRINT＝SOLUTION TESTCOV

　　/RANDOM＝INTERCEPT | SUBJECT(site) COVTYPE(VC).

注意：和 SAS 不同的是，SPSS 用 satterthwaite approximation 方法计算分母自由度，没其他选项（SPSS Inc.，2005）．另外，SPSS 不是用 CLASS 语句来界定离散性解释变量（discrete explanatory variable），而是用"BY"和"WITH"来区别离散性和连续性解释变量．"BY"后面为离散性解释变量，"with"后面为连续性解释变量．本例中，变量"HIV_Region"其实是离散性解释变量（1-HIV 较高度流行区；0-HIV 低度流行区）．我们把它放在"WITH"后面以便把"0-HIV 低度流行区"处理为对照组，从而得到和 SAS PROC MIXED 完全一致的输出结果．

*运行纳入水平 1 解释变量模型（相对应的 SAS 程序：SAS program 12.5-5）：
MIXED inject WITH HIV_Region　Gender Ethnic Gdmc_age Highsch
　/FIXED = HIV_Region　Gender Ethnic Gdmc_age Highsch | SSTYPE(3)
　/METHOD = REML
　/PRINT = SOLUTION TESTCOV
　/RANDOM = INTERCEPT | SUBJECT(site) COVTYPE(VC).

*水平 1 随机斜率检验模型（相对应的 SAS 程序：SAS program 12.5-6）：
MIXED inject WITH HIV_Region　Gender Ethnic Gdmc_age Highsch
　/FIXED = HIV_Region　Gender Ethnic Gdmc_age Highsch | SSTYPE(3)
　/METHOD = REML
　/PRINT = SOLUTION TESTCOV
　/RANDOM = INTERCEPT ethnic gender gdmc_age highsch | SUBJECT(site) COVTYPE(VC).

*含水平 1 随机斜率的模型（相对应的 SAS 程序：SAS program 12.5-7）：
MIXED inject WITH HIV_Region　Gender Ethnic Gdmc_age Highsch
　/FIXED = HIV_Region　Gender Ethnic Gdmc_age Highsch | SSTYPE(3)
　/METHOD = REML
　/PRINT = SOLUTION TESTCOV
　/RANDOM = INTERCEPT ethnic | SUBJECT(site) COVTYPE(un).

*含跨层交互作用的模型（相对应的 SAS 程序：SAS program 12.5-8）：
MIXED inject WITH HIV_Region ethnic reg_eth gender gdmc_age highsch
　/FIXED = HIV_Region ethnic reg_eth gender gdmc_age highsch | SSTYPE(3)
　/METHOD = REML
　/PRINT = SOLUTION TESTCOV
　/RANDOM = INTERCEPT ethnic　| SUBJECT(site) COVTYPE(un).

注意：SPSS 语句中的跨层交互变量，reg_eth 等于 SAS 语句中的 HIV_Region * ethnic，可直接放进模型，亦可计算好后放进模型：
compute reg_eth = HIV_Region * ethnic.
execute.

（谢海义　王济川）

第13章 线性混合效应模型
Chapter 13 Linear Mixed Effects Model

> **目的要求 Purposes and Requirements**
> 掌握:线性混合效应模型基本结构,能利用 SAS 软件对重复测量资料拟合线性混合效应模型,并对结果进行解释.
> 熟悉:线性混合效应模型应用的数据类型和应用条件.
> 了解:常见的协方差结构和线性混合效应模型的参数估计方法.
> 重点:线性混合效应模型的概念及在重复测量资料中的应用.

13.1 线性混合效应模型的数据类型及应用条件
Data Types and Conditions of Linear Mixed Effects Model

线性混合效应模型(linear mixed effects model)是一般线性模型(general linear model)的推广.传统的一般线性模型要求各观察单位的响应变量相互独立,而许多医学研究中,观察单位间的响应变量常常是相关的.如纵向研究(longitudinal study)中同一个体在不同时间点上经过多次测量,构成重复测量(repeated measurement)资料,对同一个体而言,其多次测量值往往是不独立的;又如研究中某些观察单位可以根据某些特征聚为一类,如有些学生来自同一班级,由于同一班级中的个体具有某些相似的特征,个体间的观察指标也可能不独立.这种资料中学生嵌套在班级内,班级也有可能进一步嵌套在学校内,具有层次结构(hierarchical structure)特征.上述两类资料中的响应变量都具有个体(类)间独立,个体(类)内相关的特性,不符合一般线性模型对观测单位独立的要求,这时可以采用线性混合效应模型拟合个体(类)内响应变量间的相关(协方差)结构,同时研究解释变量对响应变量的影响.本章主要以重复测量资料为例介绍线性混合效应模型的应用.应用于层次结构数据的线性混合效应模型请详见第12章.

运用线性混合效应模型,研究资料通常需要满足三个基本条件:①给定解释变量的条件下,响应变量为服从正态分布的定量变量;②解释变量和响应变量呈线性关系;③给定解释变量的条件下,个体(类)内响应变量不独立,呈某种相关(或方差协方差)结构.

假设重复测量资料中每个个体重复测量了 t 次,以 $t=4$ 为例,本章介绍几种常见的协方差结构:

(1)球性结构(sphericity structure):当多次重复测量值间无相关关系时,相关矩阵为独立结构,此时对应的方差协方差矩阵称为球性结构,即矩阵主对角线元素为效应的方差 σ^2,非对角线元素为0.当多次重复测量值的方差协方差矩阵满足球性结构时,重复测量资料的线性混合效应模型可退化为一般线性模型.球性结构的方差协方差矩阵中只有1个待估参数.协方差阵为:

$$Cov = \begin{bmatrix} \sigma^2 & 0 & 0 & 0 \\ 0 & \sigma^2 & 0 & 0 \\ 0 & 0 & \sigma^2 & 0 \\ 0 & 0 & 0 & \sigma^2 \end{bmatrix} = \sigma^2 I$$

（2）方差分量结构(variance components structure, VC)：方差分量结构假设不同的效应有不同的方差分量，如下列协方差矩阵结构中，前2次测量有相同的效应，后2次测量有相同的效应，故方差分量结构中，待估的参数个数为效应个数．

$$Cov = \begin{bmatrix} \sigma_1^2 & 0 & 0 & 0 \\ 0 & \sigma_1^2 & 0 & 0 \\ 0 & 0 & \sigma_2^2 & 0 \\ 0 & 0 & 0 & \sigma_2^2 \end{bmatrix}$$

（3）复合对称结构(compound symmetry structure, CS)：假设多次重复测量值的方差均为 $\sigma_1^2 + \sigma^2$，重复测量值间的协方差均为 σ_1^2，即为复合对称结构．复合对称结构是重复测量资料中广为采用的一种结构，2个待估参数 σ_1^2 和 σ^2 可分别表示个体随机效应的方差和残差的方差．协方差阵为：

$$Cov = \begin{bmatrix} \sigma_1^2 + \sigma^2 & \sigma_1^2 & \sigma_1^2 & \sigma_1^2 \\ \sigma_1^2 & \sigma_1^2 + \sigma^2 & \sigma_1^2 & \sigma_1^2 \\ \sigma_1^2 & \sigma_1^2 & \sigma_1^2 + \sigma^2 & \sigma_1^2 \\ \sigma_1^2 & \sigma_1^2 & \sigma_1^2 & \sigma_1^2 + \sigma^2 \end{bmatrix}$$

（4）无结构(unstructured structure, UN)：无结构的协方差矩阵也称任意结构的协方差矩阵，假设多次测量值的方差和两两测量值间的协方差均不等，则可拟合无结构的协方差矩阵．其中待估参数个数为 $t(t+1)/2$，t 为重复测量的次数．协方差阵为：

$$Cov = \begin{bmatrix} \sigma_1^2 & \sigma_{21} & \sigma_{31} & \sigma_{41} \\ \sigma_{12} & \sigma_2^2 & \sigma_{32} & \sigma_{42} \\ \sigma_{13} & \sigma_{23} & \sigma_3^2 & \sigma_{43} \\ \sigma_{14} & \sigma_{24} & \sigma_{34} & \sigma_4^2 \end{bmatrix}$$

（5）一阶自回归结构[first-order autoregressive structure, AR(1)]：假设每个时间点的测量值仅和之前时间点的测量值有关，这时可拟合一阶自回归结构．一阶自回归结构包含2个参数，测量值的方差 σ^2 和相邻两测量值的相关系数 ρ．协方差阵为：

$$Cov = \sigma^2 \begin{bmatrix} 1 & \rho & \rho^2 & \rho^3 \\ \rho & 1 & \rho & \rho^2 \\ \rho^2 & \rho & 1 & \rho \\ \rho^3 & \rho^2 & \rho & 1 \end{bmatrix}$$

（6）带状主对角结构[banded main diagonal structure, UN(1)]：带状主对角结构中，各观测值的方差不同，但观测值间不相关．参数个数为重复观测的次数 t．

$$Cov = \begin{bmatrix} \sigma_1^2 & 0 & 0 & 0 \\ 0 & \sigma_2^2 & 0 & 0 \\ 0 & 0 & \sigma_3^2 & 0 \\ 0 & 0 & 0 & \sigma_4^2 \end{bmatrix}$$

(7) Toeplitz 结构(TOEP): Toeplitz 结构假设重复测量的观测值方差相等,但只有相同时间间隔的观测值间协方差相同,而不同时间间隔的观测值间协方差不同. 如下列协方差矩阵中,第 1 和 2 次观测、2 和 3、3 和 4 次观测间协方差相同,均为 σ_1; 第 1 和 3 次、第 2 和 4 次观测间的协方差相同,均为 σ_2; 第 1 和 5 次观测间的协方差为 σ_3. 因此 Toeplitz 相关结构的参数个数为 t,t 为重复观测次数.

$$Cov = \begin{bmatrix} \sigma^2 & \sigma_1 & \sigma_2 & \sigma_3 \\ \sigma_1 & \sigma^2 & \sigma_1 & \sigma_2 \\ \sigma_2 & \sigma_1 & \sigma^2 & \sigma_1 \\ \sigma_3 & \sigma_2 & \sigma_1 & \sigma^2 \end{bmatrix}$$

(8) 空间幂相关结构[spatial power correlation structure, SP(POW)(c)]:空间幂相关结构假设观测值间的相关与观测值间的时间或空间距离有关,其中 c 为表示时间或空间距离的变量. 可见该协方差结构共包含 2 个参数.

$$Cov = \sigma^2 \begin{bmatrix} 1 & \rho^{d_{12}} & \rho^{d_{13}} & \rho^{d_{14}} \\ \rho^{d_{21}} & 1 & \rho^{d_{23}} & \rho^{d_{24}} \\ \rho^{d_{31}} & \rho^{d_{32}} & 1 & \rho^{d_{34}} \\ \rho^{d_{41}} & \rho^{d_{42}} & \rho^{d_{43}} & 1 \end{bmatrix}$$

13.2 线性混合效应模型结构
The Structure of Linear Mixed Effects Model

1. 一般模型结构

一般的线性混合效应模型可用矩阵的形式表示为

$$Y = x\beta + Z\gamma + \varepsilon \tag{13-1}$$

(13-1)式中,$x\beta$ 同一般线性模型,称为固定效应(fixed effect)部分;其中 x 为解释变量的设计矩阵,可包含定性变量和定量变量,也可包含变量间的交互效应项或二次项等等;β 为固定效应参数向量,反映 X 对响应变量 Y 的影响大小. $Z\gamma$ 为随机效应(random effect)部分,Z 为随机效应的设计矩阵,γ 为相应的随机效应参数向量;矩阵 Z 可以和 x 矩阵相同或是 x 矩阵的子集,也可以和 x 矩阵不同;随机效应参数向量 γ 服从多元正态分布,均向量为 0,方差协方差矩阵为 G,并假设 G 可满足任意的协方差结构. ε 为给定 x 时观察单位的随机误差项,服从多元正态分布,均向量为 0,方差协方差矩阵为 R,并假设 R 可满足任意的协方差结构. 假设随机效应 γ 和随机误差 ε 独立. 模型(13-1)为固定效应和随机效应的混合,且固定效应和随机效应均与响应变量为线性关系,因此称为线性混合效应模型.

在模型(13-1)中,响应变量 Y 服从多元正态分布,均向量为 $E(Y) = x\beta$,方差协方差

阵为 $\mathrm{Var}(Y) = ZGZ' + R$. 当 $R = \sigma^2 I$ 且 $Z = 0$ 时,线性混合效应模型则退化为普通的一般线性模型.

2. 应用于重复测量资料的模型结构

将模型(13-1)应用于重复测量资料,令 $Y_i = (Y_{i1}, \cdots, Y_{it_i})'$ 表示第 $i(i=1,2,\cdots,n)$ 个个体的 t_i 次响应向量. 对重复测量数据一般的线性混合模型可以表示为

$$Y_i = x_i\beta + Z_i\gamma_i + \varepsilon_i \qquad (13\text{-}2)$$

这里 x_i 是第 i 个个体的 $t_i \times p$ 维模型设计矩阵,β 是 $p \times 1$ 维的回归系数向量,Z_i 是 $t_i \times q$ 维随机效应的设计矩阵,γ_i 是第 i 个个体的 $q \times 1$ 维随机效应向量,且 ε_i 是 $t_i \times 1$ 维个体内误差向量.

假设向量 γ_i 服从独立的正态分布 $N_q(0_q, G)$,G 为 $q \times q$ 维随机效应方差协方差矩阵;向量 ε_i 也是独立的正态分布 $N_{t_i}(0_{t_i}, R_i)$,R_i 为 $t_i \times t_i$ 维个体内随机误差的方差协方差矩阵,且 γ_i 和 ε_i 独立. 因此,向量 $Y_1, Y_2, \cdots, Y_n$ 也服从独立的正态分布 $N_{t_i}(x_i\beta, V_i)$,其中 $V_i = Z_iGZ'_i + R_i$,为 $t_i \times t_i$ 维响应向量的方差协方差矩阵. 上述矩阵中,x_i、Z_i 和 R_i 均为个体别矩阵. 如前所述,G 和 R_i 的协方差结构有多种选择.

模型(13-2)有较广的适用性,因为每个个体由各自的 t_i 决定个体内误差向量的方差协方差矩阵 R_i 的维度,而不依赖于其他参数,因此模型(13-2)准许每个个体的观测次数不同,也准许个体的观测时间间隔不同.

3. 与一般线性模型、方差分析、回归分析的关系

在重复测量资料中,当多次测量值间的相关结构为独立结构时,数据满足一般线性模型的应用条件,可直接采用一般线性模型分析. 线性混合效应模型中固定效应部分的定义同一般线性模型,解释变量可以是连续的定量变量,也可以是定性(或分类)变量. 如解释变量均为连续变量时,模型退化为普通的线性回归模型;如解释变量均为分类变量时,模型退化为传统的方差分析方法. 当多次重复测量值的相关矩阵不满足独立结构时,可采用自由度校正的单因素方差分析或采用多元方差分析的方法,也可采用线性混合效应模型估计响应变量间的协方差结构.

13.3 参数估计和假设检验
Parameter Estimation and Hypothesis Testing

和一般线性模型的参数估计相比,线性混合效应模型参数估计比一般线性模型复杂得多,模型拟合时除估计固定效应参数 β 外,还有随机效应 γ_i 和误差项 ε_i 中的参数,即协方差矩阵 G 和 R 中的参数,称为协方差参数. 这时传统的最小二乘法不再适用,替代的可以使用广义最小二乘法(generalized least squares,GLS),使 $(Y - x\beta)'V^{-1}(Y - x\beta)$ 达到最小. 然而,GLS 需要 V 的信息,即矩阵 G 和 R 的信息,因为需要先合理的估计 G 和 R.

1. 协方差参数的估计

在 γ_i 和 ε_i 服从正态分布的假设条件下,可采用基于似然的方法. SAS 中的 PROC MIXED 过程使用了最大似然估计(maximum likelihood,ML)和限制性最大似然估计(restricted/residual maximum likelihood,REML)的方法,相应的对数似然函数分别为

$$\text{ML：} l(G,R) = -\frac{1}{2}\log|V| - \frac{1}{2}r'V^{-1}r - \frac{n}{2}\log(2\pi)$$

$$\text{REML：} l_R(G,R) = -\frac{1}{2}\log|V| - \frac{1}{2}\log|x'V^{-1}x| - \frac{1}{2}r'V^{-1}r - \frac{n-p}{2}\log(2\pi) \quad (13\text{-}3)$$

式(13-3)中 $r = Y - x(x'V^{-1}x)^{-}x'V^{-1}Y$，$V = ZGZ' + R$，为 Y 的方差协方差阵，p 为 x 矩阵的秩，即解释变量的个数. 上述目标函数最大化时，可得到未知协方差参数的估计 $\hat{G}$ 和 $\hat{R}$. 求解过程可采用岭脊稳定的 Newton-Raphson 迭代算法. 为了对协方差参数进行统计推断，需要估计 G 和 R 的方差矩阵. 最大似然的近似理论显示观测的 Fisher 信息阵的逆矩阵 $2H^{-1}$ 是协方差参数估计值 $\hat{G}$ 和 $\hat{R}$ 的近似方差协方差阵，其中 H 为目标函数最大化时关于协方差参数的二阶导数矩阵. 因此大样本时基于近似正态分布理论，可获得协方差参数的置信区间和假设检验的结果. 但小样本时协方差参数的分布常倾向于右偏峰分布，因此使用该法结果并不可信.

通常 ML 方法对协方差参数有低估偏倚，且 p 越大时偏倚越严重. 而 REML 的目标函数并非拟合原始观测的所有信息，而是拟合一套和"误差比较"有关的目标函数，以致在估计冗余参数时没有效应，因此和 ML 相比，REML 可以得到方差和协方差参数的无偏估计. 在 SAS 中的 PROC MIXED 过程中缺省时使用 REML. 除上述两种方法外，PROC MIXED 里还提供一种非迭代的最小方差二次无偏估计 (minimum variance quadratic unbiased estimation, MIVQUE0) 方法，用该方法估计的 G 和 R，可作为 ML 和 REML 估计的初始值.

2. β 和 γ 的估计

利用上述方法得到 G 和 R 的估计后，可用标准方法解下列混合效应模型方程从而得到 β 和 γ 的估计值：

$$\begin{bmatrix} x'\hat{R}^{-1}x & x'\hat{R}^{-1}Z \\ Z'\hat{R}^{-1}x & Z'\hat{R}^{-1}Z + \hat{G}^{-1} \end{bmatrix} \begin{bmatrix} \hat{\beta} \\ \hat{\gamma} \end{bmatrix} = \begin{bmatrix} x'\hat{R}^{-1}Y \\ Z'\hat{R}^{-1}Y \end{bmatrix}$$

β 和 γ 的估计值表示为：

$$\hat{\beta} = (x'\hat{V}^{-1}x)^{-} x'\hat{V}^{-1}Y$$

$$\hat{\gamma} = \hat{G}Z'\hat{V}^{-1}(Y - x\hat{\beta})$$

式中 $(x'\hat{V}^{-1}x)^{-}$ 为广义逆，并假设 G 为非奇异矩阵.

当 G 和 R 已知时，$\hat{\beta}$ 是 β 的最优线性无偏估计 (best linear unbiased estimator, BLUE)，$\hat{\gamma}$ 是 γ 的最优线性无偏预测 (best linear unbiased predictor, BLUP)，$(\hat{\beta} - \beta, \hat{\gamma} - \gamma)$ 的协方差矩阵为

$$C = \begin{bmatrix} x'R^{-1}x & x'R^{-1}Z \\ Z'R^{-1}x & Z'R^{-1}Z + G^{-1} \end{bmatrix}^{-1}$$

式中，$-$ 表示广义逆.

当 G 和 R 未知时，用前述的方法得到 $\hat{G}$ 和 $\hat{R}$ 后，估计的 $\hat{\beta}$ 为 β 的经验最优线性无偏估计 (empirical best linear unbiased estimator, EBLUE)，$\hat{\gamma}$ 是 γ 的经验最优线性无偏预测 (empirical best linear unbiased predictor, EBLUP)，$(\hat{\beta} - \beta, \hat{\gamma} - \gamma)$ 的近似方差协方差阵表示为

$$\hat{C} = \begin{bmatrix} x'\hat{R}^{-1}x & x'\hat{R}^{-1}Z \\ Z'\hat{R}^{-1}x & Z'\hat{R}^{-1}Z + \hat{G}^{-1} \end{bmatrix}^{-1}$$

3. 检验统计量

对协方差参数的推断,大样本时常用的统计量是 Wald Z 统计量,参数的近似标准误可由协方差参数的方差协方差阵 $2H^{-1}$ 中获得. 另一个方法是基于模型的负 2 倍对数似然的似然比 χ^2 统计量,可比较不同协方差结构的模型. 同时,AIC(Akaike's information criterion,AIC) 和 BIC(Schwartz's Bayesian criterion,BIC) 也是评价模型拟合优劣的常用指标. AIC 和 BIC 越小表明模型拟合越好;在 AIC、BIC 比较接近的情况下,可优先选择参数个数较少的模型.

对固定效应参数的统计推断,常用 t 检验和 F 检验. 当检验单个参数时,t 统计量中参数的标准误可由参数的方差协方差阵 $\hat{C}$ 获得. 检验多个参数时,构造一般的 F 统计量

$$F = \frac{\hat{\beta}'L'(L'\hat{C}L)^{-1}L\hat{\beta}}{rank(L)}$$

式中,L 为作用于固定效应设计矩阵的线性组合函数,为一个行满秩矩阵,$rank(L)$ 为 L 的秩. 无效假设下,F 统计量服从分子自由度 $v_1 = rank(L)$,分母自由度为 $v_2 =$ 误差自由度的 F 分布.

13.4 实例分析 Examples Analysis

本节以一个重复测量资料为例,说明线性混合效应模型的应用.

【例 13-1】 将手术要求基本相同的 15 名患者随机分为 3 组,在手术过程中分别采用 A,B,C 三种麻醉诱导方法,在诱导前、诱导后 1、2、3、4 共五个时相测量患者的收缩压,测量结果见表 13-1. 本研究目的:①三种诱导方法对患者收缩压的影响有无不同? ②不同麻醉诱导时相下患者的收缩压有无差异? ③诱导方法和诱导时相对患者收缩压的影响有无交互作用?

表 13-1 不同麻醉诱导时相患者的收缩压(mmHg)

诱导方法	患者编号	麻醉诱导时相				
		t_0	t_1	t_2	t_3	t_4
A	1	120	108	112	120	117
A	2	118	109	115	126	123
A	3	119	112	119	124	118
A	4	121	112	119	126	120
A	5	127	121	127	133	126
B	6	121	120	118	131	137
B	7	122	121	119	129	133
B	8	128	129	126	135	142
B	9	117	115	111	123	131
B	10	118	114	116	123	133
C	11	131	119	118	135	129
C	12	129	128	121	148	132
C	13	123	123	120	143	136
C	14	123	121	116	145	126
C	15	125	124	118	142	130

注:数据引自孙振球主编,《医学统计学》(第 2 版). 人民卫生出版社

【分析】 本例为重复测量资料,同一个体在不同诱导时相的收缩压可能不独立,因此在分析诱导方法和诱导时相对收缩压的影响时应考虑个体内不同时间点收缩压的相关性.该资料可以采用重复测量的方差分析或多变量方差分析方法(详见第2章),也可利用线性混合效应模型拟合个体内收缩压的相关,同时考虑诱导方法和诱导时相对收缩压的影响.

【PROC MIXED过程简介】 线性混合效应模型在SAS中可以调用PROC MIXED过程拟合,缺省时采用REML算法估计协方差参数.常用的语句包括Class语句、Model语句、Random语句、Repeated语句等.其中:

Class语句用于指定模型中使用的分类变量;

Model语句定义混合模型中的固定效应部分,"="左边为响应变量Y,右边为混合效应模型中的X,加选择项S请求输出固定效应的参数估计值及统计推断结果;

Random语句用于指定混合模型中的随机效应部分Z,其后可用选择项Type=指定协方差阵G的结构,加选项G可以请求输出;

Repeated语句用于定义混合模型中的R矩阵,并用选择项Type=指定R的结构,如加选项R可以请求输出.Repeated语句缺省时假定R矩阵为独立结构.

在Random和Repeated语句中都可使用选项subject=指定混合模型中的"个体",并假设"个体"间的响应变量独立,"个体"内的响应变量相关.因此使用subject=语句后,对每个个体将形成一个块对角矩阵结构,而最终的G矩阵或R矩阵则由多个个体的块对角矩阵构成.PROC MIXED过程中对矩阵G和R可以拟合多种协方差结构,包括前述常见的8种形式.

【模型拟合步骤】 对例13-1,混合线性模型的拟合步骤如下:

1. 数据格式的整理

使用PROC MIXED过程时,先将数据集整理成MIXED过程要求的格式,数据格式见表13-2.数据集中y为收缩压,method、ind和time分别为诱导方法、患者编号和诱导时相.

为将表13-1的数据格式转换为表13-2,可运行SAS程序13-1.

表13-2 不同诱导方法、诱导时相时患者收缩压(mmHg)数据集

method	ind	time	y
A	1	1	120
A	1	2	108
A	1	3	112
A	1	4	120
A	1	5	117
A	2	1	118
A	2	2	109
A	2	3	115
A	2	4	126
A	2	5	123
…	…	…	…
C	15	1	125
C	15	2	124
C	15	3	118
C	15	4	142
C	15	5	130

【SAS 程序 13-1】

```
data ex13;
input method ind   t0   t1   t2   t3 t4;
cards;
1    1    120 108 112 120 117
1    2    118 109 115 126 123
……
3    14   123 121 116 145 126
3    15   125 124 118 142 130
;
run;
```

```
data ex13_1;set ex13;
time=1;y=t0;output;
time=2;y=t1;output;
time=3;y=t2;output;
time=4;y=t3;output;
time=5;y=t4;output;
drop t0-t4;
run;
```

2. 协方差结构的选择

对重复测量资料拟合线性混合效应模型,首先要选择一个合适的协方差结构.假设每个个体不同时间点上收缩压 Y_i 的方差协方差阵 V_i 为复合对称结构(CS),这时我们可以通过指定个体(ind)为随机效应 Z、G 为方差分量结构(VC)来实现(程序13-2).设 σ_1^2 和 σ^2 分别为个体随机效应的方差和个体内随机误差的方差,对每个个体

$$Z_i = \begin{bmatrix} 1 \\ 1 \\ 1 \\ 1 \\ 1 \end{bmatrix}, G = \sigma_1^2, R_i = \sigma^2 \begin{bmatrix} 1 & 0 & 0 & 0 & 0 \\ 0 & 1 & 0 & 0 & 0 \\ 0 & 0 & 1 & 0 & 0 \\ 0 & 0 & 0 & 1 & 0 \\ 0 & 0 & 0 & 0 & 1 \end{bmatrix},$$

$$\text{则 } V_i = Z_i G Z' + R_i = \begin{bmatrix} \sigma_1^2+\sigma^2 & \sigma_1^2 & \sigma_1^2 & \sigma_1^2 & \sigma_1^2 \\ \sigma_1^2 & \sigma_1^2+\sigma^2 & \sigma_1^2 & \sigma_1^2 & \sigma_1^2 \\ \sigma_1^2 & \sigma_1^2 & \sigma_1^2+\sigma^2 & \sigma_1^2 & \sigma_1^2 \\ \sigma_1^2 & \sigma_1^2 & \sigma_1^2 & \sigma_1^2+\sigma^2 & \sigma_1^2 \\ \sigma_1^2 & \sigma_1^2 & \sigma_1^2 & \sigma_1^2 & \sigma_1^2+\sigma^2 \end{bmatrix}$$

上述 V_i 也可以通过直接指定 R 为复合对称结构(CS)来实现,而不需要指定随机效应以及随机效应的方差(程序13-3).即

$$V_i = R_i = \begin{bmatrix} \sigma_1^2+\sigma^2 & \sigma_1^2 & \sigma_1^2 & \sigma_1^2 & \sigma_1^2 \\ \sigma_1^2 & \sigma_1^2+\sigma^2 & \sigma_1^2 & \sigma_1^2 & \sigma_1^2 \\ \sigma_1^2 & \sigma_1^2 & \sigma_1^2+\sigma^2 & \sigma_1^2 & \sigma_1^2 \\ \sigma_1^2 & \sigma_1^2 & \sigma_1^2 & \sigma_1^2+\sigma^2 & \sigma_1^2 \\ \sigma_1^2 & \sigma_1^2 & \sigma_1^2 & \sigma_1^2 & \sigma_1^2+\sigma^2 \end{bmatrix}$$

对固定效应部分,根据研究目的我们指定诱导方法(method)、诱导时相(time),以及诱导方法和诱导时相的交互作用(method*time)三个因素.(见程序13-2和13-3).

【SAS 程序 13-2】

```
/*定义ind为随机效应,G为方差分量结构*/
proc mixed data=ex13_1;
class method ind time;
model y=method time method*time/s;
random ind/type=vc g;
run;
```

【SAS 程序 13-3】

```
/*定义R为复合对称结构*/
proc mixed data=mmhg1;
class method ind time;
model y=method time method*time/s;
repeated /type=cs subject=ind r ;
run;
```

【结果及解释】 运行程序 13-2,结果输出 G 矩阵(略)、协方差参数估计(表 13-3)、模型拟合统计量(表 13-4)、固定效应的参数估计结果和 t 检验(略),以及固定效应的 3 型 F 检验(表 13-5). 可以看到,个体随机效应的方差为 14.6783,个体随机误差的方差为 5.4817. 模型的负 2 倍对数似然值为 328.5,AIC 和 BIC 统计量分别为 332.5 和 333.9. 在复合对称结构的协方差矩阵条件下,诱导方法和诱导时相的主效应,以及诱导方法和诱导时相的交互效应对收缩压的影响都有统计学意义,F 统计量和 P 值分别为 $F_{method} = 5.78, P = 0.0056$;$F_{time} = 106.56, P<0.0001$;$F_{method*time} = 19.10, P<0.0001$.

表 13-3 Covariance Parameter Estimates(协方差参数估计)

Cov Parm	Subject	Estimate
Ind	ind	14.6783
Residual		5.4817

表 13-4 Fit Statistics(模型拟合统计量)

−2 Res Log Likelihood	328.5
AIC (smaller is better)	332.5
AICC (smaller is better)	332.7
BIC (smaller is better)	333.9

表 13-5 Type 3 Tests of Fixed Effects(固定效应的 F 检验)

Effect	Num DF	Den DF	F Value	Pr>F
method	2	48	5.78	0.0056
time	4	48	106.56	<.0001
method * time	8	48	19.10	<.0001

程序 13-3 输出个体 1 的 R 矩阵估计(表 13-6)和无效模型下的似然比检验(表 13-7),其余输出同程序 13-2(略). 可以看到,R 矩阵的对角线元素为 20.1600,等于表 13-3 中两个协方差参数之和;非对角线元素为 14.6783,等于表 13-3 中个体随机效应的方差. 表 13-7 显示拟合的模型有统计学意义($\chi^2 = 46.14, P < 0.0001$).

表 13-6 Estimated R Matrix for ind 1(个体 1 的 R 矩阵估计)

Row	Col1	Col2	Col3	Col4	Col5
1	20.1600	14.6783	14.6783	14.6783	14.6783
2	14.6783	20.1600	14.6783	14.6783	14.6783
3	14.6783	14.6783	20.1600	14.6783	14.6783
4	14.6783	14.6783	14.6783	20.1600	14.6783
5	14.6783	14.6783	14.6783	14.6783	20.1600

表 13-7 Null Model Likelihood Ratio Test(无效模型下的似然比检验)

DF	Chi-Square	Pr > ChiSq
1	46.14	<.0001

除复合对称结构外,也可以假设 V_i 为其他形式,如无结构(UN)、一阶自回归结构[AR(1)]、带状主对角结构[UN(1)]或 Toeplitz 相关结构(TOEP)等. 将程序 13-3 中的 Repeated 语句中 type=cs 分别改为 type=un、type=ar(1)、type=un(1)、type=toep,可分别拟合 Y_i 的上述协方差结构. 表 13-8 列出几种不同协方差结构时模型拟合的统计量. 可以看到根据-2Log 似然、AIC、AICC 和 BIC 等统计量越小越好的原则,一阶自回归结构和带状主对角结构拟合模型相对复合对称结构效果较差. 进一步采用似然比 χ^2 检验其余三个模型的拟合情况,如比较复合对称结构和无结构的模型,$\chi^2=328.5-306.0=22.5$,自由度 $v=15-2=13$,$P=0.048$;比较复合对称结构和 Toeplitz 结构模型,$\chi^2=328.5-318.4=10.1$,自由度 $v=5-2=3$,$P=0.018$;结合 AIC,BIC 等指标可认为 Toeplitz 结构模型拟合该数据效果最好.

表 13-8　Fit Statistics 拟合不同协方差结构时模型拟合的统计量

统计量	复合对称结构(CS)	无结构(UN)	一阶自回归结构[AR(1)]	带状主对角结构[UN(1)]	Toeplitz 相关结构(TOEP)
参数个数	2	15	2	5	5
-2 Log 似然	328.5	306.0	331.2	373.3	318.4
AIC	332.5	336.0	335.2	383.3	328.4
AICC	332.7	346.9	335.4	384.4	329.5
BIC	333.9	346.6	336.6	386.8	332.0

3. 固定效应参数的估计

选定 Toeplize 相关结构后,估计固定效应的参数. 将程序 13-3 中的 type=cs 替换为 type=toep.

【SAS 程序 13-4】

```
/*Toep结构模型下,固定效应参数的估计*/
proc mixed data=mmhg1;
class method ind time;
model y=method time method*time/s;
repeated /type=toep subject=ind r ;
run;
```

【结果及解释】　运行程序可输出 R 矩阵(表 13-9)、协方差参数估计(表 13-10)、模型拟合统计量(略,见表 13-8)、无效模型下的似然比检验(表 13-11)、固定效应的参数估计结果和 t 检验(表 13-12),以及固定效应的 3 型 F 检验(表 13-13). 可以看到,在 Toep 相关结构下模型拟合有统计学意义,$\chi^2=56.20$,$P<0.0001$;诱导方法和诱导时相的主效应,以及诱导方法和诱导时相的交互效应对收缩压的影响都有统计学意义,F 统计量和 P 值分别为 $F_{method}=7.01$,$P=0.0096$;$F_{time}=153.07$,$P<0.0001$;$F_{method*time}=30.69$,$P<0.0001$,与复合对称结构模型的 F 统计量(表 13-5)略有不同.

表 13-9　Estimated R Matrix for ind 1(个体 1 的 R 矩阵估计)

Row	Col1	Col2	Col3	Col4	Col5
1	17.8997	13.0111	13.3948	8.6345	8.3264
2	13.0111	17.8997	13.0111	13.3948	8.6345
3	13.3948	13.0111	17.8997	13.0111	13.3948
4	8.6345	13.3948	13.0111	17.8997	13.0111
5	8.3264	8.6345	13.3948	13.0111	17.8997

表 13-10　Covariance Parameter Estimates(协方差参数估计)

Cov Parm	Subject	Estimate
TOEP(2)	ind	13.0111
TOEP(3)	ind	13.3948
TOEP(4)	ind	8.6345
TOEP(5)	ind	8.3264
Residual		17.8997

表 13-11　Null Model Likelihood Ratio Test(无效模型下的似然比检验)

DF	Chi-Square	Pr > ChiSq
1	56.20	<.0001

表 13-12　Solution for Fixed Effects(固定效应的参数估计和 t 检验)

Effect	method	time	Estimate	Standard Error	DF	t Value	Pr > |t|
Intercept			130.60	1.8921	12	69.02	<.0001
method	1		−9.8000	2.6758	12	−3.66	0.0033
method	2		4.6000	2.6758	12	1.72	0.1113
method	3		0	.	.	.	.
time		1	−4.4000	1.9569	48	−2.25	0.0292
time		2	−7.6000	1.9251	48	−3.95	0.0003
time		3	−12.0000	1.3424	48	−8.94	<.0001
time		4	12.0000	1.3984	48	8.58	<.0001
time		5	0	.	.	.	.
method * time	1	1	4.6000	2.7674	48	1.66	0.1030
method * time	1	2	−0.8000	2.7225	48	−0.29	0.7701
method * time	1	3	9.6000	1.8984	48	5.06	<.0001
method * time	1	4	−7.0000	1.9776	48	−3.54	0.0009
method * time	1	5	0	.	.	.	.
method * time	2	1	−9.6000	2.7674	48	−3.47	0.0011
method * time	2	2	−7.8000	2.7225	48	−2.86	0.0062
method * time	2	3	−5.2000	1.8984	48	−2.74	0.0086
method * time	2	4	−19.0000	1.9776	48	−9.61	<.0001
method * time	2	5	0	.	.	.	.
method * time	3	1	0	.	.	.	.
method * time	3	2	0	.	.	.	.
method * time	3	3	0	.	.	.	.
method * time	3	4	0	.	.	.	.
method * time	3	5	0	.	.	.	.

表 13-13　Type 3 Tests of Fixed Effects(固定效应的 F 检验)

Effect	Num DF	Den DF	F Value	Pr > F
method	2	12	7.01	0.0096
time	4	48	153.07	<.0001
method * time	8	48	30.69	<.0001

4. 各种组合条件下收缩压的估计

在 Toep 相关结构模型下,进一步考察诱导方法和诱导时相的单独效应,以及各种组合条件下收缩压的最小二乘均数估计值. 在程序 13-4 中加入 Lsmeans 语句完成(程序 13-5).

【SAS 程序 13-5】

```
/*Toep结构模型下,诱导方法和诱导时相的单独效应及各组合时收缩压的估计值*/
proc mixed data=mmhg1;
class method ind time;
model y=method time method*time/s;
repeated /type=toep subject=ind r;
lsmeans method*time/slice=time;
lsmeans method*time/slice=method;
run;
```

【结果及解释】　运行程序 13-5,得到不同诱导方法和不同诱导时相各组合条件下收缩压的最小二乘均数(表 13-14)及诱导方法和诱导时相的单独效应(表 13-15). 可以看到,三种诱导方法的平均收缩压在不同诱导时相都有先降低再升高的趋势,差别均有统计学意义,其中第一种诱导方法平均收缩压的变化较为稳定. 除 1 和 3 时相外,其他诱导时相下三种诱导方法对收缩压的影响差别也有统计学意义.

表 13-14　Least Squares Means(各组合条件下收缩压的最小二乘均数)

Effect	method	time	Estimate	Error	DF	Standard t Value	Pr > |t|
method * time	1	1	121.00	1.8921	48	63.95	<.0001
method * time	1	2	112.40	1.8921	48	59.41	<.0001
method * time	1	3	118.40	1.8921	48	62.58	<.0001
method * time	1	4	125.80	1.8921	48	66.49	<.0001
method * time	1	5	120.80	1.8921	48	63.85	<.0001
method * time	2	1	121.20	1.8921	48	64.06	<.0001
method * time	2	2	119.80	1.8921	48	63.32	<.0001
method * time	2	3	118.00	1.8921	48	62.37	<.0001
method * time	2	4	128.20	1.8921	48	67.76	<.0001
method * time	2	5	135.20	1.8921	48	71.46	<.0001
method * time	3	1	126.20	1.8921	48	66.70	<.0001
method * time	3	2	123.00	1.8921	48	65.01	<.0001
method * time	3	3	118.60	1.8921	48	62.68	<.0001
method * time	3	4	142.60	1.8921	48	75.37	<.0001
method * time	3	5	130.60	1.8921	48	69.02	<.0001

表 13-15 Tests of Effect Slices(固定另一个因素时诱导方法和诱导时相的单独效应)

Effect	method	time	Num DF	Den DF	F Value	Pr > F
method * time		1	2	48	2.42	0.0993
method * time		2	2	48	8.26	0.0008
method * time		3	2	48	0.03	0.9743
method * time		4	2	48	23.06	<.0001
method * time		5	2	48	15.11	<.0001
method * time	1		4	48	47.37	<.0001
method * time	2		4	48	44.62	<.0001
method * time	3		4	48	122.46	<.0001

【引申】 例13-1中每个个体均在诱导前、诱导后4个诱导时相重复测量了5次,重复测量的次数相等,且研究者并不考虑诱导时相的间隔对收缩压的影响. 这时时间因素可以作为分类变量拟合线性混合效应模型(class method ind time;). 在实际工作中,有时每次测量的时间间隔可能不等,如例13-1的手术过程中,假设测量时间分别是诱导前、诱导后2分钟、5分钟、20分钟和60分钟;或者根据每个病人的实际情况,重复测量的次数不等,如有些病人只在诱导前,诱导后5分钟和20分钟进行测量,而另外一些病人只在诱导后2分钟和60分钟进行测量. 这时均可将诱导时相(分钟数)作为连续变量直接纳入模型,也可根据时间和收缩压的关系拟合二次型,或拟合时间二次型与分组因素的交互作用等(model y=method time method * time time * time method * time * time/s;注:此时Class语句中不包括time变量). 和方差分析相比,线性混合效应模型可以非常灵活地处理连续型的时间变量和个体重复测量次数不等的资料. 此外,如果资料中包含某些协变量,协变量可以是个体水平上的,如上例中假设诱导前同时测量了每个个体的体质指数(kg/m^2)(假设变量名为BMI),分析时可将每个个体的体质指数作为固定效应纳入模型(model y=method time method * time time * time method * time * time BMI/s;);协变量也可以是时间水平上的,如测量收缩压时同时测量个体的心率(假设变量名为HR),分析时可将每个个体的心率作为固定效应纳入模型(model y=method time method * time time * time method * time * time HR/s;),即同时分析心率的变化对收缩压的影响.

5. SPSS软件操作简介

利用SPSS软件对例13-1拟合线性混合效应模型. 其中y为响应变量,固定效应X为method,time和method * time;不指定随机效应Z和G,指定ind为个体效应,即假设个体间响应变量独立,个体内响应变量相关;指定R为复合对称结构,此模型对应SAS程序13-3, SPSS操作步骤如下:

(1) 点击Analyze→Mixed Models→Linear,出现对话框Linear Mixed Models:Specify Subjects and Repeated;

(2) 将变量ind选入Subjects框,time选入Repeated框,在Repeated Covariance Type下拉菜单中选择Compound Symmetry,点击Continue,出现Linear Mixed Models对话框;

(3) 将变量y选入Dependent Variable框,将method和time选入Factors框,点击下方的Fixed,进入Linear Mixed Models:Fixed Effects对话框;

(4) 在中部的下拉菜单中选择Main Effects,在Factors and Covariates框中选择method

和 time,点击 Add,将 method 和 time 选入右边的 Model 框;在中部的下拉菜单中选择 Interaction,在 Factors and Covariates 框中选择 method 和 time,点击 Add,将 method 和 time 的交互效应选入右边的 Model 框;点击 Continue,回到 Linear Mixed Models 对话框;

(5) 点击 Statistics,进入 Linear Mixed Models:Statistics 框,选择 Parameter estimates,Tests for covariance parameters,Covariances of residuals,点击 Continue,回到 Linear Mixed Models 对话框;

(6) 点击 EM Means,进入 Linear Mixed Models:EM Means 对话框,在 Factors and Factor Interactions 中选择 Method * time 进入 Display Means for 框中,点击 Continue,回到 Linear Mixed Models 对话框;

(7) 点击 OK.

输出结果及解释略.

思考练习　Exercises

1. 简述线性混合效应模型与一般线性模型、方差分析、回归分析的关系.
2. 线性混合效应模型应用的数据类型和应用条件.
3. 为研究两种减肥药(A)的疗效以及肥胖患者用药后体重随时间变化的情况,研究者将20名肥胖患者随机分为2组,一组服用 A 药+模拟 B 药(安慰剂),另一组服用 B 药+模拟 A 药(安慰剂).分别在服药前、服药后8周、16周和24周记录肥胖患者的体重(kg),见表13-16.试分析该资料.

表 13-16　肥胖患者服用两种药物体重(kg)变化

个体号	药物	服药前	服药后		
			8 周	16 周	24 周
1	A	84.4	82.2	82.2	83.0
2	A	105.0	100.8	97.4	96.6
3	A	63.8	62.0	61.6	60.4
4	A	86.2	85.5	83.0	81.8
5	A	75.6	73.4	74.0	73.0
6	A	61.2	60.4	60.8	60.2
7	A	67.8	66.0	63.4	63.6
8	A	77.2	73.6	72.6	72.0
9	A	73.2	72.2	72.2	74.6
10	A	65.4	63.6	62.6	60.8
11	B	64.4	61.4	61.8	62.0
12	B	91.0	88.4	87.4	89.6
13	B	76.0	76.2	72.8	71.6
14	B	71.0	72.0	69.8	68.4
15	B	69.4	66.6	62.8	60.8
16	B	89.9	87.4	92.6	95.5
17	B	66.8	63.6	62.6	61.6
18	B	63.4	61.2	62.6	62.0
19	B	70.0	67.6	69.8	69.4
20	B	86.6	84.0	81.4	78.0

4. 某研究者测量了 11 名女孩和 16 名男孩从脑下垂体中心到翼腭窝的距离(mm),分别在每个孩子 8 岁、10 岁、12 岁和 14 岁时进行测量. 数据见表 13-17. 试分析性别及年龄对儿童脑下垂体中心到翼腭窝的距离(mm)生长发育的影响.

表 13-17 27 名儿童不同年龄脑下垂体中心到翼腭窝的距离(mm)

个体号	性别	8 岁	10 岁	12 岁	14 岁
1	F	21.0	20.0	21.5	23.0
2	F	21.0	21.5	24.0	25.5
3	F	20.5	24.0	24.5	26.0
4	F	23.5	24.5	25.0	26.5
5	F	21.5	23.0	22.5	23.5
6	F	20.0	21.0	21.0	22.5
7	F	21.5	22.5	23.0	25.0
8	F	23.0	23.0	23.5	24.0
9	F	20.0	21.0	22.0	21.5
10	F	16.5	19.0	19.0	19.5
11	F	24.5	25.0	28.0	28.0
12	M	26.0	25.0	29.0	31.0
13	M	21.5	22.5	23.0	26.5
14	M	23.0	22.5	24.0	27.5
15	M	25.5	27.5	26.5	27.0
16	M	20.0	23.5	22.5	26.0
17	M	24.5	25.5	27.0	28.5
18	M	22.0	22.0	24.5	26.5
19	M	24.0	21.5	24.5	25.5
20	M	23.0	20.5	31.0	26.0
21	M	27.5	28.0	31.0	31.5
22	M	23.0	23.0	23.5	25.0
23	M	21.5	23.5	24.0	28.0
24	M	17.0	24.5	26.0	29.5
25	M	22.5	25.5	25.5	26.0
26	M	23.0	24.5	26.0	30.0
27	M	22.0	21.5	23.5	25.0

延伸阅读 Further Readings

延读 13-1 余松林,向惠云. 2004. 重复测量资料分析方法与 SAS 程序[M]. 北京:科学出版社

延读 13-2 Burdick RK, Graybill FA. 1992. Confidence Intervals on Variance Components[M]. New York: Marcel Dekker

延读 13-3 Davis, Charies S. 2003. Statistical methods for the analysis of repeated measurements[M]. New York: Springer

延读 13-4　Diggle PJ, Liang KY, Zeger SL. 1994. Analysis of Longitudinal Data[M]. Oxford: Clarendon Press

延读 13-5　Diggle PJ. 1988. "An Approach to the Analysis of Repeated Measurements"[J]. Biometrics, 44: 959~971

延读 13-6　Everitt BS. 1995. "The Analysis of Repeated Measures: A Practical Review with Examples"[J]. The Statistician, 44: 113~135

延读 13-7　Galecki AT. 1994. "General Class of Covariance Structures for Two or More Repeated Factors in Longitudinal Data Analysis"[J]. Communications in Statistics-Theory and Methods, 23(11): 3105~3119

延读 13-8　Kackar RN, Harville DA. 1984. "Approximations for Standard Errors of Estimators of Fixed and Random Effects in Mixed Linear Models"[J]. Journal of the American Statistical Association, 79: 853~862

延读 13-9　Kenward MG, Roger JH. 1997. "Small Sample Inference for Fixed Effects from Restricted Maximum Likelihood"[J]. Biometrics, 53: 983~997

延读 13-10　Laird NM, Ware JH. 1982. "Random-Effects Models for Longitudinal Data"[J]. Biometrics, 38: 963~974

延读 13-11　Littell RC, Milliken GA, Stroup WW, et al. 1996. SAS System for Mixed Models[M]. Cary, NC: SAS Institute Inc

延读 13-12　Self SG, Liang KY. 1987. "Asymptotic Properties of Maximum Likelihood Estimators and Likelihood Ratio Tests Under Nonstandard Conditions"[J]. Journal of the American Statistical Association, 82: 605~610

延读 13-13　Singer Judith D. 1998. "Using SAS PROC MIXED to Fit Multilevel Models, Hierarchical Models, and Individual Growth Models"[J]. Journal of Educational and Behavioral Statistics, 23(4): 323~355

延读 13-14　Verbeke G, Molenberghs G. 2000. Linear Mixed Models for Longitudinal Data[M]. NY: Springer

延读 13-15　Verbeke G, Molenberghs G, eds. 1997. Linear Mixed Models in Practice: A SAS-Oriented Approach [M]. New York: Springer

延读 13-16　West BT, Welch KB, Galecki AT. 2007. Linear mixed models: A practical guide to using statistical software[M]. New York: Chapman & Hall/CRC

延读 13-17　Wolfinger RD. 1993. "Covariance Structure Selection in General Mixed Models"[J]. Communications in Statistics, Simulation and Computation, 22(4): 1079~1106

延读 13-18　Wolfinger RD. 1997. "An Example of Using Mixed Models and PROC MIXED for Longitudinal Data" [J]. Journal of Biopharmaceutical Statistics, 7(4): 481~500

（郜艳晖）

第 14 章　对数线性模型
Chapter 14　Log-linear Model

> **目的要求 Purposes and Requirements**
> 掌握:对数线性模型软件包计算的方法、步骤及其结果解释.
> 熟悉:一般对数线性模型和 Logit 对数线性模型.
> 了解:对数线性模型概况.

14.1　对数线性模型概况　Overview of Log-linear Model

对数线性模型(Log-linear model)是应用于分类变量分析的多元统计方法,主要用于高维列联表资料的分析.在对数线性模型中,将高维列联表各格子中频数的期望值表示为构成高维列联表诸因素效应的对数线性模型,即列联表各格子频数的对数用类别变量的效应来解释.

许多医学资料的数据都属于分类变量,用列联表描述,研究目的是分析各分类变量之间的关系.当分析两个分类变量间的关系时可以采用卡方检验,如果有第三个分类变量作为混杂因素,可以采用分层卡方检验.但当列联表的维数较多时,如同时研究四、五个分类变量间的关系时,需要分的层数很多,分层后每个格子里的频数会很小,甚至出现许多0,卡方检验就显得不够用了.而且卡方检验不能对多个分类变量间的关系给出一个系统而综合的评价,无法估计变量间相互作用的大小,也不可能在控制其他因素作用的同时对变量的效应做出估计,而对数线性模型是处理这些问题的最佳方法.

对数线性模型的构造类似于方差分析模型,其作用也与方差分析类似,它能分析各变量的主效应及变量间的交互效应.不同的是,对数线性模型分析中的效应是指对网格频数的影响,而方差分析所说的效应是指对因变量 Y 的影响;方差分析是估计平均数,而对数线性模型是估计格子频数;方差分析的目的是找出达到显著差异的效果项,对数线性模型的目的是找到拟合格子实际频数的最佳模型,通过选择最优拟合模型来分析多个分类变量间的关系,然后根据所建立的最佳拟合模型估计格子参数值,以了解各变量效应对格子频数的影响.

拟合模型是指吻合实际频数的模型,最佳拟合模型应该是拟合优度检验不显著的模型. 一般情况下,一个好的模型,模型总体拟合度高(拟合优度检验 $P>0.05$);并且应当包含尽可能少的参数,每个参数要有显著性意义($P<0.05$). 选择模型还要结合专业知识,才能确定出拟合度高,又有实际意义的对数线性模型.

在对数线性模型中,所有用作分类的因素均为独立变量.在进行对数线性模型分析时,有两个基本的条件需满足:①各格的观察频数彼此独立;②至少应有80%格子的期望频数要大于5,且任一格子的期望频数大于1.

14.2 一般对数线性模型 General Log-linear Model

设一个由变量 A、B 和 C 构成的三维列联表,各变量的水平数分别为 I、J 和 K,则对数线性模型的饱和模型表示为:

$$\ln e_{ijk} = \mu + \mu_A + \mu_B + \mu_C + \mu_{AB} + \mu_{AC} + \mu_{BC} + \mu_{ABC}$$
$$i = 1, 2, \cdots, I, j = 1, 2, \cdots, J, k = 1, 2, \cdots, K$$

式中 $\ln e_{ijk}$ 是列联表中因素 A 取 i 水平,因素 B 取 j 水平和因素 C 取 k 水平格子中的期望频数. μ 是所有格子期望频数对数值的均数: $\mu = \dfrac{1}{IJK} \sum_{i,j,k} \ln e_{ijk}$.

μ_A, μ_B 和 μ_C 分别是因素 A 水平 i、因素 B 水平 j 和因素 C 水平 k 的主效应,是各个因素相应水平各格子期望频数对数的平均值与 μ 值之差:

$$\mu_A = \frac{1}{JK} \sum_{j,k} \ln e_{ijk} - \mu$$

$$\mu_B = \frac{1}{IK} \sum_{i,k} \ln e_{ijk} - \mu$$

$$\mu_C = \frac{1}{IJ} \sum_{i,j} \ln e_{ijk} - \mu$$

μ_{AB}, μ_{AC} 和 μ_{BC} 分别是因素 A 水平 i 与因素 B 水平 j、因素 A 水平 i 与因素 C 水平 k 和因素 B 水平 j 与因素 C 水平 k 的一阶交互效应,是两因素相应水平各格子频数对数的平均值与 μ 之差再减去两因素的主效应:

$$\mu_{AB} = \frac{1}{K} \sum_{k=1}^{K} \ln e_{ijk} - (\mu + \mu_A + \mu_B)$$

$$\mu_{AC} = \frac{1}{J} \sum_{j=1}^{J} \ln e_{ijk} - (\mu + \mu_A + \mu_C)$$

$$\mu_{BC} = \frac{1}{I} \sum_{i=1}^{I} \ln e_{ijk} - (\mu + \mu_B + \mu_C)$$

μ_{ABC} 是因素 A 水平 i、因素 B 水平 j 与因素 C 水平 k 的二阶交互效应,是某一格子期望频数对数与 μ 之差再减去各主效应和一阶交互效应:

$$\mu_{ABC} = \ln e_{ijk} - (\mu + \mu_A + \mu_B + \mu_C + \mu_{AB} + \mu_{AC} + \mu_{BC})$$

对数线性模型是分层模型(hierarchical model),即构造对数线性模型时规定,当模型中包含了某几个变量的高阶交互效应项时,这几个变量的低阶交互效应项与主效应项也一定包含在模型之中. 当某变量的低阶交互效应不存在时,与之有关的高阶交互效应也不应存在. 例如,如果变量 A、B、C 的二阶交互效应出现在模型中,那么变量 A、B、C 的三个主效应以及所有一阶交互效应都应出现在模型中.

对数线性模型有个约束条件,即各因素的各水平主效应之和必等于零,因素间各阶的交互效应之和必等于零:

$$\sum_{i=1}^{I} \mu_A = \sum_{j=1}^{J} \mu_B = \sum_{k=1}^{K} \mu_C = \sum_{i=1}^{I} \sum_{j=1}^{J} \mu_{AB} = \sum_{i=1}^{I} \sum_{k=1}^{K} \mu_{AC} = \sum_{j=1}^{J} \sum_{k=1}^{K} \mu_{BC} = \sum_{i=1}^{I} \sum_{j=1}^{J} \sum_{k=1}^{K} \mu_{ABC} = 0$$

1. 可能的对数线性模型

以一个包括 A、B、C 三个分类变量的三维度列联表为例,则可能的模型包括表 14-1 的

16 个模型.

表 14-1 三维度列联表可能的对数线性模型

模型阶层	模型	表示法
0	$\ln e_{ijk} = \mu$	$\{0\}$
1-1-1	$\ln e_{ijk} = \mu + \mu_A$	$\{A\}$
1-1-2	$\ln e_{ijk} = \mu + \mu_B$	$\{B\}$
1-1-3	$\ln e_{ijk} = \mu + \mu_C$	$\{C\}$
1-2-1	$\ln e_{ijk} = \mu + \mu_A + \mu_B$	$\{A\}\{B\}$
1-2-2	$\ln e_{ijk} = \mu + \mu_A + \mu_C$	$\{A\}\{C\}$
1-2-3	$\ln e_{ijk} = \mu + \mu_B + \mu_C$	$\{B\}\{C\}$
1-3	$\ln e_{ijk} = \mu + \mu_A + \mu_B + \mu_C$	$\{A\}\{B\}\{C\}$
2-1-1	$\ln e_{ijk} = \mu + \mu_A + \mu_B + \mu_C + \mu_{AB}$	$\{AB\}\{C\}$
2-1-2	$\ln e_{ijk} = \mu + \mu_A + \mu_B + \mu_C + \mu_{AC}$	$\{AC\}\{B\}$
2-1-3	$\ln e_{ijk} = \mu + \mu_A + \mu_B + \mu_C + \mu_{BC}$	$\{BC\}\{A\}$
2-2-1	$\ln e_{ijk} = \mu + \mu_A + \mu_B + \mu_C + \mu_{AB} + \mu_{AC}$	$\{AB\}\{AC\}$
2-2-2	$\ln e_{ijk} = \mu + \mu_A + \mu_B + \mu_C + \mu_{AB} + \mu_{BC}$	$\{AB\}\{BC\}$
2-2-3	$\ln e_{ijk} = \mu + \mu_A + \mu_B + \mu_C + \mu_{AC} + \mu_{BC}$	$\{AC\}\{BC\}$
2-3	$\ln e_{ijk} = \mu + \mu_A + \mu_B + \mu_C + \mu_{AB} + \mu_{AC} + \mu_{BC}$	$\{AB\}\{AC\}\{BC\}$
3	$\ln e_{ijk} = \mu + \mu_A + \mu_B + \mu_C + \mu_{AB} + \mu_{AC} + \mu_{BC} + \mu_{ABC}$	$\{ABC\}$

注:μ_A:变量 A 的主效应;μ_B:变量 B 的主效应;μ_C:变量 C 的主效应;μ_{AB}:变量 AB 的交互效应项;μ_{AC}:变量 AC 的交互效应项;μ_{BC}:变量 BC 的交互效应项;μ_{ABC}:变量 ABC 的交互效应项

在所有 16 个阶层模型中,最高阶的模型称为饱和模型(saturated model),饱和模型是指所有主效应(main effect)与交互效应(interaction effect)项均包括在模型内.表 14-1 中模型 3 为饱和模型.饱和模型的独立参数个数等于列联表的格子数 $I \times J \times K$.若模型中的独立参数个数小于列联表中格子数,则称为不饱和模型(unsaturated model).

饱和的对数线性模型完全解释了原观察资料,产生与观察频数完全相同的理论频数,网格期望频数与对应网格的观察频数相等,每一格子的残差(residual)均为 0,与资料完全拟合,但没有任何实际意义.对数线性模型分析的目的不是得到饱和模型的参数估计值,而是从各种模型中找出最优模型.

2. 模型的选择

对表 14-1 的 16 个可能模型,逐一进行拟合优度检验(goodness-of fit test),阶层 0 仅包含常数项,阶层 3 为饱和模型完全拟合实际数据.这两个模型都不必进行检验,分别进行阶层 1 及阶层 2 的 14 个模型的拟合优度检验即可.

模型的拟合优度检验用于检验模型拟合数据的效果.常用的检验统计量有两个,一个是 Pearsonχ^2 统计量(Pearson Chi-squared statistic);另一个是广义似然比(generalized likelihood ratio statistic).当 P 值较大时,可以认为模型拟合数据较好.

与逐步回归分析的思路类似,模型选择也有向前法和后退法,依照精简原则,选择包含参数少,总体拟合度高的模型.向前法的基本思路是从独立模型(无效应因子的模型)开始,逐步引入全部一阶交互效应项、二阶交互效应项或更高阶交互效应项,直到不需要再继续添加效应因子且模型拟合检验结果满意为止. 后退法的思路是从饱和模型开始,逐步剔除高阶交互效应项,直至不能剔除效应因子且模型拟合检验满意为止. 在确定为某阶模型后,还需对同阶的各交互效应项做筛选,以选出最佳模型.

建立一个对数线性模型,最主要的目的是分析各变量的主效应和交互效应是否存在. 例如,如果模型中变量 A 的主效应 $\mu_A(1)$ 有统计意义,则意味着 $A=1$ 的水平效应至少与 A 的其他水平效应中的一个不相等. 如果模型中变量 A 和 B 的一阶交互效应 $\mu_{AB}(1,1)$ 有统计意义,则意味着 $A=1$ 固定不变时,$B=1$ 的水平效应至少与 B 的其他水平效应中的一个不相等;同时,在 $B=1$ 固定不变时,$A=1$ 的水平效应至少与 A 的其他水平效应中的一个不相等. 如果模型中变量 A、B 和 C 的二阶交互效应 $\mu_{ABC}(1,1,1)$ 有统计意义,则意味着 $A=1$ 固定不变时,$B=1$ 和 $C=1$ 的一阶交互效应至少与 B 和 C 的其他一阶交互效应中的一个不相等;同时,在 $B=1$ 固定不变时,$A=1$ 和 $C=1$ 的一阶交互效应至少与 A 和 C 的其他一阶交互效应中的一个不相等;并且,在 $C=1$ 固定不变时,$A=1$ 和 $B=1$ 的一阶交互效应至少与 A 和 B 的其他一阶交互效应中的一个不相等.

3. 模型的参数估计及意义解释

对数线性模型分析中所说的效应指的是对网格频数的影响. 找出最佳拟合模型后,可用该模型进行各格子的参数估计,对数线性模型参数估计值的主要作用是用来计算网格期望频数的,然后可以根据这个理论频数的分布规律,进一步分析变量各水平之间的关系. 若格子的参数估计值为正,且具有统计显著性,则表示该格子实际频数高于期望频数;反之,当格子的参数估计值为负值,且具有统计显著性,则表示该格子的实际频数低于期望频数. 当格子的参数值未达显著性水平,则不论参数值为正或负值,均表示实际频数与期望频数无显著性差异.

模型中参数估计的实际意义在医学研究中的作用不大,一般不需要给予解释.

14.3 Logit 对数线性模型 Logit Log-linear Model

在一般对数线性模型(general log-linear model)分析中,多个分类变量间无自变量与因变量的区分,是互为因果的关系,研究目的在探讨变量间的关联强度与性质,它强调的是模型的拟合优度检验,交互效应的检验和网格频数的估计.

如果分类变量间有自变量与因变量的区别,且目的为探讨变量间的因果关系时,一般对数线性模型就不再适用. 当仅有两个变量,探讨两个分类变量间的因果关系时,可以进行 χ^2 检验,其中有一个变量是因变量(或称反应变量),另一个是自变量(或称设计变量). 而当自变量个数超过两个时 χ^2 检验就不再适用,χ^2 检验无法检验两个自变量间交互作用的显著性,无法控制混杂变量. 此时应该采用"Logit 对数线性模型"(Logit log-linear model)分析方法. Logit 对数线性模型的功能与多元回归分析类似,可以用来探讨与解释因变量与自变量间的关系,多元回归分析的变量为定量或半定量变量,通常以最小二乘法进行模型估计与检验;而 Logit 对数线性模型的变量是定性变量,通常以最大似然法进行模型估计与检验.

因为变量间有自变量与因变量的区别,Logit 对数线性模型的建立,与一般对数线性模型不同,分析的目的在检验自变量的各种可能效果是否与因变量有关,因此在模型建立时,所有的模型都必须包括变量的主效应项,再逐层加入因变量与自变量间所有可能的交互作用效果(代表因变量与自变量有关). 若拟合实际数据的模型只包括主效应项,就表示因变量与自变量间没有关联存在;若拟合实际数据的模型包括有某个自变量与因变量的交互作用项,就表示该自变量与因变量间有关联存在.

Logit 对数线性模型的分析步骤与对数线性模型类似,首先通过检验模型的拟合优度以找出最佳模型后,然后对选取的最佳拟合模型进行各格子的参数估计,并进行结果解释.

1. 可能的 Logit 对数线性模型

以一个包括 A、B、C、D 四个分类变量的四维度列联表为例,其中 D 为因变量,A、B 及 C 为自变量,则可能的模型为表 14-2 的 16 个模型.

表 14-2 四维度列联表可能的 Logit 对数线性模型

模型阶层	模型	表示法
0	$\ln e_{ijkl} = \mu + \mu_A + \mu_B + \mu_C + \mu_D$	{A}{B}{C}{D}
1-1-1	$\ln e_{ijkl} = \mu + \mu_A + \mu_B + \mu_C + \mu_D + \mu_{AD}$	{AD}{B}{C}
1-1-2	$\ln e_{ijkl} = \mu + \mu_A + \mu_B + \mu_C + \mu_D + \mu_{BD}$	{BD}{A}{C}
1-1-3	$\ln e_{ijkl} = \mu + \mu_A + \mu_B + \mu_C + \mu_D + \mu_{CD}$	{CD}{A}{B}
1-2-1	$\ln e_{ijkl} = \mu + \mu_A + \mu_B + \mu_C + \mu_D + \mu_{AD} + \mu_{BD}$	{AD}{BD}{C}
1-2-2	$\ln e_{ijkl} = \mu + \mu_A + \mu_B + \mu_C + \mu_D + \mu_{AD} + \mu_{CD}$	{AD}{CD}{B}
1-2-3	$\ln e_{ijkl} = \mu + \mu_A + \mu_B + \mu_C + \mu_D + \mu_{BD} + \mu_{CD}$	{BD}{CD}{A}
1-3	$\ln e_{ijkl} = \mu + \mu_A + \mu_B + \mu_C + \mu_D + \mu_{AD} + \mu_{BD} + \mu_{CD}$	{AD}{BD}{CD}
2-1-1	$\ln e_{ijkl} = \mu + \mu_A + \mu_B + \mu_C + \mu_D + \mu_{CD} + \mu_{ABD}$	{ABD}{CD}
2-1-2	$\ln e_{ijkl} = \mu + \mu_A + \mu_B + \mu_C + \mu_D + \mu_{BD} + \mu_{ACD}$	{ACD}{BD}
2-1-3	$\ln e_{ijkl} = \mu + \mu_A + \mu_B + \mu_C + \mu_D + \mu_{AD} + \mu_{BCD}$	{BCD}{AD}
2-2-1	$\ln e_{ijkl} = \mu + \mu_A + \mu_B + \mu_C + \mu_D + \mu_{ABD} + \mu_{ACD}$	{ABD}{ACD}
2-2-2	$\ln e_{ijkl} = \mu + \mu_A + \mu_B + \mu_C + \mu_D + \mu_{ABD} + \mu_{BCD}$	{ABD}{BCD}
2-2-3	$\ln e_{ijkl} = \mu + \mu_A + \mu_B + \mu_C + \mu_D + \mu_{ACD} + \mu_{BCD}$	{ACD}{BCD}
2-3	$\ln e_{ijkl} = \mu + \mu_A + \mu_B + \mu_C + \mu_D + \mu_{ABD} + \mu_{ACD} + \mu_{BCD}$	{ABD}{ACD}{BCD}
3	$\ln e_{ijkl} = \mu + \mu_A + \mu_B + \mu_C + \mu_D + \mu_{ABD} + \mu_{ACD} + \mu_{BCD} + \mu_{ABCD}$	{ABCD}

表 14-2 中的模型 0 表示四个变量彼此独立,自变量与因变量无因果关系存在;模型 1-1-1 只包含有自变量 A 与因变量 D 的交互作用,表示只有自变量 A 与因变量 D 间有关系存在;模型 1-1-2 只包含自变量 B 与因变量 D 的交互作用,表示只有自变量 B 与因变量 D 间有关系存在;模型 1-1-3 表示只有自变量 C 与因变量 D 间有关系存在;模型 1-2-1 表示自变量 A 与 B 的主效应,都与因变量 D 有关系存在;模型 1-2-2 表示自变量 A 与 C 的主效应,都与因变量 D 有关系存在;模型 1-2-3 表示自变量 B 与 C 的主效应,都与因变量 D 有关系存在;模型 1-3 表示自变量 A、B 与 C 的主效应,都与因变量 D 有关系存在;模型 2-1-1 表示自变量 A 与 B 的交互作用效应与因变量 D 有关系存在;模型 2-1-2 表示自变量 A 与 C 的交互作用效应与因变量 D 有关系存在;模型 2-1-3 表示自变量 B 与 C 的交互作用效应与因变量 D 有关系存在;模型 2-2-1 表示自变量 A 与 B 的交互作用效应、A 与 C 的交互作用效应与因变量 D 有关系存在;余类推.

2. 模型的选择

对表 14-2 的 16 个可能模型,逐一进行拟合优度检验. 阶层 0 仅包含常数项,阶层 3 为饱和模型完全拟合实际数据,这两个模型都不必进行检验,只要分别进行阶层1及阶层2的14个模型的检验即可.

14.4 实例分析 Examples Analysis

1. 一般对数线性模型

【例 14-1】 某次经典的病例对照研究调查了口服避孕药(OC)与心肌梗死的情况,考虑到年龄是一个可能的混杂因素,将其也纳入调查,得到如下数据,请分析口服 OC、年龄及心肌梗死三者的关系.

表 14-3 年龄、口服 OC 与心肌梗死的关系

组别	年龄<40		年龄≥40	
	服用 OC	未服用 OC	服用 OC	未服用 OC
病例	21	26	18	88
对照	17	59	7	95
合计	38	85	25	183

表 14-3 是由三个分类变量构成的三维列联表(2×2×2 表).研究目的在探讨年龄、口服 OC 及心肌梗死三个二分类变量间的关联,可以进行一般对数线性模型分析.

(1) 应用 SPSS 软件进行一般对数线性模型分析

1) 操作步骤

A. 数据录入:将数据录入到 SPSS 数据编辑窗口,如图 14-1. 图中 AGE 代表年龄(年龄<40 用 1 表示,年龄≥40 用 2 表示)、OC 代表服用避孕药(服用以 1 表示,未服用以 2 表示)、CASE 代表心肌梗死(病例用 1 表示,对照用 2 表示)、FREQ 代表频数变量.

B. 定义加权变量:先使用 Weight Cases 过程将 FREQ 指定为频数变量. 开启应用窗口中数据(Data)菜单的 Weight Cases 指令对话框,先点击 Weight Cases by 选项,并在来源变量清单中,点击频数变量(FREQ),移至加权变量的方格中,如图 14-2,再点击 OK 按钮,进行数据加权(此时数据编辑窗口中看不到任何动作或结果).

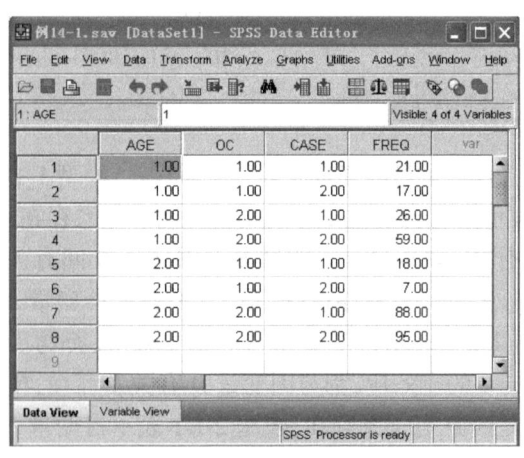

图 14-1 例 14-1 的数据

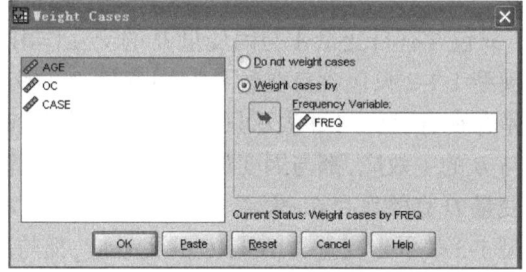

图 14-2 Weight Cases 指令对话框

C. 一般对数线性模型分析:完成观测值加权后,开启应用窗口中分析(Analyze)菜单的 Loglinear 下的 General 指令对话框,在来源变量清单中,点击三个变量移至 Factor 的方格中,如图 14-3.

根据表 14-1 的 16 个可能模型,除仅包含常数项的阶层 0 和完全拟合实际数据的阶层 3

(饱和模型)不需检验外,对阶层 1 和阶层 2 的 14 个模型逐一进行拟合优度检验. SPSS 无法一次完成所有模型的拟合优度检验,需要对 14 个模型分别进行检验. 利用 General 指令对话框的 Model 语句定义需检验的可能模型. 例如表 14-1 中模型 2-3 的对数线性模型包括三个变量的主效应,以及 AGE 与 OC、AGE 与 CASE 和 OC 与 CASE 的交互效应:

$$\ln e_{ijk} = \mu + \alpha_A + \beta_B + \gamma_C + \alpha\beta_{AB} + \alpha\gamma_{AC} + \beta\gamma_{BC}$$

点击图 14-3 中的 Model 按钮,开启 Model 语句对话框,见图 14-4. 先点击 Custom 选项,进行模型定义,再点击 Build Term 中的 Interaction,点击将三个变量 AGE、OC、CASE 移至 Terms in Model 的方格中,并点击 AGE 与 OC、AGE 与 CASE 和 OC 与 CASE 的交互作用项,移至 Terms in Model 的方格中,完成模型 2-3 的定义,如图 14-4. 点击 Continue 钮回到图 14-3 的对话框,点击 OK 按钮,SPSS 即会执行模型 2-3 的对数线性模型分析.

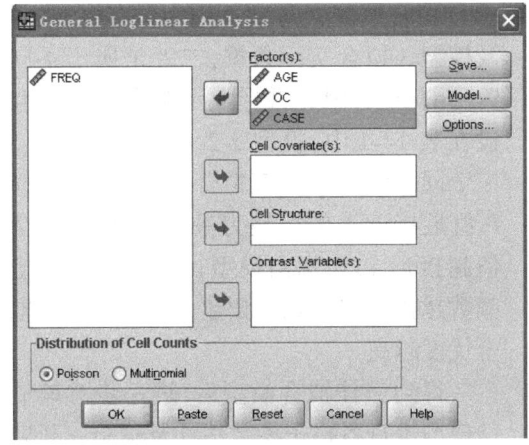

图 14-3 General 对数线性模型分析对话框

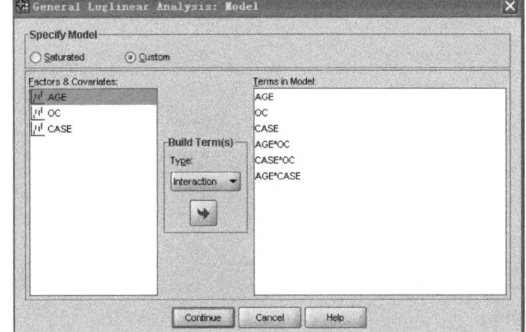

图 14-4 Model 语句对话框

重复上述步骤 14 次,可得到 14 个模型的拟合优度检验结果.

表 14-4 列出了例 14-1 的 16 个模型的拟合优度检验结果.

表 14-4 例 14-1 的 16 个可能模型的拟合优度检验结果

模型阶层	模型符号	卡方值	自由度	P 值
0	{0}			
1-1-1	{A}	172.8272	6	1E-34
1-1-2	{B}	58.2364	6	1E-10
1-1-3	{C}	193.0116	6	6E-39
1-2-1	{A}{B}	36.1622	5	8E-7
1-2-2	{A}{C}	170.9372	5	5E-35
1-2-3	{B}{C}	56.3464	5	9E-11
1-3	{A}{B}{C}	34.2722	4	6E-7
2-1-1	{AB}{C}	16.9641	3	7E-4
2-1-2	{AC}{B}	29.1830	3	2E-6
2-1-3	{BC}{A}	26.5638	3	7E-6

模型阶层	模型符号	卡方值	自由度	P值
2-2-1	{AB}{AC}	11.8750	2	0.003
2-2-2	{AB}{BC}	9.2556	2	0.010
2-2-3	{AC}{BC}	21.4747	2	2E-5
2-3	{AB}{AC}{BC}	0.0002	1	0.987
3	{ABC}	0	0	1

由表 14-4 可知，例 14-1 的 16 个可能模型中，只有模型 2-3 及模型 3 的拟合优度检验结果 $P>0.05$，未达 0.05 显著水平，其他可能模型的拟合优度检验结果均 $P<0.05$，达 0.05 显著水平，皆不能认为拟合实际数据。模型 2-3 及模型 3 都可以拟合数据，但基于模型精简原则，选参数少的模型，则模型 2-3 应该是例 14-1 的最佳拟合模型。例 14-1 因为只有模型 2-3 及模型 3 拟合实际数据，二者是属于不同阶层的模型，因此选择上不会有问题。假设在表 14-4 中，模型 2-2-1、2-2-2 及 2-2-3 三个同一阶层模型都拟合数据，则可选择 P 值最接近 1 的模型为最佳模型，因为 P 值越接近 1，表示由模型得到的理论期望频数越接近实际观察频数，残差值越小，拟合优度越高。

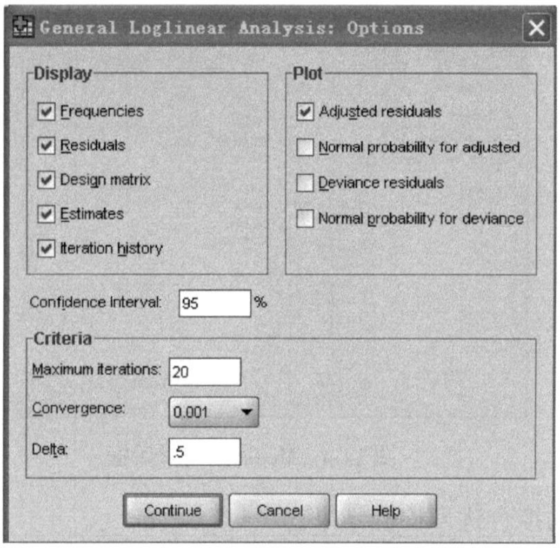

得到最佳拟合模型后，进一步对该最佳模型进行各格子参数估计及检验。开启图 14-3 的 General 指令对话框，利用 Model 语句定义模型 2-3 的效果项，开启图 14-3 的 Options 语句对话框，点击选择如图 14-5 的检验量统计，再点击 Continue 钮回到图 14-3 的对话框，点击 OK 按钮，SPSS 即执行模型 2-3 的一般对数线性模型的统计分析。

图 14-5 Options 语句对话框

综合上述操作程序，将例 14-1 三维度列联表的一般对数线性模型分析程序摘要如下：
Data→Weight Cases……定义加权变量
Analyze→Loglinear→ General……一般对数线性模型分析
Factors 框：AGE、OC、CASE……选入需要分析的变量
Model……定义所要进行分析的可能模型（须重复进行多次，本例重复 14 次）
Custom ……自定义模型
Build Terms 下拉列表：main effect 或 interation   模型中纳入主效应或交互效应
Model 框：AGE、OC、CASE、AGE＊OC、AGE＊CASE、OC＊CASE（以模型 2-3 为例）
OK 按钮……执行统计分析（各模型的拟合优度检验）。
根据拟合优度检验结果选出最佳拟合模型，例 14-1 选择模型 2-3 为最佳模型
重复以上操作步骤进行参数估计：
Analyze→Loglinear→ General

Model……定义最佳拟合模型
Custom ……自定义模型
Build Terms 下拉列表：interation　　　　模型中纳入交互效应
Model 框：AGE、OC、CASE、AGE ＊OC、AGE ＊CASE、OC＊CASE……定义模型 2-3
Options……选择最佳拟合模型的参数估计与统计检验
OK 按钮……执行统计分析

2）统计分析结果与解释：以下是例 14-1 的最佳拟合模型 2-3 的 SPSS 计算结果。

由表 14-5 可知，例 14-1 共有三个二分类变量，构成 8 个格子，共有 331 例，未出现格子频数为 0。

由表 14-6 可见，共经过五次迭代过程，到第五次迭代的参数估计与第四次估计值的差异，已经小于默认的收敛标准，因此停止迭代过程。以第 5 次的参数估计作为例 14-1 各格子最后的参数估计。

由表 14-7 模型拟合优度检验结果可知，模型 2-3 的似然比卡方值为 0.0002，自由度为 1，P 值为 0.987，大于 0.05，表示模型 2-3 可以拟合实际数据，是例 14-1 的一个拟合模型。

表 14-5　Data Information

		N
Cases	Valid	8
	Missing	0
	Weighted Valid	331.0
Cells	Defined Cells	8
	Structural Zeros	0
	Sampling Zeros	0
Categorie	AGE	2
	OC	2
	CASE	2

表 14-6　Iteration History[b,c]

Iteration	Log Likelihood	Parameter						
		Constant	[AGE=1.00]	[OC=1.00]	[CASE=1.00]	[AGE=1.00]＊[OC=1.00]	[AGE=1.00]＊[CASE=1.00]	[OC=1.00]＊[CASE=1.00]
0	901.206	3.7227	.0000	.0000	.0000	.0000	.0000	.0000
1	971.672	5.0762	-.9849	-2.2417	-.2840	1.3414	-.3988	.6647
2	997.497	4.6727	-.6040	-2.4583	-.1550	1.3018	-.6271	.9000
3	998.651	4.5615	-.4855	-2.5927	-.0844	1.3579	-.7297	1.0130
4	998.657	4.5542	-.4771	-2.6117	-.0771	1.3694	-.7408	1.0265
5	998.657[a]	4.5541	-.4770	-2.6119	-.0771	1.3695	-.7409	1.0266

Pedundant parameters are not displayed. Their values are always zero in all iterations.
a. The iteration converged because the maximum absolute changes of parameter estimates is less than the specified convergence criterion.
b. Model：Poisson
c. Design：Constant+AGE+OC+CASE+AGE*OC+AGE*CASE+OC*CASE

表 14-7　Goodness-of-Fit Tests[a,b]

	Value	df	Sig.
Likelihood Ratio	.0002	1	.987
Pearson Chi-Square	.0002	1	.987

a. Model：Poisson
b. Design：Constant+AGE+OC+CASE+AGE*OC+AGE*CASE+OC*CASE

表 14-8 为模型 2-3 的参数估计设计矩阵。表中标示 1 的部分，就是 SPSS 会提供参数估计值的格子，而标示 0 的格子，则是重复的格子，不提供参数估计值。由于例 14-1 都是二分类变量，标示 0 格子的参数估计值可以从标示 1 的对应格子的参数估计值取相反符号得到。

表 14-9 为例 14-1 三维度列联表的各格子统计量。包括实际观察次数（observed）、理论期望次数（expected）、残差（residual）、标准化残差（standardized residual）、校正后标准化残差

表 14-8 Design Matrix[a,b]

Parameter	AGE							
	<40				≥40			
	OC				OC			
	服用		未服用		服用		未服用	
	CASE		CASE		CASE		CASE	
	病例	对照	病例	对照	病例	对照	病例	对照
Cell Structure	1	1	1	1	1	1	1	1
Constant	1	1	1	1	1	1	1	1
[AGE=1.00]	1	1	1	1	0	0	0	0
[OC=1.00]	1	1	0	0	1	1	0	0
[CASE=1.00]	1	0	1	0	1	0	1	0
[AGE=1.00]* [OC=1.00]	1	1	0	0	0	0	0	0
[AGE=1.00]* [CASE=1.00]	1	0	1	0	0	0	0	0
[OC=1.00]* [CASE=1.00]	1	0	0	0	1	0	0	0

The default display of the design matrix is transposed. Redundant parameters are not displayed
a. Model: Poisson
b. Design: Constant+AGE+OC+CASE+AGE* OC+AGE* CASE+OC* CASE

(adjusted residual) 及离异量 (deviance) 等统计量.

表 14-9 Cell Counts and Residuals[a,b]

AGE	OC	CASE	Observed		Expected		Residual	Standardized Residual	Adjusted Residual	Deviance
			Count	%	Count	%				
<40	服用	病例	21	6.3%	20.975	6.3%	.025	.006	.016	.006
		对照	17	5.1%	17.025	5.1%	−.025	−.006	−.016	−.006
	未服用	病例	26	7.9%	26.025	7.9%	−.025	−.005	−.016	−.005
		对照	59	17.8%	58.975	17.8%	.025	.003	.016	.003
≥40	服用	病例	18	5.4%	18.025	5.4%	−.025	−.006	−.016	−.006
		对照	7	2.1%	6.975	2.1%	.025	.010	.016	.010
	未服用	病例	88	26.6%	87.975	26.6%	.025	.003	.016	.003
		对照	95	28.7%	95.025	28.7%	−.025	−.003	−.016	−.003

a. Model: Poisson
b. Design: Constant+AGE+OC+CASE+AGE*OC+AGE*CASE+OC*CASE

残差值是实际频数减去期望频数,以 AGE 小于 40、服用 OC 及病例组的格子为例,实际频数是 21,期望频数是 20.975,残差值为:21−20.975=0.025.

标准化残差及校正后标准化残差的概率分别接近正态分布,双侧检验可以用 1.96 作为 0.05 检验水准的临界值,2.58 作为 0.01 的临界值. 当标准化残差的绝对值大于临界值,就表示该格子实际频数与期望频数间差异有统计学意义. 若标准化或校正后标准化残差值为负值,且达到检验水准,则表示实际观察频数低于期望频数;反之,则实际频数高于期望频数. 本例各格子标准化残差均未达 0.05 的检验水准.

表 14-10 是模型 2-3 的参数估计值及显著性检验结果. 包括估计值、估计标准误、近似 Z 值、P 值及 95% 置信区间.

由表可知,除了 CASE=1 外,其余各格子的参数估计值的 P 值均小于 0.05,表示不同类别格子的频数间差异有统计学意义,且三个二分类变量间有统计学关联.

SPSS 对每一效果项的参数估计只输出一个,其他格子的参数估计,可以根据参数估计值边际总和等于 0 之特性,自行计算得出. 以模型 2-3 为例,可以根据以下方法分别计算主

表 14-10　Parameter Estimates[b,c]

Parameter	Estimate	Std. Error	Z	Sig.	95% Confidence Interval	
					Lower Bound	Upper Bound
Constant	4.554	.101	45.019	.000	4.356	4.752
[AGE=1.00]	−.477	.160	−2.987	.003	−.790	−.164
[AGE=2.00]	0[a]	.	.	.	.	.
[OC=1.00]	−2.612	.303	−8.612	.000	−3.206	−2.017
[OC=2.00]	0[a]	.	.	.	.	.
[CASE=1.00]	−.077	.144	−.537	.591	−.359	.204
[CASE=2.00]	0[a]	.	.	.	.	.
[AGE=1.00]*[OC=1.00]	1.369	.303	4.520	.000	.776	1.963
[AGE=1.00]*[OC=2.00]	0[a]	.	.	.	.	.
[AGE=2.00]*[OC=1.00]	0[a]	.	.	.	.	.
[AGE=2.00]*[OC=2.00]	0[a]	.	.	.	.	.
[AGE=1.00]*[CASE=1.00]	−.741	.248	−2.984	.003	−1.228	−.254
[AGE=1.00]*[CASE=2.00]	0[a]	.	.	.	.	.
[AGE=2.00]*[CASE=1.00]	0[a]	.	.	.	.	.
[AGE=2.00]*[CASE=2.00]	0[a]	.	.	.	.	.
[OC=1.00]*[CASE=1.00]	1.027	.306	3.360	.001	.428	1.625
[OC=1.00]*[CASE=2.00]	0[a]	.	.	.	.	.
[OC=2.00]*[CASE=1.00]	0[a]	.	.	.	.	.
[OC=2.00]*[CASE=2.00]	0[a]	.	.	.	.	.

a. This parameter is set to zero because it is redundant
b. Model: Poisson
c. Design Constant+AGE+OC+CASE+AGE*OC+AGE*CASE+OC*CASE

效应与一级交互作用效果项各格子的参数估计值(表 14-11)．

　　A. 主效应项的参数估计值

　　　a. 年龄：由：<40 岁(AGE=1)=−0.477,得：≥40 岁(AGE=2)=0.477
　　　b. 服用 OC 与否：由：服用(OC=1)=−2.612,得：未服用(OC=2)=2.612
　　　c. 患病与否：由：病例(CASE=1)=−0.077,得：对照(CASE=2)=0.077

　　B. 一级交互作用项的参数估计

表 14-11　一级交互作用的参数估计

a. 年龄与服用 OC 的交互作用项			b. 年龄与患病与否的交互作用项			c. 服用 OC 与否与患病与否的交互作用项		
	OC=1	OC=2		CASE=1	CASE=2		CASE=1	CASE=2
AGE=1	1.369	−1.369	AGE=1	−0.741	0.741	OC=1	1.027	−1.027
AGE=2	−1.369	1.369	AGE=2	0.741	−0.741	OC=2	−1.027	1.027

　　由于三个变量的一级交互作用项的 P 值都小于 0.05 的显著性水平,表示三个自变量间彼此相关．以年龄与服用避孕药的交互作用项为例,根据参数估计值可知,年龄为<40 且服用避孕药的格子,参数估计值为 1.369,Z 值为 4.520,$P<0.001$,已达显著水平,可以认为,年龄<40 岁较多服用 OC．又如,年龄≥40 岁且为病例的格子,参数估计值为 0.741,Z 值为 2.984,$P=0.003$,已达显著性水平;可以认为,年龄≥40 岁较多发生心肌梗死．服用 OC 且为病例的格子,参数估计值为 1.027,Z 值为 3.36,$P=0.001$,已达显著水平．表示服用 OC 较多发生心肌梗死．其他格子也可仿此解释．

(2) 应用 SAS 软件进行一般对数线性模型分析(表 14-12)

表 14-12　SAS 一般对数线性模型分析的操作程序

行号	程序
01	DATA LOGLIN1;
02	DO AGE=1 TO 2;
03	DO OC=1 TO 2;
04	DO CASE=1 TO 2;
05	INPUT FREQ@@;
06	OUTPUT;END;
07	END;END;
08	CARDS;
09	21 17 26 59 18 7 88 95
10	;
11	PROC CATMOD;
12	WEIGHT FREQ;
13	MODEL AGE * OC * CASE=_RESPONSE_;
14	LOGLIN AGE;
15	RUN;
16	LOGLIN OC;
17	RUN;
18	LOGLIN CASE;
19	RUN;
20	LOGLIN AGE OC;
21	RUN;
22	LOGLIN AGE CASE;
23	RUN;
24	LOGLIN OC CASE;
25	RUN;
26	LOGLIN AGE OC CASE;
27	RUN;
28	LOGLIN AGE OC CASE AGE * OC;
29	RUN;
30	LOGLIN AGE OC CASE AGE * CASE;
31	RUN;
32	LOGLIN AGE OC CASE OC * CASE;
33	RUN;
34	LOGLIN AGE OC CASE AGE * OC AGE * CASE;
35	RUN;
36	LOGLIN AGE OC CASE AGE * OC OC * CASE;
37	RUN;
38	LOGLIN AGE OC CASE AGE * CASE OC * CASE;
39	RUN;
40	LOGLIN AGE OC CASE AGE * OC AGE * CASE OC * CASE;
41	RUN;
42	LOGLIN AGE OC CASE AGE * OC AGE * CASE OC * CASE AGE * OC * CASE;
43	RUN;

LOGLIN 语句的功能是定义表 14-1 的一般对数线性模型的各种可能模型.一个 PROC CATMOD 指令中,LOGLIN 语句可以重复使用,定义多种模型,并进行拟合优度检验与参数估计.例如:

PROC CATMOD;
MODEL A*B*C=_RESPONSE-;
LOGLIN A;
LOGLIN A B;
LOGLIN A B C A*B A*C;
LOGLIN A B C A*B A*C B*C A*B*C;

代表进行 A、B 及 C 三个分类变量的一般对数线性模型分析.并对四种模型(表 14-1 的模型 1-1-1、模型 1-2-1、模型 2-2-1 及模型 3)进行拟合优度检验与参数估计.

WEIGHT 语句的功能为定义加权变量.

2. Logit 对数线性模型

【例 14-2】 现有一批关于孕妇和新生儿的资料(表 14-13),试问孕妇年龄、吸烟及怀孕前服用某种避孕药是否会影响新生儿的正常与否.

表 14-13 5254 例新生儿情况与孕妇年龄、吸烟及服用某种避孕药的关系

年龄(AGE)	吸烟(SMOKE)	怀孕前服用某避孕药(OC)	新生儿情况(NEWBORN)	
			正常	不正常
≤29	是	是	204	58
		否	330	67
	否	是	1051	210
		否	1014	178
30~34	是	是	125	31
		否	180	42
	否	是	582	144
		否	489	85
≥35	是	是	35	20
		否	35	10
	否	是	158	53
		否	119	31

例 14-2 的目的在探讨三个变量对新生儿情况的影响.三个自变量都是分类变量,因变量也是分类变量,因此要探讨自、因变量间之因果关系,应该进行 Logit 对数线性模型分析.

(1)应用 SPSS 软件(16.0 版)进行 Logit 对数线性模型分析

1)操作程序

A. 数据录入:将原始数据读进 SPSS 数据编辑窗口,如图 14-6. 图 14-6 中 AGE 代表年龄,分为三个处理水平(1 表示年龄≤29;2 表示年龄为 30~34;3 表示年龄≥35);SMOKE 代表吸烟,分为两个处理水平(1 表示吸烟;2 表示不吸烟);OC 代表怀孕前服用某避孕药,分为两个处理水平(1 表示服用;2 表示不服用);因变量是新生儿情况(NEWBORN),分为两个

类别(1 表示正常;2 表示不正常),FREQ 代表格子频数.

	AGE	SMOKE	OC	NEWBORN	FREQ
1	1.00	1.00	1.00	1.00	204.00
2	1.00	1.00	1.00	2.00	58.00
3	1.00	1.00	2.00	1.00	330.00
4	1.00	1.00	2.00	2.00	67.00
5	1.00	2.00	1.00	1.00	1051.00
6	1.00	2.00	1.00	2.00	210.00
7	1.00	2.00	2.00	1.00	1014.00
8	1.00	2.00	2.00	2.00	178.00
9	2.00	1.00	1.00	1.00	125.00
10	2.00	1.00	1.00	2.00	31.00
11	2.00	1.00	2.00	1.00	180.00
12	2.00	1.00	2.00	2.00	42.00
13	2.00	2.00	1.00	1.00	582.00
14	2.00	2.00	1.00	2.00	144.00
15	2.00	2.00	2.00	1.00	489.00
16	2.00	2.00	2.00	2.00	85.00
17	3.00	1.00	1.00	1.00	35.00
18	3.00	1.00	1.00	2.00	20.00
19	3.00	1.00	2.00	1.00	35.00
20	3.00	1.00	2.00	2.00	10.00
21	3.00	2.00	1.00	1.00	158.00
22	3.00	2.00	1.00	2.00	53.00
23	3.00	2.00	2.00	1.00	119.00
24	3.00	2.00	2.00	2.00	31.00

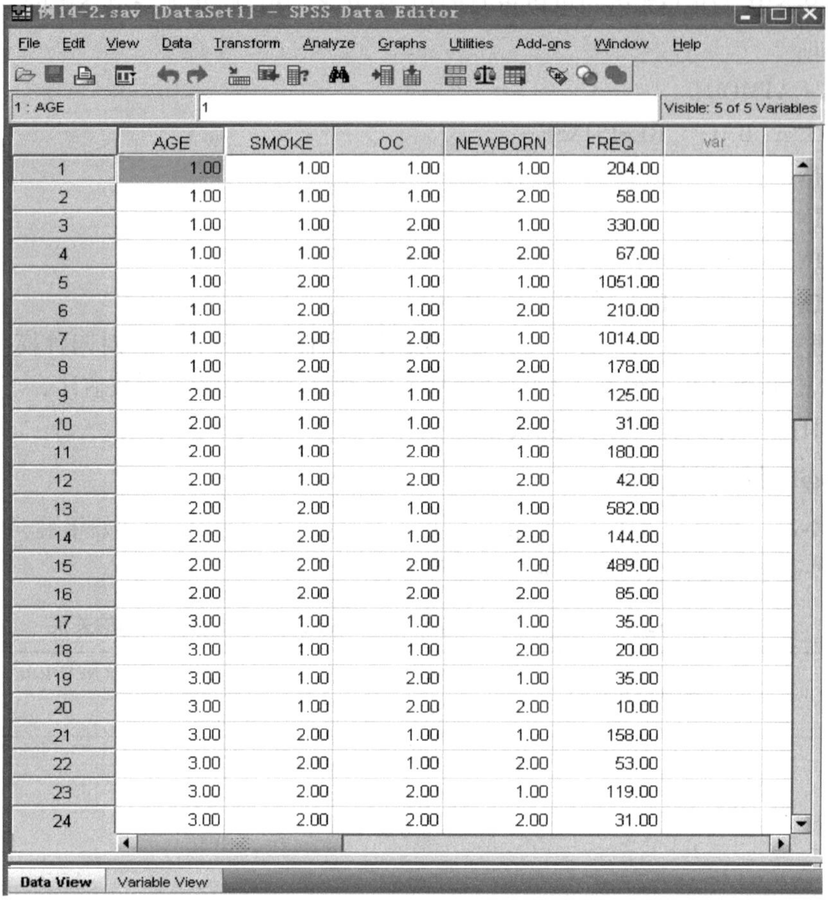

图 14-6 例 14-2 的数据

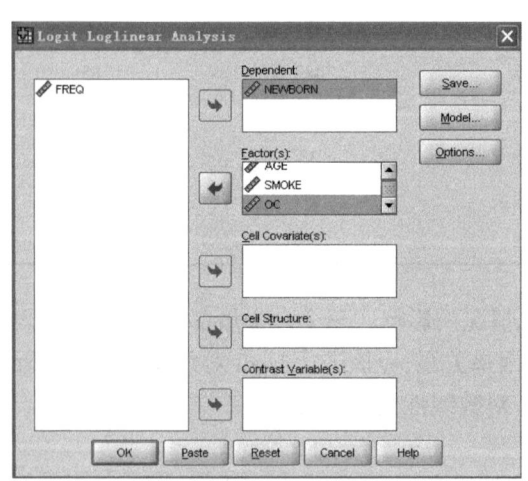

图 14-7 Logit 对数线性模型分析对话框

B. 定义加权变量:利用应用窗口中数据(Data)菜单的 Weight Cases 指令对话框,进行加权工作. 详细步骤参见例 14-1.

C. Logit 对数线性模型分析:完成观测值加权后,开启应用窗口中分析(Analyze)菜单的 Loglinear 下的 Logit 指令对话框,在来源变量清单中,点击因变量 NEWBORN 到 Depedent 的方格中,并点击三个自变量 AGE、SMOKE 及 OC 到 Factor 的方格中,如图 14-7.

例 14-2 三个自变量的 Logit 对数线性模型分析的可能模型有 16 个,其中模型 0(仅包含常数项,即三个自变量与因变量均无关系)和模型 3(为饱和模型,包括所有效果项,完全拟合实际数据)不必进行拟合优度检验,其余 14 个可能模型需要进行拟合优度检验. 模型定义方法可参照例 14-1 的对数线性模型.

利用图 14-7 的 Logit 指令对话框的 Model 语句完成 Logit 对数线性模型定义后,点击 Continue 钮回到图 14-7 的对话框,再点击 OK 按钮,SPSS 即会执行所定义模型的 Logit 对数线性模型的统计分析. 例 14-2 的 14 个模型共需重复进行 14 次操作,才能获得 14 个模型的分析结果.

将例 14-2 的 14 个可能模型的拟合优度检验结果整理成表 14-14.

表 14-14 例 14-2 三个自变量的四阶 Logit 对数线性模型分析拟合优度检验结果

模型阶层	模型符号	卡方值	自由度	P 值
0	{A}{B}{C}{D}			
1-1-1	{AD}{B}{C}	19.307	9	0.023
1-1-2	{BD}{A}{C}	31.487	10	0.000
1-1-3	{CD}{A}{B}	27.012	10	0.003
1-2-1	{AD}{BD}{C}	13.959	8	0.083
1-2-2	{AD}{CD}{B}	10.680	8	0.220
1-2-3	{BD}{CD}{A}	19.957	9	0.018
1-3	{AD}{BD}{CD}	3.838	7	0.798
2-1-1	{ABD}{CD}	3.260	5	0.660
2-1-2	{ACD}{BD}	2.994	5	0.701
2-1-3	{BCD}{AD}	3.635	6	0.726
2-2-1	{ABD}{ACD}	2.468	3	0.481
2-2-2	{ABD}{BCD}	3.082	4	0.544
2-2-3	{ACD}{BCD}	2.801	4	0.592
2-3	{ABD}{ACD}{BCD}	2.290	2	0.317
3	{ABCD}	0	0	1

注:A 代表 AGE;B 代表 SMOKE;C 代表 OC;D 代表因变量 NEWBORN.

由表 14-14 例 14-2 的 14 个可能模型的拟合优度检验结果可知,模型 1-2-1 的 P 值为 0.083,未达 0.05 显著水平. 与其同一阶层的模型 1-2-2 的 P 值为 0.22,也未达 0.05 显著水平. 而同一阶层模型 1-2-3 的 P 值为 0.018,已达 0.05 显著水平,不认为拟合模型. 模型 1-2-1 与 1-2-2 均拟合模型,此时可选择 P 值最接近 1 的模型为最佳模型,因此认为模型 1-2-2 是例 14-2 的最佳拟合模型.

在得到最佳拟合模型后,可进一步对该模型进行格子参数估计及检验的工作. 开启图 14-7 的 Logit 指令对话框,利用 Model 语句定义最佳拟合模型(例 14-2 的最佳拟合模型为模型 1-2-2)的效果项,利用图 14-7 中的 Options 语句对话框,点击如图 14-5 的检验统计量,按 Continue 钮以回到图 14-7 的对话框,点击 OK 按钮,SPSS 即会执行模型 1-2-2 的 Logit 对数线性模型分析.

综合上述操作程序,可将对例 14-2 的 Logit 对数线性模型分析程序摘要如下:

Data→Weight Cases……定义加权变量
Analyze→Loglinear→Logit……进行 Logit 对数线性模型分析
Dependent 框:NEWBORN……应变量为 NEWBORN
Factors 框:AGE、SMOKE、OC……选入需要分析的影响因素变量
Model……定义所要进行分析的可能模型(须重复进行多次,14 个模型须重复进行 14 次)
OK 按钮……执行统计分析
根据拟合优度检验结果选出最佳拟合模型,例 14-2 选择模型 1-2-2 为最佳模型
重复以上操作步骤进行参数估计:
Analyze→Loglinear→Logit
Model……定义最佳拟合模型
Options……定义最佳拟合模型的参数估计与统计检验
OK 按钮……执行统计分析

2) 统计分析结果与解释:Logit 的结果输出与 General 的结果输出有许多相同部分,以下只讨论与例 14-1 不同的结果部分.

例 14-2 的最佳拟合模型 1-2-2 的分析结果解释如下:

模型 1-2-2 包括自变量 AGE 和 OC 的主效应项与因变量 NEWBORN 的因果关系. 可以认为,新生儿情况会受到年龄与服用避孕药两个自变量的影响,但不会因吸烟与否而不同.

表 14-15 Goodness-of-Fit Tests[a, b]

	Value	df	Sig.
Likelihood Ratio	10.680	8	.220
Pearson Chi-Sauare	11.039	8	.199

a. Model Multinomial Logit
b. Design Constant+NEWBORN+NEWBORN*AGE+NEWBORN*OC

表 14-15 是模型 1-2-2 的拟合优度检验结果. 可知,模型 1-2-2 的似然比值为 10.68,自由度为 8,P 值为 0.220,未到达 0.05 显著水平,表示模型 1-2-2 可以有效地拟合实际数据,是一个拟合的模型.

表 14-16 Analysis of Dispersion[a, b]

	Entropy	Concentration	df
Model	13.116	8.021	3
Residual	2437.467	1521.264	5247
Total	2450.583	1529.285	5250

a. Model Multinomial Logit
b. Design Constant+NEWBORN+NEWBORN*AGE+NEWBORN*OC

表 14-16 为 Logit 对数线性模型的变异摘要表,其功能类似方差分析的方差摘要表,都是检验自变量的效果对解释因变量的变异量是否达显著水平. Logit 对数线性模型的变异摘要表是根据量子力学"熵"(Entropy)的概念而来,Logit 对数线性模型的熵表示自变量的效果是否能拟合因变量的变异程度,当自变量效果能有效解释因变量的变异程度时,则模型的"熵"值,应该会达到显著水平. 例 14-2 的"熵"值为 13.116. 而"熵"值的显著性检验,可以利用 F 分布得到. 例 14-2 的"熵"值的显著性检验为:

$$F=\frac{entropy_{model}/df}{entropy_{residual}/df}=\frac{13.116/3}{2437.467/5247}=9.411$$

可查一般统计教科书所附的 F 分布表,在自由度 3 及 5247 时,F 值为 9.411 已经达到 0.05 显著水平。表示模型 1-2-2 的自变量效果可以有效解释因变量的变异程度。

表 14-17 为四维度列联表各格统计量,包括实际观察次数(observed)、理论期望次数 (expected)、残差(residual)、标准化残差(standardized residual)、校正后标准化残差(adjusted residual)及离差(deviance)等统计量。详细结果解释参见例 14-1 的结果解释。

表 14-17　Cell Counts and Residuals[a, b]

AGE	SMOKE	OC	NEWBORN	Observed Count	%	Expected Count	%	Residual	Standardized Residual	Adjusted Residual	Deviance
≤29	吸烟	服用	正常	204	77.9%	214.877	82.0%	-10.877	-1.750	-1.883	-4.604
			不正常	58	22.1%	47.123	18.0%	10.877	1.750	1.883	4.908
		未服用	正常	330	83.1%	337.269	85.0%	-7.269	-1.020	-1.136	-3.792
			不正常	67	16.9%	59.731	15.0%	7.269	1.020	1.136	3.923
	不吸烟	服用	正常	1051	83.3%	1.034E3	82.0%	16.803	1.232	2.106	5.820
			不正常	210	16.7%	226.803	18.0%	-16.803	-1.232	-2.106	-5.686
		未服用	正常	1014	85.1%	1.013E3	85.0%	1.343	.109	.168	1.639
			不正常	178	14.9%	179.343	15.0%	-1.343	-.109	-.168	-1.636
30~34	吸烟	服用	正常	125	80.1%	125.602	80.5%	-.602	-.122	-.130	-1.096
			不正常	31	19.9%	30.398	19.5%	.602	.122	.130	1.103
		未服用	正常	180	81.1%	185.706	83.7%	-5.706	-1.035	-1.139	-3.352
			不正常	42	18.9%	36.294	16.3%	5.706	1.035	1.139	3.502
	不吸烟	服用	正常	582	80.2%	584.535	80.5%	-2.535	-.237	-.366	-2.249
			不正常	144	19.8%	141.465	19.5%	2.535	.237	.366	2.261
		未服用	正常	489	85.2%	480.158	83.7%	8.842	.998	1.344	4.225
			不正常	85	14.8%	93.842	16.3%	-8.842	-.998	-1.343	-4.102
≥35	吸烟	服用	正常	35	63.6%	40.483	73.6%	-5.483	-1.677	-1.802	-3.192
			不正常	20	36.4%	14.517	26.4%	5.483	1.677	1.802	3.580
		未服用	正常	35	77.8%	34.895	77.5%	.105	.038	.040	.459
			不正常	10	22.2%	10.105	22.5%	-.105	-.038	-.040	-.458
	不吸烟	服用	正常	158	74.9%	155.307	73.6%	2.693	.421	.603	2.331
			不正常	53	25.1%	55.693	26.4%	-2.693	-.421	-.603	-2.292
		未服用	正常	119	79.3%	116.316	77.5%	2.684	.525	.654	2.330
			不正常	31	20.7%	33.684	22.5%	-2.684	-.525	-.654	-2.269

a. Model: Multinomial Logit
b. Design: Constant + NEWBORN + NEWBORN * AGE + NEWBORN * OC

模型 1-2-2 的整体模型拟合优度检验 P 值未达 0.05 显著水平,表示整体模型拟合数据,照理每一格子之标准化或校正后标准化残差值也都不应达到显著水平。但由上表可知,年龄≤29 岁、不吸烟、服用 OC 的校正后标准化残差值超过±1.96 的临界值,表示因变量还有部分变异量(dispersion)无法被解释。但因整体模型检验结果已经拟合实际数据,可以忽略这些小变异量;若要让模型更具拟合性,也可进一步检验更高阶层的 Logit 对数线性模型的拟合性,以找出更具拟合优度的模型。

表 14-18 为模型参数估计值及显著性检验结果,包括估计值、估计标准误、近似 Z 值、P 值及 95% 置信区间。

由表可知,每一个格子的参数估计值都已经达到 0.05 显著性水平,表示不同类别彼此的格子频数间有显著性差异,且三个分类变量间有相关性。年龄与新生儿关系的参数估计值为正,表明较年轻者倾向于出生正常的新生儿。服用避孕药与新生儿关系的参数估计值为负,表明服用避孕药倾向于出生不正常的新生儿。

Logit 模型的参数解释与多元回归分析相同,若格子的参数估计值为正且达到显著水平

表 14-18　Parameter Estimates [c,d]

Parameter		Estimate	Std.Error	Z	Sig.	95% Confidence Interval	
						Lower Bound	Upper Bound
Constant	[AGE=1.00]*[SMOKE=1.00]*[OC=1.00]	3.853[a]					
	[AGE=1.00]*[SMOKE=1.00]*[OC=2.00]	4.090[a]					
	[AGE=1.00]*[SMOKE=2.00]*[OC=1.00]	5.424[a]					
	[AGE=1.00]*[SMOKE=2.00]*[OC=2.00]	5.189[a]					
	[AGE=2.00]*[SMOKE=1.00]*[OC=1.00]	3.414[a]					
	[AGE=2.00]*[SMOKE=1.00]*[OC=2.00]	3.592[a]					
	[AGE=2.00]*[SMOKE=2.00]*[OC=1.00]	4.952[a]					
	[AGE=2.00]*[SMOKE=2.00]*[OC=2.00]	4.542[a]					
	[AGE=3.00]*[SMOKE=1.00]*[OC=1.00]	2.675[a]					
	[AGE=3.00]*[SMOKE=1.00]*[OC=2.00]	2.313[a]					
	[AGE=3.00]*[SMOKE=2.00]*[OC=1.00]	4.020[a]					
	[AGE=3.00]*[SMOKE=2.00]*[OC=2.00]	3.517[a]					
[NEWBORN=1.00]		1.239	.117	10.622	.000	1.011	1.468
[NEWBORN=2.00]		0[b]	.	.	.	.	.
[NEWBORN=1.00]*[AGE=1.00]		.492	.119	4.149	.000	.259	.724
[NEWBORN=1.00]*[AGE=2.00]		.393	.125	3.135	.002	.147	.639
[NEWBORN=1.00]*[AGE=3.00]		0[b]	.	.	.	.	.
[NEWBORN=2.00]*[AGE=1.00]		0[b]	.	.	.	.	.
[NEWBORN=2.00]*[AGE=2.00]		0[b]	.	.	.	.	.
[NEWBORN=2.00]*[AGE=3.00]		0[b]	.	.	.	.	.
[NEWBORN=1.00]*[OC=1.00]		-.214	.073	-2.931	.003	-.357	-.071
[NEWBORN=1.00]*[OC=2.00]		0[b]	.	.	.	.	.
[NEWBORN=2.00]*[OC=1.00]		0[b]	.	.	.	.	.
[NEWBORN=2.00]*[OC=2.00]		0[b]	.	.	.	.	.

a. Constants are not parameters under the multinomial assumption. Therefore, their standard errors are not calculated.
b. This parameter is setto zero because it is redundant.
c. Model: Multinomial Logit.
d. Design: Constant+NEWBORN+NEWBOR*AGE+NEWBORN*OC

时,可以认为自变量的效果提高了因变量某两类别的优势,反之,若格子的参数估计值为负,且达显著水平时,可以认为自变量的效果减低了因变量某两类别的优势.

以例 14-2 为例,服用避孕药与新生儿正常的格子的参数估计值为-0.214,已达 0.05 的显著性水平,可以认为服用避孕药减低了新生儿正常的优势.(年龄≤29、吸烟)服用避孕药组新生儿正常(因变量)的优势为 204/58 = 3.5172,不服用避孕药组新生儿正常的优势为 330/67 = 4.9254,服用避孕药与不服用避孕药的优势比为 3.5172/4.9254 = 0.7141. 当优势比为 1 时,表示因变量在自变量的两个条件时的优势相等,即自变量与因变量间无因果关系. 若优势比小于 1,且达显著水平,表示两变量间是负相关. 若优势比大于 1,且达显著水平,表示两变量间是正相关. 例 14-2 的优势比为 0.7141,若达显著水平,表示新生儿情况(因变量)会因怀孕前服用避孕药状况(自变量)不同而有差异,服用避孕药组新生儿正常的概率较低,而不服用避孕药组新生儿正常的概率显较高.

详细的结果解释,以及未输出参数估计值格子的参数估计值的计算,参见例 14-1.

(2) 应用 SAS 软件进行 Logit 对数线性模型分析:SAS 的操作程序见表 14-19.

表 14-19 SAS 软件 Logit 对数线性模型分析的 PROC 指令

行号	程　　序
01	DATA LOGLIN2;
02	DO AGE = 1 TO 3;
03	DO SMOKE = 1 TO 2;
04	DO OC = 1 TO 2;
05	DO NEWBORN = 1 TO 2;
06	INPUT FREQ@@;
07	OUTPUT;END;END;
08	END;END;
09	CARDS;
10	204 58 330 67 1051 210 1014 178 125 31 180 42 582 144 489 85 35 20 35 10 158 53 119 31
11	;
12	PROC CATMOD;
13	WEIGHT *FREQ*;
14	MODEL NEWBORN * AGE * SMOKE * OC = _RESPONSE_;
15	LOGLIN NEWBORN;
16	RUN;
17	MODEL NEWBORN = AGE SMOKE OC;
18	RUN;
19	MODEL NEWBORN = AGE SMOKE OC AGE * SMOKE;
20	RUN;
21	MODEL NEWBORN = AGE SMOKE OC AGE * OC;
22	RUN;
23	MODEL NEWBORN = AGE SMOKE OC SMOKE * OC;
24	RUN;
25	MODEL NEWBORN = AGE SMOKE OC AGE * SMOKE AGE OC;
26	RUN;
27	MODEL NEWBORN = AGE SMOKE OC AGE * SMOKE SMOK * OC;
28	RUN;
29	MODEL NEWBORN = AGE SMOKE OC AGE * OC SMOK * OC;
30	RUN;
31	MODEL NEWBORN = AGE SMOKE OC AGE * SMOKE * OC;
32	RUN;
33	MODEL NEWBORN = AGE SMOKE OC AGE * SMOKE AGE * OC SMOKE * OC AGE * SMOKE * OC;
34	RUN;

一般对数线性模型分析，SAS 利用 LOGLIN 语句进行可能模型定义。Logit 对数线性模型分析，SAS 用 MODEL 语句进行可能模型的定义，例如：MODEL D=A B C，代表以 D 为因变量，检验 A、B 与 C 三个自变量的主效应与 D 的因果关系。

SAS 对模型的定义只能应用在所有自变量效果都纳入模型的情形。

例如：MODEL NEWBORN=AGE SMOKE；

如上式虽然可以检验 AGE 与 SMOKE 两个自变量与因变量 NEWBORN 的因果关系，但无法控制另一个自变量 OC，因此所输出的结果，并非是正确的结果。

SAS 对模型的定义，受到了一些限制，在实际使用时，建议优先选择 SPSS，但如果模型包括所有的自变量效果，则使用者可视个人对统计软件的熟悉程度，决定采用 SPSS 或 SAS 来作为进行 Logit 对数线性模型分析的工具。

SAS 所输出的 Logit 对数线性模型分析的结果，与一般对数线性模型的输出相同，可参考例 14-1 的结果输出进行解释。

思考练习　Exercises

1. 对数线性模型中 $\mu、\mu_A、\mu_B、\mu_C、\mu_{AB}、\mu_{AC}、\mu_{BC}、\mu_{ABC}$ 是什么意思？什么是饱和模型？什么是不饱和模型？对数线性模型的选择通常基于精简原则，什么是精简原则？
2. 一起食物中毒暴发的流行病学调查研究资料见表 14-20，试进行对数线性模型分析。

表 14-20　食物中毒暴发的流行病学调查研究资料

吃蟹肉与否	吃土豆沙拉与否	患病情况	
		患病	未患病
吃	吃	120	80
	未吃	4	31
未吃	吃	22	24
	未吃	1	23

3. 为研究子宫颈癌与妇女结婚时年龄和生育第一胎的年龄之间的关系，调查 1025 个妇女，数据见表 14-21，试进行 Logit 对数线性模型分析。

表 14-21　结婚年龄、第一胎年龄与患宫颈癌的关系

结婚年龄（AGE1）	生第一胎的年龄（AGE2）	患病情况	
		患宫颈癌	未患宫颈癌
小于 20 岁	22 岁以下	198	36
	22 岁以上	107	17
大于 20 岁	22 岁以下	30	232
	22 岁以上	21	384

4. 1992 年美国 1596 例不同性别、年龄及教育程度的选民投票行为的电话调查资料见表 14-22，试问性别、年龄及教育程度三个变量是否会影响选民的投票行为，请进行 Logit 对数线性模型分析。

表 14-22　1596 例选民投票行为与性别、年龄及教育程度的关系

年龄(AGE)	性别(SEX)	教育程度(EDU)	投票行为(VOTE)	
			Bush	Clinton
≤35	男	高中及以下	17	13
		大学及以上	53	51
	女	高中及以下	27	28
		大学及以上	56	94
36~45	男	高中及以下	26	21
		大学及以上	52	55
	女	高中及以下	20	40
		大学及以上	58	91
46~65	男	高中及以下	32	51
		大学及以上	86	68
	女	高中及以下	34	81
		大学及以上	67	116
>65	男	高中及以下	30	56
		大学及以上	19	22
	女	高中及以下	52	88
		大学及以上	32	33

延伸阅读　Further Readings

延读 14-1　曹素华.1997.实用医学多因素统计方法[M].上海:上海医科大学出版社
延读 14-2　方积乾.2001.医学统计学与电脑实验[M].上海:上海科学技术出版社
延读 14-3　胡良平.2001.实用统计分析教程[M].北京:军事医学科学出版社
延读 14-4　柳青.2004.中国医学统计百科全书[M].北京:人民卫生出版社
延读 14-5　王保进.2007.多变量分析-统计软件与数据分析[M].北京:北京大学出版社
延读 14-6　张家放.2002.医用多元统计方法[M].武汉:华中科技大学出版社
延读 14-7　张文彤.2002.SPSS11 统计分析教程[M].北京:北京希望电子出版社

(郎建英)

第 15 章 广义线性模型
Chapter 15　Generalized Linear Models

> **目的要求 Purposes and Requirements**
> 掌握:因变量 Y 的分布不同时相应广义线性模型的选择,Probit 回归模型和 Poisson 回归模型.
> 熟悉:不同的广义线性模型的适用条件.
> 了解:广义线性模型的三个组成部分和特征.
> 重点:Probit 回归模型和 Poisson 回归模型.

15.1　广义线性模型概况　Overview of Generalized Linear Models

1972 年,Nelder 和 Wedderburn 对经典线性模型(classical linear models)进行了推广,考虑 Y 的分布为带有讨厌参数(nuisance parameter)的指数族(exponential family)分布的情况,正式提出了广义线性模型(generalized linear models)的概念.

广义线性模型作为经典线性模型的推广,适用范围比经典线性模型宽.在经典线性模型中,要求因变量 Y 服从正态分布,且方差为常数,Y 的期望值 μ 与协变量间呈直线关系.而在广义线性模型中,因变量 Y 可为指数分布族,如二项分布(binomial distribution)、泊松分布(Poisson distribution)、伽玛分布(gamma distribution)等,此时方差不一定相等(如在泊松分布中,方差与均数成比例,在伽玛分布中,标准差与均数成比例);均值 μ 通过一个单调可微的连接函数 $g(\mu)$ 与协变量间呈直线关系.

1. 指数分布族

假定 Y 为一随机变量,如果其密度函数(连续型时为分布密度,离散型时为概率分布列)为:

$$f_Y(y;\theta,\phi) = \exp\left(\frac{y\theta - b(\theta)}{a(\phi)} + c(y,\phi)\right)$$

则称 Y 服从参数为 θ 和 ϕ 的指数分布族分布.其中 $a(\phi), b(\theta), c(y,\phi)$ 均为已知函数.θ 称为自然参数,ϕ 称为讨厌参数(nuisance parameter),也称为散度参数(dispersion parameter).

指数分布族的均值和方差为:

$$E(Y) = \mu = b'(\theta)$$
$$\mathrm{Var}(Y) = b''(\theta)a(\phi) = V(\mu)a(\phi)$$

其中 $V(\mu) = b''(\theta)$ 称为方差函数(variance function).Y 的方差通过方差函数 $V(\mu)$ 依赖于均值 μ.符号 "'" 指的是导数.$b'(\theta)$ 和 $b''(\theta)$ 分别表示相应函数的一阶和二阶导数.

常见的分布如二项分布、泊松分布、正态分布(normal distribution)、伽玛分布均为指数族分布. 这些分布相应的特征列在表 15-1 中.

表 15-1 常见指数分布族的特征

	二项分布 $B(n,p)$	泊松分布 $P(\lambda)$	正态分布 $N(\mu,\sigma^2)$	伽玛分布 $\Gamma(\alpha,\beta)$
θ	$\ln\dfrac{p}{1-p}$	$\ln(\lambda)$	μ	$-\dfrac{1}{\beta}$
$a(\phi)$	$\phi(\phi=1)$	$\phi(\phi=1)$	$\phi(\phi=\sigma^2)$	$\phi(\phi=1/\alpha)$
$b(\theta)$	$n\ln(1+\exp(\theta))$	$\exp(\theta)$	$\theta^2/2$	$-\ln(-\theta)$
$c(y,\phi)$	$\ln(C_n^y)$	$-\ln y!$	$-\dfrac{1}{2}\left(\dfrac{y^2}{\phi}+\ln(2\pi\phi)\right)$	$\left(\dfrac{1}{\phi}-1\right)\ln y-\dfrac{1}{\phi}\ln\phi-\ln\Gamma\left(\dfrac{1}{\phi}\right)$
$\mu=E(Y)$	$\dfrac{n\exp(\theta)}{1+\exp(\theta)}$	$\exp(\theta)$	θ	$-1/\theta$
$V(\mu)$	$\mu(1-\mu/n)$	μ	1	μ^2

在指数分布族中,如果知道方差函数,就知道了分布类型. 如方差函数为 1,则分布为正态分布;方差函数为 μ,则为泊松分布. 反之,如果知道分布类型,也就知道了方差函数.

从表 15-1 可看出,正态分布的方差为常数;泊松分布的方差和均值的比例为常数;伽玛分布的变异系数为常数.

2. 广义线性模型的定义

如果 $Y=(Y_1,Y_2,\cdots,Y_n)$ 为独立分布的随机变量向量,协变量为 $x_1,x_2,\cdots,x_p$. 满足以下三个条件,则称 Y 满足广义线性模型.

(1) 随机成份(random component):Y_i 相互独立,且分布为指数族分布,即 $Y_i \sim f(y_i,\theta_i,\phi_i)$;

(2) 系统成份(systematic component):线性预测 η 和协变量为 $x_1,x_2,\cdots,x_p$ 的表达式为:

$$\eta_i = \sum_{j=1}^{p} \beta_j x_{ij} = X^T\beta$$

其中 $i=1,2,\cdots,n$;

(3) 随机成份和系统成份的连接:假定 $g(\mu)$ 为单调可微函数,有

$$\eta_i = g(\mu_i)$$

则称 $g(\mu_i)$ 为连接函数(link function). 其中 $\mu_i=E(Y_i)$.

经典线性模型中,随机成份 Y_i 相互独立且服从正态分布,连接函数 $\eta=\mu$;广义线性模型中,随机成份 Y_i 相互独立且服从指数族分布,连接函数为单调可微函数即可,所以广义线性模型可看做经典线性模型的推广.

由于广义线性模型中 Y 的分布要求为指数分布,所以广义线性模型比经典线性模型适用范围广,可用于连续型数据,也可用于离散型数据. 它包括线性回归模型,方差分析模型,logit 模型,Probit 模型,log 线性模型,多项式反应模型,生存分析等. log 线性模型见第 14 章,生存分析见第 17 章. 本章重点介绍针对计数资料的广义线性模型,第二节介绍二分类数据的广义线性模型,第三节介绍多分类数据的广义线性模型,第四节介绍 Poisson 回归模型.

由于二分类、多分类和等级资料的 Logistic 回归模型在第三章中有详细介绍,所以第五节的实例分析中只介绍了 Probit 回归模型和 Poisson 回归模型.

3. 连接函数

连接函数 $g(\mu_i)$ 要求为单调可微函数. 广义线性模型中不同模型的区别主要是随机成份 Y 的分布不同,连接函数也不同,不同模型中 Y 的分布及相应的连接函数见表 15-3.

4. 参数估计

广义线性模型的参数估计可采用极大似然法或极小偏差法进行估计.

(1) 极大似然法:极大似然法建立在极大似然估计的渐进正态性上,通过迭代拟合的过程来估计模型参数的值.

当 Y 的分布为指数族分布时,log 似然函数为:

$$l(\theta,\phi;y) = \ln f_Y(y;\theta,\phi) = [y\theta - b(\theta)]/a(\phi) + c(y,\phi) \tag{15-1}$$

可通过极大化(15-1)式得到参数的估计,均值和方差的估计值为:

$$E(Y) = \mu = b'(\theta)$$

$$Var(Y) = b''(\theta)a(\phi) = V(\mu)a(\phi)$$

(2) 极小偏差法:偏差(deviance),可得到的最大对数似然和所考虑模型的对数似然的差值的 2 倍. 表达式为:

$$-2[l(\mu;y) - l(y;y)] \tag{15-2}$$

其中 $l(y;y)$ 是可得到的最大对数似然值. $l(\mu;y)$ 为所考虑模型的对数似然值. 可通过极小化(15-2)式得到参数的估计.

5. 假设检验

假设检验的方法有 Wald 检验,似然比检验,约束检验等.

(1) Wald 检验

$H_0: C\beta = a$

$H_1: C\beta \neq a$

其中 C 为已知的 $r \times p$ 常数矩阵,行满秩.

Wald 统计量为:

$$W = (C\hat{\beta} - a)'(C\Lambda^{-1}C')^{-1}(C\hat{\beta} - a)$$

其中 $\hat{\beta}$ 为 β 的极大似然估计(MLE),Λ 为 β 的协方差矩阵. 原假设成立时,W 渐进于 $\chi^2(r)$ 分布.

(2) 似然比检验:记 $\hat{\beta}$ 和 $\tilde{\beta}$ 分别为不受任何约束条件的 β 的 MLE 和原假设成立时 β 的 MLE. $l(\beta)$ 为对数似然函数. 似然比检验统计量为:

$$\lambda = 2[l(\hat{\beta}) - l(\tilde{\beta})]$$

当原假设成立时,λ 渐进于 $\chi^2(r)$ 分布.

(3) 约束检验:记 $l(\beta)$ 为对数似然函数,把 $C\beta = a$ 看作是对 β 的约束,在这个约束下 β 的极大似然估计值为 $\tilde{\beta}$,检验统计量为:

$$\omega = S^T(\tilde{\beta})F^{-1}(\tilde{\beta})S(\tilde{\beta})$$

其中 $S(\tilde{\beta}) = \partial l(\beta)/\partial \beta$,$F(\tilde{\beta}) = Cov[S(\tilde{\beta})]$. 当原假设成立时,$\omega$ 渐进于 $\chi^2(r)$ 分布.

6. 拟合优度的测量

拟合优度常用两种指标度量：

(1) deviance 统计量：拟合的差异正比于 2 倍全模型极大化似然和对 β 极大化的 log 似然的差值，即(15-2)式：

$$-2[l(\mu;y)-l(y;y)]$$

偏差之间的差异常用卡方分布近似。正态分布中，此差异为残差平方和。

(2) 广义 Pearson χ^2 统计量

$$\chi^2 = \sum (y-\hat{\mu})^2/V(\hat{\mu})$$

其中 $V(\hat{\mu})$ 为估计的方差函数。

正态分布中，此差异为残差平方和。Poisson 或二项分布中，此差异为原始的 Pearson 卡方统计量。

两种指标的值越小，则数据与模型拟合得越好。

7. 自变量选择

自变量选择首先从专业或经验的角度考虑，也有相关的统计方法，如向前法，向后法，逐步法等，同经典线性回归模型（见第 3 章）。

8. 一般线性模型和广义线性模型的比较

广义线性模型包含了一般线性模型。二者的比较见表 15-2。

表 15-2 一般线性模型和广义线性模型的比较

相关项目	一般线性模型	广义线性模型
因变量 Y 的分布	正态分布	指数族分布
连接函数	$\mu = \beta_0 + \sum_{i=1}^{p}\beta_i x_i$	$g(\mu) = \beta_0 + \sum_{i=1}^{p}\beta_i x_i$
对方差的要求	常数	为均值的函数
参数估计	最小二乘法，极大似然法	极大似然法，极小偏差法
自变量的选择	全集法，前进法，后退法，逐步法	全集法，前进法，后退法，逐步法

15.2 二分类数据的广义线性模型 Generalized Linear Models for Binary Data

1. 二分类数据的广义线性模型

因变量 Y 为二分类数据(binary data)时，假定 Y_i 为阳性事件的概率为 π_i，则阴性事件的概率为 $1-\pi_i$。假定对实验条件的第 i 种组合 $(x_{i1},x_{i2},\cdots,x_{ip})$，$i=1,2,\cdots,N$，可观测到 n_i 个对象，y_i 为 n_i 个对象中阳性事件出现的个数，此时的数据称为分组数据。未分组数据作为分组数据的特例，$n_1=n_2=\cdots=n_N=1$。此时广义线性模型的系统成份为：

$$g(\pi_i) = \eta_i = \sum_{j=1}^{p} x_{ij}\beta_j$$

则连接函数 $g(\pi)$ 可为多种形式，如

(1) Logit 函数: $g_1(\pi) = \ln\dfrac{\pi}{1-\pi}$, 此时模型为二分类的 Logistic 回归模型;

(2) Probit 函数: $g_2(\pi) = \Phi^{-1}(\pi)$, 此时模型为二分类的 Probit 回归模型;

(3) The complementary log-log 函数: $g_3(\pi) = \ln(-\ln(1-\pi))$.

2. 二分类数据的广义线性模型的似然函数

假定随机变量 Y_i 服从二项分布且相互独立, 指标为 n_i, 参数为 π_i. 则 log 似然函数为向量 $\pi = (\pi_1, \pi_2, \cdots, \pi_N)$ 的函数:

$$l(\pi;y) = \sum_{i=1}^{N}\left(y_i\ln\left(\frac{\pi_i}{1-\pi_i}\right) + n_i\ln(1-\pi_i)\right) \tag{15-3}$$

广义线性模型中:

$$g(\pi_i) = \eta_i = \sum_{j=1}^{p} x_{ij}\beta_j$$

当连接函数为 logit 函数时:

$$g(\pi) = \ln\frac{\pi}{1-\pi}$$

则似然函数(15-3)式为:

$$l(\beta;y) = \sum_{i=1}^{N}\sum_{j} y_i x_{ij}\beta_j - \sum_{i} n_i \ln\left(1 + \exp\sum_{j} x_{ij}\beta_j\right) \tag{15-4}$$

相应的 $E(Y_i) = n_i\pi_i$, $\mathrm{Cov}(Y_1, Y_2, \cdots, Y_N) = \mathrm{diag}(n_i\pi_i(1-\pi_i))$.

3. 二分类 logistic 回归模型和二分类 Probit 回归模型的选择

Logistic 回归模型和 Probit 回归模型均可用于二分类数据, 实际运用中根据研究的目的和数据的具体情况选择模型. 如果只是要探索阳性事件的影响因素, 一般用 Logistic 回归模型, 如病例对照研究或队列研究的数据; 如果是要研究某种刺激及其产生的效应的关系, 则常用 Probit 回归模型, 如剂量-反应关系研究. 本章只讲述 Probit 回归的例子, 见 15-5 节的例 15-1. Logistic 回归的例子见第 4 章.

15.3 多分类数据的广义线性模型 Generalized Linear Models for Polytomous Data

这里的多分类数据(polytomous data)包括了无序分类(nominal scale)资料和有序分类(ordinal scale)资料. 假定因变量 Y 有 k 个分类, 取第 j 个分类的概率为 $\pi_j, j = 1, 2, \cdots, k$. 累积分布概率 γ_j, 其中 $\gamma_j = \pi_1 + \cdots + \pi_j$.

1. 多分类模型的广义线性模型

如果响应变量为多分类数据, 对于协变量值为 x_i 的(其中协变量 x 为 p 维)第 i 个样本, 属于响应变量 Y 的第 j 类的概率记为 $\pi_{ij}, i = 1, 2, \cdots, N; j = 1, 2, \cdots, k$, 则一般 log-linear 模型为:

$$\pi_{ij} = \frac{\exp(\eta_{ij})}{\sum_{j=1}^{k}\exp(\eta_{ij})}$$

对每一个 i 有 $\eta_{i1} = 0$. 模型的系统部分:

$$\eta_{ij} = \theta_j + \beta_j^T x_i, i = 1, 2, \cdots, N, j = 1, 2, \cdots, k;$$

其中上角标"T"表示向量或矩阵的转置. 规定 $\hat{\theta}_1 = 0$ 和 $\hat{\beta}_1 = 0$, 其他的 θ_j 和 β_j 为未知参数. 这样就设定了 Y 的第一个分类为比较的参照组. 即和 Y 的第 1 类相比, 更喜欢第 j 类的比值增加了 $\exp(\beta_j^T x)$ 倍.

如在多分类的 $Logistic$ 回归模型中, 如果因变量有 k 个分类, 则模型为:

$$logit\pi_2 = \ln \cdot \left(\frac{\pi_2}{\pi_1}\right) = \theta_2 + \beta_{21}x_1 + \cdots + \beta_{2p}x_p$$

$$logit\pi_3 = \ln\left(\frac{\pi_3}{\pi_1}\right) = \theta_3 + \beta_{31}x_1 + \cdots + \beta_{3p}x_p$$

$$\cdots\cdots$$

$$logit\pi_k = \ln\left(\frac{\pi_k}{\pi_1}\right) = \theta_k + \beta_{k1}x_1 + \cdots + \beta_{kp}x_p$$

$$\pi_1 = \frac{1}{1 + \sum_{j=2}^{k} \exp(\theta_j + \beta_j^T x)}$$

2. 等级资料的广义线性模型

有很多专门为等级响应变量设计的模型, 根据合并响应变量的相邻等级时模型是否不变分为两类.

(1) 如果合并响应变量的相邻等级时, 模型结果不受影响, 或者说并不是对响应变量取某个分类感兴趣时, 则模型并不依赖于响应变量各分类的概率而依赖于他们的累积分布概率 $\gamma_j, j = 1, 2, \cdots, k$. 其中 $\gamma_j = \pi_1 + \cdots + \pi_j$. 如 log-odds 模型 $\ln(\gamma_j/(1-\gamma_j))$, complementary log-log 模型 $\ln(-\ln(1-\gamma_j))$, log-log 模型 $\ln(-\ln\gamma_j)$ 都可用. 本章介绍一个最简单的模型:

$$\ln\left(\frac{\gamma_{ij}}{1-\gamma_{ij}}\right) = \theta_j + \beta'x_i, j = 1, 2, \cdots, k-1, i = 1, 2, \cdots, N.$$

θ 和 β 为未知参数. 此时 β 的解释并不依赖于响应变量取某个特别的分类, 且 θ 是单调递增的.

如等级资料的 Logistic 回归中, 如果等级有 k 个, 则模型为:

$$\ln\left(\frac{\pi_1}{1-\pi_1}\right) = \theta_1 + \beta_1 x_1 + \cdots + \beta_p x_p$$

$$\ln\left(\frac{\pi_1 + \pi_2}{1-\pi_1-\pi_2}\right) = \theta_2 + \beta_1 x_1 + \cdots + \beta_p x_p$$

$$\cdots$$

$$\ln\left(\frac{\pi_1+\pi_2+\cdots+\pi_{k-1}}{1-\pi_1-\pi_2-\cdots-\pi_{k-1}}\right) = \theta_{k-1} + \beta_1 x_1 + \cdots + \beta_p x_p$$

相关的 Logistic 回归例子参见第 4 章.

(2) 如果对对响应变量取某个分类感兴趣, 而不是对合并分类时, 模型为:

$$\ln\left(\frac{\pi_{ij}}{1-\gamma_{ij}}\right)\theta_j - \beta' x_i, j = 1, 2, \cdots, k-1, i = 1, 2, \cdots, N.$$

对 θ 没有要求.

关于多分类数据和等级资料的 Logistic 回归模型例子请参看第 4 章.

3. 多分类数据的广义线性模型的似然函数

记单个多项式观测为 k 维向量 $y_i = (y_{i1}, y_{i2}, \cdots, y_{ik})$，所有的多项式观测有相同的协变量 $x_i(x_i$ 为 p 维向量），则多项式 log 似然函数为：

$$l(\pi_i; y_i) = \sum_{j=1}^{k} y_{ij} \log \pi_{ij}$$

15.4 Poisson 回归模型 Poisson Regression Models

如果随机变量 Y 的概率函数为：

$$P(y = k) = \frac{\lambda^k e^{-\lambda}}{k!}, k = 1, 2, \cdots$$

则称随机变量 Y 服从参数为 λ 的 Poisson 分布. Poisson 分布作为二项分布的一种特例，常用来描述单位时间、单位面积或单位容积内某事件出现的频数的分布，也可用来描述稀有事件（即小概率事件）发生数的分布. 所以如果因变量 Y 的取值为稀有事件的发生数，或单位时间、单位面积或单位容积内某事件出现的频数，则可用 Poisson 回归进行分析.

假定 $Y_1, Y_2, \cdots, Y_n$ 为相互独立且都服从 Poisson 分布的随机变量，相应的协变量值为 x_i 的（其中协变量 x 为 p 维）. 此时 Poisson 回归模型的系统成份为：

$$\eta_i = \beta^T x_i$$

连接函数为：

$$\eta_i = \ln \mu_i$$

对于单个观测变量 y，log 似然函数为：

$$l(\mu, y) = y \ln \mu - \mu = y(\beta_0 + \beta_1 x_1 + \cdots + \beta_p x_p) - \exp(\beta_0 + \beta_1 x_1 + \cdots + \beta_p x_p)$$

例子见 15-5 的例 15-2.

表 15-3 为常见广义线性模型和适用的 Y 的分布类型及相应的连接函数.

表 15-3 常见广义线性模型和适用的 Y 的分布类型

广义线性模型	Y 的数据类型	Y 的分布类型	连接函数
二分类 Logistic 回归模型	二分类	二项分布（Binomial）	$g(\pi) = \ln \frac{\pi}{1-\pi}$（Logit）
二分类 Probit 回归模型	二分类	二项分布（Binomial）	$g(\pi) = \Phi^{-1}(\pi)$（Probit）
多分类 Logistic 回归模型	多分类	多项分布（Multinomial）	$g(\pi_j) = \ln \frac{\pi_j}{\pi_1}, j = 1, 2, \cdots, k$
等级资料 Logistic 回归模型	等级资料	多项分布（Multinomial）	$g(\gamma_j) = \ln \frac{\gamma_j}{1-\gamma_j}, j = 1, 2, \cdots, k-1$ γ_j 为累积概率.（Cumulative logit）
Poisson 回归模型	频数数据	Poisson 分布（Poisson）	$g(\mu) = \ln \mu$（Log）
一般线性回归模型	计量资料	正态分布（Normal）	$g(\mu) = \mu$（Identity）

15.5 实例分析 Examples Analysis

【例 15-1】 用苯氰进行小白鼠腹腔注射的毒性实验结果资料见表 15-4,试分析苯氰的剂量和小白鼠的死亡率之间的关系.

表 15-4 小白鼠腹腔注射苯氰的毒性实验结果

剂量(mg/kg) dose	实验动物 total	死亡数 response	死亡率 mortality rate
163.84	20	0	0.00
204.80	20	1	0.05
256.00	20	2	0.10
320.00	20	6	0.30
400.00	20	14	0.70
500.00	20	16	0.80
625.00	20	20	1.00

【分析】 小白鼠死亡与否的发生是二分类数据,服从二项分布,本研究的目的是要探讨苯氰的剂量和小白鼠的死亡率之间的关系,属于剂量-反应关系研究,可用 Probit 回归分析.

【操作】 在 SPSS 中按表 15-4 格式输入数据,只输入前三列. 操作步骤:

(1) 点击 Analyze→Generalized Linear Models→Generalized Linear Models;

(2) 点击 Type of Model, 在 Binary Response or Events/Trials Data 中选择 Binary probit(也可在 Custom 中选择 Custom, 在 Distribution 中选择 Binomial, 在 Link function 中选择 Probit). (不同的广义线性模型的操作步骤主要区别就在 Type of Model 中的不同选择, 如二分类 logistic 回归模型, 在 Binary Response or Events/Trials Data 中选择 Binary logistic(也可在 Custom 中选择 Custom, 在 Distribution 中选择 Binomial, 在 Link function 中选择 Logit); 等级资料的 logistic 回归模型, 在 Ordinal Response 中选择 Ordinal logistic).

(3) 点击 Response, 在 Dependent Variable 中选入变量 response, 在 Type of Dependent Variable(Binomial Distribution only)中选择 Number of events occurring in a set of trials, 在 Trials 中把变量 total 选入 Trials Variable 中;

(4) 点击 Predictors, 把变量 dose 选入 Covariates 中;

(5) 点击 Model, 在 Type 中选择 main effects, 把变量 dose 选入 Model 中;

(6) 点击 Estimation, 选择默认选项(也可在 Parameter Estimation 的 method 中选择 Fisher 或 Newton-Raphson; 在 Scale Parameter Method 中选择 Deviance 或 Pearson Chi-square, 默认选项和此选项结果差别不大);

(7) 点击 Statistics, 选择默认选项(也可在 Chi-square Statistics 中选择 likelihood ratio);

(8) 点击 OK.

【结果及解释】 部分结果如下:

表 15-5 说明在广义线性模型中,实验变量为 total, 阳性事件变量为 response. 概率分布为二项分布,连接函数为 Probit 函数.

表15-6 说明有7组数据.

表15-5 Model Information

Events Variable	response
Trials Variable	total
Probability Distribution	Binomial
Link Function	Probit

表15-6 Case Processing Summary

	N	Percent
Included	7	100.0%
Excluded	0	.0%
Total	7	100.0%

表15-7 为分类变量信息. 只有因变量 response 为分类变量,死亡 59 例,未死亡 81 例,总的有 140 例.

表15-7 Categorical Variable Information

			N	Percent
Dependent Variable[a]	response	Events	59	42.1%
		Non-Events	81	57.9%
		Total	140	100.0%

a. Trials variable: total

表15-8 为连续变量信息.

表15-8 Continuous Variable Information

		N	Minimum	Maximum	Mean	Std. Deviation
Covariate	dose	7	163.84	625.00	352.8057	166.35528

表15-9 为拟合优度统计量.

表15-9 Goodness of Fit[b]

	Value	df	Value/df
Deviance	3.410	5	.682
Scaled Deviance	3.410	5	
Pearson Chi-Square	3.070	5	.614
Scaled Pearson Chi-Square	3.070	5	
Log Likelihood[a]	-8.761		
Akaike's Information Criterion (AIC)	21.521		
Finite Sample Corrected AIC (AICC)	21.609		
Bayesian Information Criterion (BIC)	27.405		
Consistent AIC (CAIC)	29.405		

Events: response
Trials: total
Model: (Intercept), dose
a. The full log likelihood function is displayed and used in computing information criteria.
b. Information criteria are in small-is-better form.

表15-10 为模型是否成立的假设检验,似然比卡方值为 97.371,$P<0.001$,模型成立.

表15-10 Omnibus Test[a]

Likelihood Ratio Chi-Square	df	Sig.
97.371	1	.000

Events: response
Trials: total
Model: (Intercept), dose
a. Compares the fitted model against the intercept-only model.

表15-11 Tests of Model Effects

Source	Type III		
	Wald Chi-Square	df	Sig.
(Intercept)	53.105	1	.000
dose	50.600	1	.000

Events: response
Trials: total
Model: (Intercept), dose

模型效应的检验,从 P 值看,变量 dose 对应的 P 值小于 0.001,变量 dose 对因变量有影响.

表 15-12 为参数估计的结果,给出了 β 的估计值,标准误,95% 的可信区间,及假设检验的结果,包括 Waldχ^2 值,自由度,P 值. 从 P 值可看出,变量 dose 保留在了模型中,β 的估计值为 0.01. Probit 模型为:$\text{Probit}(p) = -3.70 + 0.01x$.

表 15-12 Parameter Estimates

Parameter	B	Std. Error	95% Wald Confidence Interval		Hypothesis Test		
			Lower	Upper	Wald Chi-Square	df	Sig.
(Intercept)	-3.700	.5077	-4.695	-2.705	53.105	1	.000
dose	.010	.0014	.007	.012	50.600	1	.000
(Scale)	1a						

Events: response
Trials: total
Model: (Intercept), dose
a. Fixed at the displayed value.

Probit 回归也可在 Analyze→Regression 中实现,数据录入格式同上,相关操作步骤为:点击 Analyze→Regression→Probit,将变量 response 选入 Response Frequency 中,将变量 total 选入 Total Observed 中,将变量 dose 选入 Covariate(s) 中,点击 OK. 主要结果如下:

表 15-13 为模型中的参数估计结果,和从广义线性模型得到的结果一致.

表15-13 Parameter Estimates

	Parameter	Estimate	Std. Error	Z	Sig.	95% Confidence Interval	
						Lower Bound	Upper Bound
PROBITa	dose	.010	.001	7.113	.000	.007	.012
	Intercept	-3.700	.508	-7.287	.000	-4.207	-3.192

a. PROBIT model: PROBIT(p) = Intercept + BX

表 15-14 给出了观测死亡频数,期望死亡频数,残差和概率,是从广义线性模型的操作结果中没有的.

表15-14 Cell Counts and Residuals

	Number	dose	Number of Subjects	Observed Responses	Expected Responses	Residual	Probability
PROBIT	1	163.840	20	0	.362	-.362	.018
	2	204.800	20	1	.903	.097	.045
	3	256.000	20	2	2.332	-.332	.117
	4	320.000	20	6	5.719	.281	.286
	5	400.000	20	14	11.728	2.272	.586
	6	500.000	20	16	17.690	-1.690	.884
	7	625.000	20	20	19.846	.154	.992

表 15-15 给出了各个死亡概率对应的剂量的估计值和 95% 的可信区间,这也是从广义线性模型的操作结果中没有的.

表 15-15 Confidence Limits

	Probability	95% Confidence Limits for dose		
		Estimate	Lower Bound	Upper Bound
PROBIT	.010	140.204	52.316	193.128
	.020	168.035	89.809	215.871
	.030	185.693	113.468	230.428
	.040	198.976	131.183	241.463
	.050	209.781	145.528	250.503
	.060	218.978	157.686	258.250
	.070	227.041	168.301	265.087
	.080	234.262	177.765	271.250
	.090	240.828	186.336	276.891
	.100	246.872	194.191	282.117
	.150	271.898	226.297	304.175
	.200	291.787	251.197	322.321
	.250	308.850	271.985	338.464
	.300	324.174	290.098	353.516
	.350	338.373	306.340	368.006
	.400	351.847	321.228	382.279
	.450	364.883	335.132	396.590
	.500	377.712	348.343	411.146
	.550	390.542	361.114	426.141
	.600	403.578	373.686	441.783
	.650	417.052	386.307	458.325
	.700	431.251	399.258	476.105
	.750	446.574	412.906	495.622
	.800	463.638	427.781	517.677
	.850	483.527	444.787	543.718
	.900	508.552	465.805	576.863
	.910	514.597	470.832	584.918
	.920	521.163	476.274	593.687
	.930	528.383	482.238	603.350
	.940	536.447	488.876	614.165
	.950	545.644	496.420	626.525
	.960	556.449	505.251	641.080
	.970	569.732	516.065	659.015
	.980	587.390	530.380	682.918
	.990	615.221	552.826	720.706

表 15-16 小白鼠进行某新药的毒力实验结果

剂量(mg/kg) dose	实验动物 total	死亡数 response
250	20	0
400	20	4
550	20	8
700	20	14
850	20	16
1000	20	18
1150	20	20

【引申】 例 15-1 中只是一组数据的 Probit 回归分析,如要比较两组或多组药物的剂量和死亡率之间的关系时,也可用 Probit 回归分析来实现. 如例 15-1 中加上一组数据:对小白鼠进行某新药的毒力实验,结果见表 15-16. 要分析两种不同药物的剂量和死亡率之间的关系.

输入数据时,除了前三个变量外,还要加上一个变量药物,1 表示苯氰,2 表示新药.

两组数据的 Probit 回归可在 Analyze→Generalized Linear Models → Generalized Linear Models 中实现的操作过程其他都和前面相同,

除了两个操作:在点击 Predictors 时,除了把变量 dose 选入 Covariates 中,还要把药物选入 Factors 中;在点击 Model 时,在 Type 中选择 main effects,除了把变量 dose 选入 Model 中,还要把变量药物选入 Model 中.主要结果如下:

表 15-17 Tests of Model Effects

Source	Type III		
	Wald Chi-Square	df	Sig.
(Intercept)	89.376	1	.000
Dose	93.512	1	.000
药物	31.458	1	.000

Events: response
Trials: total
Model: (Intercept), dose, 药物

表 15-17 模型效应的检验,从 P 值看,变量 dose 和变量药物对应的 P 值均小于 0.001,两变量对因变量有影响.

表 15-18 为参数估计的结果.从结果看,变量 dose 和药物两个变量都保留在了模型中,药物 1 对应的回归系数 β 为 1.506,表示同等剂量时,苯氰的毒力比新药大;dose 的回归系数为 0.006,表示不管是苯氰还是新药,药物的剂量越大,对应的死亡率越高.

表 15-18 Parameter Estimates

Parameter	B	Std. Error	95% Wald Confidence Interval		Hypothesis Test		
			Lower	Upper	Wald Chi-Square	df	Sig.
(Intercept)	-3.792	.4253	-4.626	-2.959	79.507	1	.000
dose	.006	.0006	.005	.007	93.512	1	.000
[药物=1.00]	1.506	.2685	.980	2.032	31.458	1	.000
[药物=2.00]	0a	.	.	.	.		
(Scale)	1b						

Events: response
Trials: total
Model: (Intercept), dose, 药物
a. Set to zero because this parameter is redundant.
b. Fixed at the displayed value

多组数据的 Probit 分析也可在 Analyze→Regression 中实现,操作过程同前,但要把变量药物选入 Factor 中,在 Options 中选择 Parallelism test 平行性检验.主要结果如下:

表 15-19 为参数估计的结果,对于苯氰,Probit 回归模型为:$\text{Probit}(p) = -2.287 + 0.006x$.

表 15-19 Parameter Estimates

Parameter		Estimate	Std. Error	Z	Sig.	95% Confidence Interval	
						Lower Bound	Upper Bound
PROBITa	dose	.006	.001	9.670	.000	.005	.007
Interceptb	苯氰	-2.287	.249	-9.19	.000	-2.535	-2.038
	新药	-3.792	.425	-8.91	.000	-4.218	-3.367

a. PROBIT model: PROBIT(p) = Intercept + BX
b. Corresponds to the grouping variable 药物

对于新药,Probit 回归模型为:$\text{Probit}(p) = -3.792 + 0.006x$.

表 15-20 首先是模型是否成立的假设检验,$P = 0.022 < 0.05$,模型成立.

表15-20 Chi-Square Tests

		Chi-Square	dfa	Sig.
PROBIT	Pearson Goodness-of-Fit Test	22.361	11	.022b
	Parallelism Test	16.521	1	.000

a. Statistics based on individual cases differ from statistics based on aggregated cases.
b. Since the significance level is less than .150, a heterogeneity factor is used in the calculation of confidence limits

其次是平行性检验的结果，$P<0.05$，平行性不成立．即对于苯氰和新药，上述两个回归模型 $\text{Probit}(p)=-2.287+0.006x$ 和 $\text{Probit}(p)=-3.792+0.006x$ 不应该用同样的回归系数 0.006，而应该各自建立自己的模型．

【例 15-2】 某研究者对 A 和 B 两城市妇女非黑色素瘤及皮肤癌发病情况进行比较，所得资料如表 15-21 所示．问城市和年龄组对非黑色素瘤及皮肤癌发病有无影响？

表 15-21 两城市妇女非黑色素瘤及皮肤癌发病情况调查资料

年龄组	城市 A(城市=2)		城市 B(城市=1)	
	观察人数	发病人数	观察人数	发病人数
15~24(年龄组=1)	172675	1	181343	4
25~34(年龄组=2)	123065	16	148207	38
35~44(年龄组=3)	96216	30	121374	19
45~54(年龄组=4)	92051	71	111353	221
55~64(年龄组=5)	72159	102	83004	259
65~74(年龄组=6)	54772	130	55932	310
75~84(年龄组=7)	32185	133	29007	226
84 以上(年龄组=8)	8328	40	7538	65

	y	城市	年龄组	频数
1	1.00	2.00	1.00	1.00
2	.0	2.00	1.00	172674.00
3	1.00	2.00	2.00	16.00
4	.0	2.00	2.00	123049.00
5	1.00	2.00	3.00	30.00
6	.0	2.00	3.00	96186.00
7	1.00	2.00	4.00	71.00
8	.0	2.00	4.00	91980.00
9	1.00	2.00	5.00	102.00
10	.0	2.00	5.00	72057.00
11	1.00	2.00	6.00	130.00
12	0	2.00	6.00	54642.00
13	1.00	2.00	7.00	133.00
14	.0	2.00	7.00	32052.00
15	1.00	2.00	8.00	40.00
16	.0	2.00	8.00	8288.00
17	1.00	1.00	1.00	4.00
18	.0	1.00	1.00	181339.00
19	1.00	1.00	2.00	38.00
20	.0	1.00	2.00	148169.00

图 15-1 SPSS 输入数据

【分析】 非黑色素瘤及皮肤癌发病是小概率事件，服从 Poisson 分布．本研究的目的是要了解不同城市和不同年龄组对非黑色素瘤及皮肤癌发病有无影响，可用 Poisson 回归分析．

【操作】 在 SPSS 中输入数据，如图 15-1 所示．

其中，$y=0$ 表示不发病，$y=1$ 表示发病．

操作步骤：

(1) 点击 Data→Weight Cases，选择 Weight cases by，把变量频数选入 Frequency Variable 中，点击 OK；

(2) 点击 Analyze→Generalized Linear Models→Generalized Linear Models；

(3) 点击 Type of Model，在 Counts 中选择 Poisson loglinear(也可在 Custom 中选择 Custom，在 Distribution 中选择 Poisson，在 Link function 中选择 Log)；

(4) 点击 Response，在 Dependent Variable 中选入变量 y；

(5) 点击 Predictors，在 Factors 中选入变量城市和变量年龄组；

(6) 点击 Model，在 Type 中选择 main effects，把变量城市和变量年龄组选入 Model 中；

(7) 点击 Estimation，选择默认选项(也可在 Parameter Estimation 的 method 中选择 Fisher 或 Newton-Raphson；在 Scale Parameter Method 中选择 Deviance 或 Pearson Chi-square，默认选项和此选项结果差别不大)；

(8) 点击 Statistics，选择默认选项(也可在 Chi-square Statistics 中选择 likelihood ratio)；

(9) 点击 OK.

【结果及解释】 部分结果如下：

表 15-22 说明因变量为 y,概率分布为泊松分布,连接函数为 log 函数.

表 15-23 提示分析的总例数为 1389209.

表 15-22 Model Information

Dependent Variable	y
Probability Distribution	Poisson
Link Function	Log

表 15-23 Case Processing Summary

	N	Percent	Unweighted N
Included	1389209.00	100.0%	32
Excluded	.00	.0%	0
Total	1389209.00	100.0%	32

表 15-24 为分类变量信息.

表 15-24 Categorical Variable Information

			N	Percent	Unweighted N
Factor	城市	城市 B	737758.00	53.1%	16
		城市 A	651451.00	46.9%	16
		Total	1389209.00	100.0%	32
	年龄组	15~24	354018.00	25.5%	4
		25~34	271272.00	19.5%	4
		35~44	217590.00	15.7%	4
		45~54	203404.00	14.6%	4
		55~64	155163.00	11.2%	4
		65~74	110704.00	8.0%	4
		75~84	61192.00	4.4%	4
		85 及以上	15866.00	1.1%	4
		Total	1389209.00	100.0%	32

表 15-25 为因变量信息.

表 15-25 Continuous Variable Information

		N	Minimum	Maximum	Mean	Std. Deviation
Dependent Variable	y	1389209.00	.00	1.00	.0013	.03562

表 15-26 为拟合优度统计量.

表 15-26 Goodness of Fit[b]

	Value	df	Value/df
Deviance	20753.192	1389200	.015
Scaled Deviance	20753.192	1389200	
Pearson Chi-Square	1347133.142	1389200	.970
Scaled Pearson Chi-Square	1347133.142	1389200	
Log Likelihood[a]	-12141.596		
Akaike's Information Criterion (AIC)	24301.192		
Finite Sample Corrected AIC (AICC)	24301.192		
Bayesian Information Criterion (BIC)	24410.490		
Consistent AIC (CAIC)	24419.490		

Dependent Variable: y
Model: (Intercept), 城市, 年龄组
a. The full log likelihood function is displayed and used in computing information criteria
b. Information criteria are in small-is-better form

表 15-27 为模型是否成立的假设检验,似然比卡方值为 2786.046,$P<0.001$,模型成立.

表 15-28 为模型效应的检验,从 P 值看,变量城市对应的 P 值小于 0.001,城市不同,发病情况有差别;变量年龄组对应 P 值小于 0.001,年龄组不同,发病情况有差别.

表 15-27 Omnibus Test[a]

Likelihood Ratio Chi-Square	df	Sig.
2786.046	8	.000

Dependent Variable: y
Model: (Intercept), 城市, 年龄组
a. Compares the fitted model against the intercept-only model.

表 15-28 Tests of Model Effects

Source	Type III		
	Wald Chi-Square	df	Sig.
(Intercept)	12379.937	1	.000
城市	237.242	1	.000
年龄组	1327.798	7	.000

Dependent Variable: y
Model: (Intercept), 城市, 年龄组

表 15-29 为参数估计的结果. 表 15-29 提示:城市和年龄组两个变量对妇女非黑色素瘤及皮肤癌发病情况均有影响,都被保留在模型中. 城市 B 妇女的发病情况是城市 A 的 $OR = \exp(0.804) = 2.234$ 倍. 每个年龄组都是和年龄最大的组 84 以上组做比较,回归系数的符号都为负,提示年龄最大组的发病最高;且随着年龄的增加,回归系数的绝对值逐渐减小,说明年龄越大,发病的可能性越高.

表15-29 Parameter Estimates

Parameter	B	Std. Error	95% Wald Confidence Interval		Hypothesis Test		
			Lower	Upper	Wald Chi-Square	df	Sig.
(Intercept)	-5.480	.1037	-5.683	-5.276	2794.588	1	.000
[城市=1.00]	.804	.0522	.702	.906	237.242	1	.000
[城市=2.00]	0[a]	.	.	.	.	.	.
[年龄组=1.00]	-6.178	.4577	-7.075	-5.281	182.172	1	.000
[年龄组=2.00]	-3.558	.1675	-3.886	-3.230	451.248	1	.000
[年龄组=3.00]	-2.331	.1275	-2.581	-2.081	334.360	1	.000
[年龄组=4.00]	-1.583	.1138	-1.806	-1.360	193.376	1	.000
[年龄组=5.00]	-1.091	.1109	-1.308	-.874	96.746	1	.000
[年龄组=6.00]	-.533	.1086	-.746	-.320	24.083	1	.000
[年龄组=7.00]	-.120	.1109	-.337	.098	1.163	1	.281
[年龄组=8.00]	0[a]	.	.	.	.	.	.
(Scale)	1[b]						

Dependent Variable: y
Model: (Intercept), 城市, 年龄组
a. Set to zero because this parameter is redundant
b. Fixed at the displayed value

【引申】 在上面的操作过程中,如果把变量年龄组作为协变量引入,即在 Predictors 中,把变量年龄组选入 Covariates 中而不是 Factors 中,其他操作步骤相同,主要不同的结果见表 15-30.

表 15-30 为参数估计的结果. 表 15-30 提示:城市和年龄组两个变量对妇女非黑色素瘤及皮肤癌发病情况均有影响,都被保留在模型中. 城市 B 妇女的发病情况是城市 A 的 $OR = \exp(0.820) = 2.271$ 倍;年龄组每增加一个等级,发病的可能性增加 $OR = \exp(0.601) = 1.824$ 倍.

表15-30 Parameter Estimates

Parameter	B	Std. Error	95% Wald Confidence Interval		Hypothesis Test		
			Lower	Upper	Wald Chi-Square	df	Sig.
(Intercept)	-9.752	.0847	-9.918	-9.586	13257.624	1	.000
[城市=1.00]	.820	.0522	.717	.922	246.641	1	.000
[城市=2.00]	0[a]	.	.	.	.	.	.
年龄组	.601	.0131	.575	.627	2097.718	1	.000
(Scale)	1[b]						

Dependent Variable: y
Model: (Intercept), 城市, 年龄组
a. Set to zero because this parameter is redundant
b. Fixed at the displayed value

思考练习　Exercises

1. 简述广义线性模型和经典线性模型的区别和联系.
2. 简述广义线性模型中不同模型的适用条件.
3. 用两种不同减肥药对基本条件相同的女性肥胖患者进行减肥效果比较,吃药四周后相关数据见表15-31:

表15-31 两种不同减肥药的减肥效果比较

A 减肥药			B 减肥药		
浓度	观测人数	有效人数	浓度	观测人数	有效人数
2.81	50	6	10	50	19
4.10	50	18	20	50	32
5.32	50	24	30	50	45
7.90	50	42	40	50	48
10.53	50	45	50	50	48

(1) 分别对 A 减肥药和 B 减肥药作 Probit 回归分析;
(2) 把药物和浓度作为两个自变量,作减肥效果的 Probit 回归分析.

4. 两地某年肿瘤的患病情况调查资料如表15-32所示,请分析地区和年龄是否是肿瘤患病的影响因素.

表15-32 两地某年肿瘤的患病情况调查资料

年龄组	A 地		B 地	
	观察人数	发病人数	观察人数	发病人数
0~29	9985	1	12503	2
30~39	12568	4	15426	9
40~49	8649	10	11232	49
50~59	4631	20	8254	62
60 以上	1672	14	5149	58
合计	37505	49	52564	180

延伸阅读 Further Readings

延读 15-1　陈希孺.2002.广义线性模型(一)[J].数理统计与管理,21(5):54~61

延读 15-2　陈希孺.2002.广义线性模型(二)[J].数理统计与管理,21(6):57~64

延读 15-3　陈希孺.2003.广义线性模型(三)[J].数理统计与管理,22(1):51~57

延读 15-4　陈希孺.2003.广义线性模型(四)[J].数理统计与管理,22(2):56~63

延读 15-5　陈希孺.2003.广义线性模型(五)[J].数理统计与管理,22(3):56~63

延读 15-6　陈希孺.2003.广义线性模型(六)[J].数理统计与管理,22(4):55~64

延读 15-7　陈希孺.2003.广义线性模型(七)[J].数理统计与管理,22(5):58~64

延读 15-8　陈希孺.2003.广义线性模型(八)[J].数理统计与管理,22(6):60~64

延读 15-9　陈希孺.2004.广义线性模型(九)[J]数理统计与管理,23(1):77~80

延读 15-10　陈希孺.2004.广义线性模型(十)[J].数理统计与管理,23(2):73~80

延读 15-11　陈希孺.2011.广义线性模型的拟似然法 [M].合肥:中国科学技术大学出版社

延读 15-12　岳丽,陈希孺.2004.广义线性模型中拟极大似然估计的强相合性及收敛速度[J].中国科学 A 辑,34(2):203~214

延读 15-13　张玲,柳金甫.2003.广义线性模型的统计诊断问题[J].北方交通大学学报,27(3):35~37,42

延读 15-14　张尧廷,方开泰.1997.多元统计分析引论 [M].北京:科学出版社

延读 15-15　钟桢,孟生旺.2010.基于伽玛与对数正态分布假设下的广义线性模型的比较和应用[J].数理统计与管理,29(3):430~436

延读 15-16　周雁.2007.广义线性模型的诊断与实例分析[J].四川大学学报(自然科学版),44(6):1163~1168

延读 15-17　L. Fahrmeir. 1994. Multivariate Statistical Modeling Base on Generalized Linear Models[M]. New York:Springer-Verleg

延读 15-18　McCullagh.1989.Generalized Linear Models.2nd ed [M].London/New York:Chapman & Hill

(何利平)

第16章 纵向(重复测量)资料分析
Chapter 16 Longitudinal(repeated measure) Data Analysis

> **目的要求 Purposes and Requirements**
> 掌握:纵向(重复测量)资料概念、特点及纵向资料方差分析的基本思想,采用SPSS软件实现纵向资料的方差分析(analysis of variance,ANOVA).
> 熟悉:不同纵向数据分析方法的适用条件.
> 了解:纵向(重复测量)资料的时间序列分析(time series analysis).

16.1 纵向(重复测量)资料概况 Overview of Longitudinal (repeated measure) Data Analysis

纵向资料又称为重复测量资料(longitudinal data,repeated measure data),是指在一段时间或某几个时间点上,对同一研究对象的同一指标进行多次测量.纵向数据通常用来描述总体随时间变化的趋势以及不同个体间这种变化趋势的差异.在医学领域中,纵向数据的研究比较普遍,如对高血糖患者的血糖水平进行定期的检测.

重复测量资料的反应变量可以分为连续型或离散型,连续型的重复测量资料通常采用方差分析(repeated measures analysis of variance)的方法,离散型重复测量资料则更加复杂,采用广义估计方程(generalized estimating equations)等方法.除此之外,潜变量增长曲线模型(latent growth curve model)和时间序列分析(time series analysis)也越来越多地运用在医学领域中,对纵向数据随时间变化的趋势进行刻画,并对统计模型进行预测和控制.本章主要介绍这些常用纵向资料的统计分析方法.

1. 基本概念

在医学研究中,通常会在多个时间点对同一受试对象的同一指标进行观测,这种设计称为重复测量设计,所收集的资料称为重复测量资料.

【例16-1】 为研究某种药物降脂的效果,分别测定患者在服药前后的总胆固醇(TC)的含量(mmol/L),见表16-1.

表16-1 患者服药前、服药后一周、两周、三周的TC观测值

患者编号	服药前	服药后第1周	服药后第2周	服药后第3周
1	8.3	7.2	6.8	6.3
2	8.1	7.5	6.4	5.4
3	8.6	7.9	7.2	6.5
4	8.2	7.2	6.9	5.9
5	8.3	7.6	7.0	6.2

本例中,为评价药物的降脂效果,分别在服药前、服药后一周、服药后两周、服药后三周

这四个时间点对患者的 TC 含量进行测量,观察患者的胆固醇在服药后随时间的变化规律.这里,所有的患者都接受同一种用药,这种重复测量资料也称为单组重复测量资料.

【例 16-2】 为评价某试验药物提高心率变异性(HRV)的疗效,共收治 20 名 HRV 异常(时域的 HRV 低于 50 ms)的患者,随机分为试验组和对照组,试验组服用试验药,对照组服用对照药.分别对每位患者在治疗前以及治疗后 1 周、2 周、3 周测量时域的 HRV 水平,见表 16-2.

表 16-2 试验组与对照组治疗前后 HRV 水平测量结果(ms)

	试验组					对照组			
编号	治疗前	治疗后			编号	治疗前	治疗后		
		第1周	第2周	第3周			第1周	第2周	第3周
1	45.3	52.4	61.0	70.4	11	36.1	41.8	48.3	63.0
2	40.3	48.7	54.9	66.4	12	42.0	46.8	53.8	67.4
3	41.0	48.8	54.8	68.8	13	43.7	50.5	53.2	69.2
4	38.0	44.9	52.7	63.0	14	41.4	46.2	54.3	64.7
5	42.7	50.8	56.7	70.2	15	41.5	50.0	53.6	65.7
6	39.1	45.1	55.3	64.9	16	45.0	52.4	57.5	70.6
7	43.1	52.3	56.5	69.1	17	42.2	47.8	53.2	70.3
8	39.3	46.2	56.9	67.8	18	42.5	45.4	55.8	68.7
9	41.9	48.0	57.3	65.4	19	37.0	42.7	48.1	61.9
10	37.8	44.7	54.1	65.0	20	35.5	40.8	45.9	59.5

本例中,将所有患者随机分成试验组和对照组,除了考虑重复测量时间点这个因素外,

还按处理的不同分为多个处理组,这种重复测量资料也称为多组重复测量资料.通常采用单个重复测量因素的方差分析进行分析.

多组重复测量设计一般遵循以下原则:①按照处理因素的水平分为若干个处理组,其中一个最好为平行对照组;②按随机化原则,将所有受试对象分配到各处理组;③明确规定重复测量的时间点;④以实验前的测量值为基线,每个受试对象按规定的时间点进行测量.

【例 16-3】 为研究两种不同剂型药物在血中的浓度的变化趋势,分别对 8 位受试者在服药后 1 小时、2 小时、3 小时、4 小时、5 小时进行测量.结果见表 16-3.

表 16-3 某药两种不同剂型在血中的浓度(μg/ml)

剂型	受试者	服药后测定时间				
		1(1h)	2(2h)	3(3h)	4(4h)	5(5h)
胶囊型	1	9.73	54.61	55.91	46.81	47.56
	2	5.50	50.87	79.90	62.37	55.03
	3	7.96	23.43	64.10	56.00	45.15
	4	2.37	18.65	73.10	76.05	60.80
	5	2.37	55.24	93.35	65.47	62.37
	6	6.50	32.08	73.45	76.27	60.23
	7	8.34	132.1	102.0	97.83	92.83
	8	1.80	5.40	85.80	73.95	60.14

续表

剂型	受试者	服药后测定时间				
		1(1h)	2(2h)	3(3h)	4(4h)	5(5h)
片剂型	1	14.66	29.00	48.88	52.24	31.65
	2	0.84	25.00	53.80	44.25	32.38
	3	0.68	17.34	64.56	61.60	55.80
	4	2.14	14.10	69.77	66.65	54.43
	5	2.30	53.40	73.83	62.00	57.31
	6	6.17	25.85	45.80	53.25	47.95
	7	2.45	53.30	58.80	57.80	71.10
	8	1.58	44.00	30.30	70.20	67.06

本例具有两个重复测量因素,一个是时间因素,有 5 个水平,即服药后测定时间 1~5h;另一个是药物剂型,有 2 个水平,即胶囊型和片剂型,同一个受试者服用不同剂型的浓度是相关的. 通常采用两个重复测量因素的方差分析进行分析.

【例 16-4】 为研究某治疗老年性痴呆药物对心功能是否正常的影响,将患者随机分为药物组和安慰剂组,每位患者在服药前以及服药后 2 周、4 周、6 周进行心电图检查(1 为异常,0 为正常),如表 16-4 所示.

表 16-4 药物组与安慰剂组服药前后心功能测量情况

药物组							安慰剂组						
编号	性别	年龄	实验前	2周后	4周后	6周后	编号	性别	年龄	实验前	2周后	4周后	6周后
1	0	58	0	0	1	0	21	1	71	0	0	.	.
2	1	74	1	1	1	1	22	0	58	1	0	0	0
3	1	61	1	0	1	0	23	0	52	0	0	0	0
4	0	71	0	0	.	.	24	0	58	0	0	0	0
5	1	76	0	0	0	0	25	1	58	0	0	1	0
6	1	80	1	1	1	0	26	1	63	0	0	0	0
7	0	77	0	0	0	0	27	1	58	0	1	0	0
8	1	78	0	1	1	1	28	1	54	0	0	0	0
9	0	78	0	0	0	0	29	1	78	1	0	0	0
10	1	72	1	1	1	1	30	1	68	1	0	0	0
11	1	69	1	0	0	1	31	0	73	0	0	0	0
12	0	79	0	0	0	0	32	1	55	0	1	0	0
13	0	66	0	0	0	0	33	0	51	1	0	1	1
14	0	71	1	1	1	1	34	0	66	1	1	0	0
15	0	71	0	1	1	.	35	1	66	0	0	0	0
16	0	73	1	1	1	1	36	0	79	1	0	1	0
17	0	60	1	1	1	1	37	1	62	0	0	0	0
18	1	60	0	0	0	0	38	0	63	0	1	0	0
19	0	77	1	1	1	0	39	0	60	0	0	.	1
20	1	78	1	0	0	0	40	0	56	1	0	0	0

其中,性别 1 代表女性,0 为男性;表中"."代表数据的缺失. 与例 16-1~例 16-3 不同的是,这里的观察指标不再是连续型观测值,而是心功能的正常或异常,用 0/1 表示,此时为二分类变量. 此时,重复测量资料的方差分析的方法不再适用.

此外,对于临床试验而言,由于试验时间较长,病人依从性不同,失访现象也经常发生. 因而,在进行研究设计时,应做好质量控制,尽量降低失访率;另一方面,在进行统计分析时也需要考虑到数据的缺失问题,选择合适的统计分析方法.

对于观测值为连续型变量的重复测量资料(如例 16-1~例 16-3)的统计分析,一般可采用单变量方差分析(univariate repeated measures ANOVA)和多元方差分析(multivariate analysis of variance,MANOVA)的方法(见 16-2 节);对于离散型重复测量资料(如例 16-4),宜采用广义估计方程来进行统计分析(见 16-3 节).

2. 纵向数据的特点

从上面四个例子不难发现,重复测量设计是对每位患者进行多次测量,每一个体都作为自身的对照,较好地克服了个体间的变异. 然而,对于同一个观测对象而言,后一次的测量结果可能会受到前次结果的影响,多个测量值之间具有相关性. 传统的统计学方法如 t 检验、方差分析等,都要求每次观测相互独立. 因此,重复测量资料要采用新的统计学方法进行分析.

重复测量数据的特点体现在:不同观测对象的观测值之间独立,同一观测对象不同时间点的观测值组内相关. 其组内相关的形式,视不同资料性质而定,常见的有独立结构、等相关、相邻相关、自相关和非确定相关等. 下面以重复测量 4 次为例进行介绍.

(1) 独立结构(independence structure):不同时间点的测量值相互独立,无相关关系. 组内相关矩阵主对角线上元素为 1,其他元素为 0,即单位矩阵. 与之对应的协方差矩阵为 $\sum$,即各时间点测量值的方差相等 $\sigma_{ii}=\sigma^2$,不同时间点的协方差为 $\sigma_{jk}=0,(j\neq k)$.

$$R=\begin{bmatrix} 1 & 0 & 0 & 0 \\ 0 & 1 & 0 & 0 \\ 0 & 0 & 1 & 0 \\ 0 & 0 & 0 & 1 \end{bmatrix} \quad \sum=\begin{bmatrix} \sigma^2 & 0 & 0 & 0 \\ 0 & \sigma^2 & 0 & 0 \\ 0 & 0 & \sigma^2 & 0 \\ 0 & 0 & 0 & \sigma^2 \end{bmatrix} \quad (16\text{-}1)$$

(2) 等相关:任何两个时间点的观测值的相关性相同. 这种相关又称为可交换相关(exchangeable correlation),或复对称的(compound symmetry). 相应的协方差矩阵各时间点方差相等 $\sigma_{ii}=\sigma^2$,不同时间点的协方差为 $\sigma_{jk}=\phi^2(j\neq k)$.

$$R=\begin{bmatrix} 1 & \rho & \rho & \rho \\ \rho & 1 & \rho & \rho \\ \rho & \rho & 1 & \rho \\ \rho & \rho & \rho & 1 \end{bmatrix} \quad \sum=\begin{bmatrix} \sigma^2 & \phi^2 & \phi^2 & \phi^2 \\ \phi^2 & \sigma^2 & \phi^2 & \phi^2 \\ \phi^2 & \phi^2 & \sigma^2 & \phi^2 \\ \phi^2 & \phi^2 & \phi^2 & \sigma^2 \end{bmatrix} \quad (16\text{-}2)$$

这里,$\sigma^2=\phi^2+\varphi^2$,$\varphi^2$ 是随机误差的方差,且有:

$$\rho=\frac{\phi^2}{\phi^2+\varphi^2}$$

(3) 相邻相关:只有相邻的两次观测值之间存在相关性. 当各相邻相关系数相等时,称为 1 阶平稳相关(stationary 1-dependence).

$$R = \begin{bmatrix} 1 & \rho_1 & 0 & 0 \\ \rho_1 & 1 & \rho_2 & 0 \\ 0 & \rho_2 & 1 & \rho_3 \\ 0 & 0 & \rho_3 & 1 \end{bmatrix} \qquad \Sigma = \begin{bmatrix} \sigma_1^2 & \sigma_{12} & 0 & 0 \\ \sigma_{21} & \sigma_2^2 & \sigma_{23} & 0 \\ 0 & \sigma_{32} & \sigma_3^2 & \sigma_{34} \\ 0 & 0 & \sigma_{43} & \sigma_4^2 \end{bmatrix} \quad (16\text{-}3)$$

(4) 一阶自相关(first-order autocorrelation): 相关与间隔次数有关, 相邻两次观测值的相关为ρ. 间隔时间越远, 则相关关系越弱.

$$R = \begin{bmatrix} 1 & \rho & \rho^2 & \rho^3 \\ \rho & 1 & \rho & \rho^2 \\ \rho^2 & \rho & 1 & \rho \\ \rho^3 & \rho^2 & \rho & 1 \end{bmatrix} \qquad \Sigma = \sigma^2 \begin{bmatrix} 1 & \rho & \rho^2 & \rho^3 \\ \rho & 1 & \rho & \rho^2 \\ \rho^2 & \rho & 1 & \rho \\ \rho^3 & \rho^2 & \rho & 1 \end{bmatrix} \quad (16\text{-}4)$$

还可以定义更为广义的自相关, 即两次观测值的相关性与时间间隔成反比.

(5) 无结构相关(unstructured correlation): 组内相关性无规律可循.

$$R = \begin{bmatrix} 1 & \rho_{12} & \rho_{13} & \rho_{14} \\ \rho_{21} & 1 & \rho_{23} & \rho_{24} \\ \rho_{31} & \rho_{32} & 1 & \rho_{34} \\ \rho_{41} & \rho_{42} & \rho_{43} & 1 \end{bmatrix} \qquad \Sigma = \begin{bmatrix} \sigma_1^2 & \sigma_{12} & \sigma_{13} & \sigma_{14} \\ \sigma_{21} & \sigma_2^2 & \sigma_{23} & \sigma_{24} \\ \sigma_{31} & \sigma_{32} & \sigma_3^2 & \sigma_{34} \\ \sigma_{41} & \sigma_{42} & \sigma_{43} & \sigma_4^2 \end{bmatrix} \quad (16\text{-}5)$$

从上面五种相关结构的定义不难看出: 独立结构是其他相关结构的特例, 而其他相关结构又是无结构相关的特例.

16.2 纵向(重复测量)资料的方差分析 Longitudinal (repeated measure) Data Analysis of Variance

1. 应用条件

观测值为连续型变量的重复测量资料, 可采用方差分析方法进行分析. 重复测量资料的方差分析, 一般需要满足以下条件: ①正态性, 处理因素各处理水平的个体之间相互独立, 其总体均数服从正态分布; ②方差齐性, 相互比较的各处理水平的总体方差相等; ③各时间点组成的协方差阵具有球形性(sphericity)特征.

协方差矩阵的球形对称性, 可采用Mauchkly法进行检验. Box(1954)年指出, 若球形性质得不到满足, 则方差分析的F值有偏, 会增加犯第一类错误的概率. 因此, 在进行重复测量数据方差分析之前, 首先要对协方差矩阵进行球形检验.

球形结构原指相关矩阵为独立结构, 即式(16-3)中$\rho=0$的R矩阵. 后来推广到两两时间点观测值的差值所对应的方差相等的情形, 即

$$\sigma_{y_i - y_j}^2 = \sigma_{y_i}^2 + \sigma_{y_j}^2 - 2\mathrm{Cov}(y_i, y_j) = c, \text{对所有的} i, j$$

协方差矩阵的球形结构的检验, 具体方法如下:

(1) 建立假设检验

H_0: 资料符合球形对称;

H_1: 资料不满足球形对称.

(2) 若球形检验的p值大于检验水平α(如0.05), 则可将各时间点可看成是时间变量的不同水平, 直接对原始数据进行单变量方差分析.

(3) 若球形检验的 p 值小于等于 α,则认为协方差矩阵不满足球性结构,可采用校正系数 Greenhouse-Geisser ε 和 Huynh-Feldt ε,对单变量方差分析 F 值的自由度进行校正. 调整后的 F 临界值较原先大,提高了拒绝 H_0 的门槛,减小犯第一类错误的概率. 统计软件 SPSS、SAS 都可给出校正系数 Greenhouse-Geisser ε 和 Huynh-Feldt ε.

另外,还可将每一个时间点看成一个变量,进行多元方差分析.

2. 单变量方差分析

(1) 单组重复测量资料:单组重复测量资料是指对同一组内的多个受试者,在多个时间点上的观测值(如例 16-1). 可采用随机区组设计的方差分析对单组重复测量资料进行分析. 假设有 n 个受试者,p 个观察时间点,$(i=1,\cdots,n\ j=1,\cdots,p)$,观测值 y_{ij} 可表示为:

$$y_{ij} = \mu + \pi_i + \tau_j + e_{ij} \tag{16-6}$$

μ 为总体均值,π_i 为受试者间效应,τ_j 为第 j 个时间点效应,e_{ij} 为随机误差项. π_i 服从正态分布 $N(0,\sigma_\pi^2)$,反应个体间的变异;e_{ij} 服从正态分布 $N(0,\sigma_e^2)$,反应个体内的变异. 且有 $E(y_{ij}) = \mu + \tau_j$, $\mathrm{Var}(y_{ij}) = \sigma_\pi^2 + \sigma_e^2$, $\mathrm{Cov}(y_{ij}, y_{i'j}) = 0 (i \neq i')$, $\mathrm{Cov}(y_{ij}, y_{ij'}) = \sigma_\pi^2 (j \neq j')$. 同一个体内 p 个时间点之间的协方差矩阵为:

$$\Sigma = \begin{bmatrix} \sigma_\pi^2 + \sigma_e^2 & \sigma_\pi^2 & \cdots & \sigma_\pi^2 \\ \sigma_\pi^2 & \sigma_\pi^2 + \sigma_e^2 & \cdots & \sigma_\pi^2 \\ \vdots & \vdots & & \vdots \\ \sigma_\pi^2 & \sigma_\pi^2 & \cdots & \sigma_\pi^2 + \sigma_e^2 \end{bmatrix}_{p \times p}$$

此时,相关系数 $\rho(y_{ij}, y_{ij'}) = \sigma_\pi^2 / (\sigma_\pi^2 + \sigma_e^2) (j \neq j')$.

采用随机区组设计方法分析,将总变异分解为个体间变异、个体内变异和随机误差三部分. 单组重复测量资料方差分析的详细计算公式可见表 16-5.

表 16-5 单组重复测量资料的方差分析表

方差来源	DF	SS	MS=SS/DF	F 值
个体间	$n-1$	$SS_{个体间} = p \sum_{i=1}^{n}(\bar{y}_i - \bar{y})^2$		
个体内	$p-1$	$SS_{个体内} = n \sum_{j=1}^{p}(\bar{y}_j - \bar{y})^2$	$MS_{个体内}$	$F = \dfrac{MS_{个体内}}{MS_{误差}}$
残差	$(n-1)(p-1)$	$SS_{误差} = \sum_{i=1}^{n}\sum_{j=1}^{p}(y_{ij} - \bar{y}_i - \bar{y}_j - \bar{y})^2$	$MS_{误差}$	
合计	$np-1$	$SS_T = \sum_{i=1}^{n}\sum_{j=1}^{p}(y_{ij} - \bar{y})^2$		

样本均值 $\bar{y}$、第 i 个受试者的样本均值 $\bar{y}_i$ 和第 j 个时间点的样本均值 $\bar{y}_j$ 计算公式如下:

$$\bar{y} = \sum_{i=1}^{n}\sum_{j=1}^{p}\left(\frac{y_{ij}}{np}\right), \bar{y}_i = \sum_{j=1}^{p}\left(\frac{y_{ij}}{p}\right), \bar{y}_j = \sum_{i=1}^{n}\left(\frac{y_{ij}}{n}\right)$$

通常各时间点的观测值的变化情况,故对各时间点观测值的总体均数是否相等进行假设检验:

$H_0: \mu_1 = \mu_2 = \cdots = \mu_p$,各时间点观测值的总体均数相等;

H_1:各时间点观测值的总体均数不全相等.

计算表 16-5 中 F 值,确定 P 值并做出统计推断. 具体步骤参照随机区组设计方法分析.

(2) 多组重复测量资料：多组重复测量资料是指将受试者按处理因素的不同水平分成几个组，对这些组内的每一个受试者，在不同时间点对其进行观测．如例16-2，按照所服用的药物，将患者分为实验组和对照组．分组因素又称为受试者间因素，时间因素是重复测量因素，又称为受试者内因素．

假设有 g 个处理组，第 m 个处理组有 n_m 个受试者($m=1,\cdots,g$)，共有 N 个受试者，$N=n_1+n_2+\cdots+n_g$．每个观测者在 p 个时间点进行观测，($i=1,\cdots,N;j=1,\cdots,p$)．第 m 组的第 i 个受试者在第 j 个时间点的观测值 y_{mij} 可表示为：

$$y_{mij}=\mu+\gamma_m+\tau_j+\pi_{im}+(\gamma\tau)_{mj}+e_{mij} \tag{16-7}$$

其中，μ 为总体均值，γ_m 为第 m 处理组的效应，τ_j 为第 j 个时间点效应，π_{im} 第 m 组的第 i 个受试者的随机效应，$(\gamma\tau)_{mj}$ 第 m 组与第 j 个时间点的交互效应，e_{mij} 为随机误差项．给定限制条件为：

$$\sum_{m=1}^{g}\gamma_m = \sum_{j=1}^{p}\tau_j = \sum_{m=1}^{g}\sum_{j=1}^{p}(\gamma\tau)_{mj} = 0$$
$$\pi_{im} = N(0,\sigma_\pi^2)$$
$$e_{mij} = N(0,\sigma_e^2)$$

满足上述条件的协方差阵为复合对称结构．采用单变量方差分析的方法，可将观测值反应变量的变异分解为四部分：

A. 受试对象内部的变异，又称为组内变异，即不同测量时间点的效应．
B. 受试对象之间的变异，又称为组间变异，即处理因素的效应．
C. 测量时间和处理的交互效应，表现为不同的时间点，处理因素的效应不同．
D. 随机误差的变异，又可分为个体间误差和个体内误差．

个体间误差是处理因素对应的误差，个体内误差是测量时间和处理交互效应对应的误差．观测值总变异的分解形式为：

$$SS_{总} = SS_{组间} + SS_{组内}$$
$$SS_{组间} = SS_{处理} + SS_{个体间误差}$$
$$SS_{组内} = SS_{时间} + SS_{时间\times处理} + SS_{个体内误差}$$

多组重复测量资料方差分析的详细计算公式可见表16-6．

表16-6　多组重复测量资料的方差分析表

方差来源	DF	SS	MS=SS/DF	F值
处理	$g-1$	$SS_1 = p\sum_{m=1}^{g}n_j(\bar{y}_m-\bar{y})^2$	MS_1	$F_1=\dfrac{MS_1}{MS_{E1}}$
个体间误差	$\sum_{m=1}^{g}(n_m-1)$	$SS_{E1} = \sum_{m=1}^{g}\sum_{i=1}^{n_j}p(\bar{y}_{mi}-\bar{y}_m)^2$	MS_{E1}	
时间点	$p-1$	$SS_2 = \sum_{m=1}^{g}n_m\sum_{j=1}^{p}(\bar{y}_j-\bar{y})^2$	MS_2	$F_2=\dfrac{MS_2}{MS_{E2}}$
处理×时间	$(g-1)(p-1)$	$SS_3 = \sum_{m=1}^{g}n_m\sum_{j=1}^{p}(\bar{y}_{mj}-\bar{y}_m-\bar{y}_j+\bar{y})^2$	MS_3	$F_3=\dfrac{MS_3}{MS_{E2}}$
个体内误差	$(p-1)(\sum_{m=1}^{g}(n_m-1))$	$SS_{E2} = \sum_{m=1}^{g}\sum_{i=1}^{n_m}\sum_{j=1}^{p}(y_{mij}-\bar{y}_{mi}-\bar{y}_{mj}+\bar{y}_g)^2$	MS_{E2}	
合计	$pN-1$	$SS_{总} = \sum_{m=1}^{g}\sum_{i=1}^{n_m}\sum_{j=1}^{p}(y_{mij}-\bar{y})^2$		

表 16-6 中 F_1、F_2 和 F_3 分别是处理效应、时间效应和处理×时间交互效应对应的检验统计量。样本均值 $\bar{y}$、第 m 组样本均值 $\bar{y}_m$、第 m 组中第 i 个受试者的样本均值 $\bar{y}_{mi}$、第 j 个时间点的样本均值 $\bar{y}_j$ 以及第 m 组第 j 个时间点的样本均值 $\bar{y}_{mj}$ 的计算公式如下：

$$\bar{y} = \sum_{m=1}^{g}\sum_{i=1}^{n_m}\sum_{j=1}^{p}\left(\frac{y_{mij}}{pn}\right), \bar{y}_m = \sum_{i=1}^{n_m}\sum_{j=1}^{p}\left(\frac{y_{mij}}{pn_m}\right), \bar{y}_j = \sum_{m=1}^{g}\sum_{i=1}^{n_m}\left(\frac{y_{mij}}{n}\right)$$

$$\bar{y}_{mj} = \sum_{i=1}^{n_m}\left(\frac{y_{mij}}{n_m}\right), \bar{y}_{mi} = \sum_{j=1}^{p}\left(\frac{y_{mij}}{p}\right)$$

若各处理组个体数 n_m 相等，即 $n_1 = n_2 = \cdots = n_g = r$，上表中公式可进一步化简。表 16-6 中的计算公式非常复杂，给出公式是为了更好地理解重复测量方差分析的思想。通常采用统计软件 SAS、SPSS 来进行计算。

对于多组重复测量资料的分析，通常步骤如下：

1) 协方差矩阵的球形检验

若球形对称性条件不满足，可采用单变量方差分析的校正方法，用 Greenhouse-Geisser 或 Huynh-Feldt 系数对 F 值进行校正。

2) 提出检验假设，共有三个检验假设：

处理组的效应：μ_m 是第 m 个处理组的总体均值（$m=1,\cdots,g$）。

$H_0:\mu_1=\mu_2=\cdots=\mu_g$；

$H_1:\mu_m \neq \mu_{m'}$，$(m \neq m')$ 至少有一个不成立。

时间的效应：μ_j 是第 j 个时间点的总体均值（$j=1,\cdots,p$）。

$H_0:\mu_1=\mu_2=\cdots=\mu_p$；$H_1:\mu_j \neq \mu_{j'}$，$(j \neq j')$ 至少有一个不成立。

处理×时间点交互效应：

H_0：处理组和时间之间不存在交互效应；H_1：处理组和时间之间存在交互效应。

3) 计算单变量方差分析的统计量，确定 P 值并作出统计推断。

(3) 两个重复测量因素的方差分析：前面介绍的都是受试者仅接受一种处理因素的一个水平，在一些特定的情形下，需要把处理因素的几个水平放在同一个受试者上进行试验。如例 16-3，同一患者分别服用胶囊型和片剂型后，观测不同时间血液中的药物浓度情况。可见，同一患者对药物的反应上更趋一致性，试验结果也更具有可比性。

一个受试者同时接受一个处理因素 A 和一个时间因素 C 的各个组合下的试验，称为两个重复测量因素的试验。设因素 A 有 g 个水平，时间因素 C 有 p 个时间点，我们简单地介绍下两个重复测量因素的方差分析的模型：

$$y_{mij} = \mu + \gamma_m + \tau_j + \pi_i + (\gamma\tau)_{mj} + (\gamma\pi)_{mi} + (\tau\pi)_{ij} + e_{mij} \tag{16-8}$$

γ_m 为处理因素 A 第 m 个水平的效应（$m=1,\cdots,g$），τ_j 为时间因素 C 第 j 个时间点效应（$j=1,\cdots,p$），π_i 为第 i 个受试者的效应，$(\gamma\tau)_{mj}$ 为处理因素 A 第 m 个水平和时间因素 C 第 j 个时间点的交互效应，$(\gamma\pi)_{mi}$ 为处理因素 A 第 m 个水平和第 i 个受试者交互效应，$(\tau\pi)_{ij}$ 为第 i 个受试者与第 j 个时间点的交互效应，e_{mij} 为随机误差项。

两个重复测量因素的方差分析，也可对处理因素 A、时间因素 C 以及两者的交互效应进行假设检验，其方差分析的计算比较复杂，这里不再给出详细的计算公式。本章将在 16.6 节实例分析中，采用给出统计软件给出例 16-3 的分析过程和结果。

3. 多元方差分析

多元方差分析也称为多变量方差分析(multivariate analysis of variance MANOVA)。与单变量方差分析不同的是,多元方差分析将 p 个时间点看成 p 维变量,而不是看成一个时间变量的 p 个水平。

多元方差分析要求 p 个时间点的观测值存在相关关系,但对协方差矩阵没有条件限制,因此不满足球形检验的重复测量资料都可采用该方法进行处理。另外,多元方差分析还要求结果变量 $y_i=(y_{i1}, y_{i2}, \cdots, y_{ip})'$ 的总体服从多元正态分布。

与单变量方差分析相同,多元方差分析也是将总变异分解为组间变异和组内变异,此时,总离均差平方和矩阵 T 分解为组间离差 H 和组内离差阵 E,即 $T=H+E$,根据相关统计量的分布即可进行统计推断。多变量方差分析中所用的四种统计量,分别是 Wilks' $\lambda(\Lambda)$,Pillai's 迹(V),Hotelling-Lawley 迹(U) 和 Roy's 最大根(λ_{max}),它们都是以提出该统计量学者的名字命名。其计算公式分别为:

(1) Wilks' λ:

$$\Lambda = \frac{|E|}{|H+E|} = \prod_{j=1}^{p}(1+\lambda_j)^{-1}$$

(2) Pillai's 迹:

$$V = tr\left(\frac{E}{H+E}\right) = \prod_{j=1}^{p}\left(\frac{\lambda_j}{1+\lambda_j}\right)$$

(3) Hotelling-Lawley 迹:

$$U = \prod_{j=1}^{p}(\lambda_j)$$

(4) Roy's 最大根:

$$\lambda_{max} = \lambda_1$$

其中,$\lambda_1 \geq \lambda_2 \geq \cdots \geq \lambda_p \geq 0$ 为矩阵 $E^{-1}H$ 的一组有序特征根。为了计算方便,这四种统计量通常都被转换为 F 分布。具体可见第 2 章多变量方差分析的内容。

连续性重复测量资料的方差分析方法有两种:单变量方差分析和多元方差分析。具体可小结如下:

(1) 多元方差分析的结果变量为向量 $y_i=(y_{i1}, y_{i2}, \cdots, y_{ip})'$,而单变量方差分析的结果变量只有一个 y_{ij}。

(2) 单变量方差分析的协方差矩阵需满足球形对称性,多元方差分析对协方差矩阵没有限定,但结果变量要满足多元正态性。

(3) 不满足球形检验的重复测量资料,可采用单变量方差分析的 Greenhouse-Geisser 或 Huynh-Feldt 校正方法,也可采用多变量方差分析。

一般来说,任何连续性重复测量资料都可用多元方差分析,但球形检验 P 值较大时,最好采用单变量方差分析,当协方差结构不满足球形检验时,则采用多元方差分析或单变量方差分析的校正方法。

16.3 广义估计方程模型 Generalized Estimating Equations

重复测量资料需要考虑到不同时间点测量值的变量类型。当观测值是二分类(如例

16-4)或多分类时,正态性假设已不再合适,16.2 节所介绍的方差分析方法已难以解决这一问题. 对于观测值为分类变量的情形,通常可采用广义线性模型来进行分析. 但由于重复测量资料的组内相关性,一般的广义线性模型也难以处理这一问题. 于是,1986 年 Liang & Zeger 改进了广义线性模型,提出了广义估计方程(generalized estimating equations,GEE),用于重复测量资料的分析.

1. GEE 模型介绍

广义估计方程是一种基于拟似然估计(quasi-likelihood estimation)的半参数统计方法,是广义线性模型在重复测量资料上的推广. 考虑每个受试者都在 p 个时间点上被观测,y_{ij} 为第 $i(i=1,\cdots,n)$ 个受试者在第 $j(j=1,\cdots,p)$ 个时间点的观测值,相应的协变量记为 $X_{ij}=(x_{ij1},x_{ij2},\cdots,x_{ijm})'$. 不同受试者之间的观测值的相互独立,同一受试者的多次观测值组内相关. GEE 模型的基本结构如下:

(1) y_{ij} 的期望为 $E(y_{ij})$,有:

$$E(y_{ij})=\mu_{ij}, g(\mu_{ij})=\beta_0+\beta_1 x_{ij1}+\beta_2 x_{ij2}+\cdots+\beta_m x_{ijm} \tag{16-9}$$

其中,$g(\mu_{ij})$ 为联接函数(link function),可根据数据类型选取合适的联接函数,经过该函数变换后数据符合正态分布. $\beta=(\beta_0,\beta_1,\cdots,\beta_m)'$ 为模型待估计的 $m\times 1$ 维参数向量.

(2) y_{ij} 的方差为 $\mathrm{Var}(y_{ij})$,有

$$\mathrm{Var}(y_{ij})=v(\mu_{ij})\phi$$

其中,$v(\mu_{ij})$ 为已知函数,表示均数和方差之间的函数关系,ϕ 为未知的尺度参数(scale parameter).

(3) 第 i 个受试者的 p 个时间点观测值的相关性,可用 $p\times p$ 维"作业相关矩阵(working correlation matrix)" $R_i(\alpha)$ 来表示. $R_i(\alpha)$ 由参数 α 所决定,称 α 为相关参数(correlated parameter).

例,对等相关结构(式 16-2)中的相关系数有

$$\rho_{st}=\begin{cases}1 & s=t \\ \alpha & s\neq t\end{cases}$$

对相邻相关结构(式 16-3)有

$$\rho_{st}=\begin{cases}1 & s=t \\ \alpha & 0<|s-t|\leq 2 \\ 0 & |s-t|>2\end{cases}$$

对一阶自相关(式 16-3)有

$$\rho_{st}=\begin{cases}1 & s=t \\ \alpha^{|s-t|} & s\neq t\end{cases}$$

(4) $R_i(\alpha)$ 对应的作业协方差阵(working covariance matrix)为

$$V_i=\phi A_i^{\frac{1}{2}} R_i(\alpha) A_i^{1/2}$$

其中,A_i 为 $p\times p$ 维对角矩阵,其对角线元素为 $v(\mu_{ij})$.

按 Liang & Zeger(1986)的定义,构造广义估计方程为:

$$\sum_{i=1}^{n}\frac{\partial\mu_i^T}{\partial\beta}V_i^{-1}(Y_i-\mu_i)=0 \tag{16-10}$$

其中,$Y_i=(y_{i1},y_{i2},\cdots,y_{ip})'$,$\mu_i=(\mu_{i1},\mu_{i2},\cdots,\mu_{ip})'$.

2. GEE 参数估计

广义估计方程模型中有三类待估参数：协变量的系数 $\beta=(\beta_0,\beta_1,\cdots,\beta_m)'$、尺度参数 ϕ 和相关参数 α。ϕ 和 α 都是 β 的函数，因此只有得到 β 的估计值后，才能得到 ϕ 和 α 的解。因此，广义估计方程要采用迭代法进行数值计算。具体计算步骤如下：

（1）假设多个测量值之间无相关性，按广义线性模型计算 β 的估计值，作为迭代运算的初始值。

（2）计算 $\hat{\mu}_{ij}$、模型的 Pearson 残差，从而得到 ϕ、α 的估计值。

$$\hat{\mu}_{ij}=g^{-1}(\beta_0+\beta_1 x_{ij1}+\beta_2 x_{ij2}+\cdots+\beta_m x_{ijm})$$

$$r_{ij}=\frac{y_{ij}-\hat{\mu}_{ij}}{\sqrt{v(\hat{\mu}_{ij})}}=\frac{\hat{e}_{ij}}{\sqrt{v(\hat{\mu}_{ij})}}$$

$$\hat{\phi}=\frac{1}{np}\sum_{i=1}^{n}\sum_{j=1}^{p}r_{ij}^2$$

α 的估计与相关结构有关，如对于等相关结构有

$$\hat{\alpha}=\frac{1}{np(p-1)\hat{\phi}}\sum_{i=1}^{n}\sum_{j\neq k}r_{ij}r_{ik}$$

（3）计算协方差阵 V_i。

（4）修正参数 β。

$$\beta_{k+1}=\beta_k-\left[\sum_{i=1}^{n}\left(\frac{\partial\mu_i^T}{\partial\beta}\right)'V_i^{-1}\left(\frac{\partial\mu_i^T}{\partial\beta}\right)\right]^{-1}\left[\sum_{i=1}^{n}\left(\frac{\partial\mu_i^T}{\partial\beta}\right)'V_i^{-1}(Y_i-\mu_i)\right]_{|\beta=\beta_k}$$

（5）迭代直至收敛。

该算法可到参数 β 的一致性估计。广义估计方程的求解过程非常复杂，通常使用统计软件来实现，SAS 软件中 proc genmod 过程可进行重复测量数据的统计分析。

16.4　潜变量增长曲线模型　Latent Growth Curve Model

在许多纵向研究中，人们通常关心个体某一属性的平均水平随时间的变化趋势。例如，接受人工护理的成年残疾人的挫折感是否随时间而增加，这种随时间发生的变化符合哪种线性或非线性的方程，此过程中个体间的变化是否存在差异等。

本节将介绍一种基于结构方程模型的统计方法——潜变量增长曲线模型（latent growth curve model, LGM），该模型通过潜变量来描述重复测量变量的发展特征，不仅对整体的增长趋势进行分析，还对增长趋势存在的个体差异进行分析。

先简单介绍潜变量增长曲线模型的基本原理。若考虑观测值随时间的变化趋势，可首先考虑简单的线性回归模型：

$$y_{ij}=\pi_{0i}+\pi_{1i}T_j+\varepsilon_{ij} \tag{16-11}$$

其中，y_{ij} 为第 i 个观测对象在第 j 次的观测值（$i=1,2,\cdots,n$，$j=1,2,\cdots,p$）。T_j 为固定的时间点（$T_1=0$，$T_j=T_{j-1}+1$），ε_{ij} 为第 i 个观测对象在第 j 次观测的误差项。通常定义个体间 ε_{ij} 相互独立，个体内 ε_{ij} 的协方差矩阵有

$$\text{Cov}\begin{bmatrix}\varepsilon_{i1}\\ \varepsilon_{i2}\\ \vdots \\ \varepsilon_{ip}\end{bmatrix}=\sigma^2\begin{bmatrix}\sigma^2_{\varepsilon_1} & 0 & \cdots & 0 \\ 0 & \sigma^2_{\varepsilon_2} & \cdots & 0 \\ \vdots & \vdots & \vdots & \vdots \\ 0 & 0 & \cdots & \sigma^2_{\varepsilon_p}\end{bmatrix}_{p\times p}$$

π_{0i} 为截距, 代表第 i 个观测对象在 $T_1=0$ 的初始状态; π_{1i} 为斜率, 代表第 i 个观测对象观测值随时间变化的线性增长率.

若将 π_{0i} 和 π_{1i} 考虑为固定参数, 就需要对所有的 π_{0i} 和 $\pi_{1i}(i=1,2,\cdots,n)$ 进行参数估计, 计算过程非常复杂. 另一想法是将 π_{0i} 和 π_{1i} 视为随机变量, 即:

$$\begin{bmatrix}\pi_{0i}\\ \pi_{1i}\end{bmatrix}=N\left(\begin{bmatrix}\mu_{\pi_0}\\ \mu_{\pi_1}\end{bmatrix},\begin{bmatrix}\sigma^2_{\pi_0} & \sigma_{\pi_0\pi_1}\\ \sigma_{\pi_0\pi_1} & \sigma^2_{\pi_1}\end{bmatrix}\right)$$

π_{0i} 和 π_{1i} 的联合分布服从二元正态分布, 不同观察对象 i 对应的截距和斜率不同.

因此, 两因子线性增长模型(two-factor linear growth model) LGM 模型可描述如下:

(1) 式 16-11 给出了观测值 y_{ij} 随时间 T_j 的线性变化模型, 并通过 π_{0i} 和 π_{1i} 描述观测值随时间变化的相关特征.

(2) π_{0i} 和 π_{1i} 称为 LGM 模型的潜变量或因子, 服从二元正态分布. 对 π_{0i} 和 π_{1i} 有:

$$\begin{bmatrix}\pi_{0i}\\ \pi_{1i}\end{bmatrix}=\begin{bmatrix}\mu_{\pi_0}\\ \mu_{\pi_1}\end{bmatrix}+\begin{bmatrix}\zeta_{0i}\\ \zeta_{1i}\end{bmatrix}$$

其中残差 ζ_{0i}、ζ_{1i} 的协方差阵为:

$$\text{Cov}\begin{bmatrix}\zeta_{0i}\\ \zeta_{1i}\end{bmatrix}=\begin{bmatrix}\sigma^2_{\pi_0} & \sigma_{\pi_0\pi_1}\\ \sigma_{\pi_0\pi_1} & \sigma^2_{\pi_1}\end{bmatrix}$$

可见, LGM 模型不仅关心潜变量 π_{0i} 和 π_{1i} 的平均水平, 也探讨 π_{0i} 和 π_{1i} 的变异情况; 不仅对整体随时间的增长趋势进行分析, 也对增长趋势中存在的个体变异进行分析. 若为四次测量的情形 ($t=1、2、3、4$), LGM 模型可表示为式 16-12 和图 16-1:

$$\begin{aligned}y_{i1}&=\pi_{0i}+\pi_{1i}T_1+\varepsilon_{i1}\\ y_{i2}&=\pi_{0i}+\pi_{1i}T_2+\varepsilon_{i2}\\ y_{i3}&=\pi_{0i}+\pi_{1i}T_3+\varepsilon_{i3}\\ y_{i4}&=\pi_{0i}+\pi_{1i}T_4+\varepsilon_{i4}\\ \pi_{0i}&=\mu_{\pi_0}+\zeta_{0i}\\ \pi_{1i}&=\mu_{\pi_1}+\zeta_{1i}\end{aligned} \quad (16\text{-}12)$$

若将式 16-12 写成矩阵的形式, 有:

$$\begin{bmatrix}y_{i1}\\ y_{i2}\\ y_{i2}\\ y_{i4}\end{bmatrix}=\begin{bmatrix}0\\ 0\\ 0\\ 0\end{bmatrix}+\begin{bmatrix}1 & T_1\\ 1 & T_2\\ 1 & T_3\\ 1 & T_4\end{bmatrix}\begin{bmatrix}\pi_{0i}\\ \pi_{1i}\end{bmatrix}+\begin{bmatrix}\varepsilon_{i1}\\ \varepsilon_{i2}\\ \varepsilon_{i3}\\ \varepsilon_{i4}\end{bmatrix}$$

$$\begin{bmatrix}\pi_{0i}\\ \pi_{1i}\end{bmatrix}=\begin{bmatrix}\mu_{\pi_0}\\ \mu_{\pi_1}\end{bmatrix}+\begin{bmatrix}\zeta_{0i}\\ \zeta_{1i}\end{bmatrix}$$

不难发现, 上式可化为多层线性模型的矩阵形式:

$$\vec{Y}=\vec{\tau}_y+\Lambda_y\vec{\eta}+\vec{\varepsilon}; \vec{\eta}=\vec{\alpha}+\Gamma\vec{\xi}+B\vec{\eta}+\vec{\zeta}$$

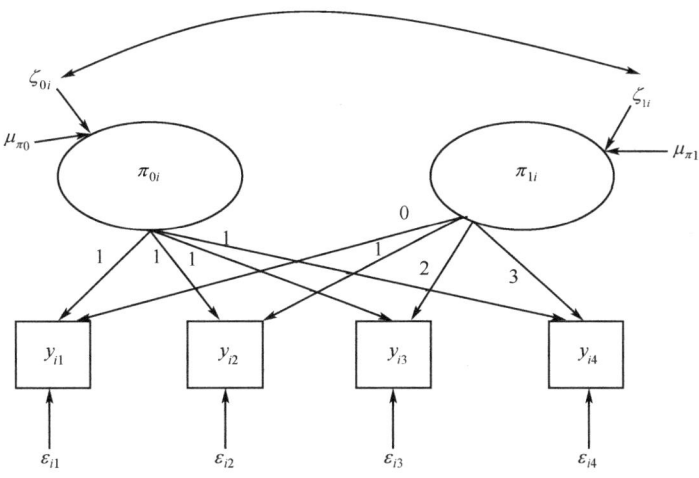

图 16-1 潜变量曲线增长曲线模型

其中,潜变量 $\vec{\eta} = \begin{bmatrix} \pi_{0i} \\ \pi_{1i} \end{bmatrix}$,参数矩阵有

$$\vec{\tau}_y = \begin{bmatrix} 0 \\ 0 \\ 0 \\ 0 \end{bmatrix}, \Lambda_y = \begin{bmatrix} 1 & T_1 \\ 1 & T_2 \\ 1 & T_3 \\ 1 & T_4 \end{bmatrix}, \vec{\alpha} = \begin{bmatrix} \mu_{\pi_0} \\ \mu_{\pi_1} \end{bmatrix}, \Gamma = \begin{bmatrix} 0 & 0 \\ 0 & 0 \end{bmatrix}, B = \begin{bmatrix} 0 & 0 \\ 0 & 0 \end{bmatrix}$$

可见,潜变量曲线增长模型是多层线性模型的特例.

此外,对于多个时间点的重复测量资料,也可采用非线性的增长趋势曲线进行描述,通常有两种方法.一种是采用多项式来定义曲线的类型,增加描述二次甚至高阶信息的潜变量;二是对式 16-11 中的 $\pi_{1i}T_j$ 项,改变其因子负荷为 F_3 和 F_4,如下式所示:

$$y_{i1} = \pi_{0i} + \pi_{1i}T_1 + \varepsilon_{i1}$$
$$y_{i2} = \pi_{0i} + \pi_{1i}T_2 + \varepsilon_{i2}$$
$$y_{i3} = \pi_{0i} + F_3\pi_{1i}T_3 + \varepsilon_{i3}$$
$$y_{i4} = \pi_{0i} + F_4\pi_{1i}T_4 + \varepsilon_{i4}$$

潜变量增长曲线模型的参数估计比较复杂,通常采用统计软件进行分析,常用的软件有 SEM、Lisrel、AMOS、MPLUS 和 SAS 等.

16.5 时间序列分析简介 Introduction to Time Series Analysis

时间序列是按照时间顺序排列的、随时间变化且相互关联的纵向数据.最早的时间序列分析可追溯到 7000 年前的古埃及,古埃及人记录每天尼罗河的涨落情况,就构成了时间序列.对时间序列进行观察、研究、找寻其发展变化的规律,预测其未来的走势就是时间序列分析.

时间序列分析在许多领域都有十分重要的应用,尤其在预测和控制应用方面,有着其他方法不可比拟的优点.本节将介绍时间序列分析的基本内容,包括 ARMA 模型以及对 ARMA 模型进行建模的方法.

1. ARMA 模型

ARMA 模型的全称是自回归滑动平均模型(auto regression moving average model). 可分为三种类型:AR 模型(auto regression model)、MA 模型(moving average model)和 ARMA 模型. ARMA 模型通常用来拟合平稳随机序列,首先引入平稳随机序列的概念.

设随机序列 $\{X_t, t=0,\pm 1,\pm 2,\cdots\}$ 满足:

(1) $E[X_t]=\mu$,μ 为常数;

(2) $E[(X_t-\mu)(X_s-\mu)]=\gamma_{t,s}$,

$\gamma_{t+k,s}=\gamma_k(k=0,\pm 1,\pm 2,\cdots)$,与时间 t 无关.

则称 X_t 为平稳时间序列.

平稳白噪声序列是最基本的平稳序列,即平稳序列 $\{\varepsilon_t, t=0,\pm 1,\pm 2,\cdots\}$ 的自协方差函数 γ_k 满足

$$\gamma_k=\sigma^2\delta_{k,0}=\begin{cases}0 & k\neq 0\\ \sigma^2 & k=0\end{cases}$$

其中,$\delta_{k,0}$ 当 $k=0$ 时为 1,当 $k\neq 0$ 时为 0. 平稳白噪声序列的方差是常数 σ^2,任两个不同时间点之间不相关.

下面介绍 ARMA 模型的定义.

(1) AR(p)序列

设 $\{X_t, t=0,\pm 1,\pm 2,\cdots\}$ 是零均值平稳序列,满足下列模型:

$$X_t=\varphi_1 X_{t-1}+\cdots+\varphi_p X_{t-p}+\varepsilon_t$$

其中,ε_t 是零均值、方差为 σ_ε^2 的平稳白噪声,则称 X_t 是阶数为 p 的自回归序列,简记为 AR(p)序列,而 $\varphi=(\varphi_1,\varphi_2,\cdots,\varphi_p)'$ 称为自回归参数向量,$\varphi_j(j=1,\cdots,p)$ 称为自回归系数.

(2) MA(q)序列

设 $\{X_t, t=0,\pm 1,\pm 2,\cdots\}$ 是零均值平稳序列,满足下列模型:

$$X_t=\varepsilon_t-\theta_1\varepsilon_{t-1}-\cdots-\theta_q\varepsilon_{t-q}$$

其中,ε_t 是零均值、方差为 σ_ε^2 的平稳白噪声,则称 X_t 是阶数为 q 的滑动平均序列,简记为 MA(q)序列,而 $\theta=(\theta_1,\theta_2,\cdots,\theta_q)'$ 称为滑动平均参数向量,$\theta_j(j=1,\cdots,q)$ 称为滑动平均系数.

(3) ARMA(p,q)序列

设 $\{X_t, t=0,\pm 1,\pm 2,\cdots\}$ 是零均值平稳序列,满足下列模型:

$$X_t-\varphi_1 X_{t-1}-\cdots-\varphi_p X_{t-p}=\varepsilon_t-\theta_1\varepsilon_{t-1}-\cdots-\theta_q\varepsilon_{t-q}$$

其中,ε_t 是零均值、方差为 σ_ε^2 的平稳白噪声,则称 X_t 是阶数为(p,q)的自回归滑动平均序列,简记为 ARMA(p,q)序列. 当 $q=0$ 时,它为 AR(p)序列;当 $p=0$ 时,它为 MA(q)序列.

前面介绍的都是描述平稳序列的 ARMA 模型,还有一种特殊的非平稳序列,只要进行一阶或多阶差分就能转化为平稳序列.

1 阶差分表示为 $\nabla X_t=X_t-X_{t-1}=(1-B)X_t$,$d$ 阶差分表示为 $\nabla^d X_t=(1-B)^d X_t$. 下面给出求和自回归滑动平均模型(auto regressive integrated moving average,ARIMA)的定义.

设 $\{X_t, t=0,\pm 1,\pm 2,\cdots\}$ 是非平稳序列,若存在正整数 d,使得 $\nabla^d X_t=W_t$. 其中 $\{W_t, t=0,\pm 1,\pm 2,\cdots\}$ 是 ARMA(p,q)序列,则称 X_t 为 ARIMA 序列.

2. ARMA 模型的建模

在实际问题中,若用 ARMA 模型对时间序列进行建模,就需要对模型进行定阶,并对模

型参数 $\varphi=(\varphi_1,\varphi_2,\cdots,\varphi_p)'$ 及 $\theta=(\theta_1,\theta_2,\cdots,\theta_q)'$ 进行估计. 通常 ARMA(p,q) 模型的分析步骤如下:

(1) ARMA 模型的定阶或识别(Identification):对于 ARMA 模型的阶数(p,q),定阶的方法一般有两种,一种是根据数据的统计特征自相关函数和偏自相关函数,另一种是根据信息准则如 AIC、BIC.

ARMA 模型的自相关函数和偏相关函数有如下特点,见表 16-7.

表 16-7 ARMA 模型的自相关函数和偏相关函数的特点

	AR(p)	MA(q)	ARMA(p,q)
自相关函数	拖尾	q 步截尾	拖尾
偏自相关函数	p 步截尾	拖尾	拖尾

因此,可计算平稳时间序列自相关函数 ρ_k 和偏自相关函数 $\phi_{kk}(0<k<n)$ 来选择适当的阶数对 ARMA(p,q) 模型进行拟合. 然而,这个定阶的原则在操作上有一定的困难. 研究发现,当样本 n 充分大时,$\hat{\rho}_k$ 和 $\hat{\phi}_{kk}$ 都近似服从正态分布 $N(0,1/n)$,因而可利用 2 倍标准差的范围 $(-2/\sqrt{n},2/\sqrt{n})$ 辅助判断自相关函数 ρ_k 和偏自相关函数 ϕ_{kk} 是否截尾. 如,自相关函数最初的 d 阶明显大于 2 倍标准差范围,大于 d 的阶数对应的 $\hat{\rho}_k$ 几乎 95% 都落在 2 倍标准差范围内,且非零自相关函数衰减的过程非常突然,此时可认为自相关函数 d 阶截尾.

另一种定阶的方法为 AIC 和 BIC 准则. AIC 准则的全称为最小信息准则(an information criterion),是基于拟合的似然函数最大而未知参数最少的思想提出来的. 中心化 ARMA(p,q) 模型的 AIC 函数为:

$$AIC = n\ln(\hat{\sigma}_\varepsilon^2) + 2(p+q+1)$$

非中心化 ARMA(p,q) 模型的 AIC 函数为:

$$AIC = n\ln(\hat{\sigma}_\varepsilon^2) + 2(p+q+2)$$

AIC 准则中拟合误差的信息会受到样本量的影响,当样本量趋向无穷时,由 AIC 准则选择的模型不收敛于真实模型. 为了弥补 AIC 准则的不足,Akaike 提出了 BIC 准则,中心化 ARMA(p,q) 模型的 BIC 函数为:

$$BIC = n\ln(\hat{\sigma}_\varepsilon^2) + \ln(n)(p+q+1)$$

非中心化 ARMA(p,q) 模型的 BIC 函数为:

$$AIC = n\ln(\hat{\sigma}_\varepsilon^2) + \ln(n)(p+q+2)$$

通过检验模型,使 AIC 函数或 BIC 函数达到最小的模型阶数为相对最优.

(2) 模型参数的估计:ARMA 模型的参数 $\varphi=(\varphi_1,\varphi_2,\cdots,\varphi_p)'$ 及 $\theta=(\theta_1,\theta_2,\cdots,\theta_q)'$ 的估计,主要有三种方法:矩估计、极大似然估计和最小二乘估计.

矩估计通常作为初始估计引入模型. 矩估计通过自相关函数和自协方差函数的递推关系,将自相关函数展成一系列方程,通过求解 Yule-Walker 方程得到 ARMA 模型的参数. 矩估计方法较为简单精度却不大.

极大似然估计通过建立未知参数和样本的似然函数($p+q+1$ 个超越方程),通过复杂的迭代计算,求出未知参数的极大似然估计. 极大似然估计充分地应用了每一个观察值提供的信息,因而估计精度高,还具有一致性、渐近正态性和渐近有效性等很多优良的统计性质.

最小二乘估计通过计算残差平方和,使残差平方和达到最小的参数值即为最小二乘估计值.同极大似然估计一样,模型参数的最小二乘估计也要通过迭代法求出,精度也很高.

(3) 模型的检验:参数估计后需要对拟合后模型的显著性进行检验.一个好模型的显著性体现在其提取的信息是否充分,残差项是否不再蕴含任何相关信息,即残差序列是否为白噪声序列.因此,ARMA 模型的显著性检验就是残差序列的白噪声检验,通常采用 Ljung-Box 的 χ^2 检验统计量.如果拒绝原假设,说明残差中还残留相关信息,拟合模型不显著,需要进一步优化.

(4) ARMA 模型的预测:预测是指根据过去和现在的样本对序列未来时刻取值进行估计.时间序列的 l 步预测,是根据 $\{X_k, X_{k-1}, \cdots\}$ 的观测值对未来 $k+l$ 时刻的随机变量 $X_{k+l}(l>0)$ 进行估计.在所有线性预测中,最小均方误差预测 $\hat{X}_k(l)$ 为:

$$\hat{X}_k(l) = E[X_{k+l} | X_k, X_{k-1}, \cdots]$$

相应的预报差分方程为:

$$\hat{X}_k(l) = \varphi_1 \hat{X}_k(l-1) + \cdots + \varphi_p \hat{X}_k(l-q)$$

可见,ARMA 模型的时序分析,首先要对模型进行识别和定阶,判断其是 AR(p)、MA(q)、ARMA(p,q) 中的哪种类别,估计阶数 p,q;然后对模型参数进行估计,并对模型显著性进行检验,判断 ε_t 是否为平稳白噪声;最后对时间序列进行 l 步预测.

目前,常用的统计软件 SAS、SPSS 和 BMDP 都含有时间序列分析过程,可以对几种常见的时间序列模型进行统计分析.

16.6 实例分析 Example Analysis

1. 纵向(重复测量)资料的方差分析

【例 16-5】 本章 16.1 节资料.

【分析】 该研究目的是对比不同剂型(胶囊型和片剂型)的某种药物在体内的代谢速度,对被试服药后的血药浓度在 5 个时间点上进行重复测量,即重复测量有 5 个水平.剂型对代谢速度的效应属于组间效应,测量时间效应及其与剂型的交互作用属于组内效应.采用 SPSS 16.0 软件实现纵向(重复测量)资料的方差分析,并进行统计学检验.

【操作】 SPSS 实现纵向(重复测量)资料的方差分析步骤.

1) 变量设置.

A. 编号 id:数值型,是各处理组被试的编号.

B. 药物剂型 type:字符型(用 a、b 表示两种药物)或数值型(用 1、2 表示两种药物),本节选择后者.1 为胶囊型,2 为片剂型.

C. 不同时间点的血药浓度 time1-time5:数值型,研究的反映变量,分别反映服药后 1h、2h、4h、6h、8h 后的血药浓度.

2) 数据整理及输入,见图 16-2.

3) Repeated Measures 过程界面说明

A. Define Factor(s) 对话框:通过菜单 Analyze → General Linear Model → Repeated Measures 调出该对话框,如图 16-3,说明见表 16-8.

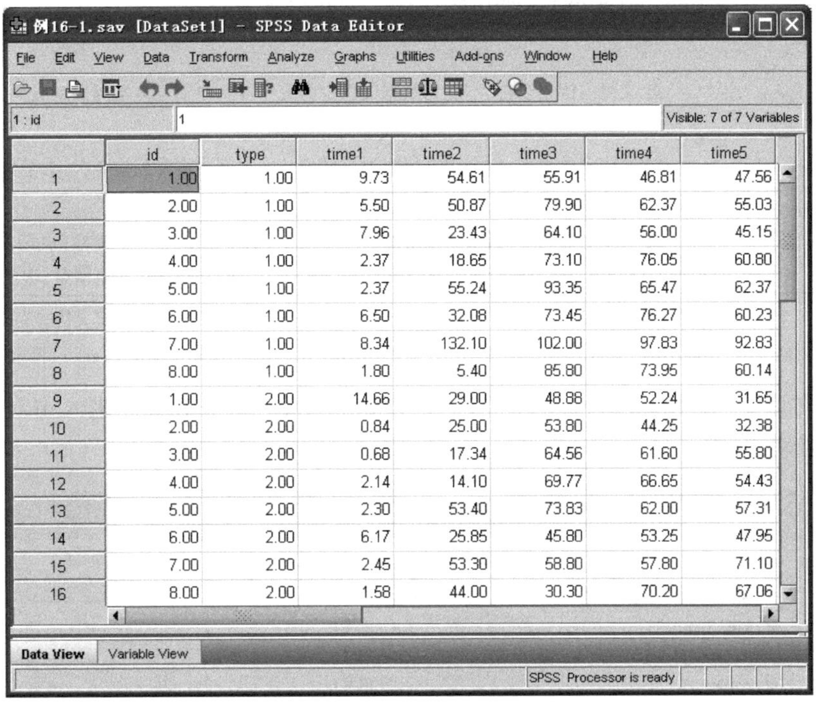

	id	type	time1	time2	time3	time4	time5
1	1.00	1.00	9.73	54.61	55.91	46.81	47.56
2	2.00	1.00	5.50	50.87	79.90	62.37	55.03
3	3.00	1.00	7.96	23.43	64.10	56.00	45.15
4	4.00	1.00	2.37	18.65	73.10	76.05	60.80
5	5.00	1.00	2.37	55.24	93.35	65.47	62.37
6	6.00	1.00	6.50	32.08	73.45	76.27	60.23
7	7.00	1.00	8.34	132.10	102.00	97.83	92.83
8	8.00	1.00	1.80	5.40	85.80	73.95	60.14
9	1.00	2.00	14.66	29.00	48.88	52.24	31.65
10	2.00	2.00	0.84	25.00	53.80	44.25	32.38
11	3.00	2.00	0.68	17.34	64.56	61.60	55.80
12	4.00	2.00	2.14	14.10	69.77	66.65	54.43
13	5.00	2.00	2.30	53.40	73.83	62.00	57.31
14	6.00	2.00	6.17	25.85	45.80	53.25	47.95
15	7.00	2.00	2.45	53.30	58.80	57.80	71.10
16	8.00	2.00	1.58	44.00	30.30	70.20	67.06

图 16-2　Data View 窗口数据录入

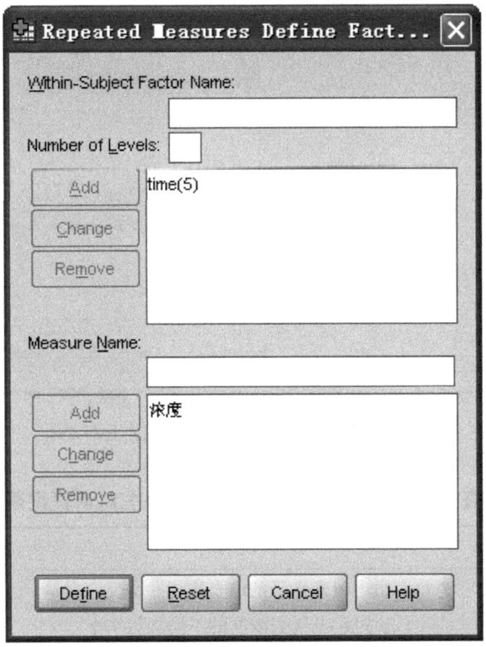

图 16-3　Repeated Measures 过程的 Define Factor(s)对话框

表 16-8　Repeated Measures 过程的 Define Factor(s) 对话框说明

选项	说明	备注
Within-Subject Factor Name*	定义组内因素名称,不能为数据文件中的变量名	本例中重复测量因素定义为 time
Number of Level	定义因素的水平,每个水平代表对被试的一次观测	本例中重复测量 5 次,水平数为 5
Measure Name	定义测量的名称,当重复测量的反应变量多于 1 个时,可进行多变量重复测量分析	本例虽仅有一个指标(血药浓度),为后面的结果表述的更清楚,定义为"浓度"

* 当含有多个重复测量因素时,定义组内因素的顺序很重要,后面定义的因素从属于前面定义因素的一个水平.如:患者血压重复测量 5 周,每周的周一、周三、周五测量 3 次,即每周都有 3 个水平,应先定义周(week),再定义天(day).

B. 主对话框:在 Define Factor(s) 对话框设置完成后,单击 Define 进入主对话框,如图 16-4,说明见表 16-9.

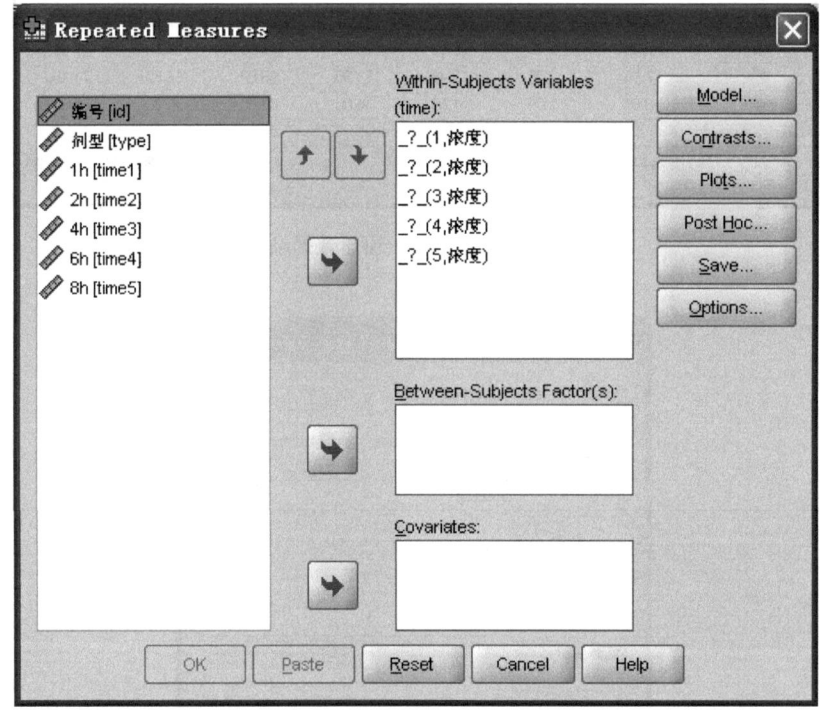

图 16-4　Repeated Measures 过程主对话框

表 16-9　Repeated Measures 过程主对话框说明

选项	说明	备注
Within-Subject Variable(time)	为每个组内因素水平的组合选择一个反应变量(n,浓度)n 代表浓度的不同测量水平	选定 time1~time5 分别对应浓度的 5 个水平.必需选项
Between-Subjects Factor(s)	选择一个或多个组间因素	本例中剂型(type)是处理因素.非必需选项
Covariate	定义协变量	非必需选项

C. Model 子对话框:在主窗口单击 Model…进入该窗口,如图 16-5,说明见表 16-10.该

对话框与一元方差分析的 Model 子对话框最大的区别是将因素效应分级,分为组内效应和组间效应.

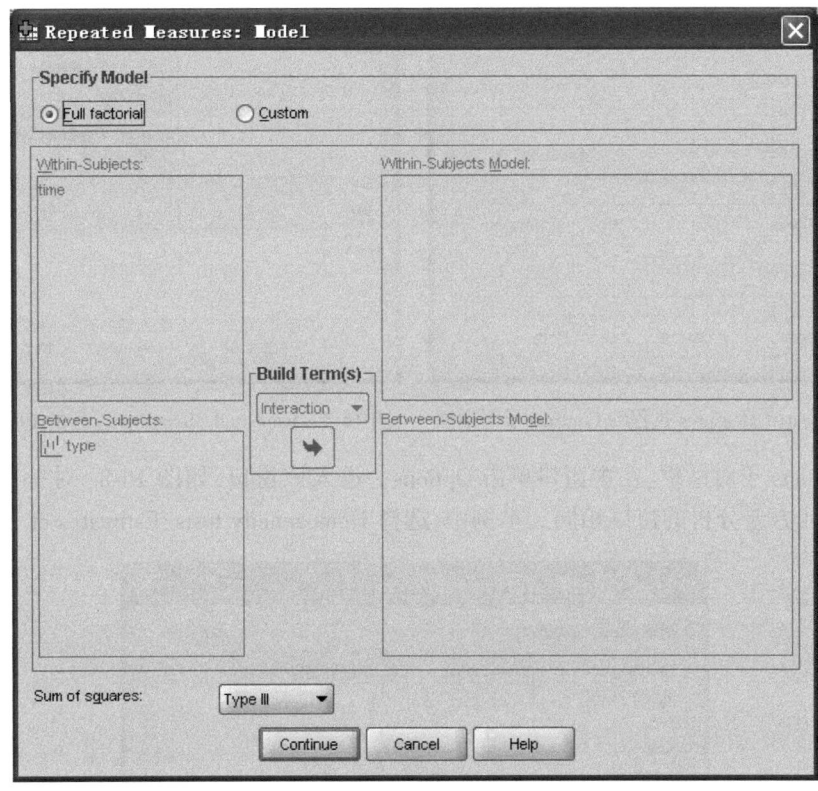

图 16-5 Repeated Measures 过程的 Model 子对话框

表 16-10 Repeated Measures 过程的 Model 子对话框说明

选项	说明	备注
Specify Model		
Full factorial	模型中含有截距项、各处理因素及协变量的主效应及所有因素的交互作用.但不包含协变量与处理因素的交互作用	为系统默认的方式,本例无需改动
Custom	允许自由定制模型中的主效应及交互效应	
Within-Subjects Model	设定组内效应项	
Between-Subjects Model	设定组间效应项	
Sum of squares:	与其他方差分析相同	本例采用系统默认 Type Ⅲ

D. Contrast 子对话框:在主窗口单击 Contrast…进入该窗口,如图 16-6. 该对话框与一元方差分析的 Contrast 子对话框最大的区别是默认对重复测量因素(time)进行对比(Polynomial)检验,分析重复测量变量(浓度)随时间的变化趋势.

E. Plots 子对话框:在主窗口单击 Plots…进入该窗口,如图 16-7. 绘制轮廓图,与多元方差分析相同,此处用于分析不同处理(剂型)的血药浓度随时间的变化趋势,及处理和时间有无交互作用,不平行说明存在交互作用.

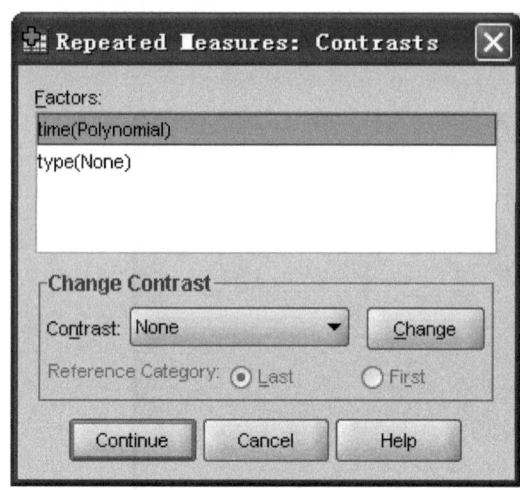 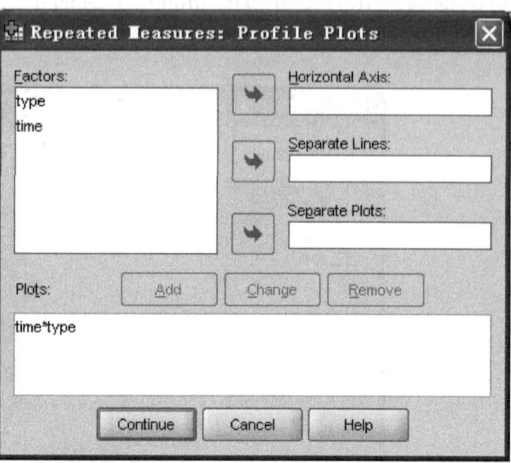

图 16-6　Repeated Measures 过程的 Contrast 子对话框　　图 16-7　Repeated Measures 过程的 Plots 子对话框

F. Options 子对话框：在主窗口单击 Options…进入该窗口，如图 16-8。对一些选项进行设置，与多元方差分析的窗口相同。本例中，选择 Homogeneity tests、Estimates of effect size.

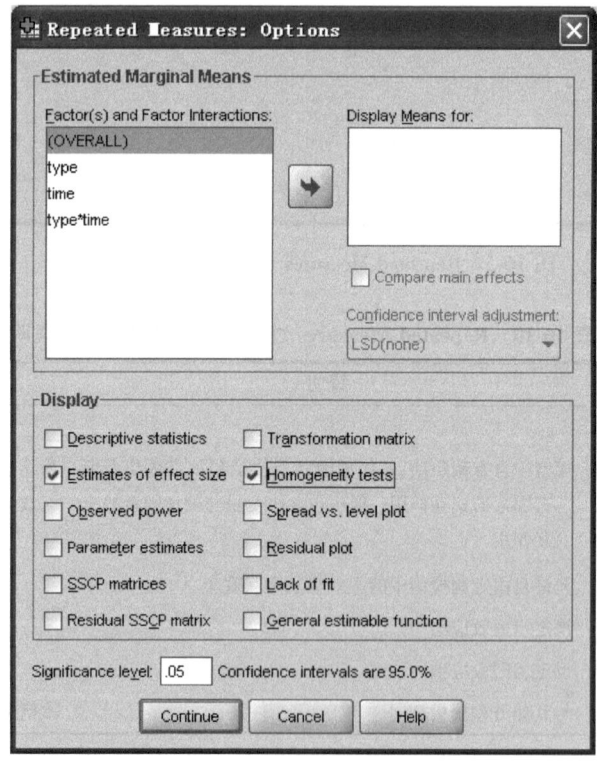

图 16-8　Repeated Measures 过程的 Options 子对话框

Post Hoc 子对话框和 Save 子对话框与一元和多元方差分析的窗口相同，在此不再赘述。

【输出结果解释】

1) 组内因素和组间因素

组内因素表:测量为浓度,因素为 time,水平数为 5,分别对应 time1~time5.

Within-Subjects Factors
Measure:浓度

time	Dependent Variable
1	time1
2	time2
3	time3
4	time4
5	time5

Between-Subjects Factors

		Value Label	N
剂型	1.00	胶囊型	8
	2.00	片剂型	8

组间因素表:因素为剂型,两个水平:胶囊型(1.00)、片剂型(2.00).

2) Box's M 组间方差-协方差矩阵齐性检验.

Box's Test of Equality of Covariance Matrices[a]

Box's M	35.983
F	1.439
df1	15
df2	789.158
Sig.	.122

Tests the null hypothesis that the observed covariance matrices of the dependent variables are equal across groups.
a. Design: Intercept+type
Within Subjects Design: time

重复测量资料的多元方差分析是有条件的①多元正态分布,②组间方差-协方差矩阵齐同. Box's M 检验的无效假设是组间方差-协方差矩阵齐同. 此例中 P 值大于 0.05,所以多元方差分析条件满足.

3) 组内因素多元方差分析结果.

Multivariate Tests[b]

Effect		Value	F	Hypothesis df	Error df	Sig.	Partial Eta Squared
time	Pillai's Trace	.962	68.903[a]	4.000	11.000	.000	.962
	Wilks' Lambda	.038	68.903[a]	4.000	11.000	.000	.962
	Hotelling's Trace	25.056	68.903[a]	4.000	11.000	.000	.962
	Roy's Largest Root	25.056	68.903[a]	4.000	11.000	.000	.962
time* type	Pillai's Trace	.362	1.559[a]	4.000	11.000	.253	.362
	Wilks' Lambda	.638	1.559[a]	4.000	11.000	.253	.362
	Hotelling's Trace	.567	1.559[a]	4.000	11.000	.253	.362
	Roy's Largest Root	.567	1.559[a]	4.000	11.000	.253	.362

a. Exact statistic
b. Design: Intercept+type
Within Subjects Design: time

在 $\alpha=0.05$ 检验水准下,因素 time 的 4 个多元检验统计量 P 值小于 0.05,认为不同时间点上患者血药浓度的差异有统计学意义;而因素 time 和 type 的交互作用的 P 值大于 0.05,尚不能认为剂型和时间有交互作用.

4) Mauchly's 球对称检验结果:各列依次是组内效应(Within Subject Effect)、Mauchly's W 统计量(Mauchly's W)、卡方值(Approx Chi-Square)、自由度(df)、P 值(Sig.)、校正系数 ε 的三种估计(Greenhouse-Geisser/Huynh-Feldt/Lower-bound)

Mauchly's Test of Sphericity[b]

Measure: 浓度

Within Subjects Effect	Mauchly's W	Approx. Chi-Square	df	Sig.	Epsilon[a]		
					Greenhouse-Geisser	Huynh-Feldt	Lower-bound
time	.115	26.904	9	.002	.517	.652	.250

Tests the null hypothesis that the error covariance matrix of the orthonormalized transformed dependent variables is proportional to an identity matrix

a. May be used to adjust the degrees of freedom for the averaged tests of significance. Corrected tests are displayed in the Tests of Within-Subjects Effects table
b. Design: Intercept+type
Within Subjects Design: time

　　Mauchly's 球对称检验的无效假设是对数据进行正交对比变换后的协方差矩阵与单位矩阵 I 成比例,即资料满足 H 型协方差矩阵的条件. 检验结果 P 值<0.05,按照 $\alpha=0.05$ 检验水准,认为资料不满足 H 型协方差矩阵的条件,应对重复测量一元方差分析中组内效应的自由度进行校正,此表同时给出了校正系数 ε 的三种估计值.

　　5) 重复测量资料组内效应一元方差分析结果.

Tests of Within-Subjects Effects

Measure: 浓度

Source		Type III Sum of Squares	df	Mean Square	F	Sig.	Partial Eta Squared
time	Sphericity Assumed	41880.788	4	10470.197	50.771	.000	.784
	Greenhouse-Geisser	41880.788	2.069	20243.675	50.771	.000	.784
	Huynh-Feldt	41880.788	2.607	16066.407	50.771	.000	.784
	Lower-bound	41880.788	1.000	41880.788	50.771	.000	.784
time * type	Sphericity Assumed	951.189	4	237.797	1.153	.341	.076
	Greenhouse-Geisser	951.189	2.069	459.771	1.153	.331	.076
	Huynh-Feldt	951.189	2.607	364.897	1.153	.337	.076
	Lower-bound	951.189	1.000	951.189	1.153	.301	.076
Error(time)	Sphericity Assumed	11548.641	56	206.226			
	Greenhouse-Geisser	11548.641	28.964	398.729			
	Huynh-Feldt	11548.641	36.494	316.451			
	Lower-bound	11548.641	14.000	824.903			

　　各列依次是:变异来源(Source)、SS(Type III Sum of Squares)、自由度(df)、MS(Mean Square)、F 值(F)、P 值(Sig.)、偏 η 平方(partial eta squared).

　　此表与一般的方差分析表的最大的区别是对于每个效应项,同时给出了 4 种方法的检验结果:①满足球对称检验;②Greenhouse-Geisser 校正结果;③Huynh-Feldt 校正结果;④Lower-bound校正结果. 本例由于不满足球对称检验,所以检验结果应以校正后的结果为准. 统计学结论为:不同时间点的患者血药浓度的差异具有统计学意义(三种校正的 P 值均小于 0.05);时间与剂型之间无交互作用(三种校正的 P 值均大于 0.05). 因素 time 的偏 η 平方较大,说明不同时间上的血药浓度差异具有实际意义.

　　6) 对比(Contrast)检验结果.

Tests of Within-Subjects Contrasts

Measure:浓度

time	Source	Type III Sum of Squares	df	Mean Square	F	Sig.	Partial Eta Squared
Linear	time	26039.844	1	26039.844	181.972	.000	.929
	time * type	41.749	1	41.749	.292	.598	.020
	Error(time)	2003.371	14	143.098			
Quadratic	time	15269.934	1	15269.934	138.939	.000	.908
	time * type	716.180	1	716.180	6.516	.023	.318
	Error(time)	1538.658	14	109.904			
Cubic	time	15.413	1	15.413	.044	.837	.003
	time * type	62.425	1	62.425	.177	.680	.013
	Error(time)	4927.524	14	351.966			
Order 4	time	555.597	1	555.597	2.526	.134	.153
	time * type	130.836	1	130.836	.595	.453	.041
	Error(time)	3079.088	14	219.935			

注:此表不是原始的输出结果,在 OUTPUT 窗口经表格的简单变化得到,以便更好地解释结果

方差分析针对的是各组均数效应的差异是否具有统计学意义,而重复测量数据往往反映的是统计指标的变化趋势.本例重复测量了 5 次,所以可以拟合四次曲线.在做对比(contrast)检验时,SPSS 与 SAS 软件输出结果在误差来源表示上有所不同:此表中的 time、time * type 在 SAS 分别表示为 mean(均数)、type(组间).由各次项变化趋势的方差分析表可知,二次项组间(time * type)比较的 P 值<0.05,故可认为两组患者服药后 1~8h 的变化趋势是不相同的.

表中各次的 SS 分别为:28084.9632(由 Linear 项的方差分析表计算得到)、17524.7723、5005.3621 和 3765.5204;低阶(前两阶)的 SS 和为 45609.7355,原始资料组内的总的 SS 为 54380.61796(由组内效应一元方差分析表计算得到),即低阶占总计的 83.87%,可见低阶的差别相对重要一些.因此,两组患者服药后血药浓度的趋势变化可以用二次曲线反映,统计量偏 η 平方也反映了两组间主要是二次项变化趋势的不同.

7) Levene's 单变量组间方差齐性检验:此表给出变量 time1~time5 的方差齐性检验结果,5 个变量组间方差齐同(P 值均大于 0.05).

Levene's Test of Equality of Error Variances[a]

	F	df1	df2	Sig.
1h	.357	1	14	.560
2h	1.933	1	14	.186
4h	.038	1	14	.849
6h	1.973	1	14	.182
8h	.270	1	14	.612

Tests the null hypothesis that the error variance of the dependent variable is equal across groups
a. Design: Intercept+type
Within Subjects Design: time

8) 重复测量资料组间效应一元方差分析结果:此表给出处理因素剂型(type)效应的统计检验结果:P 值>0.05,按照 $\alpha=0.05$ 检验水准,尚不能认为服用不同剂型药物后患者的血药浓度的差异有统计学意义.

9) 轮廓图:按照不同的剂型给出 5 个时间点上患者血药浓度的均数变化曲线,见图

Tests of Between-Subjects Effects

Measure:浓度
Transformed Variable: Average

Source	Type III Sum of Squares	df	Mean Square	F	Sig.	Partial Eta Squared
Intercept	171832.430	1	171832.430	262.524	.000	.949
type	2635.808	1	2635.808	4.027	.064	.223
Error	9163.546	14	654.539			

16-9. 两种剂型的浓度随时间变化,基本上可以看成是抛物线,支持(Polynomial)对比检验的结果.

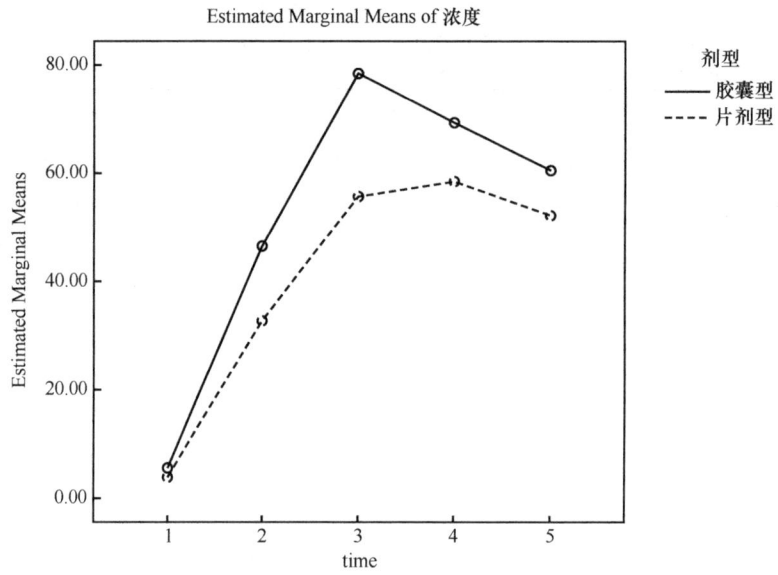

图 16-9　服用不同剂型药物的患者血药浓度轮廓图

【结果表述】

例 16-3 采用 SPSS 的 GLM Repeated Measures 过程,对服用不同剂型药物后患者血药浓度,以剂型为组间处理因素、以 time1~time5 为重复测量变量,进行重复测量资料的方差分析. 组间效应方差分析结果发现:服用不同剂型药物后患者血药浓度的差异无统计学意义. 对组内效应的检验有两种检验方法:①多元方差分析,在 $\alpha=0.05$ 检验水准下,因素 time 的 4 个多元检验统计量 P 值小于 0.05,认为不同时间点上患者血药浓度的差异有统计学意义;而因素 time 和 type 的交互作用的 P 值大于 0.05,尚不能认为剂型和时间有交互作用. ②一元方差分析,由于资料不满足 H 型协方差矩阵的条件,应对重复测量一元方差分析的组内效应的自由度进行校正,检验结果与多元方差分析结果相同. 对趋势进行的 (polynomial) 对比检验结果显示:不同剂型的二次项检验 P 值<0.05,故两组患者服药后 1~8h 血药浓度的变化趋势是不相同的. 低阶的 SS 占总计的 SS 的 83.87%,可见低阶的差别相对重要一些,两组患者服药后血药浓度的趋势变化可以用二次曲线反映.

2. 广义估计方程在纵向(重复测量)资料中的应用

【例 16-6】　一项 CT 显示方法研究,目的是寻找冠状动脉中 RCA2(右室支至锐缘支发出处)64层螺旋CT重建最佳R-R时相.医学影像科医生对31名患者CT片,在5%~100% R-R时相内间隔5%预览20幅图像,并评价图像质量,分为可评定和不可评定.试采用广义估计方程比较不同R-R时相的图像质量,并寻找最佳R-R时相.因共有620行数据,仅给出第1名患者的原始数据,见表16-11,全部原始数据见附录2.

表16-11 不同CT重建R-R时相RCA2图像质量评价结果

obs	id	phase	RCA2	obs	id	phase	RCA2
1	1	5	0	11	1	55	0
2	1	10	0	12	1	60	1
3	1	15	0	13	1	65	1
4	1	20	0	14	1	70	1
5	1	25	1	15	1	75	1
6	1	30	1	16	1	80	0
7	1	35	1	17	1	85	0
8	1	40	1	18	1	90	0
9	1	45	0	19	1	95	0
10	1	50	0	20	1	100	1

注:obs为每条数据编号,id为患者编号,phase为R-R时相(单位为%),RCA2为医生对图像质量评分(1为可评定,0为不可评定).

【分析】 该研究的目的是寻找冠状动脉中RCA2螺旋CT重建最佳R-R时相,对每个患者的CT图像在20个R-R时相下进行了图像质量评价,即重复观测水平有20个水平.图像质量分为可评定和不可评定,为两分类变量.因此,该资料为纵向(重复测量)两分类变量资料,可采用广义线性模型进行统计学分析.具体分析步骤:①对资料进行描述性统计,计算不同R-R时相图像质量的可评定比例;②采用SAS/STAT PROC GENMOD过程实现广义估计方程统计分析,估计各时相参数值,并进行多重比较.

【操作】 广义估计方程SAS程序.

1) 数据格式:

采用MS Excel 2002存数据,见图16-10.变量含义见表16-11表注.

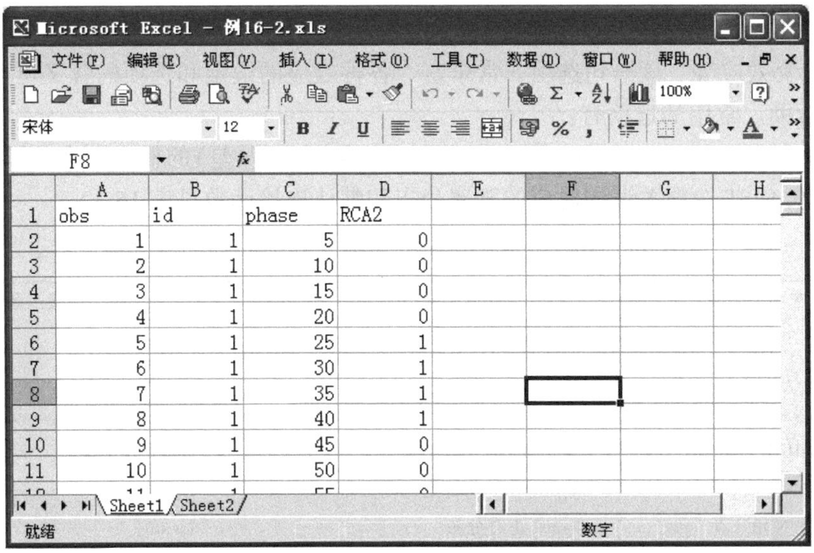

图16-10 MS Excel 2002数据表

2) 数据导入 SAS 软件.
PROC IMPORT OUT=gee
    DATAFILE="路径\例 16-2.xls"
    DBMS=EXCEL2002 REPLACE;
  RANGE="Sheet1 $";
  GETNAMES=YES;
RUN;

数据导入 SAS 后,在临时库 Work 中产生了一个数据集 gee.

3) 广义估计方程 SAS/STAT PROC GENMOD 语句介绍.

• GENMOD 过程语句构成. SAS/STAT 采用 PROC GENMOD 实现广义估计方程对纵向(重复测量)资料的统计分析,常用的语句有:

PROC GENMOD 选项;
CLASS 分类变量列表;
MODEL 反应变量列表=变量列表/选项;
LSMEANS 变量列表/选项;
REPEATED subject=变量/选项;
RUN;QUIT;

• PROC GENMOD 语句. 用于指明使用 GENMOD 过程,进行广义估计方程统计分析,其主要选项有:

DATA=SAS 数据集　指定分析的 SAS 数据集.

DESCENDING　颠倒反应变量的水平分类次序. 在 ORDER=FORMATTED(SAS 默认设定)情况下,反应变量水平按照由大到小顺序排列,即以取值最小的水平作为参照水平.

ORDER=DATA|FORMATTED|FREQ|INTERNAL　用于指明反应变量各水平排列顺序按输入数据中数据顺序排列、按外部格式化值排列、按其观察频数的降序排列、按其内部值排列.

• CLASS 语句. 用于指明模型分析中的分类变量,变量可以为数字型,也可以为字符型. 该语句必须在 MODEL 语句前使用.

• MODEL 语句. 用于说明反应变量和需要分析的效应. 效应包括协变量、主效应、交互效应和嵌套效应等. 该语句选项非常丰富. 各种效应的设定和选项的含义可参考相关书籍或 SAS 帮助. 常用的选项有:

DIST | D | ERROR | ERR=关键词　用于指定模型(误差)的概率分布,并默认指定一个连接函数. DIST 选项关键词对应的概率分布和默认连接函数见表 16-12.

表 16-12　DIST 选项关键词对应的概率分布和默认连接函数

DIST 选项关键词	概率分布	默认连接函数
BINOMIAL | BIN | B	binomial 二项分布	logit
GAMMA | GAM | G	gamma 伽马分布	inverse[power(-1)]
IGAUSSIAN | IG	inverse gaussian 逆高斯分布	inverse squared[power(-2)]
MULTINOMIAL | MULT	multinomial 多项分布	cumulative logit
NEGBIN | NB	negative binomial 逆二项分布	log
NORMAL | NOR | N	normal 正态分布	identity
POISSON | POI | P	poisson 波松分布	log

LINK=关键词　用于指定模型中使用的连接函数. LINK 选项关键词对应的连接函数见表 16-13.

- LSMEANS 语句. 用于计算指定效应的最小二乘均数及其可信区间. 选项 ALPHA=数值, CL, DIFF 分别用于指定可信区间检验水准, 要求给出可信区间, 进行指定效应最小二乘均数的两两比较.

- REPEATED 语句. 用于指定广义估计方程作业相关矩阵的类型及模型参数估计算法等. 该语句选项非常丰富, 可参考相关书籍或 SAS 帮助. 常用的选项有:

表 16-13　LINK 选项关键词对应的连接函数

LINK 选项关键词	连接函数
CUMLOGIT | CLOGIT	累积 logit 函数
CUMPROBIT | CPROBIT	累积 probit 函数
IDENTITY | ID	相等函数
LOG	log 函数
LOGIT	logit 函数
PROBIT	probit 函数

SUBJECT=研究对象效应　用于指定研究对象效应, 可以是单一变量、交互效应、嵌套效应, 或他们的组合. 研究对象效应的每个取值对应一个不同的研究对象. 研究对象效应必须是 CLASS 语句中定义过的分类变量.

TYPE | CORR=关键词　用于指定作业相关矩阵. TYPE | CORR 各关键词对应的作业相关矩阵见表 16-14.

表 16-14　TYPE | CORR 各关键词对应的作业相关矩阵

TYPE | CORR 关键词	作业相关矩阵
AR | AR(1)	autoregressive(1) 1 阶自相关
EXCH | CS	Exchangeable 等相关/复合对称/可交换结构
IND	Independent 无相关
MDEP(number)	m-dependent m 阶相邻相关
UNSTR | UN	unstructured 非确定相关
USER | FIXED(matrix)	自定义相关矩阵

4) RUN 语句和 QUIT 语句 用于退出 GENMOD 过程.

- 广义估计方程 SAS/STAT PROC GENMOD 程序.

PROC GENMOD DATA=gee DESCENDING;/* 指定 gee 为分析 SAS 数据集, 颠倒反应变量的水平分类次序, 以反应变量水平"0"作为参照水平 */

CLASS id phase;/* 将 id 和 phase 定义为分类变量 */

MODEL RCA2=phase /DIST=bin LINK=logit;/* 指定模型分布为二项分布, 连接函数为 logit 函数 */

LSMEANS phase/DIFF;/* 指定计算 phase 的最小二乘估计并进行多重比较 */

REPEATED subject=id/TYPE=Exch;/* 指定 id 为研究对象标志, 作业相关矩阵为可交换结构 */

RUN;QUIT;

- 描述性统计, 计算不同 R-R 时相图像质量的可评定比例.

计算各 R-R 时相 31 名患者 CT 图像质量频数及百分比, 见表 16-15.

表 16-15　各 R-R 时相 31 名患者 CT 图像质量频数及百分比（n,%）

R-R 时相(%)	不可评定	可评定	R-R 时相(%)	不可评定	可评定
5	25(80.65)	6(19.35)	55	16(51.61)	15(48.39)
10	25(80.65)	6(19.35)	60	9(29.03)	22(70.97)
15	22(70.97)	9(29.03)	65	7(22.58)	24(77.42)
20	21(67.74)	10(32.26)	70	7(22.58)	24(77.42)
25	13(41.94)	18(58.06)	75	12(38.71)	19(61.29)
30	**6(19.35)**	**25(80.65)**	80	20(64.52)	11(35.48)
35	**6(19.35)**	**25(80.65)**	85	25(80.65)	6(19.35)
40	8(25.81)	23(74.19)	90	24(77.42)	7(22.58)
45	22(70.97)	9(29.03)	95	26(83.87)	5(16.13)
50	16(51.61)	15(48.39)	100	27(87.10)	4(12.90)

5）SAS 软件广义估计方程输出主要结果解释.

- 模型信息.

```
                    GEE Model Information
Correlation Structure              Exchangeable①
Subject Effect                     id (31 levels)②
Number of Clusters          31
Correlation Matrix Dimension                 20③
Maximum Cluster Size        20
Minimum Cluster Size        20
Algorithm converged.④
          Exchangeable Working
               Correlation
Correlation      0.1174174527⑤
```

以上结果中的标记①表明作业相关矩阵为可交换结构（Exchangeable）；标记②表明共有 31 个重复观测对象；标记③表明作业相关矩阵为 20×20 的矩阵；标记④表明广义估计方程参数估计算法收敛；标记⑤给出了作业相关矩阵中相关系数的估计值.

- 模型参数估计结果.

```
              Analysis Of GEE Parameter Estimates
               Empirical Standard Error Estimates
                       Standard      95% Confidence
Parameter    Estimate①   Error②         Limits③         Z④      Pr > |Z|⑤
Intercept    -1.9095    0.5358    -2.9596   -0.8595    -3.56    0.0004
phase    5    0.4824    0.7652    -1.0174    1.9822     0.63    0.5284
phase   10    0.4824    0.7652    -1.0174    1.9822     0.63    0.5284
phase   15    1.0157    0.6768    -0.3108    2.3423     1.50    0.1334
phase   20    1.1676    0.7376    -0.2780    2.6132     1.58    0.1134
phase   25    2.2350    0.6066     1.0460    3.4239     3.68    0.0002
phase   30    3.3367    0.6339     2.0942    4.5791     5.26    <.0001
phase   35    3.3367    0.7215     1.9226    4.7507     4.62    <.0001
phase   40    2.9656    0.6726     1.6473    4.2839     4.41    <.0001
phase   45    1.0157    0.7403    -0.4352    2.4666     1.37    0.1700
phase   50    1.8450    0.6414     0.5878    3.1022     2.88    0.0040
phase   55    1.8450    0.6414     0.5878    3.1022     2.88    0.0040
phase   60    2.8034    0.5824     1.6618    3.9449     4.81    <.0001
phase   65    3.1417    0.6131     1.9400    4.3433     5.12    <.0001
phase   70    3.1417    0.6131     1.9400    4.3433     5.12    <.0001
```

Parameter		Estimate①	Standard Error②	95% Confidence Limits③		Z④	Pr > |Z|⑤
phase	75	2.3691	0.6166	1.1606	3.5776	3.84	0.0001
phase	80	1.3117	0.6796	-0.0203	2.6437	1.93	0.0536
phase	85	0.4824	0.7652	-1.0174	1.9822	0.63	0.5284
phase	90	0.6774	0.6792	-0.6538	2.0086	1.00	0.3186
phase	95	0.2609	0.6906	-1.0927	1.6144	0.38	0.7056
phase	100	0.0000⑥	0.0000	0.0000	0.0000		

以上结果中的标记①～⑤分别为参数估计值、标准误、95%可信区间、检验统计量 Z、P 值;标记⑥100% R-R 时相参数估计值为0,表明100% R-R 时相为参照水平,此表中检验 P 值可理解为各 R-R 时相与100% R-R 时相参数比较结果.

• 各 R-R 时相参数多重比较结果.

由表16-12看出时相为30%和35%的图像质量最好(80.65%),需要进行各时相与时相30%和35%图像质量的两两比较.将时相30%与其他时相间比较的 SAS 结果从全部多重比较中提取出来:

Differences of Least Squares Means

Effect	phase①	_phase①	Estimate②	Standard Error③	DF④	Chi-Square⑤	Pr>ChiSq⑥
phase	5	30	-2.8542	0.5605	1	25.93	<.0001
phase	10	30	-2.8542	0.5605	1	25.93	<.0001
phase	15	30	-2.3209	0.5614	1	17.09	<.0001
phase	20	30	-2.1691	0.5452	1	15.83	<.0001
phase	25	30	-1.1017	0.3852	1	8.18	0.0042
phase	30	35	0.0000	0.6535	1	0.00	1.0000
phase	30	40	0.3711	0.5235	1	0.50	0.4784
phase	30	45	2.3209	0.7577	1	9.38	0.0022
phase	30	50	1.4917	0.5840	1	6.53	0.0106
phase	30	55	1.4917	0.4840	1	9.50	0.0021
phase	30	60	0.5333	0.5887	1	0.82	0.3650
phase	30	65	0.1950	0.5848	1	0.11	0.7388
phase	30	70	0.1950	0.3364	1	0.34	0.5622
phase	30	75	0.9676	0.4384	1	4.87	0.0273
phase	30	80	2.0250	0.4728	1	18.34	<.0001
phase	30	85	2.8542	0.5605	1	25.93	<.0001
phase	30	90	2.6593	0.6034	1	19.42	<.0001
phase	30	95	3.0758	0.5914	1	27.05	<.0001
phase	30	100	3.3367	0.6339	1	27.70	<.0001

以上结果中的标记①为比较的两个 R-R 时相;标记②为差异参数估计值;标记③为差异参数估计值的误差;标记④～⑥分别为自由度、检验统计量卡方值、P 值. 由以上结果可以看出:除 R-R 时相35%、40%、60%、65%和70%外,R-R 时相30%与其他时相图像质量的差异具有统计学意义,可认为 R-R 时相30%为 RCA2 进行64层螺旋 CT 重建较好的时相.

3. 潜变量增长曲线模型在纵向(重复测量)资料中的应用

【**例 16-7**】 一项儿童身体发育状况研究,对27名儿童在8岁、10岁、12岁和14岁时测量了头面部某两个点间的距离,见表16-16. 研究假设是①头面部某两点间的距离随着儿童年龄的增长而增大;②女性儿童头面部某两点间距离随年龄的变化趋势与男性儿童不同.

表 16-16　27 名儿童头面部某两个点间的距离　　　　　　（单位：cm）

id	y_1	y_2	y_3	y_4	gender	female
1	21.0	20.0	21.5	23.0	Female	1
2	21.0	21.5	24.0	25.5	Female	1
3	20.5	24.0	24.5	26.0	Female	1
4	23.5	24.5	25.0	26.5	Female	1
5	21.5	23.0	22.5	23.5	Female	1
6	20.0	21.0	21.0	22.5	Female	1
7	21.5	22.5	23.0	25.0	Female	1
8	23.0	23.0	23.5	24.0	Female	1
9	20.0	21.0	22.0	21.5	Female	1
10	16.5	19.0	19.0	19.5	Female	1
11	24.5	25.0	28.0	28.0	Female	1
12	26.0	25.0	29.0	31.0	Male	0
13	21.5	22.5	23.0	26.5	Male	0
14	23.0	22.5	24.0	27.5	Male	0
15	25.5	27.5	26.5	27.0	Male	0
16	20.0	23.5	22.5	26.0	Male	0
17	24.5	25.5	27.0	28.5	Male	0
18	22.0	22.0	24.5	26.5	Male	0
19	24.0	21.5	24.5	25.5	Male	0
20	23.0	20.5	31.0	26.0	Male	0
21	27.5	28.0	31.0	31.5	Male	0
22	23.0	23.0	23.5	25.0	Male	0
23	21.5	23.5	24.0	28.0	Male	0
24	17.0	24.5	26.0	29.5	Male	0
25	22.5	25.5	25.5	26.0	Male	0
26	23.0	24.5	26.0	30.0	Male	0
27	22.0	21.5	23.5	25.0	Male	0

注：id 为儿童编号，y_1、y_2、y_3、y_4 分别为 8 岁、10 岁、12 岁和 14 岁时测量了头面部某两个点间的距离，gender 为性别，female 为哑变量（1=female, 0=male）.

【分析】　该项目目的是研究儿童头面部某两点间的距离随着年龄的增长趋势，并比较这种趋势性别间是否有差异．反应变量为计量变量，在不同年龄重复测量 4 次，为纵向（重复测量）计量变量资料，可采用潜变量增长曲线模型进行统计学分析．本部分采用 IBM AMOS 20.0 软件实现潜变量增长线性模型的统计学分析，检验①儿童头面部某两点间的距离是否随着年龄的呈现线性增长趋势，②若存在线性增长趋势，性别间是否有差异，即：女性儿童的潜变量增长线性模型的截距和斜率是否与男性相同．

【操作】　AMOS 实现潜变量增长曲线模型．
1）建立 SPSS 分析数据文件
按照表 16-16 的格式建立 SPSS 分析数据文件．
2）AMOS 操作步骤及结果解释
A. 启动 IBM AMOS 20.0 软件中的 AMOS Graphics，并通过下拉菜单 Plugins-->Growth Curve Model，调用潜变量增长曲线模型，如图 16-11.

第 16 章 纵向(重复测量)资料分析 · 349 ·

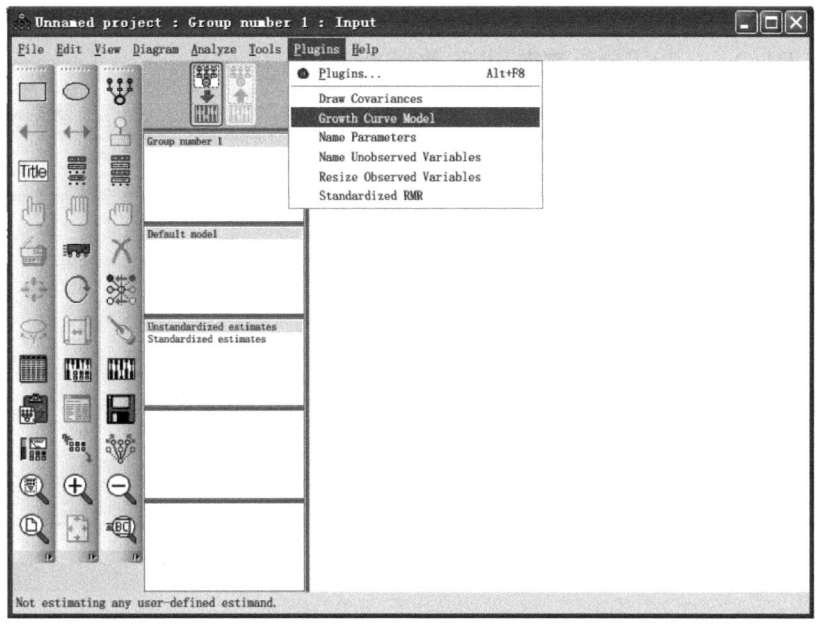

图 16-11 IBM AMOS 20.0 软件的 AMOS Graphics 界面

B. 出现 Growth Curve Model 窗口,在 Number of time points 中输入 4,并单击 OK,本例中共有 4 次重复测量,见图 16-12.

C. 在 AMOS 工作区出现含有潜变量截距(ICEPT)和斜率(SLOPE)的路径图(path diagram),见图 16-13. 潜变量增长曲线模型路径图某些参数默认设置不适用于纵向(重复测量)数据统计分析,需要调整.

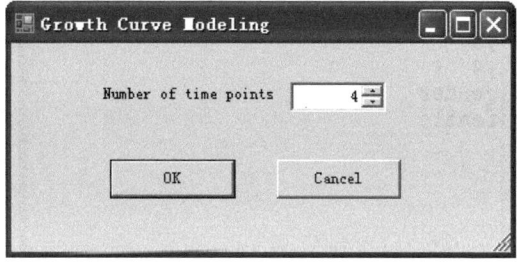

图 16-12 Growth Curve Model 窗口

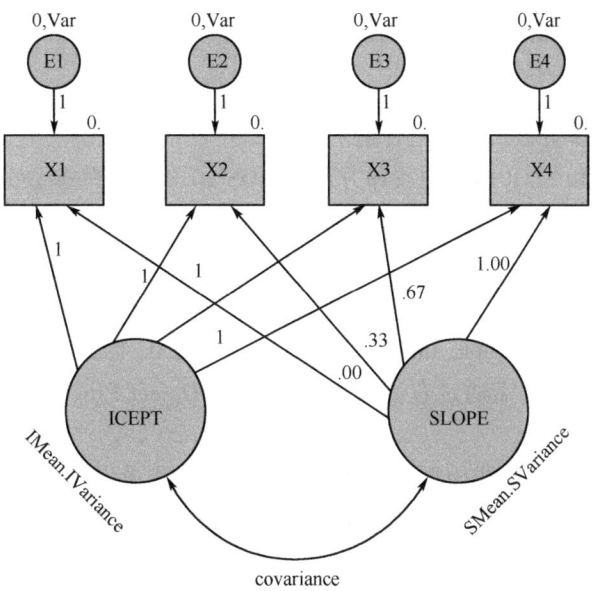

图 16-13 AMOS 默认潜变量增长曲线模型路径图

D. 通过下拉菜单 File--> Data Files…,指定潜变量增长曲线模型分析数据文件,见图 16-14。单击 File Name 指定分析数据 SPSS 数据文件为例 16-6.sav。

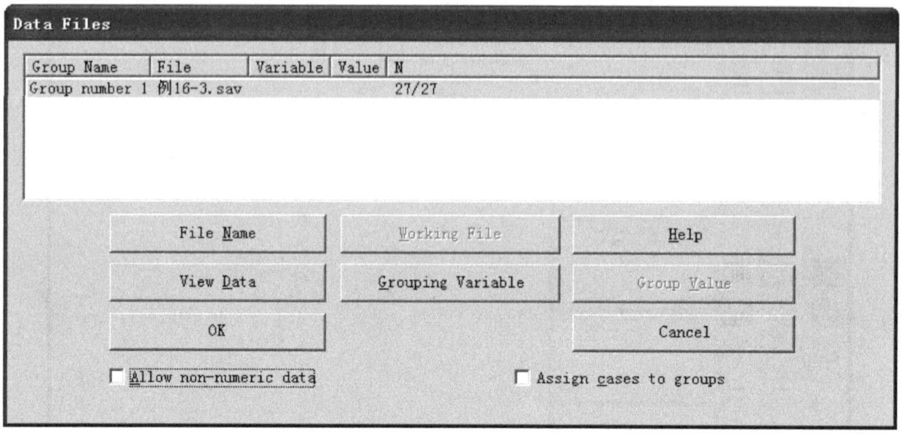

图 16-14 AMOS 指定分析数据文件 Data Files 窗口

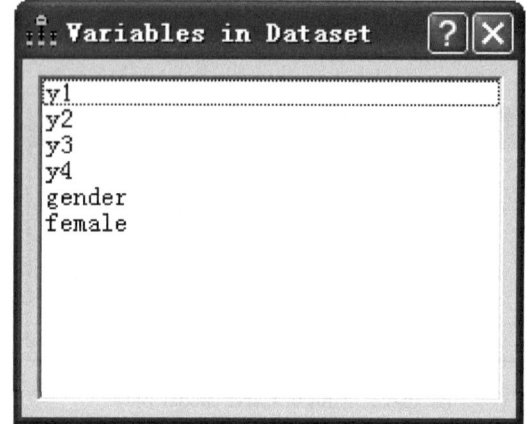

图 16-15 AMOS 查看数据文件变量的 Variables in Dataset 窗口

E. 通过下拉菜单 View--> Variables in Dataset,查看分析数据文件中的变量,见图 16-15。将 $y1 \sim y4$ 分别用鼠标左键拖至路径图区域替换 $X1 \sim X4$。

F. 设定潜变量 ICEPT 和 SLOPE 的回归权重。ICEPT 的回归权重设定为 1;SLOPE 在 $y1 \sim y4$ 的回归权重分别为 8、10、12、14,即为儿童测量时的年龄。SLOPE 在 $y1$ 回归权重的设定:右键单击 SLOPE 至 $y1$ 的路径,选择 Object Properties--> Parameters 在 Regression weight 中设定为 8,见图 16-16。采用相同方法设定其他路径上回归权重。为便于显示路径回归参数,可通过右键单击路径 Move Parameter,用鼠标左键移动回归参数至合适的位置。

G. 设定 ICEPT 和 SLOPE 的均数和方差,AMOS 20.0 将这些参数分别默认设定为 IMEAN、IVARIANCE、SMEAN、SVARIANCE。需注意:在 AMOS 其他版本中,ICEPT 和 SLOPE 的均数默认设定为 0,需通过右键单击 ICEPT 和 SLOPE,在 Object Properties 窗口的 Parameters 选项页设定 mean。

H. 设定 $y1 \sim y4$ 的 intercept,AMOS 20.0 默认设定为 0。需注意:在 AMOS 其他版本中,不限制 $y1 \sim y4$ 的 intercept,需通过右键单击 $y1 \sim y4$,在 Object Properties 窗口的 Parameters 选项页设定 intercept 为 0。

I. 本例中潜变量增长曲线模型假定 4 个时间点上的测量误差 $E1 \sim E4$ 相等,AMOS 20.0 默认设定为 Var。可用双箭头连接两个测量误差项,设定两者相关,同时可设定两者的协方差,即可灵活设定各时间点上测量误差的相关关系。

第16章　纵向(重复测量)资料分析　·351·

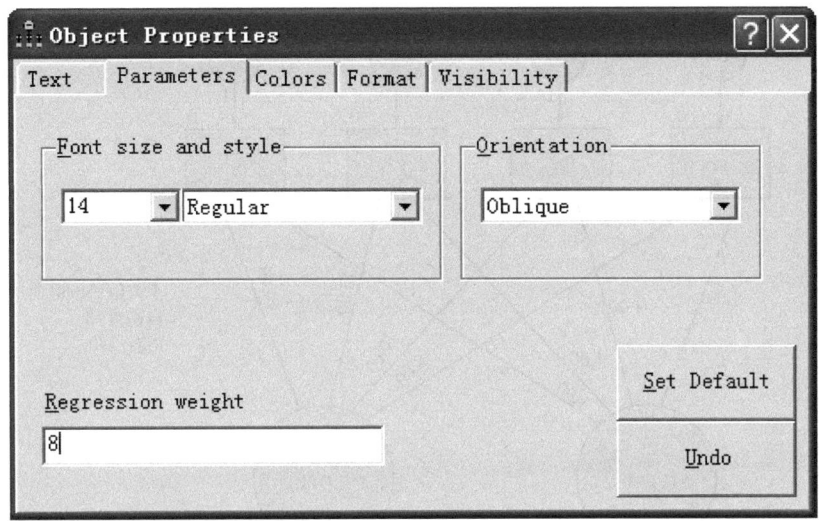

图 16-16　在 Object Properties 窗口中设定路径回归参数

J. 通过下拉菜单 Diagram--> Figure Caption,添加标题显示模型拟合重要结果信息,本例设定要求显示卡方值、自由度和 P 值,见图 16-17。

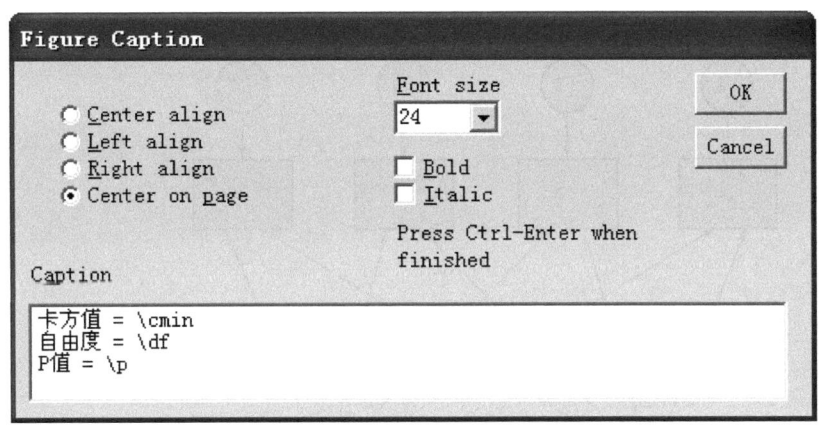

图 16-17　添加标题信息的 Figure Caption 窗口

a. 潜变量增长曲线模型路径图调整完毕后,通过 File--> Save 保存项目。

b. 通过下拉菜单 View--> Analysis Properties,设定估计方法及需要估计的参数。在 Estimation 选项卡中选择采用最大似然估计(Maximum likelihood),估计均值和截距(Estimate means and intercepts);Output 选项卡中设置非常丰富,具体参考延伸阅读,本例要求输出标准化估计(Standardized estimates)结果。

c. 模型拟合及参数计算通过下拉菜单 Analyze--> Calculate estimate,非标准化估计结果见图 16-18,标准化结果见图 16-19。模型拟合卡方值为 8.680,自由度为 8,P 值为 0.370,说明潜变量增长曲线模型可拟合儿童头面部某两点间的距离随着年龄增长的变化趋势。

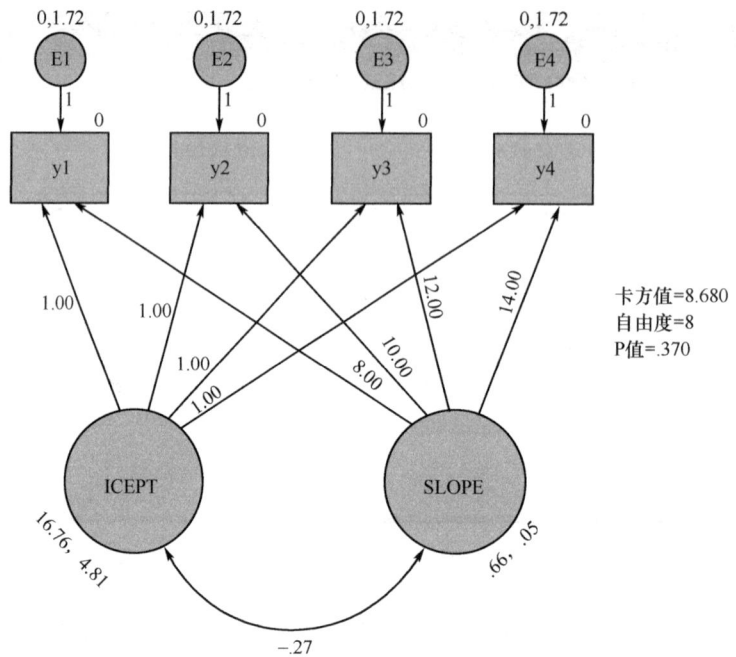

图 16-18 潜变量增长曲线模型非标准化估计结果

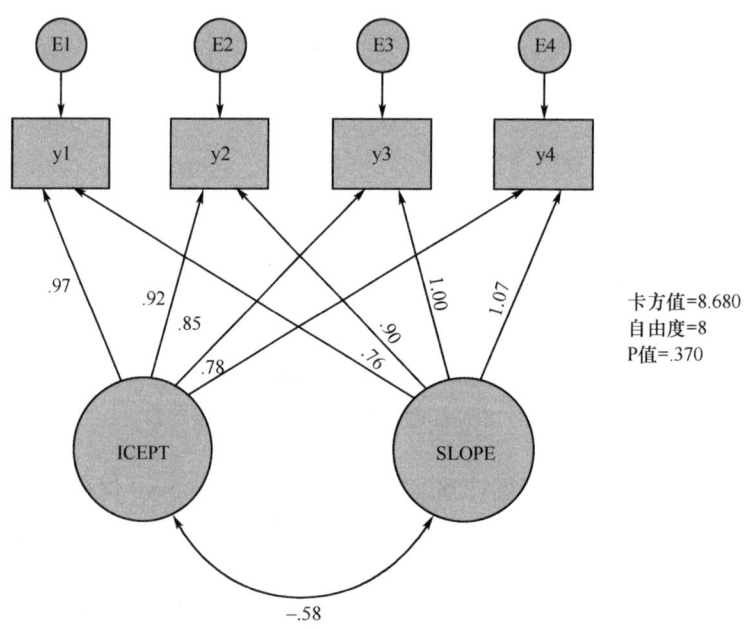

图 16-19 潜变量增长曲线模型标准化估计结果

d. 通过下拉菜单 View--> Text Output,查看文本输出结果,主要结果解释如下:

Means: (Group number 1 - Default model)

	Estimate	S.E.	C.R.	P	Label
ICEPT	16.761	.775	21.620	***	IMean
SLOPE	.660	.071	9.265	***	SMean

上面结果为潜变量 ICEPT、SLOPE 均数估计及检验结果,即 IMean、SMean 的估计及检验结果。两个潜变量均数与 0 比较均有统计学意义,说明潜变量增长直线模型可用于描述儿童头面部某两点间的距离随着年龄呈直线增长趋势。SLOPE 均值为 0.660,与 0 比较具有统计学意义,即儿童平均每增长 1 岁,头面部某两点间的距离增加 0.660cm.

Covariances: (Group number 1 - Default model)

	Estimate	S.E.	C.R.	P	Label
ICEPT <--> SLOPE	-.274	.413	-.664	.507	covariance

上面结果为潜变量 ICEPT、SLOPE 间的协方差,即参数 covariance 的估计值为-0.274,无统计学意义,说明尚不能认为两潜变量存在相关关系.

以上 AMOS 操作实现了例 16-6 中研究假设①的分析,即验证了头面部某两点间的距离随着儿童年龄的增长而增大. 下面检验研究假设②,女性儿童头面部某两点间距离随年龄的变化趋势与男性儿童不同,即:检验女性儿童的潜变量增长线性模型的截距和斜率是否与男性相同.

e. 删除潜变量 ICEPT 和 SLOPE 间的相关关系;为潜变量 ICEPT 和 SLOPE 增加误差项 E5 和和 E6,并设定两者相关;通过下拉菜单 View--> Variables in Dataset,将性别哑变量 female 引入路径图;具体见图 16-20.

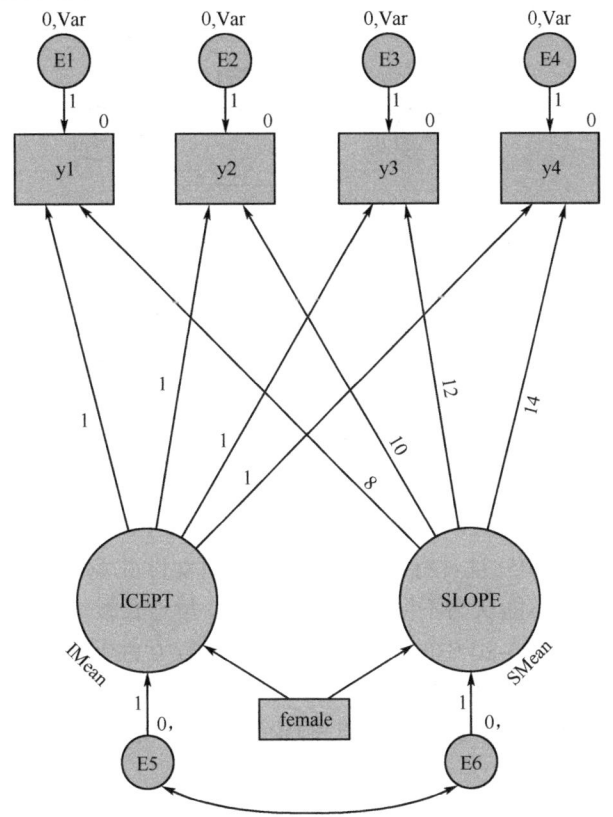

图 16-20 引入性别哑变量 female 后的潜变量增长曲线模型路径图

f. 通过下拉菜单 Analyze--> Calculate estimate,计算模型参数估计结果,非标准化估计结果见图 16-21. 模型拟合卡方值为 10.878,自由度为 10,P 值为 0.367,说明该潜变量增长曲线模型可用于分析儿童头面部某两点间的距离随着年龄增长的变化趋势的性别差异.

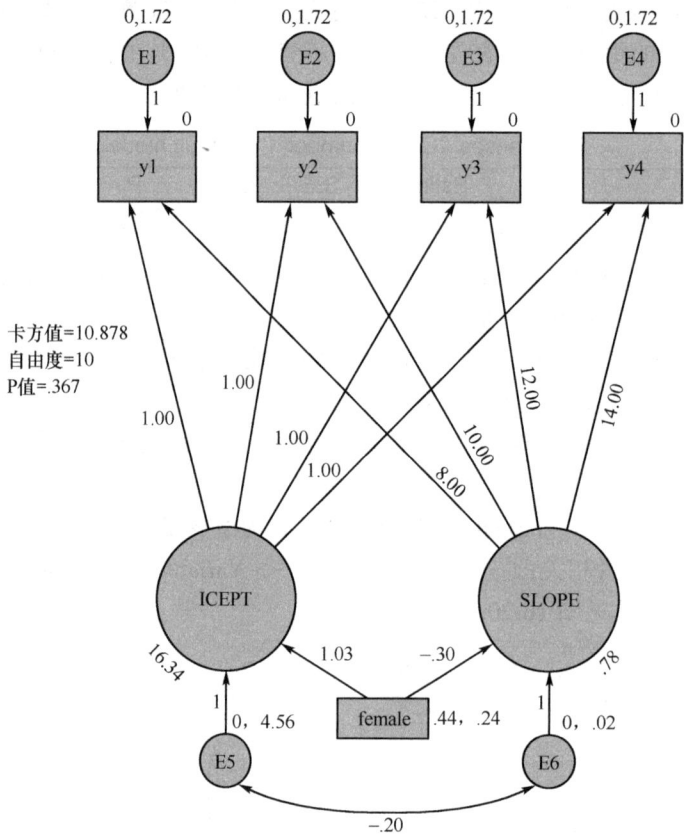

图 16-21　引入性别哑变量 female 后的潜变量增长曲线模型参数估计结果

g. 通过下拉菜单 View--> Text Output,查看文本输出结果,主要结果解释如下:

Regression Weights: (Group number 1 - Default model)

	Estimate	S.E.	C.R.	P	Label
ICEPT <--- female	1.032	1.565	.660	.510	
SLOPE <--- female	-.305	.132	-2.307	.021	

上面的结果为哑变量 female 在潜变量 ICEPT 和 SLOPE 上的回归权重,其中在斜率 SLOPE 的回归权重为-0.305,且具有统计学意义,说明女性儿童的潜变量增长线性模型的斜率不等于男性儿童;尚不能认为不同性别儿童的潜变量增长线性模型的截距不同.

下面介绍通过设定图 16-20 中的模型参数,同时比较女性儿童的潜变量增长线性模型的截距和斜率是否与男性儿童相同.

h. 右键单击 female 在潜变量 ICEPT 和 SLOP 路径,在 Object Properties 窗口设定回归权重为 IWeight 和 SWeight.

通过下拉菜单 Analyze--> Manage Models,调用 Manage Models 窗口对默认模型增加参数限制(IWeight=SWeight=0),并定义新模型为性别间无差异模型,见图 16-22.

i. 通过下拉菜单 Analyze--> Calculate estimate,计算模型参数估计结果,见图 16-23. 与图 16-22 模型比较,自由度增加了 2,卡方值增加了 10.983. 通过下拉菜单 View--> Text Output,查看两模型比较结果.

Nested Model Comparisons
Assuming model Default model to be correct:

Model	DF	CMI	P	NFI Delta-1	IFI Delta-2	RFI rho-1	TLI rho-2
性别间无差异模型	2	10.983	.004	.132	.150	.088	.100

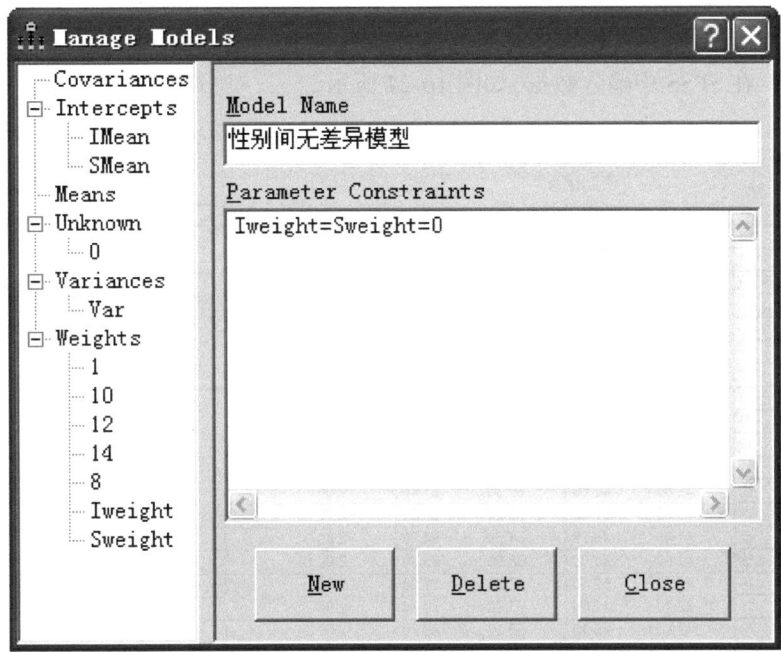

图 16-22 在 Manage Models 窗口定义新模型

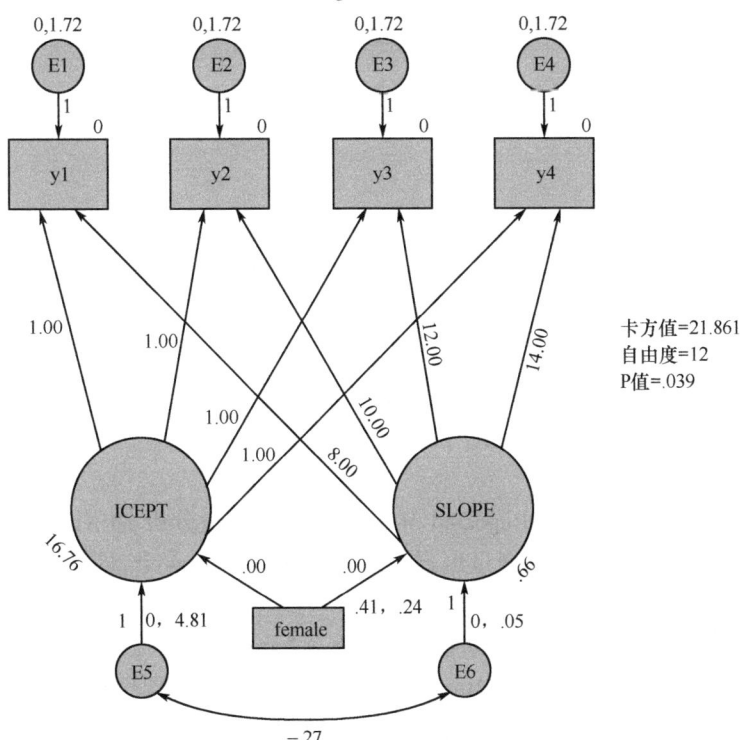

图 16-23 设定不同性别截距和斜率相等的模型估计结果

上面的结果为 DF、CMIN 为两模型自由度、卡方值的差异,P 值为 0.004,说明两模型差异具有统计学意义,即女性儿童的潜变量增长线性模型的截距和斜率与男性儿童不同,说明女性儿童头面部某两点间距离随年龄的变化趋势与男性儿童不同.

【例 16-8】 对例 16-2 的数据进行分析.

【分析】 本例的观测值为连续型变量,分别在四个时间点对患者的 HRV 水平进行的测量,进行单个重复测量因素的方差分析.

【操作】 在 SPSS 中输入数据,如图 16-24 所示.

	x1	x2	x3	x4	group
1	45.30	52.40	61.00	70.40	1.00
2	40.30	48.70	54.90	66.40	1.00
3	41.00	48.80	54.80	68.80	1.00
4	38.00	44.90	52.70	63.00	1.00
5	42.70	50.80	56.70	70.20	1.00
6	39.10	45.10	55.30	64.90	1.00
7	43.10	52.30	56.50	69.10	1.00
8	39.30	46.20	56.90	67.80	1.00
9	41.90	48.00	57.30	65.40	1.00
10	37.80	44.70	54.10	65.00	1.00
11	36.10	41.80	48.30	63.00	2.00
12	42.00	46.80	53.80	67.40	2.00
13	43.70	50.50	53.20	69.20	2.00
14	41.40	46.20	54.30	64.70	2.00
15	41.50	50.00	53.60	65.70	2.00
16	45.00	52.40	57.50	70.60	2.00
17	42.20	47.80	53.20	70.30	2.00
18	42.50	45.40	55.80	68.70	2.00
19	37.00	42.70	48.10	61.90	2.00
20	35.50	40.80	45.90	59.50	2.00

图 16-24 SPSS 输入数据

重复测量变量:x1 代表服药前的患者的 HRV 水平,x2~x4 分别代表服药 1~3 周后患者的 HRV 水平.

操作步骤如下:

(1) 点击 Analyze→Generalized Linear Models→Repeated Measures;

(2) 弹出 Repeated Measures Define Factor(s)(重复测量定义因素)对话框.

Within-Subject Factor Name:重复测量因素名称,系统默认"factor1",本例填入"hrv",该名称不能和已有变量相同.

Number of levels:重复测量因素的水平数.本例填入"4".

Add 按钮被激活,点击 Add 按钮,"hrv(4)"进入待定义框.

Define 按钮被激活.

(3) 点击 Define 按钮,弹出 Repeated Measures(重复测量分析)主对话框.

Within-Subject Variable:重复测量因素的水平.本例选入 4 个,即 x1、x2、x3 和 x4,4 个变量后的数字代表水平的等次.

Between-Subject Factor(s):分组因素.本例选入"group".

(4) 点击 Model,弹出 Repeated Measures:Model(重复测量模型)对话框.

Specify Model:定义模型.系统默认为 Full factorial,即分析所有的主效应和交互效应;Custom 为用户自己定义感兴趣的主效应和交互效应.本例选取系统默认的设置.点击 Continue.

(5) 点击 Post Hoc：弹出 Post Hoc Multiple Comparisons(多重比较)对话框.

常用的多重比较方法有 LSD、S-N-K 和 Bonferroni 等,本例选用 LSD 方法.

本例中,由于分组变量"group"只有 2 组,故不选入.

(6) 点击 Options：弹出 Repeated Measures：Options(重复测量选项)对话框.

点击"Factor(s) and factor interactions："中的"hrv"，送入到右框"Display Means for："，对"hrv"进行均数估计.

点击"Compare main effects"，对重复因素主效应的不同水平进行多重比较.

点击"Display"中的 descriptive statistics.

点击 Continue.

(7) 点击 OK.

【结果及解释】

(1) 组内因素为重复测量变量，共有 4 个水平，分别用 1、2、3、4 表示；组间因素为分组变量，共有 2 水平.

Within-Subjects Factors
Measure: MEASURE_1

hrv	Dependent Variable
1	x1
2	x2
3	x3
4	x4

Between-Subjects Factors

		Value Label	N
group	1.00	实验组	10
	2.00	对照组	10

(2) 组间效应的比较. 两组药物对患者的 HRV 水平的影响无显著差异($p=0.235$).

Tests of Between-Subjects Effects
Measure: MEASURE_1
Transformed Variable: Average

Source	Type III Sum of Squares	df	Mean Square	F	Sig.
Intercept	218154.272	1	218154.272	6126.772	.000
group	53.792	1	53.792	1.511	.235
Error	640.921	18	35.607		

(3) 球形检验结果.

Mauchly's Test of Sphericity[b]
Measure: MEASURE_1

Within Subjects Effect	Mauchly's W	Approx. Chi-Square	df	Sig.	Epsilon[a]		
					Greenhouse-Geisser	Huynh-Feldt	Lower-bound
hrv	.365	16.846	5	.005	.732	.885	.333

Tests the null hypothesis that the error covariance matrix of the orthonormalized transformed dependent variables is proportional to an identity matrix
a. May be used to adjust the degrees of freedom for the averaged tests of significance. Corrected tests are displayed in the Tests of Within-Subjects Effects table
b. Design: Intercept+group
Within Subjects Design: hrv

球形检验结果显示 $p=0.005$，不满足球形检验. 因而可采用 Greenhouse-Geisser、Huynh-Feldt 和 Lower-bound 系数对 F 值进行校正.

(4) 重复测量效应及交互效应的比较(单变量方差分析).

由于本例不满足球形检验，故以 Greenhouse-Geisser、Huynh-Feldt 和 Lower-bound 对应的

Tests of Within-Subjects Effects
Measure: MEASURE_1

Source		Type III Sum of Squares	df	Mean Square	F	Sig.
hrv	Sphericity Assumed	7316.931	3	2438.977	1675.996	.000
	Greenhouse-Geisser	7316.931	2.197	3330.140	1675.996	.000
	Huynh-Feldt	7316.931	2.654	2756.747	1675.996	.000
	Lower-bound	7316.931	1.000	7316.931	1675.996	.000
hrv* group	Sphericity Assumed	33.261	3	11.087	7.619	000
	Green house-Geisser	33.261	2.197	15.138	7.619	.001
	Huynh-Feldt	33.261	2.654	12.532	7.619	.000
	Lower-bound	33.261	1.000	33.261	7.619	.013
Error(hrv)	Sphericity Assumed	78.583	54	1.455		
	Greenhouse-Geisser	78.583	39.549	1.987		
	Huynh-Feldt	78.583	47.775	1.645		
	Lower-bound	78.583	18.000	4.366		

结果为准.

重复测量的 4 个不同水平间差异具有统计学意义($P<0.001$);重复测量变量和药物分组之间存在交互效应,p 值均小于 0.05.

(5) 不同时间点的均数估计.

Estimates
Measure: MEASURE_1

hrv	Mean	Std. Error	95% Confidence Interval	
			Lower Bound	Upper Bound
1	40.770	.646	39.413	42.127
2	47.315	.771	45.696	48.934
3	54.195	.686	52.754	55.636
4	66.600	.719	65.089	68.111

上表给出了重复测量 4 个不同水平的均数,标准误和 95% 可信区间.

(6) 时间水平的多重比较.

Pairwise Comparisons
Measure: MEASURE_1

(I) hrv	(J) hrv	Mean Difference (I-J)	Std. Error	Sig.a	95% Confidence Interval for Difference[a]	
					Lower Bound	Upper Bound
1	2	-6 545*	.293	.000	-7.160	-5 930
	3	-13 425*	.279	.000	-14.010	-12 840
	4	-25 830*	.329	.000	-26.521	-25 139
2	1	6 545*	.293	.000	5.930	7 160
	3	-6 880*	.489	.000	-7.907	-5 853
	4	-19 285*	.431	.000	-20.190	-18 380
3	1	13 425*	.279	.000	12.840	14 010
	2	6 880*	.489	.000	5.853	7 907
	4	-12 405*	.421	.000	-13.289	-11 521
4	1	25 830*	.329	.000	25.139	26 521
	2	19 285*	.431	.000	18.380	20 190
	3	12 405*	.421	.000	11.521	13 289

Based on estimated marginal means
*. The mean difference is significant at the .05 level
a. Adjustment for multiple comparisons: Least Significant Difference (equivalent to no adjustments)

可见,若检验水平为 0.05,四个不同时间点的 HRV 水平均存在显著差异 .

(7) 多元方差分析 . 由于本例不满足球形对称性,故还可采用多元方差进行分析 .

Multivariate Tests[b]

Effect		Value	F	Hypothesis df	Error df	Sig.
hrv	Pillai' s Trace	.998	3008.155[a]	3.000	16.000	.000
	Wilks' Lambda	.002	3008.155[a]	3.000	16.000	.000
	Hotelling' s Trace	564.029	3008.155[a]	3.000	16.000	.000
	Roy' s Largest Root	564.029	3008.155[a]	3.000	16.000	.000
hrv* group	Pillai' s Trace	.815	23.534[a]	3.000	16.000	.000
	Wilks' Lambda	.185	23.534[a]	3.000	16.000	.000
	Hotelling' s Trace	4.413	23.534[a]	3.000	16.000	.000
	Roy' s Largest Root	4.413	23.534[a]	3.000	16.000	.000

a. Exact statistic

b. Design: Intercept+group

Within Subjects Design: hrv

时间效应的 $P<0.001$,说明患者的 HRV 平均水平均随时间发生变化;时间与处理的交互效应的 $P<0.001$,说明药物组和对照组随时间变化趋势的差异具有统计学意义 . 这与经过校正后的单因素方法分析的结果一致 .

值得注意的是,本例中药物主效应无统计学意义,而交互效应有统计学意义 . 在这种情况下,应首先分析交互作用项 . 当交互效应显著时,不同药物组的患者 HRV 水平在不同时间点上存在差异,就已经显示出组别的差异 . 只有当交互作用不显著时,才对主效应进行分析 .

【引申】 例 16-2 是单个重复测量因素的方差分析,如果进行两个重复测量因素的方差分析,也可用上述方法来实现 . 这里以例 16.3 的数据进行分析 .

【操作】 在 SPSS 中输入数据,见图 16-25.

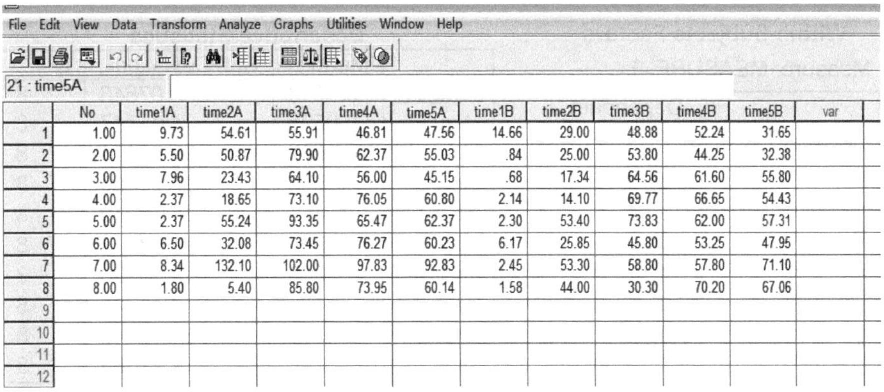

File Edit View Data Transform Analyze Graphs Utilities Window Help

21 : time5A

	No	time1A	time2A	time3A	time4A	time5A	time1B	time2B	time3B	time4B	time5B	var
1	1.00	9.73	54.61	55.91	46.81	47.56	14.66	29.00	48.88	52.24	31.65	
2	2.00	5.50	50.87	79.90	62.37	55.03	.84	25.00	53.80	44.25	32.38	
3	3.00	7.96	23.43	64.10	56.00	45.15	.68	17.34	64.56	61.60	55.80	
4	4.00	2.37	18.65	73.10	76.05	60.80	2.14	14.10	69.77	66.65	54.43	
5	5.00	2.37	55.24	93.35	65.47	62.37	2.30	53.40	73.83	62.00	57.31	
6	6.00	6.50	32.08	73.45	76.27	60.23	6.17	25.85	45.80	53.25	47.95	
7	7.00	8.34	132.10	102.00	97.83	92.83	2.45	53.30	58.80	57.80	71.10	
8	8.00	1.80	5.40	85.80	73.95	60.14	1.58	44.00	30.30	70.20	67.06	
9												
10												
11												
12												

图 16-25　SPSS 输入数据

No 为患者编号,time1A~time5A 代表服用胶囊型药物后 1~5 小时后血中药物的浓度水平,time1B-time5B 代表服用片剂型药物后 1~5 小时后血中药物的浓度水平 .

操作步骤如下:

(1) 点击 Analyze→Generalized Linear Models→Repeated Measures;

(2)弹出 Repeated Measures Define Factor(s)(重复测量定义因素)对话框.

Within-Subject Factor Name:"time".

Number of levels:"5".

点击 Add 按钮.

Within-Subject Factor Name:填入药物剂型"group".

Number of levels:"2".

点击 Add 按钮.

(3)点击 Define 按钮

Within-Subject Variable:time1A/ time1B/ time2A/ time2B/ time3A time3B/ time4A/ time4B/ time5A/ time5B

(4)点击 Model

Full factorial

(5)点击 Plots

Horizontal Axis:time

Separate Lines:group

(6)点击 Options:

Display Means for:time/group

Compare main effects:LSD

Display:descriptive statistics

点击 Continue.

(7)点击 OK.

【结果及解释】

(1)组内因素为时间变量和药物剂型,给出基本的统计描述.

Within-Subjects Factors

Measure: MEASURE_1

Time	group	Dependent Variable
1	1	time1A
	2	time 1B
2	1	time2A
	2	time2B
3	1	time3A
	2	time3B
4	1	time4A
	2	time4B
5	1	time5A
	2	time5B

Descriptive Statistics

	Mean	Std. Deviation	N
time1A	5.5713	3.07648	8
time1B	3.8525	4.68717	8
time2A	46.547	39.08524	8
time2B	32.748	15.50259	8
time3A	78.451	15.12016	8
time3B	55.717	14.18279	8
time4A	69.343	15.46930	8
time4B	58.498	8.41321	8
time5A	60.513	14.55042	8
time5B	52.210	14.41860	8

(2)球形检验结果

时间因素球形检验结果显示 $p=0.004$,不满足球形检验.

(3)重复测量效应及交互效应的比较(单变量方差分析).

Mauchly's Test of Sphericity[b]

Measure: MEASURE_1

Within Subjects Effect	Mauchl's W	Approx. Chi-Square	df	Sig.	Epsilon[a] Greenhouse-Geisser	Huynh-Feldt	Lower-bound
time	.009	25.233	9	.004	.486	.669	.250
group	1.000	.000	0	.	1.000	1.000	1.000
time * group	.074	14.120	9	.134	.434	.564	.250

Tests the null hypothesis that the error covariance matrix of the orthonormalized transformed dependent variables is proportional to an identity matrix.

  a. May be used to adjust the degrees of freedom for the averaged tests of significance. Corrected tests are displayed in the Tests of Within-Subjects Effects table

  b. Design: Intercept
    Within Subjects Design: time+group+time*group

Tests of Within-Subjects Effects

Measure: MEASURE_1

Source		Type III Sum of Squares	df	Mean Square	F	Sig.
time	Sphericity Assumed	41880.788	4	10470.197	38.227	.000
	Greenhouse-Geisser	41880.788	1.943	21556.404	38.227	.000
	Huynh-Feldt	41880.788	2.678	15639.157	38.227	.000
	Lower-bound	41880.788	1.000	41880.788	38.227	.000
Error(time)	Sphericity Assumed	7669.084	28	273.896		
	Greenhouse-Geisser	7669.084	13.600	563.906		
	Huynh-Feldt	7669.084	18.746	409.114		
	Lower-bound	7669.084	7.000	1095.583		
group	Sphericity Assumed	2635.808	1	2635.808	6.819	.035
	Greenhouse-Geisser	2635.808	1.000	2635.808	6.819	.035
	Huyn h-Feldt	2635.808	1.000	2635.808	6.819	.035
	Lower-bound	2635.808	1.000	2635.808	6.819	.035
Error(group)	Sphericity Assumed	2705.953	7	386.565		
	Greenhouse-Geisser	2705.953	7.000	386.565		
	Huyn h- F eldt	2705.953	7.000	386.565		
	Lower-bound	2705.953	7.000	386.565		
time * group	Sphericity Assumed	951.189	4	237.797	1.716	.174
	Green house-Geisser	951.189	1.736	548.061	1.716	.221
	Huyn h-Feldt	951.189	2.257	421.348	1.716	.210
	Lower-bound	951.189	1.000	951.189	1.716	.232
Error(time*group)	Sphericity Assumed	3879.556	28	138.556		
	Greenhouse-Geisser	3879.556	12.149	319.335		
	Huynh-Feldt	3879.556	15.802	245.504		
	Lower-bound	3879.556	7.000	554.222		

时间因素不满足球形检验,故以 Greenhouse-Geisser、Huynh-Feldt 和 Lower-bound 对应的结果为准. 时间因素的 5 个不同水平间差异具有统计学意义($P<0.001$),胶囊型和片剂型之间差异具有统计学意义($P=0.035$),时间和药物剂型之间不存在交互效应($P=0.174$).

(4) 不同时间点的均数估计.

Estimates

Measure: MEASURE_1

time	Mean	Std. Error	95% Confidence Interval	
			Lower Bound	Upper Bound
1	4.712	1.213	1.843	7.581
2	39.648	8.750	18.957	60.339
3	67.084	3.848	57.984	76.184
4	63.921	3.437	55.794	72.048
5	56.362	4.634	45.405	67.319

上表给出了 5 个不同时间点的均数、标准误和 95% 可信区间.

(5) 时间水平的多重比较.

Pairwise Comparisons

Measure: MEASURE_1

(I) time	(J) time	Mean Difference (I-J)	Std. Error	Sig.[a]	95% Confidence Interval for Difference[a]	
					Lower Bound	Upper Bound
1	2	-34.936*	8.603	.005	-55.279	-14.593
	3	-62.373*	4.590	.000	-73.227	-51.518
	4	-59.209*	4.196	.000	-69.131	-49.288
	5	-51.650*	5.228	.000	-64.013	-39.287
2	1	34.936*	8.603	.005	14.593	55.279
	3	-27.436*	7.257	.007	-44.597	-10.276
	4	-24.273*	8.363	.023	-44.048	-4.498
	5	-16.714*	6.943	.047	-33.132	-.296
3	1	62.373*	4.590	.000	51.518	73.227
	2	27.436*	7.257	.007	10.276	44.597
	4	3.163	3.699	.421	-5.583	11.909
	5	10.723*	3.757	.025	1.839	19.606
4	1	59.209*	4.196	.000	49.288	69.131
	2	24.273*	8.363	.023	4.498	44.048
	3	-3.163	3.699	.421	-11.909	5.583
	5	7.559*	1.934	.006	2.985	12.133
5	1	51.650*	5.228	.000	39.287	64.013
	2	16.714*	6.943	.047	.296	33.132
	3	-10.723*	3.757	.025	-19.606	-1.839
	4	-7.559*	1.934	.006	-12.133	-2.985

Based on estimated marginal means
* The mean difference is significant at the .05 level
a. Adjustment for multiple comparisons: Least Significant Difference (equivalent to no adjustments)

可见,若检验水平为 0.05,五个不同时间点的药物浓度均存在统计学意义.

(6) 不同药物剂型的比较.

Estimates

Measure: MEASURE_1

group	Mean	Std. Error	95% Confidence Interval	
			Lower Bound	Upper Bound
1	52.086	5.243	39.687	64.484
2	40.606	2.288	35.195	46.016

Pairwise Comparisons

Measure: MEASURE_1

(I) group	(J) group	Mean Difference (I-J)	Std. Error	Sig.^{a}	95% Confidence Interval for Difference^a	
					Lower Bound	Upper Bound
1	2	11.480*	4.396	.035	1.084	21.876
2	1	-11.480*	4.396	.035	-21.876	-1.084

Based on estimated marginal means
* The mean difference is significant at the .05 level
a. Adjustment for multiple comparisons: Least Significant Difference (equivalent to no adjustments)

（7）交互效应轮廓图，如图 16-26 所示。

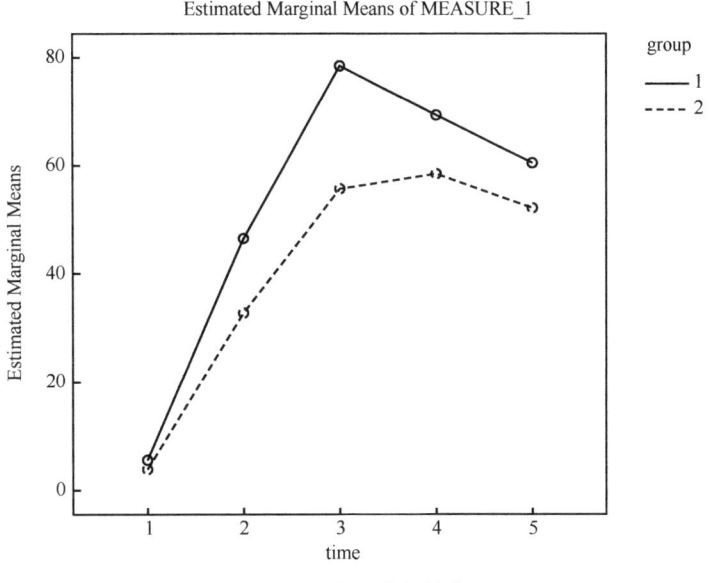

图 16-26　交互效应轮廓图

不同的时间水平之间具有显著差异．胶囊型的血液药物浓度在服药后 1 小时至 3 小时呈上升趋势，到 3 小时达到最高峰，然后下降；片剂型的血液药物浓度在服药后 1 小时至 3 小时呈上升趋势，然后缓慢上升至 4 小时达到最高峰，然后下降．

不同的药物剂型间具有显著差异，胶囊型的血液药物浓度高于片剂型．

时间与药物剂型间无交互作用，两者的变化趋势相似．

（8）多元方差分析．

时间效应的 $P<0.001$，药物剂型的 $P=0.035$，时间与药物剂型的交互效应的 $P=0.294$，这与单因素方法分析的结果一致．

【例 16-9】 对例 16-4 的数据进行分析．

【分析】 例 16-3 中的反应变量是一个二分类变量，协变量为年龄和性别．因此可考虑 logistic 模型，联接函数取 logit 函数．设定等相关结构进行 GEE 模型的参数估计．这里采用 SAS 软件进行统计分析．

【操作】 在 SAS 中导入数据 s3，如图 16-27 所示．

Multivariate Tests[b]

Effect		Value	F	Hypothesis df	Error df	Sig.
time	Pillai's Trace	.993	145.495[a]	4.000	4.000	.000
	Wilks' Lambda	.007	145.495[a]	4.000	4.000	.000
	Hotelling's Trace	145.495	145.495[a]	4.000	4.000	.000
	Roy's Largest Root	145.495	145.495[a]	4.000	4.000	.000
group	Pillai's Trace	.493	6.819[a]	1.000	7.000	.035
	Wilks' Lambda	.507	6.819[a]	1.000	7.000	.035
	Hotelling's Trace	.974	6.819[a]	1.000	7.000	.035
	Roy's Largest Root	.974	6.819[a]	1.000	7.000	.035
time * group	Pillai's Trace	.641	1.788[a]	4.000	4.000	.294
	Wilks' Lambda	.359	1.788[a]	4.000	4.000	.294
	Hotelling's Trace	1.788	1.788[a]	4.000	4.000	.294
	Roy's Largest Root	1.788	1.788[a]	4.000	4.000	.294

a. Exact statistic

b. Design: Intercept

Within Subjects Design: time+group+time*group

Window Help

VIEWTABLE: Tmp1.S33

	id	group	sex	age	y1	y2	y3	y4
1	1	1	0	58	0	0	1	0
2	1	1	0	58	0	0	1	0
3	1	1	0	58	0	0	1	0
4	1	1	0	58	0	0	1	0
5	2	1	1	74	1	1	1	1
6	2	1	1	74	1	1	1	1
7	2	1	1	74	1	1	1	1
8	2	1	1	74	1	1	1	1
9	3	1	1	61	1	0	1	0
10	3	1	1	61	1	0	1	0
11	3	1	1	61	1	0	1	0
12	3	1	1	61	1	0	1	0
13	4	1	0	71	0	0	.	.
14	4	1	0	71	0	0	.	.
15	4	1	0	71	0	0	.	.
16	4	1	0	71	0	0	.	.
17	5	1	1	76	0	0	0	0
18	5	1	1	76	0	0	0	0
19	5	1	1	76	0	0	0	0
20	5	1	1	76	0	0	0	0
21	6	1	1	80	1	1	1	0
22	6	1	1	80	1	1	1	0
23	6	1	1	80	1	1	1	0
24	6	1	1	80	1	1	1	0
25	7	1	0	77	0	0	0	0
26	7	1	0	77	0	0	0	0
27	7	1	0	77	0	0	0	0
28	7	1	0	77	0	0	0	0
29	8	1	1	78	0	1	1	1
30	8	1	1	78	0	1	1	1
31	8	1	1	78	0	1	1	1

图 16-27 SAS 导入数据

Id 为患者的编号,group 为分组变量,sex 为性别,age 为年龄,y1 为服药前心电图的正异常情况,y2、y3、y4 分别表示服药后 2 周、4 周、6 周心电图的正异常情况．共有 40 名患者,每组 20 人．

操作步骤如下：

(1) 数据的整理

```
data s33;
set s3;
y=1;outcome=y1;output;
y=2;outcome=y2;output;
y=3;outcome=y3;output;
y=4;outcome=y4;output;
run;
```

增加变量 y 和 outcome,当 y=1 时,outcome=y1;当 y=2 时,outcome=y2;当 y=3 时,outcome=y3;当 y=4 时,outcome=y4. 每个人的一行数据变为 4 行,得到新的数据集 s33(图 16-28),共有 40×4=160 行.

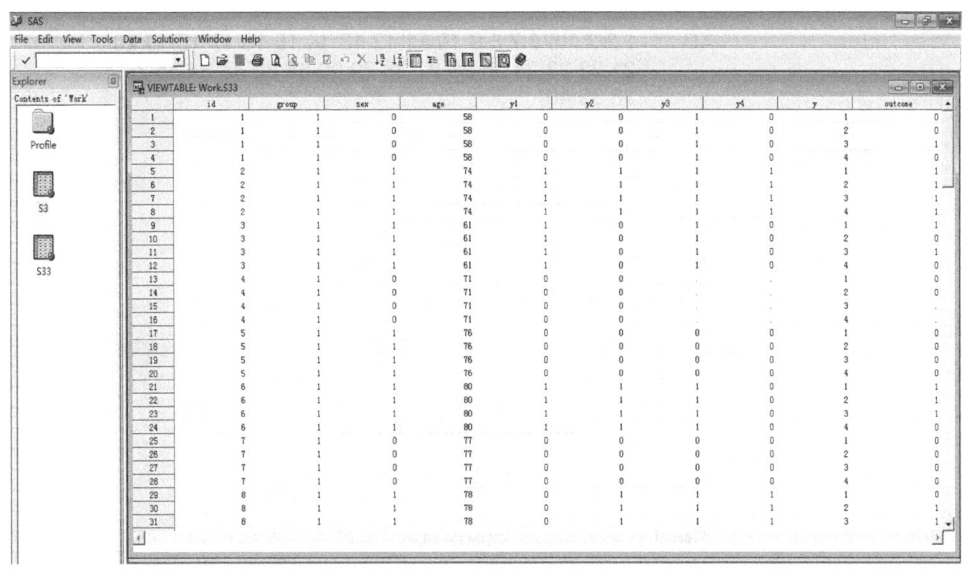

图 16-28 SAS 生成的数据集

(2)输入 SAS 程序,运行 proc genmod 过程

proc genmod data=s33;
class id sex group;
model outcome=sex age group/d=bin;
repeated subject=id/type=cs;
run;

程序调用 genmod 过程进行计算.

Class 语句对分类变量进行定义;

model 语句说明模型的结构,/d 为 distribution 的缩写,bin 为二项分布的缩写. 当/d=bin 为二项分布时联接函数默认为 logit 函数,即:link=logit.

Repeated 语句指明重复测量分析. Subject 说明输入待分析的对象,对象间的反应变量假设为独立,对象内的反映变量为相关. Subject 后的变量必须是分类变量,列入到 class 语句后.

Type 语句指明作业相关举证的类型. Cs 为可交换结构(等相关).

【结果及解释】

(1)首先输出模型信息.

```
                Model Information

Data Set              WORK.S33
Distribution          Binomial
Link Function         Logit
Dependent Variable    outcome
Observations Used     154
Missing Values        6
```

信息说明分布为二项分布,联接函数为 logit,因变量为 outcome,共用 154 个观测值,有 6 个缺失值,共计 160 个观测值.

(2) 输出个变量的水平个参数信息.

Class Level Information

Class	Levels	Values
id	40	1 2 3 4 5 6 7 8 9 10 11 12 13 14 15 16 17 18 19 20 21 22 23 24 25 26 27 28 29 30 31 32 33 34 35 36 37 38 39 40
sex	2	0 1
group	2	1 2

Response Profile

Ordered Value	outcome	Total Frequency
1	0	100
2	1	54

Parameter Information

Parameter	Effect	sex	group
Prm1	Intercept		
Prm2	sex	0	
Prm3	sex	1	
Prm4	age		
Prm5	group		1
Prm6	group		2

(3) 评价拟合度的指标.

Criteria For Assessing Goodness Of Fit

Criterion	DF	Value	Value/DF
Deviance	150	187.8647	1.2524
Scaled Deviance	150	187.8647	1.2524
Pearson Chi-Square	150	153.6753	1.0245
Scaled Pearson X2	150	153.6753	1.0245
Log Likelihood		-93.9323	

所有离差(Deviance)及 Value/DF 都大于 1,说明拟合度较好.

(4) 假定所有个体内观测值都独立时,genmod 计算所得的初始参数,作为 Gee 迭代运算的初始值.

Analysis Of Initial Parameter Estimates

Parameter		DF	Estimate	Standard Error	Wald 95% Confidence Limits		Chi-Square	Pr > ChiSq
Intercept		1	1.3063	1.5313	-1.6950	4.3077	0.73	0.3936
sex	0	1	-0.0851	0.3526	-0.7762	0.6060	0.06	0.8093
sex	1	0	0.0000	0.0000	0.0000	0.0000	.	.
age		1	-0.0000	0.0238	-0.0467	0.0466	0.00	

								0.9991
group	1	1	-1.1812	0.4195	-2.0033	-0.3591	7.93	0.0049
group	2	0	0.0000	0.0000	0.0000	0.0000	.	.
Scale		0	1.0000	0.0000	1.0000	1.0000		

（5）GEE 运算的模型信息和结果.

GEE Model Information

Correlation Structure	Exchangeable
Subject Effect	id (40 levels)
Number of Clusters	40
Clusters With Missing Values	4
Correlation Matrix Dimension	4
Maximum Cluster Size	4
Minimum Cluster Size	2

个体内观测值为可交换结构,对象为 40 个患者,即 Clusters = 40. 缺失值 4 个,相关矩阵为 4×4 维,个体中最大的观测次数为 4,最少的观测次数为 2,有位患者的第三次和第四次观测值缺失.

Analysis Of GEE Parameter Estimates
Empirical Standard Error Estimates

Parameter		Estimate	Standard Error	95% Confidence Limits		Z	Pr > |Z|
Intercept		1.2591	2.0950	-2.8469	5.3652	0.60	0.5478
sex	0	-0.0808	0.4794	-1.0204	0.8588	-0.17	0.8662
sex	1	0.0000	0.0000	0.0000	0.0000	.	.
age		0.0008	0.0325	-0.0628	0.0645	0.03	0.9793
group	1	-1.1823	0.5115	-2.1848	-0.1798	-2.31	0.0208
group	2	0.0000	0.0000	0.0000	0.0000	.	.

若假定检验水准为 0.05,从 P 值可以看出,该模型中只有组别变量具有统计学意义. 组别:药物组为 1,安慰剂组为 2. 组别参数为负值,说明安慰剂组的心电图异常者比较多.

控制了混杂因素的第一组的 odd 是第二组的 $\exp(-1.1823) = 0.3066$.

【引申】 对于本资料,还可以把时间变量 y 放到模型中探讨时间效应,以及 y * group 的交互效应.

Analysis Of GEE Parameter Estimates
Empirical Standard Error Estimates

Parameter		Estimate	Standard Error	95% Confidence Limits		Z	Pr > |Z|
Intercept		2.0191	2.2474	-2.3858	6.4240	0.90	0.3690
sex	0	-0.0755	0.4900	-1.0358	0.8848	-0.15	0.8775
sex	1	0.0000	0.0000	0.0000	0.0000	.	.
age		-0.0027	0.0333	-0.0679	0.0625	-0.08	0.9362
group	1	-1.1388	0.5228	-2.1634	-0.1142	-2.18	0.0294
group	2	0.0000	0.0000	0.0000	0.0000	.	.
y	1	-0.9117	0.4327	-1.7598	-0.0635	-2.11	0.0351
y	2	-0.4484	0.4227	-1.2769	0.3802	-1.06	0.2889
y	3	-0.7812	0.3885	-1.5427	-0.0196	-2.01	0.0444
y	4	0.0000	0.0000	0.0000	0.0000		

思考练习 Exercises

(一) 简答题

1. 简述重复测量资料单变量方差分析和多元方差分析的思想及应用条件.
2. 简述单因素重复测量设计与两因素重复测量设计的区别.
3. 交叉设计研究所收集的计量变量资料与纵向(重复)资料的异同,能否用后者的方法分析?
4. 广义估计方程、线性模型、一般线性模型、广义线性模型、线性混合效应模型的关系,能否用图形表示之间的包含关系.
5. 潜变量增长曲线模型表达式用结构方程模型表达式如何表示?
6. 常用的时间序列分析方法有哪些,如何选择合适的方法?

(二) 计算题

1. 一项关于食物与亚硝酸盐含量的研究. 用 4 种食品喂给 6 只狗. 食物分为 A、B、C、D,经随机化投给顺序后喂给狗. 进食后 2 小时抽血检查硝酸盐含量(g/dl),每次试验后间隔一周在给予另一种食物. 结果列于表 16-17 中,试比较不同食物中硝酸盐含量.

表 16-17 不同食物品种的硝酸盐含量(g/dl)

动物号	食物品种			
	A	B	C	D
1	0.83	0.98	1.07	1.09
2	0.77	0.84	1.01	1.03
3	0.88	0.99	1.06	1.06
4	0.94	0.87	0.96	1.08
5	0.89	0.90	0.88	0.94
6	0.83	0.82	1.01	1.01

2. 分析表 16-18 所列数据新旧剂型与测量时间对血药浓度的影响.

表 16-18 16 名受试者服药后的血药浓度($\mu mol/L$)

编号	旧剂型				编号	新剂型			
	0小时	4小时	8小时	12小时		0小时	4小时	8小时	12小时
1	90.53	142.12	65.54	73.28	8	70.53	97.38	112.12	58.50
2	88.43	163.17	48.95	71.77	9	68.43	95.27	133.17	56.90
3	100.01	144.75	86.06	80.01	10	57.37	78.43	83.16	48.34
4	46.32	126.33	48.95	39.54	11	105.80	120.54	136.33	84.03
5	73.69	138.96	70.02	60.89	12	80.01	104.75	114.75	65.61
6	105.27	126.33	75.01	83.66	13	56.32	75.27	96.33	47.52
7	86.32	121.06	78.95	70.24	14	53.69	110.02	138.96	45.44
					15	85.27	110.01	126.33	69.47
					16	66.32	115.27	129.06	55.29

3. 研究两种降压药的降压效果. 原发性高血压病人12名, 随机分为2组, 每组6人, 一组给A药, 另一组给B药. 用药后每周测定血压一次. 表16-19所列数据是收缩压下降幅度 (mmHg). 试对比两种药物对收缩压的影响.

表16-19 两种药物对收缩压的下降幅度(mmHg)

病人号	A药(用药后周数)				病人号	B药(用药后周数)			
	1	2	3	4		1	2	3	4
1	9	14	6	10	7	12	6	10	9
2	10	15	12	14	8	13	9	9	11
3	8	10	11	18	9	14	10	11	8
4	14	17	10	15	10	14	4	11	5
5	10	7	8	16	11	6	8	9	5
6	12	8	14	14	12	11	6	7	8

4. 若对例16-3的稍作修改:将16名患者随机分成两组,每组8人,分别接受两种不同剂型的药物治疗,服药后1h、2h、3h、4h、5h的患者血中浓度见表16-20. 请叙述此时的设计有何变化,如何进行分析.

表16-20 某药两种不同剂型在血中的浓度($\mu g/ml$)

剂型(i)	受试者 k	服药后测定时间(j)				
		1(1h)	2(2h)	3(3h)	4(4h)	5(5h)
胶囊型 $i=1$	1	9.73	54.61	55.91	46.81	47.56
	2	5.50	50.87	79.90	62.37	55.03
	3	7.96	23.43	64.10	56.00	45.15
	4	2.37	18.65	73.10	76.05	60.80
	5	2.37	55.24	93.35	65.47	62.37
	6	6.50	32.08	73.45	76.27	60.23
	7	8.34	132.1	102.0	97.83	92.83
	8	1.80	5.40	85.80	73.95	60.14
片剂型 $i=2$	9	14.66	29.00	48.88	52.24	31.65
	10	0.84	25.00	53.80	44.25	32.38
	11	0.68	17.34	64.56	61.60	55.80
	12	2.14	14.10	69.77	66.65	54.43
	13	2.30	53.40	73.83	62.00	57.31
	14	6.17	25.85	45.80	53.25	47.95
	15	2.45	53.30	58.80	57.80	71.10
	16	1.58	44.00	30.30	70.20	67.06

延伸阅读 Further Readings

延读16-1 陈长生,徐勇勇,曹秀堂.1996.不等距重复观测数据组间比较的正交回归模型[J].中国卫生统

计,13(3):1~5
延读 16-2 陈大方,陈常中.2006.医学科研数据的处理与分析方法[M].北京:北京大学医学出版社
延读 16-3 陈峰,任仕泉,陆守曾.1999.非独立试验的组内相关与广义估计方程[J].南通医学院学报,19(4):359~362
延读 16-4 陈峰.2000.医用多元统计分析方法[M].北京:中国统计出版社
延读 16-5 陈平雁.2005.SPSS13.0 统计软件应用教程[M].北京:人民卫生出版社
延读 16-6 陈启光.1995.纵向研究中重复测量资料的广义估计方程分析[J].中国卫生统计,12(1):22~25,51
延读 16-7 陈卫中,杜显刚,张果.2006.广义估计方程在交叉设计等级资料分析中的应用[J].现代预防医学,33(7):1129~1130
延读 16-8 方积乾,陆盈.2002.现代医学统计学.北京:人民卫生出版社
延读 16-9 方积乾.2001.医学统计学与电脑实验.第 2 版.[M].上海:上海科学技术出版社
延读 16-10 方积乾.2007.生物医学研究的统计方法[M].北京:高等教育出版社
延读 16-11 郜艳晖,姜庆五.2003.用广义估计方程估计数量性状的家庭相关[J].中华流行病学杂志,24(8):85~89
延读 16-12 何书元.2007.应用时间序列分析[M].北京:北京大学出版社
延读 16-13 胡良平.2000.现代统计学与 SAS 应用[M].北京:军事医学科学出版社
延读 16-14 李运明,曹文君,陈长生.2007.不等距重复测量设计方差分析用 SAS 和 SPSS 实现的对比[J].中国卫生统计,24(4):352~356
延读 16-15 李运明,陈长生,谭志军,等.2010.SCI 医学投稿论文审稿意见中有关重复测量方差分析及 Logistic 回归精确计算问题的探讨[J].2010 年中国卫生统计学术研讨会论文集,182~185
延读 16-16 李运明,封宗超,夏勋,等.2010.广义估计方程在 CT 显示方法研究数据分析中的应用[J].现代生物医学进展,10(21):4173~4176
延读 16-17 刘红云,孟庆茂.2003.纵向数据分析方法[J].心理科学进展,11(5):586~592
延读 16-18 刘红云,张磊.2005.追踪数据分析方法及其应用[M].北京:教育科学出版社
延读 16-19 刘勤,金丕焕.2002.分类数据的统计分析及 SAS 编程[M].上海:复旦大学出版社
延读 16-20 刘祥,张菊英.2006.有序多分类重复测量资料的广义估计方程分析[J].四川大学学报(医学版),37(5):798~800
延读 16-21 栾荣生.2009.AMOS 与研究方法[M].重庆:重庆大学出版社
延读 16-22 饶克勤.2008.卫生统计学方法与应用进展(第 2 卷)[M].北京:人民卫生出版社
延读 16-23 沈其君.2005.SAS 统计分析[M].北京:高等教育出版社
延读 16-24 孙振球.2002.医学统计学[M].北京:人民卫生出版社
延读 16-25 陶庄,金水高.2003.时间序列分析简明攻略[J].中国卫生统计,20(3):24~26
延读 16-26 王济川,谢海义,蒋宝法.2008.多层统计分析方法模型[M].北京:高等教育出版社
延读 16-27 王彤.2008.医学统计学与 SPSS 软件应用[M].北京:北京大学医学出版社
延读 16-28 吴明隆.2009.结构方程模型——AMOS 的操作与应用[M].重庆:重庆大学出版社
延读 16-29 徐勇勇.2004.医学统计学(第二版)[M].北京:高等教育出版社
延读 16-30 余松林,向惠云.2004.重复测量资料分析方法与 SAS 程序[M].北京:科学出版社
延读 16-31 张文彤,田晓燕.2004.基于广义估计方程的多重应答资料统计分析方法[J].中国卫生统计,21(3):10~12
延读 16-32 张文彤.2002.SPSS11 统计分析教程(高级篇)[M].北京:北京希望电子出版社
延读 16-33 Judith D Singer,John B Willett.2003.Applied longitudinal data analysis[M].New York:Oxford university press
延读 16-34 Liang KY,Zeger ST.1986.Longitudinal data analysis using generalized linear model[J].Biometrika,

73(1):13

延读 16-35　Littell RC, Pendergast J, Natarajan R. 2000. Modelling covariance structure in the analysis of repeated measures data[J]. Stat Med, 19(13):1793~1819

延读 16-36　Locascio JJ, Atri A. 2011. An overview of longitudinal data analysis methods for neurological research [J]. Dement Geriatr Cogn Dis Extra, 1(1):330~357

延读 16-37　Lu Y, Fang JQ. 2003. Advanced Medical Statistics[M]. Singapore: World Scientific Publishing Company

延读 16-38　McArdle JJ, Epstein D. 1987. Latent growth curves within developmental structural equation models [J]. Child Dev, 58(1):110~133

延读 16-39　Morris NJ, Elston RC, Stein CM. 2010. A framework for structural equation models in general pedigrees [J]. Hum Hered, 70(4):278~286

延读 16-40　Peter J Brockwell, Richard A Davis. 1987. Time series: theory and methods[M]. New York: Springer-Verlag world publishing corporation

延读 16-41　Zeger SL, Liang KY, Albert PS. 1988. Models for longitudinal data: a generalized estimating equation approach[J]. Biometrics, 44(4):1049~1060

（赵　倩　李运明）

第17章 生存分析
Chapter 17 Survival Analysis

> **目的要求 Purposes and Requirements**
> 了解：生存分析的概念、生存资料的特点及描述生存分析的常用指标．
> 熟悉：生存分析常用的模型及方法．
> 掌握：使用 SAS 或 SPSS 进行生存分析的方法、步骤及其结果解释．

17.1 生存分析概况 Survival Analysis Overview

在科学研究中，研究者不仅关心某事件发生的结局，同时还关心发生这种结局所经历的时间．如医学研究中，肿瘤、结核病、高血压、心血管疾病等慢性病的疗效及预后的考核，不仅要考虑治愈率或缓解率，还要考虑治愈时间或缓解时间；预防保健措施的效果评价，不仅要考虑使用保健措施的结果（"好"或"坏"），同时还要考虑出现这种结果所经历的时间；采取健康教育控制青少年吸烟的效果评价，不仅要考虑接受健康教育后的青少年还是否吸烟，还要考虑从接受健康教育到戒烟的时间长短；疾病预后的影响因素评价，也要同时考虑疾病的结局（"生存"和"死亡"）和出现这种结局所经历的时间；肾移植患者术后效果的影响因素评价，不仅要考虑患者是否存活，还要考虑其生存时间．生存时间即生存期，是指从某个标准时刻（如发病、确诊、开始治疗或手术时间）算起，死亡为止的存活时间．此时要用生存分析的方法进行处理．

生存分析（survival analysis）是研究生存现象和响应时间数据及其统计规律的一门学科，具有相对独立的理论体系．随着其理论体系的不断完善和计算机技术的发展，生存分析广泛应用在生物学、医学、保险学、可靠性工程学、人口学、社会学、经济学等领域．

生存分析涉及有关疾病的愈合、死亡，或者器官的生长发育等时效性指标．某些领域的研究虽然与生存无关，但由于研究中随访资料常因失访等原因造成某些数据观察不完全，要用专门方法进行统计处理，这类方法起源于对寿命资料的统计分析，故也称为生存分析．生存分析是指根据试验或调查得到的数据对生物或人的生存时间进行分析和推断，研究生存时间和结局与众多影响因素间关系及其程度大小的方法．

生存分析资料（survival data）概括起来具有以下几个共同特点：①蕴涵有结局和时间两个方面的信息；②结局为两分类互斥事件；③一般是通过随访收集得到．随访观察往往是从某确定的时间点（如确诊、入院或实施手术等某种处理措施后）开始，观察到某规定时间点截止；④常因失访等原因造成某些研究对象的生存时间数据不完整，分布类型复杂，不能简单地套用基础统计方法，如 t 检验、方差分析、χ^2 检验或秩和检验进行分析．

生存分析考虑的是从某一定义明确的起始点到某一事件发生的终止点之间的时间段，比如一个癌症病人从做手术到死亡的这一段时间．我们对生存分析的以下几个方面感兴趣：生存时间作为一个随机变量的分布函数；某些因素对于生存时间分布的影响；以及对于同一个体不同度量间的关联或者多个个体生存时间间的关联．生存数据最重要的性质就是不完整的观测值．在生存分析领域,有许多不同的机制会产生不完整的数据．最常见的情况是右删失(right censoring),这时只有生存时间以及删失时间的较小者可以被观测到．然而,在观测研究中,其他机制也会导致不完整的观测值．例如,在流行病学领域,数据经常是左截断(left-truncated)的或者右删失的．计数过程(counting process)提供了一种统一的方法来分析生存分析里不完整的数据．在这章我们仅仅讨论处理右删失数据的方法．尽管生存分析方法已经在精算领域发展和应用了很长一段时间,但最早用于估计生存函数的,从数学角度来看严谨的方法却是由 E. L. Kaplan 和 P. Meier 在他们 1958 年发表的那篇里程碑式的文章里提出的(Kaplan and Meier, 1958)．他们发明了乘积极限估计(通常被称为 Kaplan-Meier 估计)．Kaplan-Meier 估计是作为生存函数的一个非参数极大似然估计量被导出的．在生存分析里,危险率函数(hazard function)是一个比生存函数更有用的函数,因为它可以描述生存经历的动态变化．虽然累积危险率函数估计的推导独立于生存函数的 Kaplan-Meier 估计,乘积积分(produc integral)却把这两个估计及其渐近性质自然地联系起来．在这章我们将介绍尼尔森-阿兰累积危险率函数估计(Nelson, 1969; Aalen, 1972),并且用乘积积分来得到 Kaplan-Meier 估计．自 Pearson 和 Fisher 以来,检验两组数据的分布是否相同的方法就一直存在着．似然比检验是用来推导参数检验统计量的最常用的方法．双样本 t 检验可以用来检验两个具有相同方差的正态分布的均值是否相同．单因子方差分析则可以用来检验多组数据的均值是否相同．许多非参数方法,例如 Kolmogorov-Smirnov 检验,Wilcoxon 秩和检验,Kruskal-Wallis 检验,以及 Pearson's chi-squared 检验,经常被用于数据分析．但是由于删失的原因,它们都不能直接用于生存数据．在生存分析领域,Log-rank 检验(Mantel, 1966; Peto and Peto, 1972)是最常用的非参数检验．鞅理论(Martingale theory)为这个检验统计量提供了漂亮的渐近结果．在生存分析中,另一个影响深远的成果是由 D. R. Cox 提出的比例危险率模型(Cox, 1972)．不像普通回归分析那样对于相关变量的均值建模,Cox 回归是对生存时间的危险率函数建模．Cox 模型的一个性质是基准危险率函数是完全不用给定．这在统计学里创造了一个全新的研究领域:半参数方法(scmiparametric methods)．由 Cox (1975) 提出的偏似然函数对于生存分析以及统计学的许多其他分支也产生了革命性的影响．

17.2 生存分析的一些基本概念
Basic Concepts of Survival Analysis

1. 死亡事件(death event)**又称失效事件**(failure event)

死亡事件是一个广义概念,不单是指通常意义下的生物体死亡,而是泛指标志某种处理措施失败或失效的特征事件．一般是在设计阶段根据研究目来确定,如乳腺癌患者手术后的死亡、白血病患者化疗后的复发、肾移植患者的肾功能衰竭、接受健康教育戒烟后的青少年复吸烟、接受某种健康保险方式后中途退保等,均可作为死亡事件．

2. 生存时间(survival time)

生存时间(survival time)指观察到的存活时间,可用天、周、月、年等时间单位记录,常用符号 T 表示．如表 17-1 中 6 个患者的生存时间分别为 117,89,108,96,58,85 天．

生存时间也是一个广义概念,不单是指通常意义下生物体的存活时间,而是泛指研究者所关心的某现象的持续时间,如白血病患者化疗后的复发时间、肾移植患者的肾功能衰竭时间、接受健康教育戒烟后的青少年的复吸烟时间、接受某种健康保险方式后的中途退保时

间等. 生存时间根据其不同的特点,可分为以下两种类型:

(1) 完全数据(complete data):指从观察起点到发生死亡事件所经历的时间.

(2) 截尾数据(censored data):生存时间观察过程的截止不是由于所感兴趣的死亡事件,而是由于其他原因引起的,称为截尾(censored).

表 17-1 6例乳腺癌患者手术后的随访记录

患者编号	观察记录				观测到的生存天数 T
	开始日期	终止日期	结局(非截尾=1,截尾=0)	原因	
1	02-09-03	02-12-29	0	死于肺癌	117$^+$
2	02-09-10	02-12-08	1	转移死亡	89
3	02-09-14	02-12-31	0	研究终止	108$^+$
4	02-08-25	02-11-29	0	失访	96$^+$
5	02-10-01	02-11-28	0	死于车祸	58$^+$
6	02-10-04	02-12-28	1	复发死亡	85

截尾的主要原因有以下三种:①失访(withdrawal):指失去联系,如信访无回音、电话采访不答理、上门采访找不到人、搬迁没留地址等;②退出:指死于非研究因素或非处理因素而退出研究,如死于车祸等意外事件、死于其他疾病等;③终止:指设计时规定的研究时限已到而终止观察,但研究对象仍然存活. 从观察起点到截尾时点所经历的生存时间称为截尾数据,习惯上在生存时间后上标注"+"表示. 完全数据提供了观察对象确切的生存时间,是生存分析的主要依据;截尾数据仅提供了部分信息,研究者并不知道观察对象确切的生存时间. 因此,截尾数据太多会影响生存分析的效果.

3. 危险率函数(hazard function)

生存时间 T 是一个非负的随机变量. 其分布函数 F 定义为

$$F(t) = \Pr\{T \leq t\}, \quad t \geq 0 \tag{17-1}$$

在生存分析中,使用生存函数(survival function)来描述 T 的分布会更方便些. T 的生存函数定义为 $S(t) = 1 - F(t) = \Pr\{T > t\}$. 注意 F 和 S 都是右连续函数.

(1) 如果 F 是绝对连续的,危险率函数 λ 定义为

$$\lambda(t) = \lim_{\Delta t \to 0} \frac{1}{\Delta t} \Pr\{T \in [t, t + \Delta t) \mid T \geq t\} \tag{17-2}$$

注意 $\lambda(t)$ 是假设个体在时刻 t 仍然活着的情况下瞬间失败率. 从定义来看,$\Pr\{T \in [t, t+\Delta t) \mid T \geq t\} = \lambda(t)dt$ 是失效事件发生在无穷小区间 $[t, t+\Delta t)$ 的条件概率. 很容易看得到

$$S(t) = \exp\left\{-\int_0^t \lambda(u) du\right\} = \exp(-\Lambda(t)) \tag{17-3}$$

其中 Λ 为累积(或积分)危险率函数.

(2) 如果 F 不是绝对连续的,则不能定义危险率函数. 然而,我们仍然可以定义累积危险率函数 Λ 为

$$d\Lambda(t) = \Pr\{T \in [t, t+dt) \mid T \geq t\} = \frac{\Pr\{T \in [t, t+dt)\}}{\Pr\{T \geq t\}} = \frac{dF(t)}{S(t-)} \tag{17-4}$$

从而得到

$$\Lambda(t) = -\int_0^t \frac{dS(u)}{S(u-)} \tag{17-5}$$

从乘积积分理论我们得到,
$$S(t) = \pi_{[0,t]}(1 - d\Lambda(u)). \tag{17-6}$$
这里 π 是乘积积分符号. 通常来说, 如果 X 是一个实的右连续函数并且左极限存在, 而且是局部有界变差的, 那么 X 在区间 $[0,t]$ 上的乘积积分定义为
$$Y(t) = \pi_{[0,t]}(1 + dX(u)) = \lim_{\max|t_i - t_{i-1}| \to 0} \prod \{1 + [X(t_i) - X(t_{i-1})]\} \tag{17-7}$$
其中 $0 = t_0 < t_1 < \cdots < t_n = t$ 是区间 $[0,t]$ 的一个划分. Gill 和 Johansen (1990) 系统研究了乘积积分及其在生存分析中的应用. 式 17-5 和 17-6 显示了累积危险率函数 Λ 和生存函数 S 之间的对偶性以及一一对应关系. 这种对偶性也是尼尔森-阿兰累积危险率函数估计和 Kaplan-Meier 生存函数估计之间的理论联系. 关于这种对偶性的详细讨论请参阅 Gill (1994) 第一节.

从式 17-5 我们可以看到 Λ 是右连续并且非减的, 因此它最多有可数个间断点. 定义两个函数 $\Delta\Lambda$ 和 Λ^c 为
$$\Delta\Lambda(t) = \Lambda(t) - \Lambda(t-), \quad \Lambda^c(t) = \Lambda(t) - \sum_{u \leq t} \Delta\Lambda(u) \tag{17-8}$$
$\Delta\Lambda$ 则为一个包含 Λ 的所有跳跃的阶梯函数而 Λ^c 是一个连续函数. 从式 17-6, 容易证明
$$S(t) = \exp(-\Lambda^c(t)) \prod_{u \leq t} [1 - \Delta\Lambda(u)] \tag{17-9}$$
当 T 的分布是连续时, $\Delta\Lambda = 0$, 式(17-9)化简为(17-10). 如果 T 的分布是离散的, 并且只在离散时间点 $\{a_1 < a_2 < \cdots\}$ 上取值, 令 $\lambda_i = \Pr\{T = a_i \mid T \geq a_i\}$, $\Lambda(t) = \sum_{i:a_i \leq t} \lambda_i$. 则有
$$S(t) = \prod_{i:a_i \leq t}(1 - \lambda_i) = \prod_{u \leq t}[1 - \Delta\Lambda(u)] \tag{17-10}$$

4. 独立删失(independent censoring)

在生存分析里, 我们需要处理三种不同的模型:
(1) 没有删失的模型, 即所有的事件发生都被观测到;
(2) 联合模型, 在这种情况下, 所有的事件发生和删失过程都被观测到;
(3) 具有删失的模型.

这三种模型给我们提供了不同的信息. 如果不存在删失的话, 我们只需要模型(1)的信息就能做统计推断. 所有相关的参数都根据模型(1)来定义. 模型(3)是我们会碰到的并且能用于实际的统计推断. 由于模型(3)相对于模型(1)来说, 提供了更少的信息, 一个自然而然的问题就是 T 的分布函数 F 是否能够从模型(3)的较少的数据中得到, 至少在随访期内得到. 为了能够从模型(3)得到 F, 独立删失正是数据需要满足的条件. 独立删失的概念是基于模型(2)定义的. 简单来说, 独立删失意味着未删失的生存时间的分布不因删失而改变. 准确的定义请参见 Andersen et al. (1993) 第 3 章. 另外一个容易混淆的概念是无信息删失 (noninformative censoring). 独立删失和无信息删失是两个完全不同的概念. 很多研究者没有注意这两者的区别.

17.3 尼尔森-阿兰 (Nelson-Aalen) 累积危险率估计
Nelson-Aalen Estimator of Cumulative Hazard Function

在生存分析领域, 尼尔森-阿兰估计(Nelson, 1969, 1972)被用来估计累积危险率函数 (cumulative hazard function). 可以通过很多方法推导出该估计. 在本节中, 我们将基于计

数过程的 Doob-Meyer 分解方法,构建估计方程,导出估计.

1. 尼尔森-阿兰(Nelson-Aalen)估计

假设失败时间和删失时间满足随机删失模型,研究样本大小为 n,实际观测到的数据为:$X_i = \min(T_i, C_i)$,$\Delta_i = I\{T_i \leq C_i\}$,$i = 1, \cdots, n$.定义随机过程 N_i 和 Y_i ($i = 1, \cdots, n$),

$$N_i(t) = I\{X_i \leq t, \Delta_i = 1\}, Y_i = I\{X_i \geq t\} \tag{17-11}$$

其中,$N_i(t)$ 表示第 i 个体在时刻 t 之前失效,而 $Y_i(t)$ 表示依然处于观测之中(处于在险状态).在独立删失的假设条件下,随机过程 M_i,$i = 1, \cdots, n$,

$$M_i(t) = N_i(t) - \int_0^t Y_i(u) d\Lambda(u) \tag{17-12}$$

是均值为零的鞅.定义

$$N(t) = \sum_{i=1}^n N_i(t), M(t) = \sum_{i=1}^n M_i(t), Y(t) = \sum_{i=1}^n Y_i(t) \tag{17-13}$$

那么 $N(t)$ 为所研究样本中在 t 之前的失效的总个体数,$Y(t)$ 为 t 时刻仍然在险的个体数.我们可以得到

$$dM(t) = dN(t) - Y(t) d\Lambda(t) \tag{17-14}$$

对所有 t,令 $dN(t) - Y(t) d\hat{\Lambda}(t) = 0$,自然得到 $d\Lambda(t)$ 的估计式

$$d\hat{\Lambda}(t) = \frac{dN(t)}{Y(t)}, \tag{17-15}$$

令 $J(t) = I\{Y(t) > 0\}$ 并且定义 $0/0 = 0$.累积危险率函数 Λ 的 Nelson-Aalen 估计为

$$\hat{\Lambda} = \int_0^t \frac{J(u)}{Y(u)} dN(u) \tag{17-16}$$

注意(17-16)式中等号右边部分是斯蒂尔切斯积分.尽管 Λ 可能绝对连续,但 Nelson-Aalen 估计总是一个阶梯函数(step function).

2. Nelson-Aalen 估计的性质

本节中,我们讨论 Nelson-Aalen 估计的性质.

(1) 渐近无偏性

首先定义

$$\Lambda^*(t) = \int_0^t J(u) d\Lambda(u) \tag{17-17}$$

则

$$\Lambda(t) - \Lambda^*(t) = \int_0^t I\{Y(u) = 0\} d\Lambda(u) > 0 \tag{17-18}$$

$\hat{\Lambda}(t)$ 和 $\Lambda^*(t)$ 之间的差距是

$$\hat{\Lambda}(t) - \Lambda^*(t) = \int_0^t \frac{J(u)}{Y(u)} \{dN(u) - Y(u) d\Lambda(u)\} = \int_0^t \frac{J(u)}{Y(u)} dM(u) \tag{17-19}$$

即为一可料过程对一零均值鞅的积分,因此

$$E\hat{\Lambda}(t) = E\Lambda^*(t) = \int_0^t \Pr\{Y(u) > 0\} d\Lambda(u) < \Lambda(t) \tag{17-20}$$

这表明 Nelson-Aalen 估计是 Λ 的有偏估计,其偏误为

$$E\Lambda^*(t) - \Lambda(t) = -\int_0^t \Pr\{Y(u) = 0\} d\Lambda(u) < 0 \tag{17-21}$$

然而,当样本足够大时,概率 $\Pr\{Y(u) = 0\}$ 将会很小. 所以在大样本下,偏误将不再是一个问题.

(2) 方差

如果忽略偏误,我们可以使用均方误来近似估计 $\hat{\Lambda}(t)$ 的方差,

$$\sigma^2(t) = E\{[\hat{\Lambda}(t) - \Lambda^*(t)]^2\} \tag{17-22}$$

对均方误 $\sigma^2(t)$ 的估计可以通过其一致估计量得到,

$$\hat{\sigma}^2(t) = \int_0^t \frac{J(u)}{Y(u)^2} dN(u) \tag{17-23}$$

另外一个 $\sigma^2(t)$ 的一致估计量为

$$\tilde{\sigma}^2(t) = \int_0^t \frac{J(u)[Y(u) - \Delta N(u)]}{Y(u)^3} dN(u) = \int_0^t \frac{J(u)}{Y(u)^2} \cdot \frac{[Y(u) - \Delta N(u)]}{Y(u)} \cdot dN(u) \tag{17-24}$$

Λ 的逐点区间估计可以通过瓦尔德检验 (Wald test) 或 δ-方法对 $\hat{\Lambda}$ 进行合适地转换获得.

(3) 大样本性质

1) 一致相合性: 在一些正则条件下, 我们可以证明 Nelson-Aalen 估计在闭区间上是一致相合的.

定理 1 假设当 $n \to \infty$ 时

$$\int_0^t \frac{J(u)}{Y(u)} d\Lambda(u) \to 0 \text{ 和 } \int_0^t (1 - J(u)) d\Lambda(u) \to 0 \tag{17-25}$$

依概率成立, 则

$$\sup_{u \in [0,t]} |\hat{\Lambda}(u) - \Lambda(u)| \to 0 \tag{17-26}$$

依概率成立.

2) 弱收敛: 上面的结论只能给出逐点的置信区间. 如果需要给定置信度的置信区间带, 我们则须将 $\hat{\Lambda}$ 作为在整个观测区间段内的随机过程进行研究. 接下来的定理证明 $\hat{\Lambda}$ 弱收敛为正态鞅. 因正态鞅已经得到了充分的研究, $\hat{\Lambda}$ 的大样本性质可以近似地通过正态鞅的性质得到.

定理 2 令 $\mathcal{T} = [0, \tau]$ 为观测区间. 假设存在一正常数序列 $\{a_n\}$, 当 $n \to \infty$ 时, 上升趋近于无穷大, 另有一个非减函数 y, 因此 λ/y 在区间 $[0,t]$ 上可积, $t \in \mathcal{T}$. 令

$$\sigma^2(s) = \int_0^a \frac{\lambda(u)}{y(u)} du \tag{17-27}$$

并且假设 对每个 $s \in [0,t]$

$$\sigma_n^2 \int_0^a \frac{J(u)}{Y(u)} \lambda(u) du \xrightarrow{p} \sigma(s) \text{ 当 } n \to \infty \tag{17-28}$$

及对所有 $\varepsilon > 0$,

$$\sigma_n^2 \int_0^\tau \frac{J(u)}{Y(u)} I\left\{ \left| a_n \frac{J(u)}{Y(u)} \right| > \varepsilon \right\} \lambda(u) du \xrightarrow{p} 0 \quad \text{当 } n \to \infty \tag{17-29}$$

$$a_n \int_0^\tau (1 - J(u)) \lambda(u) du \xrightarrow{p} 0 \text{ 当 } n \to \infty \tag{17-30}$$

则
$$a_n(\hat{\Lambda} - \Lambda) \xrightarrow{D} U \tag{17-31}$$

其中 U 是一个 $U(0) = 0$ 协方差函数为 $\text{Cov}(U(s_1), U(s_2)) = \sigma^2(s_1 \wedge s_2)$ 的正态鞅. 另外,

$$\sup_{s \in [0,t]} | a_n^2 \hat{\sigma}^2(s) - \sigma^2(s) | \xrightarrow{p} 0 \text{ 当 } n \to \infty \tag{17-32}$$

$$\sup_{s \in [0,t]} | a_n^2 \tilde{\sigma}^2(s) - \sigma^2(s) | \xrightarrow{p} 0 \text{ 当 } n \to \infty \tag{17-33}$$

17.4 生存函数的 Kaplan-Meier 估计
Kaplan-Meier Estimation of Survival Function

1. Kaplan-Meier 估计

Kaplan-Meier 估计(Kaplan and Meier, 1958)是第一个具有严格数学意义的带删失生存函数的估计. Kaplan 和 Meier 首先将它作为非参数极大似然估计量(NPMLE). 更直观的证明可见 Kalbfleisch 和 Prentice (2002). 在本节中,我们从累积危险率函数和生存函数的关系出发,推导出 Kaplan-Meier 估计并运用 δ-方法研究了它的渐近性质.

在我们定义了累积危险率的 Nelson-Aalen 估计并讨论它的渐近性质之后,生存函数的 Kaplan-Meier 估计可以很容易地从和对偶关系得到, Kaplan-Meier 估计的大样本性质是函数 δ-方法的一个简单应用.

根据方程(17-17), Nelson-Aalen 估计是一个阶梯函数. 生存函数的 Kaplan-Meier 估计定义为

$$\hat{S} = \prod_{[0,t]} (1 - \mathrm{d}\hat{\Lambda}(u)) = \prod_{u \leq t} (1 - \Delta\hat{\Lambda}(u)) = \prod_{u \leq t} \left\{ 1 - \frac{\Delta N(u)}{Y(u)} \right\} \tag{17-34}$$

在一些文献中,该估计也被叫做乘积极限估计(product-limit estimator). 令

$$S^*(t) = \prod_{[0,t]} (1 - \mathrm{d}\Lambda^*(u)) \tag{17-35}$$

则

$$\frac{\hat{S}(t)}{S^*(t)} = 1 - \int_0^t \frac{\hat{S}(u-)}{S^*(u)} \mathrm{d}(\hat{\Lambda} - \Lambda^*)(u) \tag{17-36}$$

$$\frac{\hat{S}(t)}{S(t)} = 1 - \int_0^t \frac{\hat{S}(u-)}{S^*(u)} \mathrm{d}(\hat{\Lambda} - \Lambda^*)(u) + \int_0^t \frac{\hat{S}(u-)}{S^*(u)} I\{Y(u) = 0\} \mathrm{d}\hat{\Lambda}(u) \tag{17-37}$$

这两个方程都说明 $\hat{S}$ 是 S 的非负有偏估计. 然而,和 Nelson-Aalen 估计一样,偏误在 $n \to \infty$ 时趋近于零. 根据等式 (17-37), $[\hat{S}/S^* - 1]^2$ 的补偿子 compensator 是

$$\left[\frac{\hat{S}}{S^*} - 1 \right](t) = \int_0^t \left\{ \frac{\hat{S}(u-)}{S^*(u)} \right\}^2 \frac{J(u)}{Y(u)} [1 - \Delta\Lambda(u)] \mathrm{d}\Lambda(u) \tag{17-38}$$

根据 δ-方法, $\hat{S}(t)$ 的方差估计为

$$\hat{\text{Var}}(\hat{S}(t)) = [\hat{S}(t)]^2 \int_0^t \frac{\mathrm{d}N(u)}{Y(u)[Y(u) - \Delta N(u)]} \tag{17-39}$$

这在生存分析中被称为 Greenwood 公式(Greenwood, 1926).

S 逐点的置信区间可以通过 Wald 检验获得. 容易证明如果不存在删失, Kaplan-Meier 估计简化为经验分布函数,而 Greenwood 公式简化为二项分布公式.

2. Kaplan-Meier 的大样本性质

与 Nelson-Aalen 估计类似,Kaplan-Meier 估计也是在闭区间上一致相合.

定理 3 在定理 1 同样的条件下,

$$\sup_{u\in[0,t]}|\hat{S}(u)-S(u)|\xrightarrow{p}0 \tag{17-40}$$

Kaplan-Meier 估计的弱收敛性质可以通过定理 2 和函数 δ-方法(Pollard,1990)轻松得到.

定理 4 在与定理 2 同样的假设下(将 a_n 替换为 n),

$$\sqrt{n}(\hat{S}-S)\xrightarrow{D}-S\circ U \text{ 当 } n\to\infty \tag{17-41}$$

其中 U 是正态鞅并且 $U(0)=0$,协方差 $\text{Cov}(U(s_1),U(s_2))=\sigma^2(s_1\wedge s_2)$

从定理可以导出整个观测范围内的置信带,其中 Hall-Wellner 区间带 [Hall and Wellner (1984)] 是一个被广泛应用的置信区间带.

17.5 Log-rank 检验 Log-rank test

假设我们有两个独立组的样本数据,

$$(X_{ij}=\min(T_{ij},C_{ij}),\Delta_{ij}=1\{T_{ij}\leq C_{ij}\}),i=1,2,j=1,\cdots,n_i$$

其中 n_i 为第 i 组的样本数.假设该数据服从随机删失模型.假设 $T_{ij}\sim F_i$,若我们想检验假设:$H_0:F_1(t)=F_2(t)$ 对所有 $t\geq 0$.

如果分布函数的参数个数有限,则可以使用似然比检验.统计学有很多非参数方法可以用在没有删失的情况下比较两组样本的分布函数,例如 Kolmogorov-Smirnov 检验和 Wilcoxon 秩和检验.Log-rank 检验是 Mantel(1966)根据分层列联表中使用的 Mantel-Haenszel (1959) 统计量提出的. Peto 和 Peto(1972)将其命名为"log-rank 检验". 该检验是生存分析中最被广泛使用的非参数检验统计量.其如此受欢迎是因为它是比例危险率假设下的最高效的非参数方法.对于 Cox 比例危险率模型(将在第 6 节讨论),如果组别哑变量(0-1 变量)是模型中唯一的协变量,那么从 Cox 偏似然率得到的得分检验就是 log-rank 检验,这也说明了 log-rank 检验的有效性.

令 $N_i(t)$ 和 $Y_i(t)$ 为 t 时刻第 i 组中已失效和仍在险的样本数,$i=1,2$.令 Λ_i 为第 i 组的累积危险率函数.零假设就等价于 $\Lambda_1=\Lambda_2$. Log-rank 检验定义为

$$LR=\left(\frac{n_1+n_2}{n_1n_2}\right)^{1/2}\int_0^\infty\frac{Y_{1.}(t)Y_{2.}(t)}{Y_{1.}(t)+Y_{2.}(t)}\mathrm{d}[\hat{\Lambda}_1(t)-\hat{\Lambda}_2(t)] \tag{17-42}$$

由于

$$\mathrm{d}\hat{\Lambda}_i(t)=\frac{\mathrm{d}N_{i.}(t)}{Y_{i.}(t)}=\mathrm{d}\Lambda_i(t)-\frac{\mathrm{d}M_{i.}(t)}{Y_{i.}(t)} \tag{17-43}$$

log-rank 检验可以被分解为

$$\begin{aligned}LR=&\left(\frac{n_1+n_2}{n_1n_2}\right)^{1/2}\int_0^\infty\frac{Y_{1.}(t)Y_{2.}(t)}{Y_{1.}(t)+Y_{2.}(t)}\left[\frac{\mathrm{d}M_{1.}(t)}{Y_{1.}(t)}-\frac{\mathrm{d}M_{2.}(t)}{Y_{2.}(t)}\right]\\&+\left(\frac{n_1+n_2}{n_1n_2}\right)^{1/2}\int_0^\infty\frac{Y_{1.}(t)Y_{2.}(t)}{Y_{1.}(t)+Y_{2.}(t)}\mathrm{d}[\Lambda_1(t)-\Lambda_2(t)]\end{aligned} \tag{17-44}$$

Log-rank 检验的渐近分布研究可以基于对(17-44)式的分解.注意到在零假设下

$$LR = \left(\frac{n_1 + n_2}{n_1 n_2}\right)^{1/2} \int_0^\infty \frac{Y_{1.}(t) Y_{2.}(t)}{Y_{1.}(t) + Y_{2.}(t)} \left[\frac{dM_{1.}(t)}{Y_{1.}(t)} - \frac{dM_{2.}(t)}{Y_{2.}(t)}\right] \quad (17\text{-}45)$$

因此 $E[LR] = 0$,并且它的可料方差为

$$<LR> = \left(\frac{n_1 + n_2}{n_1 n_2}\right) \int_0^\infty \left\{\frac{Y_{1.}(t) Y_{2.}(t)}{Y_{1.}(t) + Y_{2.}(t)}\right\}^2 \left[\frac{(1 - \Delta\Lambda_1(t))d\Lambda_1(t)}{Y_{1.}(t)} + \frac{(1 - \Delta\Lambda_2(t))d\Lambda_2(t)}{Y_{2.}(t)}\right]$$

$$(17\text{-}46)$$

在零假设 $\Lambda_1 = \Lambda_2 = \Lambda$ 下,

$$<LR> = \left(\frac{n_1 + n_2}{n_1 n_2}\right) \int_0^\infty \frac{Y_{1.}(t) Y_{2.}(t)}{Y_{1.}(t) + Y_{2.}(t)} (1 - \Delta\Lambda(t)) d\Lambda(t) \quad (17\text{-}47)$$

几乎处处收敛至(根据 Glivenko-Cantelli 定理)

$$\sigma^2 = \int_0^\infty \frac{y_1(t) y_2(t)}{y_1(t) + y_2(t)} (1 - \Delta\Lambda(t)) d\Lambda(t) \quad (17\text{-}48)$$

其中 $y_i(t) = E[Y_{i.}(t)/n_i], i = 1, 2\sigma^2$ 的一个一致估计为

$$\hat{\sigma}^2 = \left(\frac{n_1 + n_2}{n_1 n_2}\right) \int_0^\infty \left\{\frac{Y_{1.}(t) Y_{2.}(t)}{Y_{1.}(t) + Y_{2.}(t)}\right\}^2 \left(1 - \frac{\Delta N_{1.}(t) + \Delta N_{2.}(t)}{Y_{1.}(t) + Y_{2.}(t)}\right) \frac{d(N_{1.}(t) + N_{2.}(t))}{Y_{1.}(t) + Y_{2.}(t)}$$

$$(17\text{-}49)$$

在零假设下,

$$LR \xrightarrow{D} N(0, \sigma^2)$$

17.6 Cox 比例危险率模型 Cox Proportional Hazards Model

我们假设每组病人从统计意义上来说都是相同的,生存函数被用来描述每个组的整体分布. 然而在实践中,病人之间是有差异的,回归模型可以用来研究协变量对生存时间分布的影响. 在传统统计中,假设 Y 是主要结果变量,X 是协变量,回归模型通常写为

$$E[g(Y) \mid X] = X'\beta \quad (17\text{-}50)$$

其中 $g(\cdot)$ 为某个(单调)变换. 回归的实质是条件期望,即在给定 X 条件下对 $g(Y)$ 建模. 然而,在生存分析中,因生存时间通常被删失了,很难直接对 T 的均值建模. 而 Cox 回归是对危险函数建模. 在 Cox 回归模型中,$Z(t)$ 表示依赖时间的协变量向量. 给定协变量下,生存时间 T 的条件危险率函数被假设为

$$\lambda(t \mid Z) = \lim_{\Delta t \to 0} \frac{1}{\Delta t} \Pr\{T < t + \Delta t \mid T \geq t, Z\} = \lambda_0(t) \exp(Z(t)'\beta) \quad (17\text{-}51)$$

其中 $\lambda_0(\cdot)$ 为基准危险率函数(当 $\beta = 0$ 时).

式(17-51)在统计学中被称为 Cox 比例危险率模型,因为对于两个与时间无关的协变量 Z_1 和 Z_2,

$$\frac{\lambda(t \mid Z_1)}{\lambda(t \mid Z_2)} = \exp((Z_1 - Z_2)'\beta) \quad (17\text{-}52)$$

此式为常数. 如果 Z 随时间变化,(17-52)一般情况下不是常数. 然而,(17-51)依然被叫做 Cox 比例危险率模型.

1. Cox 偏似然率

如果已知 $\lambda_0(\cdot)$ 最多包含有限个参数 γ,则可以构建出完全似然函数,β 和 γ 的极大

似然估计很可以得到. 在某些正则条件下, 极大似然估计是最有效的估计量.

然而, 在实践中很难 (如果不是不可能) 设定基准危险率函数 $\lambda_0(\cdot)$. 在 Cox 回归分析中, 对基准危险率函数不作任何假设. 因此模型 (17-51) 是一个半参数模型, 包含无限维 (非参数) 部分 λ_0 和参数部分 β. 我们感兴趣的是参数部分. 一般情况下, 非参数部分的极大似然估计不存在.

为了理解 Cox 偏似然率, 我们首先需要理解观测数据的似然率. 令 $N(t)$ 代表在区间 $[0, t]$ 内的失败数, $\mathcal{F}_t$ 为时间 t 所观测到的历史信息, 似然率的一般形式为

$$\Pr\{\text{数据}\} = \prod \Pr\{dN(t) \mid \mathcal{F}_{t-}\} \cdot \Pr\{\text{在区间}[t, dt) \text{内的其他事件} \mid dN(t), \mathcal{F}_{t-}\}$$

在时间点 t, 似然率有三个影响因素,

(1) 在 t 时刻, 是否有失败发生;

(2) 如果在时刻 t 有失败发生, 那么失败的是哪个个体;

(3) 在 (1) 和 (2) 已知的条件下, 考虑协变量可能存在的删失或变化.

Cox 偏似然率仅保存了完全似然率分解的第二部分. 更多关于计数过程偏似然率的讨论请参见 Jacod (1975). Wong (1986) 则详细阐述了关于偏似然率的理论.

如果在 t 时刻存在失败, 即 $\Delta N(t) = 1$, 那么第 i 个个体发生失败的概率为

$$\Pr\{\Delta N_t(t) = 1 \mid \Delta N(t) = 1\} = \frac{Y_i(t)\lambda(t \mid Z_i)}{\sum_{l=1}^{n} Y_l(t)\lambda(t \mid Z_l)} = \frac{Y_i(t)\exp(Z_i(t)'\beta)}{\sum_{l=1}^{n} Y_l(t)\exp(Z_l(t)'\beta)} \tag{17-53}$$

因此, 第 i 个个体对偏似然率的贡献为

$$\prod_{t \geq 0} \left\{ \frac{Y_i(t)\exp(Z_i(t)'\beta)}{\sum_{l=1}^{n} Y_l(t)\exp(Z_l(t)'\beta)} \right\}^{\Delta N_i(t)} = \prod_{t \geq 0} \left\{ \frac{\exp(Z_i(t)'\beta)}{\sum_{l=1}^{n} Y_l(t)\exp(Z_l(t)'\beta)} \right\}^{\Delta N_i(t)} \tag{17-54}$$

上式成立是因为在至多一个时间点上 $\Delta N_i(t) = 1$, 而且对于所有 $t \geq 0$, $Y_i(t)^{\Delta N_i(t)} = 1$. Cox 偏似然率是所有个体的贡献的乘积,

$$PL(\beta) = \prod_{i=1}^{n} \prod_{t \geq 0} \left\{ \frac{\exp(Z_i(t)'\beta)}{\sum_{l=1}^{n} Y_l(t)\exp(Z_l(t)'\beta)} \right\}^{\Delta N_i(t)} \tag{17-55}$$

2. Cox 偏似然率估计的推断

严格讲, (17-56) 式中的偏似然率并不是似然函数, 因为它并不是在似然原则下构建的. 然而, 根据鞅理论, 我们可以将它当作正常的似然函数, 并且从对数偏似然率的一阶导数和二阶导数, 我们可以得到极大似然估计及其方差的估计.

对数偏似然函数为

$$pl(\beta) = \log PL(\beta) = \sum_{i=1}^{n} \int_0^\infty \left\{ Z_i(t)'\beta - \log\left[\sum_{l=1}^{n} Y_l(t)\exp(Z_l(t)'\beta)\right] \right\} dN_i(t) \tag{17-56}$$

对于列向量 a, 令 $a^{\otimes 0} = 1, a^{\otimes 1} = a, a^{\otimes 2} = aa'$. 令

$$S_0(t, \beta) = \sum_{l=1}^{n} Y_l(t)\exp(Z_l(t)'\beta) = \sum_{l=1}^{n} Y_l(t) Z_l(t)^{\otimes 0} \exp(Z_l(t)'\beta) \tag{17-57}$$

$$S_1(t, \beta) = \sum_{l=1}^{n} Y_l(t) Z_l(t) \exp(Z_l(t)'\beta) = \sum_{l=1}^{n} Y_l(t) Z_l(t)^{\otimes 1} \exp(Z_l(t)'\beta) \tag{17-58}$$

$$S_2(t, \beta) = \sum_{l=1}^{n} Y_l(t) Z_l(t) Z_l(t)' \exp(Z_l(t)'\beta) = \sum_{l=1}^{n} Y_l(t) Z_l(t)^{\otimes 2} \exp(Z_l(t)'\beta) \tag{17-59}$$

则记分函数和观测信息为

$$U(\beta) = \frac{\partial pl(\beta)}{\partial \beta} = \sum_{i=1}^{n} \int_0^\infty \left[Z_i(t) - \frac{S_1(t,\beta)}{S_0(t,\beta)} \right] \mathrm{d}N_i \qquad (17\text{-}60)$$

$$I(\beta) = -\frac{\partial^2 pl(\beta)}{\partial \beta \partial \beta'} = \sum_{i=1}^{n} \int_0^\infty \left[\frac{S_2(t,\beta)S_0(t,\beta) - S_1(t,\beta)^{\otimes 2}}{[S_0(t,\beta)]^2} \right] \mathrm{d}N_i \qquad (17\text{-}61)$$

由于 $I(\beta)$ 是正定的，β 的偏似然估计 $\hat{\beta}$ 是如下方程的(唯一)解

$$U(\beta) = 0$$

3. 估计量的强相合性

令

$$M_i(t,\beta) = N_i(t) - \int_0^t Y_i(u)\lambda_0(u)\exp(Z_i(t)'\beta) \qquad (17\text{-}62)$$

则 $\{M_i(\cdot,\beta)\}, i = 1,\cdots,n$，是正交鞅．很容易得到

$$U(\beta) = \sum_{i=1}^{n} \int_0^\infty \left[Z_i(t) - \frac{S_1(t,\beta)}{S_0(t,\beta)} \right] \mathrm{d}M_i(t,\beta) \qquad (17\text{-}63)$$

$$\begin{aligned} I(\beta) = & \int_0^\infty \left[\frac{S_2(t,\beta)S_0(t,\beta) - S_1(t,\beta)^{\otimes 2}}{[S_0(t,\beta)]} \right] \mathrm{d}\Lambda_0(t) \\ & + \sum_{i=1}^{n} \int_0^\infty \left[\frac{S_2(t,\beta)S_0(t,\beta) - S_1(t,\beta)^{\otimes 2}}{[S_0(t,\beta)]^2} \right] \mathrm{d}M_i(t,\beta) \end{aligned} \qquad (17\text{-}64)$$

因此

$$EU(\beta) = 0$$

正如前面所说的，$I(\beta)$ 是正定的，所以 $\hat{\beta}$ 是 β 的强相合估计．实际上，Andersen-Gill (1982)证明强相合性的方法比结果本身更重要．他们的结果是一列凸函数最大值收敛的一个随机化版本，详情可参见 Rockafellar (1970)．

4. 估计量的渐近方差

根据鞅理论，$U(\beta)$ 的可料变差过程为

$$<U(\beta)> = \int_0^\infty \left[\frac{S_2(t,\beta)S_0(t,\beta) - S_1(t,\beta)^{\otimes 2}}{S_0(t,\beta)} \right] \mathrm{d}\Lambda_0(t) \qquad (17\text{-}65)$$

因此

$$\mathrm{Var}(U(\beta)) = E<U(\beta)> = EI(\beta) \qquad (17\text{-}66)$$

该结论与普通的极大似然估计一样．

令 β_0 为 β 的真实值．由于

$$0 = U((\hat{\beta})) = U(\beta_0) - I(\beta^*)(\hat{\beta} - \beta_0) \qquad (17\text{-}67)$$

其中，β^* 在 β_0 和 $\hat{\beta}$ 之间，我们有

$$\sqrt{n}(\hat{\beta} - \beta_0) = \left[\frac{I(\beta^*)}{n} \right]^{-1} \frac{U(\beta_0)}{\sqrt{n}} \qquad (17\text{-}68)$$

令 $i(\beta)$ 为 $n \to \infty$ 时 $\frac{I(\beta^*)}{n}$ 的概率极值．则

$$\frac{U(\beta_0)}{\sqrt{n}} \xrightarrow{D} N(0, i(\beta)) \qquad (17\text{-}69)$$

$$\sqrt{n}(\hat{\beta}-\beta_0) \xrightarrow{D} N(0,[i(\beta)]^{-1}) \tag{17-70}$$

5. 累计基准危险率函数的估计

由于

$$dM_i(t,\beta) = dN_i(t) - Y_i(t)\exp(Z_i(t)'\beta)\,d\Lambda_0(t) \tag{17-71}$$

$\Lambda_0(t)$ 的一个显然的估计就是

$$\hat{\Lambda}_0(t) = \int_0^t \frac{\sum_{i=1}^{n} dN_i(u)}{\sum_{i=1}^{n} Y_i(u)\exp(Z_i(u)'\hat{\beta})} \tag{17-72}$$

其中$\hat{\beta}$是从 Cox 回归中得到的β的偏似然估计,这是由 Breslow (1972)首先提出的并且被许多统计软件包所使用.

正如概率密度函数,有许多方法可以用来估计基准危险率函数. 其中,核平滑法最为通用.

17.7 实例分析 Example Analysis

【例 17-1】 某研究者采用放化疗联合治疗方案治疗白血病患者 10 例,随访时间(天)记录如下,试用 Kaplan-Meier 法估计各时点生存率及其标准误, t = 50 天时总体生存率的 95% 可信区间及中位生存时间,并绘制生存曲线.

28,50,89^+,188,218,220^+,312,345,510^+,530

【分析】 该方法是采用乘积限法估计生存率,同时还可以对一个影响因素进行检验. 它适用于以个体为单位来收集信息的未分组生存资料,是最为基本的一种生存分析方法.

数据录入:包括随访时间变量 time,个体生存状态 event,如死亡定义为 1,失访定义为 0,图 17-1.

【操作】 激活 Analyze 菜单选 Survival 中的 Kaplan-Meier 命令项,跳出命令框. 将 time 变量引入到 time 窗口中,在 Status 窗口中引入 event 变量,点击 Define event,键入失效事件或死亡事件的定义值,本例为 1. Factor 为要比较的分组变量如 x1; Strata 为分层因素. 即研究者加以控制的因素,系统在运算时会校正分层因素给出统计结果. 点击 Options 选项,程序默认选中 Survival Table 和 Mean and Median Survival. 生存曲线图一般选 Survival,含义与前者相同.

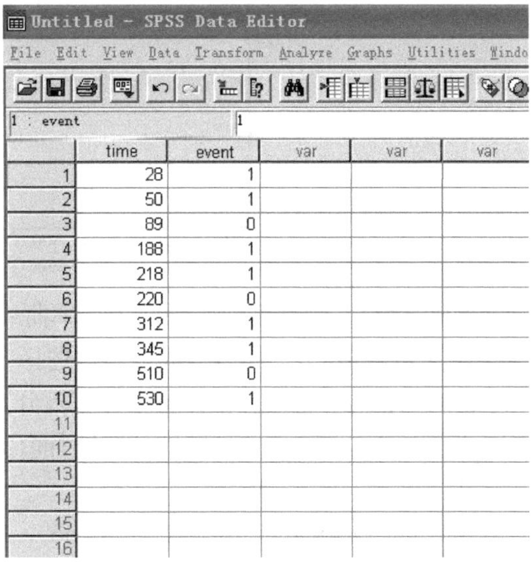

	time	event	var	var	var
1	28	1			
2	50	1			
3	89	0			
4	188	1			
5	218	1			
6	220	0			
7	312	1			
8	345	1			
9	510	0			
10	530	1			
11					
12					
13					
14					
15					
16					

图 17-1 Kaplan-Meie 法生存分析录入格式

【结果解释】 程序首先按个体生存时间长短依次列出相应的生存分析统计量,其主要内容包括:到达各时点之前的累积生存率(cumulative proportion survival at the time, estimate)和相应的标准误(std. error). 下表还列出了平均生存时间和中位生存时间及相应的 95% CI.

Kaplan-Meier
Survival Analysis for time

Time	Status	Cumulative Survival	Standard Error	Cumulative Events	Number Remaining
28	1	.9000	.0949	1	9
50	1	.8000	.1265	2	8
89	0			2	7
188	1	.6857	.1515	3	6
218	1	.5714	.1638	4	5
220	0			4	4
312	1	.4286	.1743	5	3
345	1	.2857	.1647	6	2
510	0			6	1
530	1	.0000	.0000	7	0

Survival Time Standard Error 95% Confidence Interval
Mean: 299 64 (174, 425)
Median: 312 115 (87, 537)

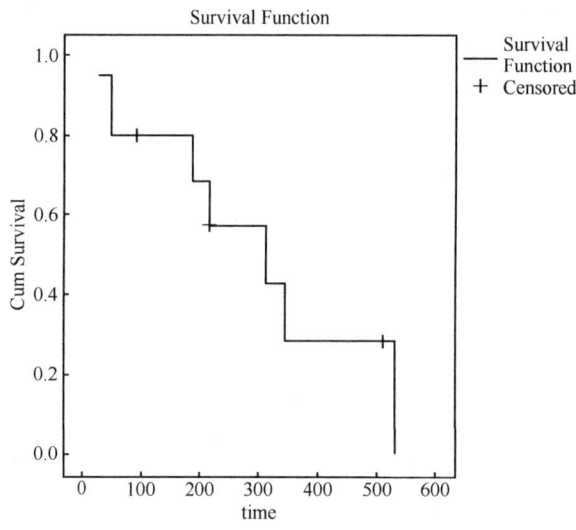

【补充说明】 因素不同水平间生存率曲线的比较与寿命表类似,唯一不同的是在选择检验方法上可点击 Compare Factors,如常选择 Log-Rank 检验的方法. 其统计量为卡方值.

【例 17-2】 16 例肾上腺肿瘤患者随机分为两组,一组采用 A 方案治疗,另一组采用 B 方案治疗,从缓解出院日开始随访,随访时间(月)如下:

A 组 8,15,48,31,45,35$^+$,64,35

B 组 23,30,48,65$^+$,70$^+$,52$^+$,68,36

请比较两种治疗方案效果的优劣.

【分析】 该研究应采用的方法是 Log-rank test,是最为基本的一种生存分析假设检验的方法.

【操作】 数据录入:格式见图 17-2,包括随访时间变量 time,个体生存状态 event,死亡定义为 1,结尾定义为 0,相关的分组变量 group.

分析步骤:激活 Analyze 菜单选 Survival 中的 Kaplan-Meier 命令项,跳出命令框. 将 time 变量引入到 time 窗口中,在 Status 窗口中引入 event 变量,点击 Define event,键入失效事件

	time	event	group
1	8.00	1.00	1.00
2	15.00	1.00	1.00
3	48.00	1.00	1.00
4	31.00	1.00	1.00
5	45.00	1.00	1.00
6	35.00	.00	1.00
7	64.00	1.00	1.00
8	23.00	1.00	1.00
9	30.00	1.00	1.00
10	48.00	1.00	1.00
11	65.00	.00	1.00
12	70.00	1.00	2.00
13	62.00	.00	2.00
14	68.00	1.00	2.00

图 17-2　Log-rank test 生存分析录入格式

或死亡事件的定义值,本例为 1. Factor 为要比较的分组变量 group;Strata 为分层因素. 即研究者加以控制的因素,系统在运算时会校正分层因素给出统计结果. 点击 Compare factor 选项,test statistic 单击 logrank. Options 选项,程序默认选中 Survival Table 和 Mean and Median Survival. 生存曲线图 plots 一般选 Survival,含义与前者相同. 结果如下:

Test Statistices for Equality of Survival Distributions for group

	Statistic	df	Significance
Log Rank	4.91	1	.0268

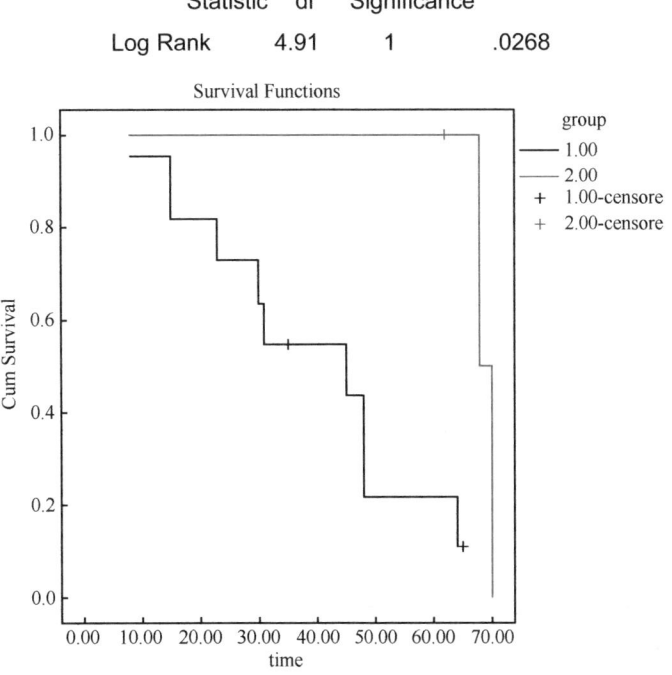

【结果解释】 程序首先按个体生存时间长短依次列出相应的生存分析统计量,其主要内容包括:检验统计量值 4.91,$p=0.0268$.说明中药组和中西药结合组差别有统计学意义.图为生存分析曲线图.

【例 17-3】 某研究员调查了 35 名肺癌病人的生存资料,见表 17-2,包括以下 5 个因素:x_1 病人年龄(岁);x_2 由诊断到进入研究的时间(月);x_3 生活行动能力评分($0\sim100$)(分数越高自理能力越强);x_4 肿瘤类型,分为四类($x_4=1$ 磷癌、$x_4=2$ 小型细胞癌、$x_4=3$ 腺癌、$x_4=4$ 大型细胞癌);x_5 两种治疗方法($x_5=1$ 新疗法、$x_5=0$ 传统方法);生存时间变量为 T(天);截尾变量为 STU:STU=1 为非截尾数值,STU=0 为截尾.

表 17-2 35 名肺癌病人的生存资料

编号	T	STU	x_1	x_2	x_3	x_4	x_5
1	420	1	63	6	72	1	0
2	125	1	62	10	61	1	0
3	116	1	65	10	72	1	0
4	80	1	68	9	38	1	0
5	123	0	47	8	69	1	0
6	110	1	48	10	68	1	0
7	232	0	51	7	50	1	1
8	1	1	63	20	20	3	1
9	201	1	50	28	80	1	1
10	144	1	70	13	60	1	1
11	115	1	40	13	50	1	0
12	54	1	63	4	80	2	0
13	153	1	63	14	60	2	0
14	16	1	53	4	30	3	0
15	56	1	43	12	80	2	0
16	21	1	55	2	40	2	0
17	287	1	66	25	60	2	0
18	10	1	67	23	40	2	0
19	103	0	36	22	70	2	1
20	20	1	54	9	30	2	1
21	51	1	59	87	30	2	1
22	8	1	61	19	20	3	0
23	12	1	63	4	50	3	0
24	18	1	69	5	40	3	1
25	70	1	50	22	60	3	1
26	84	1	62	4	80	3	1
27	57	1	66	16	50	4	0
28	12	1	68	12	40	4	0
29	200	1	41	12	80	4	0
30	250	1	53	8	70	4	0
31	100	1	37	13	60	4	0
32	164	1	68	15	70	4	1
33	19	1	39	4	30	4	1
34	43	1	49	11	60	4	1
35	340	1	64	10	80	4	1

【问题】

(1) 该资料是什么类型资料?

(2) 该研究员应采用何种统计分析方法进行分析?

【分析】 该资料是多变量资料,有分类资料也有定量资料,而因变量是生存时间,为正偏态分布,是临床病例随访资料,存在截尾数据. 对于这样的资料应选用 Cox 回归分析.

在临床预后因素的研究中,疾病的预后和生存时间受到的影响因素较多,要真正发现影响疾病预后的独立影响因素,必须同时调整相关的混杂因素,所以必须引入 Cox 回归多因素的分析方法才能解决此类问题. 其中某预后因素与生存风险之间的关联强度可用 RR(风险比)及 95%CI 来表示.

【操作】 数据录入:对于大型的生存分析数据,每个随访对象所包含的观察变量有 ID 号、生存时间(time)、状态 event(死亡定义为 1,截尾定义为 0)、相关的协变量如年龄(age)、性别(sex)、治疗方法(x1)、是否有复发(x2)、病理类型(x3)等录入格式见图 17-3.

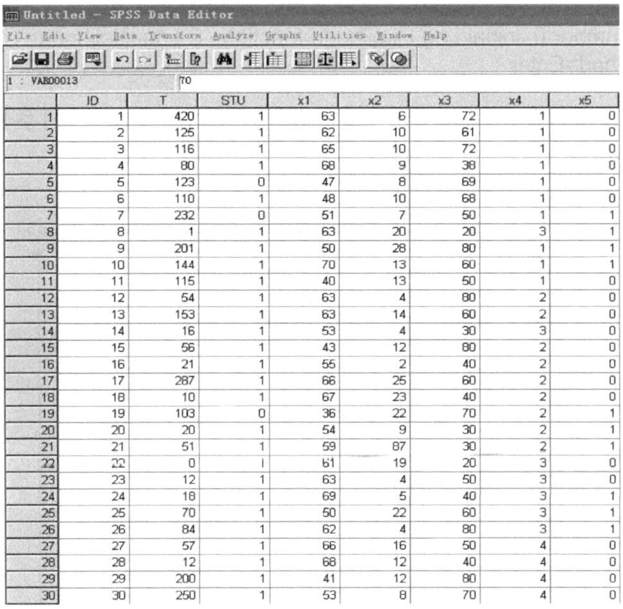

图 17-3 Cox 回归分析录入格式

分析步骤:激活 Analyze,点击 Survival 中的 Cox Regression,跳出对话框. 将 time 引入到 time 窗口中,将 event 引入到 Status 窗口中. 协变量(Covariate)窗口可根据分析思路从变量列表中选择相应的变量. 点击 option,选择 CI for Exp(B),是对相应的协变量求 RR 值及 95%CI(默认值为 95%,也可修改). Probability of Stepwise 中的 Entry 和 Removal 窗口中的默认值,是逐步回归模型引入和剔除变量的概率标准,也可以根据需要进行修改.

Method 下拉菜单共有 7 种变量筛选方法,与 Logistic 回归过程相同.

哑变量的分析方法可参照 Logistic 回归过程.

资料采用 Cox 回归,探讨生存时间的危险因素. 由 SPSS 分析软件实现,其中筛选变量的方法为 Enter(全变量模型),纳入与剔除的水准为 $\alpha_{entory}=0.05$、$\alpha_{removal}=0.10$,即系统默认的水准.

【Cox 回归分析结果】

Variables in the Equation

	B	SE	Wald	df	Sig.	Exp(B)	95.0% CI for Exp(B) Lower	Upper
x1	.008	.019	.184	1	.668	1.008	.971	1.047
x2	-.007	.013	.287	1	.592	.993	.968	1.018
x3	-.082	.018	21.281	1	.000	.921	.890	.954
x4	.439	.164	7.181	1	.007	1.552	1.125	2.140
x5	-.185	.390	.225	1	.635	.831	.387	1.786

【结果解释】 x_1 的系数是 0.008,$RR=1.008$,表示年龄每增长一岁,平均相对危险度是 1.008。x_2 的系数是 -0.007,$RR=0.993$,x_3 的系数是 -0.082,$RR=0.921$。以此类推。

Omnibus Tests of Model Coefficients[a,b]

-2 Log Likelihood	Overall(score) Chi-square	df	Sig.	Change From Previous Step Chi-square	df	Sig.	Change From Previous Block Chi-square	df	Sig.
141.973	28.045	5	.000	28.629	5	.000	28.629	5	.000

a. Beqinning Block Number 0, initial Log Likelihood function: -2 Log likelihood: 170.602; b. Beginning Block Number 1. Method=Enter

表示总体检验有统计学意义($p=0.000$),即至少有 1 个总体回归系数不为 0。

生存曲线见图 17-4。

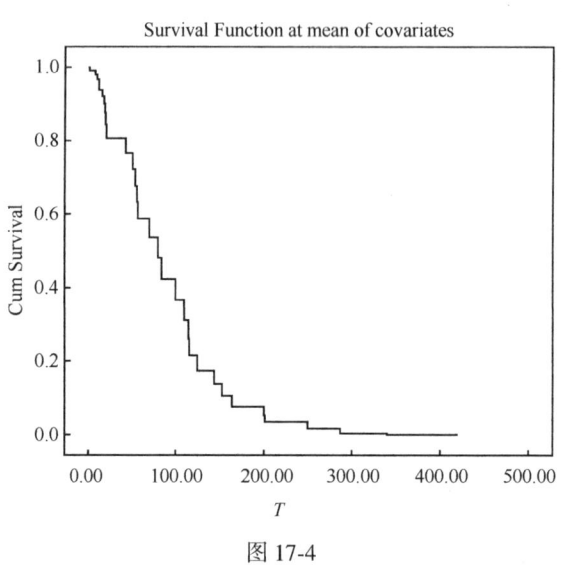

图 17-4

思考练习　Exercises

1. 什么样的资料是生存资料?
2. 生存分析中出现截尾数据常见的原因有哪些?
3. 某研究者拟合 Cox 回归模型时发现,分析结果与现代医学理论知识相矛盾,请问出现这个现象有哪些原因?
4. 为研究影响某种疾病生存时间的因素,某研究者收集了 28 例病人的资料见表 17-3,包括性别(男 = 1,女 = 0)、分期程度 X_1(早期 = 1,中晚期 = 0)、治疗方法 X_2(传统方法 = 0,新疗法法=1)、淋巴结转移否 X_3(是=1,否=0)、结局 STU(死亡=1,截尾=0),试用 Cox 回归模型进行分析.

表 17-3 某疾病生存时间影响因素分析

Age	Sex	X_1	X_2	X_3	T	STU
46	1	0	0	0	120	0
45	1	1	1	1	42	1
48	0	1	0	1	52	1
50	1	0	1	0	76	0
48	0	0	0	1	35	1
49	1	0	1	1	67	1
50	1	0	1	0	101	1
50	1	0	0	0	75	1
50	1	0	1	1	26	1
51	1	1	0	0	67	1
51	1	1	0	1	34	1
52	1	1	0	0	43	1
53	1	0	1	1	60	1
52	0	0	0	0	120	0
53	0	1	0	0	60	1
55	1	1	1	0	65	1
55	0	0	0	1	40	1
56	0	1	1	0	90	1
56	1	1	1	0	26	1
58	0	0	1	1	57	1
61	0	1	1	0	85	1
60	0	1	0	0	67	1
65	1	0	0	0	120	0
66	1	1	1	1	40	1
67	0	1	1	1	76	1
68	0	1	1	1	30	1
70	0	0	2	0	116	1
70	1	1	0	1	18	1

5. 某医师采用手术疗法治疗 14 例冠心病患者,随访时间(月)记录如下:2,3,4,5,7,8^+,12,14,15,18,33^+,34,37,38^+.

   (1) 该资料为何种生存资料?

   (2) 对该资料采用何种方法作生存分析?步骤如何?

6. 某临床医生将 25 例胃癌患者随机分成两组,分别采用放疗和放化疗联合治疗,从缓解出院日开始随访,随访时间(月)如下(带"+"号的数据表示患者至少活了多少个月).

化疗组　1,2,3,5,6,9⁺,11,13,16,26,27,37⁺

放化疗联合治疗组　9,10,11⁺,13,18,21,22,26,,28,32,38,40⁺,42⁺

该医生应采用什么样的处理方法比较放疗和放化疗联合治疗的疗效有无差别？

延伸阅读　Further Readings

延读 17-1　Aalen OO. 1972. Estimering av risikoratoter for prevensjonsmidlet 'spiralen'[M]. Graduate thesis in Statistics, Institute of Mathematics, University of Oslo

延读 17-2　Andersen PK, Borgan ø, Gill RD,et al. 1993. Statistical Models Based on Counting Processes[M]. New York: Springer

延读 17-3　Andersen PK, Gill RD. 1982. Cox's Regression Model for Counting Processes: A Large Sample Study [J]. Annals of Statistics,4:1100~1120

延读 17-4　Breslow NE. 1972. Discussion of the paper by D. R. Cox[J]. Journal of the Royal Statistical Society, Series B,34:216~217

延读 17-5　Cox DR. 1972. Regression Models and Life Tables (with discussion)[J]. Journal of the Royal Statistical Society, Series B,34:187~220

延读 17-6　Cox DR. 1975. Partial likelihood[J]. Biometrika,62:269~274

延读 17-7　Gill RD. 1994. (Saint-Flour) Lectures on Probability Theory, Lecture Notes in Mathematics. Lectures on survival analysis[J]. Springer, Berlin,1581:115~241

延读 17-8　Gill RD, Johansen S. 1990. A survey of product-integration with a view toward application in survival analysis[J]. Annals of Statistics,18:1501~1555

延读 17-9　Kalbfleisch JD, Prentice RL. 2002. The Statistical Analysis of Failure Time Data. 2nd ed[M]. NJ:Wiley, Hoboken

延读 17-10　Kaplan EL, Meier P. 1958. Non-parametric estimation from incomplete observations (with discussions). Journal of the American Statistical Association,53:457~481

延读 17-11　Mantel N. 1966. Estimation of survival data and two new rank order statistics arising in its consideration[J]. Cancer Chemotherapy Report, 50:163~170

延读 17-12　Nelson W. 1969. Hazard plotting for incomplete failure data[J]. Journal of Quality Technology, 1: 27-52

延读 17-13　Nelson W. 1972. Theory and application of hazard plotting for censored failure data[J]. Technometrics,14: 945~965

延读 17-14　Peto R, Peto J. 1972. Asymptotically efficient rank invariant test procedures. Journal of Royal Statistical Society, Series A, 135:185~207

延读 17-15　Pollard D. 1990. Empirical Processes: Theory and Applications. NSFCBMS Regional Conference Series in Probability and Statistics [M]. Hayward California: Institute of Mathematical Statistics and American Statistical Association

延读 17-16　Rochafellar RT. 1970. Convex Analysis[M]. New Jersey:Princeton University Press

延读 17-17　Jacod J. 1975. Multivariate point processes: predictable projection, Radon-Nikodym derivatives, representation of martingales. Z Warsch Verw Gebiete, 31: 235~253

延读 17-18　Wong WH. 1986. Theory of partial likelihood. Annals of Statistics, 14:1~36

（冯常勇　潘海燕　韩　煜）

第18章 Meta 分 析
Chapter 18 Meta Analysis

> **目的要求 Purposes and Requirements**
> 掌握:Meta 分析两个模型的应用条件、异质性的识别处理,以及 Meta 分析的统计方法,
>   Meta 分析结果的正确解释.
> 熟悉:Meta 分析的常用效应指标,Meta 分析中发表偏倚的识别与控制,敏感性分析.
> 了解:Meta 分析的简史、概念、步骤和用途.
> 重点:Meta 分析的方法、用途、发表偏倚识别与控制. 难点是文献的筛选、异质性评价、敏感度分析及亚组分析.

18.1 Meta 分析概况 Overview of Meta Analysis

1. 简史

Meta 分析的起源可追溯到 1904 年,英国统计学家 Pearson 对英国军事实验进行综合分析,以检验当时所用的肠热病疫苗是否有效,对 5 个样本进行平均,可以说这是 Meta 分析的雏形. 20 世纪 30 年代 Tuppett、Fisher 和 Yates 三位统计学家提出了"合并 P 值"的思想. 从 20 世纪 40 年代到 70 年代中期,Meta 分析在缓慢发展,其中 20 世纪 70 年代 Mantel 和 Haenszel 创建的 Mantel-Haenszel 法和 Cochran 发展的 Cochran 法分别为以后的 Peto 法和 D-L 法提供了基础. 1976 年英国教育学家 Glass 在研究心理疗法的有效性时,对多个同类研究的统计量进行合并,并正式命名为 Meta 分析. 社会科学(包括教育学、心理学和社会决策学等)很快接受了 Meta 分析,在社会科学领域相关书籍和软件也相继问世. 不久临床医学发现了这一方法,Meta 分析在医学领域得到应用,自 1948 年第一篇随机对照试验(RCT)"链霉素治疗肺结核的随机对照临床试验"发表于英国医学杂志 BMJ 之后,RCT 的方法不断完善,成为评价医学干预措施效果的金标准,在临床的应用领域也越来越广,但是这些大量的 RCT 试验样本含量悬殊,甚至结论相互矛盾,使临床医生不知如何运用它来指导临床决策,且大样本的 RCT 试验需耗费大量的人力、物力和财力. 在此情况下,1979 年英国临床流行病学家 Cochrane 提出将所有相关研究的 RCT 综合进行分析,使结论更加可靠,并发表了激素治疗早产孕妇降低新生儿死亡率随机对照试验的系统评价. 1986 年 DerSimonian 和 Laird 改进了 Cochran 法,构造了随机效应模型,打破了 Meta 分析中传统的假设,引进了研究间的方差权重. Hedges 在 1981 年、1985 年和 1997 年三次对 Glass 提出的效应值计算方法进行修改,分别提出了 Hedges 的 g 值、d 值和反应比($\ln R$),还提出了小样本的校正方法. 最初的 Meta 分析并未考虑被纳入研究的质量问题,后来有些分析家又提出了定性 Meta 分析(qualitative meta-analysis),即在综合时要考虑各研究的质量是否达到要求. Meta 分析 20 世纪 80 年代末被引入我国,Meta 一词源于希腊文 more comprehensive,中文译名有荟萃分析、元分析、二次分析、衍生分析、集成分析、综合分析、分析的分析、资料的再分析等,但这些译名均有不

足之处,更多学者建议使用"Meta 分析"。过去的 20 多年,Meta 分析在医学领域的应用发展迅猛,方法学及相应的软件也有了长足的发展,对临床医学产生了广泛和深远的影响。

2. 概念

The Cochrane Library 将 Meta 分析定义为:Meta 分析是将系统评价中的多个研究结果合并为单个量化指标的一种统计学技术。而 *Evidence Based Medicine* 将其定义为:运用定量方法汇总多个研究结果的一种系统评价。

Meta 分析的概念可以从广义和狭义两种层次理解:广义的 Meta 分析指的是一个科学的临床研究活动,指全面收集所有相关研究并逐个进行严格评价筛选和分析,再用定量合成的方法对资料进行统计学处理得出综合结论的整个过程;狭义的 Meta 分析仅仅是一种单纯的定量合成的统计学方法。目前国内外文献中以广义的概念应用更为普遍。

3. 步骤

(1) 提出需要解决的问题,拟定研究计划:研究目的应当简单明确,问题是从临床实际工作中来。可以采用 PICO 格式将研究问题结构化,即研究对象(participants)、干预(interventions)、对照(comparisons)和结局(outcomes),也就是对研究对象的特征、采取什么干预措施、与什么进行比较、观察的结局指标进行明确定义,并提出一个明确的检验假设,从而精炼研究目的。例如,抗凝剂(I)与不用抗凝剂(C)相比能降低急性缺血性卒中患者(P)死亡(O)风险吗?回答此问题,PICO 必须明确定义,研究对象(P)"急性缺血性卒中患者"是首次发病还是复发、是出血还是梗死,年龄是 65 岁以下、65~74 岁、75~84 岁还是 85 岁以上,发病时间在多长时间之内的,发病后是否深度昏迷;要评价的"抗凝剂"(I)药物是哪一种;对照(C)"不用抗凝剂"是用抗血小板聚集药物、安慰剂还是不治疗;观察到结局(O)"死亡"的随访时间多长。研究者必须把本次 Meta 分析限定在一种类别上,抑或包括所有亚类,从而提出明确的检验假设。

(2) 制定检索策略,全面广泛地收集相关研究文献:这是一项非常繁重且关键的工作。为了能搜集到全面的文献,通过各种途径最大可能地收集已发表的和未发表的文献(包括正式期刊中的论文、会议论文、摘要以及各种私人交换资料等)。文献检索中要联机检索(国内的有维普全文 VIP、CNKI、万方数据库、外文的有 OVID Medline、SD 等)与手检相结合,并重视所得文献的参考文献。对一些基本内容符合要求,报道不详者,可通过与作者联系获取分析所必须信息,这一点需要科研工作者具有良好的合作精神。此外,请教相关领域的专家、利用近年来国内外的各种循证医学资源,也是获得文献信息的有效途径。

(3) 确定纳入和排除标准,剔除不符合要求的文献:通过各种途径,尤其计算机检索到的文献可能很多,必须根据研究目的对本次研究制定入选和排除标准,根据此标准进行仔细筛选,通过浏览文献的题目、摘要、甚至全文,挑出合格的研究进行 Meta 分析(图 18-1)。挑选合格文献的过程通常要求两个人独立进行,

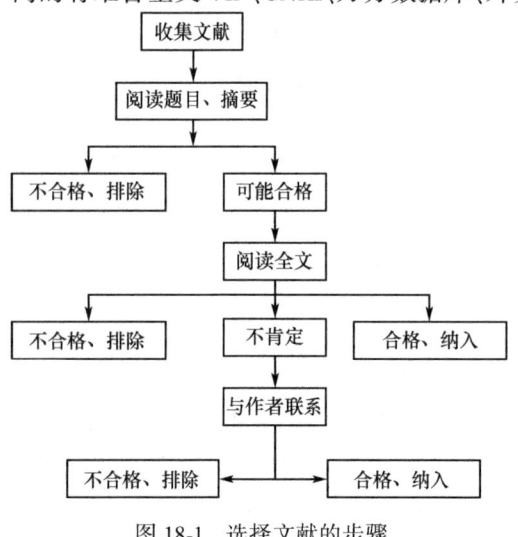

图 18-1 选择文献的步骤

如有分歧,由第三人裁定.

(4) 评价文献的质量:对筛选得到的合格文献进行严格的质量评估,只有高质量的独立研究才能得出较为可靠的综合结论.一般从三个方面来评估单个独立研究的质量:①方法学质量:研究设计及实施过程中避免或减小偏倚的程度;②精确度:研究结果的随机误差的大小,一般由可信区间的宽度来表示;③外部真实性:研究结果的外推程度.

对 RCT 试验方法学质量评估,目前常用 Jadad 评分量表,Jadad 评分量表为 5 分制,1、2 分为低质量,3~5 分为高质量(表 18-1).

表 18-1 RCT 质量评估的 Jadad 评分

条目	评分标准
随机化方法	恰当:如计算机产生的随机数字或类似的方法(2 分)
	不清楚:试验描述为随机试验,但没有告知随机分配产生的方法(1 分)
	不恰当:如采用交替分配或类似方法的半随机化(0 分)
盲法	恰当:使用完全一致的安慰剂或类似的方法(2 分)
	不详:试验称为双盲法但未交代具体的方法(1 分)
	非盲法:未采用双盲法或盲的方法不恰当(0 分)
失访与退出	具体描述了撤除与退出的数量和理由(1 分)
	未报告撤除与退出的数量和理由(0 分)

(5) 提取数据、建立数据库:研究者应设计一个适合本研究的资料摘录表,据此提取相应信息并填表.这些信息通常包括原始研究的一般资料、计算总效应值的有关数据、原始研究的临床特征及方法学质量.进一步使用专用的 Meta 分析软件,如 Review manager(RevMan)和其他统计软件,如 SAS、SPSS、STATA、EXCEL 等建立数据库.资料的提取和计算机录入一般由两个人独立进行,以保证信息摘录和输入的质量.

(6) 计算各独立研究的效应量大小:数据录入后,可以采用相应的公式计算各独立研究的效应量大小.通常两组比较时,对于计量资料用平均差值表示效应量的大小:当同一干预措施的相同效应指标测量方法或度量衡相同时,宜选择加权均数差(weighted mean difference,WMD)表示效应量大小;当同一干预措施的相同效应指标测量方法或度量衡不同,或均数相差悬殊时,宜选择标准化均数差(standardized mean difference,SMD).对于二分类变量,可采用相对危险度(relative risk,RR)、比值比(odds ratio,OR)、危险差(risk difference,RD)表示效应量大小.

(7) 检验异质性:异质性检验是指对各原始研究结果之间的变异度进行检验,目的是检验各独立研究结果是否具有可合并性.如果异质性检验结果有统计学意义($P \leq 0.10$),则认为各独立研究结果间异质性较大.异质性来源包括三个方面:①临床异质性:如研究对象的特征、诊断、干预措施、对照、研究地点、结局评价等不同;②方法学异质性:研究设计与质量不同;③统计学异质性:不同研究观察到的效应,其变异度超过了随机误差所致的变异性.

对异质性的处理见图 18-2,当各研究在对象、干预措施和结局方面足够相似时,可忽略异质性,采用固定效应模型分析资料;如果存在异质性,即异质性检验有统计学意义($P \leq 0.10$),但合并资料仍然具有临床上的意义,采用随机效应模型分析资料;若存在严重异质性,建议不要进行 Meta 分析,而是进行亚组分析.或者进行敏感性分析,或进行 Meta 回归分析,解释异质性的来源.

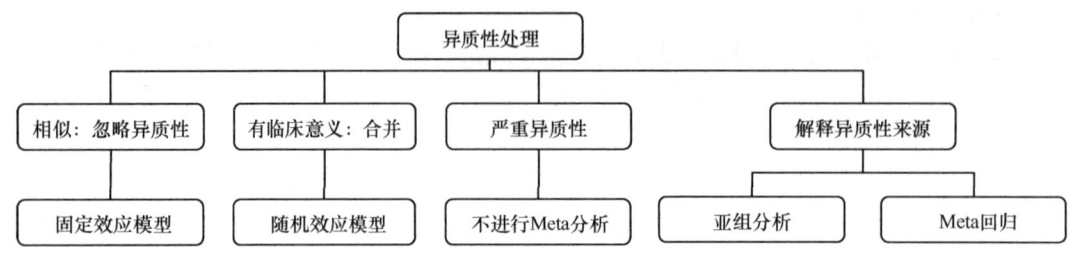

图 18-2　Meta 分析中异质性的处理方法

(8) 计算合并效应量的大小:如果各个研究间结果不存在异质性($P>0.10$),选用固定效应模型(fixed effect model),定量资料一般采用 inverse-variance 法(倒方差加权法),定性资料一般采用 Mantel-Haenszel 法(简称 M-H 法)、Peto 法. 如果存在异质性,但合并资料仍然具有临床上的意义,采用随机效应模型(random effect model)DerSimonian-Laird 法(简称 D-L 法). 二者区别在于计算合并效应量时权重不同,随机效应模型 D-L 法增大了小样本资料的权重,减小了大样本资料的权重,应用时对结论的解释要全面考虑.

Meta 分析中常用合并效应量计算方法见表 18-2.

表 18-2　常用 Meta 分析方法一览表

资料类型	合并统计量	模型选择	计算方法
二分类变量	OR(odds ratio)	固定	Peto 法
		固定	Mantel-Haenszel 法
		随机	D-L 法
	RR(relative risk)	固定	Mantel-Haenszel 法
		随机	D-L 法
	RD(risk difference)	固定	Mantel-Haenszel 法
		随机	D-L 法
数值变量	WMD(weighted mean difference)	固定	倒方差法(inverse variance)
		随机	D-L 法
	SMD(standardized mean difference)	固定	倒方差法(inverse variance)
		随机	D-L 法

无论采用何种模型得到的合并统计量,均需要通过假设检验的方法来推断合并后的综合效应量有无统计学意义.

(9) 表达效应量结果:Meta 分析中效应量结果常用森林图(forest plot)来表示. 如图 18-3,图中的垂直线代表无效应线;水平线代表每个研究的结果,水平线中间的方块代表研究结果的点估计值,方块大小代表该研究在 Meta 分析中的权重,线宽代表研究结果的 95%可信区间,如果该可信区间穿过垂直线,表示此 95%可信区间包括无效线,文献结果为两对比组间差别无统计学意义,如果该可信区间在无效线右侧或左侧,表示此 95%可信区间不包括无效线,文献结果为两对比组间差别有统计学意义,右侧为试验组的效应量大于对照组,左侧表示试验组的效应量小于对照组;图中的菱形块代表 Meta 分析合并后效应量估计值及 95%可信区间.

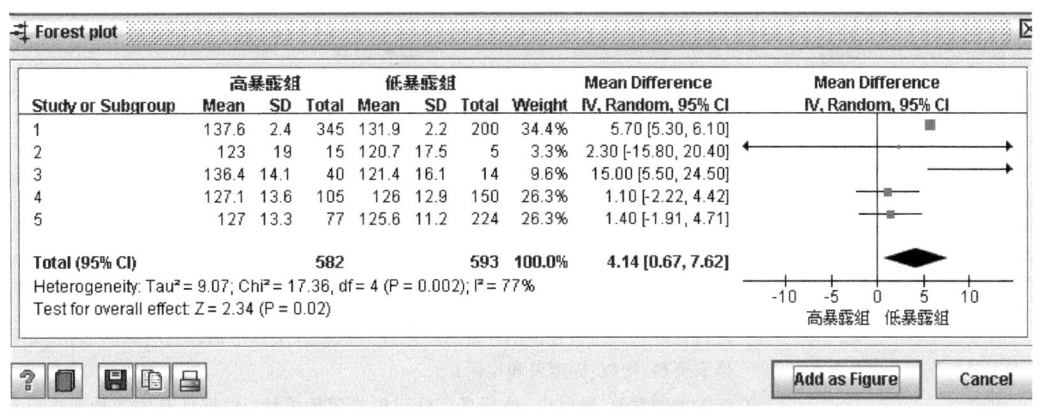

图 18-3　RevMan 软件输出的 Meta 分析结果与森林图

（10）敏感性分析：敏感性分析（sensitivity analysis）用于评价 Meta 分析结果是否稳定和可靠，发现影响 Meta 分析结果的主要因素，发现产生不同结论的原因，敏感性分析只有纳入可能低质量文献时才有必要做。常用的敏感性分析方法有：①按不同的研究特征，对纳入的文献进行分层 Meta 分析，考察结论有无变化。②采用不同模型（固定效应模型或随机效应模型）计算效应合并值的点估计和区间估计，考察结论有无变化。③从纳入研究中剔除质量相对较差的文献后重新进行 Meta 分析，考察结论有无变化。④改变研究的纳入和剔除标准（如是否包括未发表的研究等）后，对纳入的研究重新进行 Meta 分析，考察结论有无变化。无变化表示结果稳定，反之，结果稳定性差。

（11）总结报告：Meta 分析的总结报告可以参考近年来国际上提出的随机对照试验（the quality of reporting of Meta-analyses of randomized controlled trials，QUOROM）和观察性研究（Meta-analysis of observational studies in epidemiology，MOOSE）的 Meta 分析声明进行总结报告，见表 18-3 和表 18-4 和图 18-4。

表 18-3　RCT 的 Meta 分析（QUOROM）的推荐报告规范

标题	小标题	报告要求
题目		能鉴定出是否为 RCT 的 Meta 分析或系统综述
摘要		使用结构化的格式
	目的	明确描述临床问题
	资料来源	列出文献数据库和其他信息来源
	综述方法	概括研究选择的标准（如对象、干预、结局和研究设计）；详细描述真实性评价、资料提取和数据定量合成的方法，以及研究的特征，使读者能够重复
	结果	描述纳入与排除的 RCT 的特征，给出定性、定量的分析结果（例如点估计值及可信区间）及亚组分析结果
	结论	对主要结果加以论述
引言		明确描述临床问题、干预的生物学合理性和 Meta 分析的理由
方法	文献检索	详细介绍信息来源（如文献数据库、注册库、个人档案、专家信息、机构、手工检索），对检索的限制（如年代、发表状态、发表语言等）
	选择	描述纳入、排除标准（定义对象、干预、主要结局和研究设计）
	真实性评价	描述评价标准和过程（例如设盲的情况、质量评价方法及评价结果）
	资料提取	描述提取过程和方法（例如双人平行摘录）

续表

标题	小标题	报告要求
结果	研究特征	描述研究设计的类型、对象特征、干预方案、结局定义、研究来源和临床异质性评估
	数据定量合成	描述主要效应测量指标(例如相对危险度)、合并结果的方法(统计学检验与可信区间)、缺失资料的处理和统计学异质性评价,敏感度分析和亚组分析,发表偏倚评估
	试验流程图	提供 Meta 分析流程的概括图
	研究特征	描述每个试验的特征(例如年龄、样本量、干预、剂量、疗程和随访期限)
	数据定量合成	报告符合入选标准和有效性评价的研究情况,给出合并结果(按每种治疗和主要结局进行合并),提供按意向治疗分析原则计算效应大小和可信区间所需的数据(如四格表资料、均数、标准差和比例)
讨论		总结关键的发现,根据内、外部真实性讨论临床相关性,根据已有的各种证据解释 Meta 分析的结果,描述 Meta 分析过程中潜在的偏倚(如发表偏倚),提出进一步研究的建议

表 18-4 观察性研究的 Meta 分析(MOOSE)的推荐报告内容概览

报告要求
研究背景
 定义研究问题
 陈述研究问题假设
 确定研究结局
 暴露/干预措施
 研究设计类型
 研究人群
文献检索策略
 文献检索的资格(如图书管理员和调查员)
 文献检索策略,包括文献检索的时间范围和使用的关键词
 尽可能获取所有文献,包括研究文献作者的个人通信
 检索的数据库和档案库
 采用检索软件及其版本号,包括使用的特殊功能(如进行主题词及其下位词的扩展检索)
 手工检索(如已有文献的参考文献清单)
 列出纳入和排除的文献,以及判断标准
 处理非英语文献的方法
 处理只有摘要和未发表文献的方法
 介绍个人通信的情况
研究方法
 描述检索文献是否符合研究问题
 数据整理和编码的基本原则(如有完善的临床编码规则或便于编码)
 数据分类和编码的记录(如多个文献评价者,盲法,以及文献评价者之间的一致性)
 混杂的评估(如入选研究中病例和对照的可比性)
 评价研究质量,包括对质量评价者采用盲法,对研究结果的可能预测值进行分层分析或者回归分析
 评价研究异质性
 详细介绍统计分析模型,以便能重复该研究(如详细描述采用的固定效应模型或者随机效应模型,采用该研究模型分析研究结果的理由,剂量反应关系模型,或者累积 Meta 分析)
 提供合适的统计图表

续表

研究结果
  绘图总结入选各研究和汇总研究结果报告要求
  列表描述入选各研究结果
  研究结果的敏感度分析(如亚组分析)
  研究结果统计学稳健性的指标
讨论
  定量地评价偏倚(如发表偏倚)
  解释排除标准的合理性(如排除非英语文献)
  评价入选研究的质量
研究结论
  导致观察到结果的其他可能原因
  根据研究所得的数据,在评价文献涉及的领域,对研究结论进行适当地外推
  为以后该问题的研究提供指导意见
  公布研究资助来源

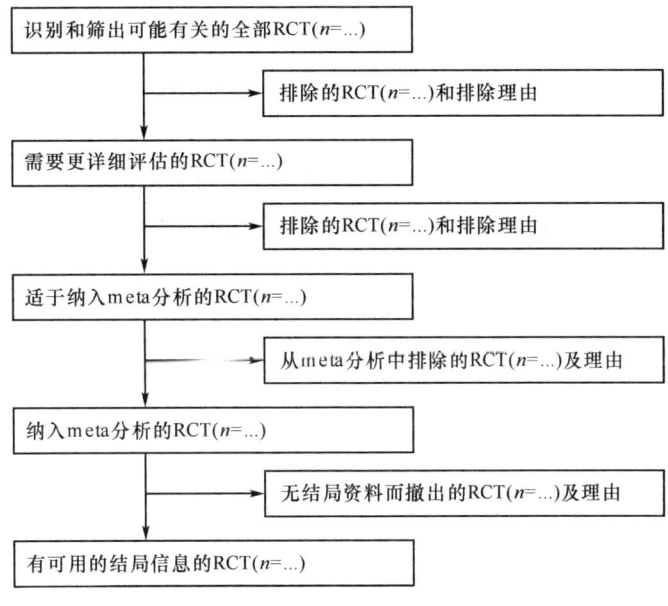

图 18-4　RCT 的 Meta 分析文献纳入和排除流程图

4. 用途

(1) 增加统计功效．由于单个临床试验往往样本较小,抽样误差大,导致统计功效低．对于具有相同研究目的的同类相关研究,Meta 分析将对其进行严格评价和分析,再用定量合成的方法得出综合结论,可达到增大样本含量,增加统计功效的目的．

(2) 解决研究结果的不一致性．由于随机误差的存在,以及研究对象、研究设计的不同,致使对同一问题的研究结果往往不一致,甚至结论相反,Meta 分析在可能的情况下进行数据的合并,从而得出科学的结论,其参考价值高于原始文献．

(3) 寻求新的假说．由于 Meta 分析增大了样本含量,可能引出原始文献中未提及的新的见解,或回答原始文献不能回答的问题．

18.2 定量资料的 Meta 分析　Meta Analysis for Quantitative Data

Meta 分析的资料统计分析一般涉及 2 个方面,一是对筛选出的合格文献进行异质性检验(也称一致性检验或齐性检验);二是利用固定效应模型或随机效应模型计算合并效应量及其95%可信区间并检验. 这些统计分析可以利用软件来完成,如 Cochrane 协作组织提供的免费软件 RevMan 或其他软件进行.

对于定量资料,Meta 分析的效应量常用均数之差,有加权均数差 WMD 和标准化均数差 SMD.

设 $k(\geq 2)$ 项研究报告中第 i 项研究对照组和试验组的均数分别为 $\overline{X}_{1i}$ 和 $\overline{X}_{2i}$,方差分别为 S_{1i}^2 和 S_{2i}^2 ,两组的合并方差为 S_i^2 . δ_i 各研究均数差值的总体均数.

1. 单个研究的效应量

效应指标测量方法或度量衡相同时,选择加权均数差 WMD:

$$d_i = \overline{X}_{1i} - \overline{X}_{2i}$$

效应指标测量方法或度量衡不同,或均数相差悬殊时,选择标准化均数差 SMD:

$$d_i = \frac{\overline{X}_{1i} - \overline{X}_{2i}}{S_i} \qquad S_i = \sqrt{\frac{(n_{1i}-1)S_{1i}^2 + (n_{2i}-1)S_{2i}^2}{n_{1i} + n_{2i}}}$$

2. 异质性检验

$H_0: \delta_1 = \delta_2 = \cdots = \delta_k$,即 k 个研究的均数差值的总体均数相同

$H_1: \delta_1 \cdot \delta_2 \cdot \cdots \cdot \delta_k$ 不全相同,即 k 个研究的均数差值的总体均数不全相同

异质性检验统计量为

$$Q = \sum w_i(d_i - \overline{d})^2 = \sum w_i d_i^2 - \frac{(\sum w_i d_i)^2}{\sum w_i}$$

其中,效应指标测量方法或度量衡相同时: $w_i = \dfrac{1}{S_i^2}$,

效应指标测量方法或度量衡不同,或均数相差悬殊时: $w_i = n_{1i} + n_{2i}$

Q 服从自由度为 $\nu = k - 1$ (k 为纳入 Meta 分析的研究个数)的 χ^2 分布. 若 $P \leq \alpha$ (α 一般取 0.10 或 0.05),则拒绝 H_0,可认为各研究间异质性大,采用随机效应模型;若 $P > \alpha$,则不拒绝 H_0,可认为各研究间具有同质性,应采用固定效应模型.

纳入研究的异质性大小还可用 I^2 来衡量, I^2 的计算公式如下:

$$I^2 = \frac{Q - (k-1)}{Q} \times 100\%$$

在 Cochrane 协作组织提供的系统评价专用软件 RevMan 中, I^2 是可用于衡量 k 个研究结果间异质性大小的指标,用于描述由 k 个研究所致的变异(不包括抽样误差引起的变异)占总变异的百分比,只要 I^2 不大于 50%,其异质性就可以接受.

3. 固定效应模型

(1) 合并效应量 $\overline{d}$ 及其标准误 $S_{\overline{d}}$ 的值分别为:

合并效应量:

$$\bar{d} = \frac{\sum w_i d_i}{\sum w_i}$$

合并效应量的标准误:

$$S_{\bar{d}} = \sqrt{\frac{1}{\sum w_i}}$$

(2) 合并效应量 δ 的95%可信区间为:

$$\bar{d} \pm 1.96 S_{\bar{d}}$$

若合并效应量的95%可信区间包含0,则表明合并效应量与0的差异无统计学意义,即还不能认为试验组与对照组间有差异;否则其差异有统计学意义,即可以认为试验组与对照组间有差异.

(3) 合并效应量的假设检验:

$H_0: \delta = 0$,合并效应量的总体均数为0

$H_1: \delta \neq 0$,合并效应量的总体均数不为0

采用 χ^2 检验, $\nu = 1$

$$\chi^2 = \frac{(\sum w_i d_i)^2}{\sum w_i}$$

或采用 Z 检验

$$Z = \frac{\bar{d}}{S_{\bar{d}}}$$

若 $P \leq \alpha$ (α 一般取0.05),则拒绝 H_0,可认为合并效应量的总体均数不为0;若 $P > \alpha$,则不拒绝 H_0,还不能认为合并效应量的总体均数不为0.

4. 随机效应模型

(1) 合并效应量的权重 w'_i、加权均数 $\bar{d}_{DL}$ 及其标准误 $S_{\bar{d}_{DL}}$ 的值分别为:

$$w'_i = \frac{1}{\frac{1}{w_i} + \tau^2} \qquad w_i \text{ 同上}.$$

其中, $\tau^2 = \begin{cases} \dfrac{Q - (k-1)}{\sum w_i - \sum w_i^2 / \sum w_i} & \text{当 } Q \geq k-1 \\ 0 & \text{当 } Q < k-1 \end{cases}$ τ^2 为研究间变异,即随机效应.

$$\bar{d}_{DL} = \frac{\sum w'_i d_i}{\sum w'_i}$$

$$S_{\bar{d}_{DL}} = \frac{1}{\sum w'_i}$$

(2) 合并效应量 δ_{DL} 的95%可信区间

$$\bar{d}_{DL} \pm 1.96 S_{\bar{d}_{DL}}$$

(3) 合并效应量的假设检验:

$H_0: \delta_{DL} = 0$,合并效应量的总体均数为0

$H_1: \delta_{DL} \neq 0$，合并效应量的总体均数不为 0

采用 χ^2 检验，$\nu = 1$

$$\chi^2 = \frac{\left(\sum w'_i d_i\right)^2}{\sum w'_i}$$

或采用 Z 检验

$$Z = \frac{\bar{d}_{DL}}{S_{\bar{d}_{DL}}}$$

若 $P \leq \alpha$（α 一般取 0.05），则拒绝 H_0，可认为合并效应量的总体均数不为 0；若 $P > \alpha$，则不拒绝 H_0，还不能认为合并效应量的总体均数不为 0.

18.3 定性资料的 Meta 分析　Meta Analysis for Qualitative Data

对于二分类变量资料的 Meta 分析，常用的效应指标有相对危险度 RR、优势比 OR 和危险差 RD. 整理格式见表 18-5.

表 18-5　第 i 个研究的资料整理格式

分组	结果(+)	结果(−)	合计
试验组	a_i	b_i	n_{1i}
对照组	c_i	d_i	n_{2i}
合计	m_{1i}	m_{2i}	N_i

1. 单个研究的效应量

（1）以 RR 为效应指标的统计量及其标准误

$$RR_i = \frac{a_i/n_{1i}}{c_i/n_{2i}} \qquad S_{\ln(RR_i)} = \sqrt{\frac{1}{a_i} + \frac{1}{c_i} - \frac{1}{n_{1i}} - \frac{1}{n_{2i}}}$$

（2）以 OR 为效应指标的统计量及其标准误

$$OR_i = \frac{a_i d_i}{b_i c_i} \qquad S_{\ln(OR_i)} = \sqrt{\frac{1}{a_i} + \frac{1}{b_i} + \frac{1}{c_i} + \frac{1}{d_i}}$$

（3）以 RD 为效应指标的统计量及其标准误

$$RD_i = \frac{a_i}{n_{1i}} - \frac{c_i}{n_{2i}} \qquad S_{RD_i} = \sqrt{\frac{a_i b_i}{n_{1i}^3} + \frac{c_i d_i}{n_{2i}^3}}$$

2. 异质性检验

$$Q = \sum w_i (\hat{\theta}_i - \hat{\theta})^2 \qquad \text{其中}, w_i = \frac{1}{S_{\hat{\theta}_i}^2}$$

这里，$\hat{\theta}_i$ 表示 $\ln(RR_i)$、$\ln(OR_i)$ 或 RD_i 等单个研究的效应量，$\hat{\theta}$ 表示合并效应量. $S_{\hat{\theta}_i}^2$ 为单个研究的效应量的标准误.

在 H_0 成立时，Q 服从自由度为 $\nu = k-1$ 的 χ^2 分布. 若 $P > \alpha$，则不拒绝 H_0，可认为各研究间具有同质性，应采用固定效应模型；否则，拒绝 H_0，可认为各研究间异质性大，采用随机效应模型.

3. 固定效应模型

(1) 合并效应量的权重、加权效应量及其标准误的计算:分类变量固定效应模型 Meta 分析方法有 Mantel-Haenszel 法(简称 M-H 法)和 Peto 法. M-H 法是固定效应模型常用的统计方法,可用于 OR、RR 和 RD 等效应指标的合并. Peto 法也称改良的 M-H 法,常用于以 OR 为效应指标进行多个研究的合并.

1) 以 RR 为效应指标的权重 $w_{MH,i}$、合并效应量 RR_{MH} 及其标准误 $S_{\ln(RR_{MH})}$ 的计算

$$w_{MH,i} = \frac{c_i n_{1i}}{N_i}, \quad RR_{MH} = \frac{\sum w_{MH,i} RR_i}{\sum w_{MH,i}}, \quad S_{\ln(RR_{MH})} = \sqrt{\frac{P}{U \times V}}$$

其中,$P = \sum \frac{n_{1i} n_{2i} m_{1i} + a_i c_i N_i}{N_i^2}$,$U = \sum \frac{a_i n_{2i}}{N_i}$,$V = \sum \frac{c_i n_{1i}}{N_i}$,$m_{1i}$ 为阳性合计频数

2) 以 OR 为效应指标 M-H 法权重 $w_{MH,i}$、合并效应量 OR_{MH} 及标准误 $S_{\ln(OR_{MH})}$ 的计算

$$w_{MH,i} = \frac{b_i c_i}{N_i}, \quad OR_{MH} = \frac{\sum w_{MH,i} OR_i}{\sum w_{MH,i}}$$

$$S_{\ln(OR_{MH})} = \sqrt{\frac{\sum F}{2 \sum R^2} + \frac{\sum G}{2 \sum R \sum S} + \frac{\sum H}{2 \sum S^2}}$$

其中,$F_i = \frac{a_i d_i (a_i + d_i)}{N_i^2}$,$G_i = \frac{a_i d_i (b_i + c_i) + b_i c_i (a_i + d_i)}{N_i^2}$

$$H_i = \frac{b_i c_i (b_i + c_i)}{N_i^2}, \quad R_i = \frac{a_i d_i}{N_i}, \quad S_i = \frac{b_i c_i}{N_i}$$

以 OR 为效应指标 Peto 法权重 $w_{Peto,i}$、合并效应量 OR_{Peto} 及标准误 $S_{\ln(OR_{Peto})}$ 的计算

$$w_{Peto,i} = \frac{1}{\frac{1}{a_i} + \frac{1}{b_i} + \frac{1}{c_i} + \frac{1}{d_i}}, \quad OR_{Peto} = \frac{\sum w_{Peto,i} OR_i}{\sum w_{Peto,i}}, \quad S_{\ln(OR_{Peto})} = \frac{1}{\sqrt{\sum w_{Peto,i}}}$$

3) 以 RD 为效应指标 M-H 法权重 $w_{MH,i}$、合并效应量 RD_{MH} 及标准误 $S_{RD_{MH}}$ 的计算

$$w_{MH,i} = \frac{n_{1i} n_{2i}}{N_i}, \quad RD_{MH} = \frac{\sum (w_{MH,i} RD_i)}{\sum w_{MH,i}}, \quad S_{RD_{MH}} = \sqrt{\frac{J}{K^2}}$$

其中,$J = \sum \frac{a_i b_i n_{2i}^3 + c_i d_i n_{1i}^3}{n_{1i} n_{2i} N_i^2}$,$K = \sum \frac{n_{1i} n_{2i}}{N_i}$

(2) 合并效应量的 95% 可信区间为:

对于 OR 或 RR 而言 M-H 法:$e^{\ln \hat{\theta}_{MH} \pm 1.96 S_{\ln \hat{\theta}_{MH}}}$

对于 OR 而言 Peto 法:$e^{\ln OR_{Peto} \pm 1.96 S_{\ln OR_{Peto}}}$

对于 RD 而言 M-H 法:$RD_{MH} \pm 1.96 S_{RD_{MH}}$

对于 OR 或 RR 而言,若合并效应量的 95% 可信区间包含 1,则表明合并效应量与 1 的差异无统计学意义,即还不能认为试验组与对照组间有差异;否则,表明合并效应量与 1 的差异有统计学意义,即可以认为试验组与对照组间有差异. 对于 RD 而言,若合并效应量尺度的 95% 可信区间包含 0,则表明合并效应量与 0 的差异无统计学意义,即还不能认为试验

组与对照组间有差异;否则,表明合并效应量与 0 的差异有统计学意义,即可以认为试验组与对照组间有差异.

(3) 合并效应的假设检验:

对于 OR 或 RR 而言,

H_0:合并效应量的总体为 1;H_1:合并效应量的总体不为 1.

采用 Z 检验

M-H 法:$Z = \dfrac{\ln\hat{\theta}_{MH}}{S_{\ln\hat{\theta}_{MH}}}$

Peto 法:$Z = \dfrac{\ln\hat{\theta}_{Peto}}{S_{\ln\hat{\theta}_{Peto}}}$

对于 RD 而言,

H_0:合并效应量的总体为 0;H_1:合并效应量的总体不为 0.

采用 Z 检验

$$Z = \frac{RD_{MH}}{S_{RD_{MH}}}$$

4. 随机效应模型

(1) 合并效应量的权重 w'_i、加权效应量 $\hat{\theta}_{DL}$ 及其标准误 $S_{\hat{\theta}_{DL}}$ 的值分别为:

$$w'_i = \frac{1}{\dfrac{1}{w_i} + \tau^2} \qquad w_i \text{ 同上}.$$

其中,$\tau^2 = \begin{cases} \dfrac{Q - (k-1)}{\sum w_i - \sum w_i^2 / \sum w_i} & \text{当 } Q \geq k-1 \\ 0 & \text{当 } Q < k-1 \end{cases}$

$$\hat{\theta}_{DL} = \frac{\sum w'_i \hat{\theta}_i}{\sum w'_i}, \quad S_{\hat{\theta}_{DL}} = \sqrt{\frac{1}{\sum w'_i}}$$

(2) 合并效应量 θ_{DL} 的 95% 可信区间

对于 OR 或 RR 而言:$e^{\ln\hat{\theta}_{DL} \pm 1.96 S_{\ln\hat{\theta}_{DL}}}$,对于 RD 而言:$\hat{\theta}_{DL} \pm 1.96 S_{\hat{\theta}_{DL}}$.

(3) 合并效应量的假设检验:

对于 OR 或 RR 而言,

H_0:$\theta_{DL} = 1$,合并效应量的总体均数为 1;H_1:$\theta_{DL} \neq 1$,合并效应量的总体均数不为 1.

采用 χ^2 检验,$\nu = 1$,

$$\chi^2 = \frac{(\ln\hat{\theta}_{DL} \sum w'_i)^2}{\sum w'_i}$$

对于 RD 而言:

H_0:$\theta_{DL} = 0$,合并效应量的总体为 0;H_1:$\theta_{DL} = 0$,合并效应量的总体不为 0.

采用 Z 检验,

$$Z = \frac{RD_{DL}}{S_{RD_{DL}}}$$

18.4 Meta 分析的偏倚　The Bias of Meta Analysis

1. 偏倚的来源

在 Meta 分析的各个步骤中,均有可能产生偏倚.所谓偏倚是指在资料收集、分析、解释和发表时任何可能导致结论系统地偏离真实结果的情况.Meta 分析中的偏倚大致可分为抽样偏倚(sampling bias)、选择偏倚(selection bias)和研究内偏倚(within study biases)等三类.

(1) 抽样偏倚:抽样偏倚是 Meta 分析过程中收集相关文献时产生的偏倚,表现多种多样.

1) 研究结果没有统计学意义或无效而不发表文献产生的发表偏倚(publication bias);

2) 数据库中数据标引不准确使相关文献未被检出产生的索引偏倚(index bias);

3) 检索用词不准确或检索策略失误出现漏检或误检相关文献产生的查找偏倚(search bias);

4) 收集文献时依赖综述或参考文献目录产生的文献偏倚(reference bias)或引文偏倚(citation hiss);

5) 检索文献时限定语种为英语文献产生的语言偏倚(language bias);

6) 同一研究结果以系列研究形式被作者分为 2 篇或多篇论文发表产生的多重发表偏倚(multiple publication bias)或研究对象重复使用偏倚(multiply used subjects bias);

7) 未搜集"散在文献"产生的数据提供偏倚(bias in provision of data)等.

(2) 选择偏倚:选择偏倚是指根据文献纳入和剔除标准选择符合 Meta 分析的文献时产生的偏倚,主要包括:纳入标准偏倚(inclusion criteria bias)和选择者偏倚(selector bias).对同一个课题的 Meta 分析,制定文献纳入和剔除标准时,不同的分析者不可避免地产生不同的纳入标准,因而有可能得出的结论不同甚至可能互相矛盾.

为了减少选择偏倚,制定文献纳入和剔除标准时应尽量明确、严格统一.在选择义献时,应由两人及以上采用盲法独立进行,尽量隐去那些对文献筛选者可能产生影响的信息.对筛选结果不一致的文献应进行复核并请专家评议.此外,也可以通过敏感性分析考察不同的文献纳入标准对 Meta 分析结果是否有影响.如果改变纳入标准后 Meta 分析的结论逆转,则应警惕是否有偏倚;如果变化不大,则说明 Meta 分析的结论是比较稳健(robust)的.

(3) 研究内偏倚:研究内偏倚是从纳入研究中提取数据信息时产生的偏倚,包括:

1) Meta 分析者从纳入的研究中提取的数据信息不准确产生的提取者偏倚(extractor bias);

2) 对纳入研究质量的评价不恰当、不全面产生的研究质量评分偏倚(bias in scoring study quality);

3) 纳入研究中没有报告 Meta 分析所需要的数据信息产生的报告偏倚(reporting bias),特别是当一些研究有多个结局变量,但文献中只报告了有统计学意义的结局变量.

为了减少研究内偏倚,应设计出用于提取数据信息的专门表格,对表格中的每一项内容如何记录应有明确清晰的说明,特别是纳入研究报告的结局变量或临床观察的终点指标可能不同时,有时甚至要先计算或进行数据转换.对纳入研究质量的评价则应严格按照临床流行病学或循证医学评价文献的方法和原则进行.

2. 偏倚的衡量

上述偏倚中,发表偏倚是 Meta 分析中最常见的偏倚.发表偏倚产生于作者、研究的赞助者和杂志社的编辑. 其衡量方法常用的有以下几种.

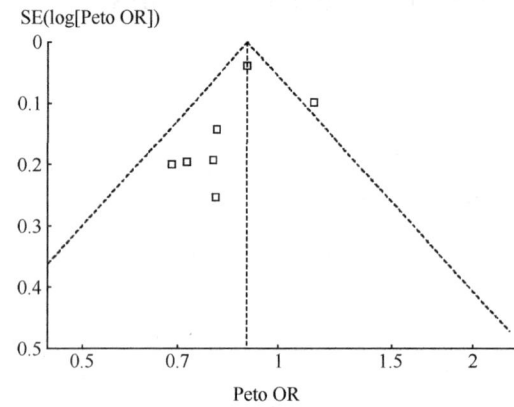

图 18-5　模拟的漏斗图(中间竖线为无效应垂直线)

(1) 漏斗图法(funnel plot method):基本思想是每个纳入研究的效应值的精密性随样本量的增加而提高. 是以每个研究的效应值或其对数值为横坐标,样本量或标准误的倒数为纵坐标形成的散点图. 小样本的研究虽数量多,但结果精密性低,离散程度较大,散点在漏斗图的底部散开分布,大样本的研究,数量少,但结果精密性高,离散程度较小,散点在漏斗图的偏上位置趋向密集.

如果没有发表偏倚,其图形呈对称的倒漏斗状,所以称为漏斗图(图 18-5).

如果存在发表偏倚,例如一些小样本阴性的研究结果的文献未发表,会导致漏斗图不对称,并且图形底部有缺口(图 18-6). 在此情况下,Meta 分析的合并效应量倾向于高估干预措施的作用. 漏斗图对称性越差,存在发表偏倚的可能性越大.

影响漏斗图对称性的因素,除了发表偏倚外,还有很多原因,如方法学质量不同(特别是小样本研究)、干预措施的异质性等. 当然,偶然的机会因素也可导致漏斗图不对称.

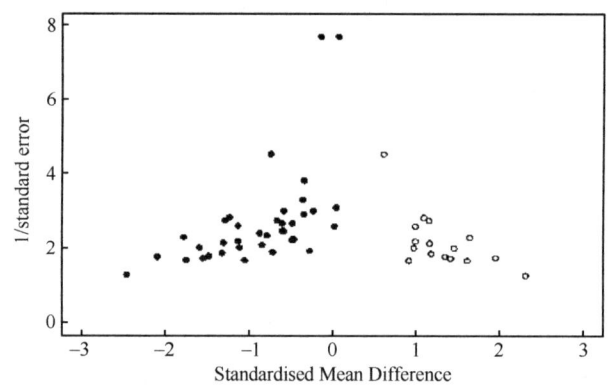

● 表示发表的研究　　○ 表示未发表的研究

图 18-6　模拟的漏斗图

(2) 敏感性分析,如 18.1 节中所述.

(3) 失安全系数,失安全系数(fail-safe number) 是使当前合并结论逆转所需要的最少相反研究的个数 N_{fs}. 失安全系数越大,结论的可靠性越好,偏倚的影响相对也越小. 其计算公式为:

$$N_{fs} = \left(\frac{\sum Z_{Pi}}{Z_\alpha} \right)^2 - k$$

其中, k 为已纳入 Meta 分析的研究个数; Z_{Pi} 为已纳入分析的单个研究的 Z 值, Z_α 为 α 水平下的单侧 Z 界值,一般 α 取 0.05,此时 $Z_\alpha = 1.645$.

严格说,该法不是识别发表偏倚的方法,而是确定发表偏倚能否忽略的方法,属于敏感性分析范畴,简便易行,但当合并效应量无统计学意义时,不能进行.

此外对选择偏倚的衡量方法还有漏斗图回归法、线性回归法、剪切-添补法、秩相关法、Richy 法、Jadad 量表法等.

18.5 实例分析与 RevMan 软件
Examples Analysis and RevMan Software

随着 Meta 分析的发展,其分析软件也不断发展和更新,常用的有 Review Manager(Revman)、STATA、SAS、SPSS、Meta-Win 等软件。其中 Revman 是国际 Cochrane 协作网系统评价的标准化专用软件,其中包含了 Cochrane 系统评价的各项功能,也包括该组织推荐的各种 Meta 分析功能,具有操作简单、结果直观的特点,目前最新版本为 RevMan 5.1。该软件是一个免费软件,用户可在如下网址免费下载:http://ims.cochrane.org/revman/ download。现以 2 个实例将 RevMan 软件操作方法简单介绍如下。

1. RevMan5.1 软件的操作

(1) 安装并打开 RevMan 软件:安装该软件后,双击桌面快捷图标。在文件菜单"File"点击"New",出现"New Review Wizard"对话框。

(2) 创建一个新的系统评价:在"New Review Wizard"对话框中,单击"Next",在新对话框中选择"Type of review",如选择"Intervention review(干预性系统评价)",单击"Next",并在新对话框中手工输入自己研究的 Title。单击"Next",出现"Stage"对话框,选择"Full review",单击"Finish"进入主界面(图 18-7)。

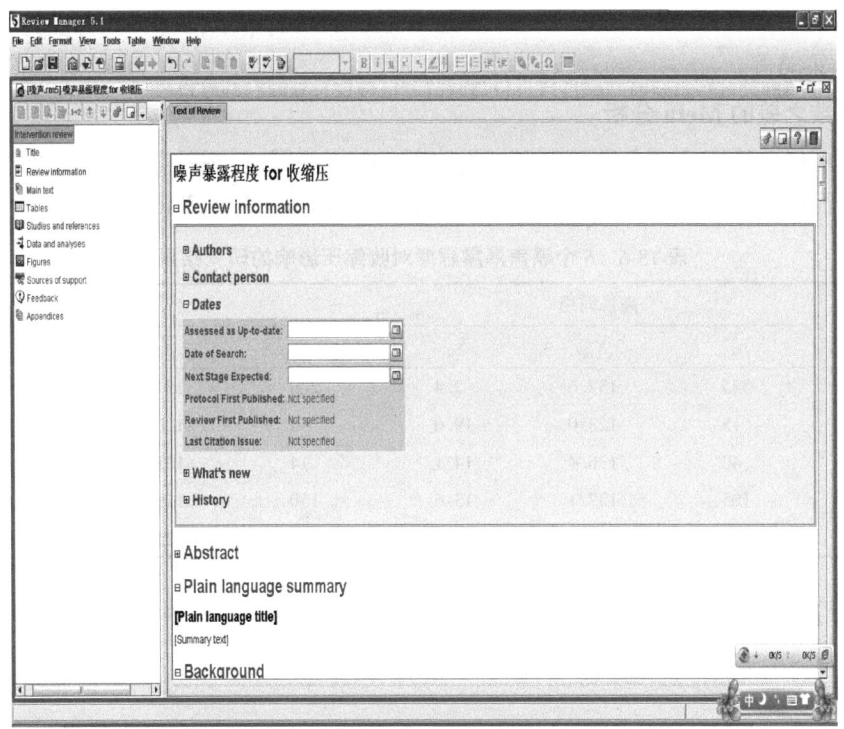

图 18-7 Review Manager 5.1 的主界面

主菜单界面有两个相互联系但分离的窗口面板,左边显示综述的大纲页面,右边显示综述的内容页面。

(3) 大纲页面简介:"Intervention review"有 10 个标题(图 18-8):

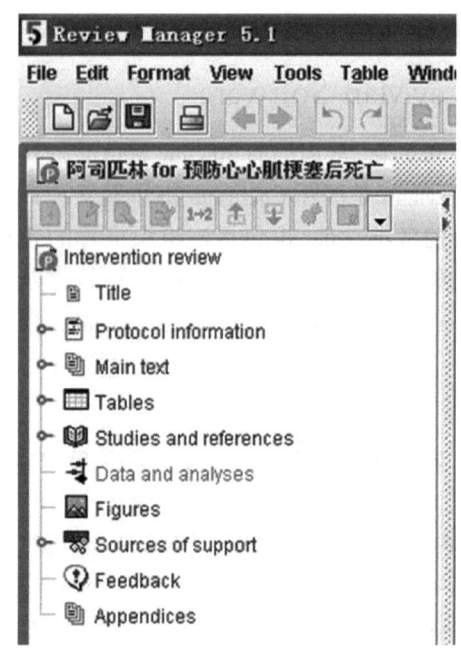

图 18-8 Review Manager 5.1 大纲页面主菜单

Title：之前录入的标题，本例为"噪声暴露程度 for 收缩压".

Review information：录入该研究的作者姓名、联系方式、日期、创新点、研究进展等.

Main text：包括了系统评价全文的框架，用于录入全文各部分.

Tables：为预设表格，包括三类：研究特征表、结果汇总表和附表.

Studies and references：用于录入纳入文献和其他参考文献的信息.

Data and analyses：用于数据的录入、分析和结果的产生.

Figures：插入文中所需图片.

Sources of support：录入该研究的内部、外部支持来源.

Feedback：用于描述该研究的反馈情况，包括总结、回答和贡献者.

Appendices：附录，提供与研究有关的主要信息，如检索策略等.

2. 均数之差的 Meta 分析

【例 18-1】 为评价噪声暴露程度对收缩压(SBP)的影响，现按事先确定的纳入和剔除标准筛选了 5 篇符合要求的独立研究文献资料，见表 18-6. 试作 Meta 分析.

表 18-6 5 个噪声暴露程度对收缩压影响的研究结果

研究	高暴露组			低暴露组		
	n_{1i}	$\bar{X}_{1i}$	S_{1i}	n_{2i}	$\bar{X}_{2i}$	S_{2i}
1	345	137.6	2.4	200	131.9	2.2
2	15	123.0	19.0	5	120.7	17.5
3	40	136.4	14.1	14	121.4	16.1
4	105	127.1	13.6	150	126.0	12.9
5	77	127.0	13.3	224	125.6	11.2

【分析】 本资料为定量资料，血压的测量方法和度量衡相同，因此选用 WMD 作为效应指标.

【操作】

(1) 创建一个新的系统评价：打开"New Review Wizard"对话框，按向导进行，其中"Type of review"，选择"Intervention review"，研究的 Title 中的"Intervention"为"噪声暴露程度"，"health problem"为"收缩压". "Stage"对话框中选择"Full review".

(2) 录入纳入文献信息：点开大纲页面的"Studies and references"下面的"Reference to studies"，将光标指向"Included studies"，单击鼠标右键选择"Add Study"(或在内容页面"Included studies"下面点击"Add Study")，打开一个"New Study Wizard"窗口. 录入研究的 ID

如"Joan 2010"(一般为第一作者姓名和文献发表年),点击"Next". 根据下拉菜单选择数据来源"Data source",点击"Next". 录入研究年代,如"2010",单击"Next". 新弹出的对话框询问是否有其他识别号,如果有就添加,否则进入下一步,点击"Next". 选择"Add another study in the same section",点击"Finish". 重复以上步骤可以添加其他纳入文献信息. 录入最后一篇纳入文献后,选择"Nothing",点击"Finish". 此时在大纲页面双击"Included studies"即可显示出已添加的文献清单.

(3) 添加比较组:在大纲页面将光标指向"Data and analyses"单击鼠标右键选择"Add Comparison",打开窗口"New Comparison Wizard",在"Name"处输入比较的名称,如本例为"高暴露组与低暴露组",点击"Finish".

(4) 添加数据类型:在大纲页面双击"Data and analyses",将光标指向上一步添加的比较组,如本例为"高暴露组与低暴露组",单击鼠标右键选择"Add Outcome",或在内容页面"高暴露组与低暴露组"下面点击"Add Outcome",打开一个"New Outcome Wizard"窗口,选择"Data Type",本例为定量资料,所以选择"Continuous",点击"Next". 输入变量名"Name"与组别标签"Group Label",本例为"收缩压"和"高暴露组"、"低暴露组",点击"Next". 选择使用的统计分析方法,本例选择"Inverse Variance",分析模型为"Random Effects",效应测量为"Mean Difference",点击"Next",直至选择"Add study data for the new outcome",点击"Finish".

(5) 录入数据:进入"New Study Data Wizard",按住 Control 键不放,选中前面录入的纳入文献,点击"Finish"(图 18-9). 此时在内容页面打开数据录入表(图 18-10),在此表格中输入每个纳入研究中两组的均数 Mean、标准差 SD 以及样本含量 Total.

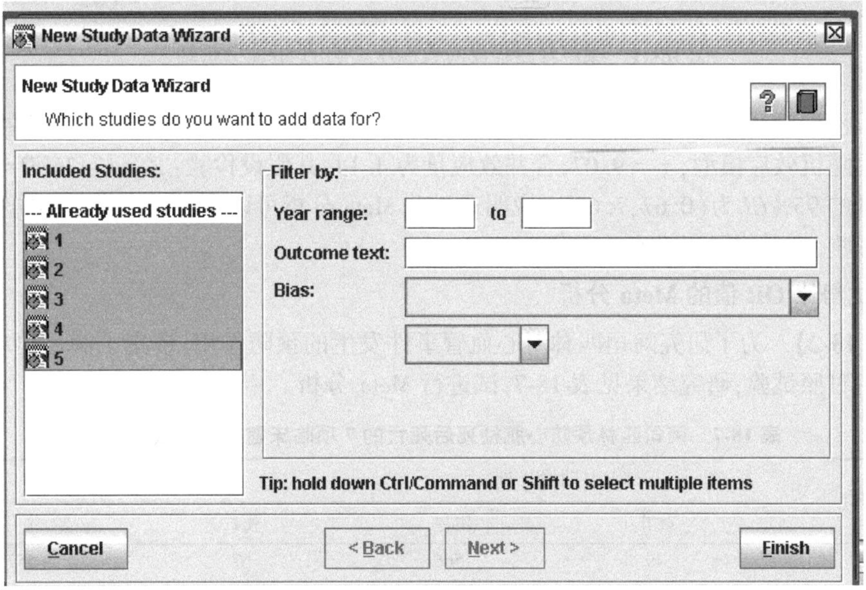

图 18-9 New Study Data Wizard 对话框

【结果】 Revman 会自动计算并显示结果如图 18-11 所示.

【解释】 结果中有每个研究以及所有研究合并的效应指标(本例为"Mean Difference")和"95% CI". 结果以森林图显示,森林图屏幕底部有一个滑动标尺,拖动滑块可以改变标尺范围,可使森林图更加美观. 在结果中还显示了每个研究的权重比重(%)、异质性检验结果(固定效应模型为 Chi^2 与 I^2,随机效应模型为 Tau^2、Chi^2 与 I^2,)和合并效应的假设检验结果.

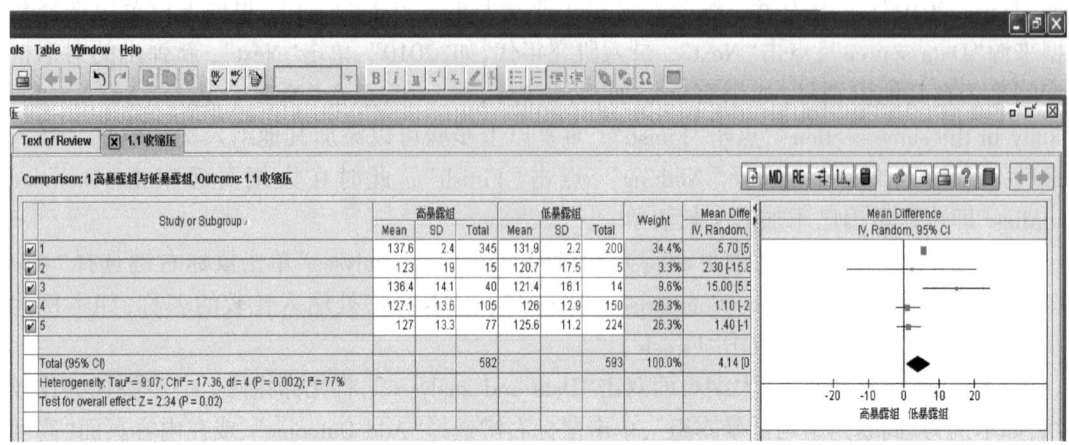

图 18-10 RevMan 软件的数据录入界面

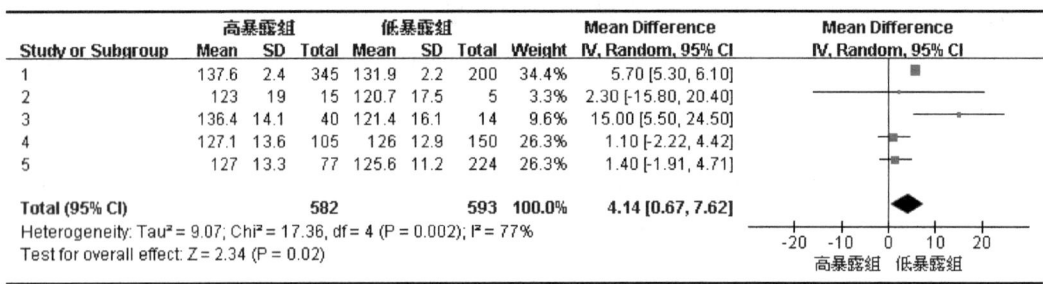

图 18-11 噪声暴露程度对收缩压影响的 Meta 分析结果

本例异质性检验 $\chi^2=17.36, P=0.002, I^2=77\%$,可以认为纳入研究的 5 篇文献存在异质性,所以选用随机效应模型, $\tau^2=9.07$,合并效应量为 4.14,其假设检验: $Z=17.36, P=0.02$,合并效应量的 $95\% CI$ 为 $(0.67,7.62)$. 说明通过此 Meta 分析可以认为噪声暴露不同程度对收缩压有影响,高暴露可以升高收缩压.

3. 优势比 OR 值的 Meta 分析

【例 18-2】 为了研究阿司匹林对心血管事件发生的预防作用,搜集了满足要求的 7 项临床随机对照试验,研究结果见表 18-7,试进行 Meta 分析.

表 18-7 阿司匹林预防心肌梗死后死亡的 7 项临床随机对照试验结果

研究	阿司匹林组(例)		安慰剂组(例)	
	死亡	生存	死亡	生存
1	49	566	67	557
2	44	714	64	707
3	102	730	126	724
4	32	285	38	271
5	85	725	52	354
6	246	2021	219	2038
7	1570	7017	1720	6880
合计	2128	12058	2286	11531

【分析】 本资料为定性资料,研究阿司匹林对心肌梗死后死亡发生的预防作用,因此选用 OR 值作为效应指标.

【操作】

①创建一个新的系统评价,Title 中"Intervention"为"阿司匹林","health problem"为"预防心肌梗死死亡".②仿上例录入纳入文献信息.③添加比较组,比较的名称为"阿司匹林与安慰剂".④添加数据类型,"Data Type"为"Dichotomous",变量名"Name"为"死亡",组别标签"Group Label"为"阿司匹林"、"安慰剂".选择使用的统计分析方法为"Peto",分析模型为"Fixed Effect",效应测量为"Odds Ratio".⑤录入数据,仿上例在数据录入表(图 18-12)中输入数据.

图 18-12 例 18-2 的数据录入表界面

【结果】 计算结果如下(图 18-13).

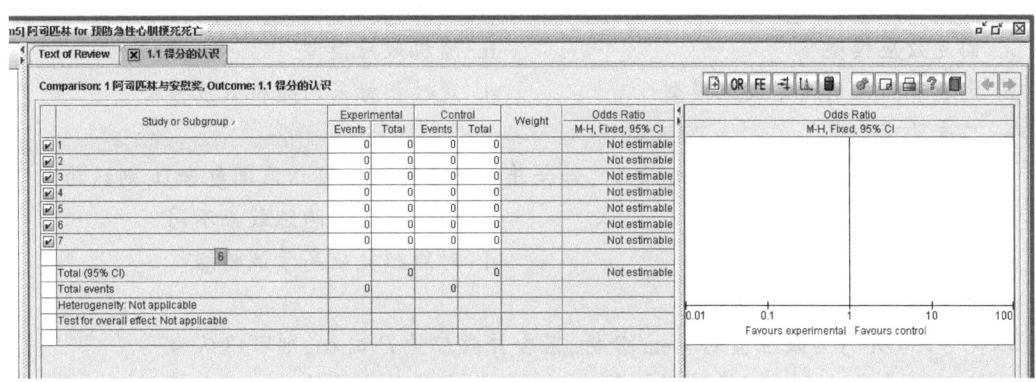

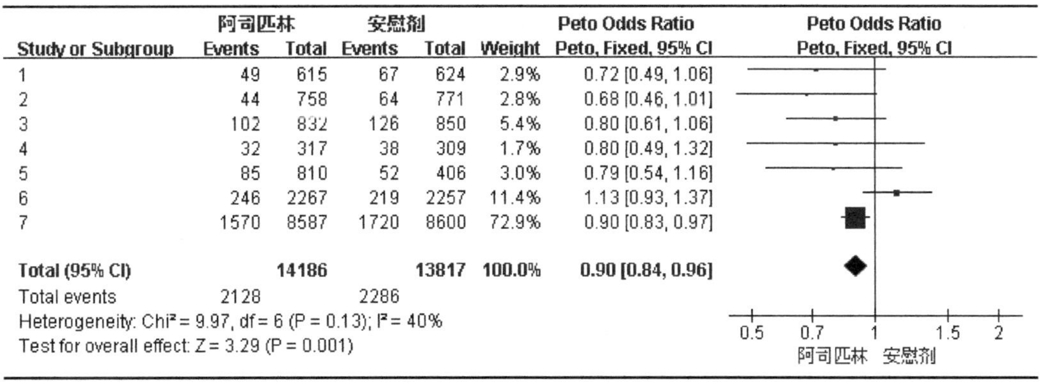

图 18-13 阿司匹林预防心肌梗死后死亡的 Meta 分析结果

【解释】 本例异质性检验 $\chi^2 = 9.97, P = 0.13, I^2 = 40\%$,可以认为纳入研究的 7 篇文献具有同质性,所以选用固定效应模型,合并效应量 $OR = 0.90$,其假设检验: $Z = 3.29, P = 0.001$,合并效应量的 $95\% CI$ 为 $(0.84, 0.96)$. 说明通过此 Meta 分析可以认为阿司匹林对心肌梗死导致的死亡有预防作用.

【引申】 注意在森林图的上方有一工具条如图 18-14,可以添加研究、改变效应指标、改变模型、显示森林图、显示漏斗图、计算器. 还可以通过点击特性按钮(properties)来对效应指标、模型等进行编辑和修改.

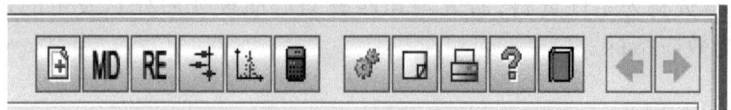

图 18-14　数据录入界面之森林图上方的工具条

思考练习　Exercises

(一) 最佳选择题(从 a~e 中选出一个最佳答案)

1. Meta 分析的异质性检验,若 $P \leq \alpha$ (α 取 0.10 或 0.05),则合并效应量的计算应选择
   a. 固定效应模型
   b. 随机效应模型
   c. 定量资料采用固定效应模型
   d. 定性指标采用随机效应模型
   e. 二者均可

2. 以均数之差作为效应量的 Meta 分析,若合并效应量的 95% 可信区间包含 0,则认为
   a. 可以认为两组效应不同
   b. 还不能认为两组效应不同
   c. 试验组效应高于对照组
   d. 对照组效应高于试验组
   e. 无法确定

3. 以优势比 OR 作为效应量的 Meta 分析,若合并效应量 $P \leq \alpha$,则可以认为
   a. 合并效应量的 95% 可信区间包含 0
   b. 合并效应量的 95% 可信区间不包含 0
   c. 合并效应量的 95% 可信区间包含 1
   d. 合并效应量的 95% 可信区间不包含 1
   e. 无法确定

(二) 简答题

1. 在 Meta 分析中,固定效应模型与随机效应模型的主要区别是什么?
2. 在 Meta 分析中,常见偏倚有哪些?如何识别和控制发表偏倚?
3. 在 Meta 分析中,如何进行敏感性分析?
4. 简述 Meta 分析的用途.
5. RevMan 软件,如何录入纳入文献信息?如何添加比较组?如何添加数据类型?如何录入数据?

(三) 计算分析题

为了研究他汀类药物和癌症的关系,现搜集了满足要求的 6 个随机对照实验,研究结果见表 18-8,试作 Meta 分析.

表 18-8　他汀类药物与癌症关系的 6 个随机对照实验结果

研究	他汀类药物		非他汀类药物	
	+	−	+	−
1	44	3258	49	3244
2	252	3052	259	3042
3	378	4792	369	4816
4	20	1408	30	1380
5	119	3747	126	3840
6	333	8568	372	8529
合计	1146	24825	1205	24851

延伸阅读　Further Readings

延读 18-1　柏建岭,钟文昭,郑明华,等.2007.Stata 在 Meta 分析中的应用[J].循证医学,7(6):363~368

延读 18-2　康德英,洪旗,王家良.2001.如何评价临床治疗性研究的 Meta 分析结果[J].中华预防医学杂志,2(3):封3

延读 18-3　李立明.2007.流行病学.6 版[M].北京:人民卫生出版社.180~195

延读 18-4　李廷谦,刘雪梅,张鸣明,等.2007.中文期刊发表的中医药系统评价/Meta 分析现状调查[J].中国循证医学杂志,7(3):180~188

延读 18-5　李宪,王洪源.2008.Meta-分析中失安全系数意义的探讨[J].中国卫生统,25(4):428~431

延读 18-6　谭红专.2008.现代流行病学.2 版[M].北京:人民卫生出版社.492~511

延读 18-7　王珍,张永红,徐巧巧.2009.几种发表性偏倚评估方法介绍[J].中国卫生统,26(5):539~541

延读 18-8　徐勇勇.1994.Meta 分析常见资料类型及统计分析方法[J].中华预防医学杂志,(28):303~307

延读 18-9　詹思延.2002.循证医学和循证保健[M].第 12 章.北京:北京医科大学出版社

延读 18-10　詹思延.2009.正确使用和合理解读 Meta 分析[J].中华儿科杂志,47(12):883~886

延读 18-11　Fleiss JL, Gross AJ. 1991. Meta analysis in epidemiology [J]. J Clin Epidemiology, 44:127~139

延读 18-12　Michael B, Hedges LV, Higgins JPT, et al. 2009. Computing Effect Sizes for Meta-analysis [M]. Chichester: John Wiley & Sons, Ltd

延读 18-13　Michael B, Hedges LV, Higgins JPT, et al. 2009. Introduction to Meta-Analysis [M]. Hoboken, New Jersey: John Wiley & Sons, Ltd

延读 18-14　Minton O, Richardson A, Sharpe M, et al. 2008. A systematic review and meta-analysis of the pharmacological treatment of cancer-related fatigue [J]. J Natl Cancer Inst, 100(16):1155~1166

延读 18-15　Nakagawa S, Cuthill IC. 2007. Effect size, confidence interval and statistical significance: a practical guide for biologists [J]. Biol Rev Camb Philos Soc, 82(4):591~605

延读 18-16　Thompson SG, Pocock SJ. 1991. Can meta-analysis be trusted? [J]. Lancet, 338(8775):1127~1130

(王立芹)

第19章 多元分析的样本含量估计
Chapter 19 Sample Size Estimation of Multivariate Analysis

> **目的要求 Purposes and Requirements**
> 了解:样本含量估计的意义.
> 熟悉:样本含量估计的主要参数.
> 掌握:基本的析因分析、多重回归、Logistic 回归和 Cox 回归的样本含量估计方法.
> 重点:了解方差膨胀因子校正样本量估计的思想及在不同的回归分析模型中方差膨胀因子的定量化方法.

19.1 样本量估计的主要参数和其他影响因素 Main Parameters and Other Influence Factors of Sample Size Estimation

当设计一项研究时,研究者必须确定一个预期的效应量以及理想的Ⅰ类误差和Ⅱ类误差,并根据这些参数估计需要的样本含量.除了以上这些众所周知的估计样本含量的参数外,还有许多其他因素决定了样本含量估计值,例如研究的设计类型、分析模型和结果变量的类型等.分析模型与研究设计相吻合是非常重要的,而各种适用于不同设计的统计模型和多变量分析方法很多,导致样本含量估计复杂化.本章中对统计模型的样本含量估计和公式推导不做太多介绍,而是从基本的样本含量估计方法出发,推论出一些常用的统计模型如线性回归、Logistic 回归和 Cox 回归等多变量统计分析模型的样本含量估计的简易方法,以满足实际应用的需要.

1. 样本量估计的意义

样本量估计(sample size estimation)是指应用统计理论方法和根据研究设计参数估计在保证研究结论具有一定可靠性(精度与检验效能)的前提下的最小研究样本例数.在实际研究中的样本量是根据估计的结果并需考虑下列两个因素:一是研究结论所推论的总体和应用范围.研究结论所推论的总体大或应用范围广,样本量应大一些;二是支撑研究的人力、物力和财力.人力、物力和财力容许时,样本量可大一些.同时还应考虑研究过程中研究对象的依从性和脱落率.

样本量估计是研究设计中重复原则的体现,其意义是控制研究中抽样误差的大小并保证研究有足够的效能发现期望的差异.同时,足够的样本量也是实验研究中保证组间均衡性的基础.样本量过小,观察指标值不稳定,抽样误差大,推论总体的精密性与准确性都比较差,统计检验的功效低,实际存在的差别不能显示出来,难以获得正确的研究结论;但样本量也不是越大越好,样本量过大,会增加实际工作的困难,浪费人力物力和时间,虽然能减少抽样误差,增加试验的精度和样本的代表性,但因研究的组织工作、调查员和研究测试人员的增加、研究实验室的增加等原因,使得研究中非抽样误差会增加.因此,研究中必须正确估计和确定样本量,用较少的人力、物力和财力获得可靠的数据.

2. 样本量估计的主要参数

样本量估计的主要参数,又称样本量估计的先决条件,在样本量估计前应首先确定. 样本量估计的主要参数包含下列四个方面:

(1) 第一类错误概率大小 α,也称检验水准. α 越小所需样本量越大;一般取 0.05,也可根据研究问题的性质和研究目的决定更大或更小的第一类错误的概率值. α 的取值有单双侧之分,双侧检验比单侧检验所需样本量更多.

(2) 第二类错误概率大小 β 或检验的效能($1-\beta$). β 越小,检验的效能 $1-\beta$ 越大,所需样本量也越大;一般要求检验功效在 0.80 以上.

(3) 容许误差 δ. 容许误差 δ 是指研究者要求的或客观实际存在的样本统计量与总体参数间或样本统计量间的差值. 容许误差既可以用绝对误差(如 $|\bar{X}-\mu|$,$|p-\pi|$ 等),也可用相对误差(如 $|\bar{X}-\mu|/\mu$,$|p-\pi|/\pi$ 等)来表示. 容许误差值越小,所需样本越大.

(4) 总体标准差 σ 或总体率 π. σ 反映了数据的变异度,其值越大,所需样本量也越大. 总体率 π 越接近 0.5,则所需的样本量越多.

3. 样本量估计的主要影响因素

(1) 单侧或双侧检验,在其他条件相同时,单侧与双侧检验所需的样本量不同,一般双侧检验所需样本较大.

(2) 试验组与对照组样本含量的比例,一般试验组与对照组样本含量相等,这时统计效能最高,即总样本含量最小. 而比例差别越大,所需的总样本含量越大.

(3) 研究设计的类型,例如匹配设计或成组设计. 一般来说,匹配设计的统计效能更高,所需的样本含量较少,而成组设计所需样本含量较大.

(4) 结果指标的特征,例如分类变量、连续型数值变量和离散型有序分类变量等. 结果指标的分布特征也影响着样本含量的估计值. 一般来说,结局变量为数值变量并呈正态分布时,所需样本含量较少,而结局变量为偏倚分布或分类变量都可能增加样本含量.

由于样本量估计是研究之前,而样本量估计中又要已知总体标准差、总体率和容许误差的估计值,因此 这些值需要根据前人的研究结果、预试验结果或统计理论进行估计.

19.2 基本的样本量估计 Basic Sample Size Estimation

1. 两组样本均数检验的样本量估计

在比较两独立样本数值变量差异时,如果变量分布近似正态分布,或样本量足够大,可以选用 Z 检验. 样本含量估计的公式为:

$$n = (Z_{1-\alpha/2}^2 + Z_{1-\beta}^2)\sigma^2/[\delta^2 f(1-f)] \tag{19-1}$$

式(19-1)中 n 是估计的总样本含量,δ^2/σ^2 是标准化效应值的平方,δ 是效应值,在均数的假设检验中是两总体均数之差. 在实践中,总体均数未知,可以用样本均数估计. f 是试验组样本占总样本的构成比. 如果试验组与对照组样本量相同,则样本量估计公式简化为:

$$n = 4(Z_{1-\alpha/2}^2 + Z_{1-\beta}^2)\sigma^2/\delta^2 \tag{19-2}$$

如果两组样本量相等,$f=0.5$,$f(1-f)=0.25$,式(19-1)简化为式(19-2). 如果估计的样本量较小,不适合做 Z 检验,则需要按 t 检验采用迭代方法估计样本量:

$$n = (t_{1-\alpha/2}^2 + t_{1-\beta}^2)\sigma^2/[\delta^2 f(1-f)] \tag{19-3}$$

这里初始时，取自由度无穷大时的 t 值，估计出样本量，再估计相应合并自由度，代入式(19-3)，再估计样本量．直至样本量改变不大为止．

【例 19-1】 某降血糖药物的临床试验，根据文献报道药物治疗前后平均降低餐后 2 小时血糖 3.3mmol/L，标准差为 3.5mmol/L．现在期望新药比上市药物的平均降低餐后 2 小时血糖增加 1mmol/L，试估计临床试验需要的样本量．

例 19-1 中，$\delta=1,\sigma=3.5$，设双侧 $\alpha=0.05$，则标准正态分位值 $Z_{\alpha/2}=1.96$，$\beta=0.1$，则标准正态分位值 $Z_{0.1}=1.282$．两组样本量相等，代入式 19-1，得

$$n = 4 \times (1.96^2 + 1.282^2) \times 3.5^2/1^2 = 268.8 \approx 270$$

即每组至少需要纳入 135 例病例参加临床试验．如果新药组与对照组的样本量不等，为 2:1 时，用式(19-1)估计

$$n = (1.96^2 + 1.282^2) \times 3.5^2/1^2/(0.67 \times 0.33) = 303.9 \approx 306$$

即试验组至少需要纳入 204 例病例，而对照组则至少需要 102 例病例．总样本量增加 36 例．

2. 两组样本频率检验的样本量估计

在比较两独立样本二分类变量的频率差异时，如果样本量足够大，仍采用两样本频率的 Z 检验或四格表资料的 χ^2 检验．设 P_1 和 P_2 为两组事件的发生频率，P 为两组合并的事件发生频率，设 P_1 组的样本量比例为 f，$P=P_1f+P_2(1-f)$．设 $\sigma^2=P(1-P)$，$\sigma_1^2=P_1(1-P_1)$，$\sigma_2^2=P_2(1-P_2)$，$\delta=P_1-P_2$，样本含量估计的公式与式(19-1)相似，为：

$$n = [Z_{1-\alpha/2}\sqrt{\sigma^2/f} + Z_{1-\beta}\sqrt{\sigma_1^2 + \sigma_2^2(1-f)/f}]^2/[(1-f)\delta^2] \quad (19-4)$$

如果两组样本量相等，可以用简化的近似公式估算：

$$n < 4(Z_{1-\alpha/2} + Z_{1-\beta})^2\sigma^2/\delta^2$$

【例 19-2】 某注射药治疗急性脑梗死的临床试验，根据文献阳性对照药的有效率为 10%，新药期望将有效率提高到 18%，试估计样本量．

本例已知 $P_1=0.18$，$P_2=0.1$，$\delta=0.08$，设试验组样本量与对照组样本量之比为 2:1，$P=0.18\times0.67+0.1\times0.33=0.1536$，$\sigma^2=P(1-P)=0.13$，$\sigma_1^2=P_1(1-P_1)=0.1476$，$\sigma_2^2=P_2(1-P_2)=0.09$，取单侧 $\alpha=0.05$，则标准正态分位值 $Z_{1-\alpha}=1.645$，$\beta=0.1$，则标准正态分位值 $Z_{0.1}=1.282$．将以上参数代入公式(19-4)，得

$$n = [1.645\sqrt{0.13/0.67} + 1.282\sqrt{0.1476 + 0.09\times0.33/0.67}]^2/(0.33\times0.08^2) = 783.4 \approx 783$$

即试验组至少应纳入 522 例病例，对照组至少纳入 261 例病例．如果两组例数相等，则：

$$n = [1.645\sqrt{0.13\times2} + 1.282\times\sqrt{0.1476+0.09}]^2/(0.5\times0.08^2) = 669.5 \approx 670$$

即每组至少应纳入 335 例病例．两组例数相等，总需要病例数减少 113 例．

如果用简化的近似公式，结果为：

$$n = 4\times(1.645+1.282)^2\times0.13/0.08^2 = 790.3 \approx 790$$

即需要总样本量少于 790 例，每组 395 例．

3. 两组生存率比较 Log-rank 检验的样本量估计

以死亡或生存为终点的随访研究，两组生存率的比较常采用 Log-rank 检验．Schoenfeld，1983 推导出与两个率假设检验相似的样本量估计公式为：

$$D = \frac{(Z_{1-\alpha/2} + Z_{1-\beta})^2}{f(1-f)\log^2\Delta} \tag{19-5}$$

式(19-5)中 D 为研究需要至少观察到的总阳性事件发生数,如生存分析,则为总死亡数. Δ 为两组的风险比(hazard ratio),即两组在随访的某时点 t 的瞬间死亡概率之比. 风险率(hazard rate)定义为某段时间内阳性事件的发生数. 估计的总样本量等于估计的阳性事件发生数除以总发生率 P. 总发生率由两组发生率通过以下公式估计: $P = fP_1 + (1-f)P_2$. 如果设计中两组例数相等,则式(19-5)简化为:

$$D = 4(Z_{1-\alpha/2} + Z_{1-\beta})^2/\log^2\Delta$$

【例 19-3】 某医院计划在直肠癌手术时同时腹腔灌注化疗药物来减少转移率和复发率,延长病人生存率. 在设计临床试验时,设单侧 $\alpha = 0.05$, $Z_{0.05} = 1.645$. 功效 $(1-\beta) = 0.8$, $Z_{0.2} = 0.842$. 单纯手术的 3 年无进展生存率为 0.6,期望增加腹腔灌注治疗可提高生存率 20%,即死亡风险比为 0.643. 试验组与对照组比例相等,代入式(19-5),得

$$D = 4 \times (1.282 + 0.842)^2/\log^2(0.643) = 92.5 \approx 93$$

即总的至少需要观察到 93 例直肠癌病例出现转移、复发或死亡等阳性事件. 由于总的 3 年无进展生存率为 0.66,即 3 年阳性事件发生率为 0.34,所以总的需观察病例数为 274 例,即每组至少观察 137 例并且至少随访 3 年.

19.3 方差膨胀因子的基本校正
The Corrections on Variance Inflation Factor

1. 方差膨胀因子的基本概念

以上介绍的是标准的两组均衡平行设计的样本量估计公式,当设计改变,统计功效也随之变化. 设计改变导致的统计功效变化主要是检验统计量的方差发生变化. 这种变化可称为设计效应、相对效能或方差膨胀因子(variance inflation factor, VIF). 如果可以将方差膨胀因子定量化,即可相应地校正统计功效和估计的样本量. 下面分别介绍各种设计、模型和观察结局变量的 VIF 定量化方法以及相应校正的样本含量估计.

2. 检验两个样本均数或两个样本率的不均衡完全随机设计

在两组比较的成组设计中,两组例数相等时达到最大的统计功效,即所需的总样本量最小. 在临床试验中,两组样本量不等的不均衡设计相对比较少见. 但在比较某新药与常规药的治疗效果时,由于常规药的治疗效果和毒副反应是已知的,研究者或希望放更多的病例入新药组. 另外在许多研究中,研究者不一定能控制试验组和对照组的病例数比例,例如横断面设计、队列设计或病例对照设计. 在这些设计中,如果总样本固定,那么随试验组与对照组比例不同,统计功效也随之变化. 为了弥补统计功效的下降,研究者需要定量化需要增加的样本量,保证研究达到设计要求的统计功效.

设两组的样本比为 K(即均衡设计时 $K=1$),并设两组方差齐性. Hsieh(1987) 和 Lee (1984) 提出 VIF 的估计公式为:

$$VIF = \frac{1}{4f(1-f)} = \frac{(K+1)^2}{4K} \tag{19-6}$$

公式(19-6)中, f 是试验组样本量占总样本量的比例.

比如,在两个率比较的均衡设计,已估计总样本量为 600. 如果现在需要改变设计,试验

组与对照组的比例为 $2:1, K=2$,方差膨胀因子为:

$$VIF = \frac{(2+1)^2}{4 \times 2} = 1.125$$

即不均衡设计所需的总样本量为 $600 \times 1.125 = 675$.

3. 检验多个样本均数或样本率的完全随机设计

检验多个样本均数差异常用方差分析,检验多个样本率差异常用 χ^2 检验,这些检验的样本量估计涉及非中心分布参数(NCP),如 F 分布或 χ^2 分布. 表 19-1 列出部分 F 分布和 χ^2 分布的非中心分布参数值.

表 19-1 非中心分布参数(NCP)值(F 分布和 χ^2 分布,$\alpha = 0.05$)

自由度 v_1	F 分布($\beta = 0.1$)				χ^2 分布	
	$v_2 = 2$	$v_2 = 10$	$v_2 = 30$	$v_2 = \infty$	$\beta = 0.2$	$\beta = 0.1$
1	46.24	12.96	11.22	10.50	7.85	10.51
2	45.02	8.70	7.02	6.35	9.63	12.65
3	44.62	7.08	5.38	4.71	10.90	14.17
4	44.49	6.20	4.49	3.84	11.94	15.41
5	44.36	5.62	3.96	3.28	12.83	17.42

设 k 个样本均数假设检验的方差分析中,记 $\bar{X}_1, \bar{X}_2, \cdots, \bar{X}_k, S_1, S_2, \cdots, S_k, k$ 为各组样本均数、标准差和组数. 完全随机设计多个样本均数比较时的样本量估计公式为:

$$n = \frac{NCP(\sum S_i^2 / k)}{\sum(\bar{X}_i - \bar{X})/(k-1)} \tag{19-7}$$

公式中 $\bar{X} = \sum \bar{X}_i / k$,NCP 是非中心分布参数值,见表 19-1 或其他统计书中有关附表中的界值.

【例 19-4】 某单位拟用四种方法治疗贫血患者,预试验结果为治疗后四组血红蛋白(g/L)增加的均数分别为 18,13,16,8,标准差分别为 8,7,6,6,设 $\alpha = 0.05, \beta = 0.10$,若要得出有差别的结论,问每组需观察多少例?

先用自由度 $v_1 = k-1, v_2 = \infty$ 查 NCP 界值,代入公式(19-7)求 n_1,再以 $v_1 = k-1, v_2 = k(n_{(1)} - 1)$ 查 NCP 值代入公式求 $n_{(2)}$,重复上述计算,直至前后两次求得的结果趋于稳定为止,即为所求的样本量.

本例 $\bar{X} = (18 + 13 + 16 + 8)/4 = 13.75$, $\sum S_i^2/k = (8^2 + 7^2 + 6^2 + 6^2)/4 = 46.25$

$\sum(\bar{X}_i - \bar{X})^2 = (18 - 13.75)^2 + (13 - 13.75)^2 + (16 - 13.75)^2 + (8 - 13.75)^2 = 56.75$

以 $v_1 = 4-1 = 3, v_2 = \infty$,查表 19-1,得 $NCP_{0.05, 0.1, 3, \infty} = 4.71$,代入公式,得

$n = 4.71 \times 46.25/(56.74/3) = 11.51$,取 12

再以 $v_1 = 4-1 = 3, v_2 = 4(12-1) = 44$,查表 19-1,得 $NCP_{0.05, 0.10, 3, 44} = 5.15$,代入公式

$n_{(2)} = 5.15 \times 46.25/(56.75/3) = 12.60$,取 13

再以 $v_1 = 4-1 = 3, v_2 = 4(13-1) = 48$,查附表 19-1,得 $NCP_{0.05, 0.10, 3, 48} = 5.11$,代入公式

$n_{(3)} = 5.11 \times 46.25/(56.75/3) = 12.49$,取 13,

两次计算结果接近,故可认为每组需要观察 13 例.

当两组样本比较和多组样本比较的效应期望值相同时,多组比较的样本量与两组比较的样本量的比值就等于其非中心参数的比值. 研究设计者可以使用这比值将两组样本比较估计的样本量推算出多组样本比较所需的样本量. 表 19-2 给出特定 α 和 $1-\beta$ 条件下的非中心分布(χ^2 分布)参数值. 当样本量足够大,F 分布统计量的 NCP 近似 χ^2 分布. 这样如果样本量不是太小,F 统计量的 NCP 比近似 χ^2 统计量的 NCP 比. 在下表中列出部分 χ^2 分布统计量在三组与两组或四组与两组的两个 NCP 值的比. 例如当 $\alpha=0.05$ 和 $1-\beta=0.95$ 时,四组与两组的比值为 17.17/12.995=1.321,即如果两组样本比较的 t 检验,每组样本估计需要 10 例,那么四组样本比较的方差分析则需要 13 例. 这里两组设计扩展到多组设计的方差膨胀因子:

$$VIF = NCP_p / NCP_2$$

表 19-2 三组或四组比较与两组比较的方差膨胀因子值

α	$1-\beta$	$VIF(3:2)$	$NCP(3/2)$	$VIF(4:2)$	$NCP(4/2)$
0.05	0.80	1.228	9.9635/7.849	1.389	10.9025/7.849
0.05	0.90	1.204	12.654/10.507	1.349	14.1715/10.507
0.05	0.95	1.188	15.443/12.995	1.321	17.17/12.995
0.01	0.80	1.189	13.8807/11.679	1.324	15.4577/11.679
0.01	0.90	1.171	17.4267/14.8794	1.294	19.2474/14.8794
0.01	0.95	1.159	20.65/17.8142	1.273	22.6743/17.8142

4. 析因设计

众所周知析因设计是高效的设计形式,但在临床试验中仍较少使用. 析因设计的效率体现在对处理因素间交互作用的分析,如果处理因素间不存在交互效应,则一个析因设计所需的样本量只相当于两个单独的临床试验所需样本量的二分之一. 例如在设计时,析因设计估计样本量常假定因素间无交互效应存在. 对于一个 2×2 析因设计,样本量估计则可以按两组均衡设计的样本量估计公式估计. 例如一个 2×2 析因设计的四个处理组,每组样本量估计为 n,则整个研究总样本量为 $4n$. 由于在析因设计中每个研究对象分别接受了两种处理,如果这两种处理分别做两个两组平行对照临床试验,则每个研究需要的样本量为 $4n$,则总共需样本量为 $8n$. 可以看到析因设计要比分别做两个处理因素的成组设计样本量减少了一半,统计效率更高.

如果析因设计为不均衡设计,可以将两组不均衡设计的方差膨胀因子引用于校正不均衡析因设计的样本量估计. 设在 2×2 析因设计中,处理因素 A 的试验组与对照组的比例为 $K:1$,处理因素 B 的试验组与对照组比例为 $L:1$,假定无交互效应,处理因素 A 的方差膨胀因子为 $(K+1)^2/4K$,处理因素 B 的方差膨胀因子为 $(L+1)^2/4L$. 如果存在交互效应,则:

$$VIF_A = \frac{(L+1)(K+1)^2}{4K} \tag{19-8}$$

$$VIF_B = \frac{(K+1)(L+1)^2}{4L} \tag{19-9}$$

$$VIF_{AB} = \frac{(K+1)^2(L+1)^2}{4KL} \tag{19-10}$$

如果均衡设计并且存在交互效应时,总的样本量为:主效应 $8n$+交互效应 $16n=24n$,交互效应所需样本量是无交互效应检验主效应所需样本量的 4 倍(表 19-4).

析因设计的样本量估计公式:

$$N_A = \frac{(Z_{1-\alpha/2} + Z_\beta)^2 \sigma^2}{a(1-a)(1-b)\theta_A^2} \tag{19-11}$$

$$N_B = \frac{(Z_{1-\alpha/2} + Z_\beta)^2 \sigma^2}{b(1-a)(1-b)\theta_B^2} \tag{19-12}$$

$$N_{AB} = \frac{(Z_{1-\alpha/2} + Z_\beta)^2 \sigma^2}{a(1-a)b(1-b)\theta_{AB}^2} \tag{19-13}$$

这里 a 是处理因素 A 的试验组所占比例,b 是处理因素 B 的试验组所占比例.

【例 19-5】 设有一个 2×2 均衡析因设计,假定无交互效应,检验两个因素的主效应分别需样本量 600,如果修改设计方案,处理因素 A 的试验组与对照组比例为 2:1($K=2$),处理因素 B 的试验组与对照组比例为 3:2($L=1.5$),样本量估计:检验 A 的主效应需要 675 例,检验 B 的主效应需要 625 例.如果存在交互效应,检验 A 和 B 的主效应、AB 的交互效应分别需要样本 1688 例,1875 例和 2813 例(表 19-3).

表 19-3 存在交互效应和无交互效应的不均衡析因设计的样本量估计

处理因素	无交互效应	存在交互效应
A	$N(K+1)^2/4K = 675$	$N(L+1)(K+1)^2/4K = 1688$
B	$N(L+1)^2/4L = 625$	$N(K+1)(L+1)^2/4L = 1875$
AB		$N(K+1)^2(L+1)^2/4KL = 2813$

如果是均衡设计,$K=1$,$L=1$,那么只需要 2400 例就有足够的统计功效检验两因素的交互效应.

表 19-4 存在交互效应和无交互效应的均衡析因设计的样本量估计

处理因素	无交互效应	存在交互效应
A	$N=600$	$N(L+1)(K+1)^2/4K = 1200$
B	$N=600$	$N(K+1)(L+1)^2/4L = 1200$
AB		$N(K+1)^2(L+1)^2/4KL = 2400$

19.4 多因素回归分析的方差膨胀因子校正
The Variance Inflation Factor in Multiple Regression Analysis

常用的多因素回归模型包括多重回归、Logistic 回归和 Cox 回归.在回归分析中,研究者希望通过回归模型来控制若干混杂因素,分析某因素的独立效应.回归分析中,一方面校正了混杂因素,可以减少回归的残差,提高功效.另一方面,处理效应参数的方差受残差和多变量模型中其他方差成份的共同影响,包括处理因素与其他协变量的协方差,这些则可能增加效应参数的方差.下面将介绍如何在多因素回归分析中利用方差膨胀因子推算多因素分析的样本量.

1. 多重回归

如果希望在多重回归中控制 P 个协变量后检验变量 X_1 的效应,其样本量的估计方法可以借鉴方差膨胀因子校正的方式.

在简单线性回归模型中,相关系数 ρ 与回归系数 β 有着以下关系:

$$\rho = \beta \frac{\sigma_x}{\sigma_y} \qquad (19\text{-}14)$$

因此在同一回归方程中,如果 $\rho=0$,则必然 $\beta=0$. 当 x 和 y 标准化后,那么检验 $H_0:\rho=0$ 与检验 $H_0:\beta=0$ 是等价的. 所以其所需的样本量也相等. 设 r 是 x 和 y 相关系数的估计值,检验 $H_0:\rho=0$ 和 $H_1:\rho=r$ 的样本量估计公式为:

$$n_1 = \frac{(Z_{1-\alpha/2} + Z_{1-\beta})^2}{C(r)^2} + 3 \qquad (19\text{-}15)$$

公式中 $C(r)$ 是 r 的 Fisher's 转换值,$C(r) = \frac{1}{2}\ln\left(\frac{1+r}{1-r}\right)$.

设在多重回归中,研究者希望控制协变量 $x_2,\cdots,x_p$ 后,检验 x_1 对 y 的回归效应,方差膨胀因子可以用 x_1 与 $x_2,\cdots,x_p$ 的复相关系数平方来估计.

$$VIF = \frac{1}{(1 - R^2_{1.2,\cdots,p})} \qquad (19\text{-}16)$$

最后,多重回归的样本量估计则为:

$$N_p = N_1 \times VIF = \frac{N_1}{(1 - R^2_{1.2,\cdots,p})} \qquad (19\text{-}17)$$

【例 19-6】 在分析血硒与发硒间直线相关关系的研究中,希望控制对象的若干混杂因素(例如年龄、营养摄入等). 根据以往研究获得血硒与发硒的相关系数 $r=0.8$,设 $\alpha=0.05$,$1-\beta=0.8$,发硒与年龄、营养等协变量的复相关系数为 0.4. 试估计样本量.

已知 $\alpha=0.05$,$1-\beta=0.8$,$Z_{0.05/2}=1.96$,$Z_{0.2}=0.84$,$r=0.8$,$C(r)=1.0986$.

$$N_1 = \frac{(1.96+0.84)^2}{1.0986^2} + 3 = 9.5$$

$$N_p = \frac{9.5}{(1-0.4^2)} = 11.3 \approx 12 \, (例)$$

故总调查人数为 12 人.

2. Logistic 回归

在多因素 Logistic 回归分析中,研究者希望在控制了其他混杂因素后检验某因素对二分类结局变量的效应. 但由于非线性的性质,Logistic 回归的样本量估计比较复杂. Whittemore 根据信息矩阵推导出在小反应率假定下的样本含量估计公式. Hsieh 对该公式进行了简化并扩展应用到一般的情况. Self 和 Mauritsen 以不同的方式,根据广义线性模型和记分检验推导出样本量估计的迭代方法. 这些样本量估计方法计算复杂,而且不比通常检验两样本均数或两样本率的样本量估计公式更准确.

这里我们介绍根据两样本均数或两样本率比较的单因素 Logistic 回归的样本量估计近似公式,然后利用方差膨胀因子来校正估计多因素 Logistic 回归时的所需样本量. 最近研究结果表明增加协变量可能增大估计参数的方差,导致功效减少,特别是在非线性模型,例如

Logistic 回归模型和 Cox 回归模型。回归模型中残差的减少表达为：

$$\sigma_e^2 = \sigma_y^2(1 - R_{y.x}^2)$$

这里 $R_{y.x}$ 是复相关系数，复相关系数的平方是确定系数，表示结局变量 y 的变异中可以为 x 协变量所解释的比例。回归校正附加协变量 $x_2, \cdots, x_p$ 的作用则为一个比值：

$$\frac{(1 - R_{y.1,2,\cdots,p}^2)}{(1 - R_{y.1}^2)}$$

这里 $R_{y.1,\cdots,p}^2$ 和 $R_{y.1}^2$ 是当 y 为结局变量，$x_1, x_2, \cdots, x_p$ 为解释变量，Y 分别与 x_1 回归和与 $x_1, x_2, \cdots, x_p$ 回归的确定系数，绝大多数统计软件和程序可以计算出这确定系数。

由于方差成份随着变量不同而变化，回归校正的作用是非常难预测的。导致实践中极少在功效和样本量估计计算中应用这公式。为保证有足够的功效和样本量，一种保守的方法是校正处理变量与其他解释变量的共线性导致的方差膨胀。校正共线性的 VIF 为 $R_{1.2,\cdots,p}^2$ 的倒数。$R_{1.2,\cdots,p}^2$ 是 x_1 与其他协变量 $x_2, \cdots, x_p$ 回归的确定系数。一般统计软件和回归程序都可以计算。在这回归中，x_1 是依变量，$x_2, \cdots, x_p$ 为解释变量。方差膨胀因子则为：

$$VIF = \frac{1}{(1 - R_{1.2,\cdots,p}^2)} \quad (19\text{-}18)$$

在单因素 Logistic 回归模型中，协变量 x_1 以 $\ln[P/(1-P)] = \beta_0 + \beta_1 x_1$ 的形式与二分类结局变量 y 关联，这里 P 表示 y 取值为 1 的概率。研究目的在于检验无效假设 $H_0: \beta_1 = 0$，相对于备择假设 $H_1: \beta_1 = \beta^*$。这里 $\beta^* \neq 0$，表明协变量 x_1 与二分类结局变量关联。回归系数 β_1 描述 x_1 改变一个单位时，比值对数的改变量。当协变量为连续型变量并服从正态分布时，在方差齐性假设成立时，$\beta_1 = 0$ 表示两反应组变量 x 的组均数相等。这样我们可以用两样本均数 t 检验的样本量估计公式计算样本量。为方便起见，这里仅介绍正态近似公式：

$$n = \frac{(Z_{1-\alpha/2} + Z_{1-\beta})^2}{P_1(1 - P_1)\beta^{*2}} \quad (19\text{-}19)$$

公式(19-19)中，n 是研究所需总的样本量，β^* 是待检验的效应值，P_1 是协变量 x_1 取均值时的反应率。

当协变量 x_1 是二分类变量，即变量 x_1 的取值仅有 $x_1 = 1$ 或 $x_1 = 0$。$\beta_1 = 0$ 表明在 $x_1 = 0$ 或 $x_1 = 1$ 的两组中反应率相等。同样两样本率比较的 χ^2 检验样本量估计公式为：

$$n = [Z_{1-\alpha/2}\sqrt{P(1-P)/f} + Z_{1-\beta}\sqrt{P_1(1-P_1) + P_2(1-P_2)(1-f)/f}]^2 / [(1-f)\delta^2]$$
$$(19\text{-}20)$$

这里 P 是总的反应率，f 是试验组($x_1 = 0$)占总样本量中的比例。P_1 和 P_2 分别是 $x_1 = 0$ 和 $x_1 = 1$ 组的反应率。如果 $f = 0.5$，公式可以近似地简化为

$$n < 4(Z_{1-\alpha/2} + Z_{1-\beta})^2 P(1-P)/\delta^2$$

如果 Logistic 回归模型中有多个协变量，分析目的常常是检验考虑了其他协变量后，某特定协变量的效应。这里多因素 Logistic 回归模型的检验假设为：

$$H_0: [\beta_1, \beta_2, \cdots, \beta_p] = [0, \beta_2, \cdots, \beta_p]$$
$$H_1: [\beta_1, \beta_2, \cdots, \beta_p] = [\beta^*, \beta_2, \cdots, \beta_p]$$

设 b_1 是 β_1 的最大似然估计值，Whittemore 证明连续型正态协变量 x_1 在有 p 个协变量的多因素 Logistic 回归模型中，可以通过单因素 Logistic 回归模型的协变量 x_1 的方差 $VAR_1(b_1)$ 近似地推算估计多因素模型中回归系数估计值 b_1 的方差 $VAR_p(b_1)$，估算公式为：

$$VAR_p(b) = \frac{VAR_1(b)}{(1 - \rho^2_{1.2,\cdots,p})}$$

这里 ρ 是 x_1 与 $x_2,\cdots,x_p$ 的复相关系数。在回归分析中,ρ^2 反映 x_1 的总变异中可以由 x_1 与 $x_2,\cdots,x_p$ 回归关系解释的比例。上式的分母部分可以解释为多因素分析的方差膨胀因子:

$$VIF = \frac{1}{(1 - \rho^2_{1.2,\cdots,p})}$$

按照方差膨胀因子特征,将其推广到多因素 Logistic 回归的样本含量估计公式:

$$n_p = \frac{n_1}{(1 - \rho^2_{1.2,\cdots,p})} \qquad (19-21)$$

3. Cox 比例风险回归模型

在比较两个治疗组生存率的 Cox 回归模型中,假定在生存时间 t 的风险函数 $\lambda(t)$ 与治疗因素 $x(x=0$ 或 $x=1)$ 呈以下回归关系:

$$\ln\left(\frac{\lambda(t \mid x)}{\lambda_0(t)}\right) = \theta x$$

式中 $\lambda_0(t)$ 是基线风险,即治疗因素 $x=0$ 时的死亡风险。对于单因素 Cox 回归模型,样本量可根据 log-rank 检验的样本量估计公式估计。

$$D = \frac{(Z_{1-\alpha/2} + Z_{1-\beta})^2}{f(1-f)\theta^2}$$

如果需要单因素 Cox 回归模型推算出多因素 Cox 回归模型的样本量,按照与 Logistic 回归相似的思想,首先计算出单因素分析所需要的样本量,然后根据研究的主要处理因素与其他协变量 $x_2,\cdots,x_p$(混杂因素)的回归关系(复相关系数)估计方差膨胀因子,最后根据方差膨胀因子推算增加的样本量。

$$n_p = \frac{n_1}{(1 - \rho^2_{1.2,\cdots,p})}$$

19.5 实例分析 Examples Analysis

【例 19-7】 在某高血压病人规范管理的临床试验设计中,分析在规范管理下血压控制水平与高血压病人发生脑卒中的关系。在预试验中,高血压病人脑卒中发生率为 10%,估计的血压与脑卒中发生的 $\ln(OR) = 0.16$。设研究的显著性水平为 $\alpha = 0.05$,研究功效 $1-\beta = 0.8$。试估计样本量。

根据双侧 $Z_{1-0.05/2} = 1.96$,$Z_{1-0.2} = 0.842$,代入公式(19-19):

$$n_1 = \frac{(1.96 + 0.842)^2}{0.1 \times 0.9 \times 0.16^2} = 3407.6 \approx 3408 \text{ (例)}$$

已知血压与病例的性别、年龄相关,为排除研究中性别和年龄的混杂作用,计划在分析中用 Logistic 回归校正性别、年龄混杂因素。根据预试验的数据分析得到血压与性别、年龄的复相关系数为 0.4。试估计多因素 Logistic 回归需要的样本量。

根据公式(19-21),

$$n_3 = \frac{3408}{(1-0.4^2)} = 4057.1 \approx 4058 \text{（例）}$$

该研究估计至少需要纳入 4058 例高血压病例进入临床试验.

如果该临床试验将高血压病人随机分配入规范管理组和健康教育组,比较两组病人脑卒中的发生率.根据预试验结果分析,规范管理组的脑卒中发生率为 8% 而健康教育组脑卒中发生率为 12%,设规范管理组与健康教育组病例数比例为 2∶1,研究的显著性水平为 $\alpha = 0.05$,研究功效 $1-\beta = 0.8$. 试估计样本量.

根据双侧 $Z_{1-0.05/2} = 1.96$,$Z_{1-0.2} = 0.842$,代入公式 19-20:

$$n_1 = \frac{(1.96 \times \sqrt{0.0932 \times 0.9068/0.67} + 0.842 \times \sqrt{0.08 \times 0.92 + 0.12 \times 0.88 \times 0.33/0.67})^2}{0.33 \times 0.04^2}$$

$$= 1873.3 \approx 1874 \text{（例）}$$

同样需要校正性别和年龄因素时,多因素 Logistic 回归分析所需的样本量为:

$$n_3 = \frac{1874}{(1-0.4^2)} = 2230.95 \approx 2232 \text{（例）}$$

即总共至少需要纳入 2232 例高血压病例进临床试验,其中 1488 例进入规范管理组,744 例进入健康教育组.

【例 19-8】 美国退伍军人局进行的伤后压抑症(post-traumatic stress disorder,PTSD)的临床研究,与 PTSD 发生有关的指标有 4 个,其中主要研究指标为心率,根据这指标估计两样本 t 检验的样本量 N 为 580 例. 假定退伍军人 PTSD 的发生率为 20%,即无 PTSD(对照组)与 PTSD(试验组)的比例为 4∶1.

根据不均衡设计的 VIF 校正,估计样本量 $n = 580 \times 1.5625 = 916$ 例.

对以往的数据进行分析得到主要研究指标心率与其他 3 个与 PTSD 相关的指标的复相关系数的平分为 $R^2_{1,2,3,4} = 0.1$. 应用方差膨胀因子进行校正:

$$n_4 = \frac{906}{(1-0.1)} = 1007 \text{ 例}$$

即该研究如果期望在控制其他 3 个协变量后检验心率与 PTSD 发生的关系,至少需要样本量 1007 例.

小结

(1) 样本量估计是依据统计方法在保证研究一定可靠性前提下确定的最少样本观察单位数,实际研究中应结合研究推论的总体、研究中对象的失效和人力、物力和财力综合确考虑.

(2) 足够的样本量能保证研究中误差的估计,减少抽样误差,发现事物应有的差别. 同时,也是保证组间均衡性的基础.

(3) 样本量估计的主要影响因素是容许误差 δ、第一类错误 α、第二类错误 β、总体标准差 σ. 其他影响因素包括单双侧检验、研究设计类型、各组对象的比例和结局变量的特征.

(4) 当研究设计改变,需要增加控制协变量时,统计功效也随之变化. 这些设计因素的改变导致的统计功效变化,主要是检验统计量的方差发生变化. 这种变化可用方差膨胀因子(VIF)定量化描述. 随之可用 VIF 相应地校正统计功效和估计的样本量.

(5) 在回归分析中,主要通过主要解释变量与其他协变量的复相关系数估计方差膨胀因子,接着校正所估计的样本量. 该思想同样可以推广到其他多因素统计模型,例如 Poisson 回归模型、广义线性模型、混合模型和多水平模型等. 读者可参考有关专著或查阅相关文献.

思考练习　Exercises

(一) 简答题

1. 什么叫样本量和样本量估计? 它们之间关系是什么?
2. 试述研究中足够样本量的意义.
3. 影响样本量估计的因素是什么? 什么是方差膨胀因子?
4. 在回归分析中,方差膨胀因子主要根据什么估计?

(二) 思考题

1. 在抽样调查与实验研究中,观察指标和实验效应指标往往为多个(包括定量和定性),这时应如何确定样本量?
2. 在多因素分析中,某因素的方差是如何受其他因素影响的,该影响可以用什么统计量描述.
3. 文中介绍的校正其他因素对某处理因素方差影响的样本量估计方法,但没有考虑因素间的交互效应. 如果因素间存在交互效应,如何估计样本量?

(三) 计算分析题

1. 某癌的常规扫描技术检出率为 40%,为提高检出率,研究出一种新的扫描诊断方法,期望检出率能提高到 70%,如以 $\alpha = 0.05$,$\beta = 0.20$,问需多大的样本? 如果该扫描诊断方法的检出率受肿瘤大小和肿瘤密度影响,在分析时希望控制这两混杂因素,已知预试验中肿瘤大小和肿瘤密度与应用新旧扫描技术的复相关系数为 0.4,校正后的样本量是多少?
2. 怀孕期间食用某种试验饮食会不会增加新生儿出生时体重的研究中,两组孕妇,一为普通饮食组,一为试验饮食组. 据以前的经验,知道新生儿体重的标准差为 500g,欲以 $\alpha = 0.05$,检验效能 80%,检测出试验饮食会使新生儿体重增加 100g,需多大的样本? 如果设计中试验组与普通组的分配比例为 2∶1,样本量是多少?
3. 某癌症常规治疗的中位生存时间为 2 年,现期望新的治疗方法能使得病人中位生存时间至少延长一年,为检验新治疗方法的疗效,取 $\alpha = 0.05$,$\beta = 0.2$,问:①如果无截尾数据需要多大的样本? ②如果设计新药组与常规组分配比例为 2∶1,需要多大样本? ③如果随访时间为 3 年,存在截尾数据,样本量是多少? ④如果新疗法多用于腺癌,两者列联系数为 0.6,如果需要排除组织类型对疗效评价的影响,样本量需要多少?

    提示:当比例风险假定成立时,风险比 Δ 等于两组中位生存时间的比值,设生存时间服从指数分布,中位生存时间 M 与 t 年生存率 $P(t)$ 的关系可以表达为 $M = t\ln0.5/\ln P(t)$.

4. 为比较两地农民钩虫感染率,设 $\alpha = 0.05$,$\beta = 0.1$,国内其他地区调查结果报导农民钩虫感染率为 5%,按 $\delta = 2\%$ 估计总体率,问两地需抽样调查多少人? 已知钩虫感染率在平原地区比较高,两地农民分布在平原和山区的比例不同,需要校正该因素. 据估计两地平原比例的列联系数为 0.2,校正后样本量是多少?

延伸阅读　Further Readings

延读 19-1　李河,杨学宁,吴一龙. 2005. 生存数据分析中样本含量估计[J]. 循证医学,02:99~102

延读 19-2　倪延延,张晋昕.2011.假设检验时样本含量估计中容许误差 δ 的合理选取[J].循证医学,06:370~372

延读 19-3　余红梅,罗艳虹,张岩波,等.2012.生存分析 log-rank 检验样本含量估计影响因素[J].中国卫生统计,02:161~163

延读 19-4　赵清波,徐勇勇,曹秀堂.1993.多组均数比较的样本含量估计[J].第四军医大学学报,04:275~280

延读 19-5　Armitage P, Colton T. 1998. Encyclopedia of biostatistics, Volume 5 [M]. New Jersey: John Wiley & Sons

延读 19-6　Desu MM, Raghavarao D. 1990. Sample size methodology[M]. New York: Academic Press Inc

延读 19-7　Hsieh FY, Bloch DA & Larsen MD. 1998. A simple method of sample size calculation for linear and Logistic regression[J]. Statistics in Medicine, 17:1623~1634

延读 19-8　Hsieh FY, Lavori PW, Cohen HJ, et al. 2003. An overview of variance inflation factors for sample-size calculation[J]. Eval. Health Prof, 26:239~257

延读 19-9　Hsieh FY. 1989. Sample size tables for Logistic regression[J]. Statistics in Medicine, 8:795~802

延读 19-10　Self SG & Mauritsen RH. 1988. Power/sample size calculation for generalized linear models[J]. Biometrics, 44(1):79~86

延读 19-11　Whittemore A. 1981. Sample size for Logistic regression with small response probability[J]. JASA, 76:27~32

(柳　青)

第20章 量表测评常用统计方法
Chapter 20 Statistical Methods Used in Measurements and Assessments of Scales

> **目的要求 Purposes and Requirements**
> 掌握:量表的考评方法、量表资料的统计分析方法.
> 熟悉:量表的研制方法.
> 了解:量表测评概述.

20.1 量表研制概况 Overview of the Scale Development

1. 量表的基本概念

在医学研究中,有许多疾病状态可以准确测量,如原发性高血压患者的血压,贫血患者的血红蛋白数,乙型病毒性肝炎患者的病毒抗原.但也有许多疾病状态无法精确测量,如疼痛、失眠、抑郁、认知障碍、生存质量、生活自理能力等,在医学实践中只能通过测量这些状态的某些表征或研究对象的自我主观感受来间接地测评,这时候量表就成为最常用的和较为可行的工具.例如:由病人自我测评疼痛的程度、病人疼痛时的面部表情、皮肤湿润程度、肌肉紧张程度、脉搏等多项测量指标的疼痛测评量表,用于评价临床治疗疼痛的效果和比较治疗的措施.

量表(scale)是由若干问题或自我评分指标组成的标准化测定表格,用于测量研究对象的某种状态、行为或态度.量表由若干领域组成.领域是指测评特征涵盖的内容或层次,每个领域又可由若干个方面(facet)组成.每个方面实际上是与测评特征有关的项目,可包含若干条目(item).条目实际上就是问题,对测评特征的某方面(项目)从不同的侧面提出问题或进行测量,了解被测者的状况.例如:世界卫生组织生存质量测定量表(WHOQOL-100)包括生理、心理、独立性、社会关系、周围环境和精神信仰6个领域,共有24个方面,每个方面分别从强度、频度、能力和评价四个角度提出4个条目,加上总的健康状况的4个条目共有100个条目.量表的条目可以是定性的,也可以是定量的,但最终都会得到一个总的定量的评分.该总评分将定量地描述研究对象的测评特征,并且方便进行对象间的比较.

量表开发主要有两种途径:一是将已存的其他语言的量表开发为中文量表,即根据已有的其他语言的版本,按照一套严格的量表翻译程序形成新的所需语言版本(如中文版本),便于国际间的可比,如世界卫生组织生存质量测定量表(WHOQOL-100)中文版的开发为我国与其他国家人群生存质量的比较提供了测量工具.另一个途径就是直接独立地根据调查目的编制全新的量表,即根据量表开发的一套程序和方法,独立地研制适合自己国家或文化的量表.编制的步骤通常包括:明确研究对象和目的;设立研究工作组;确定概念的可操作化定义及其构成;撰写条目,形成量表条目池;确定量表的量尺,即确定条目的类型及答案;筛选条目,形成初步的量表;量表预调查,形成初始量表;修改和完善量表.其中量表条目的筛选是决定量表好坏的重要环节.

2. 量表条目测评和筛选

量表的好坏在很大程度上取决于条目选择的准确性和正确性. 量表条目的筛选是决定量表好坏的重要环节,有定性和定量两类方法.

定性方法常用专家咨询法和 Delphi 法,主要测评条目的重要性. 专家咨询一般采用座谈会形式,邀请有关专家对每项条目的重要性、关联性、可行性等进行讨论,寻求一个共同的意见,属于主观评价法. Delphi 法一般采用向专家发信,由专家单独对各条目的重要性进行评价,结合对专家应答结果(如:专家积极系数,专家意见集中程度,专家意见协调程度)和条目的评价结果(如:变异系数)的常规统计分析,经过反复多次的信息交流和反馈修正,使专家的意见逐步趋向一致,最后根据专家的综合意见,对各条目进行筛选、修改、排序并帮助拟定各条目的权重,它是一种定性与定量相结合的筛选评价方法.

定量方法主要包括离散趋势法、相关系数法、主成份分析和因子分析法、聚类分析法、逐步判别法等,主要从重要性、确定性、敏感性、代表性、独立性等角度对条目进行筛选. 现在还尝试采用克朗巴赫 α 系数和重测信度等方法,分别从内部一致性和稳定性的角度进行条目筛选.

(1) 离散趋势法:主要测评条目的敏感性. 条目的变异程度越小,说明其区别能力差,对被测对象的差异不敏感. 一般可用标准差或变异系数表示.

(2) 相关系数法:主要测评条目的代表性和独立性. 任意条目的相关系数反映这两条目的独立性和代表性.

(3) 主成份分析和因子分析法:主要测评代表性. 根据各主成份与各指标的相关性大小分别考虑各个主成份主要由哪些指标决定,选择系数较大的指标.

(4) 聚类分析法:主要测评代表性. 先采用聚类分析方法对各指标进行 R 型聚类分析,把相关密切的指标聚成一类,然后从每一类中选择有代表性的指标.

(5) 逐步判别法:选择不同状态的人群,如评价测试对象的生存质量时,可选择健康人、一般慢性病病人和严重疾病患者或残疾人,用待评量表测定其生存质量. 用逐步判别分析筛选对不同健康状态人群鉴别能力有较大贡献的条目,这些条目将使量表具有较好的区分度.

(6) 逐步回归法:在预调查中除要求被测者回答各条目外,还要求对其目标值进行总的评分. 将总评分作为应变量 Y,各条目作为自变量 $X=X_1,X_2,\cdots,X_m$. 进行多重逐步回归分析,筛选对应变量 Y 影响较大的指标.

(7) 克朗巴赫 α 系数法:从内部一致性的角度进行条目筛选. 克朗巴赫 α 系数是考评量表信度最常用的指标,现尝试运用到条目的筛选. 通过计算某一方面的克朗巴赫 α 系数,比较去除某一条目后的系数变化. 如某一条目去除后克朗巴赫 α 系数有较大变化,则说明该条目有降低该方面的内部一致性的作用,应该去掉;反之,则应保留.

(8) 重测信度法:从稳定性的角度进行条目筛选. 重测信度也是对量表进行信度考评的方法. 它的计算是以稳定的人口作为访问对象,间隔一段时间对每个对象进行重测,计算每一个条目先后两次的相关系数,保留相关系数高的条目. 但应注意两次测量相距时间不能过长,且假定在这段时间内被调查者的情况没有发生变化.

总之,量表条目的筛选方法多种多样,各种方法的筛选结果可能不尽相同,在实际应用中可结合各种方法,筛选结果较一致的条目组成量表,以保住量表在测评过程中的准确性.

3. 量表的性能考评

量表是否切实可用,取决于量表的考评结果.量表的性能考评有定性考评和定量考评.定性考评指通过专家座谈会或专家咨询的方式,对量表及各条目进行定性评价,目的是完善量表的结构,修饰条目的措辞,筛选条目和确定各条目的权重等.定量考评主要从量表的可行性、可靠性、真实性、有效性方面进行评价分析.

可行性,即量表的适用性,主要考察量表是否容易被人接受并轻松地完成,常用的衡量指标包括:量表的接受率、完成率及量表的完成时间.量表的接受率是指被测评对象对完成量表的接受程度,常以量表的回收率表示,通常要求达到调查对象的85%以上.量表完成率是指被测群体完成量表的情况,通常要求达到85%以上,如过低,说明量表太复杂,让人难以接受.量表的完成时间指被测对象完成量表所需的时间,通常完成一份量表的时间控制在20分钟以内较易被人接受.

信度是指在相同条件下,对同一客观事物重复测量若干次,测量结果的相互符合程度,说明测量工具的精密度,是对测量工具所得结果的可靠性的评价.当使用同一研究工具重复测量某一客观事物时所得结果的一致程度越高,则该工具的信度就越高.信度主要受随机测量误差的影响,影响信度的因素有:①测试工具本身,如测试题目取样不当,测题或指导用语不当等;②测试实施过程,如测试现场温度不适,光线过暗或过强,测试者的诱导式提问,多个评分者对开放式题目的评分标准难以客观统一等;③被试者:如被试者在回答问题时的注意力、态度、持久性、反应速度等发生变化,被试者过度的焦虑或在疲劳状态下进行测试等;④测试分数的分布范围及测试范围.常用的信度估计方法有重测信度、复本信度、内在一致性信度、评分者信度,其定义和计算方法参见20.2节.

效度是指测量指标或观测结果在多大程度上反映了事物的客观真实性,说明测量方法的准确度,是对测量工具的测量结果与预期结果的符合程度的评价.效度研究测量工具测试所测量的变量性质是什么,即测量什么东西,以及所测量的东西达到何种程度;其好坏取决于测量指标的定义、内涵和调查设计,与系统误差有关.在编制量表和选择标准化测试时,影响效度的因素有很多,通常包括:测试本身的因素,如条目的意义含糊,被测试者产生误解而降低效度;测试实施和计分因素,如实施测试过程是否遵照测试手册各项规定进行标准化的实施;被试对象的主观因素,如被试对象的情绪、态度、合作程度及健康状况;样本因素方面,如样本的代表性及样本量的大小.常用的效度指标有:表面效度,内容效度,标准关联效度,结构效度,区分效度,其定义和计算方法参见20.3节.

反应度的概念、定义和测定方法存在很多争议.总体来说,反应度是指量表能够反映出所测定的特质在时间上(纵向的)变化的能力.一份量表经评价后有一定的效度和信度,但没有检测出细微的、有临床意义的、随时间改变能力,还不能算是一个有效地测量工具.有许多学者认为在选择评价性量表时,反应度是同等甚至更重要的心理测量学特性,它有助于样本量的计算以确保临床研究有足够的统计学效能.常用的反应度评价方法参见20.4节.

20.2 信度分析常用方法
Methods Commonly Used in Reliability Analysis

信度(reliability)评价量表的精密度、稳定性和一致性,即测量过程中随机误差造成测定值的变异程度大小.信度从概念上表示一组测量的实际值与真实值的符合程度,即包括同组个体不同时间测试的符合程度、不同评定者间的符合程度,又包括相似测验或平行测验间的符合程度.常用的信度指标有重测信度、分半信度、克朗巴赫α系数.

1. 重测信度

重测信度(test-retest reliability)表示两次测量结果有无变动,反映测量结果的稳定程度.重测信度用重测相关系数,即相同量表前后两次测量同一批被访者量表得分间的简单相关系数 r 表示.由于研究对象的特征可能随时间发生变化,且第二次测量受前一次测量的影响,不一定真实反映研究对象的特征.因此,重复测量的时间间隔不宜太长,也不宜太短,一般以 1~4 周较为合适.两次测评的相关性越高,则代表量表的稳定性越好,一般要求重测信度应该达到 0.7 以上.

2. 分半信度

分半信度(split-half reliability)是常用信度检验方法之一.反映测验项目内部一致性程度,即表示测验测量相同内容或特质的程度.具体分析是在测验后将测验项目分成相等的两组(两半),通常采用奇偶分组方法,即将测验题目按照序号的奇数和偶数分成两半,然后计算两项项目分之间的相关.相关越高表示信度高,或内部一致性程度高.

当两部分方差齐性,可以用斯皮尔曼-布朗(Spearman-Brown)公式(20-1)加以校正:

$$r = \frac{2r_{hh}}{1 + r_{hh}} \tag{20-1}$$

式中 r_{hh} 为两半分数间的相关系数,r 为整个测验的信度值.

如若两部分方差不齐性,则可采用弗朗拉根(Flanagan)公式(20-2)或卢纶(Rulon)公式(20-3)加以校正:

$$r = 2\left(1 - \frac{s_1^2 + s_2^2}{s^2}\right) \tag{20-2}$$

式中 s_1^2 和 s_2^2 分别表示被试两半测验上分数的方差,s^2 表示全体被试在整个测验上总得分的方差.

$$r = 1 - \frac{s_d^2}{s^2} \tag{20-3}$$

式中 r 为整个测验的信度值,s_d^2 为同一组被试在两半测验上得分之差的方差,s^2 表示全体被试在整个测验上的总得分的方差.

当一个测验无法分成对等的两半时,分半信度不宜使用.由于将一个测验分成两半的方法很多(如:按题号的奇偶性分半、或按题目的难度分半、或按题目的内容分半等),所以,同一个测验通常会有多个分半信度值.

3. 克朗巴赫α系数

克朗巴赫α系数(Cronbach's α coefficient)是克朗巴赫(Cronbach LJ)1951 年提出的用α系数来测量信度的一种方法,它所计算的是测试中所有项目间的平均一致性,避免了分半信度计算的缺点.其计算公式为:

$$\alpha = \frac{k}{k-1}\left(1 - \frac{\sum s_i^2}{s_T^2}\right) \tag{20-4}$$

式中 k 为整个量表或子量表的条目数,s_i^2 为第 i 个条目的方差,s_T^2 为整个量表或子量表得分的方差. 一般认为克朗巴赫 α 系数应达到 0.7 以上. 作为量表的一个整体,α 系数值不宜太高,保持在 0.90 左右即可. 如果条目间相关系数太高,意味着测试内容重复.

4. 组内相关系数

1966 年 Bartko 首次将组内相关系数(intra-class correlation coefficient, ICC)作为评价测量误差大小的指标. 组内相关系数可用于测量者间信度(inter-rater reliability)和测量者内信度(intra-rater reliability)的评价.

测量者间信度(inter-rater reliability)是指 $m(\geq 2)$ 个的测量者(raters)同一时间段对同一对象进行重复测量的一致性程度. 当 $m = 2$ 时,用简单相关系数 r 表示. 当 $m > 2$ 时,可以计算测量者的两两相关系数,用相关系数的均数 $\bar{r}$ 表示信度大小,但更好的评价指标是组内相关系数.

测量者内信度是指同一测量者在 $m(\geq 2)$ 个时间段对同一对象进行重复测量的一致性程度. 当 $m = 2$ 时,用简单相关系数表示;当 $m > 2$ 时,用组内相关系数表示.

组内相关系数基于随机效应方差分析的原理,引入方差分析的随机效应模型:

$$X_{ij} = \mu_i + e_{ij} = \mu_i + a_i + b_{ij}, \quad i = 1,2,\cdots,n, j = 1,2,\cdots,m \tag{20-5}$$

式中 X_{ij} 表示第 i 个观察对象的第 j 次测量结果,μ_i 为第 i 个观察对象测量结果的真值,e_{ij} 为测量过程的随机误差. e_{ij} 由两部分组成,a_i 表示第 i 个观察对象的个体误差,$a_i \sim N(0,\sigma_a^2)$;b_{ij} 为第 i 个观察对象、第 j 次重复测量的误差(其他随机误差),$b_{ij} \sim N(0,\sigma_b^2)$. 测量结果的误差 e_{ij} 被分解成两个方差分量:

$$\sigma_e^2 = \sigma_a^2 + \sigma_b^2 \tag{20-6}$$

σ_a^2 为个体差异的方差,σ_b^2 是除了个体差异以外的测量误差和其他随机误差的方差. 组内相关系数 ρ_{ICC} 计算公式为:

$$\rho_{ICC} = \frac{\sigma_a^2}{\sigma_a^2 + \sigma_b^2} - 1 - \frac{\sigma_b^2}{\sigma_a^2 + \sigma_b^2} \tag{20-7}$$

通过单因素随机效应模型方差分析表得到 σ_a^2 和 σ_b^2 的样本估计值后可计算总体参数 ρ_{ICC} 的估计值,即样本组内相关系数 ICC. ICC 越大,信度越高.

上述四种信度评估方法对信度评价的涵义各不相同,但在对一份测量工具进行评价时,不一定要同时用到它们.

20.3 效度分析常用方法
Methods Commonly Used in Validity Analysis

效度(validity)是指测量指标或观测结果在多大程度上反映了事物的客观真实性,说明测量方法的准确度. 由于无法确定目标的真实值,效度的评价较为复杂,常常需要与外部标准作比较才能判断. 在量表的评价中,常需要分析内容效度(content validity)、标准关联效度(criterion-related validity)、结构效度(construct validity)和判别效度(discriminating validity).

(1) 内容效度:内容效度是指量表中的每一条目是否反映了它想表达的内容,它涉及量表语言表达的准确性问题,通常以专家评议为依据. 专家基于实践观察和经验的积累,并立足于本地文化的特定人群,通过对研究对象的调查,从丰富的条目库中选择有代表性的条目组成测试量表,这样可保证量表的内容效度. 内容效度与结构效度有相关性,评价结构效度的量化指标常间接反映内容效度. 必要时,通过计算量表各个条目与各方面得分之间的相关系数来衡量. 如果,各条目与其所属方面之间的相关性较强,与其他方面的相关性较弱,各方面得分与全量表之间的相关性较强,则表明该量表具有较好的内容效度.

(2) 标准关联效度:标准关联效度,又称校标效度(criterion validity)或实证效度,它是以一个公认有效的量表作为标准,检验新量表与标准量表测定结果的相关性,以两种量表测定得分的相关系数表示标准效度. 一般而言,适当的校标需具有相当的可靠性,否则无法有效预测所编制的量表. 而且所编制的量表与作为校标的量表在某种程度上有相关性.

(3) 结构效度:结构效度又称构想效度,说明量表的结构是否与制表的理论设想相符,即测量量表的问题群的构成是否正确合理,测量结果的各内在成份是否与设计者打算测量的领域一致.

结构效度通常采用因子分析评价. 研究者在编制量表时,若没有理论作为基础或根据,只是单纯依照其概念将有关的题目编制出来,可以通过探索性因子分析(exploratory factor analysis, EFA)了解所编的条目中究竟会有多少个因素或者几个领域;如果研究者在编制量表是采用某个理论作为依据,由于理论通常包含几个方面,则所编制的量表相对地也包含这几个方面,为了验证该量表所包含的方面是否和所用的理论一致,应当考虑采用证实性因子分析(confirmatory factor analysis, CFA)来评价其效度. 探索性因子分析可采用主成份分析和因子分析来分析,证实性因子分析可采用结构方程模型来分析.

(4) 判别效度:判别效度,又称区分效度,是指量表应能区分已知的两类不同人群. 通常通过比较两类人群量表总得分和各个方面的得分差别来说明该量表的判别效度. 例如:分别计算一群"健康人"(指相对于病人而言状态为无病的人)和一群病人的生存质量各领域得分和总得分,再进行 t 检验或单因素方差分析或多因素方差分析,以比较不同类别人群的生存质量. 如果差别有统计学意义就表明该量表有区分不同生存质量的两类(或几类)的能力,则该量表的判别效度良好.

20.4 反应度分析常用方法
Methods Commonly Used in Responsiveness Analysis

临床医学用的量表常用于不同治疗措施的治疗效果比较,因此量表必须反映出研究对象细微的、有临床意义的、随时间改变的疗效变化的能力,即具有良好的反应度(responsiveness). 反应度的概念、定义和测定方法存在很多争议. 总体来说,反应度是指量表能够反映出所测定的特质在时间上(纵向的)变化能力. 一个反应度良好的量表,理论上必须满足以下几个条件:①量表的内容必须反映干预措施预期产生的变化. 例如:一个抗抑郁的治疗措施减轻了患者的身体症状,用于此干预措施评价的量表则必须包含身体症状条目. ②避免地板效应或天花板效应. 条目的刻度范围应该大于研究对象该功能的变化范围,否则不能反映进一步的改善(天花板)或恶化(地板). ③量表应该有足够的等级,能够反映出微小的变化.

目前,对反应度评价的指标和方法有下列方法.

(1) 效应尺度(effect size: ES):指干预前后差值均数($\bar{d}$)与基线标准差(s_1)的比值. 它在平均数检验中表示的是两组样本分布的总体的非重叠程度;ES 越大,重叠程度越小,效应明显;ES 越小则相反. 一般认为,$ES < 0.2$,为反应度甚差;$0.20 < ES < 0.50$,为反应度较小;$0.51 < ES < 0.80$,为反应度较大;$ES > 0.80$,为反应度较大.

$$ES = \bar{d}/s_1 \tag{20-8}$$

（2）标准化反应均数（standardized response mean；SMR）：指干预前后差值均数（$\bar{d}$）与差值的标准差（$s_{\bar{d}}$）的比值。如果干预前后差值均数具有统计学意义，可认为量表能反映量表特质随时间的微小改变，表示反应度良好。

$$SRM = \bar{d}/s_{\bar{d}} \tag{20-9}$$

（3）变化率（change ratio；CR）：指干预前后差值均数（$\bar{d}$）与干预前均数（$\bar{x}_1$）的比值。反映干预后量表特质升高或降低的程度。CR 可取 5%、10%、15%、20% 等。

$$CR = \bar{d}/\bar{x}_1 \tag{20-10}$$

（4）最小临床重要性差异（minimal clinical important difference；MCID）：指通过计算干预前后差值均数（$\bar{d}$）的 95% 可信区间，如果该区间完全在（-MCDI，MCDI）范围内，则认为等效，否则为不等效。在量表的反应度评价中，只有干预前后不等效才能认为量表具有好的（临床意义的）反应度。MCID 的确定取决于患者、医生和费用支付者，可以采用专家咨询评判法、与某些客观指标结合分析、条目反应理论等方法来确定。

（5）ROC（receiver operating characteristic；ROC）曲线下面积：指同时考虑量表的灵敏度与特异度，以 ROC 曲线下面积作为反应度的综合评价指标。

20.5 量表资料的统计分析 Statistical Analysis for Scale Data

量表评价研究的试验设计可以是描述性的，也可以是比较性的。无论如何，首先是将研究对象按不同处理因素分成若干组，比较其测评量表值的差别；其次，量表评价极少是一次性测评，一般需要做多次的重复测评，比较疾病治疗的不同时期量表测评特征的变化，因此为重复测量资料；最后，量表评价一定是多维度的，最复杂的是每项条目就是一个变量，即一个维度。总结起来，量表评价资料需要做多处理组间重复测量资料比较的多变量分析。此外，由于量表资料是重复测量资料，量表评价过程不可避免地会出现缺失值。如果缺失值出现较多，则可能使整个资料无法分析。如何补缺是量表评价资料分析时必须考虑的问题。

与一般资料的统计分析相似，量表评价资料的统计分析包括描述性统计和推断性统计。描述性统计是任何统计分析的第一步，通过统计描述，得到资料的主要信息和分布特征，为确定进一步统计提供依据。统计描述就是按分组、按时点计算各条目、方面、领域和合计等指标的统计量，如构成比、均数和标准差等。采用统计图，如散点图、线图和直条图等描述量表测定值的分布，时间变化趋势和主要特征比较。推断性统计分析按分析方向可以分成：

（1）横向资料比较：比较同一时间点不同处理组的量表时使用。包括单变量分析和多变量分析。单变量分析可以用常规的 t 检验、方差分析和秩和检验等比较两组或多组量表总分和各领域或方面的得分。要注意的是量表指标常常是多维的，如分别比较各领域或方面的得分，因此需要做多个假设检验。由此可能增加犯假阳性错误的概率。为避免假阳性错误概率增加，可以对检验水准作 Bonferroni 校正。即如果需要做 k 次假设检验，总的检验水准为 α，则每次的检验水准为 α/k。如果在评价量表时需分别比较各领域的得分，又需要做出总的结论，则要用多变量分析。实际上量表属于多指标的综合状况评价，所以许多综合评价方法也同样可以用在量表评价中，如模糊判别法、秩和比法、TOPSIS 法等。

（2）纵向资料比较：当研究设计不是一次性地测量研究对象的某量表测定值，而是在不同时间多次重复测量研究对象的该量表测定值，则需要做纵向资料比较的统计分析。纵向资料分析目的:①对同一组人群不同时点的量表测定值进行比较,说明量表测定值在时间上的变化规律;②比较两组或多组人群的量表测定值在时间上的变化规律,其实质是两条曲线的比较,说明不同处理对人群某量表测定值变化规律的影响;③既比较不同组间又比较不同时点某量表测定值的变化规律,实际上是以上两种分析的结合. 常用分析方法有 ANOVA、多水平模型、混合模型等.

20.6　实例分析　Examples Analysis

【例 20-1】 某医生用 WHOQOL-100 量表调查了 50 例正常人的生存质量,一周后重复调查一次,结果见表 20-1. 表中 No 为调查对象编号,$x_1 \sim x_{24}$ 是第 1 次调查 24 个方面的得分,T_1 是第 1 次调查的总分,T_2 是第 2 次调查的总分. 试用此资料对该量表的信度进行评估.

表 20-1　50 名正常人生存质量调查得分

No	x_1	x_2	x_3	x_4	x_5	x_6	x_7	x_8	x_9	x_{10}	x_{11}	x_{12}	x_{13}	x_{14}	x_{15}	x_{16}	x_{17}	x_{18}	x_{19}	x_{20}	x_{21}	x_{22}	x_{23}	x_{24}	T_1	T_2
1	10	11	9	14	12	14	9	6	13	10	4	16	12	13	13	13	14	10	14	14	13	11	10	13	278	296
2	7	12	11	11	15	15	13	9	18	12	4	17	13	13	10	10	9	9	11	9	12	11	8	13	272	257
3	6	12	10	13	15	16	9	8	12	5	4	18	11	14	8	11	13	12	15	11	9	10	10	13	283	270
4	8	11	10	17	18	19	12	8	17	11	4	20	13	18	12	12	8	8	11	12	17	11	10	19	306	317
5	12	13	13	11	12	16	9	10	14	9	8	15	10	7	13	11	10	8	11	13	14	10	14	11	275	281
6	14	11	11	8	12	7	13	13	13	9	7	14	8	10	7	7	9	12	9	9	6	11	4	241	257
7	6	12	11	15	12	7	19	11	11	12	7	12	12	9	13	9	7	11	5	5	8	15	280	259
8	9	11	12	10	16	14	11	8	12	9	4	13	11	17	14	12	13	9	7	17	13	10	6	7	271	290
9	10	15	8	15	11	11	13	11	4	13	5	15	15	15	10	10	9	11	9	10	10	16	11	5	19	282	294
10	10	11	5	11	12	14	7	9	8	10	4	15	12	9	8	8	4	9	4	9	7	10	8	12	217	227
11	9	13	15	15	13	11	10	14	13	8	14	13	10	11	8	11	8	6	8	6	7	12	262	282
12	7	7	9	9	5	6	8	12	11	7	9	9	7	6	7	7	9	8	8	10	9	10	9	11	200	195
13	8	13	10	12	16	15	14	12	16	8	12	9	12	12	12	12	11	11	11	8	14	279	267
14	5	12	9	16	12	14	5	14	12	9	14	14	14	10	11	13	13	13	11	13	279	289
15	7	11	16	16	17	11	5	13	12	16	14	13	9	16	12	11	16	14	13	11	15	309	280
16	17	9	13	6	7	9	11	8	8	11	16	8	10	8	4	13	7	10	5	13	8	11	8	228	208
17	12	9	13	5	7	9	9	9	10	6	10	5	7	12	9	7	8	11	11	13	241	241
18	11	9	14	20	11	9	8	7	15	8	9	14	9	11	9	11	11	10	9	11	8	284	298
19	9	10	9	11	10	7	10	9	14	9	11	11	9	9	9	8	11	8	9	8	222	227
20	10	6	10	14	11	12	8	6	10	8	11	6	13	12	11	11	11	7	11	12	9	10	6	8	243	242
21	8	12	11	14	12	11	11	9	14	10	11	15	15	16	14	13	15	11	10	11	15	287	265
22	7	14	11	12	11	10	10	15	16	16	13	13	11	13	11	9	10	8	279	279
23	9	9	13	16	12	15	10	7	8	10	14	14	6	9	9	10	12	8	7	16	253	276
24	12	9	14	12	11	12	17	12	9	17	12	13	12	10	10	14	13	16	299	289
25	6	13	13	12	11	12	6	15	10	9	12	7	11	12	10	7	11	10	12	11	247	244
26	7	10	9	11	15	12	15	12	15	12	15	13	12	12	15	10	15	13	11	15	307	299
27	6	12	9	10	9	11	12	7	13	12	9	12	9	8	9	5	11	252	290
28	8	10	9	15	13	12	9	13	10	12	13	12	12	13	14	9	7	16	288	299
29	14	13	11	13	10	13	9	14	11	12	14	13	13	294	317
30	8	13	16	16	13	12	14	14	12	12	12	11	11	16	301	305
31	7	12	12	10	12	15	6	11	10	12	10	11	8	13	12	7	247	257
32	6	11	10	12	15	11	7	10	11	4	20	13	10	15	11	12	10	9	7	257	200

续表

No	x_1	x_2	x_3	x_4	x_5	x_6	x_7	x_8	x_9	x_{10}	x_{11}	x_{12}	x_{13}	x_{14}	x_{15}	x_{16}	x_{17}	x_{18}	x_{19}	x_{20}	x_{21}	x_{22}	x_{23}	x_{24}	T_1	T_2
33	7	13	11	12	13	13	11	8	10	14	4	16	13	15	13	11	7	6	11	13	14	8	8	11	262	237
34	10	13	10	11	16	14	11	8	10	9	4	18	15	14	12	12	9	9	13	12	11	11	9	10	271	265
35	9	11	11	10	13	13	8	10	17	4	15	14	11	11	8	4	7	5	6	12	8	13	11	243	254
36	12	14	12	14	16	16	10	8	15	10	4	19	12	13	6	5	4	11	8	9	10	7	7	13	255	271
37	10	13	11	14	18	16	13	9	19	14	4	20	13	12	13	14	10	9	13	16	18	10	10	16	315	326
38	6	12	10	13	16	16	11	4	14	11	4	20	16	14	15	12	11	13	10	14	15	14	11	10	16	294	311
39	6	12	12	17	17	11	8	12	4	20	12	12	10	11	9	13	14	12	5	8	11	273	292			
40	5	10	10	16	12	16	10	5	10	9	5	17	13	16	4	12	6	8	13	15	13	9	6	16	256	298
41	11	12	10	12	14	14	8	9	6	11	8	14	12	8	8	10	7	12	10	8	9	246	245			
42	7	14	9	14	14	15	12	11	12	11	14	12	16	13	12	5	12	14	10	11	8	290	284			
43	6	12	9	12	13	12	9	11	12	14	11	5	16	12	13	17	11	15	11	14	12	15	9	6	275	278
44	5	10	10	14	12	7	12	12	4	16	11	14	11	11	14	8	13	15	10	9	8	263	264			
45	8	10	10	16	13	11	10	12	12	12	4	16	11	11	11	11	8	8	16	12	9	11	9	267	284
46	9	12	16	10	7	9	16	2	10	5	12	12	8	11	8	11	12	6	232	243						
47	10	13	11	13	12	16	13	9	18	13	11	4	13	14	13	11	6	11	12	12	11	9	16	284	304	
48	7	9	11	14	13	11	5	11	4	14	14	14	10	10	4	9	10	13	8	9	18	257	264			
49	8	10	9	11	12	14	8	4	16	11	14	6	10	11	10	11	11	242	238							
50	8	13	12	16	16	16	12	8	14	14	4	16	14	13	14	12	11	13	12	14	11	14	11	16	301	328

【分析】 本例可进行重测信度、分半信度、克朗巴赫 α 系数分析.

【操作】 将上述数据粘贴(或输入)于 SPSS 的数据窗口中,在主菜单中点 Analyze→Scale→Reliability Analysis 命令项,弹出 Reliability Analysis 对话框. 在对话框左侧的变量列表中点需分析的变量 F1～F24,使之进入 items 框;在 Model 下拉式列表框中指定信度类型,其中 Alpha 为克朗巴赫 α 系数为默认方式,Split-half 为分半信度. 再点 OK 钮即可输出克朗巴赫 α 系数、分半信度的分析结果. 再在主菜单中点 Analyze→Correlation→Bivariate 命令项,弹出 Bivariate Correlations 对话框. 在对话框左侧的变量列表中点需分析的变量 T_1 与 T_2,使之进入 variables 框;在 correlation coefficients 下指定 Pearson 相关系数,再点 OK 钮即可输出重测信度的分析结果.

【结果】 输出结果见表 20-2、表 20-3 和 20-4.

【解释】 表 20-2 输出的是 Alpha 模型的信度系数,即克朗巴赫 α 系数,为 0.805. 同时显示组成量表的变量

表 20-2 Reliability Statistics

Cronbach's Alpha	N of Items
.805	24

共有 24 个,即已知中给出的 24 个方面的得分. 通常在探索性研究中要求克朗巴赫 α 系数至少达到 0.6,量表克朗巴赫 α 系数达到 0.7 或更高即认为一致性信度可,达到 0.8 或更高即认为一致性信度很好. 因此,可认为本例一致性信度很好.

表 20-3 显示了如果选择 Split-half 模型会的四个信度系数:两个子量表的克朗巴赫 α 系数(Chronbach's Alpha,本例分别为 0.559 和 0.787)、两分半子量表得分的 pearson 相关系数(Correlation between forms,本例为 0.559)、Spearman-brown 分半信度系数(Spearman-brown coefficient,分别按两分半子量表变量数相等和不相等两种情况给出结果,本例为 0.717)和 Guttman 分半信度系数(Guttman split-half coefficient,本例为 0.693).

表 20-3　Reliability Statistics

Cronbach's Alpha	Part 1	Value	.559
		N of Items	12[a]
	Part 2	Value	.787
		N of Items	12[b]
		Total N of Items	24
Correlation Between Forms			.559
Spearman-Brown Coefficient	Equal Length		.717
	Unequal Length		.717
Guttman Split-Half Coefficient			.693

a. The items are: f1,f2,f3,f4,f5,f6,f7,f8,f9,f10,f11,f12
b. The items are: f13,f14,f15,f16,f17,f18,f19,f20,f21,f22,f23,f24

表 20-4　Correlations

		第1次总分	第2次总分
第1次总分	Pearson Correlation	1	.820**
	Sig.(2-tailed)		.000
	N	50	50
第2次总分	Pearson Correlation	.820**	1
	Sig.(2-tailed)	.000	
	N	50	50

**. Correlation is significant at the 0.01 level(2-tailed)

表 20-4 结果显示两次测量的总分 pearson 相关系数为 0.820,提示重测信度较好.

【引申】　在 Reliability Analysis 对话框的 Statistics 子对话框中,点选 intraclass correlation coefficients 可计算组内相关系数.

思考练习　Exercises

1. 量表与调查问卷有何相同,又有何区别? 这些区别对量表考评指标的选择有何影响?
2. 如何评价量表的质量? 常用哪些指标?
3. 量表评价资料有何特点? 如何选用合适的统计方法?
4. 在医学研究领域中,量表评价的应用范围有哪些?
5. WHOQOL—100 量表有 6 个领域共 24 个方面,基于例 20-1 的样本数据,设方面 1、2、3 反映第 1 因子 F_1,方面 4、5、6、7、8 反映第 2 因子 F_2,方面 9、10、11、12 反映第 3 因子 F_3,方面 13、14、15 反映第 4 因子 F_4,方面 16、17、18、19、20、21、22、23 反映第 5 因子 F_5,方面 24 反映第 6 因子 F_6,按照量表设计的结构做证实性因子分析.
6. 某人用万崇华等研制的慢性病患者生命质量测定量表 QLICD-HY 测得 24 例高血压患者生理功能 8 个条目的得分见表 20-5. 其中 Ph1 = 料理日常生活;Ph2 = 疲乏;Ph3 = 走 800 米路;Ph4 = 爬楼梯;Ph5 = 依赖药物治疗;Ph6 = 食欲;Ph7 = 睡眠;Ph8 = 疼痛与不适. PHD 为相应的生理功能领域得分,PF 为 SF-36 量表的躯体功能得分. PHDA 为治疗后生理功能领域得分. 请分析:

(1) 生理功能领域的内部一致性信度、分半信度.
(2) 计算8个条目得分的ICC.
(3) 若以SF-36量表的躯体功能得分为校标,计算生理功能领域的校标效度.
(4) 说明生理功能领域的反应度及其各种效应指标.

表20-5 24个被调查者生理功能8个条目的得分及其相关的领域得分

No	PH1	PH2	PH3	PH4	PH5	PH6	PH7	PH8	PHD	PF	PHDA
1	5	3	5	5	5	4	3	5	84.38	90	94.43
2	3	3	4	3	3	4	3	4	59.38	30	67.38
3	3	1	2	2	1	4	4	3	37.5	25	46.5
4	5	3	3	4	4	5	5	3	75.00	70	85.34
5	5	5	4	3	5	5	3	5	84.38	90	94.38
6	4	3	2	4	2	3	3	4	53.13	45	63.17
7	2	5	1	1	2	4	2	2	34.38	20	54.32
8	2	3	5	3	5	2	1	3	50.00	65	60.17
9	5	3	5	4	4	4	1	4	68.75	95	78.75
10	4	3	5	5	2	2	2	4	59.38	70	69.79
11	4	2	1	2	4	1	1	2	28.13	50	58.13
12	5	4	5	5	5	3	3	2	75.00	85	83.24
13	3	3	1	1	1	3	2	2	25.00	5	45.11
14	4	3	3	3	2	2	2	3	43.75	55	53.78
15	4	4	1	1	2	3	3	4	43.75	85	53.79
16	3	3	1	1	1	4	3	2	31.25	5	51.25
17	4	3	4	5	2	3	4	4	65.63	65	75.63
18	4	2	4	4	3	3	3	3	56.25	75	86.25
19	5	3	5	5	4	2	1	2	59.38	95	79.68
20	5	5	5	4	5	4	4	5	90.63	90	92.63
21	3	4	4	2	5	2	2	3	53.13	70	63.25
22	5	3	5	1	3	4	1	3	53.13	85	63.15
23	4	4	5	4	2	3	2	3	59.38	70	69.57
24	4	4	5	4	2	3	2	3	59.38	63	69.48

延伸阅读 Further Readings

延读20-1 方积乾.2000.生存质量测定方法及应用[M].北京:北京医科大学出版社

延读20-2 郭庆科.2002.心理测验的原理与应用[M].北京:人民军医出版社

延读20-3 解亚宁.2007.心里统计学[M].北京:人民卫生出版社

延读20-4 潘晓平,倪宗瓒.1999.组内相关系数在信度评价中的应用[J].华西医大学报,30(1):62~63

延读20-5 苏中华,李四劝,成义仁.2009.量表评估的内部一致性与克朗巴赫α系数的应用评价[J].临床心身疾病杂志,15(1):85~86

延读20-6 孙振球.2010.医学统计学.第3版[M].北京:人民卫生出版社

延读20-7 万崇华,罗家洪,杨铮,等.2007.癌症患者生命质量测定与应用[M].北京:科学出版社

延读20-8 朱燕波.2010.生命质量(QOL)测量与评价[M].北京:人民军医出版社

(王乐三 李晓翠)

第 21 章 医学中的特殊实验设计及其分析

Chapter 21 Special Experiment Designs and Analysis in Medicine

> **目的要求 Purposes and Requirements**
> 掌握:用统计软件进行实验设计及其分析.
> 熟悉:特殊实验设计的方法.
> 了解:各种特殊实验设计的概念.

在基础统计学和实验设计教程中,我们已经学习了一些常见的实验设计方法,如完全随机设计、配对设计、随机区组设计、析因设计等. 本章将介绍一些特殊的实验设计方法及其统计分析.

21.1 不完全区组设计 Incomplete Block Design

不完全区组设计在实际生活中常常遇到. 当处理的数目太大时,要将全部处理安排在一个区组内是有困难的,因为区组的规模太大,就不能保证区组内的均匀性. 由此,费希尔的合作者 F. 耶茨提出:将全部处理分成若干组,每组形成一个区组,使区组的"体积"缩小以保证区组内的均匀性. 由于各个区组不包含全部处理,这种设计叫不完全区组设计. 一般地,区组设计的狭义理解大都指不完全区组设计.

1. 试验设计

不完全区组设计主要有两类:一类是平衡不完全区组设计,一类是部分平衡不完全区组设计.

设 b 个区组大小相等,均为 k,且 $k<v$,若能将 v 个处理安排在 b 个区组内,使每个处理出现的次数 r(称为重复数)都相同,且每两个不同处理恰好在 λ 个区组内相遇(称 λ 为相遇数),则称这种安排为一个平衡不完全区组设计. 若 λ 并不全一样,而是随着处理对的不同而分成若干类,则称这种情况为一个部分平衡不完全区组设计. 也可将部分平衡不完全区组设计看成是平衡不完全区组设计的特殊情况. 本节重点介绍平衡不完全区组设计及其统计分析方法.

平衡不完全区组设计(balanced incomplete block design, BIBD)要求:

(1) 每种处理重复数 r 与处理数 v 的乘积等于区组数 a 与每一区组中试验单位数 b 的乘积,即 $rv=ab$.

(2) 每两种处理同时出现的区组 λ 必须是整数,并可由下式求得:

$$\lambda = \frac{r(a-1)}{v-1} \tag{21-1}$$

一般来说,这种设计对于给定数目的处理能用的区组越大,则达到均衡所需的重复例数越少.

统计学家将受试对象在100以内的平衡不完全随机区组设计成34个模型(表21-1),这些模型就是具体的设计方案.设计时可根据试验要求的v(处理数)和a(区组数)以及受试对象总数去选择合适的模型安排试验.

表21-1 平衡不完全随机区组34个设计模型的适用条件

模型编号	$v(r)$	$a(b)$	n	模型编号	$v(r)$	$a(b)$	n
1	4(3)	2(6)	12	18	9(4)	3(12)	36
2	4(3)	3(4)	12	19	9(8)	4(18)	72
3	5(4)	2(10)	20	20	9(10)	5(18)	90
4	5(6)	3(10)	30	21	9(8)	6(12)	72
5	5(4)	4(5)	20	22	9(8)	8(9)	72
6	6(5)	2(15)	30	23	10(9)	2(45)	90
7	6(5)	3(10)	30	24	10(9)	3(30)	90
8	6(10)	4(15)	60	25	10(6)	4(15)	60
9	6(5)	5(6)	30	26	10(9)	5(18)	90
10	7(6)	2(21)	42	27	10(9)	6(15)	90
11	7(3)	3(7)	21	28	10(9)	9(10)	90
12	7(4)	4(7)	28	29	11(5)	5(11)	55
13	7(6)	2(21)	42	30	11(6)	6(11)	66
14	8(7)	2(28)	56	31	13(6)	3(26)	78
15	8(7)	2(14)	56	32	13(4)	4(13)	52
16	8(7)	7(8)	56	33	16(5)	4(20)	80
17	9(8)	2(36)	72	34	16(6)	6(16)	96

【例21-1】 研究7种杀虫剂A、B、C、D、E、F、G对某昆虫的杀灭效果,每天只能洒3种.由于昆虫对药物的感受性随日期而变化(时间长了,由幼虫变成成虫),因此,要求每两种药物都有机会在同一天喷洒,以便比较其效果,应如何安排?

本例$v=7$(处理数),$a=3$,$b=7$,$r=7$,根据表21-1,可选用11号模型设计试验方案.具体设计方案如表21-2:

表21-2 $v=7,a=3,b=7,r=7$时的平衡不完全随机区组设计方案

区组	Ⅰ	Ⅱ	Ⅲ	Ⅳ	Ⅴ	Ⅵ	Ⅶ
1	A	B	C	D	E	F	G
2	B	C	D	E	F	G	A
3	D	E	F	G	A	B	C

这个方案中每种杀虫剂各喷洒3次(每个字母出现3次),每两种杀虫剂在同一天喷洒的机会各有一次AB、AC、AD、AE、AF、AG各有在同一天喷洒的机会,同样BC、BD、BE…等均如此,每一种药均重复喷洒3次.

也可利用SAS软件进行平衡不完全随机区组方案的设计.

【例 21-2】 拟采用平衡不完全随机区组设计考察 5 种处理方法的效果,选取 5 个区组的受试对象,每个区组内有 3 个受试对象请给出具体的设计方案. 对受试对象进行编号,区组 1 内的受试对象编号范围为 1~3,区组 2 内的受试对象编号范围为 4~6 依此类推.

SAS 程序如下:

```
%let block = 5; %let treat = 5; %let subject = 3;
%macro aa( treat); ;
data a; %do i = 1 %to & treat;
treatment = compress( '疗法 '||& i); ;
output; %end;
run;
%mend aa;
%aa( & treat); ;
proc optex data = a seed = 10000 coding = orth;
class treatment; model treatment;  blocks structure = ( & block) & subject;
output out = b;
run;
data c;
set b;   number = _n_;
run;
ods html style = analysis;
proc tabulate format = 2.0;
class block treatment; var number;
table block = '', number = '受试对象编号 '*treatment = ''* sum = '' /box = [ label = '区组 '];
run;
ods html close;
```

程序中使用% let 语句设置了三个宏变量,block、treat 和 subject 分别表示区组的个数处理的个数和每组中所能处理的受试对象个数. 输出结果见表 21-3. 表格内数字为受试对象的编号.

表 21-3　例 21-2 的平衡不完全随机区组设计方案

区组	受试对象编号				
	疗法 1	疗法 2	疗法 3	疗法 4	疗法 5
1	3			1	2
2	6	5	4		
3			9	8	7
4		10	12		11
5	13	15		14	

2. 统计分析

平衡不完全随机区组设计的数据处理采用方差分析.

【例 21-3】 设若对某种水果 7 个品种进行风味品尝,请 7 位专家评分,每位专家按表 21-1 所列模型 11 要求,计划鉴评 3 个品种,其第 1 号为对照品种,评分范围为最低 0 分,最高 5 分,结果列于表 21-4. 该试验具有 $v=7, a=3, b=7, r=7$,两两品种在同一区组相遇 1 次.

表 21-4 七个品种风味的专家评分结果(平衡不完全随机区组设计)

区组(专家)	品种与评分 y_{ij}			区组总和 B
(1)	① 3.5	② 3.8	④ 4.1	11.4
(2)	② 3.4	③ 4.0	⑤ 3.3	10.7
(3)	③ 4.1	④ 4.3	⑥ 4.6	13.0
(4)	④ 4.3	⑤ 4.2	⑦ 4.6	13.1
(5)	⑤ 3.7	⑥ 4.6	① 3.9	12.2
(6)	⑥ 4.0	⑦ 4.8	② 3.7	12.5
(7)	⑦ 4.9	① 4.0	③ 4.5	13.4
合计	27.9	29.7	28.7	$G=86.3$

这一设计的线性模型为：
$$y_{ij} = \mu + v_i + b_j + \varepsilon_{ij} \quad (21\text{-}2)$$
其分析步骤如下：

(1) 在表 21-4 中计算未调整的区组总和(B)及全试验总和(G). 计算未调整的品种总和(T_v);同时计算出品种所在区组各区组总和的和数(B_v), 如品种 1 为 11.4+12.2+13.4 =37.0 等,列于表 21-5,与 aG 相等,可用以验算数据.

(2) 计算各品种的 W 值.
$$W = (v-a)T - (v-1)B_v + (a-1)G = 4T - 6B_v + 2G \text{(本例情况)}.$$

按式(21-1)将各小区的线性组合相加、减,可以发现不同品种的 W 值只包含区组效应,因而 W 值间的变异表示了调整后区组间的变异,其总和 ΣW 应为 0.

表 21-5 平衡不完全随机区组设计数据分析表

品种	T_v	B_v	W	调整处理总和 $T_c = T_v + wW$	调整处理均数 $\bar{y}$
1	11.4	37.0	-3.8	11.26	3.75
2	10.9	34.6	8.6	11.22	3.74
3	12.6	37.1	0.4	12.61	4.20
4	12.7	37.5	-1.6	12.64	4.21
5	11.2	36.0	1.4	11.25	3.75
6	13.2	37.7	-0.8	13.17	4.39
7	14.3	39.0	-4.2	14.14	4.71
合计	86.3	258.9	0.0	86.29	4.11

(3) 进行方差分析:全试验 21 个小区的总变异中包含有品种间纯变异、区组间纯变异、由于区组不完全而导致的品种与区组相混杂的一部分变异以及区组内的误差四部分. 其中品种与区组相混杂的一部分变异包含在处理总和(T)间的变异中,也包含在区组总和(B)间的变异中. 因混杂的这一部分变异不论在前者还是在后者都是同一个成份,因此在方差分析中只需考虑一个方面便可(表 21-6).

由 W 值计算调整的区组间平方和的公式为：
$$\sum W^2 / vr(v-a)(a-1) \quad (21\text{-}3)$$

本例中为 $111.36/(7 \times 3 \times 4 \times 2) = 0.6629$

未调整的品种平方和：$\dfrac{\sum T_v^2}{r} - C = 3.0114$

全试验总平方和：$\sum_i \sum_j y_{ij}^2 - C = 4.0981$

区组内平方和 = 4.0981 - 3.0114 - 0.6629 = 0.4238

表 21-6　平衡不完全随机区组设计的方差分析表

变异来源	DF	SS	MS	调整 MS	F
品种（未调整）	$v-1=6$	3.0114	0.502	0.4278	7.035** $F_{0.05}=3.58$
					$F_{0.01}=6.37$
区组（已调整）	$b-1=6$	0.6629	0.110(E_b)		
区组内误差	$v_r-2v+1=8$	0.4238	0.053(E_e)	0.0608	
总	$v_r-1=20$	4.0981			

**有极显著性差异

此处所获的 E_e，实际上只是一个初步估计值，不能立即用于 F 检验，而需作进一步调整。

（4）计算加权因子 w，并调整处理总和及平方和。

$$w = \dfrac{E_b - E_e}{v(a-1)E_b} \tag{21-4}$$

本例中

$$w = \dfrac{0.110 - 0.053}{7(3-1)0.110} = 0.0370$$

按 (T_v+wW) 计算调整的品种总和 (T_c)，如品种 1 为 11.4+(-3.8)(0.0370)=11.26 等，填入表 21-5。

$$\text{调整的处理平方和} = \dfrac{\sum T_c^2}{r} - C \tag{21-5}$$

本例中

$$\dfrac{\sum T_c^2}{r} - C = 2.5665$$

相应的均方为 2.5665/6 = 0.4278

（5）计算有效误差并作进一步方差分析。

有效误差　　　　　$E = E_e[1+(v-a)w]$ 　　　　(21-6)

本例中　　　　　$E = 0.053[1+(7-3)0.0370] = 0.0608$

将调整的品种均方和有效误差填入表 21-6，这时可进行 F 检验。F 检验的结果表明品种间风味评价上有很显著的差异。必须说明平衡不完全区组设计的方差分析中根据加权因子 w 调整的处理均方和误差均方都是近似的，包括 w 值本身也有抽样波动，所以这一 F 检验也是一种近似的检验。

（6）处理间的比较：处理平均数间比较可用 LSD 法，此例中已经 F 检验证实品种间有显著差异，故实际上已用了 Fisher 保护最小显著差数法（FPLSD）。

$$SE = s_{\bar{y}} = \sqrt{E/r} = \sqrt{0.0608/3} = 0.142$$

$$FPLSD_{0.05} = t_\alpha \sqrt{2} s_{\bar{y}} = 2.306 \times \sqrt{2} \times 0.142 = 0.464$$

检验结果见表 21-7。

表 21-7 平衡不完全随机区组设计的各品种评分与检验结果

品种	2	1	5	3	4	6	7
评分	3.74	3.75	3.75	4.02	4.21	4.39	4.71
P 值	>0.05	对照	>0.05	>0.05	<0.05	<0.05	<0.05

比较结果,品种 2、5、3 与对照间无显著差异,品种 4、6、7 的风味评价均优于对照,尤其品种 7 最佳,优于品种 3、4.

由于对平衡不完全随机区组设计资料统计分析时计算量大,故一般通过 SAS 软件来实现.

21.2 嵌套设计 Nested Design

试验中涉及两个或多个试验因素,且依据专业知识可以认为各试验因素对观测指标的影响有主次之分,主要因素各水平下嵌套着次要因素,次要因素各水平下又嵌套着更次要的因素,这样的试验设计称为嵌套设计. 此类设计有两种情形:第一种情形是,受试对象本身具有分组再分组的各种分组因素,处理(即最终的试验条件)是各因素各水平的全面组合,且因素之间在专业上有主次之分(如年龄与性别对心室射血时间的影响,性别的影响大于年龄);第二种情形是,受试对象本身并非具有分组再分组的各种分组因素,处理(即最终的试验条件)不是各因素各水平的全面组合,而是各因素按其隶属关系系统分组,且因素之间在专业上有主次之分(如研究不同代次不同家庭成年男性的身高资料,不同家庭之间的差别大于同一个家庭内部不同代次之间的差别).

1. 试验设计

情形一:受试对象本身具有分组再分组的各种分组因素, 处理(即最终的试验条件)是各因素各水平的全面组合,且因素之间在专业上有主次之分.

【例 21-4】 设计形式见表 21-8,专业知识:对心室射血时间而言,性别的影响大于年龄.

表 21-8 正常成人心室射血时间的影响因素研究

编号	心室射血时间(毫秒)			
	A(sex): A_1(M)		A_2(F)	
	↓		↓	
	B(age)		B(age)	
	B_1(20~39)	B_2(≥40)	B_1(20~39)	B_2(≥40)
1	291.9	282.8	304.6	302.6
2	304.1	313.0	289.6	331.8
3	280.4	280.9	307.0	289.2
…	…	…	…	…

【分析】 从 2 因素各水平全面组合、且在每种水平组合独立地重复做了 2 次以上的试验的角度看,此设计很像 2×2 析因设计,但根据临床知识可知:因素 A(性别)对心室射血时间的影响大于因素 B(年龄),为了着重考察 2 种性别对该观测指标的影响是否有显著差别,应把此设计看成是嵌套设计,即不是把 B 因素的 2 个水平简单地看作是与 A 因素 2 个水平的全面组合,而是分别嵌套在 A_1、A_2 2 水平之下,相当于 B 因素有 4 个水平,但它们所产生

的离差平方和中又包含了 A 因素的作用,待 A 因素的作用从其中分离出来后,便得到 B 因素所产生的变异。一般来说,它大于模型所提供的总误差,用它作为度量 A 因素作用大小的误差项,是严格考核 A 因素的一种措施。

情形二:受试对象本身并非具有分组再分组的各种分组因素,处理(即最终的试验条件)不是各因素各水平的全面组合,而是各因素按其隶属关系分别嵌套在各水平之下,且因素之间在专业上有主次之分。

【例 21-5】 实验甲乙丙三种催化剂在不同温度下对某化合物的催化作用。由于各催化剂所要求的温度范围不同,将催化剂作为一级实验因素($I=3$),温度作为二级实验因素($J=3$),采用嵌套设计,每个因素重复 2 次,试做方差分析。

设计形式见表 21-9,专业知识:对某化合物的转化率而言,催化剂的影响大于温度。

表 21-9 不同催化剂在不同温度下对某化合物转化率影响的研究

实验批次	转化率(%)								
	A(催化剂):A_1(甲)			A_2(乙)			A_3(丙)		
	B(温度℃)			B(温度℃)			B(温度℃)		
	$B11(70)$	$B12(80)$	$B13(90)$	$B21(55)$	$B22(65)$	$B23(75)$	$B31(90)$	$B32(95)$	$B33(100)$
1	82	91	85	65	62	56	71	75	85
2	84	88	83	61	59	60	67	78	89

【分析】 根据专业上的需要,在使用不同催化剂的前提下,需选用不同的温度,此时的全部试验条件是 2 因素各水平的全面组合。当然,在析因设计中,也会出现这种现象,称为具有缺失网格的析因设计。故此设计仅当在专业上有理由认为因素 A(催化剂)对转化率的影响比因素 B(温度)更重要时,才可以把它看作是嵌套设计。

综合上述 2 种情形可知:区分析因设计与嵌套设计的关键是看因素之间的地位是否平等。平等则属于析因设计,反之则属于嵌套设计。

2. 统计分析

嵌套设计模型是假设因子 A 有 p 个水平,且对因子 A 的第 i 个水平因子 B 有 q 个水平,并记在因子水平 A_i 的因子 B 的第 j 个水平为 $B_{j(i)}$,整个实验重复 r 次,用 Y_{ijk} 表示在水平组合 A_i 和 $B_{j(i)}$ 的第 k 个观测,则两因素完全随机实验设计模型如下所示:

$$Y_{ijk} = \mu + \alpha + \beta_{ijk} + \varepsilon_{ijk}, i=1,2,\cdots,p; j=1,2,\cdots,q; k=1,2,\cdots,r. \quad (21-7)$$

从实验设计模型中可以看出,AB 交互作用在这里是不出现的,B(A)是无关变量,它被包含在实验设计中,研究者假设它可能影响到实验结果,但它本身却不是研究者感兴趣的变量。

对嵌套设计资料的统计分析采用方差分析方法。其基本步骤是:

(1) 建立检验假设。

H_0:因素 A 的 3 个水平对转化率的影响相同。

H_1:因素 A 的 3 个水平对转化率的影响不同,

$\alpha = 0.05$.

对因素 B 也有类似的假设。

(2) 分解离均差平方和与自由度。

在对嵌套设计资料进行统计分析时,应将全部 k 个因素按主次排列,依次称为 1 级,2

级,$\cdots$,k 级因素,再将总离差平方和及自由度进行分解,其基本思想与一般方差分析相同. 所不同的是分解法有明显的区别,它侧重于主要因素,并且第 i 级因素的显著与否,是分别用第 i 级与第 $i+1$ 级因素的均方为分子和分母来构造 F 统计量. 各部分离差平方和及自由度的计算方法是:

设总样本含量为 N,全部数据之总和为 T,全部数据之平方和为 W,校正数为 C,Q_1,Q_2,$\cdots$,Q_k 分别为第 i 级因素的平方和. 1 级~k 级因素的离差平方和及自由度分别为 SS_1 ~ SS_k 和 df_1 ~ df_k,总离差平方和及自由度分别为 SS_t 和 df_t,1 级~k 级因素的水平数分别为 n_1,n_2,$\cdots$,n_k,则:

$C = T/N$,$SS_t = W - C$,$SS_1 = Q_1 - C$,$SS_2 = Q_2 - Q_1$,$SS_3 = Q_3 - Q_2$,$\cdots$,$SS_k = Q_k - Q_{k-1}$

$df_t = N - 1$,$df_1 = n_1 - 1$,$df_2 = n_1(n_2 - 1)$,$df_3 = n_1 n_2(n_3 - 1)$,$\cdots$,$df_k = n_1 n_2 \cdots n_{k-1}(n_k - 1)$.

(3) 计算因素 A 与因素 B(A) 的均方和 F 值.

第 i 级因素的均方记为 $MS_i = SS_i / df_i$.

第 i 级因素的 $F_i = MS_i / MS_{i+1}$.

(4) 确定 P 值并判断结果.

当 $F > F_{0.05}$,则 $P < 0.05$,可认为差异有显著性统计学意义.

嵌套实验设计在实际应用中由于计算量大,可利用 SPSS 软件解决计算问题.

21.3 序贯设计 Sequential Design

序贯实验是一种边实验,边统计的方法,按照观察对象进入实验的次序,每得到一例或一个阶段的观察结果就进行一次统计分析,一旦得出拒绝 H_0 的结论,就可停止实验,否则,根据具体情况作出继续或停止实验的决定.

序贯实验要求的条件有:①序贯实验要求用于能较快获得结果的实验. 在临床实验中,要求获得一个试验结果所需的时间小于后一个病例加入试验所间隔的时间,否则只节约受试对象,未节约实验时间. ②序贯实验一般适用于比较单一指标的实验研究. 欲同时比较几个指标时,可分别设计几个序贯实验作序贯分析或将几个指标同时评分,相加后得出一个总分,以便综合评价. ③适用于依据一种实验结果就可对样本大小作出结论的实验. 实验对象丰富或大样本的现场调查,如流行病学调查,参考值范围的确定等均不适宜用序贯设计.

序贯设计的分类:1975 年,英国统计学专家 Peter. Armitage 系统地描述了临床试验中不同类型的序贯设计. 序贯设计按其开放与否可分为开放性序贯设计和闭锁性序贯设计;按其单双向可分为单向序贯设计和双向序贯设计;按其分析资料的类型可分为质反应型序贯设计(定性资料)和量反应型序贯设计(定量资料).

序贯设计的基本步骤:①规定实验标准:实验的灵敏度、有效及无效的水平、第一、第二类错误的概率 α 和 β. ②利用公式或工具绘出序贯实验图,即实验的边界线. ③逐一将实验结果在序贯图上绘出实验线. ④根据实验线触及不同边界做出结论:实验线触及有效线认为实验有效,触及无效线认为实验无效.

1. 开放型单向质反应序贯试验

该序贯试验由罗马尼亚裔美国统计学家 Abraham Wald(1902~1950) 提出,其实验步骤如下:

(1) 规定实验标准

有效率 $\pi \geq \pi_1$ 时,结论为处理有效. 有效率 $\pi <= \pi_0$ 时,结论为处理无效. π_1、π_0 为有效、无效界值,假定 $\pi_1 > \pi_0$,$\alpha = 0.05$,$\beta = 0.1$.

(2) 计算处理因素有效及无效两界限的直线方程.

$$上界(有效线) U: y = a_1 + bn$$
$$下界(无效线) L: y = a_2 + bn$$

$$a_1 = \frac{\log \frac{1-\beta}{\alpha}}{\log \frac{\pi_1(1-\pi_0)}{\pi_0(1-\pi_1)}} \qquad a_2 = \frac{\log \frac{\beta}{1-\alpha}}{\log \frac{\pi_1(1-\pi_0)}{\pi_0(1-\pi_1)}} \tag{21-8}$$

$\alpha = \beta$ 时,$a_2 = -a_1$,上下界线变为:

$$上界(有效线) U: y = a + bn$$
$$下界(无效线) L: y = -a + bn$$

$$b = \frac{\log \frac{1-\pi_0}{1-\pi_1}}{\log \frac{\pi_1(1-\pi_0)}{\pi_0(1-\pi_1)}} \tag{21-9}$$

或者按下列方法规定实验标准以及计算实验方程:

(1) 规定试验标准

实验灵敏度 $r = SF/FS$,r 越接近1,A、B 间的差别越难鉴别,所需的样本量也越大. $r>1$,A 优于 B;$r<1$,A 劣于 B,$r=1$ A、B 间无差别. $\alpha = 0.05$,$\beta = 0.1$,实际此方法与前面的相同,因为

$$r = \frac{\pi_1(1-\pi_0)}{\pi_0(1-\pi_1)} \tag{21-10}$$

(2) 计算处理因素有效及无效两界限的直线方程.

$$上界(有效线) U: y = a + bn$$
$$下界(无效线) L: y = -a + bn$$

$$a = \frac{\log \frac{1-\beta}{\alpha}}{\log r} \qquad a = \frac{\log \frac{1-\beta}{\alpha}}{\log \frac{\pi_1(1-\pi_0)}{\pi_0(1-\pi_1)}} \tag{21-11}$$

$$b = \frac{\log \frac{1+r}{2}}{\log r} \qquad -b = \frac{\log \frac{1-\pi_0}{1-\pi_1}}{\log \frac{\pi_1(1-\pi_0)}{\pi_0(1-\pi_1)}} \tag{21-12}$$

(3) 将两界限的直线方程绘制成图,横轴代表样本量,纵轴代表有效样本.

$$上界(有效线) U: y = a_1 + bn$$
$$下界(无效线) L: y = a_2 + bn \tag{21-13}$$

(4) 绘制实验线:第一例实验若有效,向正东北方向画一格,无效,向正东画一格,第二例实验从第一例所画线段的终点起,按相同规定划线,如此序贯进行.

【例 21-6】 用猫试验氯丙嗪的抗呕吐效果(表 21-10),给每只家猫用氯丙嗪后再用吐根碱,观察是否呕吐,并且规定抗呕吐率大于 60% 为有效,小于 30% 为无效,$\alpha=\beta=0.05$,观察分析氯丙嗪是否有抗呕吐效果.

解:$\pi_1=60\%$,$\pi_0=30\%$,为衡量抗呕吐有效无效的标准,且呕吐与否能及时观察到,故适宜用序贯设计. 由于本例只问氯丙嗪是否有抗呕吐作用,故为单向实验,每只猫的结果只有呕吐或不呕吐两种,故属质反应.

(1) 规定实验标准.

有效率 $\pi \geq \pi_1=60\%$ 时,处理有效. 有效率 $\pi \leq \pi_0=30\%$ 时,处理无效. $\alpha=\beta=0.05$.

(2) 计算处理因素有效及无效两界限的直线方程.

$$上界(有效线)U: y=a+bn$$
$$下界(无效线)L: y=-a+bn$$

(3) 将两界限的直线方程绘制成图,横轴代表样本量,纵轴代表有效样本.

$$上界(有效线)U: y=2.35+0.45n$$
$$下界(无效线)L: y=-2.35+0.45n$$

$$a=\frac{\log\frac{1-\beta}{\alpha}}{\log\frac{\pi_1(1-\pi_0)}{\pi_0(1-\pi_1)}}=\frac{\log\frac{1-0.05}{0.05}}{\log\frac{0.6(1-0.3)}{0.3(1-0.6)}}=2.35 \qquad b=\frac{\log\frac{1-\pi_0}{1-\pi_1}}{\log\frac{\pi_1(1-\pi_0)}{\pi_0(1-\pi_1)}}=0.45$$

表 21-10 氯丙嗪对猫抗呕吐实验结果

编号	1	2	3	4	5	6	7	8
呕吐反应	−	+	−	+	+	+	+	+

(4) 绘制实验线:第一例实验若有效,向正东北方向画一格,无效,向正东画一格,第二例实验从第一例所画线段的终点起,按相同规定划线,如此序贯进行. 见图 21-1.

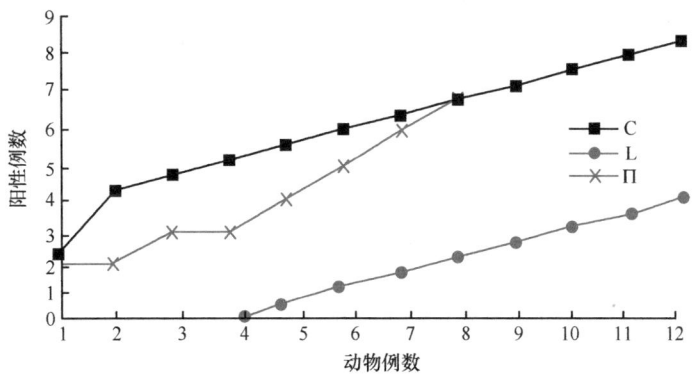

图 21-1 序贯试验设计图

2. 开放型单向量反应序贯实验

(1) 规定实验标准

当反应量(服药后降压数)$\theta \geq \theta_1$ 时,结论为处理有效;

当反应量(服药后降压数)$\theta \leq \theta_0$ 时,结论为处理无效 $\theta_1>\theta_0$.

$\alpha=\beta=0.05$.

(2) 计算处理因素有效及无效两界限的直线方程.

$$\text{上界(有效线)U:} y = a_1 + bn$$
$$\text{下界(无效线)L:} y = a_2 + bn$$

$$a_1 = \frac{2.3\sigma^2}{\theta_1 - \theta_0}\log\frac{1-\beta}{\alpha}, \quad a_2 = \frac{2.3\sigma^2}{\theta_1 - \theta_0}\log\frac{\beta}{1-\alpha}, \quad b = \frac{\theta_1 + \theta_0}{2} \quad (21\text{-}14)$$

其中 σ 为 σ 的标准差,据以往资料获得.

【例 21-7】 用肾型高血压狗试验胍乙啶的降压效果(表 21-11),实验者规定服药后血压下降 ≥ 2.7 kPa 为有效,下降 ≤ 0.7 kPa 为无效,问胍乙啶对肾型高血压狗降压是否有效?

表 21-11 胍乙啶压实验结果

狗号(n)	血压下降值	血压下降累计值
1	3.07	3.07
2	2.93	6.00
3	2.67	8.67

解:

(1) 规定试验标准

已知 $\theta \geq 2.7$ kPa, $\theta \leq 0.7$ kPa 无效, $\alpha = 0.1, \beta = 0.05$.

(2) 估计用药前后血压下降差数的方差 σ_2:据经验知,用降压药时狗血压下降数的方差约为 2.8 kPa,即 $\sigma_2 = 2.8$ kPa.

(3) 计算处理因素有效及无效两界限的直线方程.

$$\text{上界(有效线)U:} y = a_1 + bn$$
$$\text{下界(无效线)L:} y = a_2 + bn$$

$$a_1 = \frac{2.3\sigma^2}{\theta_1 - \theta_0}\log\frac{1-\beta}{\alpha} = \frac{2.3 \times 2.8^2}{2.7 - 0.7}\log\frac{1-0.05}{0.1} = 3.148$$

$$a_2 = \frac{2.3\sigma^2}{\theta_1 - \theta_0}\log\frac{\beta}{1-\alpha} = \frac{2.3 \times 2.8^2}{2.7 - 0.7}\log\frac{0.05}{1-0.1} = -4.042$$

$$b = \frac{\theta_1 + \theta_0}{2} = \frac{2.7 + 0.7}{2} = 1.7$$

上界(有效线)U: $y = 3.148 + 1.7n$
下界(无效线)L: $y = -4.042 + 1.7n$

(4) 绘制两界线及实验线,横轴代表动物个数,纵轴代表降压累计数(图 21-2).

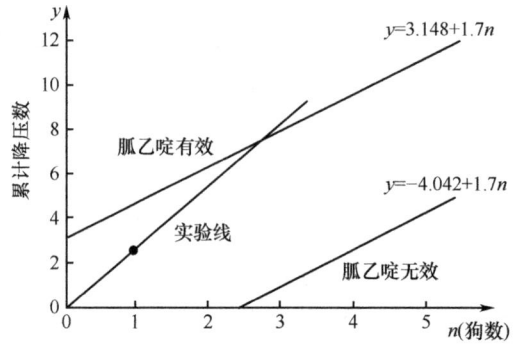

图 21-2 胍乙啶对高血压狗降压效果的序贯实验

判断:当折线触及上边界时,接受 H_1,胍乙啶有效,当折线触及下边界时,不拒绝 H_0,胍乙啶无效.

3. 开放型双向质反应序贯实验

A,B 两种不同处理,每个受试者随机先后接受两种处理,处理效果:

A:A 优 B 劣(Splendid VS Fault,SF)

B:A 劣 B 优(Fault VS Splendid,FS)

C:A 优 B 优(Splendid VS Splendid,SS)

D:A 劣 B 劣(Fault VS Fault,FF)

在检验中仅仅利用效果不同的对子,效果相同的则弃而不用.

【例 21-8】 比较丙氯拉嗪与某对照药对精神忧郁症的治疗效果,病人一周服用丙氯拉嗪,一周服用对照药,次序随机安排,两周后由病人自己判断那一周的情况好.

解:

(1) 规定实验标准.

$$\theta = \frac{SF}{SF + FS}$$

规定 $SF:SF$ 为 4:1 时,一种药优于另一种. $SF:SF$ 为 1:1 时,两药疗效相同.

$$\theta = \frac{SF}{SF + FS} = \frac{4}{4+1} = 0.8$$

$$\alpha = \beta = 0.05$$

(2) 计算四界限的直线方程.

上界(A 优效于 B 线)$U:y = a_1 + bn$

中界(A 等效于 B 线)$M:y = -a_2 + bn$

中界(B 等效于 A 线)$M':y = a_2 - bn$

下界(B 优效于 A 线)$L:y = -a_1 - bn$

$$a_1 = \frac{\log\frac{1-\beta}{\frac{\alpha}{2}}}{\log\frac{\theta}{1-\theta}} \quad a_2 = \frac{\log\frac{1-\frac{\alpha}{2}}{\beta}}{\log\frac{\theta}{1-\theta}} \quad b = -\frac{\log 4\theta(1-\theta)}{\log\frac{\theta}{1-\theta}}$$

$\alpha = \beta = 0.05, \theta = 0.8$ 代入,得:

$$a_1 = \frac{2 \times \log\frac{0.95}{0.025}}{\log\frac{0.80}{0.20}} = \frac{2 \times \lg 38}{\lg 4} = \frac{2 \times 1.57978}{0.60206} = 5.248$$

$$a_2 = \frac{2 \times \log\frac{1-0.025}{0.05}}{\log\frac{0.80}{0.20}} = \frac{2 \times \lg 19.5}{\lg 4} = \frac{2 \times 1.29003}{0.60206} = 4.285$$

$$b = -\frac{\log(4 \times 0.8 \times 0.2)}{\log\frac{0.8}{0.2}} = -\frac{\lg 0.64}{\lg 4} = -\frac{-0.19382}{0.60206} = 0.322$$

四条线性方程为:

上界(A 优效于 B 线)$U: y = 5.248 + 0.322n$

中界(A 等效于 B 线)$M: y = -4.285 + 0.322n$

中界(B 等效于 A 线)$M': y = 4.285 - 0.322n$

下界(B 优效于 A 线)$L: y = -5.248 - 0.322n$

(3) 将 4 条界限的直线方程绘制成图,横轴代表实验个数,纵轴代表 SF-FS 数.

表 21-12 丙氯拉嗪与某对照药比较的序贯实验结果

实验数	1	2	3	4	5	6	7	8	9	10	11	12	13	14
结果	SF	SF	FS	FS	FS	FS	SF	SF	FS	SF	SF	SF	FS	FS

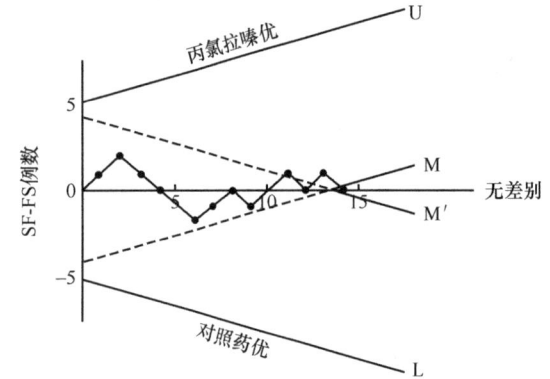

图 21-3 丙氯拉嗪与某对照药比较的序贯实验

(4) 绘制实验线:序贯实验结果见表 21-12,获得 SF 时,向正东北方向画一格,获得 FS 时,向正东南方画一格,当折线触及上边界时,接受 H_1,丙氯拉嗪优于对照,当折线触及下边界时,接受 H_1,对照优于丙氯拉嗪,当触及中边界时接受 H_0. 当 14 个不同对出现时,实验线触及上中界线,可认为两药无差别(图 21-3).

4. 开放型双向量反应序贯实验

【例 21-9】 肾型高血压狗在一定时间前后分别接受伊可里(E)和胍乙啶(G),两药次序随机安排,比较哪种降压作用较强.

解:由前面例题知伊可里(E)降压值比胍乙啶(G)的降压值大 2.7kPa 时,E 优于 G,(E)降压值比(G)的降压值小 2.7kPa 时,G 优于 E,两药降压一样,则无差别.

(1) 规定实验标准 θ.

θ 为:A 药疗效比 B 药大多少倍标准差时,A 药优于 B;或者 B 药疗效比 A 药大多少倍标准差时,B 药优于 A.

$$\theta = \frac{A \text{ 药疗效} - B \text{ 药疗效}}{\sigma}$$

$\theta = 1$ 时,A 药优于 B 药;

$\theta = -1$ 时,B 药优于 A 药;

$\theta = 0$ 时,A 药等于 B 药;

$\alpha = \beta = 0.05,$

(2) 计算四条界限的直线方程.

上界(A 优效于 B 线)$U: y = a_1\sigma + b\sigma n$

中界(A 等效于 B 线)$M: y = -a_2\sigma + b\sigma n$

中界(B 等效于 A 线)$M': y = a_2\sigma - b\sigma n$

下界(B 优效于 A 线)$L: y = -a_1\sigma - b\sigma n$

$$a_1 = \frac{2.3}{\theta} \log \frac{1-\beta}{\frac{\alpha}{2}}$$

$$a_2 = -\frac{2.3}{\theta} \log \frac{\beta}{1-\frac{\alpha}{2}}$$

$$b = \frac{\theta}{2}$$

本例以 $\theta=1, \alpha=\beta=0.05$ 代入得

$$a_1 = \frac{2.3}{\theta} \log \frac{1-\beta}{\frac{\alpha}{2}} = \frac{2.3}{1} \log \frac{1-0.05}{\frac{0.05}{2}} = 3.633$$

$$a_2 = -\frac{2.3}{\theta} \log \frac{\beta}{1-\frac{\alpha}{2}} = -\frac{2.3}{1} \log \frac{0.05}{1-\frac{0.05}{2}} = 2.967$$

$$b = \frac{\theta}{2} = \frac{1}{2} = 0.5$$

上界 U：$y = a_1\sigma + b\sigma n = 3.633 \times 2.7 + 0.5 \times 2.7n = 9.81 + 1.35n$

中界 M：$y = -a_2\sigma + b\sigma n = -2.967 \times 2.7 + 0.5 \times 2.7n = -8.01 + 1.35n$

中界 M'：$y = a_2\sigma - b\sigma n = 2.967 \times 2.7 - 0.5 \times 2.7n = 8.01 - 1.35n$

下界 L：$y = -a_1\sigma - b\sigma n = -3.633 \times 2.7 - 0.5 \times 2.7n = -9.81 - 1.35n$

（3）比较结果见表 21-13. 将 4 条界限的直线方程绘制成图, 横轴代表实验个数, 纵轴代表实验结果变量差值的累计值.

表 21-13　伊可里与胍乙啶作用比较结果

对子数	伊可里降压 x_1	胍乙啶降压 x_2	$d = x_1 - x_2$	$y = \sum_d$
1	1.33	0.00	1.33	1.33
2	4.00	1.07	2.93	4.26
3	4.00	0.00	4.00	8.26
4	3.33	1.60	1.73	9.99
5	5.33	1.33	4.00	13.99
6	6.00	3.33	2.67	16.66
7	6.00	2.67	3.33	19.99

（4）绘制实验线：将实验结果差值的累计数画成直线（图 21-4）. 实验仅有第 7 只狗时差值的累计值已达到 19.99, 触及 U 界线, 结论为：伊可里优于胍乙啶, 降压效果至少比胍乙啶大 2.7kPa.

5. 闭锁型双向质反应序贯实验

【例 21-10】　为验证冠心宁对心绞痛病人的疗效, 采用自身对照配对实验（图 21-5）, 比较冠心宁(A)与某阳性对照药(B)的疗效. 病人服用 A 和 B 各 2 周, 次序随机, 若服用 A 时心绞痛少于服用 B 时为 SF, 反之为 FS. 一致为 FF、SS.

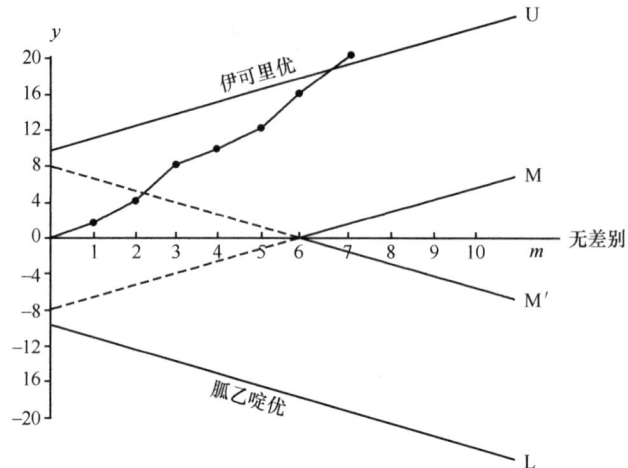

图 21-4　伊可里与胍乙啶疗效比较的序贯实验

解：

(1) 规定实验标准 θ.

θ 为：SF 与所有对子数 SF+FS 的比值,此处规定 $SF:FS=3:1$,则冠心宁优于对照药.

$$\theta = \frac{SF}{SF+FS} = \frac{3}{4} = 0.75$$

当 SF 为 FS 之 3 倍时,得出冠心宁优于对照药之结论；

$$\alpha = \beta = 0.05,$$

(2) 求边界线.

根据 $\theta=0.75$, $\alpha=\beta=0.05$,查闭锁型双向序贯 t 检验的边界点坐标表得，U、M、M′、L 等各线坐标,U(9,9),(12,10)；M(44,0),(62,18)；M′(44,0)(62,-18)；L(9,-9),(12,-10)；图中 n 为对子数,Y 为纵坐标,边界线组成闭锁的图形.

(3) 绘制实验线：获得 SF 时,向正东北方向画一格,获得 FS 时,向正东南方画一格,当折线触及上边界时,接受 H_1,冠心宁优于对照,当折线触及下边界时,接受 H_1,对照优于冠心宁,当触及中边界时接受 H_0. 当 42 个不同对出现时,实验线触及上中界线,可认为两药无差别.

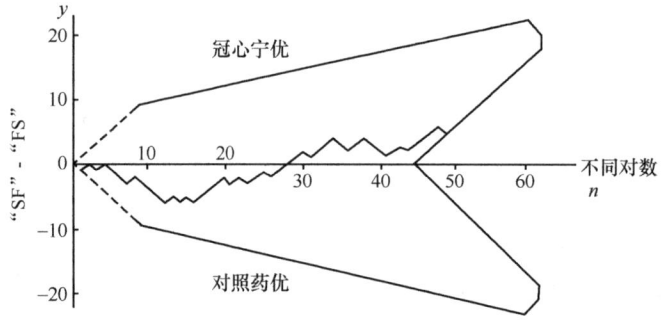

图 21-5　冠心宁与对照药疗效比较的序贯实验

6. 闭锁型双向量反应序贯实验

【例 21-11】　某校药理教研室测定慢性气管炎病人血中胆碱酯酶活性,健康人组胆碱

酯酶活性的标准差 σ_1 为 0.41mmol/L;将同性别同年龄的病人与健康人作配对比较,以差值达到一倍的标准差(σ)时,为差别有统计学意义,如何做序贯实验设计?

解:

(1) 估计差值的标准差 σ:据以往资料,病人与健康人胆碱酯酶的标准差基本一致,即 $\sigma_1 = \sigma_2 = 0.41$;于是,

$$\sigma = \sqrt{2 \times 0.41^2} = 0.58$$

(2) 规定病人与健康人胆碱酯酶活性相差多少个 σ 才有意义,如果相差为 δ,则

$$\theta = \frac{\delta}{\sigma}$$

本例规定差值达到一倍的标准差时才有意义,即

$$\theta = \frac{\delta}{\sigma} = 1$$

$$\alpha = \beta = 0.05$$

(3) 求两界限直线方程,并绘制成图,方法同前.

上界(A 优效于 B 线)U:$y = a_1\sigma + b\sigma n$

下界(B 优效于 A 线)L:$y = -a_1\sigma - b\sigma n$

本例以 $\theta = 1, \alpha = \beta = 0.05$ 代入得:

$$a_1 = \frac{2.3}{\theta}\log\frac{1-\beta}{\frac{\alpha}{2}} = \frac{2.3}{1}\log\frac{1-0.05}{\frac{0.05}{2}} = 3.633$$

$$b = \frac{\theta}{2} = \frac{1}{2} = 0.5$$

上界 U:$y = a_1\sigma + b\sigma n = 3.633 \times 0.58 + 0.5 \times 0.58n = 2.11 + 0.29n$

下界 L:$y = -a_1\sigma - b\sigma n = -3.633 \times 0.58 - 0.5 \times 0.58n = -2.11 - 0.29n$

(4) 求封闭线.封闭线上点子的计算比较复杂,$\alpha = \beta = 0.05$ 时,查表求得 $\sigma^2 = 1, \mu = 1$ 对应的封闭线上的数值,n', y'(表 21-14).

表 21-14　$\alpha = \beta = 0.05, \sigma^2 = 1, \mu = 1$ 对应的封闭线上的数值

n'	7.5	8.0	9.0	10.0	11.0	12.0	13.0	14.0	15.0	16.0	17.0	18.0	18.5	18.9
y'	0.0	0.8	1.5	2.1	2.8	3.5	4.3	5.1	6.0	7.0	8.2	9.7	10.8	13.1

其他 σ 和 μ 的数值可由下式计算(表 21-15):

$$n = n' \times \frac{\sigma^2}{\mu^2} \qquad y = y' \times \frac{\sigma^2}{\mu^2} \qquad (21\text{-}15)$$

表 21-15　$\alpha = \beta = 0.05$,任意 σ, μ 对应的封闭线上的数值

n	7.5	8.0	9.0	10.0	11.0	12.0	13.0	14.0	15.0	16.0	17.0	18.0	18.5	18.9
y	0.0	0.46	0.87	1.22	1.62	2.03	2.49	2.95	3.48	4.06	4.76	5.63	6.26	7.59

(5) 运用表 21-16 数据,绘制封闭线,并绘制实验线:将实验结果差值的累计数画成直线(图 21-6).

表 21-16　病人与健康人胆碱酯酶活性测定结果

对子数	病人组 x_1	健康人组 x_2	$d=x_1-x_2$	$y=\sum d$
1	3.28	2.36	0.92	0.92
2	2.60	2.40	0.20	1.12
3	3.32	2.40	0.92	2.04
4	2.72	2.52	0.20	2.24
5	2.38	3.04	-0.66	1.58
6	3.64	2.64	1.00	2.58
7	2.98	2.56	0.42	3.00
8	4.40	2.40	2.00	5.00

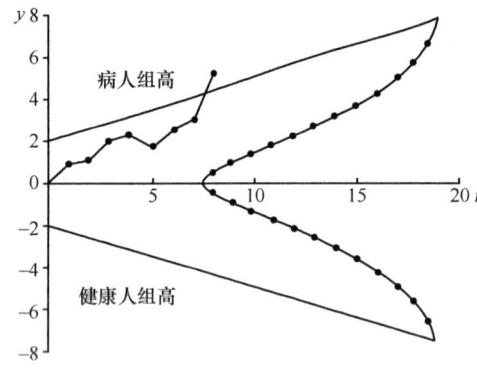

图 21-6　病人与健康人胆碱酯酶活性比较的序贯实验

序贯实验的优点有:①样本量为变数,适合于临床应用(可避免研究对象量过小造成的缺陷);②节省研究对象人数,符合伦理要求(可以避免由于不切实际地增加样本量);③实验周期缩短.

序贯实验的局限性是:①只能对一个特定的问题作出回答,不能同时回答几个相关问题.②不适用于几个医疗机构同时进行的联合实验.③只适用于单指标实验.④不适用于大样本实验和慢性病疗效观察.

21.4　响应曲面设计　Response Surface Design

响应曲面方法(response surface methodology,RSM)最早于 1957 年由统计学家 Box 和 Wilson 提出,是一种利用合理的试验设计、采用多元二次回归方程拟合因素与响应值之间的函数关系,通过对回归方程的分析来寻求最优工艺参数、解决多变量问题的统计方法.

1. 试验设计

(1) Box-Behnken 设计(BBD):Box 和 Behnken(1960)将二水平因析设计与平衡的和不平衡的不完全随机区组设计结合在一起发展了如表 21-17 所示的一类三水平的二阶设计.

表 21-17　三水平二阶段 BBD 设计

区组	处理		
	1	2	3
1	×	×	0
2	×	0	×
3	0	×	×

下面以 $k=3$ 的最小设计说明表 21-17.把三个处理作为响应曲面研究中的三个因素 x_1,x_2,x_3,用二水平设计中的两列替换每个区组中的两个"×"号,"×"号不出现的地方插入一列 0.对下面两个区组重复同样的过程并增加一些中心点,便可构造出 $k=3$ 的 Box-Behnken 设计.其总试验次数为 $12+n_c$,n_c 表示中心点试验次数,类似地可构造出 $k=4$ 和 $k=5$ 的 Box-Behnken 设计.

Box-Behnken 设计的优点是每个因素只有三水平.$k=3$ 的 Box-Behnken 设计是十分经济

的；$k=4$ 有 27 个设计点；$k=5$ 时，比要求的最小次数 21 多出 21 次．由于一般不使用比要求的最小次数大很多的二阶设计，因此当 $k>5$ 时，推荐一般不再采用 Box-Behnken 设计．

(2) 均匀外壳设计(uniform shell design, USD)：均匀外壳设计是另一类二阶设计．$k=2$ 的情形可由图 21-7 中的正六边形和中心点来描述，其六个点均匀地分布在一个圆上．对于一般的 k，Doehlert(1970) 构造了一类有 k^2+k+1 个设计点的设计，它由均匀分布在一个 k 维球面上的 k^2+k 个点和一个中心点组成．$k>5$ 时，其试验次数要比最小的试验次数 $(k+1)(k+2)/2$ 大很多．因此，$k>5$ 时，不推荐使用这种设计．

这种设计适合于球形区域，其吸引人的特征是均匀性．均匀性保证了每个设计点的覆盖区域有相同的球形范围，但其缺点是缺乏对原点和球壳之间区域的覆盖．

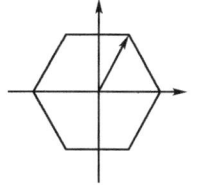

图 21-7 $k=2$ 时的均匀外壳设计

(3) 中心组合设计(central composite design, CCD)：中心组合设计是响应曲面中最常用的二阶设计，它由三部分组成：立方体点、中心点和星点．

1) 立方体点基于一个一阶设计(如 2^{k-p} 或 Plackett-Burman 设计)，通过选择较小的一阶设计可使试验次数较少．

2) 星点与原点之间的距离 α 可由可旋转性推测或设计区域的几何性质或实际实验条件的限制来决定．

3) 中心点试验次数：当 α 接近 1 时为 1~2 次，当 α 接近 2 时为 3~5 次，当 α 介于 $\sqrt{K}$ 这两个极端值之间时为 2~4 次，其中 k 是输入因子的个数．如果要求估计误差方差，则需要 4~5 次或更多次试验．

中心组合设计总的试验次数为 $2^k + 2k + n_c$，n_c 为中心点试验次数．在响应曲面设计中，中心组合设计是最常用的二阶设计．

2. 统计分析

响应曲面法(response surface methodology, RSM)是一种实验优化方法，不仅可以建立连续变量曲面模型，也可以对因子及其交互作用进行评价，确定最佳水平范围，由于采用了更为合理的实验设计，能以最经济的方式，快速有效地确定多因子系统的最佳条件．

【例 21-12】 用响应曲面法对竹叶黄酮提取的各主要影响因子，如温度、乙醇浓度、料液比之间的单一和交互作用进行实验研究，采用中心组合设计，应用响应曲面试验对提取工艺进行优化试验设计，确定最优提取工艺．以吸光度为响应值，自变量为提取温度、乙醇浓度、料液比，分别以 X_1、X_2 和 X_3 代表，按方程 $x_i=(X_i-X_0)/\Delta X$ 对自变量进行编码，其中，x_i 为自变量的编码值，X_i 为自变量的真实值，X_0 为实验中心点处自变量的真实值，X 为自变量的变化步长．借助实验设计软件 Design Expert version(6.0.5)进行统计分析．因子编码及各自变量水平见表 21-18.

表 21-18 响应面法分析因素及水平

因素	水平		
	-1	0	1
提取温度(℃)	70	80	90
乙醇浓度(%)	70	80	90
料液比	15	20	25

注：表中各自变量编码值与真实值之间的关系分别为：$x_1=(X_1-80)/10, x_2=(X_2-80)/10, x_3=(X_3-20)/5$

结果与分析

应用 Design-Expert 6.0.5 软件对表 21-19 中的数据进行多重回归拟合,并作假设检验,结果见表 21-20。

表 21-19 响应面法设计与试验结果

试验号	提取温度 X_1	乙醇浓度 X_2	料液比 X_3	吸光度真实值	吸光度预测值
1	-1	-1	0	0.054	0.056
2	-1	1	0	0.089	0.084
3	1	-1	0	0.066	0.071
4	1	1	0	0.098	0.096
5	-1	0	-1	0.064	0.067
6	-1	0	1	0.087	0.087
7	1	0	-1	0.081	0.081
8	1	0	1	0.104	0.100
9	0	-1	-1	0.067	0.062
10	0	-1	1	0.076	0.074
11	0	1	-1	0.080	0.082
12	0	1	1	0.103	0.110
13	0	0	0	0.102	0.100
14	0	0	0	0.097	0.100
15	0	0	0	0.103	0.100
16	0	0	0	0.103	0.100
17	0	0	0	0.102	0.100

表 21-20 回归方程系数及其假设检验

模型项	系数估计	标准差	平方和 SS	均方 MS	F 值	P 值
模型			-0.026	-0.035	20.34	0.0003
截距	0.1	-0.028				
X_1	-0.023	-0.028	-0.026	-0.036	16.34	0.0049
X_2	0.013	-0.028	-0.029	-0.029	64.86	0.0001
X_3	-0.02	-0.028	-0.034	-0.034	32.87	0.0007
X_1^2	-0.011	-0.028	-0.035	-0.035	22.32	0.0021
X_2^2	-0.014	-0.028	-0.032	-0.032	33.54	0.0007
X_3^2	-0.036	-0.028	-0.038	-0.038	7.28	0.0307
$X_1 X_2$	-0.048	-0.028	-0.058	-0.058	0.097	0.7641
$X_1 X_3$	0	-0.028	0	0	0	1
$X_2 X_3$	-0.026	-0.028	-0.045	-0.045	2.12	0.1889

注:复相关系数 R^2 为 0.9632

根据标准曲线换算,计算总黄酮得率:

$$总黄酮得率(\%) = \frac{黄酮浓度 \times 黄酮溶液体积}{样品重} \times 100$$

由表 21-20 计算结果可得,提取温度(X_1)、乙醇浓度(X_2)和料液比(X_3)与黄酮得率之间的二次多项回归方程为:

$$Y = 0.100 - 0.023X_1 + 0.013X_2 - 0.020X_3 - 0.011X_1^2 - 0.014X_2^2 - 0.036X_3^2$$
$$- 0.048X_1 X_2 + 0.000 X_1 X_3 - 0.026 X_2 X_3$$

回归方差分析显著性检验表明,乙醇浓度、料液比两因素对黄酮得率的线性效应最显著;各因子间交互作用比较明显。在本实验设计范围内,该模型回归显著($p<0.0005$)。模型的复相关系数 $R^2 = 0.9632$,说明该模型能解释 96.32% 响应值的变化,即该模型与实际实验拟合良好,试验误差小,证明应用响应曲面法优化的提取工艺提取竹叶总黄酮是可行的.

应用 Design-Expert 6.0.5 软件对表 21-24 中的数据进行响应曲面分析,结果如图 21-8、图 21-9、图 21-10 所示.

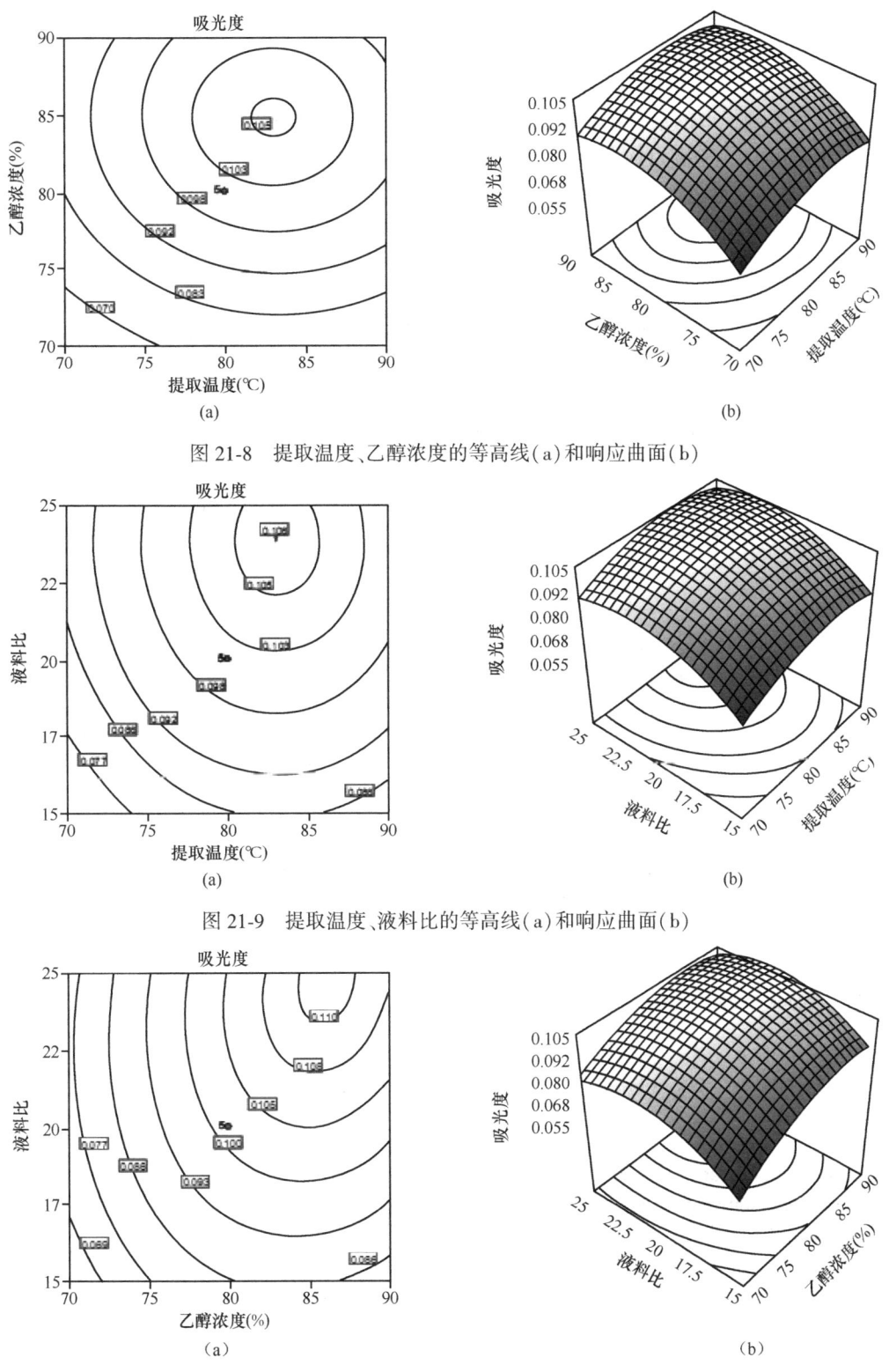

图 21-8 提取温度、乙醇浓度的等高线(a)和响应曲面(b)

图 21-9 提取温度、液料比的等高线(a)和响应曲面(b)

图 21-10 乙醇浓度、液料比的等高线(a)和响应曲面(b)

由图 21-8~图 21-10 可直观地看出乙醇浓度、液料比的交互作用较显著. 等高线的形状可反映出交互效应的强弱大小,椭圆形表示两因素交互作用显著,而圆形则与之相反.

对回归方程求导,并令其等于零,可以得到曲面的最大点,即三个主要因素的最佳水平值,分别为:

$$X_1 = 0.738, X_2 = -0.818, X_3 = 0.017$$

转换后得到提取的最佳条件为:温度 83.02℃、乙醇浓度 85.78%、料液比 1:24.23,其吸光度相对应的响应值为 0.109,换算得黄酮含量为 2.08%,得率较好. 测定结果稳定,偏差不大,数据重现性良好,吸光度测量值十分稳定,说明每次测定的黄酮是比较纯化的,证明该结果是合理可靠的. 对实验进行验证,黄酮的得率分别为 2.09%、2.12%、2.07%、2.09%、2.08%,重复性较好,平均为 2.09%.

21.5 实例分析 Example analysis

【例 21-13】 利用平衡不完全随机区组设计研究 4 种饲料对增重的影响. 考虑到不同窝的动物存在差异可能对结果产生影响,因此以窝别作为区组,从每窝中选取两只发育基本一致的动物供实验用,实验结果见表 21-21,试进行方差分析.

表 21-21 4 种饲料对增重影响的平衡不完全随机区组设计及实验结果

处理(饲料)	区组(配伍组,窝别)					
	1	2	3	4	5	6
1	14		16		12	
2	11			9		8
3		16	18			19
4		19		21	20	

【解】
用 A、B、C、D 代表 4 种饲料,weight 为体重,4 种饲料对增重影响的平衡不完全随机区组设计及实验结果统计分析 SAS 程序如下:

```
 options linesize=76;
data animal;
input block fodder $ weight @@;
cards;
1  A  14   2  C  16   3  A  16   4  B  9    5  A  12   6  B  8
1  B  11   2  D  19   3  C  18   4  D  21   5  D  20   6  C  19
;
proc glm;
class block fodder;
model weight=block fodder;
means fodder/duncan   alpha=0.05;
means fodder/duncan   alpha=0.01;
run;
```

表21-22 结果输出

```
                General Linear Models Procedure
                    Class Level Information
            Class       Levels      Values
            BLOCK         6         1 2 3 4 5 6
            FODDER        4         A B C D
          Number of observations in data set = 12
```

```
                General Linear Models Procedure
Dependent Variable: WEIGHT
                          Sum of          Mean
Source              DF    Squares         Square       F Value     Pr > F
Model                8    208.000000      26.000000    12.48       0.0310
Error                3    6.250000        2.083333
Corrected Total     11    214.250000
                    R-Square         C.V.          Root MSE           WEIGHT Mean
                    0.970828         9.464759      1.44338            15.2500
Source              DF    Type I SS       Mean Square     F Value     Pr > F
BLOCK                5    38.750000       7.750000        3.72        0.1543
FODDER               3    169.250000      56.416667       27.08       0.0113
Source              DF    Type III SS     Mean Square     F Value     Pr > F
BLOCK                5    13.083333       2.616667        1.26        0.4535
FODDER               3    169.250000      56.416667       27.08       0.0113
```

```
                General Linear Models Procedure
           Duncan's Multiple Range Test for variable: WEIGHT
     NOTE: This test controls the type I comparisonwise error rate, not
           the experimentwise error rate
              Alpha= 0.05   df= 3   MSE= 2.083333
              Number of Means     2     3     4
              Critical Range   3.751 3.763 3.727
     Means with the same letter are not significantly different.
              Duncan Grouping         Mean       N   FODDER
                       A              20.000     3   D
                       A
                    B  A              17.667     3   C
                    B
                    B                 14.000     3   A
                       C               9.333     3   B
```

```
                General Linear Models Procedure
           Duncan's Multiple Range Test for variable: WEIGHT
     NOTE: This test controls the type I comparisonwise error rate, not
           the experimentwise error rate
              Alpha= 0.01   df= 3   MSE= 2.083333
              Number of Means     2     3     4
              Critical Range   6.884 6.934 6.896
     Means with the same letter are not significantly different.
              Duncan Grouping         Mean       N   FODDER
                       A              20.000     3   D
                       A
                       A              17.667     3   C
                       A
                    B  A              14.000     3   A
                    B
                    B                  9.333     3   B
```

以上结果整理得表 21-23 和表 21-24.

表 21-23 方差分析表

变异来源	自由度(DF)	平方和(SS)	均方(MS)	F	P 概率
区组(配伍组,窝别)间	5	38.750000	7.750000	3.72	0.1543
饲料(处理)间	3	169.250000	56.416667	27.08	0.0113
误差	3	6.250000	2.083333		
总变异	11	214.250000			

F 检验结果解释:区组(配伍组,窝别)间 $F=3.72$,概率 $P=0.1543>0.05$,说明区组(配伍组,窝别)间差异无统计学意义;饲料间 $F=27.08$,概率 $P=0.0113<0.05$,说明 4 种饲料间差异有统计学意义.

表 21-24 处理间的多重比较

饲料(处理)	平均体重	差异显著性	
		5%	1%
D	20.000	a	A
C	17.667	ab	A
A	14.000	b	AB
B	9.333	c	B

多重比较结果解释:以饲料 D 的增重效果最优,极显著优于 B,显著优于 A;A 显著优于 B;D、C 间差异无统计学意义;C、A 间差异无统计学意义.

【例 21-14】 对于例 21-5 资料的统计分析,可按如下的 SPSS 软件操作步骤进行:
(1) 建立数据文件 Nested.sav,变量名为 a(催化剂)、b(温度)、x(试验结果).
(2) 单变量(Univariate)主对话框,因变量(Dependent Variable)为 x(试验结果),固定因子[Fixed Factor(s)]为 a(催化剂)、b(温度).
(3) 模型(Model)对话框,指定模型(Specify Model)为定制(Custom)、模型(Model)列表选择 a(催化剂)、b(温度),选择构建项[Build Term(s)]中的主效应(Main effects),平方和(Sum of squares)选择类型Ⅰ(TypeⅠ,Ⅰ型平方和).
(4) 主要分析结果见表 21-25.

表 21-25 某化合物转化率的方差分析表[主体间效应检验(Tests of Between-Subjects Effects)]

变异来源	平方和	自由度	均方	F	Sig.
校正模型(Corrected Model)	2357.00[a]	8	294.63	53.57	
截距(Intercept)	99904.50	1	99904.50	18164.46	
a(催化剂)	1956.00	2	978.00	177.82	<0.01
b(温度)	401.00	6	66.83	12.15	<0.01
误差(Error)	49.50	9	5.50		
总计(Total)	102311.00	18			
校正的总计(Corrected Total)	2406.5	17			

a. R Squared=0.979(Adjusted R Squared=0.961)

(5) 结果分析. 由表 21-25 可知,对于 a(催化剂),$F=177.82$,$P=0.000<0.001$,按 $\alpha=0.05$ 水准,可认为不同催化剂对该化合物的转化率有影响. 对于 b(温度),$F=12.15$,$P=0.001<0.01$,按 $\alpha=0.05$ 水准,可认为同一催化剂的不同温度对转化率也有影响.

对于例 21-5 嵌套设计资料的统计分析也可以通过 SAS 软件来实现,其 SAS 程序如下:

```
PROC NESTED;
CLASS A B;
VAR X;
RUN;
PROC GLM;
CLASS A B;
MODEL X= A B(A) / SS1;
TEST H= A E= B(A);
RUN;
```

计算结果与表 21-24 相同.

思考练习 Exercises

(一)简答题 1. 何谓平衡不完全随机区组设计?

2. 何谓嵌套设计?

3. 序贯试验的种类有哪些?

4. 响应曲面设计的类型有哪些?

(二)计算分析题

1. 9 种(A、B、C、D、E、F、G、H、I)饲料,在 8 窝鼠中各选性别相同、体重相近的 4 只,共 72 只称重后作营养试验. 采用平衡不完全随机区组设计,同窝 4 鼠为一区组,喂养 4 周后测量体重,以所增体重为指标. 问如何安排试验方案?

2. 某研究者进行绵马贯众及单芽狗脊贯众饮片的凝血时间对比实验,取昆明种小鼠 48 只,随机分成 8 组,分别为绵马贯众生品高低剂量组、炭品高低剂量组、单芽狗脊贯众生品高低剂量组、炭品高低剂量组. 各组小鼠连续灌胃给药 3 天,第 3 天给药 1 小时后以毛细管法测定小鼠凝血时间(S),数据见表 21-26 所示. 鉴于有专业依据认为三个实验因素(药材种类、剂量、炮制类型)对观测指标的影响重要性不同,炮制类型>剂量>药材种类,请进行合适的统计分析.

表 21-26 药物对凝血时间的影响

炮制类型	剂量 (g 生药/kg 体重)	不同药材种类的凝血时间	
		绵马贯众	单芽狗脊贯众
生品	2.25	155.59 182.04	185.11 132.82
		129.76 174.66	158.70 167.54
		167.10 139.37	159.24 151.84
	0.75	154.71 185.22	137.97 175.61
		167.94 137.83	173.18 191.44
		172.75 173.65	164.19 189.69

续表

炮制类型	剂量 (g生药/kg体重)	不同药材种类的凝血时间			
		绵马贯众		单芽狗脊贯众	
炭品	2.25	144.07	128.19	98.94	142.69
		150.35	91.98	108.09	102.25
		91.56	135.76	133.52	136.31
	0.75	145.45	143.09	140.96	113.51
		152.37	122.15	122.08	145.97
		118.37	114.77	143.65	150.12

延伸阅读　Further Readings

延读 21-1　方积乾.2012.卫生统计学.第7版[M].北京:人民卫生出版社

延读 21-2　高辉,胡良,李长平,等.2011.五种含区组因素设计类型的 SAS 实现[J].中国卫生统计,28(6):721~725

延读 21-3　胡良平.2010.SAS 统计分析教程[M].北京:电子工业出版社

延读 21-4　邱玲玲,陈龙虎,鄢丹,等.2012.基于响应曲面设计的抑制流感病毒神经氨酸酶活性的组分中药筛选,药学学报,47(4):466~471

延读 21-5　吴华勇,黄赣,顾振宇,等.2008.响应曲面法优化竹叶总黄酮的提取工艺研究[J].食品科学,29(11):196-200

延读 21-6　徐英,郜艳晖,李丽霞,等.2008.三种具有非标准误差结构的试验设计及 SAS 程序关系探讨[J].中国卫生统计,25(2):193~195

（王心旺）

第22章 现场(市场)调查常用统计方法
Chapter 22　The Methods Commonly Used in Field (Market) Survey

> **目的要求 Purposes and Requirements**
> 掌握:属性特征与数量特征的敏感性问题调查的随机应答技术设计原理.德尔菲法中数据的统计分析方法.现场(市场)调查中常用的特殊抽样方法.
> 熟悉:轮廓分析、多维列联表资料分析各种统计方法的适用条件.
> 了解:现场(市场)调查中常用的特殊调查设计方法.
> 重点:是轮廓分析与多维列联表资料分析的各种统计方法.

22.1　特殊的调查设计　Special Survey Designs

现场(市场)调查是一种广泛使用的资料收集方法,调查员通过到研究现场(市场)用设计好的系统和工具以口头、书面提问及观察等方式来收集资料并作分析.现场调查按调查对象的范围可以分为普查和抽样调查.如果总体不大或可以投入的人力物力充足,有必要时就可对某总体中全部个体作全面的调查——即普查.如果仅仅为了了解情况,通常只需作抽样调查.抽样调查往往需要利用由样本获得的信息来对总体的特征作出推断.常用的基本抽样方法包括简单随机抽样、系统抽样、分层抽样以及整群抽样.在现场(市场)调查中,调查问卷即调查表是收集资料的重要手段.相应的具体内容在基本统计学中已有介绍,本节主要介绍一些特殊的调查方法.现场(市场)调查具有较强的社会性和实践性,调查者在进行调查时,必须持实事求是、一切从实际出发的科学态度.研究者在进行一些特殊问题的调查,如敏感性问题、专题预测、看法与态度等问题,普通的问卷调查难以满足研究目的,则需采用特殊的调查设计(special survey design).

1. 敏感性问题调查技术

如果所调查的变量或特征涉及个人隐私或是不被社会认可的敏感性问题,如采用直接调查的方法会使部分被调查者出于自我保护的心理而产生不合作甚至拒绝回答的情况,调查结果难以反映总体的真实特征.因此,需要采取特殊的调查方法,以提高资料的质量和可信度.一种方法是应用巧妙设计后的调查问卷收集信息,另一种方法是采用可行的调查技术,即一种鼓励参与者更好地参加合作的方法,称为随机化技术.

(1) 敏感问题的概念及种类:敏感性问题是指与个人或单位的隐私或私人利益有关而不便向外界透露的问题.例如中小学生是否有吸烟行为;推销药品是否给回扣;婚前有无性行为;个人年收入有多少;是否参加过走私货物的交易;是否有犯罪行为;个人或单位是否偷税漏税及数额等问题及类似的为社会所不赞成的各种事件.在不同的情况下,调查问题的敏感性可以完全不同,某一问题是否敏感受到很多因素的影响,如社会制度、文化背景、被调查者的特征等.对不同的被调查者,同一问题的敏感性也存在差异,如吸烟对成年人来说不是一个敏感问题,而当对中学生进行调查时就相对比较敏感。另外,不同的敏感问题之间还存在程度上的差异,如婚前性行为就比吸烟问题要敏感得多。

敏感性问题按总体的特征可分为两类:属性特征的敏感性问题和数量特征的敏感性问题。属性特征的敏感性问题是指被调查者是否具有敏感性问题的特征,例如学生考试是否作弊问题,个体户是否有偷漏税行为问题,单位职工对领导是否满意问题等。属性特征问题按选择属性的多少又分为二项属性和多项属性:二项属性是指问题变量只取"是"或"否"或者是取"0"或"1";多项属性是指问题变量取值超过两个以上的选择属性。如考试是否作弊问题属于二项属性问题;而单位职工对领导是否满意问题,按满意程度可以分为非常满意、满意、一般、不满意等,变量值是多选一,则该问题属于多项属性问题。属性特征问题调查的目的一般是估计具有敏感性特征的人在总体中所占的比例,因此又称敏感性比例问题。数量特征的敏感性问题是指被调查者具有敏感性问题的数值大小特征,比如企业偷税漏税数额、职工额外收入问题等。数量特征问题一般是估计敏感性数额均值或总和,也称敏感性均值问题。

(2) 应用改良问卷调查敏感问题:当调查问卷中涉及敏感问题的调查时,需对普通的调查问卷做一些修正和改良。

1) 应用严密设计的问卷:即通过精心设计调查问卷来降低问题的敏感度,提高被调查者合作程度的方法,如把敏感性问题安排在问卷的结尾部分。由于前面已经回答了一些非敏感性问题,这时再要求被调查者回答敏感性问题有助于消除他们的戒心。而且还起到一个鼓励被调查者回答的作用,因为只要答完这个敏感问题就可以结束了。

2) 运用转移法或解释法间接询问:转移法即采用第三人称方式提问,将本该被调查者根据自己情况回答的敏感性问题,转移到他人做答来降低敏感度。如:"许多同学在考试中都多多少少作弊,您知道都有什么原因促使他们作弊吗?"如直接提问"您考试作弊吗?"会引起其心理防卫而拒绝回答,采用转移法将被调查者的视线转移到其他人身上,降低了其心理防卫从而提高答案准确率。解释法即在提出敏感性问题时声明这种行为或态度是常见的,以此来拉近与被调查者的距离,如"大多数教育管理部门都有挪用教育经费的现象,本单位上年度挪用教育经费金额是___"。采用解释法让他知道该问题是一种常见行为,不是他一人独有,从而获得相对正确的答案。

3) 附加守密保证书或协议:在问卷的最前面(或最后面)附一份保证被调查者个人隐私的协议书,说明对被调查者的个人信息及所提供的数据资料将予以保密,来降低被调查者的心理防卫。

4) 采用封闭式不记名自填式问卷法:在调查敏感问题时,除了向被调查者说明调查意图及承诺对被调查者提供的信息保密来消除被调查者的顾虑外,还可以采取匿名的方式,即不要求被调查者填写其真实姓名、学号(工号)等以获得安全感,并将问题设计为封闭式答案,被调查者只需打勾,无需在问卷上留下字迹,容易取得被调查者的合作,获得的结果比较准确。

(3) 随机应答技术

1) 随机应答技术的概念:由于敏感性问题具有隐秘性、可变性的特点,用一般的调查技术往往难以获得有效的数据资料,即使是上述的改良问卷调查方法也只能较少的降低问题的敏感度。这就要求我们必须找到一种更加科学的方法来解决这个问题。1965 年,Warner 通过引入随机化装置,成功实现了在不暴露应答者隐私的情况下获得人群中某敏感性问题的发生比例,开创了随机应答技术(randomized response technique,RRT)的先河,以后又有许多学者对该技术的模型进行了改进和拓宽,形成了一系列比较系统的随机应答技术,这一技术能够最大限度地为被调查者保守秘密,因而更易于获得被调查者的信任和合作.

随机应答技术是指在调查过程中使用特定的随机化装置,使被调查者以一个预定的基础概率P从两个或两个以上的问题中选择一个问题进行回答,除被调查者本人以外的所有人(包括调查者)均不知道被调查者回答的针对哪一个问题,以便保护被调查者的隐私,最后根据概率论的知识计算出敏感问题特征在人群中的真实分布情况的一种调查方法.

2) 随机应答技术的类型:二分类敏感问题调查的随机应答技术有:两个相关问题的RRT模型,称为沃纳模型;关于两个无关联问题的RRT模型,称为西蒙斯模型;改进后的单问题RRT模型,是关于三个无关联问题的RRT模型.

多分类敏感问题的随机应答技术有多样本RRT模型与单样本RRT模型.

数量特征敏感问题的随机应答技术有无关联问题的RRT模型与加法乘法RRT模型.

(4) 两个相关问题的RRT模型:两个相关问题的RRT模型又称为沃纳模型(warner model).其设计原则是根据敏感性特征设计两个相互对立的问题,让被调查者按预定的概率从中选一个回答,调查者无权过问被调查者究竟回答的是哪一个问题,从而起到了为被调查者保密的效果.调查完毕后,调查人员按数理统计方法将资料进行整理,并根据全概率公式求得对该敏感性问题的估计答案.其设计与实施如下.

设总体可分为互不相容的两类:具有敏感性特征的一类与不具敏感性特征的一类,即总体中的每一个体或者具有敏感性特征(属于A),或者不具有敏感性特征(属于$\bar{A}$).我们目的是估计具有敏感性特征(属于A)的人在总体中所占的比例π_A.

1) 针对某一敏感问题提出两个相关联的问题:A和B,如"你在考试中作弊了吗?","你在考试中没有作弊吗?",这两个正反方面问题的备选答案是:1是(符合),2否(不符合).

2) 设计一个随机装置:比如一个布袋、纸箱,其中放入红、白两种颜色的球,两种颜色的球所占比例是调查者事先规定好的,红球代表问题A(即敏感问题),白球代表问题B(即非敏感问题),二者的比例要接近1∶1,但不可为1∶1,比如0.6∶0.4.

3) 被调查者回答问题:被调查者在调查员看不到的情况下随机摸取一个球,根据摸到的球的颜色决定自己回答哪个问题,且根据实际情况来选择符合自己情况的答案1或答案2.这样,无论被调查者选择的是答案1还是答案2,除被调查者之外的任何人都无法知道他所回答的是问题A还是问题B,从而给被调查者真正起到了保密作用,调查结果更真实可信.回答完毕后将球放入并混匀,调查员得到一个回答"是"的人的比例λ值.

4) 统计分析:根据概率论的基本知识,在被调查人群中具有某一敏感问题特征人的比例.公式如下:

$$\lambda = P\pi + (1-P)(1-\pi) \tag{22-1}$$

其中λ为所有被调查者中对A、B两个问题选择"是"的比例,P为所有被调查者中回答问题A的比例(红球的比例),1-P为回答问题B的比例,π为被调查者对问题A回答"是"的概率(某有敏感问题特征的人的比例),1-π为问题B发生的概率.根据上式可得:

$$\pi = \frac{\lambda - (1-P)}{2P-1} \tag{22-2}$$

π的方差为:

$$\text{Var}(\pi) = \frac{\pi(1-\pi)}{n} + \frac{p(1-P)}{n(2p-1)^2} \tag{22-3}$$

总体 π 的 95% 可信区间为:$\pi \pm 1.96\sqrt{\mathrm{Var}(\pi)}$

【例 22-1】 某中学欲调查学生的考试作弊情况,现从该学校随机抽取 100 名学生,目的是估计该学校学生有考试作弊行为的比例. 用上述方法,首先设置一个装有 60 个红、白球的盒子,其中 45 个为红球,15 个为白球,在调查时,在没有调查员的情况下,被调查者把盒中的球摇匀,从中随机取出一个,而后根据球的颜色如实回答"是"或"不是",调查结果是 28 人回答"是",72 人回答"不是".

本例中 $n=100, n_1=28, p=0.75$,因此 $\lambda=0.28$,根据下式可得该学校学生中有考试作弊行为的人的比例:

$$\pi = \frac{\lambda - (1-P)}{2P - 1} = \frac{0.28 - (1-0.75)}{2 \times 0.75 - 1} = 0.06$$

$$\mathrm{Var}(\pi) = \frac{0.06(1-0.06)}{100} + \frac{0.75(1-0.75)}{100(2 \times 0.75 - 1)^2} = 0.008145$$

故该中学有考试作弊行为的学生比例约为 6%.

本模型的优缺点:优点是保密性极强,无论被调查者回答"是"或"否"都不会暴露其任何隐私. 缺点是模型的方差较大,而且两个问题均为敏感性问题,容易导致应答者的抵触情绪.

(5) 两个无关联问题的 RRT 模型:两个无关联问题的 RRT 模型又称为西蒙斯模型,是 1967 年由 Simmons 提出的. 其设计思想仍是基于沃纳的随机化回答思想,只是在设计中,用无关的问题代替了沃纳模型中的敏感性问题 A 的对立问题. 比如敏感性问题为"你在考试中作弊了吗?",在西蒙斯模型中用一个与敏感性问题无关的问题来代替这一问题,比如"你是四月份出生的吗?",西蒙斯模型的设计与实施如下:

1) 设计两个不相关的问题:第一个问题针对某敏感问题,第二个问题针对一个与敏感问题无关的问题. 如:A 您有过婚前性行为吗? B 您的生日是否在 7 月 1 日之前?

2) 设计一个随机装置:如纸箱、布袋等,其中放入红球和白球,两球的比例分别为 P 和 $1-P$,二者的比例要接近 1:1,红球代表问题 A(敏感问题),白球代表问题 B(非敏感问题),混匀.

3) 被调查者回答问题:被调查者在调查员看不到的情况下随机摸取一个球,摸到红球则回答第一个问题,摸到白球则回答第二个问题,回答完毕后将球放回,调查员获得回答"是"的人的总比例为 λ.

4) 统计分析:根据概率论的基本知识,可得:计算出在被调查人群中具有某一敏感问题特征人的比例:

$$\lambda = P\pi + (1-P)R \tag{22-4}$$

式中 λ 为回答"是"的人所占的比例,P 为红球的比例,$1-P$ 为白球的比例,R 是符合第二个问题特征的人的比例,π 是具有敏感问题特征的人的比例,n 为样本量. 由上式得:

$$\pi = \frac{\lambda - (1-P)R}{P} \tag{22-5}$$

$$\mathrm{Var}(\pi) = \frac{\lambda(1-\lambda)}{nP^2} \tag{22-6}$$

π 的 95% 可信区间为:$\pi \pm 1.96\sqrt{\mathrm{Var}(\pi)}$

【例 22-2】 调查 1000 名男青年的婚前性行为,用上述方法调查,其中红球比例为 0.6,

白球比例为 0.4,已知被调查者的生日是在 7 月 1 日之前所占比例为 0.55,最后得到回答的"是"的人比例是 0.40,问有偷税行为的人的比例是多少?

此例 $n=1000, P=0.6, 1-P=0.4, \lambda=0.4, R=0.55$

$$\pi = \frac{\lambda - (1-P)R}{P} = \frac{0.40 - (1-0.60) \times 0.55}{0.60} = 0.30$$

$$\text{Var}(\pi) = \frac{\lambda(1-\lambda)}{nP^2} = \frac{0.21}{1000 \times 0.36} = 0.000583$$

故男青年中有婚前性行为的人的比例为 30%.

本模型的优缺点:优点是方差小,精确度高,抽到敏感问题的比例可以为不等于 0 或 1 的任何数. 缺点是存在泄密的可能性较大(回答"否"则肯定无敏感性问题特征,而回答"是"则可能有敏感问题特征),易导致不真实的回答.

(6) 多分类敏感问题 RRT 调查的设计与实施:Bourke 等人提出了一种单样本的多分类敏感问题的 RRT 模型,只需抽取一个样本,且只设计一个问题,其设计如下.

1) 设计一个敏感问题:该问题的回答可分为 K 个互相排斥的类别 $A_1, A_2, \cdots, A_K$,例如:"你有过流产史吗? a. 从来没有过;b. 只有过自然流产史;c. 只有过人工流产史;d. 既有过自然流产史又有过人工流产史".

2) 设计一个随机装置:如一套卡片,将卡片按一定比例分成 $K+1$ 堆(其中 K 为敏感问题可能的类别数),在一堆卡片上写上敏感问题及其可供选择的答案,另外 K 堆卡片上写上 1、2、…、K 字样,最后混匀. 比如上面的例子可将卡片分成 5 堆,一堆写上敏感问题及答案,其余 4 堆分别写上 1,2,3,4.

3) 被调查者回答问题:被调查者在调查员看不到的情况下从随机装置中摸出一张卡片,如卡片上写有问题,则根据自己的实际情况从答案中选择 1、2、…、K 作回答. 如卡片上为数字,则直接读出,回答完毕后将卡片放入盒内并混匀.

4) 统计分析:设写有敏感问题的卡片占全部卡片的比例为 P,写有 1、2、…、K 的数字卡片比例分别有 $P_1, P_2, \cdots, P_k$,显然 $P+P_1+P_2+\cdots+P_k=1$. 以 n 表示样本量,以 π_i 表示具有某个类别敏感问题特征的人的比例,λ_i 表示回答数字 i 的人占总调查人数的比例,根据概率论知识可得:

$$\lambda_i = \pi_i P + P_i, \quad i=1, 2, \cdots, K \tag{22-7}$$

上式经转换后得公式:
$$\pi_i = \frac{\lambda_i - P_i}{P} \tag{22-8}$$

π_i 的方差为:
$$\text{Var}(\pi_i) = \frac{\lambda_i(1-\lambda_i)}{nP^2} \tag{22-9}$$

π_i 的可信区间为:
$$\pi_i \pm 1.96\sqrt{\text{Var}(\pi_i)} \tag{22-10}$$

【例 22-3】 调查某人群中的吸烟情况,问题为"你有吸烟行为吗?"答案为"1 经常有;2 偶尔有;3 没有". 选择 700 人进行调查,随机装置中代表敏感问题的红球比例为 0.5(10/20),白球有 10 个,其中有 4 个写有数字 1,3 个写有数字 2,另有 3 个写有数字 3. 让被调查者在别人看不到的情况下摸球,摸到红球回答敏感问题,摸到白球则回答球上的数字. 结果有 238 人回答 1,有 284 人回答 2,有 178 人回答 3,请问该人群中吸烟情况的分布.

由题意可知:
$P=0.5, P_1=0.2, P_2=P_3=0.15, n=700, \lambda_1=238/700=0.34, \lambda_2=284/700=0.406, \lambda_3=$

178/700 = 0.254，故：

$$\pi_1 = \frac{\lambda_1 - P_1}{P} = \frac{0.34 - 0.2}{0.5} = 0.280$$

$$\pi_2 = \frac{\lambda_2 - P_2}{P} = \frac{0.406 - 0.15}{0.5} = 0.512$$

$$\pi_3 = \frac{\lambda_3 - P_3}{P} = \frac{0.254 - 0.15}{0.5} = 0.208$$

三者的方差分别为：

$$\mathrm{Var}(\pi_i) = \frac{\lambda_i(1-\lambda_i)}{nP^2} = \frac{0.34 \times 0.66}{700 \times 0.5^2} = 0.001282$$

$$\mathrm{Var}(\pi_i) = \frac{\lambda_i(1-\lambda_i)}{nP^2} = \frac{0.406 \times 0.594}{700 \times 0.5^2} = 0.001378$$

$$\mathrm{Var}(\pi_i) = \frac{\lambda_i(1-\lambda_i)}{nP^2} = \frac{0.254 \times 0.746}{700 \times 0.5^2} = 0.001083$$

因此回答1~3的构成比分别为：0.280,0.512,0.208。

本法的优缺点：优点是适用范围广，估计值为无偏估计，操作简单，易理解，计算简单。缺点为所需样本量要足够大。

(7) 数量特征敏感问题 RRT 调查的设计与实施：对于数量特征敏感问题如工资外的收入额、逃税的数额等，我们的目标是找出敏感特征数量的平均值。这时用上述的 RRT 技术是无法解决的，需要用数量特征敏感问题 RRT 进行调查，其调查步骤如下。

1) 针对敏感问题提出一个问题：如"你上个月逃税的数额是多少？"。

2) 设计一个与敏感问题无关的随机变量：该随机变量的分布函数是已知的，常用一张随机数字表作随机变量。

3) 设计一个随机装置：如纸箱，布袋等，其中放入小球或卡片，上面写有随机变量的数值，比如把一串随机数字分别写在小球上，并完全混匀。

4) 受试对象回答问题：从研究人群中随机抽取一样本，让每个被调查者在别人看不到的情况下摸球，然后将本人敏感问题特征数值与球上的数值相加或相乘，被调查者将相加或相乘后的结果报告给调查员，并把球放回随机装置中混匀。由于从随机装置中摸到的数字只有被调查者本人知道，故可起到保密的作用。

5) 分析：设被调查者敏感问题特征的数值为 x，随机变量的数值为 y，用 z 来代表 x 与 y 的和，加法模型如下：

$$\mu_x = \mu_z - \mu_y \tag{22-11}$$

$$\mathrm{Var}(\mu_x) = \frac{s_z^2}{n} \tag{22-12}$$

【例 22-4】 欲调查某地区个体工商户每季度逃税情况，拟用加法模型调查，共抽取 20 个个体工商户，所用的随机数字表的均数和方差分别为 160.5 和 243.36，所有调查对象的应答值的平均数为 391.73，方差为 7969.3657，试问该地区个体工商户每季度的平均逃税金额估计为多少？

本例 $n = 20, u_y = 160.5, u_z = 391.73, s_z^2 = 7969.3657$

$$\mu_x = \mu_z - \mu_y = 391.73 - 160.5 = 231.23$$

$$\mathrm{Var}(\mu_x) = \frac{s_z^2}{n} = \frac{7969.3657}{20} = 398.4785$$

所以该地区个体工商户每季度的平均逃税金额估计为 231.23 元.

(8) 随机应答技术应用注意事项

1) RRT 样本的选择一定要遵循随机化原则.

2) 调查员在实施 RRT 前必须经过严格的培训,应能完全掌握 RRT 的原理及实施方法,并能对应答者作必要的讲解. 调查员还需严格遵守伦理道德.

3) 对被调查对象要作详细的解释,让他们理解 RRT 能够保密的原理,否则 RRT 使用效果不佳.

4) 随机装置设计应保证运作时不被别人看到,具体操作时被调查者答题后必须把球或卡片放回并混匀.

5) 非敏感问题的设计要科学合理,其可能的答案应与敏感问题相同或相近,不会导致泄密.

6) 不同的 RRT 模型适合不同的敏感问题调查,应根据实际情况选择合适的 RRT 的模型.

7) RRT 的样本量一般要求较多,否则结果的误差会较大或出现不可解释的结果.

2. 德尔菲专家咨询法调查技术

(1) 德尔菲法概述:德尔菲法(Delphi Method)又称德尔菲法,或专家调查法,是用书面形式广泛征询专家意见以预测某项专题或某个项目的未来发展. 它是利用专家的知识、经验、智慧等无法数量化的模糊性信息,通过通信或其他匿名方式进行信息交换,逐步地取得较一致的意见,是一种预测、评价和收集意见的方法.

Delphi 是一处古希腊遗址,是传说中神谕灵验、可预卜未来的阿波罗神殿的所在地. 美国兰特公司在 50 年代与道格拉斯公司协作,研究如何通过有控制的反馈以更好地收集和改进专家意见的方法时,以"Delphi"命名,Delphi 法因此得名.

德尔菲法是在专家个人判断法的基础上发展起来的一种新型直观的预测方法. 很多决策方法,尤其是不能用定量方法解决的一些问题决策,通常采用德尔菲法. 随着德尔菲法不断地被应用和改进,人们也不仅仅把它用于预测. 经典管理科学中,人们认识到需要把主观信息(风险分析)直接结合到社会所面临的复杂问题(如环境、保健、运输等)的处理模式中,所以在这些领域也开始使用德尔菲法. 20 世纪 60 年代后,德尔菲法开始在医学和公共卫生领域中应用,包括护理研究、临床研究、流行病学研究、卫生经济学评价以及医疗服务的质量指标体系的建立等.

德尔菲法主要通过专家的判断解决以下一些问题:①用常用的分析方法无法解决,必须通过集体主观判断做出决策的问题.②对同一问题每个人之间的体验和见解均不同时.③由于一些原因无法召开多次会议时.④个体之间对同一问题的观点差别太大有必要采用匿名的方式达成共识.⑤需要保持参加者的多种成份,提出各种不同意见,避免因权威作用或人数众多而压倒其他意见.

德尔菲法的主要特点:①匿名性:德尔菲法采用匿名函询的方式征求意见. 即每位专家的分析判断是在背靠背的情况下进行的,应邀参加预测的专家互不相见,消除了不良心理因素对专家判断客观性的影响,有利于各种不同的观点得到允分的发表.②信息反馈性:德尔菲法实施过程中,要进行两轮或两轮以上现场或发函征询.收集每一轮的资料做出统计、汇总,作为反馈材料发给每一位专家,供下一轮咨询时参考,为专家提供了解舆论和修改意见的机会.专家们从多次的反馈资料中进行分析选择,参考有价值的意见,深入思考,反复比较,有利于提出更好的预测意见.③统计推断性:为了科学地综合专家们的意见和定量表示咨询的结果,德尔菲法采用统计方法对专家意见进行处理,专家意见逐渐趋于一致,预测值趋于收敛.

对于 Delphi 法一直存在争论和改进,即使在应用很多年以后,对它所带有的直观性仍有不少学者怀疑它的可靠性.但问题是表示不满的人们也没有提出任何实际的解决方法.在没有其他具有理论根据的更好的方法之前,Delphi 法仍然是一种可广泛使用的方法.

(2) 德尔菲法的实施:德尔菲法用于预测、评价和收集意见的咨询表中的研究项目不同,统计方法也不尽相同,但其基本的实施过程是相似的.德尔菲法用于咨询时主题应明确,使熟悉该专题的专家能清晰地理解问题的性质、内容和范围,其次要找到一批经验丰富而又熟悉该专题的专家,特别是这些专家中具有代表性的人物.

1) 成立组织小组:小组的主要任务是:拟订项目评估、预测主题,编制以通信方式咨询专家的评估、预测问题表,选择专家,依据专家几个轮回完成的咨询表,对专家提出的意见及结果进行一系列的整理统计分析等工作.

2) 选择专家组:挑选专家是 Delphi 法成败的一个重要问题.一般认为要从与研究主题相关的各个分支学科中选择有一定经验的、对研究感兴趣的专家.专家成员选择不当,一方面会增加评价中的偏倚;另一方面又会导致轮回之间应答率的下降.专家选择的基本原则是必须突出广泛性、代表性和权威性,兼顾相关专业领域和地域分布.专家人数的确定要根据研究的主题和课题要求达到的精确性而定,一般情况下,评估或预测的精度与随着专家人数的增加而精度提高.在选择专家时,不仅要看专家的专业知识,还应首先把专家咨询表寄发给每位专家,询问他们是否能坚持完成该项目的评估.

3) 编制专家咨询表:按评价内容的层次、评价指标的定义、必需的填表说明,编制咨询表格.咨询表问题或项目应简洁准确集中,而通常专家的每一个意见应定量化.

4) 分轮咨询:一般需要经过 3~4 轮咨询.第一轮:征询有关的应预测事件:将咨询表发给各位专家,让他们根据自己的知识经验和对评价对象的了解情况,填写表格,收回表格后组织者要立即进行整理归类,然后提出预测事件的新的咨询表,再分发给专家.第二轮:征询对事件的评估:这一轮要求专家根据咨询表中所列的事件给出自己的估计同时要说明理由.收回咨询表后,要对专家的评估意见进行归类处理,将整理后的数据设计在新的咨询表中,作为第三轮调查表反馈给专家.第三轮:专家根据反馈信息,再一次做出判断并提出修改意见.若经过三轮调查后,绝大多数预测已经在中位数附近,则无需再做下一轮调查;若预测的离差程度很大,则有必要做第四轮甚至第五轮问卷调查,以获得较一致的预测.

(3) 德尔菲法研究结果的统计分析:首先对专家的性别、年龄、职务或职称、从事专业的年限等个人特征进行描述性分析,以了解专家的基本情况,便于说明参加该项目评估、预测专家的水平以及结果的可信与可靠程度.然后计算专家的积极系数、专家意见的集中程度、协调系数以及专家权威程度系数等.除了统计指标外还可使用统计表和统计图,如:包括各事件或项目及其中位数四分位数的表格;直方图、楔形图、在四分位点截断的楔形图和在不同概率水平上所作的预测图示等.

1) 专家的积极系数:专家的积极系数即调查表的回收率和每个问题的应答率,说明专家对该研究项目的关注、了解程度.

2)专家意见的集中程度:专家对各指标相对重要性的意见集中程度,一般从评分平均值、评分比重、最高评分频度等几个侧面加以描述.

评分平均值:即专家对每项方案或项目的评分的平均值.

评分比重:某方案所得到全体专家的评分在全体专家给全部方案的评分总和中所占比重.

最高评分频度:给某方案最高分数的专家在全体专家中所占的比重.

3)专家意见的协调程度:这是一项重要指标,它反映专家意见的收敛情况.包括专家意见协调程度、变异系数、协调系数及其卡方检验等分析内容.下面重点介绍协调系数和变异系数.

专家协调系数计算公式为:

$$W = \frac{12}{m^2(n^2-n) - m\sum_{i=1}^{m} T_i} \sum_{j=1}^{n} d_j \qquad (22-13)$$

式中,W 为专家协调系数,n 为指标数,m 为专家人数,d_j 为第 j 个指标的各专家评分等级和与所有指标专家评分等级和总和的均值之差,

式中 T_i 为:$T_i = \sum (i_L^3 - i_L)$,i_L 为专家给不同指标相同评分的指标数,L 为专家给指标相同评分的等级数.

变异系数由 j 方案的专家打分的标准差,计算 j 方案评价的变异系数,即 j 方案评分平均值和标准差代入公式求得变异系数.j 方案的变异系数越小,专家们的协调程度越高,专家们的意见越收敛,表示德尔菲法征询反馈过程已近完成.

4)专家的权威程度:专家的权威程度用专家权威系数(Cr)来表示,专家权威系数一般由两个因素决定,一个是专家对问题作出判断的依据,用 Ca 表示;一个是专家对指标的熟悉程度系数,用 Cs 表示.权威程度=(判断系数+熟悉程度)/2,即 $Cr = (Ca + Cs)/2$.专家的权威程度以自我评价为主.专家的权威程度与预测精度呈一定的函数关系,一般来说,预测精度随着专家权威程度的提高而提高.

5)某项指标权重值平均数及偏差:如果专家评价的是指标的权重,则需将指标权重平均数及偏差反馈给各位专家,开始第二轮意见征询,以便确定专家们对这个权重值平均数同意和不同意的程度.

指标权重值的平均数:

$$M(W_i) = 1/n \sum W_{ij} \qquad (22-14)$$

式中 M 为权重值的平均数;i 为第 i 项指标;W_i 为第 i 项指标的权重值;$M(W_i)$ 为第 i 项指标权重值的平均数.W_{ij} 为第 j 项专家对第 i 条指标给出的权重值.

每一专家给出的权重值与权重值平均数的偏差:

$$\Delta ij = W_{ij} - M(W_i) \qquad (22-15)$$

式中 Δij 表示与权重值平均数的偏差.

(4)德尔菲法的局限性:相对于其他主观评价预测法,德尔菲法轮回时间较长,不宜用于对时间要求紧迫的课题,尤其是在临床应用时对于病情紧急、预后差的患者.德尔菲法难以避免主观因素,专家对评价、预测对象的看法,受其学识、评价尺度及兴趣等主观因素的制

约,也有专家为了能够迅速达到评价或预测的一致性而主观趋向于平均数或中位数.此外,有些研究人员为了达到预期的目标在编制专家咨询表时加入了自己的主观意志.

(5) 德尔菲法实施各环节中的应注意事项

1) 组织领导小组应对德尔菲法原理和所研究主题的学科相关知识有深入了解,在实施时注意研究偏倚.

2) 编制专家咨询表时,先要对德尔菲法作出简要介绍;对问题的要求参照调查研究的问卷设计,留出一定的空间以便专家阐明自己的意见和依据问题,问题不超过 50 个.

3) 选择专家时,专家特征要力求多样化,调查前应征得专家同意,在调查过程中尽量为专家提供方便防止专家退出和失访.

4) 在征询时应重视专家的分歧意见并使其他专家了解分歧的原因;在反馈时可以考虑取消中位数以防止专家只是简单地向中位数靠拢;尽可能缩短轮回征询的时间.

3. 访谈技术

访谈是医学研究中广泛应用的资料收集方法之一,这种方法包括由研究者向被访者或应答者提出一系列问题,从中了解调查对象的态度、信念、看法等.访谈既可以作为一种独立的研究方法,也可以作用于其他研究方法中用于收集资料.

(1) 访谈法的概念:访谈法是一种研究性的交谈,是研究者通过口头谈话的方式从被研究者那里收集第一手资料,是社会科学研究中一个十分有用的研究方法.而访谈技术是指调查人员为了获得准确可靠的研究资料,运用科学的访问方式,引导调查对象谈出研究所需要的情况、所运用的技巧和策略.

(2) 访谈法分类:访谈法可按对访谈结构的控制程度、访谈对象的数量以及接触时间的不同进行分类.

1) 结构型访谈和无结构型访谈:结构型访谈又称为标准化访谈,是指研究者按照自己事先设计好的、具有固定结构的统一调查表或问卷进行访谈.访谈员依据设计好的调查表,逐项向被访者询问,并将其回答填入调查表中.在访谈中,要求访谈员选择访问对象的标准和方法、所提的问题、提问的方式和顺序以及对被访者回答的记录方式等都保持相同.

无结构型访谈又称为非标准化访谈,它事先不制定统一的调查表或问卷,而是按照一个主题,由访谈员与被访者在这个范围内进行自由交谈,它能够比较灵活地变换提问的顺序和方式,对于被访者不理解或理解不正确的地方可以加以说明、解释.调查员对于回答中出现的重要线索可以适当地离开提纲加以追问.无结构访谈可获得访谈对象丰富的资料,总结出概况性的结论.

2) 个人访谈和集体访谈:个人访谈是指一个访谈者与一个被访者面对面进行交谈,并将结果记录下来.被访者有时也称为重要知情人.个人访谈可以是结构型的,也可以是非结构型的.医学中常用的访谈是非结构型访谈.集体访谈是指调查者邀请若干调查对象,通过集体座谈的方式搜集有关资料的方法.由于集体访谈是对若干个调查对象的调查,因此它所获得的资料更为广泛,而且由于与会者互相启发和补充,使获得的资料更完整准确.

3) 直接访谈和间接访谈:直接访谈就是访谈者与被访者之间进行面对面的交谈.它是访谈调查中一种最常用的收集资料的方法.间接访谈是指访谈者与被访者不直接见面,借助于某种工具对被访者进行访问.例如,通过电话、书面问卷、网络等工具向被访者进行访谈.

(3) 访谈前的准备:由于访谈是一种社会交往过程,调查者只有在社会互动中与被调查者建立起相互信任、相互理解的关系,才能使被调查者愿意积极提供资料.被调查者都是有思想、有情感、有心理活动的个性化的人，他们一般不会主动向"陌生人"提供资料，这就需要调查考认真地做好访谈前的准备工作，与被调查者建立起良好的关系．

1）选择适当的访谈方法，准备好问卷或访谈提纲：访谈准备工作的第一步是根据研究目的选择适当的访问方法．如果研究的目的是验证某种假设或要获得多数人的某种反应，一般选择结构型访谈，并必须设计好统一的调查表或问卷；若是探索性研究，一般选择非结构性访谈，同时必须有一份详细的访谈提纲，提纲内容主要包括谈话目的、谈话步骤、谈话对象、问题设计等，并且要将访谈提纲具体化为一系列访谈问题．

2）要了解被访者的一般情况，并将调查主题事先通知调查对象：在访谈开始前，访问员对被访者的情况应有初步的了解．要对被访者的性别、年龄、职业、文化水平等，对于正确地准备访谈问题、选择恰当的访谈方法和灵活地运用访谈技巧等都具有重要的意义．为了访谈的成功，访问员还应尽可能事先将调查目的和主题等通知调查对象，以求得调查对象的支持．

3）要选好访谈的具体时间、地点和场合：为了访谈的顺利进行，为了提高访谈调查的质量和效率，必须正确地选择访谈的时间、地点和场合．一般地说，访谈的最佳时间是被访者工作、劳动不太繁忙的时候；访谈地点和场合的选择，要以有利于被访者准确回答问题为原则：一般说来，有关个人或家庭方面的问题则以在家里访谈为宜，有关工作方面的问题，以在工作地点访谈为宜，这样有利于取得较融洽的访谈气氛，也有利于被访者寻找或核查准确回答问题的有关背景材料．

4）准备访谈所需的材料与工具：访谈前要对访谈内容所涉及领域的相关知识有个充分的了解，对有关材料作充分的准备，如访谈记录表、各种证明材料、证件、录音机、录音笔、摄像机等．

（4）访谈过程的控制

1）作自我介绍与访谈介绍．访谈员在接近被访者时，首先要做自我介绍，然后要说明来访的目的以及为什么进行这次访谈，进而强调本研究的重要性，请求他的支持与合作．目的是消除被访者的顾虑，建立起融洽的谈话氛围．

2）提问要清楚明确．每个所提问题都应简单明了，尽量避免使用深奥的、抽象的专业术语．在提问的过程中，发问要自然顺畅．先提出容易回答、不需要思考的一些问题，等到被访者进入谈话状态后再提出一些复杂的、敏感的或需要思考的一些问题．对被访者的跑题，以及转换话题和追问等，要根据当时的情境，及时而自然地进行控制．

3）要耐心听取回答，不要给予任何评价．访谈人员发问后，要有礼貌地、耐心地倾听被访者的陈述，边听边记录．访谈人员对所提的问题要保持客观、公正的立场，当被访者对问题不理解或理解错误时，访谈人员可以重复问题或适当解释，但不能给予任何暗示．在访谈过程中访谈员要适当地给予积极的反馈，如使用"是"、"明白了"、"请继续说"等非指导性的话语，鼓励被访者继续讲下去．

4）积极维持被访者的访谈动机．被访者的合作是访谈能够成功的必要条件．访谈员发问的语气和态度要亲切诚恳，尽可能地调动被访者回答问题的兴趣，建立轻松融洽的谈话气氛．

5）注意非语言交流．访谈是通过语言交流传递信息的，但是除了语言之外，目光、表情、姿态等非语言形式也能表达某种意义．在访谈中适当地应用这些非语言形式通常能达到较好的访谈效果，如点头、微笑、和被访者目光接触都可以鼓励被访者继续讲下去．

（5）作访谈记录的基本要求

1）访谈过程中要随问、随听、随记，以免遗忘有关信息．

2) 要逐字逐句记录,尽量记录被访者的原话,不要添油加醋.

3) 少作概括性的记录,不要对被访者的回答内容作摘要,以免掺入主观成份.

4) 访谈记录表上要写明访谈员的姓名、访谈日期、时间、地点等资料,以便于分析查证.

5) 访谈记录中除了被访者的问答外,追问、评注、解释、访谈情境和特殊事件的描述等都需要加括号,以示区别.

4. 特殊的抽样方法

尽管只有在概率抽样时才会对总体作出较精确的估计,但如果抽样总体并不能明确地定义的情况下,只能采用非概率抽样(non-probability sampling). 此外,在某些探索性研究中,也通常采用非概率抽样. 非概率抽样是一种非随机抽样方式,它不遵循随机化原则,而主要依据研究者的意愿、判断或方便程度等条件来抽取调查对象.

非概率抽样方法简便易行、花费小,能及时得到有用的资料,没有概率抽样的复杂性. 而且很多时候,组织较好的非概率抽样也能达到预期的研究目标. 在大规模现场调查中,经常将概率抽样与非概率抽样结合起来使用,可以更合理、更有效地推断总体情况. 下面介绍四种常用的非概率抽样方法.

(1) 意图抽样(purposive sampling):又称目的抽样,是研究者根据研究目标和对实际情况的主观判断来选择和确定调查对象的方法. 例如,在研究流动人口卫生服务时,可有目的地选择流动人口居住比较集中的乡镇作调查. 一些特殊人群,如吸毒者吸毒的过程和原因、同性恋以及艾滋病患者的知信性调查等,也常常采用这种抽样方法.

(2) 偶遇抽样(accidental sampling):又称方便抽样(convenience sampling),是调查者使用最为便利的方式来选取样本的一种抽样方法,可以是抽取偶然遇到的人或者最容易找到的人作为调查对象,如站在校门口遇到的学生、医院门口遇到的病人等. 这种抽样方法简单易行,但不能说对总体有代表性. 因此,偶遇抽样一般多用于探索性的调查,以及在应用这种抽样方法的研究中研究者不介意或不要求样本代表性.

(3) 配额抽样(quota sampling):又称定额抽样,是一种非随机的按比例分层抽样方法,即先将要研究的人群按某种特征或属性划分成若干组,然后按照一定的数额或比例从每组人群中任意选择一定数量的个体作为调查对象. 该抽样方法与分层抽样的区别是,不是在层中随机抽样,而是由研究者配额,因此可以在每层中应用立意抽样或方便抽样方法来选取样本.

配额抽样方法的优点是简单易行,耗费较小,不需要抽样框架,可以在短期内完成;但是该方法在代表性、抽样偏性控制以及现场工作的严格要求方面都是有限的. 因而,配额抽样本身并非随机抽样,并不应期望获得随机样本资料.

(4) 雪球抽样(snowball sampling):又称滚雪球抽样(roll snowball sampling),当我们无法了解总体情况时,可以从少量研究个体着手,让他们介绍其他更多符合条件的调查对象,如让在上海的广东人介绍其他的广东人,以研究居住在上海的广东籍人的鼻咽癌发病率,如此反复,就像在雪地上滚雪球,雪球越滚越大,直到调查量符合要求为止. 雪球抽样常用于缺少抽样框架、无法进行概率抽样时,以及目标总体不明或用其他的方法难以找到调查对象时. 该方法的优点是方便快捷,可在短时间内发现更多的调查对象;缺点是容易得到具有某些共同特征的个体,导致结论偏性,此外,每个单位被抽中的机会不均等,难以用来推断目标总体的特征.

22.2 现场(市场)调查中的轮廓分析
The Profile Analysis in Field (Market) Survey

在用同一份调查问卷对两组或多组不同的人群进行调查分析时,若想从整体的角度比较两组或多组人群之间有无差异性,或一个因素多水平的多次重复测量在同一指标下的结果之间有无差异性等问题,就要用到轮廓分析(profile analysis).轮廓分析是比较两组或多组多变量均数向量的轮廓是否相等,是均数向量比较的一个特例.下面介绍两组多变量均数比较的轮廓分析.

1. 数据结构

若有两组群体在 k 个问题(也可以是 k 个指标)下的调查问卷结果(或重复测量结果),则可得轮廓分析的数据结构,如表 22-1 所示.

表 22-1 轮廓分析的数据结构

对象		第一组			对象		第二组		
编号	问题1	问题2	…	问题k	编号	问题1	问题2	…	问题k
1	b_{11}	b_{12}	…	b_{1k}	1	b_{11}	b_{12}	…	b_{1k}
2	b_{21}	b_{22}	…	b_{2k}	2	b_{21}	b_{22}	…	b_{2k}
…	…	…	…	…	…	…	…	…	…
n_1	$b_{n_1 1}$	$b_{n_1 2}$	…	$b_{n_1 k}$	n_2	$b_{n_2 1}$	$b_{n_2 2}$	…	$b_{n_2 k}$

2. 轮廓分析的方法与原理

对于类似表 22-1 的实际问题,要进行轮廓分析主要有以下几个方面.

(1) 平行检验:设 C 为轮廓对比矩阵(parallel contrasts),即 C 是 k 行 k 列的矩阵,且具有以下形式:

$$C = \begin{pmatrix} -1 & 1 & 0 & \cdots & 0 & 0 \\ 0 & -1 & 1 & \cdots & 0 & 0 \\ 0 & 0 & -1 & \cdots & 0 & 0 \\ \vdots & & & & & \vdots \\ 0 & 0 & 0 & & -1 & 1 \end{pmatrix}$$

平行检验的目的是检验两个总体的轮廓是否为平行轮廓(parallel profile),即:
$H_0: C_{\mu 1} = C_{\mu 2}$,$H_1: C_{\mu 1} \neq C_{\mu 2}$,计算的 Hotelling T^2 与 F 统计量为:

$$F = \frac{n_1 + n_2 - m}{(n_1 + n_2 - 2)(m - 1)} T^2, \nu_1 = m - 1, \nu_2 = n_1 + n_2 - m \tag{22-16}$$

其中:$T^2 = \frac{n_1 n_2}{n_1 + n_2}(\bar{X}_1 - \bar{X}_2)'C'(CS_C C')^{-1}C(\bar{X}_1 - \bar{X}_2)$

(2) 相合检验:平行检验的目的是检验两个总体的轮廓在平行的前提下是否为重合轮廓(coincident profile),即:$H_0: \sum \mu_{1i} = \sum \mu_{2i}$,$H_1: \sum \mu_{1i} \neq \sum \mu_{2i}$,检验方法用单变量 t 检验,计算的统计量为:

$$t = \frac{\left|\sum \bar{x}_{1i} - \sum \bar{x}_{2i}\right|}{\sqrt{(\frac{1}{n_1} + \frac{1}{n_2})(\sum \sum s_{ij})}}, \nu = n_1 + n_2 - 2, i = 1, 2, \cdots, m \qquad (22\text{-}17)$$

其中：$\left|\sum \bar{x}_{1i} - \sum \bar{x}_{2i}\right|$ 为矩阵 $(\bar{x}_1 - \bar{x}_2)$ 中所有数值合计的绝对值，$\sum \sum s_{ij}$ 为合并协方差矩阵 s_c 中所有数值的合计.

(3) 水平轮廓检验：在两个总体的轮廓重合的假定下，两组多变量数据视为一个总体，合并后的总体均数 $\mu' = (\mu_1, \mu_2, \cdots, \mu_m)$. 设 $\bar{x}$, s 分别为两组样本合并后的均数向量和协方差矩阵，C 为重复测量的对比矩阵，即 C 是 k 行 k 列的矩阵，且具有以下形式：

$$C = \begin{pmatrix} 1 & -1 & 0 & \cdots & 0 & 0 \\ 1 & 0 & -1 & \cdots & 0 & 0 \\ 1 & 0 & 0 & \cdots & 0 & 0 \\ \cdots & \cdots & \cdots & \cdots & \cdots & \cdots \\ 1 & 0 & 0 & & 0 & -1 \\ 1 & 0 & 0 & & 0 & 0 \end{pmatrix}$$

水平轮廓检验的目的是检验两个总体的轮廓是否为水平直线轮廓（level profile），即：$H_0: C_\mu = 0, H_0: C_\mu \neq 0$，计算的统计量为：

$$F = \frac{n_1 + n_2 - m}{(n_1 + n_2 - 2)(m - 1)} T^2, \nu_1 = m - 1, \quad \nu_2 = n_1 + n_2 - m + 1 \qquad (22\text{-}18)$$

其中：$T^2 = (n_1 + n_2)(c\bar{x})'c'(csc')^{-1}(c\bar{x})$.

3. 实例分析

【例 22-5】 在爱情和婚姻的调查中，对一个由 30 名丈夫和 30 名妻子组成的样本进行了问卷调查，请他们回答以下几个问题：你对伴侣的爱情的"热度"感觉如何？伴侣对你的爱情的"热度"感觉如何？你对伴侣的爱情的"可结伴"水平感觉如何？伴侣对你的爱情的"可结伴"水平感觉如何？

回答采用没有、很小、有些、很大和非常大 5 个等级，得到结果如表 22-2（x_1-x_4 分别对应 4 个问题的答案分值）.

表 22-2 配偶对爱情与婚姻的调查数据

编号	丈夫对妻子				妻子对丈夫			
	x_1	x_2	x_3	x_4	x_1	x_2	x_3	x_4
1	2	3	5	5	4	4	5	5
2	5	5	4	4	4	5	5	5
3	4	5	5	5	4	4	5	5
4	4	3	4	4	4	5	5	5
5	3	3	5	5	4	4	5	5
6	3	3	4	5	3	3	4	4
7	3	4	4	4	4	3	5	5
8	4	4	5	5	3	4	5	5
9	4	5	5	5	4	4	5	4

续表

编号	丈夫对妻子				妻子对丈夫			
	x_1	x_2	x_3	x_4	x_1	x_2	x_3	x_4
10	4	4	3	3	3	4	4	4
11	4	4	5	5	4	5	5	5
12	5	5	4	4	5	5	5	5
13	4	4	4	4	4	4	5	5
14	4	3	5	5	4	4	4	4
15	4	4	5	5	4	4	5	5
16	3	3	4	5	3	4	4	4
17	4	5	4	4	5	5	5	5
18	5	5	5	5	4	5	4	4
19	5	5	4	4	3	4	4	4
20	4	4	4	4	5	3	4	4
21	4	4	4	4	5	3	4	4
22	4	4	4	4	4	5	4	4
23	3	4	5	5	2	5	5	5
24	5	3	5	5	3	4	5	5
25	5	5	3	3	4	3	5	5
26	3	3	4	4	4	4	4	4
27	4	4	4	4	4	4	5	5
28	3	3	5	5	3	4	4	4
29	4	4	3	3	4	4	5	4
30	4	4	5	5	4	4	5	4

【分析】　本研究的目的是比较丈夫对妻子以及妻子对丈夫两组人群的回答有无差异性,可用轮廓分析.

【操作】　在 SPSS 中输入数据,如图 22-1 所示.

(1)点击 Analyze→General Linear Model→Repeated Measures,出现了 Repeated Measures Define Factor 对话框.

(2)在 Within-subject Factor Name 中填入 factor(1)(默认)→Number of Levels 填入 4→Add.

(3)点击 Define,出现了 Repeated Measures 对话框,在 Within-Subjects(factor1)中填入 X_1, X_2, X_3, X_4,在 Between-Subjects Factor(s)中填入 group.

(4)当需要作轮廓图时,可点击 Repeated Measures 对话框中的 Plots,在 Horizontal Axis 中

	subject	group	x1	x2	x3	x4
1	1	1	2	3	5	5
2	2	1	5	5	4	4
3	3	1	4	5	5	5
4	4	1	4	3	4	4
5	5	1	3	3	5	5
6	6	1	3	3	4	5
7	7	1	3	4	4	4
8	8	1	4	4	5	5
9	9	1	4	5	5	5
10	10	1	4	4	3	3
11	11	1	4	4	5	5
12	12	1	5	5	4	4
13	13	1	4	4	4	4
14	14	1	4	3	5	5
15	15	1	4	4	5	5
16	16	1	3	3	4	5
17	17	1	4	5	4	4
18	18	1	5	5	5	5
19	19	1	5	5	4	4
20	20	1	4	4	4	4
21	21	1	4	4	4	4
22	22	1	4	4	4	4
23	23	1	3	4	5	5

图 22-1　输入数据

factor1 填入,在 Separate Lines 中填入 group,将 factor1*group 选入 Plots.

(5)最后点击 OK.

【结果及解释】 部分结果如下:

Multivariate Tests[b]

Effect		Value	F	Hypothesis df	Error df	Sig.
factor1	Pillai's Trace	.305	8.188[a]	3.000	56.000	.000
	Wilks' Lambda	.695	8.188[a]	3.000	56.000	.000
	Hotelling's Trace	.439	8.188[a]	3.000	56.000	.000
	Roy's Largest Root	.439	8.188[a]	3.000	56.000	.000
factor1 * group	Pillai's Trace	.121	2.580[a]	3.000	56.000	.063
	Wilks' Lambda	.879	2.580[a]	3.000	56.000	.063
	Hotelling's Trace	.138	2.580[a]	3.000	56.000	.063
	Roy's Largest Root	.138	2.580[a]	3.000	56.000	.063

a. Exact statistic
b. Design: Intercept+group
   Within Subjects Design: factor1

上表为平行检验结果：$F=2.580$, $P=0.063$,说明夫妻两组人群在4个问题上的回答情况是平行的,但不相等即不是线性的.

Tests of Between-Subjects Effects

Measure: MEASURE_1
Transformed Variable: Average

Source	Type III Sum of Squares	df	Mean Square	F	Sig.
Intercept	4258.838	1	4258.838	6963.004	.000
group	.938	1	.938	1.533	.221
Error	35.475	58	.612		

上表为相合检验结果：$F=1.533$, $P=0.221$,说明夫妻两组人群在4个问题上的回答情况虽平行但不重合.

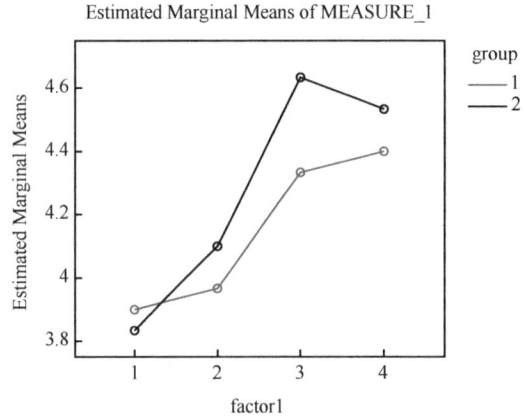

图 22-2 输出的轮廓图
1 组(group 1)丈夫对妻子；2 组(group 2)妻子对丈夫

从分析结果并结合轮廓图(图 22-2)可以看出,丈夫对妻子以及妻子对丈夫的回答在 $\alpha=0.05$ 检验水准上差异无统计学意义,但 4 个指标的轮廓水平性检验来看,差异有统计学意义,再从各个指标的均数来看,后 2 个指标较前 2 个指标得分偏高.

【引申】 如果是多组人群进行比较,可以点击 Post Hoc,进行向量间的两两比较.

22.3 现场(市场)调查中的多维列联表分析
Multidimensional Contingency Table Analysis in Field (Market) Survey

在生物医学研究中,往往遇到定性资料,如果某项研究涉及的定性变量个数大于 2,并且用列联表的形式表现出来,则称该列联表为多维列联表(multidimensional contingency tables). 多维列联表的维数由原因和结果变量的个数共同决定,且依据结果变量的性质将多维列联表分为以二值变量作为结果变量的多维列联表、结果变量为多值有序变量的多维列联表和结果变量为多值名义变量的多维列联表.

1. 多维列联表资料统计分析方法的选择

对于多维列联表资料统计分析方法的选择主要依据研究目的,同时还要考虑结果变量的性质. 对于结果变量为二值变量的多维列联表,通常可选用 CMH χ^2 检验、多重 logistic 回归分析以及对数线性模型等方法. 对于结果变量为二值变量的三维列联表还可选用加权 χ^2 检验、MH χ^2 检验或 CMH χ^2 检验. 加权 χ^2 检验通过消除掉一个原因变量对结果变量的影响,考察另一个原因变量与结果变量之间是否独立,而 MH χ^2 检验或 CMH χ^2 检验则是通过消除掉一个原因变量对结果变量的影响,计算优势比(odds ratio,OR)或相对危险度(relative risk,RR)并对其进行假设检验. 对于结果变量为多值有序(或多值名义)变量的多维列联表资料,若研究者考察资料的整体情况,则应选用结果变量为多值有序变量的多维列联表资料的统计分析方法. 一般可选择 CMH 校正秩和检验或有序变量多重 logistic 回归分析.

2. 加权 χ^2 检验

在三维列联表资料中,通常有 2 个自变量(影响因素)和 1 个因变量(即指标分组变量),此三维表可以看成是按某一影响因素分层的多个四格表. 由于各四格表资料的内部构成可能不同,有人提出用各分表频数的倒数作为权重,多各分表的阳性率之差进行加权,从而构造出一个 χ^2 统计量用于检验未合并的那个因素对因变量是否有显著性影响. 但是,这样就无法回答被合并掉的那个因素对因变量是否有显著性影响,只是在评价另一个因素的作用大小时将其影响扣除而已.

在统计分析过程中,把研究人群根据某特征或因素将资料分为不同层,表 22-3 表示第 i 层四格表资料,则加权 χ^2 检验公式为:

表 22-3 多维列联表资料分层整理表

因素或特征	i 层的情况		合计
	阳性数	阴性数	
有	a_i	b_i	n_{1i}
无	c_i	d_i	n_{0i}
合计	m_{1i}	m_{0i}	t_i

$$\chi^2_{加权} = \bar{d}^2/V_{\bar{d}}, \quad df = 1 \tag{22-19}$$

$$\bar{d} = \frac{\sum [(a_i d_i - b_i c_i)/t_i]}{\sum (n_{1i} n_{0i}/t_i)} \tag{22-20}$$

$$V_{\bar{d}} = \frac{\sum [(n_{1i} n_{0i} m_{1i} m_{0i})/t_i^3]}{[\sum (n_{1i} n_{0i}/t_i)]^2} \tag{22-21}$$

【例 22-6】 为研究心肌梗死与近期口服避孕药的关系,研究者采用病例对照研究方法调查了 234 名心肌梗死病人与 1742 名对照者口服避孕药情况,资料见表 22-4 考虑到年龄与口服避孕药的行为有关,可能是个混杂因素,故按年龄将研究对象分层,请在控制年龄因素影响的条件下,考察服药与心肌梗死的关系.

表 22-4 心肌梗死与近期口服避孕药关系的调查结果

年龄分层	服药与否	病例数	对照数
25~	服药	4	62
	不服	2	224
30~	服药	9	33
	不服	12	390
35~	服药	4	26
	不服	33	330
40~	服药	6	9
	不服	65	362
45~	服药	6	5
	不服	93	301

将有关数据代入式(22-19)~式(22-21),得:

$$\bar{d} = \frac{(4 \times 224 - 62 \times 2)/292 + \cdots + (6 \times 301 - 5 \times 93)/405}{66 \times 226/292 + \cdots + 11 \times 394/405} = 0.1249$$

$$V_{\bar{d}} = \frac{66 \times 226 \times 6 \times 288/292^3 + \cdots + 11 \times 394 \times 99 \times 306/405^3}{(66 \times 226/292 + \cdots + 11 \times 394/405)^2} = 0.000448$$

$$\chi^2_{\text{加权}} = 0.1249^2/0.000448 = 34.81$$

说明心肌梗死与近期口服避孕药之间存在关联,但年龄本身的影响有多大却不知道.

3. MH χ^2 检验

在前述问题中,如果各层的 OR 值接近或相同时,说明各层是同质的(各层的 OR 是否同质,可用 Woolf 的齐性检验发检验,此处不做介绍),此时可以合并估计服药与不服药发病的比数比 OR,并对它作显著性检验,即采用 Mantel-Haenszel 提出的公式:

$$OR = \frac{\sum (a_i d_i / t_i)}{\sum (b_i c_i / t_i)} \tag{22-22}$$

$$\chi^2_{MH} = \frac{[\sum (a_i d_i - b_i c_i)/t_i]^2}{\sum n_{1i} n_{0i} m_{1i} m_{0i}/(n-1)/n^2}, df = 1 \tag{22-23}$$

4. CMH χ^2 检验

CMH 统计分析(Coehran-Mantel-Haenszel Statistics)也称为 CMH 校正的秩和检验,CMH 作为扩展的 MH 检验,从一定意义上讲,是一种概括统计方法,它在考虑多中心(或分层)试验混杂因素影响的前提下,根据 s×r 表格中行变量与列变量的属性不同,给出三种检验统计量. 当行变量与列变量均为有序变量时,给出非零相关统计量(nonzero correlation);当行变量为无序变量而列变量为有序变量时,给出行平均秩分差异统计量(row mean scores differ),即方差分析统计量;当行变量与列变量均为无序变量或行变量是有序变量列变量为无序变量时,给出一般联系统计量(general association).

当结果变量为二值变量时,用 CMH 检验得出的以上 3 个统计量数值相等,CMH χ^2 即第 3 种统计量. 其检验假设的步骤如下:H_0,每层中原因变量和结果变量之间不存在关联;H_1,至少有一层原因变量和结果变量之间存在某种关联. 当仅有一层时,该 CMH 统计量与 Pearson χ^2 统计量的关系为:$\chi^2_{CMH} = [(n-1)/n]\chi^2$,其中 n 为总例数;当有多层时,该统计量为层修正的 Pearson χ^2 统计量. 当然,相似的校正也能够通过对各层 Pearson χ^2 统计量求和而得到,但是这种校正方法需要每层的样本含量都要足够大,而 CMH 统计量仅仅需要总的样本含量比较大.

5. 对数线性模型

前面介绍了采用加权等措施合并原因变量的方法处理多维列联表资料,但如果列联表维数较多,且希望将各原因变量对结果变量所产生的影响都明确地显示出来时,加权 χ^2 及 CMH χ^2 分析就不能满足研究的需要了. 如果想系统地评价各变量间的联系及变量间相互作用的大小,对数线性模型(log-linear model)是比较好的分析方法. 交互效应按因素多少可分为两变量间交互效应和多变量间交互效应,它们依次又被称为一阶交互效应、二阶交互效应…,依此类推. 对数线性模型的计算原理与方法详见第 14 章.

6. Logistic 回归分析

对多维列联表资料进行分析时,对数线性模型可以通过考察各分类变量间的交互作用(关联性),深入地探讨多维列联表中各变量之间的关系. 但是在对数线性模型中各变量之间的地位是"平等"的,即没有明确地区分原因变量和结果变量. 如果在多维列联表分析中,想找出对结果变量有影响的变量,并且想了解其影响的大小,那么 Logistic 回归分析将是一种有效的分析方法. Logistic 回归分析的原理与计算方法详见第 4 章.

思考练习 Exercises

1. 随机应答技术有哪些类型?
2. 德尔菲法中反映专家意见协调程度的指标有哪些?
3. 在访谈前应该做好哪些准备工作?
4. 常用的特殊抽样方法有哪些?
5. 多维列联表资料的统计分析方法有哪些,如何选择?
6. 印度教育当局研究大学生中酗酒的流行程度. 如果一个学生在调查前的一个月内饮酒至少 1250 毫升,则称他(她)是一个酗酒者,在这个定义下,从加尔各答市大学生中应用简单抽样方法随机有放回地抽取了 100 名大学生,目标是估计加尔各答大学中酗酒者所

占的比例 π_A. 所用随机化装置为一个装有 60 个卡片的盒子. 盒子中有 45 张卡片上写有问题"在上一个月你是否至少饮酒 1250 毫升?"占全部卡片的比例 $P = 0.75$,剩余的 15 张卡片上写有问题"在上一个月内你是否饮酒少于 1250 毫升?"调查时,在没有调查员观察的情况下,被调查者把盒子中的卡片摇匀后从中随机抽取一张,而后根据所抽到的卡片上的问题如实地回答"是"或"不是". 调查结果是有 28 个人回答了"是",72 个人回答了"不是". 推断酗酒者的比例.

7. 为研究中药治疗慢性气管炎的效果与吸烟的关系,研究者收集了相关资料见表 22-5,考虑到病程与疗效有关,可能是个混杂因素,故按病程将研究对象分层,请在控制病程因素影响的条件下,考察服药与心肌梗死的关系.

表 22-5 某中药治疗慢性气管炎的效果与吸烟的关系

病程(年)	吸烟	治疗效果	
		有效	无效
≤5	是	20	16
	否	29	10
6~10	是	16	14
	否	23	12
11~20	是	14	20
	否	16	14
≥21	是	5	12
	否	6	11

延伸阅读　Further Readings

延读 22-1　方开泰.1989.实用多元统计分析[M].上海:华东师范大学出版社

延读 22-2　葛毅,胡良平.2009.高维列联表资料的统计分析与 SAS 软件实现(一)[J].中西医结合学报,7(11):131~134

延读 22-3　葛毅,胡良平.2009.高维列联表资料的统计分析与 SAS 软件实现(二)[J].中西医结合学报,7(12):159~164

延读 22-4　郭秀花.2005.实用医学调查分析技术[M].北京:人民军医出版社

延读 22-5　郭秀花.2009.医学现场调查技术与统计分析[M].北京:人民卫生出版社

延读 22-6　胡良平.2000.现代统计学与 SAS 应用[M].北京:北京军事医学科学出版社

延读 22-7　柯惠新,丁立宏.2000.市场调查与分析[M].北京:中国统计出版社

延读 22-8　李金昌.2006.应用抽样技术[M].北京:科学出版社

延读 22-9　梁万年.2002.医学科研方法学[M].北京:人民卫生出版社

延读 22-10　刘伟,林汉生.2008.SPSS 在轮廓分析中的应用[J].现代预防医学,35(23):124~125

延读 22-11　柳青.2004.中国医学统计百科全书.多元统计分册[M].北京:人民卫生出版社

延读 22-12　平卫伟,谭红专.2003.Delphi 法的研究进展及其在医学中的应用[J].疾病控制杂志,7(3):243~245

延读 22-13　乔迪.1998.兰德决策[M].成都:天地出版社

延读 22-14　孙山泽,孙明举,段钢.2000.二项选择敏感性问题调查的基本方法——敏感性问题调查方法(Ⅰ)[J].数理统计与管理,19(1):58~64

延读 22-15　王英,张孔来.1997.专题小组访谈[J].中华预防医学杂志,31(5):299~301

延读 22-16　温旭东.2007.敏感性问题调查的方案设计及实例分析[J].科技信息,(21)35:127

延读 22-17　吴增基,吴鹏森,苏振芳.2003.现代让会调查方法[M].上海:上海人民出版社

延读 22-18　颜玖.2002.访谈法在社会科学研究中的应用[J].北京市总工会职工大学学报,17(2):44~50

延读 22-19　曾光.1994.现代流行病学方法与应用[M].北京:北京医科大学中国协和医科大学联合出版社

延读 22-20　周泽宇,吴尊友.2007.随机应答技术原理及其在敏感问题调查中的应用[J].医学研究杂志,36(5):173-174

延读 22-21　Beech B. 1999. Go the extra mile – use the Delphi technique[J]. J Nurs Manag,7(5):281~288

延读 22-22　Chocholik JK, Bouchard SE, Tan JK, et al. 1999. The determination of relevant goals and criteria used to select an automated patient care information system: a Delphi approach[J]. Jam Med Inform Assoc, 6(3):219

延读 22-23　Crowder MJ, Hand DJ. 1990. Analysis of repeated measures [M]. London: Chapman and Hall

延读 22-24　Hassan TB, Barnett DB. 2002. Delphi type methodology to develop consensus on the future design of EMS systems in the United Kingdom[J]. Emerg Med,19:155~159

延读 22-25　Pham T. 2003. Initiation of biological agents in patients with ankylosing spondylitis: results of a Delphi study by the ASAS Group[J]. Ann Rheum Dis,62:812~816

(闫宇翔　郭秀花)

附录1 基础统计学方法概要

1.1 基础统计学方法概要

基础统计学中,主要学习了单变量的统计描述与推断以及双变量的关联分析(简单直线相关回归分析).以下就对基础统计学中学习的内容进行一个简单的概括.

统计学任务包括了统计描述与统计推断.所谓统计描述是指采用统计图、统计表、统计指标、统计模型等方法对已知的样本(偶尔是总体)的分布规律及其数量特征进行分析描述.所谓统计推断是根据已知的样本信息来推断未知的总体,它是统计分析中最主要的任务,统计推断又包括了参数估计与假设检验.

1.1.1 几个重要的基本概念

(1) 总体(population):根据研究目的确定的同质观察单位的全体,确切地说是同质的所有观察单位某种变量值的集合.总体又分为有限总体和无限总体,观察单位数有限,观察的时间和空间均有限的总体是有限总体.观察单位数无限的总体为无限总体.

(2) 样本(ssample):从总体中随机抽取的具有代表性的部分观察单位变量值的集合.所谓随机是指每个样本被抽取的机会均等.所谓代表性就是指需要样本有一定的数量,即样本例数要足够.

(3) 抽样误差(sampling error):指由于抽样引起的样本指标值与总体指标值之间或者样本指标与样本指标之间的差异,其根源在于个体变异、是不可避免的.但抽样误差的有规律可循,统计学的基本任务正是研究抽样误差的规律.

(4) 概率(probability):某随机事件发生可能性大小的数值度量.用 P 表示,$0 \leqslant P \leqslant 1$.

(5) 小概率事件:一般将 $P \leqslant 0.05$ 或 $P \leqslant 0.01$ 的事件称为小概率事件.

1.1.2 统计描述

1.1.2.1 常用统计描述指标及其应用

计量资料和计数资料的统计描述指标不同,对于计量资料的描述既要描述集中趋势也要描述其离散趋势,对于计数资料多采用相对数进行描述,常用的相对数有率、构成比和相对比,关于各指标的应用及意义详见附表-1 及附表-2.

附表-1 计量资料常用的统计描述指标及应用

统计指标	英文	符号	应用
均数	Mean	$\bar{x},\mu$	用于描述服从对称分布(尤其是正态分布)的计量资料的集中趋势
中位数	Median	M	用于描述服从偏态分布的计量资料的集中趋势
几何均数	Geometric mean	G	用于描述服从对数正态分布(数据多呈现为等比数据)的计量资料的集中趋势

续表

统计指标	英文	符号	应用
标准差	Standard Deviation	S, σ	用于描述服从对称分布(尤其是正态分布)的计量资料的离散趋势(变异程度)
四分位数间距	Interquartile range	Q	用于描述服从偏态分布的计量资料的离散趋势(变异程度)
标准误	Standard Error	$S_{\bar{x}}, \sigma_{\bar{x}}$	用于反映抽样误差的大小
变异系数	Coefficient of variation	CV	用于比较度量衡单位不同的多组资料的变异度;用于比较均数相差悬殊的多组资料的变异度

附表-2 计数资料常用的统计描述指标及意义

统计指标	英文	符号	意义
率	Rate	p, π	说明某现象发生的频率或强度
构成比	Propotion		表示某事物内部各组成部分所占的比重或分布
相对比	Ratio		表示两个有关事物指标之比,用以说明一个指标是另一个指标的几倍或百分之几

1.1.2.2 常用统计图及其应用

采用统计图来描述统计资料是比较直观的一种方法,常见的统计图可以分为比较图、关系图、分布图及动态图四类,各种图有各自的用途,详见附表-3.

附表-3 常用统计图的意义、用途、适用资料和注意事项

分类	统计图	意义和用途	适用资料	注意事项
比较图	条图	以直条的高度表示指标数值的大小,显示对比关系.主要用于多个组别和多个类别的统计指标的比较	离散型资料 对比连续型资料	尺度应从0开始,不能折断
	构成图	以圆内的扇形面积或直条内各段的大小表示构成指标.主要用于单个或多个构成比的分析比较	构成比资料	多个构成比的比较,宜用百分条图
关系图	散点图	表示两个变量间的关系	两组有关连续型资料	
分布图	直方图	表示变量的频数分布	连续型的频数表资料	组距不等时应换算成相同的组距
	箱式图	单位相同的两组或多组数据分布特征的比较分析,也用于发现异常值	两个或多个连续型资料	
动态图	线图	表示某指标随时间或另一指标变化而变化的绝对变化趋势(幅度)	连续型资料	纵轴一般需要从0开始,否则需作特殊说明或标记
	半对数线图	表示指标随时间或另一指标变化而变化的速度	连续型资料	

1.1.3 参数估计

在基础统计学中,学习的参数估计主要包括了总体均数的估计和总体率的估计.但是在计算95%总体均数可信区间的时候,容易将其与参考值范围的计算公式混淆,因此列表以对二者进行比较.

1.1.3.1 参考值范围的制定与总体均数可信区间估计

应用标准正态分布(Z分布)曲线下的面积分布规律可以计算某项指标的参考值范围,

应用 t 分布曲线下面积的分布规律及 t 分布与 Z 分布的联系,可以估计出总体均数可能在的范围,具体见附表-4.

附表-4　参考值范围与总体均数可信区间估计方法

	参考值范围	总体均数可信区间
计算	正态分布:双侧 $\bar{x} \pm z_\alpha s$	正态分布:σ 未知,$n<100$ 时,双侧 $\bar{x} \pm t_{\alpha,\nu} s_{\bar{x}}$
	单侧 $\bar{x} - z_\alpha s$ 或 $\bar{x} + z_\alpha s$	σ 未知,$n \geq 100$ 时,双侧 $\bar{x} \pm z_\alpha s_{\bar{x}}$
	偏态分布*:双侧 $P_{x/2} \sim P_{100-x/2}$	σ 已知,双侧 $\bar{x} \pm z_\alpha \sigma_{\bar{x}}$
	单侧 P_x 或 P_{100-x}	
应用	判断观察对象的某项指标正常与否(常用95%参考值范围);评价个体指标是否正常	总体均数的区间估计(常用95%可信区间);评价未知总体均数所在的范围

*可信度通常用 $1-x\%$ 表示,例如可信度确定为95%时,x 为5%

1.1.3.2　总体率的可信区间估计

应用二项分布当 $n\pi$ 与 $n(1-\pi)$ 或 np 与 $n(1-p)$ 小于5时呈偏态分布;当 $n\pi$ 与 $n(1-\pi)$ 或 np 与 $n(1-p)$ 均大于5时呈正态分布的原理,可以估计出总体率可能在的范围,见附表-5.

附表-5　总体率可信区间估计方法

分布类型	前提条件	计算方法
二项分布	当 $n\pi$ 与 $n(1-\pi)$ 或 np 与 $n(1-p)$ 均大于5	$p \pm z_{\alpha,\nu} \sqrt{\dfrac{p(1-p)}{n}}$
	当 $n\pi$ 与 $n(1-\pi)$ 或 np 与 $n(1-p)$ 小于5	应用 n 及 x 查表直接求总体率的可信区间

1.1.4　假设检验

基础统计学中双变量的关联分析涉及了简单直线相关与回归分析. 其中直线相关用于分析两变量间是否有直线关系以及直线关系的方向和密切程度. 若两变量服从正态分布则可进行直线相关分析,否则可采用等级相关(或称秩相关分析). 简单直线回归是用直线回归方程表示两变量间的依存关系,从而预测和估计未知变量的统计方法. 当进行简单直线回归时,除了要考虑资料是否符合直线回归分析的前提条件,还应该进行回归诊断,即利用残差分析和残差图对回归函数是否线性、误差方差齐性、模型误差的正态性以及有无对统计推断有较大影响的试验点等进行诊断. 直线相关分析与简单直线回归分析的区别与联系详见附表-6.

附表-6　直线相关与简单直线回归的区别与联系

	直线相关分析	简单直线回归分析
区别	资料要求:两变量均为随机变量,并服从双变量正态分布	资料要求:应变量 y 服从正态分布,而自变量 x 可服从正态,可不服从正态
	应用:用相关系数 r 来表示两变量间关系的方向和密切程度	应用:用函数方程 $\hat{y} = a + bx + \varepsilon$ 来表达应变量随自变量变化的数量关系
联系	对同一组数据,计算出的相关系数和回归系数的符号相同,即正、负号一致	
	同一资料相关系数 r 和回归系数 b 的假设检验等价,即 r 和 b 的假设检验结论相同	
	对同一资料而言,有 $t_r = t_b = \sqrt{F}$	
	用回归解释相关:$r^2 = SS_回/SS_总$,r^2 称为决定系数(coefficient of determination)表示由 x 与 y 的直线关系导致的 y 的变异 $SS_回$ 在总变异 $SS_总$ 中所占的比重,即回归效果的好坏,r^2 越接近1,则回归的效果越好	

基础统计学中常用的单变量假设检验方法包括 t 检验、Z 检验、方差分析 χ^2 检验、秩和检验,其中可用于计量资料的统计推断方法有 t 检验、Z 检验、方差分析及秩和检验,用于计数资料的统计推断方法有 χ^2 检验,而用于等级资料的假设检验方法主要是秩和检验. 其具体应用与选择见附表-7.

1.2 常用基础统计方法选择

如何正确地选择统计学方法是基础统计学的核心内容.

1.2.1 选择统计学方法的步骤

(1) 确定分析目的及比较的组数;
(2) 判断资料类型;
(3) 判断设计方案;
(4) 查看资料分布类型或具备条件;
(5) 选择方法.

1.2.2 原始资料类型

(1) 计量资料:每个观察单位都用一种定量方法测定后得到一个确定的数值,一般有度量单位.

(2) 计数资料:每个观察单位的变量值表现为属性或类别,而不是一个具体的数值,通常先按照某种按某种属性或类别进行分类,然后去清点各个类别的观察单位数.

(3) 等级资料:也属于计数资料,每个观察单位的变量值表现为属性或类别,并且类别与类别之间有等级的差异,通常先按某种属性程度或等级顺序进行分类,然后去清点各个类别的观察单位数.

1.2.3 常用设计方案

(1) 完全随机设计:①从总体中随机抽样获得样本,然后将样本随机分配到实验组和对照组,对不同组进行比较来推断不同的总体间是否有差异.②分别从两个(多个)总体中随机抽取两个(多个)样本,对两个(多个)样本进行比较来推断总体间是否有差异.

(2) 配对设计:①自身对照设计:同一受试者接受一种处理的前后进行对比以观察处理前后的变量值改变情况,或比较同一个受试者接受了两种不同处理的结局或者比较同一标本接受两种不同测定方法的检查结果.②异体配对设计:将受试者按照一定的条件,将条件相同的个体配成对子即——配对,在对子内按照随机方法,将一个分配到实验组,另一个分配到对照组,接受不同的处理方式,进行实验观察.

(3) 随机区组设计:随机区组设计是将几个条件相同的受试对象划成一个区组,区组中观察对象的数量取决于对比组的组数(如处理因素有四个对比组,则一个区组就有四个或八个受试对象),将区组中的受试对象采用随机的方法,分别分配到不同的对比组中,以增强各对比组的均衡性. 随机区组设计又称为配伍设计,它是配对设计的扩大.

1.2.4 单变量假设检验方法的选择归纳

见附表-7。

附表-7 单变量假设检验方法选择概括

目的	组数	资料类型	设计方案	资料分布类型或具备条件	方法
	一组与样本有已知总体			样本资料来自正态分布	单样本 t 检验
				样本资料来自偏态分布	单样本资料的秩和检验
	两组	计量资料	完全随机设计	两样本均服从正态分布无论两总体方差相等	完全随机设计两样本 t 检验或方差分析
				两样本均服从正态分布但是两组总体方差不齐	t'检验
				两样本资料来自偏态分布无论总体方差齐或不齐	完全随机设计两样本资料的秩和检验
				样本量大于100	Z 检验
			配对设计	差值服从正态分布	配对 t 检验
比较优劣				差值不服从正态分布	配对设计资料的秩和检验（Wilcoxon 符号秩和检验）
	三组及以上		完全随机设计	多样本均服从正态分布或多个总体方差齐	单因素方差分析
				多样本不服从正态分布或多个样本多个总体方差不齐	完全随机设计多个样本资料的秩和检验（Kruskal-Wallis 秩和检验）
			随机区组设计	多样本均服从正态分布	随机区组设计方差分析
		计数资料		多样本中有样本不服从正态分布	随机区组设计秩和检验
有无线性相关	两组	计数资料	配对设计	随机变量，散点图呈直线趋势两样本均服从正态分布	简单直线相关分析
有无数量依存关系	两组	计量资料	配对设计	随机变量，散点图呈直线趋势应变量服从正态分布	简单直线回归

续表

目的	组数	资料类型	设计方案	资料分布类型或具备条件	方法
比较优劣	两组	计数资料	完全随机设计	$n \geq 40$ 并且 $T \geq 5$	完全随机设计四格表 χ^2 检验（无需校正）
				$n \geq 40$ 并且 $1 \leq T < 5$	完全随机设计四格表 χ^2 检验（需校正）
				$n < 40$ 或 $T < 1$	四格表确切概率法
			配对设计	$b+c \geq 40$	配对 χ^2 检验（无需校正）
				$b+c < 40$	配对 χ^2 检验（需校正）
	三组及以上	计数资料	完全随机设计	$1 \leq T < 5$ 的格子数未超过总格子数的 1/5 且无一个格子的 $T < 1$	完全随机设计行×列表 χ^2 检验
有无相关性	两组	计数资料	完全随机设计	$n \geq 40$ 并且 $T \geq 5$	四格表 χ^2 检验（无需校正），并且计算 Pearson 列联系数或 φ 系数
				$n \geq 40$ 并且 $1 \leq T < 5$	四格表 χ^2 检验（需校正），并且计算 Pearson 列联系数或 φ 系数
比较优劣	两组	等级资料	完全随机设计		完全随机设计两样本资料的秩和检验
	两组	等级资料	配对设计		配对设计资料的秩和检验（Wilcoxon 符号秩和检验）
	三组及以上	等级资料	完全随机设计		完全随机设计多个样本资料秩和检验（Kruskal-Wallis 秩和检验）
有无相关性	两组	等级资料	配对设计	$1 \leq T < 5$ 的格子数未超过总格子数的 1/5 且无一个格子的 $T < 1$	完全随机设计行×列表 χ^2 检验，并且可以计算相关系数 τ 统计量或 γ 系数

（孟 琮）

附录2 SAS统计软件包简介

2.1 概 述

　　SAS(statistical analysis system,统计分析系统)是由美国的 SAS institute 在 20 世纪 60 年代开发的统计软件包. 现在使用最多的版本是 SAS9.2(有 32bit 和 64bit 两种版本,根据计算机 CPU 和操作系统选择安装),最新版是 SAS9.4,本文以 SAS9.2 为例简介. 目前,SAS 已广泛普及和应用于医学、社会学、市场学、经济学和自然科学各个领域的信息处理、定量研究和科研分析中. SAS 的用户遍及 120 个多个国家和地区,约 3 万家机构在使用,直接用户超过 300 万人,它已经成为统计类产品中的领导者或金标准. 在财富 500 强中,有 90% 的公司使用 SAS;而在财富 500 强的前 100 家企业中,有 98% 的公司使用 SAS. 现在国内的医学人士也越来越多在使用 SAS 系统来分析处理数据. 尽管 SAS 在国内医学人士的普及程度还远远不及美国和欧洲一些国家,但是相信随着社会发展,各国越来越重视专利或版权问题,对数据统计需求的逐渐增加,医学人士对数据统计分析将会越来越重视,会有越来越多的医学人士使用 SAS 系统.

　　SAS 和 SPSS、BMDP 并称为国际上最著名的三大统计软件包,在 SPSS 收购 BMDP 后,国际上仅有两大统计软件包,第三统计软件包一直没有确定. 在国际学术界有条不成文的规定:凡是用 SAS 和 SPSS 统计分析的结果,在国际学术交流中可以不必说明算法. SAS 系统最基本的模块是 SAS/BASE,它是 SAS 分析系统不可缺少的核心模块,此外,还有 SAS/STAT、SAS/GRAPH、SAS/ETS 等几十个模块. 可进行统计描述、列表等功能方差分析、回归分析、属性数据分析、非参数分析、多变量分析、判别分析、聚类分析、生存分析、得分方法等 50 多个过程. 用户可以根据需要选择相应的模块,如通过友好的界面读入其他格式数据库,可选用 SAS/ACCESS 模块;对数据进行非程序方式的全屏幕编辑可选用 SAS/FSP 模块;绘制高分辨率图形可选用 SAS/GRAPH 模块;进行时间序列与经济计量分析可选用 SAS/ETS 模块;解决规划问题与决策分析可选用 SAS/OR 模块;进行质量控制可选用 SAS/QC 模块;以矩阵为元素的复杂运算可选用 SAS/IML 模块;进行系统开发可选用 SAS/AF 和 SAS/EIS 模块;简单的常用统计分析任务可选用 SAS/INSIGHT 模块等. SAS 可以通过编程进行数据的统计分析,也可以在对话框中用鼠标选择命令进行信息处理和科研分析.

　　总的说来,SAS 具有以下特点:

　　(1) SAS 功能强大齐全,应用广泛:①SAS 系统广泛应用于医学、社会学、统计学、市场学、经济学和自然科学等各个领域的信息处理、科学研究和数据分析. ②SAS 系统适用于任何类型的人员,初学者或有经验的用户. ③ SAS 系统适用于任何类型的数据,包括各种数据库生成的数据文件,如 DBF 文件、SPSS 文件、EXCEL 文件等等.

　　(2) 使用简单、操作方便、灵活:用户可以把要解决的问题,用 SAS 语言表达出来,组成 SAS 程序,提交给 SAS 系统就可以解决提出的问题. 也可以采用窗口交互式操作,用鼠标点击即可.

　　(3) SAS 语言功能强大、简洁易学:①SAS 语言是 SAS 系统的基础,是用户与系统对话的语言. ②SAS 语言是功能强大的程序设计语言,类似于 C 语言,且综合了各种高级语言的功能和灵活的格式:有 176 个标准函数和大量编程语句可用于数据的加工处理等. ③宏功能.需要重复做的类似工作可用宏功能定义为宏,简化 SAS 程序的编写.

(4) SAS 系统把数据处理与统计分析融为一体:①SAS 程序的结构由数据步(DATA 步)和过程步(PROC 步)构成两个基本步骤,其中 DATA 步用于对数据进行加工处理,PROC 步用于分析数据和编写报告.②对数据的连续处理.SAS 系统把数据管理功能与统计分析功能有机地结合在一起.它具有一整套从数据输入、加工处理、文件操作直至打印输出等完备灵活的数据管理功能,而且还能够对所存贮的数据连续地进行统计分析.

(5) 扩展性能强:SAS 系统是没有上限的软件系统.

2.2　SAS 的安装与启动

1. 安装

所有 Windows 版本的 SAS 软件,在 Windows 系统中的安装步骤如下:①从桌面"我的电脑"中直接单击 SAS 光盘或硬盘 SAS 目录中的 SETUP 图标.②然后根据系统提示,单击相应的按钮,而后单击 SAS 图标启动 SAS 系统.

2. SAS 的启动

在 Windows 桌面上,点开始→所有程序→SAS→SAS 9.2(英语或中文),或在 Windows 桌面上双击 SAS 9.2(英语或中文)快捷图标就可以进入 SAS 系统窗口.附图-1 所示是刚进入 SAS 系统时的窗口式样.

3. SAS 的关闭

点 File 拉出菜单,点 Exit 关闭;或右键点 SAS 图标,拉出菜单后点关闭;也可点窗口左上角 ✕ 关闭.

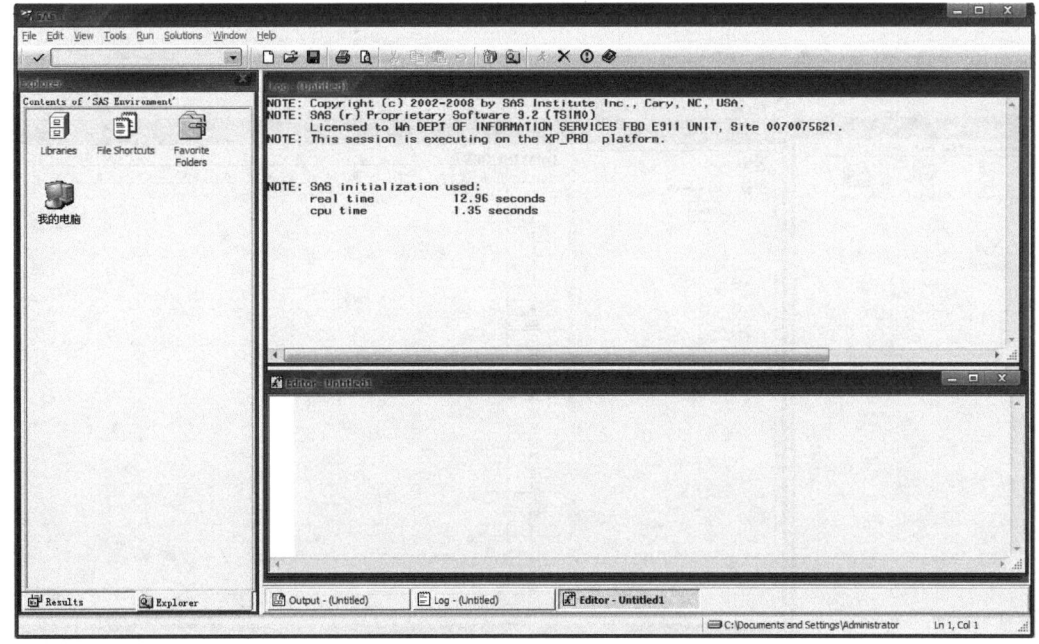

附图-1　刚进入 SAS 系统的窗口式样

2.3 SAS 数据管理

SAS 统计分析模块较多,一般统计分析采用分析家来分析. 单击 Solutions→Analysis→Analyst(附图-2),弹出分析家数据管理窗口(附图-3). 数据输入类似 Excel,每个指标或变量为一列(栏),依次将要分析的数据输入数据框内,检查数据是否正确,如有错误,移动光标到错误处,重新输入正确数据即可. 点保存窗口或 save 保存数据.

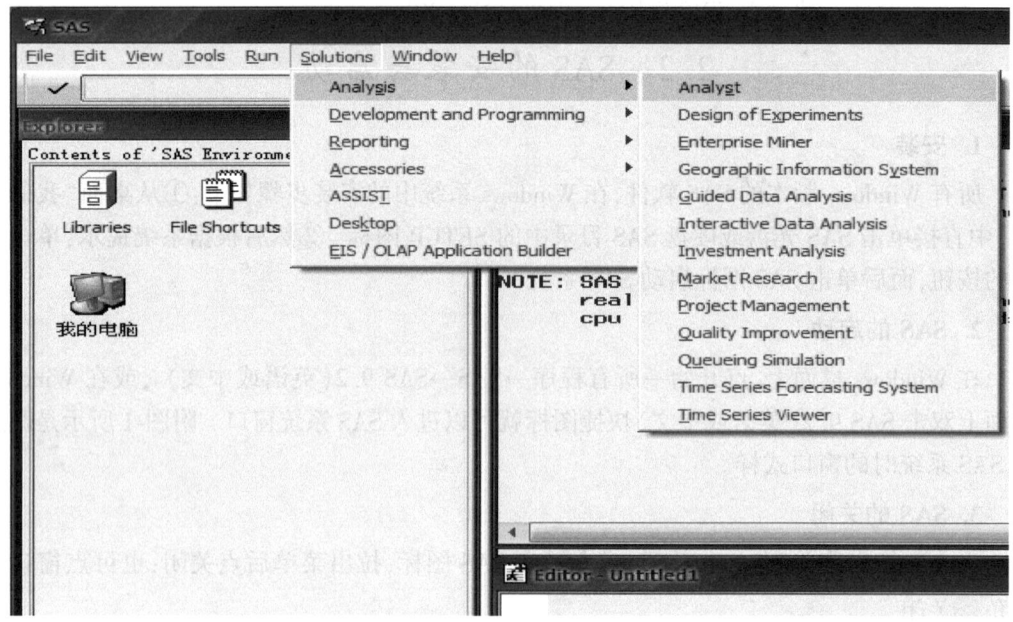

附图-2 进入分析家的路径

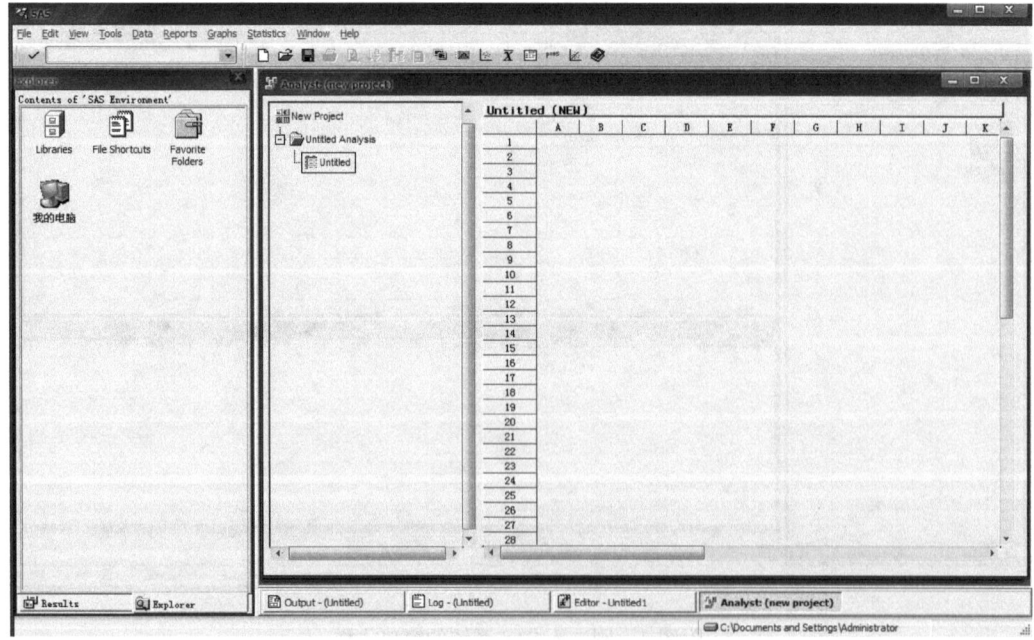

附图-3 分析家数据管理窗口

2.4 常用统计分析

2.4.1 统计描述

【例附-1】 抽样调查某地 102 名健康成年男子的红细胞数(10^{12}/L),结果如下:

5.25	4.60	5.20	5.00	5.62	4.80	5.53	4.71	5.40
5.60	5.10	4.40	4.80	5.56	5.20	4.10	5.10	4.62
4.80	5.86	4.30	4.52	5.52	4.32	4.10	4.40	4.42
5.00	5.50	5.16	4.49	4.99	5.21	5.10	5.00	4.85
4.92	4.29	4.36	4.60	4.22	5.30	4.26	4.78	4.50
4.10	4.52	5.45	5.10	5.06	4.90	4.75	4.63	4.72
4.64	5.12	4.72	5.28	4.95	4.88	4.81	4.50	5.20
5.70	4.25	5.14	5.42	5.11	4.55	4.60	5.40	5.01
5.30	4.89	4.07	5.20	4.65	4.96	5.13	5.04	5.10
5.60	5.05	5.32	4.82	5.19	4.86	5.11	5.16	4.85
4.84	3.99	5.20	5.64	4.72	5.18	5.13	5.01	5.15
5.25	4.78							

(1) 计算集中趋势如均数 $\bar{x}$、中位数及常用百分位数.
(2) 计算离散趋势指标如方差、标准差、最小值、最大值.

【操作】 在 SAS 主菜单上,点 Solution→Analysis→Analyst,打开分析家数据输入窗口,将某地 102 名健康成年男子的红细胞数(10^{12}/L)全部输在第一栏,见附图-4.

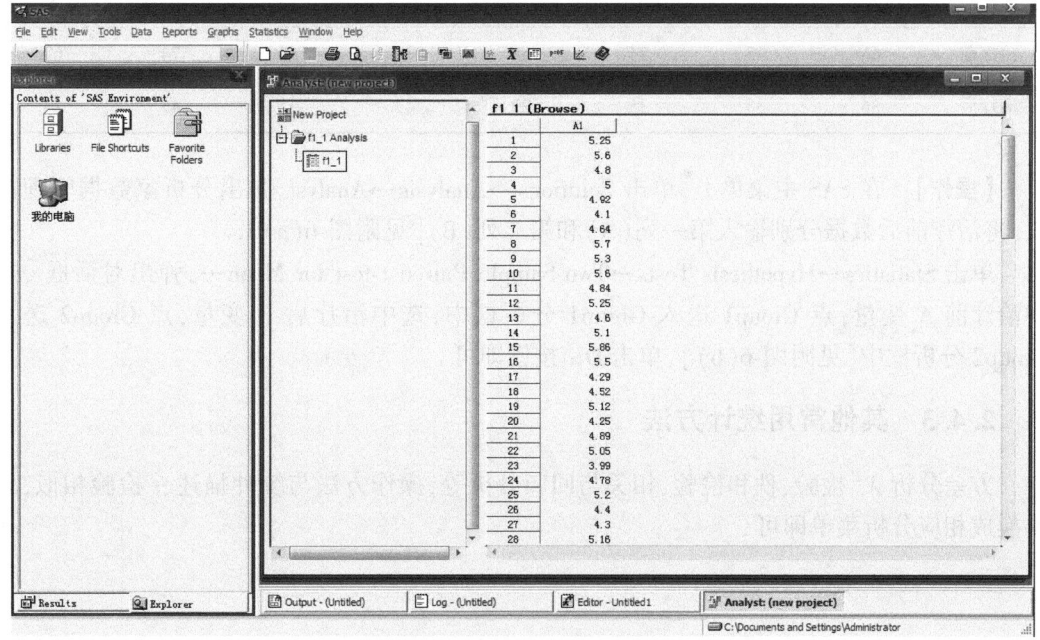

附图-4 分析家数据输入窗口

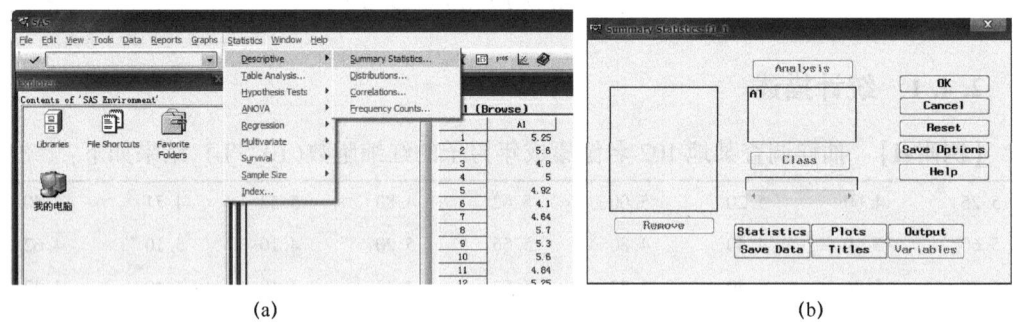

附图-5

点 Statistics→ Descriptive→ Summary statistics 见附图-5(a),弹出对话框,在可选变量框中选中 A,点 Analysis 送入分析变量框中,见附图-5(b)。

点 Statistics,弹出统计选项对话框,默认计算观察例数(number of observations)、均数(mean)、标准差(standard deviation)、最小值(minimum)和最大值(maximum)。可增选标准误(standard error)、方差(variance)、全距(range)和中位数(median),点 OK 继续。选项结束后,单击 OK 即可输出结果。

2.4.2 t 检验

【例附-2】 某医师用"克矽平"治疗矽肺患者 8 例,以血清黏蛋白(mg/L)为观察指标,治疗前后血清黏蛋白见附表-8。问"克矽平"治疗矽肺是否有效?

附表-8 血清黏蛋白观察指标

患者编号	1	2	3	4	5	6	7	8
治疗前	66	75	74	68	74	65	74	69
治疗后	36	38	35	29	42	35	45	44

【操作】 在 SAS 主菜单上,单击 Solutions→Analysis→Analyst,弹出分析家数据管理窗口,将治疗前后数据分别输入第一列(A)和第二列(B)[见附图-6(a)]。

单击 Statistics→Hypothesis Tests→Two-Sample Paired t-test for Mean…,弹出对话框,选中治疗前 A 变量,点 Group1 送入 Group1 分析框中,选中治疗后 B 变量,点 Group2 送入 Group2 分析框中[见附图-6(b)],单击 OK 按钮即可。

2.4.3 其他常用统计方法

方差分析、χ^2 检验、秩和检验、相关与回归分析等,操作方法与统计描述、t 检验相似,只要换成相应分析菜单即可。

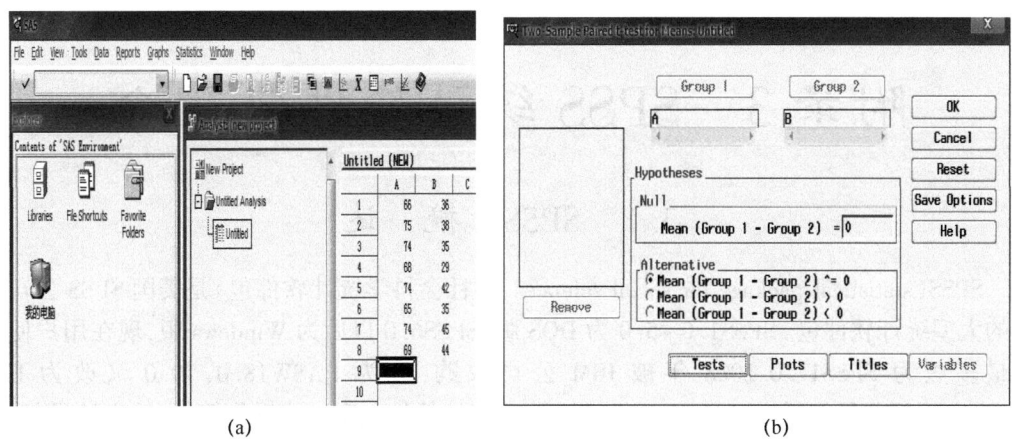

(a)   (b)

附图-6 治疗前后数据

（罗家洪）

附录 3 SPSS 统计软件包简介

3.1 SPSS 概述

SPSS(statistical package for social sciences,即社会科学统计软件包)是美国 SPSS 公司开发的大型统计软件包.SPSS1.0~5.0 为 DOS 版,SPSS6.0 以后为 Windows 版,现在用户使用的最多版为 SPSS17.0.2008 年被 IBM 公司收购,改为 PASW18.0,19.0 又改为 IBM SPSS19.0,目前最新版为 IBM SPSS 23.0.SPSS 统计软件包窗口式操作简便、输出结果美观、计算功能强大,是世界公认的最优秀统计分析软件之一.SAS 和 SPSS、BMDP 并称为国际上最著名的三大统计软件包.在我国使用国际统计软件包的人员中,使用 SPSS 的占 80%.因此,掌握 SPSS 统计软件包,可以提高竞争能力或就业机会.2009 年 4 月 9 日 美国芝加哥 SPSS 公司宣布重新包装旗下的 SPSS 产品线,定位为预测统计分析软件(predictive analytics software)PASW,包括四部分:

PASW Statistics (formerly SPSS Statistics):统计分析 PASW Modeler (formerly Clementine):数据挖掘 Data Collection family (formerly Dimensions):数据收集 PASW Collaboration and Deployment Services (formerly Predictive Enterprise Services):企业应用服务 SPSS 是世界上最早的统计分析软件,由美国斯坦福大学的三位研究生于 20 世纪 60 年代末研制,同时成立了 SPSS 公司,并于 1975 年在芝加哥组建了 SPSS 总部.1984 年 SPSS 总部首先推出了世界上第一个统计分析软件微机版本 SPSS/PC+,开创了 SPSS 微机系列产品的开发方向,极大地扩充了它的应用范围,并使其能很快地应用于自然科学、技术科学、社会科学的各个领域,世界上许多有影响的报纸杂志纷纷就 SPSS 的自动统计绘图、数据的深入分析、使用方便、功能齐全等方面给予了高度的评价与称赞.迄今 SPSS 软件已有 30 余年的成长历史.全球约有 25 万家产品用户,它们分布于通讯、医疗、银行、证券、保险、制造、商业、市场研究、科研教育等多个领域和行业,是世界上应用最广泛的专业统计软件.

SPSS 可进行统计报表、统计描述、均数比较分析、一般线性模型分析(方差分析等)、相关分析、回归分析、对数线性分析、非参数分析、聚类分析、判别分析、因子分析、生存分析、尺度分析、多重响应分析等,以及强大的作图功能.

本书主要简介 SPSS for Windows 13.0~23.0 版本在医学领域中的应用.

3.2 SPSS 的安装与启动

(1) SPSS 的安装:SPSS for Windows 13.0~23.0 安装十分简单,只要打开装有 SPSS 系统的光盘、U 盘或硬盘,运行其上的 Setup.exe 程序并

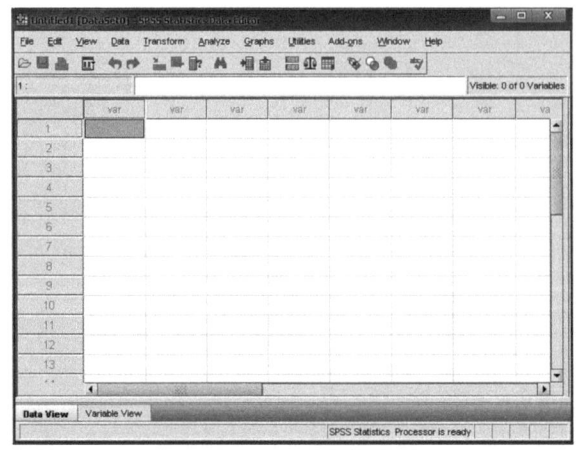

附图-7 数据视窗

按照提示进行有关操作即可完成.

(2) SPSS 的启动:双击桌面 SPSS 快捷图标或单击开始→ 程序 → SPSS Statistics → SPSS Statistics,即可启动(激活)SPSS 的数据编辑窗口;SPSS 数据编辑窗口的第一行是主菜单,共包含 11 个菜单项,第二行是数据编辑快捷工具栏. 单击窗口左下角的 Variable View (变量视图)或 Data View(数据视图),可以在变量视图窗口和数据视图窗口(附图-7)之间互相切换. 下面介绍主要菜单.

3.3　SPSS 的菜单

3.3.1　File 菜单(文件操作)

(1) New:新建文件,快捷键为 Ctrl+N. 包括新建 Data(数据)、Syntax(程序)、Output(输出结果)、Draft Output(草案输出结果)、Script(手稿).

(2) Open:打开文件,快捷按钮为 ![icon], 快捷键为 Ctrl+O. 包括打开 Data、Syntax、Output、Script、Other(其他类型文件).

(3) Save:保存文件,快捷按钮为 ![icon], 快捷键为 Ctrl+S. 保存文件时,文件的格式不同,其后缀名也不同. SPSS 数据文件的默认后缀名为". sav";程序文件的默认后缀名为". SPS";输出结果的默认后缀名为". spv".

(4) Save as:另存为…. 若要保留原数据文件,可用 Save as 将修改过的数据以新文件名保存. 可用 Save as 将 SPSS 数据文件转换为 Excel、SAS、Stata 等数据文件.

(5) Export:导出…. 将 SPSS 结果转换为 Word 文件,或将 SPSS 数据文件导出为 Excel、SAS、Stata 等数据文件.

(6) Exit:退出 SPSS 系统,快捷键为 Alt+F4.

3.3.2　Edit 菜单(编辑)

(1) Undo:撤销单元输入值,快捷按钮为 ![icon],快捷键为 Ctrl+Z.

(2) Redo:恢复单元输入值,快捷按钮为 ![icon],快捷键为 Ctrl+Y.

(3) Cut/Copy/Paste/Clear:剪切/复制/粘贴/清除数据或变量,此四项既可在菜单中选择,也可以选中单元格或变量后,单击鼠标右键调出.

(4) Find:查找数据,快捷按钮为 ![icon],快捷键为 Ctrl+F.

(5) Options:选项,选择 SPSS 参数. 通过 Options(选项)语言选择调整,实现中英文 SPSS 统计软件包转换.

3.3.3　View 菜单(视图)

(1) Status Bar:显示或隐藏状态栏.

(2) Toolbars:工具栏定义,系统默认为 Data Editor(数据编辑)工具栏. 小技巧:工具栏中的 ![icon] 为 Dialog Recall(重复调用对话框),单击之,所弹出的下拉列表中就依次列出了最近几次使用的一些过程名(包括非统计分析过程),直接从中选择需要的过程,就可重复已做过的分析.

(3) Fonts:自定义字体.

(4) Grid Lines:显示或隐藏表格线.

（5）Value Labels：变量值标签/变量值显示切换，系统默认不显示变量值标签，快捷按钮为 。

（6）Variables：变量视图/数据视图切换，快捷键为 Ctrl+T。

3.3.4 Data 菜单（数据操作）

（1）Define Dates：定义日期，主要用于时间序列模型。

（2）Insert Variable：插入变量，在当前列插入新变量，快捷按钮为 。

（3）Insert Cases：插入个案，在当前行插入新个案，快捷按钮为 。

（4）Go to Case：个案定位，到达指定记录号的个案，快捷按钮为 。当数据较多时，非常有用。

（5）Sort Cases 过程：个案排序，按个案排序，排序方式有升序（Ascending）和降序（Descending）两种。

（6）Transpose 过程：数据行列转置，可以将原来的一条记录转成为一个变量，或将原来的一个变量转成为一个记录。原变量名会自动保存在系统生成的 case_ |b| 的字符变量中。

（7）Restructure 过程：数据重排，例如，进行随机区组设计资料的秩和检验时，处理组各为一个变量，但是，当对其进行两两比较时（秩变换分析方法），变量定义需按随机区组设计方差分析的形式，这时就可以调用 Restructure 过程完成这一任务。

（8）Merge Files 过程：合并数据文件。

1）Add Cases 过程：增加个案（或记录），从外部数据文件中增加个案到当前数据文件中，称为纵向合并。注意：相互合并的数据文件中应该有相同的变量。

2）Add Variables 过程：增加变量，从外部数据文件中增加变量到当前数据中，称为横向合并。注意：横向合并时默认按照相同个案（或记录）数进行合并，否则会丢弃一部分记录。

（9）Aggregate 过程：数据分类汇总，分类汇总是按指定的分类变量（选入 Break Variables 框）对观察值（选入 Aggregate Variables 框）进行分组，在 Function 子对话框中定义需描述的统计量。

（10）Orthogonal Design 过程：正交设计，用于自动生成正交设计表格。分为 Generate（生成）、Display（显示）两个过程。

（11）Split File 过程：拆分数据文件，用于数据文件的分组处理，快捷按钮为 。选择某分组变量（如性别、职业、实验分组等）对数据文件进行分组后，就可以对数据文件进行分组统计分析。

（12）Select Cases 过程：选择个案，用于选择需分析的个案，快捷按钮为 。当不需要分析某变量的全部数据时，可调用该过程进行选择。

（13）Weight Cases 过程：个案加权或频数加权，快捷按钮为 。在使用频数表格式录入数据时（如 χ^2 检验），相同取值的观察（如处理、疗效）或组段只录入一次，另加一个频数变量用于记录该数值共出现了多少次，分析时需要用 Weight Cases 过程将频数加权即将频数变量的数据乘以组段。

3.3.5 Transform 菜单（数据转换）

（1）Compute 过程：计算变量，用于对变量进行计算。主要特点：

1) 目标变量可以是新变量,也可以是已有的变量.

2) Compute 过程中赋给变量的值可以是一个常数,也可以是从已有变量值或系统函数计算而得的值,系统函数可以从 Function 框中选择.

3) 操作记录既可以是所有记录,也可以设定逻辑条件. Compute 过程可以直接调用菜单进行,也可以编写程序进行.

(2) Random Number Seed 过程:随机数字种子,用于设定伪随机种子数,默认情况下随机种子随着时间在不停改变,这样所计算出的随机数值无法重复. 在临床试验等情况中,可以人为指定一个种子,结果就可重现.

(3) Count 过程:计数,用于计数每个个案在多个变量中相同数值的发生次数,或某个值或某些值在某个变量取值中出现的次数,并生成一个新变量.

(4) Recode 过程:重新编码(或重新赋值),用于将原变量值按照某种一一对应的关系生成新变量值.

1) Into Same Variables 过程:在相同变量中重新编码.

2) Into Different Variables 过程:在不同变量中重新编码.

(5) Categorize Variables 过程:分类变量,用于将连续型变量按要求转化为分类变量,根据需要在 Number of categories(分类数)框中输入数字,比如输入 2 时,原连续型变量就可转化为二分类的新变量.

(6) Rank Cases 过程:个案排秩,用于变量的秩变换. 可根据某变量的大小进行编秩,并将秩次结果存入新变量.

(7) Automatic Recode 过程:自动重新编码,自动按原变量大小生成新变量,功能与 Rank Cases 过程类似.

(8) Create Time Series 过程:建立时间系列,用于创建时间序列变量.

(9) Replace Missing Value 过程:替换缺失值,用于时间序列模型数据的预处理.

3.3.6 Analyze 菜单(统计分析)

(1) Reports 菜单(统计报表)

1) Codebook 过程:显示活动数据集中所有或指定变量和多重响应集的变量信息.

2) OLAP Cubes (Online Analytical Processing Cubes) 过程:在线分层分析,用于对分组变量的各组之间或不同变量之间进行统计,可计算 Sum(总和)、Number of case(个案例数)、Mean(均数)、Median(中位数)、分组中位数(Grouped Median)、Standard Error of mean(标准误)等.

3) Case Summaries 过程:个案汇总,用于计算例数(Number of case)、Mean(均数)、Median(中位数)、Harmonic mean(调和均数)、Geometric mean(几何均数)、分组中位数(Grouped Median)、Standard deviation(标准差)、Standard Error of mean(标准误)等. 注:几何均数和调和均数的计算常调用 Case Summaries 过程实现.

4) Report summaries in row 过程:按行报表汇总,用于按行形式表达变量或指标的统计量输出报告. 可计算 Sum of values(总和)、Mean of values(均数)、Standard deviation(标准差)、Percentage above value(高于某值的百分数)、Percentage below value(低于某值的百分数)、Percentage inside low ···high ···(界于 Low 与 High 之间的百分比)等.

5) Report summaries in columns 过程:按列报表汇总,用于按列形式表达变量或指标的统计量输出报告. 可计算按行报表汇总的指标.

(2) Descriptive Statistics 菜单(描述性统计分析)

1) Frequencies 过程:频数分布分析,用于生成详细的频数表,并可按要求计算描述统计量,生成常用的条图、圆图、直方图等.

2) Descriptive 过程:描述性分析,进行一般性的统计描述,适用于服从正态分布的计量资料.

3) Explore 过程:探索行分析,进行数据分布状况的探索性分析,例如正态性检验.

4) Crosstabs 过程:行列表(或列联表,或交叉表)分析,进行行列表资料的分析,用于分类资料/等级资料的统计描述及各种假设检验,例如 χ^2 检验、McNemar 检验等.

5) Ratio 过程:比率统计分析,用于对两个连续型变量计算相对比指标.

6) P-P Plots 过程:绘制 P-P 图.

7) Q-Q Plots 过程:绘制 Q-Q 图.

(3) Tables(统计表格)菜单:Custom Tables(设定表格)、Multiple Response Set(定义多重响应集).

(4) Compare Means 菜单(均数间的比较)

1) Means 过程:平均数分析,用于对样本进行统计描述,即检验前的预分析.

2) One-Sample T Test 过程:单样本 t 检验,进行单样本 t 检验.

3) Independent-Samples T Test 过程:独立样本 t 检验,进行完全随机设计两样本均数比较的 t 检验.

4) Paired-Samples T Test 过程:配对 t 检验,进行配对 t 检验.

5) One-Way ANOVA 过程:单因素方差分析,进行完全随机设计的方差分析.

(5) General Linear Model 菜单(一般线性模型)

1) Univariate 过程:单变量方差分析,当应变量为一个时,进行随机区组设计的方差分析.

2) Multivariate 过程:多变量或多元方差分析,当应变量为多个时,进行多元方差分析.

3) Repeated Measures 过程:重复测量方差分析,进行重复测量资料的方差分析.

4) Variance Components 过程:方差成份分析,对层次数据拟合方差成份模型分析.

(6) Generalized Linear Models 菜单(广义线性模型):Generalized Linear Models(广义线性模型)、Generalized Estimating Equations(广义估计方程).

(7) Mixed Models(混合模型)菜单:Linear(线性混合模型).

(8) Correlate 菜单(相关分析)

1) Bivariate 过程:双变量相关分析,进行两个/多个变量间的参数/非参数相关分析.如果是多个变量,则给出两两相关的分析结果.

2) Partial 过程:偏相关分析,进行偏相关分析.如果需要进行分析的两个变量的取值均受到其他变量的影响,就可以利用偏相关分析对其他变量进行控制,输出控制其他变量影响后的相关系数.

3) Distances 过程:距离相关分析,可对同一变量内部各观察单位的数值或各个不同变量间进行相似性或不相似性(距离)分析.

(9) Regression 菜单(回归分析)

1) Linear 过程:线性回归分析,用于拟合线性回归模型,包括简单线性回归(1 个自变量)和多重线性回归(多个自变量).

2) Curve Estimation 过程:曲线参数估计法,用于拟合常用曲线.

3) Partial Least Squares Regression 过程:部分(偏)最小平方回归.

4) Binary Logistic 过程:二分类 Logistic 回归分析,进行二分类资料的 Logistic 回归分析.

5) Multinomial Logistic 过程:多分类 Logistic 回归分析,进行无序多分类资料的 Logistic 回归分析.

6) Ordial 过程:有序分类回归,进行有序分类资料的 Logistic 回归分析.

7) Probit 过程:概率单位法,用于分析剂量反应关系.

8) Nonlinear 过程:非线性回归,对非线性关系资料进行回归分析.

9) Weight Estimation 过程:权重估计法,对观测值精确度不同的资料进行回归分析.

10) 2-Stage Least Squares 过程:

11) Optimal Scaling(CATREG):分类回归分析,对分类资料进行回归分析.

(10) Loglinear 菜单(对数线性模型分析)

1) General 过程:广义线性模型分析,进行一般对数线性模型分析,主要用于证实性研究.

2) Logit 过程:Logit 对数线性模型分析,当应变量为两分类时,可以用 Logit 过程提供的对数线性模型来分析.

3) Model Selection 过程:模型选择对数线性分析,用于拟合分层对数线性模型.

(11) Neural Networks(神经网络)菜单:Multilayer Perceptron(多层感知器)和 Radial Basis Function(径向基函数).

(12) Classify 菜单(分类分析)

1) TwoStep Cluster 过程:二阶段聚类分析,可进行两步聚类分析.

2) K-Means Cluster 过程:快速聚类分析,对记录进行快速聚类,称为 K-均值聚类法(快速聚类法、逐步聚类法).

3) Hierarchical Cluster 过程:系统聚类分析,进行系统聚类或分层聚类分析.

4) Tree(决策树)过程.

5) Discriminant 过程:判别分析,进行判别分析.

6) Nearest Neighbor Analysis(最近邻元素分析)

(13) Dimension Reduction 菜单(降维分析)

1) Factor 过程:因子分析,进行因子分析/主成份分析.

2) Correspondence Analysis 过程:对应分析,进行简单对应分析.

3) Optimal Scaling 过程:最优尺度分析,可进行同质性分析、最优尺度分析.

(14) Scale 菜单(信度分析)

1) Reliability Analysis 过程:可靠性分析或信度分析,进行内在的信度分析,用于评价问卷的稳定性和可靠性.

2) Multidimensional Scaling 过程:多维尺度分析,进行多维尺度分析,反映多个研究事物间的不相似程度.

3) Multidimensional Scaling(PROXSCAL)过程:多维邻近尺度分析,进行多维邻近尺度分析,反映多个研究事物间的相似或不相似程度.

(15) Nonparametric Tests 菜单(非参数检验)

1) Chi-Square 过程:单样本 χ^2 检验,用于检验二项/多项分类变量的分布,即检验分类数据样本所在总体分布(各类别所占比例)是否与已知总体分布相同即拟合优度检验.

2) Binomial 过程:二项式检验,用于检验二项分类变量的分布是否服从指定概率参数 P 的二项分布.

3) Run 过程:游程检验,用于检验样本序列的随机性.

4) 1-Sample K-S 过程:单样本 K-S 检验(1-Sample Kolmogorov-Smirnov Test,即 1-Sample K-S),用于检验样本是否服从各种常用分布,如正态分布、均匀分布、指数分布.

5) 2 Independent Samples 过程:两独立样本秩和检验,进行完全随机设计两样本资料的秩和检验.

6) K Independent Samples 过程:多个独立样本秩和检验,进行完全随机设计多个样本资料的秩和检验.

7) 2 Related Samples 过程:两个相关样本秩和检验(配对秩和检验),进行配对设计资料的秩和检验、单样本资料的秩和检验.

8) K Related Samples 过程:多个相关样本秩和检验(随机区组秩和检验),进行随机区组设计资料的秩和检验.

(16) Forecasting 菜单:(预测分析)

Create Modeler(时间序列建模器)包括 Expert Modeler(专家建模器)、Exponential Smoothing(指数平滑法)、Seasonal Decomposition(季节分解法)、Spectral Analysis(频谱分析)、Sequence Chart(系列图)、Autocorrelations(自相关图)、Cross-Correlations(交叉相关图).

(17) Survival 菜单(生存分析)

1) Life Tables 过程:寿命表方法,用于分析分组生存资料,求出不同组段的生存率.当样本量较大时(如 $n>50$),可以把资料按不同时间段分成几段,观察不同时间点的生存率.

2) Kaplan-Meier 过程:Kaplan-Meier 法(Kaplan-Meier,1958),用于样本含量较小时,不能给出特定时间点的生存率.

3) Cox Regression 过程:Cox 回归分析,用于拟合 Cox 比例风险模型,这是生存分析中最重要的一个分析方法.

4) Cox w/Time-Dep Cov 过程:含时间-依赖协变量的 Cox 回归分析(Cox 时效协变量回归分析),当所研究的危险因素取值随时间不断变化,或危险因素强度随时间不断变化时,不符合 Cox 模型的适用条件,此时需要对模型加以修正,就必须用这个过程进行分析.

(18) Multiple Response 菜单:Define Variable Sets(定义多重响应集)、Frequencies(多重响应频率分析)和 Crosstabs(多重响应交叉表分析).

(19) Missing Value Analysis 菜单:缺失值分析.

(20) Multiple Imputation 菜单:Analyze Patterns(分析模式)和 Impute Missing Data Value(归因缺失数据值).

(21) Complex Sample 菜单:复杂抽样,包括 Select a Sample(选择抽样)、Prepare for Analysis(准备分析)、Complex Sample Plan(以下统计分析的复杂计划):Frequency(频率分析)、Descriptive(描述性分析)、Crosstabs(交叉表分析)、Ratios(比率分析)、General Linear Model(一般线性模型)、Logistic Regression(Logistic 回归)、Ordinal Regression(有序回归)和 COX Regression.

(22) Quality Conrol 菜单:质量控制,绘制质量控制图.

(23) ROC Curve 菜单:通过 ROC Curve 过程绘制计量资料或分类资料的 ROC 曲线,并计算曲线下的面积,对诊断价值做出判断.

3.3.7 Graphs 菜单(统计图形制作与编辑)

(1) Chart Builder:可绘制 Bar(条图)、Line(线图)、Area(面积图)、Pie(圆图)、Scatter/Dot(散

点图/点图)、Histogram(直方图)、High-Low(高-低图)、Boxplot(箱式图)和 Dual Axes(双轴图).

(2) Graphboard Template Chooser(图形画板模板选择程序)可绘制 Bar(条图)、Line(线图)、Area(面积图)、Pie(圆图)、Scatter(散点图)、Histogram(直方图)等.

(3) Legacy Dialogs(旧对话框):传统得图形构建界面,可绘制多种统计图:Bar(条图)、3-D Bar(3-D 条形图)、Line(线图)、Area(面积图)、Pie(饼图或圆图)、High-Low(高-低图)、Boxplot(箱式图)、Error Bar(误差图)、Population Pyramids(人口金字塔)、Scatter/Dot(散点图/点图)、Histogram(直方图). Interactive(交互式绘图):可绘制 Bar(条图)、Dot(点图)、Line(线图)、Area(面积图)、Pie(饼图或圆图)、Boxplot(箱式图)、Error Bar(误差图)、Scatter-plot(散点图)等(绘图方法参见第4章).

3.4 SPSS 的数据输入与保存(数据准备)

【例附-3】 抽样调查某地 110 名健康成年男子的红细胞数($\times 10^{12}$/L),结果如附表-9,试建立 SPSS 数据库并输入数据.

附表-9 某地 110 名健康成年男子红细胞数($\times 10^{12}$/L)

5.25	4.60	5.20	5.00	5.62	4.80	5.53	4.71	5.40	5.25
5.10	4.40	4.80	5.56	5.20	4.10	5.10	4.62	5.60	5.86
4.30	4.52	5.52	4.32	4.10	4.40	4.42	4.80	5.50	5.16
4.49	4.99	5.21	5.10	5.00	4.85	5.00	4.29	4.36	4.60
4.22	5.30	4.26	4.78	4.50	4.92	4.52	5.45	5.10	5.06
4.90	4.75	4.63	4.72	4.10	5.12	4.72	5.28	4.95	4.88
4.81	4.50	5.20	4.64	4.25	5.14	5.42	5.11	4.55	4.60
5.40	5.01	5.70	4.89	4.07	5.20	4.65	4.96	5.13	5.04
5.10	5.30	5.05	5.32	4.82	5.19	4.86	5.11	5.16	4.85
5.60	3.99	5.20	5.64	4.72	5.18	5.13	5.01	5.15	5.90
4.84	4.78	5.30	5.50	4.89	5.60	5.45	5.36	5.15	4.65

【分析】 该资料为同一个观察指标(红细胞数)的测量数值,应当输入到同一个变量中,本例的变量为红细胞数;同一观察对象的数据应当独占一行,为一个记录,本例应该有 110 个记录.

【操作】

(1) 建立数据库

1) 定义变量:激活 SPSS 的数据编辑窗口,单击窗口左下角的 Variable View(变量视图),切换到 SPSS 的 Variable View 窗口. 变量视图的每一行代表对一个变量的定义,每一列代表定义该变量时用到的某种属性,包括 Name(变量名)、Type(变量类型)、Width(宽度)、Decimals(小数点位数)、Label(变量名标签)、Values(变量值标签)、Missing(缺失值)等.

在第 1 行第 1 列中输入"红细胞数",敲击 Enter 键(回车)或用鼠标点中,就可以依次对 Type、Width、Decimals、Label、Values 等进行定义,本例均为系统默认,即 Type 为 Numeric(数值型),宽度为 8,小数点位数为 2. 这样就完成了定义变量的过程,如附图-8 所示.

2) 保存文件:选择菜单 File → Save 或 Save as,弹出 Save Data As(数据存为…)对话框. 值得注意的是,系统默认的存盘目录是 SPSS 系统的根目录,为保证文件的安全性,应将文件储存到 C 盘以外的其他本地磁盘(如 D 盘、E 盘等)或可移动磁盘(如移动硬盘、U 盘等). 选择好存盘目录后,在"文件名"框中输入"例 1-1",保存类型为默认的 SPSS(*.sav)文件,单击"保存",该文件就以"例 1-1.sav"的文件名保存了(默认后缀名".sav"自动加上),如附图-9 所示.

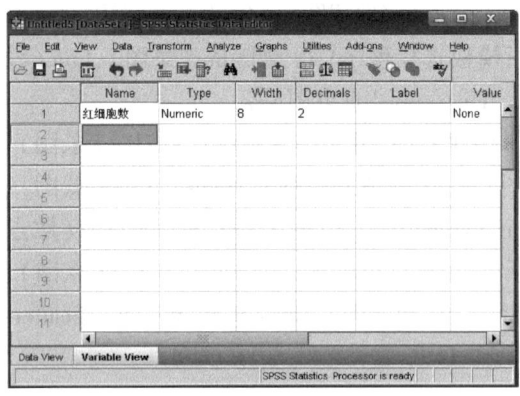
附图-8 SPSS 的 Variable View 窗口

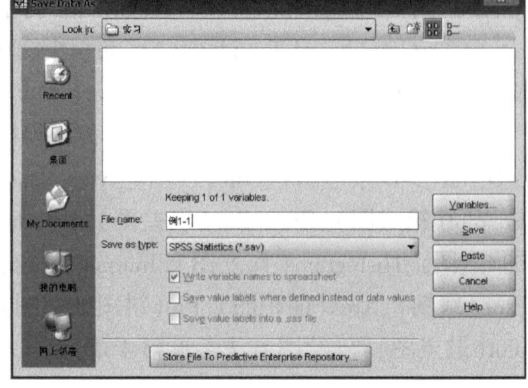
附图-9 Save Data As 对话框

(2) 输入数据:点击数据编辑窗口左下角的 Data View(数据视图),切换到 SPSS 的 Data View 窗口,可见第 1 列的名称为深色显示,即刚定义的变量"红细胞数",其余各列名称仍为灰色的"var",表示尚未使用. 同样,各行的标号仍为灰色的"1、2、3…",表明该数据集中没有记录.

从第 1 行第 1 列开始输入数据,输入第 1 个数据 5.25,见附图-10 所示,敲击 Enter 键下移一行,继续输入下一条记录. 依此方法,将 110 个数据全部输入,记录号一直到 110 都是深色显示,其后均为灰色显示,表示全部记录数为 110,见附图-11.

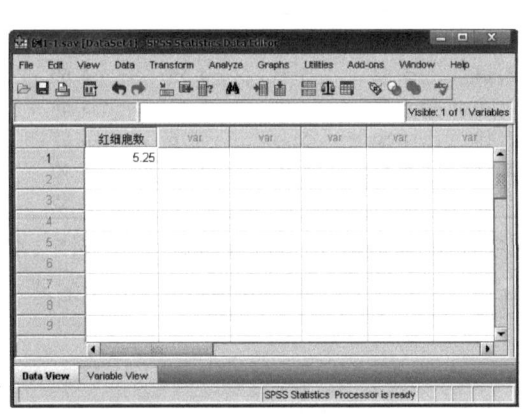
附图-10 SPSS 的 Data View 窗口

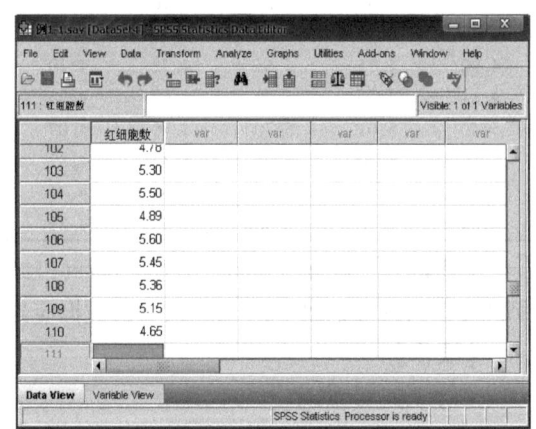
附图-11 数据输入完毕

3.5 t 检 验

【例附-4】 某医师欲了解降压药伲福达对高血压患者的降压效果,调查了 15 例已确诊的高血压患者,分别测定了服用伲福达前后的血压值. 数据如附表-10 所示. 该医师计算服用伲福达前后的血压值的差值,均数为 11(mmHg),故认为伲福达对高血压患者有明显的降压效果.

附表-10 服用伲福达前后的血压值(mmHg)

编号	1	2	3	4	5	6	7	8	9	10	11	12	13	14	15
用药前	98	92	96	93	100	106	88	95	97	103	108	95	87	91	102
用药后	90	81	85	83	88	89	79	89	86	91	90	86	80	83	86

【分析】 该资料为同一受试对象处理前后的比较,为自身配对设计,可采用配对 t 检验.进行统计推断,而不能直接用样本信息下结论.

【操作】 调用 SPSS 的 Paired-Samples T Test 过程实现.

(1) 数据准备:定义变量:治疗前、治疗后.输入数据,以"例附-4". sav 文件名保存.如附图-12 所示.

(2) 统计分析:选择菜单 Analyze → Compare Means →Paired-Samples T Test,弹出 Paired-Samples T Test(配对 t 检验)主对话框.依次选中两个成对变量"治疗前"和"治疗后",单击中间的,将其成对送入 Paired Variables(配对变量)框中,如附图-13 所示.单击 OK,输出结果.

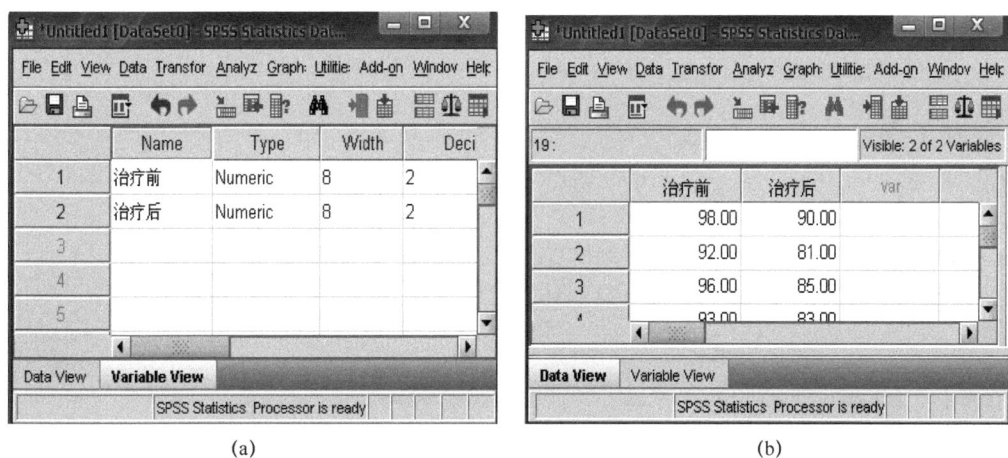

附图-12 Variable View 与 Data View 窗口

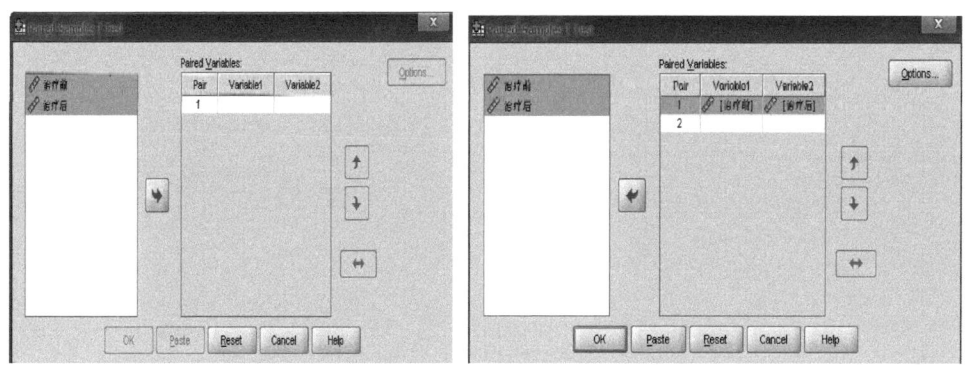

附图-13 Paired-Samples T Test 主对话框

3.6 其他检验

方差分析 χ^2 检验、秩和检验、相关与回归分析等,操作方法与统计描述、t 检验相似,只要换成相应分析菜单即可.

(罗家洪)